Clínica e Laboratório
Prof. Dr. Celso Carlos de Campos Guerra

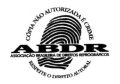

CLÍNICA e LABORATÓRIO
Prof. Dr. Celso Carlos de Campos Guerra

João Carlos de Campos Guerra
Carlos Eduardo dos Santos Ferreira
Cristóvão Luis Pitangueira Mangueira

Sarvier, 1ª edição, São Paulo, 2011

Projeto Gráfico
CLR Balieiro Editores

Revisão
Maria Ofélia da Costa

Impressão/Acabamento
Bartira Gráfica e Editora

Direitos Reservados
Nenhuma parte pode ser duplicada ou
reproduzida sem expressa autorização do Editor

sarvier
Sarvier Editora de Livros Médicos Ltda.
Rua dos Chanés 320 – Indianópolis
04087-031 – São Paulo – Brasil
Telefax (11) 5093-6966
sarvier@sarvier.com.br
www.sarvier.com.br

Dados Internacionais de Catalogação na Publicação (CIP)
(Câmara Brasileira do Livro, SP, Brasil)

Guerra, João Carlos de Campos
   Clínica e laboratório : Prof. Dr. Celso Carlos de Campos Guerra / João Carlos de Campos Guerra, Carlos Eduardo dos Santos Ferreira, Cristóvão Luis Pitangueira Mangueira. -- São Paulo : SARVIER, 2011.

   Vários colaboradores.
   Bibliografia.
   ISBN 978-85-7378-222-6

   1. Clínica médica 2. Diagnóstico clínico-laboratorial 3. Guerra, Celso Carlos de Campos, 1941-2008 4. Laboratórios 5. Médicos – Brasil I. Ferreira, Carlos Eduardo dos Santos. II. Mangueira, Cristóvão Luis Pitangueira. III. Título.

11-07662
CDD-616.075
NLM-QY 25

Índices para catálogo sistemático:
   1. Diagnóstico clínico-laboratorial : Medicina laboratorial   616.075

Clínica e Laboratório
Prof. Dr. Celso Carlos de Campos Guerra

JOÃO CARLOS DE CAMPOS GUERRA

Médico Hematologista e Patologista Clínico. Especialista em Hematologia e Hemoterapia pela Escola Paulista de Medicina – EPM/Universidade Federal de São Paulo (UNIFESP) e pela Associação Brasileira de Hematologia e Hemoterapia (ABHH). Especialista em Patologia Clínica pela Sociedade Brasileira de Patologia Clínica (SBPC). Pós-Graduando, Nível Doutorado pela Faculdade de Medicina da Universidade de São Paulo (FMUSP). Membro do Corpo Clínico e Responsável pelo Laboratório Clínico do Centro de Hematologia de São Paulo (CHSP). Membro da Equipe de Hematologia, Responsável pelo Setor de Técnicas Especiais em Coagulação – Departamento de Patologia Clínica do Hospital Israelita Albert Einstein (HIAE). Membro do Programa de Hematologia e Transplante de Medula Óssea do HIAE. Coordenador do Serviço de Hematologia do Hospital São Luiz. Representante do Brasil do Grupo Cooperativo Latino-Americano de Hemostasia e Trombose (CLAHT). Membro da Diretoria Executiva do CHSP..

CARLOS EDUARDO DOS SANTOS FERREIRA

Médico Patologista Clínico. Mestre em Medicina pela Escola Paulista de Medicina – EPM/Universidade Federal de São Paulo (UNIFESP). MBA Gestão Saúde Insper/HIAE. Coordenador Médico do Setor de Química Clínica do Laboratório Clínico do Hospital Israelita Albert Einstein (HIAE). Supervisor do Setor de Bioquímica do Laboratório Central do Hospital São Paulo da Escola Paulista de Medicina – EPM/Universidade Federal de São Paulo (UNIFESP).

CRISTÓVÃO LUIS PITANGUEIRA MANGUEIRA

Médico Patologista Clínico. Doutor em Medicina. MBA Gestão Saúde Insper/HIAE. Gerente Médico do Laboratório Clínico do Hospital Israelita Albert Einstein (HIAE). Chefe da Seção de Imunologia da Divisão de Laboratório Central do Laboratório Clínico do Hospital das Clínicas da Faculdade de Medicina da Universidade de São Paulo (HC-FMUSP).

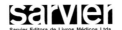

*Aqueles que querem contradizer o Laboratório à Clínica
e a Clínica ao Laboratório não entendem nada,
nem de Clínica nem de Laboratório.*

Esta frase foi dita por Charles Robert Richet –
aula inaugural na Faculdade de Medicina de Paris, 1887.

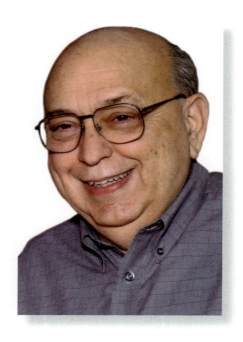

Celso Carlos de Campos Guerra

Nasceu na cidade de Avaré no Estado de São Paulo em 28 de janeiro de 1941. Filho e irmão de Médicos, formou-se em Medicina em 1964, na Escola Paulista de Medicina, hoje UNIFESP.

Fez sua carreira universitária como auxiliar de ensino, Professor Assistente e Professor Adjunto de Hematologia.

Doutorado na EPM em 1970, Livre-Docência em 1977 pela Faculdade de Ciências Médicas de Santos e Livre-Docência pela UNIFESP em 1996.

Lecionou também nas Faculdades de Medicina do ABC, Bragança Paulista e Mogi das Cruzes.

Foi Chefe do Serviço de Hematologia do Hospital do Servidor Público Municipal até 1992 e Presidiu o Conselho de Ensino da Secretaria Municipal de São Paulo de 1992 a 1995.

Na atividade Didática e Científica concentrou seus conhecimentos na área da Coagulação Sanguínea, Leucopenia e Anemia Ferropênica. Como professor, demonstrava alguns traços marcantes de sua personalidade:

A SIMPLICIDADE e a HUMILDADE como ensinava a todos, apesar dos seus profundos conhecimentos em uma área médica complexa, sabia ensinar a todos os níveis de profissionais em Congressos Internacionais, Nacionais, em aulas para Médicos e alunos de cursos de várias áreas da saúde, sempre se adequando ao nível de conhecimento dos que o assistiam. Cumpriu com galhardia sua missão didática, coroando com a publicação de um livro, e inúmeros capítulos de outros tantos, de autores diversos, onde escreveu sobre suas áreas de atuação.

Publicou em revistas científicas mais de 100 artigos, apresentou em Congressos mais de 150 trabalhos científicos, escreveu mais de 30 capítulos de livros, proferiu mais de 500 palestras em jornadas, cursos e congressos.

Influenciou toda uma geração de profissionais ligados ao estudo das doenças do sangue.

Dedicou-se à valorização de sua especialidade, a Hematologia. Participou desde 1972 em Comissões e outros órgãos da Sociedade Brasileira de Hematologia e Hemoterapia, que presidiu nos biênios 1979/1980 e 1998/1999.

Lançou e obteve sucesso em empreitadas memoráveis. Na primeira conseguiu extinguir a remuneração da Doação de Sangue no País, na segunda, cujo foco era a ANEMIA FERROPÊNICA, que atinge pelo menos 30% da população brasileira, lançou a CRUZADA CONTRA

A ANEMIA e dedicou-se a inúmeras pesquisas científicas sobre esses temas, desmistificando conceitos sobre suas causas, terapêutica e prevenção.

Suas atitudes diante da Sociedade de Hematologia e Hemoterapia engrandeceram a Especialidade e envolveram, pela primeira vez, objetivos de interesse da população associados aos dos Médicos especialistas. Deixou a marca de sua personalidade nessa Sociedade, seja por sua CRIATIVIDADE, seja pelo seu INCONFORMISMO ou pelo BENEFÍCIO à comunidade.

Nas situações polêmicas dentro da Sociedade, sempre demonstrou a RETIDÃO de seu caráter reconhecida por todos os seus pares.

O Dr. Celso também participou da vida associativa dos Médicos de São Paulo. Na Associação Paulista de Medicina foi Diretor de Defesa Profissional e Presidente nos Biênios 1989-1991 e 1992-1993. Sua inconteste LIDERANÇA, baseada na ÉTICA, TRANSPARÊNCIA e PUREZA de objetivos, foi sempre admirada por todos.

Sempre manteve sua atividade privada em Clínica Hematológica e Laboratório Clínico. Foi proprietário de Laboratórios na região do ABC, dirigiu por muitos anos o Laboratório do Hospital Samaritano em São Paulo, foi consultor em Hematologia Laboratorial na Beneficência Portuguesa de São Paulo. A convite do Prof. Zerbini foi Chefe do setor de Hemostasia do INCOR-HC-FMUSP, e desde a fundação do Centro de Hematologia de São Paulo manteve atividade no seu Laboratório.

A Clínica Hematológica sempre foi sua maior paixão, nunca se afastou dessa atividade iniciada em Consultório junto com seu Mestre, Professor Marcelo Pio da Silva. Criou o Serviço Paulista de Hematologia que evoluiu para a fundação em 1981 do CENTRO de HEMATOLOGIA de SÃO PAULO, como entidade sem fins lucrativos, que dirigiu até seu último dia, onde conseguiu agregar dezenas de Hematologistas e Hemoterapeutas.

Apesar da ampla atividade profissional, manteve intensa dedicação a sua Família; a esposa e eterna companheira Leda e seus quatro filhos (Celso Carlos, Leda Maria, Carlos Eduardo e João Carlos), que souberam reconhecer que os momentos que lhes foram roubados, esses dedicados às grandes causas deste grande médico.

Faleceu em 02 de fevereiro de 2008.

Para mim foi um Homem completo, Pai, Amigo e Mestre.

João Guerra

Colaboração: Dr. Luiz Gastão Mange Rosenfeld
e Dra. Maria Cristina C. Lages Balestrin de Andrade

Este livro é dedicado as nossas famílias

João Guerra
  Pais: Leda e Celso (*in memorian*)
  Esposa: Clarissa
  Filhos: João Pedro e Isabella

Carlos Eduardo Ferreira
  Pais: Terezinha e Carlos Alberto (*in memorian*)
  Esposa: Milene
  Filhos: Marina e Bernardo

Cristóvão Mangueira
  Pais: Helena Maria e Adilson
  Esposa: Mirtes
  Filha: Sophia

Agradecimentos

Aos nossos vários Professores que nos orientaram em diferentes momentos de nossas vidas.

Aos nossos irmãos, pelo apoio e amizade.

À Dra. Leda Guerra, que foi uma grande incentivadora na realização deste livro.

À Sra. Adriana Helena Silva, pela ajuda em todos os momentos.

Aos Colegas, Amigos e Colaboradores do Laboratório Clínico – Hospital Israelita Albert Einstein, Centro de Hematologia de São Paulo, Laboratório Central Hospital São Paulo – EPM/UNIFESP e Divisão do Laboratório Central – HC/FMUSP, que colaboraram direta ou indiretamente na realização deste trabalho.

Colaboradores

Adagmar Andriolo – Médico Patologista Clínico. Doutor, Livre-Docente pela Escola Paulista de Medicina – EPM/Universidade Federal de São Paulo (UNIFESP).

Adriano Luiz Ammirati – Médico do Centro de Diálise Einstein. Doutor em Nefrologia pela Escola Paulista de Medicina – EPM/Universidade Federal de São Paulo (UNIFESP).

Aguinaldo F. Freitas Jr. – Pós-Graduando pela Faculdade de Medicina da Universidade de São Paulo (FMUSP). Professor da Faculdade de Medicina da Universidade Federal de Goiânia (UFG).

Alfredo Halpern – Professor Livre-Docente. Chefe do Grupo de Obesidade e Doenças Metabólicas da Disciplina de Endocrinologia do Hospital das Clínicas da Faculdade de Medicina da Universidade de São Paulo (HC-FMUSP).

Ana Clara Kneese Virgilio do Nascimento – Hematologista do Centro de Hematologia de São Paulo. Especialista em Hematologia pela Sociedade Brasileira de Hematologia e Hemoterapia (SBHH). Membro do Grupo Cooperativo Latino-Americano de Hemostasia e Trombose (CLAHT). Médica Segunda Assistente do Serviço de Hematologia na Santa Casa de São Paulo. Responsável pelos Ambulatórios de Hemofilia, Coagulopatias e Tromboses, Neoplasias Mieloproliferativas Crônicas e Membro do Comitê de Hemoterapia. Hematologista do Centro de Hematologia de São Paulo (CHSP).

Ana Cristina Carvalho de Matos – Médica do Centro de Diálise Einstein. Doutora em Nefrologia pela Escola Paulista de Medicina – EPM/Universidade Federal de São Paulo (UNIFESP).

Ana Paula Carrijo Rodrigues – Especialista em Hematologia pela Sociedade Brasileira de Hematologia e Hemoterapia (SBHH). Médica Hematologista do Centro de Hematologia de São Paulo (CHSP)

André Fernando Gemente Larrubia – Médico Hematologista e Hemoterapeuta do Centro de Hematologia de São Paulo (CHSP).

André Leite Gonçalves – Neurologista. Médico do Senne Liquor Diagnóstico, São Paulo.

Andrea Glezer – Doutora em Ciências pela Faculdade de Medicina da Universidade de São Paulo. Chefe do Laboratório de Investigação Médica em Neuroendocrinologia do Hospital das Clínicas da Faculdade de Medicina da Universidade de São Paulo (HC-FMUSP).

Andreia Silva Evangelista – Médica Gastroenterologista e Hepatologista da Equipe de Transplante Hepático do Hospital Israelita Albert Einstein (HIAE).

Andreza Alice Feitosa Ribeiro – Especialista em Hematologia/Hemoterapia. Mestrado em Hematologia pela Escola Paulista de Medicina – EPM/Universidade Federal de São Paulo (UNIFESP). Doutora em Ciências pela Faculdade de Medicina da Universidade de São Paulo (FMUSP). Coordenadora do Banco de Sangue de Cordão Umbilical do Hospital Israelita Albert Einstein (HIAE).

Angelo Paulo Ferrari Jr. – Professor Livre-Docente pela Escola Paulista de Medicina – EPM/Universidade Federal de São Paulo (UNIFESP). Gerente Médico do Setor de Endoscopia do Hospital Israelita Albert Einstein (HIAE).

Antonio Luiz de Vasconcellos Macedo – Cirurgião do Hospital Israelita Albert Einstein (HIAE). Mestre em Ciências Médicas pelo Departamento de Cirurgia da Faculdade de Medicina da Universidade de São Paulo (FMUSP). Membro Titular da Sociedade Brasileira de Cirurgia Videolaparoscópica (SOBRACIL). Membro do Colégio Brasileiro de Cirurgiões. Membro do Colégio Internacional de Cirurgiões.

Arnaldo José Ganc – Livre-Docente em Gastroenterologia. Professor Adjunto do Departamento de Imaginologia da Escola Paulista de Medicina – EPM/Universidade Federal de São Paulo (UNIFESP).

Arnaldo Lopes Colombo – Professor Titular da EPM/UNIFESP.

Auro Del Giglio – Professor Titular de Oncologia e Hematologia da Faculdade de Medicina do ABC. Doutor pela Faculdade de Medicina da Universidade de São Paulo (FMUSP). Gerente do Programa Integrado de Oncologia do Laboratório Clínico do Hospital Israelita Albert Einstein (HIAE).

Bento Fortunato Cardoso dos Santos – Coordenador Médico do Centro de Diálise do Hospital Israelita Albert Einstein (HIAE). Doutor em Nefrologia pela Escola Paulista de Medicina – EPM/Universidade Federal de São Paulo (UNIFESP). Ex-Fellow Brigham and Wome's Hospital – Harvard Medical School.

Boris Barone – Professor Adjunto do Departamento de Cirurgia da Escola Paulista de Medicina – EPM/Universidade Federal de São Paulo (UNIFESP).

Camila da Cruz Gouveia Linardi – Médica Assistente do Serviço de Hematologia e Hemoterapia do Hospital das Clínicas da Faculdade de Medicina da Universidade de São Paulo (HC-FMUSP).

Carlos Augusto Senne Soares – Professor Instrutor da Faculdade de Medicina da Santa Casa de São Paulo. Médico Chefe do Serviço de Liquor do Instituto de Infectologia Emílio Ribas. Médico Chefe do Serviço de Liquor do Hospital Israelita Albert Einstein. Diretor do Senne Liquor Diagnóstico.

Carlos Eduardo dos Santos Ferreira – Médico Patologista Clínico. Mestre em Medicina pela Escola Paulista de Medicina – EPM/Universidade Federal de São Paulo (UNIFESP). MBA Gestão Saúde Insper/HIAE. Coordenador Médico do Setor de Química Clínica do Laboratório Clínico do Hospital Israelita Albert Einstein (HIAE). Supervisor do Setor de Bioquímica do Laboratório Central do Hospital São Paulo da Escola Paulista de Medicina – EPM/Universidade Federal de São Paulo (UNIFESP).

Carlos Sérgio Chiattone – Chefe da Disciplina de Hematologia e Oncologia da Faculdade de Ciências Médicas da Santa Casa de São Paulo (FCMSCSP). Diretor do Hemocentro da Irmandade da Santa Casa de Misericórdia de São Paulo. Diretor de Relações Exteriores da Associação Brasileira de Hematologia e Hemoterapia.

Carolina Bonet Bub – Médica Hematologista. Especialista em Hematologia pela Sociedade Brasileira de Hematologia e Hemoterapia (SBHH).

Carolina C. Gonzaga – Médica da Seção de Hipertensão Arterial e Nefrologia do Instituto Dante Pazzanese de Cardiologia.

Carolina Kassab – Especialista em Hematologia pelo Hospital Israelita Albert Einstein (HIAE). Vice-Diretora Clínica do Centro de Hematologia de São Paulo (CHSP). Médica da Disciplina de Hematologia da Faculdade de Medicina do ABC.

Carolina Leite Drummond – Médica da Equipe de Medicina Fetal do Laboratório Clínico do Hospital Israelita Albert Einstein (HIAE). Especialista em Medicina Fetal (FEBRASGO). Diploma em Medicina Fetal pela Fetal Medicine Foundation, Londres. Título de Especialista em Ultrassonografia em Ginecologia e Obstetrícia pela Paris V, França. Pós-Graduação em Ginecologia e Obstetrícia CHI Poissy e Paris V, França.

Cecília H. V. Franco de Godoy Carvalhaes – Médica Patologista Clínica. Mestre pela Escola Paulista de Medicina – EPM/Universidade Federal de São Paulo (UNIFESP).

Cecília Micheletti – Médica Pediatra e Geneticista da Escola Paulista de Medicina – EPM/Universidade Federal de São Paulo (UNIFESP).

Celso Amodeo – Chefe da Seção de Hipertensão Arterial e Nefrologia do Instituto Dante Pazzanese de Cardiologia.

Celso Granato – Professor Adjunto da Disciplina de Infectologia da Escola Paulista de Medicina – EPM/Universidade Federal de São Paulo (UNIFESP). Coordenador Médico de Virologia do Laboratório Fleury.

Cely Saad Abboud – Médica Infectologista. Presidente da Comissão de Infecção Hospitalar do Instituto Dante Pazzanese de Cardiologia. Infectologista da Associação de Assistência à Criança Deficiente (AACD). Mestre em Doenças Infectoparasitárias.

Cintia Cercato – Doutora em Endocrinologia. Médica do Grupo de Obesidade e Doenças Metabólicas da Disciplina de Endocrinologia do Hospital das Clínicas da Faculdade de Medicina da Universidade de São Paulo (HC-FMUSP).

Cristóvão Luis Pitangueira Mangueira – Médico Patologista Clínico. Doutor em Medicina. MBA Gestão Saúde Insper/HIAE. Gerente Médico do Laboratório Clínico do Hospital Israelita Albert Einstein (HIAE). Chefe da Seção de Imunologia da Divisão de Laboratório Central do Laboratório Clínico do Hospital das Clínicas da Faculdade de Medicina da Universidade de São Paulo (HC-FMUSP).

Domingos Malerbi – Doutor em Endocrinologia pela Faculdade de Medicina da Universidade de São Paulo (FMUSP). Diretor da Sociedade Brasileira de Diabetes.

Eduardo Cordioli – Coordenador Médico da Maternidade do Hospital Israelita Albert Einstein (HIAE). Mestre em Ciências pela Escola Paulista de Medicina – EPM/Universidade Federal de São Paulo (UNIFESP).

Eliane Aparecida Rosseto – Médica Patologista Clínica do Laboratório Clínico do Hospital Israelita Albert Einstein (HIAE) e da Divisão de Laboratório Central do Hospital das Clínicas da Faculdade de Medicina da Universidade de São Paulo (HC-FMUSP).

Elias Knobel – Diretor Emérito e Médico Fundador da Unidade de Terapia Intensiva do Laboratório Clínico do Hospital Israelita Albert Einstein (HIAE). Vice-Presidente do Laboratório Clínico do Hospital Israelita Albert Einstein (HIAE).

Elvira D. Rodrigues Pereira Velloso – Médica Assistente do Serviço de Hematologia e Hemoterapia do Hospital das Clínicas da Faculdade de Medicina da Universidade de São Paulo (HC-FMUSP) e do Laboratório Clínico, Setor de Citogenética, do Hospital Israelita Albert Einstein (HIAE).

Euripides Ferreira – Professor Adjunto de Hematologia e Oncologia da Faculdade de Medicina da Universidade Federal do Paraná. Professor Adjunto de Imunologia da Escola Paulista de Medicina – EPM/Universidade Federal de São Paulo (UNIFESP). Médico Hematologista do Hospital Pequeno Príncipe.

Fernanda Cavalheiro Fernandes – Advogada e Biomédica. Coordenadora Administrativa do Laboratório Clínico do Instituto Dante Pazzanese de Cardiologia.

Fernanda Prata Martins – Doutora em Ciências pela Escola Paulista de Medicina – EPM/Universidade Federal de São Paulo (UNIFESP). Pós-Doutorada pela Harvard Medical School. Médica do Setor de Endoscopia do Hospital Israelita Albert Einstein (HIAE).

Fernanda Teresa de Lima – Médica Geneticista Clínica. Responsável pelo Serviço de Genética e Oncogenética do Hospital Israelita Albert Einstein (HIAE). Médica do Centro de Genética Médica da Escola Paulista de Medicina – EPM/Universidade Federal de São Paulo (UNIFESP).

Fernando Bacal – Professor Livre-Docente da Faculdade de Medicina da Universidade de São Paulo (FMUSP).

Fernando Luis Pandullo – Médico Hepatologista do Programa de Transplante Hepático do Hospital Israelita Albert Einstein (HIAE).

Fernando Concílio Mauro – Cirurgião do Hospital Israelita Albert Einstein (HIAE). Pós-Graduando Nível Mestrado do Departamento de Cirurgia da Escola Paulista de Medicina – EPM/Universidade Federal de São Paulo (UNIFESP).

Flavia Maria G. G. de Mello – Especialista em Hematologia pela Sociedade Brasileira de Hematologia e Hemoterapia (SBHH). Médica Hematologista do Centro de Hematologia de São Paulo (CHSP). Médica da Equipe de Hematologia do Hospital São Luiz.

Guilherme Eduardo Gonçalves Felga – Médico Assistente da Equipe de Transplante Hepático do Hospital Israelita Albert Einstein. Residência em Clínica Médica pelo HU-UFJF. Residência em Gastroenterologia e Hematologia pela FMUSP.

Guilherme Henrique Henklein Fonseca – Mestre em Hematologia pela Faculdade de Medicina da Universidade de São Paulo (FMUSP). Chefe da Enfermaria do Serviço de Hematologia do Hospital das Clínicas da Faculdade de Medicina da Universidade de São Paulo (HC-FMUSP).

Gustavo Bruniera Peres Fernandes – Patologista Clínico. Coordenador Médico do Senne Liquor Diagnóstico.

Hélio Romaldini – Médico Pneumologista. Professor Adjunto da Disciplina de Pneumologia da Escola Paulista de Medicina – EPM/Universidade Federal de São Paulo (UNIFESP).

Iraci Yoko K. Suda – Especialista em Hematologia pela Sociedade Brasileira de Hematologia e Hemoterapia (SBHH). Médica Hematologista do Centro de Hematologia de São Paulo (CHSP). Médica da Equipe de Hematologia do Hospital Nipo Brasileiro. Médica da Equipe de Hematologia do Hospital Villa Lobos.

Jacques Matone – Cirurgião do Hospital Israelita Albert Einstein (HIAE). Pós-Graduando Nível Doutorado do Departamento de Cirurgia da Escola Paulista de Medicina – EPM/Universidade Federal de São Paulo (UNIFESP). Membro Titular da Sociedade Brasileira de Cirurgia Videolaparoscópica (SOBRACIL). Membro Titular do Colégio Brasileiro de Cirurgia Digestiva (CBCD).

Jacyr Pasternak – Doutor em Medicina pela UNICAMP. Presidente da Comissão de Infecção Hospitalar do Hospital Israelita Albert Einstein (HIAE). Médico do Laboratório Clínico do Hospital Israelita Albert Einstein (HIAE). Especialista em Hematologia e Infectologia.

João Carlos de Campos Guerra – Médico Hematologista e Patologista Clínico. Especialista em Hematologia e Hemoterapia pela Escola Paulista de Medicina – EPM/Universidade Federal de São Paulo (UNIFESP) e pela Associação Brasileira de Hematologia e Hemoterapia (ABHH). Especialista em Patologia Clínica pela Sociedade Brasileira de Patologia Clínica (SBPC). Pós-Graduando, Nível Doutorado pela Faculdade de Medicina da Universidade de São Paulo (FMUSP). Membro do Corpo Clínico e Responsável pelo Laboratório Clínico do Centro de Hematologia de São Paulo (CHSP). Membro da Equipe de Hematologia, Responsável pelo Setor de Técnicas Especiais em Coagulação – Departamento de Patologia Clínica do Hospital Israelita Albert Einstein (HIAE). Membro do Programa de Hematologia e Transplante de Medula Óssea do HIAE. Coordenador do Serviço de Hematologia do Hospital São Luiz. Representante do Brasil do Grupo Cooperativo Latino-Americano de Hemostasia e Trombose (CLAHT). Membro da Diretoria Executiva do CHSP.

João Renato Rebello Pinho – Coordenador Médico do Laboratório de Técnicas Especiais do Laboratório Clínico do Hospital Israelita Albert Einstein (HIAE) e do Laboratório de Hepatologia e Gastroenterologia Tropical, Departamento de Gastroenterologia da Faculdade de Medicina da Universidade de São Paulo (FMUSP).

João Toniolo Neto – Professor Doutor Adjunto da Disciplina de Geriatria e Gerontologia da Universidade Federal de São Paulo da Escola Paulista de Medicina – EPM/Universidade Federal de São Paulo (UNIFESP).

Joice Meneguel – Médica Pediatra do Hospital Israelita Albert Einstein (HIAE).

Josefina Aparecida Pellegrini Braga – Professora Adjunta do Departamento de Pediatria da Universidade Federal de São Paulo da Escola Paulista de Medicina – EPM/Universidade Federal de São Paulo (UNIFESP). Chefe do Setor de Hematologia Pediátrica do Departamento de Pediatria da Universidade Federal de São Paulo da Escola Paulista de Medicina – EPM/Universidade Federal de São Paulo (UNIFESP).

Josélia F. Poiani Lupo – Biomédica. Gestora de Negócio e Desenvolvimento de Sistemas Estratégicos DASA. Pós-Graduada em Gestão da Qualidade pela Fundação Vanzoline e Pós-Graduada em Gestão Estratégica pela Fundação Getúlio Vargas.

Léa Lederer Diamant – Doutora em Endocrinologia pela FMUSP. Endocrinologista da Clínica de Especialidades Pediátricas do Hospital Israelita Albert Einstein. Investigadora do KIGS.

Lígia Niero-Melo – Professora Doutora da Disciplina de Hematologia do Departamento de Clínica Médica pela Faculdade de Medicina de Botucatu, Universidade Estadual Paulista (UNESP). Citomorfologista do Serviço de Transplantes de Medula Óssea do Departamento de Onco-Hematologia do Hospital Amaral Carvalho, Jaú – SP.

Luciana Amaral de Retamal Marzán – Mestre em Cirurgia Geral pela Universidade Federal do Rio de Janeiro (UFRJ). Titular do Colégio Brasileiro de Coloproctologia. Médica do Núcleo de Fisiologia Gastrointestinal do Hospital Israelita Albert Einstein (HIAE).

Lucilene Silva Ruiz e Resende – Disciplina de Hematologia da Faculdade de Medicina de Botucatu, Universidade Estadual Paulista (UNESP).

Luiz Gastão Mange Rosenfeld – Médico Hematologista. Vice-Presidente Médico da Diagnósticos da América S/A-DASA. Presidente do Conselho do Centro de Hematologia de São Paulo (CHSP).

Luiz Turatti – Médico Assistente Doutor da Liga do Controle de Diabetes do Hospital das Clínicas da Faculdade de Medicina da Universidade de São Paulo (HC-FMUSP). Vice-Presidente do Departamento de Diabetes da Sociedade Brasileira de Endocrinologia e Metabologia.

Marcello D. Bronstein – Professor Livre-Docente. Chefe da Unidade de Neuroendocrinologia da Disciplina de Endocrinologia do Hospital das Clínicas da Faculdade de Medicina da Universidade de São Paulo (HC-FMUSP).

Marcelo Henrique Wood Faulhaber – Médico Patologista Clínico. Assessor da Diretoria da Divisão de Laboratório Central do Laboratório Clínico do Hospital das Clínicas da Faculdade de Medicina da Universidade de São Paulo.

Márcio G. Sousa – Médico da Seção de Hipertensão Arterial e Nefrologia do Instituto Dante Pazzanese de Cardiologia.

Márcio Morais da Silva – Patologista Clínico. Médico do Senne Liquor Diagnóstico.

Marco Aurélio Scarpinella Bueno – Médico Pneumologista. Doutor em Medicina pela Escola Paulista de Medicina – EPM/Universidade Federal de São Paulo (UNIFESP).

Marcos Belotto – Residente de Cirurgia da Faculdade de Ciências Médicas da Santa Casa de São Paulo (FCMSCSP).

Marcos Knobel – Médico Assistente do CTI do Laboratório Clínico do Hospital Israelita Albert Einstein (HIAE). Coordenador da Unidade Coronária do Laboratório Clínico do Hospital Israelita Albert Einstein (HIAE).

Margareth Afonso Torres – Doutora em Medicina pela Universidade Federal de Juiz de Fora, MG. Residência na Santa Casa de Juiz de Fora, MG. Chefe do Laboratório de Histocompatibilidade no Laboratório Clínico do Hospital Israelita Albert Einstein (HIAE). Mestrado na Instituição pela Universidade Federal de Minas Gerais.

Maria Claudia Cruz Andreoli – Médica do Centro de Diálise do Laboratório Clínico do Hospital Israelita Albert Einstein (HIAE). Doutora em Nefrologia pela Universidade Federal de São Paulo da Escola Paulista de Medicina – EPM/Universidade Federal de São Paulo (UNIFESP).

Maria Cristina C. Lages Balestrin de Andrade – Superintendente do Centro de Hematologia de São Paulo. Graduada em Medicina pela Faculdade de Medicina de Jundiaí. Residência Médica em Medicina Social pela Faculdade de Ciências Médicas da Santa Casa de Misericórdia de São Paulo. Título de Especialista em Administração em Saúde pela Associação Médica Brasileira – AMB. Título de Especialista em Hemoterapia pela Associação Médica Brasileira – AMB. MBA em Economia e Gestão de Sistemas e Organizações de Saúde pela Pontifícia Universidade Católica de São Paulo.

Maria Cristina Purini – Especialista em Hematologia e Hemoterapia pela Sociedade Brasileira de Hematologia e Hemoterapia (SBHH). Médica Hematologista do Centro de Hematologia de São Paulo (CHSP). Atual Diretora Clínica do Centro de Hematologia de São Paulo (CHSP). Médica Hematologista do Hospital Santa Virgínia. Médica Hematologista do Hospital São Luiz.

Maria Luiza Petillo – Especialista em Hematologia e Hemoterapia pelo Hospital Brigadeiro. Especialista em Hemoterapia pela Sociedade Brasileira de Hematologia e Hemoterapia (SBHH). Atual Diretora e Gestora da Qualidade do Centro de Hematologia de São Paulo (CHSP).

Maria Odila Jacob de A. Moura – Especialista em Hematologia. Especialista em Hemoterapia pela Sociedade Brasileira de Hematologia e Hemoterapia (SBHH). MBA Executivo em Economia e Gestão das Organizações de Saúde pela Pontifícia Universidade Católica de São Paulo. Membro da Associação Americana de Bancos de Sangue (AABB). Atual Diretora e Gestora da Hemoterapia do Centro de Hematologia de São Paulo (CHSP).

Mariane Cristina Gennari de Assis – Especialista em Hematologia e Hemoterapia pela Escola Paulista de Medicina – EPM/Universidade Federal de São Paulo (UNIFESP). Pós-Graduanda Nível Doutorado pela Escola Paulista de Medicina – EPM/Universidade Federal de São Paulo (UNIFESP). Médica Hematologista do Centro de Hematologia de São Paulo.

Marilene Melo – Médica Patologista Clínica. Ex-Presidente de World Association of Societies of Pathology and Laboratory Medicine, Associacion Latino Americana de Patologia Clínica e Sociedade Brasileira de Patologia Clínica e Medicina Laboratorial.

Marinês Dalla Valle Martino – Médica Patologista Clínica. Doutora em Medicina pela Faculdade de Ciências Médicas da Santa Casa de São Paulo (FCMSCSP). Professora Adjunta da Disciplina de Microbiologia da Faculdade de Ciências Médicas da Santa Casa de São Paulo (FCMSCSP). Coordenadora Médica do Setor de Microbiologia do Laboratório Clínico do Hospital Israelita Albert Einstein (HIAE).

Marjorie Paris Colombini – Doutora em Medicina pela Faculdade de Medicina da Universidade de São Paulo (FMUSP). Médica Patologista Clínica Responsável pelo Laboratório de Coagulação da Divisão do Laboratório Central do Hospital das Clínicas da Faculdade de Medicina da Universidade de São Paulo (HC-FMUSP). Médica Patologista Clínica Responsável pela Área de Hematologia e Coagulação do Laboratório Clínico do Hospital Israelita Albert Einstein (HIAE).

Maurício Viecili – Biomédico. Ex-Vice-Presidente de Operações do Diagnósticos da América.

Miguel Ângelo de Góes Júnior – Médico do Centro de Diálise Einstein. Mestre em Nefrologia pela Escola Paulista de Medicina da Escola Paulista de Medicina – EPM/Universidade Federal de São Paulo (UNIFESP).

Milton Artur Ruiz – Professor Colaborador da Disciplina de Hematologia e Hemoterapia da Faculdade de Medicina da Universidade de São Paulo (FMUSP). Livre-Docente de Hematologia pela Faculdade de Medicina de São José do Rio Preto. Coordenador do Grupo de Terapia Celular do Instituto de Moléstias Cardiovasculares de São José do Rio Preto. Editor da Revista Brasileira de Hematologia e Hemoterapia.

Mirta Knoepfelmacher – Professora Livre-Docente de Endocrinologia pela Faculdade de Medicina da Universidade de São Paulo (FMUSP).

Murilo Melo – Médico Patologista Clínico. Professor Adjunto Doutor do Departamento de Ciências Fisiológicas da Faculdade de Ciências Médicas da Santa Casa de São Paulo (FCMSCSP). Diretor Médico-Científico do Total Laboratórios.

Nelson Hamerschlak – Especialista em Clínica Médica, Hematologia/Hemoterapia e Transplantes de Medula Óssea. Doutor em Imunologia pela Faculdade de Medicina da Universidade de São Paulo (FMUSP). Coordenador do Programa de Hematologia e Transplantes de Medula Óssea do Hospital Israelita Albert Einstein (HIAE).

Nydia Strachman Bacal – Especialista em Hematologia pela Sociedade Brasileira de Hematologia (SBHH). Especialista em Patologia Clínica pela Sociedade Brasileira de Patologia Clínica (SBPC). Especialista em Administração Hospitalar pela Fundação Getúlio Vargas (FGV). MBA Executivo em Economia e Gestão na Área de Saúde pela Pontifícia Universidade Católica de São Paulo (PUC-SP). MBA Executivo em Gestão de Saúde pelo IBMEC. Médica Hematologista com Residência em Hematologia/Hemoterapia pela Escola Paulista de Medicina – EPM/Universidade Federal de São Paulo (UNIFESP). Atual Presidente do Centro de Hematologia de São Paulo (CHSP).

Paulo Augusto Achucarro Silveira – Mestre e Doutor em Hematologia pela Faculdade de Medicina da Universidade de São Paulo (FMUSP). Hematologista do Laboratório Clínico do Hospital Israelita Albert Einstein (HIAE).

Paulo José Pereira de Campos Carvalho – Master of Surgery pela University Illinois at Chicago, USA. Doutor em Cirurgia pela Faculdade de Medicina da Universidade de São Paulo (FMUSP). Coordenador do Núcleo de Fisiologia Gastrointestinal do Hospital Israelita Albert Einstein (HIAE).

Paulo V. Campregher – Médico Especialista em Hematologia e Hemoterapia pela Faculdade de Ciências Médicas da Universidade de Campinas (UNICAMP). Médico Visitante da Unidade de Transplante de Medula Óssea do Fred Hutchinson Cancer Research Center – Seattle, WA, USA. Pós-Doutorado em Imunologia pelo Fred Hutchinson Cancer Research Center – Seattle, WA, USA. Ex-Pesquisador Associado da Divisão de Pesquisa Clínica, Fred Hutchinson Cancer Research Center – Seattle, WA, USA. Pesquisador do IIEP, Hospital Israelita Albert Einstein (HIAE).

Pedro Paulo Chieffi – Professor Titular da Disciplina de Parasitologia da Faculdade de Ciências Médicas da Santa Casa de São Paulo (FCMSCSP).

Pollyanna Domeny Duarte – Disciplina de Hematologia da Faculdade de Medicina de Botucatu da Universidade Federal de São Paulo (UNESP).

Priscilla Cukier – Pós-Graduanda da Disciplina de Endocrinologia da Faculdade de Medicina da Universidade de São Paulo (FMUSP).

Rafael Dezen Gaiolla – Disciplina de Hematologia pela Faculdade de Medicina de Botucatu pela Universidade Estadual de São Paulo (UNESP).

Rafael Kaliks – Médico Oncologista Clínico do Hospital Israelita Albert Einstein (HIAE).

Renata Maceu Salhab – Médica Afiliada da Disciplina de Geriatria e Gerontologia da Universidade Federal de São Paulo pela Escola Paulista de Medicina – EPM/Universidade Federal de São Paulo (UNIFESP).

Renato Laks – Médico Afiliado da Disciplina de Geriatria e Gerontologia da Universidade Federal de São Paulo pela Escola Paulista de Medicina – EPM/Universidade Federal de São Paulo (UNIFESP).

Ricardo Leite Ganc – Médico Assistente do Serviço de Endoscopia do Hospital das Clínicas da Faculdade de Medicina da Universidade de São Paulo (HC-FMUSP). Mestre em Medicina pela Faculdade de Ciências Médicas da Santa Casa de São Paulo (FCMSCSP). Endoscopista do Hospital Israelita Albert Einstein (HIAE). Fellow of the College of Physicians and Surgeons of Ontario – Canadá.

Ricardo Magnanini Auriemo – Engenheiro de Sistemas. Diretor da Touch Tecnologia e Informática Ltda.

Rita de Cássia Sanchez – Responsável Técnica e Médica da Equipe de Medicina Fetal Laboratório Clínico do Hospital Israelita Albert Einstein (HIAE). Doutorado em Medicina pela Faculdade de Medicina da Universidade de São Paulo (FMUSP). Fellowship em Medicina Fetal em Harvard.

Roberta Sitnik – Coordenadora Técnica do Laboratório de Técnicas Especiais do Laboratório Clínico do Hospital Israelita Albert Einstein (HIAE).

Roberto Antonio Pinto Paes – Professor Associado do Departamento de Patologia da Faculdade de Ciências Médicas da Santa Casa de São Paulo (FCMSCSP).

Rodolfo Delfini Cançado – Professor Adjunto da Disciplina de Hematologia e Oncologia da Faculdade de Ciências Médicas da Santa Casa de São Paulo (FCMSCSP). Médico Hematologista do Hospital Samaritano.

Rúbia Anita Ferraz Santana – Analista do Laboratório de Técnicas Especiais, Setor de Biologia Molecular do Hospital Israelita Albert Einstein (HIAE).

Rui Fernando Ramos – Médico Cardiologista, Doutor em Medicina. Chefe da Unidade Coronária do Instituto Dante Pazzanese de Cardiologia.

Sandra Regina Loggetto – Mestre em Pediatria, Área de Hematologia Pediátrica, pela Universidade Federal de São Paulo pela Escola Paulista de Medicina – EPM/Universidade Federal de São Paulo (UNIFESP). Hematologista e Oncologista Pediátrica do Centro de Hematologia de São Paulo (CHSP).

Sandro Luiz de Andrade Matas – Neurologista. Disciplina de Neurologia pela Escola Paulista de Medicina – EPM/Universidade Federal de São Paulo (UNIFESP). Professor Afiliado do Departamento de Medicina, Setor de Medicina Laboratorial pela Escola Paulista de Medicina – EPM/Universidade Federal de São Paulo (UNIFESP). Coordenador Científico do Laboratório Senne Liquor Diagnóstico.

Schlioma Zaterka – Presidente Honorário do Núcleo Brasileiro para o Estudo do *Helicobacter pylori*. Coordenador do Departamento de Eventos da Federação Brasileira de Gastroenterologia (FBG).

Sender J. Miszputen – Professor Associado. Doutor e Chefe do Setor de Intestino da Disciplina de Gastroenterologia do Departamento de Medicina da Escola Paulista de Medicina pela Escola Paulista de Medicina – EPM/Universidade Federal de São Paulo (UNIFESP).

Sérgio Augusto Buzian Brasil – Professor Voluntário da Faculdade de Ciências Médicas da Santa Casa de São Paulo. Mestre em Ciências Médicas, com foco em Hematologia, pela Universidade de São Paulo.

Simão Augusto Lottenberg – Professor Assistente e Doutor da Disciplina de Endocrinologia do Hospital das Clínicas da Faculdade de Medicina da Universidade de São Paulo (HC-FMUSP). Coordenador da Liga de Controle de Diabetes do Hospital das Clínicas da Faculdade de Medicina da Universidade de São Paulo (HC-FMUSP).

Consultor Clínico de Endocrinologia e Metabologia do Laboratório de Patologia Clínica do Hospital Israelita Albert Einstein (HIAE).

Susana Zevallos Lescano – Professora Assistente de Parasitologia da Faculdade de Ciências Médicas da Santa Casa de São Paulo (FCMSCSP). Pesquisadora do Instituto de Medicina Tropical de São Paulo (LIM 06).

Tatiana Goldbaun – Médica Assistente do Hospital Universitário da Universidade de São Paulo (HU-USP). Membro da Equipe Médica da Liga de Controle de Diabetes do Hospital das Clínicas da Faculdade de Medicina da Universidade de São Paulo (HC-FMUSP).

Tatiana Hotinsky Millner – Especialista em Endocrinologia pela SBEM e Clínica Médica pela AMB.

Teresa Cristina Bortolheiro – Professora Assistente da Disciplina de Hematologia e Oncologia da Faculdade de Ciências Médicas da Santa Casa de São Paulo. Mestre em Hematologia pela Santa Casa de São Paulo. Título de Especialista em Hematologia pela ABHH. Título de Especialista em Patologia Clínica pela SBPC/ML.

Vânia Naomi Aikawa – Médica Hematologista colaboradora do Laboratório de Citogenética do Serviço de Hematologia e Hemoterapia do Hospital das Clínicas da Faculdade de Medicina da Universidade de São Paulo (HC-FMUSP).

Vania Tietsche de Moraes Hungria – Doutora em Medicina pela Faculdade de Medicina da Universidade de São Paulo (FMUSP). Professora Adjunta da Disciplina de Hematologia e Oncologia da Faculdade de Ciências Médicas da Santa Casa de São Paulo (FCMSCSP).

Victor Nudelman – Médico Pediatra do Hospital Israelita Albert Einstein (HIAE).

Wagner Marcondes – Cirurgião do Hospital Israelita Albert Einstein (HIAE). Doutor em Cirurgia pela Escola Paulista de Medicina – EPM/Universidade Federal de São Paulo (UNIFESP).

Zuleika de O. Apparecido – Especialista em Hematologia pela Sociedade Brasileira de Hematologia (SBHH). Médica Hematologista do Centro de Hematologia de São Paulo (CHSP).

Prefácio

Clínica e Laboratório – Prof. Dr. Celso Carlos de Campos Guerra. Nenhum título resume melhor a vida profissional deste médico que enfatizou que o Laboratório é extremamente importante, desde que devidamente integrado à Clínica e que não é possível fazer um sem o outro, e vice-versa.

Tive a felicidade de conviver com o Dr. Celso – somos companheiros de jornada no mundo, pela idade e por compartilharmos muitas experiências. Algumas hilárias: fizemos junto o CPOR no setor do Exército brasileiro mais letal (e podem incluir a Guerra do Paraguay nesta conta), o corpo de Saúde. Ninguém menos marcial que nós, e o pior é que, logo depois, durante um curioso estágio como sargentos, que antecedia a nossa ascensão aos augustos píncaros do oficialato, aconteceu a Redentora de 1964. Um dia eu conto alguns detalhes desse período negro da história brasileira visto assim por baixo... Depois convivi com o Dr. Celso no Hospital do Servidor Público Estadual, quando ele era um centro de excelência no panorama médico brasileiro, ambos na Hematologia, que era dirigida pelo saudoso Dr. Humberto Costa Ferreira.

O Servidor recentemente foi objeto de uma crônica pelo Dr. Luiz Celso Mattosinho França, em que ele cita que, durante a época áurea deste Hospital, ele e o Dr. Ivan, seu residente, foram até uma outra instituição estadual e ficaram deprimidos quando viram funcionários desinteressados, desorganização em todos os níveis, fios expostos, manchas de umidade nas paredes, pintura descascando, obras intermináveis e outros sinais de decadência aguda e crônica. Então o Dr. Ivan perguntou ao Dr. Mattosinho: – Será que um dia o Servidor vai ficar assim? Ficou. Assistimos juntos, nós e nossa geração, a decadência da prática médica em serviços públicos, e porque não dizer, a piora da prática médica em todo o País. Razões foram muitas, como a criação de Escolas Médicas que justificam a antiga piada: quem sabe, sabe, quem não sabe ensina... Acompanhamos também a transformação da profissão de liberal a convenial, que aglutina as piores características do *free lancer* e do empregado... Também em nossa geração fomos premiados com a invenção dos administradores e burocratas da saúde, tanto em âmbito público quanto empresarial. Essas criaturas inventaram que consulta médica deve demorar no máximo 15 minutos... Por que todas essas histórias? Para entender a luta do Dr. Celso pelo uso correto e adequado dos recursos de laboratório.

Em outros termos, não tem o menor sentido substituir a anamnese cuidadosa por muitos pedidos de exames, sem que sejam formuladas hipóteses diagnósticas. Minto: sentido tem – vai encurtar muito a consulta e provavelmente será apreciado pelos tais burocratas, pois vai haver "aumento de produtividade", sem grande acréscimo de custos, já que o preço da maior parte dos exames caiu muito. A maior parte desses exames não vai dar em nada. Quando trabalhei em outro órgão público fizemos uma estatística simples: fomos ver quantos exames de pacientes em ambulatório eram recolhidos pelos próprios pacientes, e não deu mais que 25%. Nestes anos todos onde nossas vidas decorreram, o Laboratório mudou completamente e, do ponto de vista técnico, para muito melhor. Nossa precisão, exatidão e velocidade de execução de testes são incomensuravelmente melhores. Mas às vezes me pergunto se um hemograma muito bem executado nas máquinas que hoje temos e entregue em 10 minutos é melhor, no resultado final da coisa

– levar a diagnóstico ou em alguma conduta – do que o hemograma que tanto o Dr. Celso quanto eu fazíamos manualmente, olhando os esfregaços com todo o cuidado, e isto depois de examinar e conversar com o paciente. Pergunto-me e respondo: provavelmente não. É claro que hoje analisamos, dosamos, avaliamos muito mais parâmetros, conhecemos muito mais biologia, incorporamos os testes moleculares à rotina. Vou até mais longe: dosamos hoje coisas que nem sabíamos que existiam quando começou a nossa carreira médica.

Este livro apresenta um quadro necessariamente incompleto dos progressos em medicina laboratorial. Incompleto porque a expansão da área é tão grande que todos os dias aparecem novos recursos, que são ou não incorporados às rotinas. Existem órgãos normatizadores, existem órgãos que avaliam o desempenho dos laboratórios e isto levou à incorporação clara do que chamamos de "perseguição obsessiva e compulsiva" pela qualidade em todos os laboratórios clínicos em exercício. Também houve uma clara mudança do ponto de vista empresarial nos Laboratórios Clínicos. De pequenas empresas individuais, onde o dono punha a mão na massa e executava pelo menos parte dos exames, mudamos para empresas grandes, com necessidade de muito capital, usando máquinas complexas e insumos que já vêm preparados: há anos que nenhum laboratório mais moderno prepara seus reagentes a partir dos sais químicos, até porque achar esses sais está cada vez mais complicado. As máquinas são cada vez melhores, têm controle de qualidade interno e chegam ao extremo de não soltar resultados que elas próprias avaliam como inadequados. Isso exige dos patologistas clínicos uma formação e um número de conhecimentos enormes, que vão desde biologia e química básicas, informática, estatística, informações sobre gestão de pessoas, gestão de insumos, contabilidade, capacidade de lidar com fontes pagadoras e conseguir lidar com as famosas tabelas defasadas que todas as tais fontes, inclusive nosso inefável Sistema Único de Saúde, adoram e que só incorporam coisas novas depois de muita briga e sempre com enormes atrasos. Isso em um mundo globalizado, onde rapidamente se inventam e se incorporam novos recursos. Nos Estados Unidos, o órgão competente controlador não exige registro de muitos recursos para testes laboratoriais, é o famoso "Waiver".

No Brasil, infelizmente, nosso espírito cartorial inventou que tudo deve ser registrado em nosso órgão regulador, o que tem custo, demora e não consigo ver o que agrega a qualquer *kit*, até porque o que o registro faz é puramente burocrático, ele não analisa se o insumo para teste a ser registrado performa adequadamente. Pior que isso, muitos novos exames estão disponíveis em outros países, mas os fabricantes de *kits* e insumos não têm a menor vontade ou interesse de registrá-los aqui. Ninguém pode obrigá-los e nossos pacientes ficam é sem esses recursos… O Dr. Celso sempre foi um crítico insistente deste estado de coisas, e esperamos que um dia isso se modifique e uma crise de lucidez – coisa rara mas possível – acometa nossos dirigentes.

Dr. Celso organizou, a seu tempo, um livro sobre Patologia Clínica, que fez época e lembro que o via em todos os laboratórios e na mão de todos os residentes de hematologia e de patologia clínica. Ele também foi um dos pioneiros em estudos de coagulação em nosso meio, assim como um dedicado epidemiologista da anemia ferropriva, doença tão comum e que tem aspectos ainda a serem desvendados. Tenho certeza que se ele estivesse ainda entre nós – e por ser mais velho tenho certeza que ele se foi muito cedo, prematuramente – estaria colaborando, criticando e participando da elaboração deste livro. O que ele nunca permitiria é que no título do livro constasse seu nome. Entre outras qualidades, o Celso era uma pessoa modesta. Tenho certeza que este livro vai ser útil aos patologistas clínicos e também aos clínicos interessados em usar adequadamente o Laboratório. Ele cobre uma extensão grande – não tudo, porque isto é impossível, como argumento acima – do que se faz em laboratório clínico hoje, aqui e agora. Também deixa entrever em alguns pontos para onde o progresso pode nos levar. Ele pode ser lido de duas maneiras: ou diretamente no capítulo que interessa a cada um, ou literalmente do começo ao fim, pois nele há informações importantes que são úteis para aliar uma boa prática médica a um uso racional, econômico e com impacto na qualidade do atendimento do paciente.

Jacyr Pasternak

Apresentação

A ideia de escrever este livro surgiu em 2007 quando, após muita insistência, convenci o Dr. Celso que deveríamos reeditar uma antiga publicação de grande sucesso na comunidade médica, conhecido como "Clínica e Laboratório Guimarães – Campos Guerra", lançada em 1976, que contou com quatro edições. Nas várias conversas e discussões que tivemos, chegamos à conclusão que deveríamos organizar e escrever um novo livro, com nova filosofia e estruturação, utilizando o conceito original de envolver aspectos clínicos e laboratoriais das várias especialidades da Medicina.

Com o falecimento do Dr. Celso, no início de 2008, a ideia estava órfã e a empreitada me parecia impossível. Cheguei a conversar com alguns colegas hematologistas, mas não havia como prosseguir sozinho neste trabalho.

A vontade de publicar o livro superou o luto. Da convivência com os colegas do Laboratório do Hospital Israelita Albert Einstein, surgiu a oportunidade de convidar o Dr. Carlos Eduardo Ferreira e o Dr. Cristóvão Mangueira, médicos patologistas com vasto conhecimento clínico em suas especialidades, a dividir comigo esta tarefa. Uma sinergia multidisciplinar havia sido criada, algo que foi fundamental para levarmos adiante este complexo projeto. O Dr. Carlos foi um catalisador, fazendo com que as ideias fossem colocadas em prática. Juntos, apresentamos um novo projeto à Editora Sarvier, que prontamente aceitou. E foi o Dr. Fernando Silva Xavier (*in memorian*), que cultivou uma antiga amizade com o Dr. Celso, que sugeriu o nome "Clínica e Laboratório – Prof. Dr. Celso Carlos de Campos Guerra", 1ª edição.

Acreditamos que esta publicação será muito útil na prática médica. O objetivo é auxiliar o médico e o estudante de Medicina no raciocínio para o diagnóstico clínico (hipótese diagnóstica) e na orientação da solicitação dos exames laboratoriais, bem como na sua interpretação para a confirmação diagnóstica.

Trata-se de um livro prático e objetivo, dividido em 15 seções distribuídas em 88 capítulos, sendo a primeira com conceitos do diagnóstico clínico (semiologia), da importância dos exames laboratoriais e temas relevantes da integração clínica e laboratório. As demais estão divididas por especialidades, englobando as principais doenças, com enfoque no diagnóstico clínico-laboratorial. Os exames de biologia molecular foram tratados em capítulo específico, por especialidade. Os vários outros exames complementares, por exemplo, exames de imagem, estão citados e, quando muito importantes para o diagnóstico, foram incluídos resumidamente.

Pelo objetivo do livro, a maioria dos temas discutidos apresenta um algoritmo que irá resumir o raciocínio para o diagnóstico e orientação na solicitação dos exames laboratoriais.

Finalizamos agradecendo os conceituados colegas médicos, muitos docentes, que colaboraram com sua vasta experiência, e foram fundamentais no desenvolvimento deste trabalho.

João Guerra

Conteúdo

SEÇÃO I
LABORATÓRIO PARA O CLÍNICO
João Carlos de Campos Guerra, Carlos Eduardo dos Santos Ferreira e Cristóvão Luis P. Mangueira

1. Diagnóstico Clínico 1
   Jacyr Pasternak

2. Medicina Laboratorial 5
   Murilo Melo e Marilene Melo

3. Conceitos para a Interpretação das Provas Laboratoriais 10
   Adagmar Andriolo

4. Responsabilidade Civil e o Laboratório Clínico 15
   Fernanda Cavalheiro Fernandes e Carlos Eduardo dos Santos Ferreira

5. Automação em Laboratório Clínico 20
   Maurício Viecili e Ricardo Magnanini Auriemo

6. Testes Laboratoriais Remotos 28
   Marcelo Henrique Wood Faulhaber

7. Intervalos de Referência 31
   Carlos Eduardo dos Santos Ferreira e Adagmar Andriolo

8. Qualidade no Laboratório Clínico 35
   Luiz Gastão Mange Rosenfeld e Josélia F. Poiani Lupo

9. Futuro do Laboratório Clínico 40
   Luiz Gastão Mange Rosenfeld

SEÇÃO II
DIAGNÓSTICO EM CARDIOLOGIA
Carlos Eduardo dos Santos Ferreira

1. Diagnóstico das Síndromes Coronarianas Agudas 47
   Rui Fernando Ramos e Carlos Eduardo dos Santos Ferreira

2. Biomarcadores em Cardiologia 50
   Fernando Bacal e Aguinaldo F. Freitas Jr.

3. Insuficiência Cardíaca 56
   Elias Knobel e Marcos Knobel

4. Hipertensão Arterial 62
   Carolina C. Gonzaga, Márcio G. Sousa e Celso Amodeo

5. Endocardite Infecciosa 67
   Cecília H. V. Franco de Godoy Carvalhaes e Cely Saad Abboud

SEÇÃO III

DIAGNÓSTICO EM HEMATOLOGIA

João Carlos de Campos Guerra

1. Hematopoese 75
   Lígia Niero-Melo, André Fernando Gemente Larrubia, Lucilene Silva Ruiz e Resende, Rafael Dezen Gaiolla e Pollyanna Domeny Duarte

2. Interpretação Clínica do Hemograma 81
   Euripides Ferreira e João Carlos de Campos Guerra

3. Biópsia de Medula Óssea 86
   Roberto Antonio Pinto Paes

4. Anemias Carenciais 88
   João Carlos de Campos Guerra e Carolina Bonet Bub

5. Talassemias 94
   Sandra Regina Loggetto

6. Doença Falciforme 99
   Sandra Regina Loggetto e Josefina Aparecida Pellegrini Braga

7. Doenças da Membrana Eritrocitária e Eritroenzimopatias 104
   Paulo Augusto Achucarro Silveira e Guilherme Henrique Henklein Fonseca

8. Anemias Hemolíticas Autoimunes 112
   Maria Luiza Petillo e Maria Odila Jacob de A. Moura

9. Anemia de Doença Crônica 120
   Zuleika de O. Apparecido e Sérgio Augusto Buzian Brasil

10. Síndromes Mielodisplásicas 123
    Maria Cristina Purini e Teresa Cristina Bortolheiro

11. Sobrecarga de Ferro e Hemocromatose Hereditária 130
    Rodolfo Delfini Cançado e Iraci Yoko K. Suda

12. Leucemias Agudas no Adulto 136
    Andreza Alice Feitosa Ribeiro e Nelson Hamerschlak

13. Doenças Mieloproliferativas Crônicas 141
    Milton Artur Ruiz e Paulo V. Campregher

14. Doenças Linfoproliferativas Crônicas 153
    Flávia Maria G. G. de Mello, Sérgio Augusto Buzian Brasil e Carlos Sérgio Chiattone

15. Linfoma de Hodgkin 161
    Mariane Cristina Gennari de Assis

16. Mieloma Múltiplo 163
    Vania Tietsche de Moraes Hungria

17. Macroglobulinemia de Waldenström 172
    Carolina Kassab

18. Imunofenotipagem na Prática Hematológica 174
   Nydia Strachman Bacal e Ana Paula Carrijo Rodrigues

19. Citogenética na Prática Hematológica 181
   Elvira D. Rodrigues Pereira Velloso, Camila da Cruz Gouveia Linardi e Vânia Naomi Aikawa

20. Investigação Laboratorial das Doenças Hemorrágicas 189
   Marjorie Paris Colombini (autora) e João Carlos de Campos Guerra (revisor)

21. Investigação Laboratorial nas Doenças Trombóticas 195
   Ana Clara Kneese Virgilio do Nascimento (autora) e João Carlos de Campos Guerra (revisor)

22. Laboratório HLA na Prática Clínica 199
   Margareth Afonso Torres

SEÇÃO IV

DIAGNÓSTICO EM IMUNOLOGIA E REUMATOLOGIA

Cristóvão Luis P. Mangueira

1. Autoanticorpos: Conceitos Gerais e Metodologia de Pesquisa 203
   Cristóvão Luis P. Mangueira

2. Lúpus Eritematoso Sistêmico 210
   Cristóvão Luis P. Mangueira

3. Síndrome de Sjögren 213
   Cristóvão Luis P. Mangueira

4. Esclerose Sistêmica – Esclerodermia 214
   Cristóvão Luis P. Mangueira

5. Doença Muscular Inflamatória Autoimune (Polimiosite/Dermatomiosite)
   e Doença Mista do Tecido Conjuntivo 215
   Cristóvão Luis P. Mangueira

6. Vasculites Sistêmicas Associadas ao Anticitoplasma de Neutrófilos 217
   Cristóvão Luis P. Mangueira

7. Artrite Reumatoide 219
   Cristóvão Luis P. Mangueira

8. Artrites Idiopáticas Juvenis 221
   Cristóvão Luis P. Mangueira

SEÇÃO V

DIAGNÓSTICO EM GASTROENTEROLOGIA

Arnaldo José Ganc

1. Diagnóstico das Doenças Esofágicas 225
   Paulo José Pereira de Campos Carvalho e Luciana Amaral de Retamal Marzán

2. Diarreias 234
   Sender J. Miszputen

3. Diagnóstico e Tratamento das Doenças Gastroduodenais 245
   Schlioma Zaterka

4. Diagnóstico Laboratorial das Doenças Hepáticas 250
   Andreia Silva Evangelista, Fernando Luis Pandullo e Guilherme Eduardo Gonçalves Felga

5. Hemorragia Digestiva de Origem Obscura 254
Ricardo Leite Ganc e Arnaldo José Ganc

6. Diagnóstico das Doenças Biliares 266
Fernanda Prata Martins e Angelo Paulo Ferrari Jr.

7. Diagnóstico das Doenças Pancreáticas 271
*Antonio Luiz De Vasconcellos Macedo, Jacques Matone, Marcos Belotto,
Fernando Concílio Mauro e Wagner Marcondes*

6. Diagnóstico de Afecções Proctológicas 277
Boris Barone

SEÇÃO VI

DIAGNÓSTICO EM PNEUMOLOGIA
Hélio Romaldini

1. Gasometria Arterial Sanguínea e Trocas Gasosas Pulmonares 283
Hélio Romaldini e Marco Aurélio Scarpinella Bueno

2. Análise do Líquido Pleural 293
Marco Aurélio Scarpinella Bueno e Hélio Romaldini

3. Medicina Laboratorial e Pneumologia 296
Marco Aurélio Scarpinella Bueno e Hélio Romaldini

4. Provas de Função Pulmonar 299
Hélio Romaldini e Marco Aurélio Scarpinella Bueno

SEÇÃO VII

DIAGNÓSTICO EM ENDOCRINOLOGIA
Simão Augusto Lottenberg

1. *Diabetes Mellitus* – Diagnóstico Clínico e Laboratorial 305
Luiz Turatti e Domingos Malerbi

2. Diagnóstico Clínico e Laboratorial dos Principais Distúrbios da Glândula Tireoide 308
Tatiana Goldbaun e Simão Augusto Lottenberg

3. Distúrbios do Crescimento 315
Tatiana Hotimsky Millner e Léa Lederer Diamant

4. Distúrbios Gonadais Femininos e Masculinos 323
Priscilla Cukier e Mirta Knoepfelmacher

5. Diagnóstico e Classificação da Obesidade e Síndrome Metabólica 331
Cintia Cercato e Alfredo Halpern

6. Distúrbios Hipotálamo-Hipofisários e Adrenais 336
Andrea Glezer e Marcello D. Bronstein

SEÇÃO VIII

DIAGNÓSTICO EM ONCOLOGIA
Rafael Kaliks e Auro Del Giglio

1. Marcadores Tumorais 349
Rafael Kaliks e Auro Del Giglio

SEÇÃO IX

DIAGNÓSTICO EM DOENÇAS INFECCIOSAS

Jacyr Pasternak

1. Diagnóstico Laboratorial de Doenças Infecciosas Causadas por Vírus 355
   Celso Granato

2. Diagnóstico Laboratorial em Bacteriologia 358
   Marinês Dalla Valle Martino

3. Diagnóstico de Doenças Fúngicas Oportunísticas:
   Grande Desafio para os Laboratórios de Hospitais Terciários 362
   Arnaldo Lopes Colombo

4. Diagnóstico das Parasitoses 371
   Susana Zevallos Lescano e Pedro Paulo Chieffi

SEÇÃO X

DIAGNÓSTICO EM DOENÇAS RENAIS

Bento Fortunato Cardoso dos Santos

1. Avaliação Laboratorial da Função Renal 381
   Bento Fortunato Cardoso dos Santos, Adriano Luiz Ammirati, Ana Cristina Carvalho de Matos, Maria Claudia Cruz Andreoli e Miguel Ângelo de Góes Júnior

SEÇÃO XI

DIAGNÓSTICO EM GERIATRIA

João Toniolo Neto

1. Geriatria Preventiva 397
   João Toniolo Neto, Renato Laks e Renata Maceu Salhab

2. Avaliação Geriátrica Ampla 403
   João Toniolo Neto, Renato Laks e Renata Maceu Salhab

3. Diagnóstico Diferencial de *Delirium* 408
   João Toniolo Neto, Renato Laks e Renata Maceu Salhab

4. Diagnóstico Diferencial de Demências 413
   João Toniolo Neto, Renato Laks e Renata Maceu Salhab

SEÇÃO XII

DIAGNÓSTICO EM PEDIATRIA

Victor Nudelman

1. Laboratório em Neonatologia 419
   Joice Meneguel e Victor Nudelman

2. Investigação Laboratorial de Imunodeficiências Primárias 428
   Victor Nudelman

3. Triagem Neonatal 439
   Eliane Aparecida Rosseto e Cecília Micheletti

SEÇÃO XIII

DIAGNÓSTICO EM NEUROLOGIA – ANÁLISE LABORATORIAL DAS SÍNDROMES LIQUÓRICAS

Carlos Augusto Senne Soares

1. Líquido Cefalorraquidiano 451
   Carlos Augusto Senne Soares

2. Síndromes Inflamatórias 456
   Gustavo Bruniera Peres Fernandes e Sandro Luiz de Andrade Matas

3. Síndromes Infecciosas 458
   André Leite Gonçalves e Sandro Luiz de Andrade Matas

4. Síndromes Hemorrágicas 465
   Márcio Morais da Silva e Carlos Augusto Senne Soares

5. Síndromes Neoplásicas 466
   Carlos Augusto Senne Soares e Sandro Luiz de Andrade Matas

6. Síndromes Hipertensivas 469
   Sandro Luiz de Andrade Matas e Gustavo Bruniera Peres Fernandes

SEÇÃO XIV

DIAGNÓSTICO EM OBSTETRÍCIA

Eduardo Cordioli

1. Diagnóstico de Gravidez 473
   Eduardo Cordioli

2. Avaliação do Risco Fetal 475
   Carolina Leite Drummond e Rita de Cássia Sanchez

SEÇÃO XV

UTILIZAÇÃO DA BIOLOGIA MOLECULAR NA PRÁTICA CLÍNICA

João Renato Rebello Pinho

1. Conceitos Básicos da Biologia Molecular 481
   Roberta Sitnik e João Renato Rebello Pinho

2. Aplicações em Infectologia 487
   Roberta Sitnik, Rúbia Anita Ferraz Santana e João Renato Rebello Pinho

3. Aplicações em Hematologia 494
   Roberta Sitnik, Elvira D. Rodrigues Pereira Velloso e João Renato Rebello Pinho

4. Genética Médica Aplicada – Clínica e Laboratório 498
   Fernanda Teresa de Lima

5. Diagnóstico Clínico e Laboratorial em Oncogenética 505
   Fernanda Teresa de Lima

ÍNDICE REMISSIVO 511

SEÇÃO I
LABORATÓRIO PARA O CLÍNICO

Coordenadores: João Carlos de Campos Guerra
Carlos Eduardo dos Santos Ferreira
Cristóvão Luis P. Mangueira

Colaboradores: Adagmar Andriolo
Carlos Eduardo dos Santos Ferreira
Fernanda Cavalheiro Fernandes
Jacyr Pasternak
Josélia F. Poiani Lupo
Luiz Gastão Mange Rosenfeld
Marcelo Henrique Wood Faulhaber
Marilene Melo
Maurício Viecili
Murilo Melo
Ricardo Magnanini Auriemo

CAPÍTULO 1
Diagnóstico Clínico

Jacyr Pasternak

O diagnóstico clínico é o ato médico por excelência: nenhum outro profissional tem os conhecimentos necessários e a formação adequada para fazer o diagnóstico, avaliar as possibilidades da doença que o paciente possa vir a ter. Digo isto porque alguns profissionais de Saúde Pública, médicos e não médicos, acham adequado que outros profissionais tentem diagnósticos e até tratamentos usando fluxogramas, algoritmos. Não é assim, e isto leva a erros que podem ter repercussões muito sérias.

O diagnóstico médico começa com a história: o que o paciente conta ao médico. A história é provavelmente o elemento mais importante para que se faça um diagnóstico, desde que seja adequada e ordenadamente colhida. A história também é a oportunidade de realizar a relação médico/paciente; saber ouvir o paciente de maneira adequada é uma arte que o médico aprende na escola e depois na prática, e muito mais nesta que naquela. É fundamental na história clínica deixar o paciente descrever claramente o que sente e o que o incomoda, mas sem deixar que ele "enrole" e perca a meada: nada há de errado em intervir no discurso do paciente desde que se garanta um espaço para que ele elabore mais; idealmente toda história clínica acaba com um espaço onde o médico, depois de extraídos os dados que julga adequados, diz ao paciente que elabore mais, incluindo suas dúvidas, receios e angústias, e neste espaço o médico não deve, em hipótese alguma, cortar o monólogo do paciente; nesta fase é monólogo mesmo, não diálogo. Também toda consulta acaba com a pergunta fundamental: Quer me dizer mais alguma coisa? Entendeu o que é preciso fazer agora? Há algo que queira que lhe explique, nem que seja de novo? Se o paciente não entendeu algo, a culpa não é dele, e sim de quem não conseguiu explicar. Claro, a prática médica é muito complicada, e existem muitas coisas que não são simples de explicar, mas é obrigação do médico tentar explicar e aclarar todas as dúvidas em linguagem acessível ao paciente que está na frente dele.

Depois da anamnese, a história do paciente, que precisa ser sistematizada e organizada, vem o exame clínico. Este deve ser completo, mas objetivo, dando mais ênfase aos pontos em que a história sugere já hipóteses diagnósticas. Um exame clínico bem feito toma tempo, e pontos básicos não podem ser esquecidos: desde os dados básicos de pulso, pressão arterial sistêmica e temperatura, inspeção de mucosas, estendendo o exame até a semiologia detalhada de órgãos e sistemas. O exame clínico tem uma vantagem sobre a anamnese, a história do paciente: o exame clínico é inteiramente objetivo, o médico percebe com seus sentidos – visão, audição (a ausculta) e tato (a palpação) – os dados do paciente, enquanto a anamnese é necessariamente subjetiva, já que nela o paciente relata o que ele sente e acha relevante, e nem sempre uma coisa tem relação com a outra...

Feitos a anamnese e o exame clínico, para que o diagnóstico seja feito de maneira racional, a recomendação é que se escreva, antes de qualquer pedido de exame de laboratório, uma lista de hipóteses diagnósticas compreensivas. Claro que não é possível escrever tudo o que pode ser, mas é fundamental que se escreva no que se pensou, que sejam levantadas hipóteses. Se não houver a elaboração de hipóteses, a interpretação do resultado do exame ficará claramente prejudicada, já que o valor de um exame depende da prevalência da doença na população que corresponde ao paciente, e isto é fundamental para avaliar o valor preditivo positivo de um ou mais exames. Outro ponto importante é deixar por escrito o plano que o médico tem para aquele paciente. Plano de conduta pode ser tão ou mais importante que o diagnóstico do caso.

Gostaria de insistir que as hipóteses diagnósticas devem estar escritas. Não é possível lembrar todas as hipóteses de todos pacientes de cabeça, e, no seu retorno com os exames que foram pedidos, as hipóteses feitas podem ser reforçadas ou afastadas. Isto sem falar nas implicações médico-legais que cada vez mais exigem que o ato médico seja claramente documentado. Não tenha medo de errar – você escreve para se orientar diante do caso analisado. Mas cuidado com o que você escreve, pois, do ponto de vista legal, tudo que é escrito sobre um atendimento médico pertence ao paciente, e não a você.

Portanto, para executar um diagnóstico, você precisa de um fator extremamente importante: tempo. Tempo para fazer uma anamnese adequada, incluindo o tempo necessário para colocar o seu paciente à vontade. Você precisa tirar todos os dados do paciente, e idealmente só com ele na sala – acompanhantes podem incomodar muito nesta hora, quando resolvem dar palpite ou participar da anamnese. Você necessita de tempo para fazer um exame físico adequado, com privacidade; se for exame ginecológico ou de mamas, será fundamental que faça a história, você e a paciente, e depois chame a sua enfermeira ou secretária para presenciar o exame, se a paciente não tiver um acompanhante que nesta hora deverá ser chamado para acompanhar o exame, do começo ao fim. Isto evitará enormes problemas futuros...

Após a realização da anamnese e do exame físico e traçadas as principais hipóteses diagnósticas, você deve solicitar os exames complementares. A investigação diagnóstica (Medicina Diagnóstica) avançou muito nos últimos anos, destacando-se as principais áreas: Medicina Laboratorial, Anatomia Patológica, Diagnóstico por Imagem, Exames Gráficos e Exames Endoscópicos, entre outros.

No decorrer deste livro, na discussão da Medicina Laboratorial em diversas áreas clínicas, poderá haver alguns algoritmos diagnósticos e informações relevantes relacionadas a diversos testes laboratoriais que contribuirão para o diagnóstico clínico.

CAPÍTULO 2
Medicina Laboratorial

Murilo Melo
Marilene Melo

PRIMEIROS TESTES ATÉ AS NOVAS TECNOLOGIAS

O primeiro teste laboratorial de que temos notícia foi um teste de gravidez descrito pelos egípcios, no qual a urina de uma mulher era utilizada para regar sementes de trigo – caso houvesse germinação, seria um indício de gravidez. Mas estudiosos da história da Medicina apontam que, apesar de vários testes rudimentares serem descritos desde 300 d.C. na Grécia, a Medicina Laboratorial, como a conhecemos, remonta ao início de 1800, quando o químico francês Michel Eugène Cheuvrel, observando que formigas eram atraídas para a urina de diabéticos, relembra o primeiro teste para detecção do *diabetes mellitus*: provar a urina dos pacientes, uma prática hindu esquecida pelo Ocidente. Cheuvrel isola pela primeira vez a glicose da urina de pacientes e propõe sua medição na avaliação desses pacientes. Entretanto, o primeiro laboratório clínico que se tem notícia foi inaugurado apenas em 1896, no Johns Hopkins. Até então, todo teste laboratorial era realizado pelo próprio médico do paciente. Essa história reflete bem os primórdios da especialidade, quando médicos clínicos buscavam testes que pudessem auxiliá-los no diagnóstico, no estabelecimento de prognóstico e no controle terapêutico de seus pacientes, sempre baseados na fisiopatologia – daí o nome Patologia Clínica.

Na fase romântica da Patologia Clínica, que pode ser definida arbitrariamente como até os anos 1970, os testes disponíveis eram trabalhosos, sendo comuns os bioensaios, como o Galley-Manini – que utilizava injeção de urina da paciente no ventre de um sapo para observar se este depositava ovos, indicando presença de hCG na urina. Nesta época, surgem os primeiros autoanalisadores para semiautomação em bioquímica e os anticorpos monoclonais. A reprodutibilidade dos testes era precária, extremamente operador-dependente, já que as pipetagens eram manuais, muitas vezes com vidrarias que deveriam receber lavagens especiais. Dessa época, permaneceu o conceito de que um resultado anormal deveria ser "repetido e confirmado", o que permanece no vocabulário de muitos laboratórios até hoje.

A automação progressiva dos equipamentos de laboratório, aliada à crescente prática de qualidade, muito contribuíram para a nova fase da Patologia Clínica: produtividade com qualidade. Talvez o maior marco dessa transição tenha sido o trabalho pioneiro de Leonard Skeggs, que inventou e aperfeiçoou o primeiro autoanalisador entre 1951 e 1953. Skeggs tentou comercializar seu invento e buscou várias empresas que o rejeitaram, pois ninguém acreditava na tecnologia para então conseguir um contrato, em 1954, com a então pequena Technicon. Após certa adaptação para comercialização, o Autoanalyzer teve 50 unidades vendidas em 1957, 4.000 até 1963 e 18.000 até 1969.

Outros esforços marcantes dessa transição foram os estudos pioneiros de James O. Westgard, nos EUA, em adaptar os gráficos de Shewart para monitorar as variações dos controles internos no laboratório clínico, e essa prática adotou o nome de Controle da Qualidade Interno (CQI). Apesar de muitos ainda utilizarem a famosa regra 1:2s (ou 2:2s quando repetem o teste), o Prof. Westgard evoluiu sua análise de especificações técnicas nos anos 1990, buscando uma aliança entre laboratórios, fabricantes de equipamentos e reagentes, e então evoluirmos para práticas de qualidade com qualidade seis-sigma. Para isso, além do CQI, torna-se necessário verificar o *bias* (viés) nas análises, com o processamento de amostras de valores desconhecidos para comparação entre grupos de laboratórios. É interessante notar que até a metade da década de 1970 esta prática não existia no Brasil. A partir de março de 1975, os Drs. Erlo Roth, Evaldo Melo e Marilene Melo publicaram uma série de artigos relacionados à qualidade na então chamada *Revista Brasileira de Patologia Clínica* (atual *Jornal Brasileiro de Patologia e Medicina Laboratorial*). Em julho daquele ano, o Dr. Evaldo Melo, a convite da Organização Mundial da Saúde (OMS), foi ao Centro de Controle de Doenças (CDC – *Centers Disease Control*) e ao Colégio Americano de Patologia (CAP) nos EUA e trouxe para o Brasil os conhecimentos para a implantação dessa valiosa ferramenta, o Controle da Qualidade Externo (CQE), incluindo a produção de material biológico liofilizado. O Dr. Evaldo incentivou o amigo Marcio Biasoli a fundar a empresa Control-Lab, com a qual a Sociedade Brasileira de Patologia Clínica/Medicina Laboratorial (SBPC/ML) tem vínculos até hoje.

A produtividade cresceu com equipamentos cada vez mais automatizados, e os laboratórios passaram a focar muito mais nos serviços aos pacientes. A percepção de qualidade pelo cliente não médico (isto é, pelo paciente) passou a ser um importante diferencial na captação de mercado. Os laboratórios evoluíram para centros de diagnóstico, com a oferta de exames de imagem no mesmo centro de atendimento a pacientes.

Nos anos 1990, inicia a onda de fusões e aquisições no mercado laboratorial brasileiro, que permanece até hoje, seguindo a história norte-americana. Há um crescimento importante dos volumes de testes processados nos maiores laboratórios do país e as verificações automatizadas de resultados por regras ganham um papel importante. Emerge o conceito de fábricas modernas no diagnóstico laboratorial, com maior produtividade por funcionário e maior dependência tecnológica.

A prática de conceitos modernos de gestão, como Lean e Seis-Sigma, aliou-se aos desenvolvimentos tecnológicos de robótica, integração de equipamentos por esteiras e equipamentos pré e pós-analíticos. Com todos estes avanços, os problemas analíticos, comuns no passado, passaram a responder por menos de 2% dos erros laboratoriais, e o foco das melhorias em processos tornou-se cada vez mais centrado na fase pré-analítica.

Uma das abordagens de redução dos erros pré-analíticos é a realização de testes laboratoriais remotos, também chamados *point-of-care testing* (POCT). Apesar de o desempenho diagnóstico desses equipamentos ainda ser inferior aos grandes analisadores e ser trabalhosa a garantia da qualidade quando estão com seu uso difundido em um grande hospital, sendo que esta tem sido uma das áreas da medicina laboratorial com maior crescimento de vendas nos últimos anos no mundo, e estima-se que em 2015 o tamanho desse mercado chegue a um trilhão de dólares.

A nanotecnologia pode ser uma grande oportunidade para os equipamentos de POCT, já que deve propiciar maior sensibilidade analítica e capacidade de análise multiplex de proteínas e ácidos nucleicos em um mesmo ensaio. Nos últimos anos, muitas empresas trabalharam em iniciativas de transformar seus equipamentos de POCT em multiparamétricos, e a perspectiva de testes em multiplex pode trazer grandes benefícios econômicos e eliminar a necessidade de vários equipamentos.

A medicina molecular tem impactado profundamente a prática médica, especialmente em países desenvolvidos, com maior acesso aos exames. Recentemente, os *in vitro diagnostics multiplex indexes assays* (IVDMIAs) surgiram como uma tendência na área, analisando múltiplos biomarcadores com uma análise computacional. Assim, existem painéis para identificação de tumores de origem desconhecida (com 1.500 genes) e para definição de prognóstico de câncer de mama (Mammaprint, com 70 genes).

Biossensores são equipamentos que combinam um sensor diagnóstico com um transdutor que permite monitoramento em tempo real de vários parâmetros, como saturação de oxigênio, mas que no futuro podem permitir até mesmo a detecção de marcadores moleculares. Alguns exemplos dessa tecnologia seriam os sensores embutidos em vasos sanitários para a detecção de sangue oculto nas fezes ou até mesmo de células tumorais, concentrações de drogas nas fezes e urina, e o escaneamento da temperatura da mama em chuveiros etc.

Apesar de muitas dessas tecnologias parecerem de "ficção científica", devemos lembrar que os ciclos de inovação geralmente seguem um padrão de concentração para depois ter um elemento "disruptor" que leva à descentralização (como no caso dos computadores, que evoluíram para *mainframes* poderosos, para depois se descentralizarem em aparelhos móveis e celulares). Esta pode ser uma tendência também na medicina laboratorial (Fig. I-1).

FORMAÇÃO DO MÉDICO PATOLOGISTA CLÍNICO

Diante deste cenário de mudanças dramáticas em um tempo historicamente muito curto, cabem algumas discussões sobre a formação do médico patologista clínico. Na fase romântica da Medicina Laboratorial, a maioria dos patologistas clínicos eram donos de pequenos laboratórios artesanais, com pouquíssimo investimento em tecnologia e equipamentos importados manuais. O princípio da formação nessa época era entender os princípios e interferentes nas análises, o cuidado com os delicados instrumentos, para garantir, na medida do possível, sua precisão e exatidão. Havia um foco analítico muito forte, aliado à formação básica dos patologistas clínicos daquela época que, na maioria das vezes, também atua-

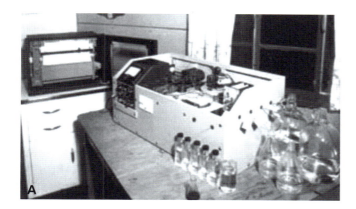
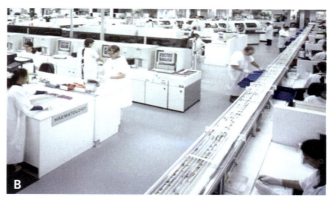
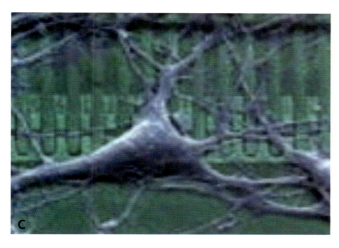

Figura I-1 – Avanços tecnológicos em instrumentação na Medicina Laboratorial. **A)** Autoanalyzer II (1960). **B)** Uma moderna linha de produção em um laboratório na Austrália. **C)** Um *nanochip* sinalizando possível descentralização do modelo diagnóstico no futuro.

vam como clínicos e especialistas (principalmente nas áreas de endocrinologia e hematologia, em que a relação com o laboratório é mais íntima).

No Brasil, a residência médica de Patologia Clínica iniciou-se no Hospital do Servidor Público Estadual, no ano de 1971, sob a coordenação do Prof. Dr. Evaldo Melo. Outras residências rapidamente se formaram e, em 17/11/1975, o primeiro concurso teórico-prático para obtenção do TEPAC (Título de Especialista em Patologia Clínica) foi realizado sob a liderança do Prof. Antônio Lázaro Valeriani Marques. Atualmente, existem 11 programas de residência médica em Patologia Clínica, todos localizados no Sul e Sudeste do País.

Com a automação, a melhoria dos processos e da qualidade analítica, a formação do patologista clínico começou a mudar, abordando mais gestão, foco em processos e a consultoria a outros médicos. Com os avanços médicos em escala exponencial, manter a *expertise* necessária para a consultoria tornou-se uma tarefa complexa, e iniciou-se uma superespecialização. Alguns grandes laboratórios, principalmente em São Paulo, começaram a treinar médicos de outras especialidades para atuar em laboratório, diminuindo o número de patologistas clínicos em seus serviços.

Por outro lado, vários especialistas, como o Prof. Bruce Friedman da Universidade de Michigan, sugeriram a necessidade de maior integração entre as diversas áreas diagnósticas (anatomia patológica, medicina laboratorial e imagem). A falta de uma visão diagnóstica integrada encarece o sistema e favorece a adoção de soluções muito particulares para cada área, como, por exemplo, vários sistemas de informática específicos (LIS, PACS, RIS) convivendo em uma mesma instituição.

A eventual consolidação de especialidades (medicina laboratorial, patologia e radiologia), na visão do Prof. Friedman, melhoraria o custo/benefício para as especialidades e pacientes, evitando ainda a destruição de valor por competição destrutiva e conflitos à medida que a sobreposição entre elas aumentasse. A aquisição de diversas empresas de diagnóstico *in vitro* pela Siemens, tradicionalmente ligada ao diagnóstico por imagem, sinaliza que esta aproximação e sobreposição serão bastante rápidas.

Além desta integração diagnóstica, também deve crescer a participação do médico patologista clínico na identificação e na redução de interferentes pré e pós-analíticos, auxiliando a interpretação dos testes diagnósticos, já que o fator analítico está mais controlado.

É um grande desafio manter a residência médica em patologia clínica atualizada e relevante para um mercado ainda díspare nas suas necessidades, com uma situação no interior do País onde existem laboratórios menores e uma comunidade médica mais coesa, em que um patologista clínico generalista ainda é reconhecido e, no outro extremo, a superespecialização é exigida, especialmente nas maiores capitais.

A SBPC/ML exerce liderança da Medicina Laboratorial na América Latina, desde a fundação da Associação Latino-Americana de Patologia Clínica (ALAPAC) em 1974, sendo seu primeiro presidente o brasileiro Evaldo Melo, e participa ativamente na *World Association of Societies of Pathology and Laboratory Medicine* (WASPaLM). As discussões internacionais a respeito do futuro da especialidade e a estruturação ideal dos programas de residência médica são constantes, já que o desafio é global.

DESAFIOS E TENDÊNCIAS ATUAIS

Apesar dos intensos esforços da Associação Médica Brasileira (AMB) em manter a Classificação Brasileira Hierarquizada de Procedimentos Médicos (CBHPM) atualizada, com existência de câmara técnica voltada especificamente para este fim, existe uma evidente sub-representação de testes moleculares e de *point-of-care*. Uma das deficiências da CBHPM e do rol de procedimentos da Agência Nacional de Saúde Suplementar (ANS) é a manutenção de testes obsoletos (como, por exemplo, a permanência na 5ª edição da CBPHM das dosagens de mucoproteínas e de anticorpos antimicrossomais, que foram substituídos por testes mais específicos e precisos, como alfa-1-glicoproteína ácida e anticorpos antitireoperoxidase, respectivamente).

Estes problemas de atualização desdobram-se em:

a) Maior dificuldade na educação da população médica sobre as vantagens dos novos testes, que acaba recaindo sobre cada laboratório individualmente, o que é ineficaz. A AMB e suas sociedades de especialidades precisariam usar as discussões na câmara técnica e eventuais subcâmaras técnicas das especialidades, para estimular essas discussões e sua divulgação de forma sistêmica.

b) Perda de eficiência dos laboratórios clínicos que precisam manter metodologias trabalhosas, caras e, muitas vezes, com preços deficitários, para testes com pouco valor agregado (como, por exemplo, a permanência da eletroforese de lipoproteínas no "perfil lipídico", que geralmente é um exame de triagem, enquanto as recomendações para realização de eletroforese de lipoproteínas sugerem sua utilização apenas em casos especiais).

c) Maior dificuldade na relação entre os laboratórios clínicos com as fontes pagadoras, quando há opção pelo laboratório de substituir o teste obsoleto por um mais confiável – o que muitas vezes leva ao pagamento do teste mais barato ou a conflitos na relação com o pagador.

Assim, torna-se cada vez mais importante a participação de patologistas clínicos nesta discussão, buscando sempre agregar valor ao cuidado com o paciente. Uma das áreas onde o patologista clínico pode exercer grande influência é na personalização do tratamento, participando com o médico assistente na escolha da droga apropriada para cada paciente, como na identificação de mutações do *K-Ras* em pacientes com câncer de cólon metastático para a definição do uso de anti-EGFR (*Epidermal Growth Factor Receptor*).

Com o aumento crescente dos gastos em saúde, é possível que em um futuro próximo exista remuneração baseada (pelo menos parcialmente) em efetividade do tratamento. Neste cenário, é extremamente provável que testes diagnósticos sejam utilizados para avaliar a eficácia do tratamento. A cooperação entre os médicos solicitantes e o patologista clínico deverá ser fundamental para o aumento do valor da cadeia como um todo, direcionando os recursos onde serão mais bem empregados.

A atualização dos médicos solicitantes, bem como da população geral, a respeito dos novos testes laboratoriais, é um dos grandes desafios que temos em Medicina Laboratorial. A cada dia, novos testes são disponibilizados por laboratórios em todo o mundo, muitos com importantes ganhos para populações específicas, como na farmacogenômica e a detecção molecular de genes relacionados a tumores, definindo melhor o prognóstico de pacientes e até mesmo a melhor conduta médica. Esses novos testes acabam sendo oferecidos apenas à elite, que paga diretamente por eles, ou para os pacientes que conseguiram uma vaga em um dos grandes centros de pesquisa vinculados ao Sistema Único de Saúde (SUS). Para mudar esta situação, precisamos de um esforço conjunto e articulado dos centros diagnósticos, dos médicos solicitantes, da população geral e das sociedades de classe (AMB, CFM, FENAM, entre outras).

A Sociedade Brasileira de Patologia Clínica/Medicina Laboratorial (SBPC/ML) iniciará a tradução do *LabTestsOnline* para a língua portuguesa. Esta ferramenta *web*, criada pela *American Association for Clinical Chemistry*, recebe mais de dois milhões de visitas por ano para consultas sobre testes laboratoriais.

Um dos aspectos mais interessantes e menos divulgados da Medicina Laboratorial tornou-se mais acessível com a *web*: a possibilidade de calcular facilmente a probabilidade pós-teste de determinados testes diagnósticos.

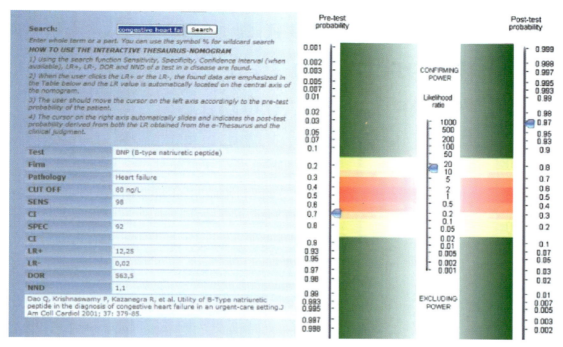

Figura I-2 – Nomograma interativo de avaliação da probabilidade pós-teste no *website* SIMEL (www.simel.it). Pesquisando a doença (no caso, insuficiência cardíaca congestiva), o usuário escolhe uma das referências bibliográficas baseadas em evidência mais condizentes com a condição clínica e o teste, o que alimenta automaticamente a tabela da esquerda da tela e o nomograma. O usuário pode alterar a probabilidade pré-teste (de o paciente ter a doença) e ver como um resultado (no caso, BNP > 80ng/l) afeta a probabilidade pós-teste.

Em um esforço pioneiro, o Dr. Romolo Dorizzi, da *Societá Italiana di Medicina di Laboratório* (www.simel.it), criou um *e-Thesaurus*, que foi traduzido pela SBPC/ML para nossa língua. Esta ferramenta *web*, totalmente gratuita, permite ao médico a seleção de um teste diagnóstico ou de uma condição médica e observar o desempenho diagnóstico deste teste selecionado a partir de trabalhos de Medicina Laboratorial Baseada em Evidências (MLBE), inclusive com um nomograma interativo, o qual calcula a probabilidade pós-teste a partir da probabilidade pré-teste informada. Acreditamos que ferramentas como essa possam agregar muito valor ao cuidado médico e à resposta clínica de nossos pacientes (Fig. I-2).

Outro esforço comandado pela SBPC/ML é o foco na segurança do paciente. Com uma experiência de mais de 30 anos de parceria com a Control-Lab em programas de Controle de Qualidade Externo (CQE), e de 10 anos com o Programa de Acreditação de Laboratórios Clínicos (PALC) – a SBPC/ML é pioneira na América Latina em esforços pela qualidade dos testes diagnósticos em prol da segurança dos pacientes. A evolução reside no aprimoramento da comunicação com os médicos solicitantes para alertas de situações possivelmente importantes.

Embora muitos laboratórios tenham procedimentos que normatizam esta situação, ainda é uma minoria. A participação em programas de qualidade e acreditação ainda são opcionais e muitos laboratórios de menor porte, especialmente em áreas mais remotas de nosso país, ainda não adotaram essas práticas. A Medicina Laboratorial, assim como tantas outras especialidades médicas, precisa ser mais desenvolvida fora dos grandes centros de nosso país, com incentivos para bons profissionais atuarem nas áreas mais remotas e implantarem as melhores práticas, como a acreditação dos laboratórios.

BIBLIOGRAFIA

Melo E, Andrade Neto JP. História da SBPC. 2ª ed. SBPC Press; 2004.

Melo MR, Rosenfeld LG. Meeting the challenges of globalization and miniaturisation in laboratory services. Malaysian J Pathol. 2007; 29(2):57-61.

Roth E, Melo E, Melo M. Controle de qualidade e certificação de laboratórios. Rev Bras Pat Clin. 1975;11(2):45-75.

CAPÍTULO 3
Conceitos para a Interpretação das Provas Laboratoriais

Adagmar Andriolo

A Medicina Laboratorial é uma especialidade médica que, em última análise, confirma, estabelece ou complementa o diagnóstico clínico, além de, em determinadas situações, contribuir para o estabelecimento do prognóstico, a definição e avaliação da aderência e da resposta terapêutica. Mais recentemente, o laboratório tem sido utilizado para estabelecer critérios relativos de normalidade e caracterizar fatores de risco de desenvolvimento de algumas doenças. A utilização racional dos recursos laboratoriais reduz as incertezas intrínsecas do raciocínio clínico.

Pertencendo a uma área dinâmica de conhecimento, a Medicina Laboratorial está submetida, constantemente, às inovações conceituais e tecnológicas. Assim é que o Laboratório Clínico da atualidade pouco se assemelha ao estereótipo de "Laboratório de Análises", no qual existiam numerosos tubos de ensaio, frascos com diferentes soluções coloridas e aparelhos mais ou menos rudimentares de medição. Mesmo laboratórios considerados pequenos, hoje, fazem uso de metodologias e equipamentos automatizados e informatizados, com elevado grau de sofisticação técnica. Estes avanços repercutiram diretamente na capacidade do Laboratório Clínico em realizar, cada vez mais, um número maior de exames, mais diversificados e com elevado grau de confiabilidade.

No entanto, à medida que os procedimentos analíticos se tornaram mais controlados e imbuídos de maior qualidade pela utilização de equipamentos automatizados e sistemas de garantia da qualidade, e adquirimos a possibilidade de mensuração e caracterização de novos parâmetros, como pró-hormônios, hormônios, citocinas, receptores e, até mesmo, genes potencialmente relacionados com estados mórbidos, aumenta a importância da análise crítica correta dos resultados fornecidos pelo Laboratório Clínico.

Por esta razão, o conhecimento das características e das limitações das provas laboratoriais é de elevada relevância para o aproveitamento integral e seguro dos resultados laboratoriais.

CARACTERÍSTICAS DAS PROVAS LABORATORIAIS

Uma prova laboratorial, definida como um procedimento ou um conjunto de procedimentos analíticos realizados no Laboratório Clínico com a finalidade de obtenção de uma informação específica, possui características que devem ser consideradas desde o momento da solicitação de sua realização até a interpretação do resultado final. Essas características incluem: exatidão, precisão, sensibilidade e especificidade diagnósticas, eficiência, valores preditivos positivo e negativo, índices de resultados falso-positivos e falso-negativos. Adicionalmente, discutiremos probabilidade pré-teste, razão de probabilidade e probabilidade pós-teste.

Exatidão é a capacidade do método de fornecer resultados muito próximos ao valor verdadeiro ao parâmetro mensurado. Pode ser avaliada realizando-se o teste em uma amostra contendo uma quantidade conhecida da substância em questão.

Precisão é a capacidade do método de fornecer resultados próximos entre si quando são realizadas determinações repetidas de uma mesma substância em uma mesma amostra. A precisão pode, também, ser referida como reprodutibilidade do teste.

A avaliação destas duas características é de responsabilidade exclusiva do laboratório e está intimamente relacionada com a escolha da metodologia e dos equipamentos a serem utilizados. Evidentemente, opta-se sempre pelos procedimentos que ofereçam, com segurança, os níveis mais elevados de exatidão e precisão.

Sensibilidade diagnóstica é a probabilidade de que o resultado obtido de uma amostra proveniente de um indivíduo doente esteja fora do intervalo de referência (anormal). Essa característica é avaliada a partir do número de resultados normais e anormais obtidos de amostras provenientes de um grupo de indivíduos normais e sabidamente portadores da doença, a qual este exame pretende diagnosticar. A sensibilidade diagnóstica pode, também, ser referida como sendo a porcentagem de resultados verdadeiro-positivos (anormais) obtidos no estudo de uma população de portadores de determinada doença.

Em relação à prova laboratorial, existe o conceito de **sensibilidade analítica**, a qual se refere ao menor valor quantificável que o teste consegue discriminar de zero.

Especificidade diagnóstica é a probabilidade de que o resultado obtido de uma amostra proveniente de um indivíduo normal esteja dentro do intervalo de referência (normal). Essa característica também é avaliada a partir do número de resultados normais e anormais obtidos de amostras provenientes de um grupo de indivíduos normais e sabidamente portadores da doença, a qual este exame pretende diagnosticar. A especificidade diagnóstica pode ser referida como sendo a porcentagem de resultados verdadeiro-negativos (normais) obtidos no estudo de uma população de indivíduos não portadores de determinada doença.

Em relação à prova laboratorial, existe o conceito de **especificidade analítica**, a qual se refere à capacidade de o teste identificar e/ou quantificar apenas o analítico desejado.

Tanto a sensibilidade quanto a especificidade analíticas também são características próprias do teste laboratorial e, considerando que a situação ideal de um teste 100% sensível e 100% específico é inatingível, cabe ao profissional do laboratório escolher o procedimento que melhor atenda às necessidades clínicas, em cada caso.

Dessa forma, em algumas condições será privilegiada a sensibilidade, e em outras, a especificidade. Por exemplo, em programas de triagem de erros inatos do metabolismo em recém-nascidos ou na triagem de doadores de sangue, pode ser conveniente o uso de metodologias altamente sensíveis, ainda que o risco de resultados falso-positivos se eleve. Por outro lado, em exames realizados com a finalidade de auxiliar no diagnóstico diferencial entre duas doenças, a especificidade deve ser a maior possível.

Sensibilidade e especificidade diagnósticas podem ser dimensionadas utilizando-se o conceito prático de que tanto o resultado do teste quanto o estado de saúde de um indivíduo podem ser expressos apenas por uma de duas possibilidades. Assim sendo, o resultado do teste será apenas positivo ou negativo e o indivíduo terá ou não determinada doença.

Exemplo de uma tabela de contingência 2 × 2.

Teste	Doença	
	Presente	Ausente
Positivo	Verdadeiro-positivo (VP)	Falso-positivo (FP)
Negativo	Falso-negativo (FN)	Verdadeiro-negativo (VN)

$$\text{Sensibilidade corresponde à relação } \frac{VP}{VP + FN}$$

ou seja, a relação entre o número de resultados verdadeiramente positivos e o número total de indivíduos com a doença determinada.

$$\text{Especificidade corresponde à relação } \frac{VN}{VN + FP}$$

isto é, a relação do número de resultados verdadeiramente negativos e o número total de indivíduos sem a doença determinada.

Para a fixação destes conceitos, imaginemos uma situação prática na qual temos uma população constituída por 1.000 indivíduos, dos quais 200 são, seguramente, portadores de uma determinada doença e podem ser positivamente identificados. Queremos calcular a sensibilidade e a especificidade de uma prova laboratorial para o diagnóstico desta doença em especial.

O primeiro passo é aplicar a prova a todos os indivíduos e tabular os resultados obtidos, separadamente no grupo de indivíduos doentes e no grupo de indivíduos normais.

Se o teste fosse 100% sensível, esperaríamos encontrar resultados anormais apenas no grupo de indivíduos doentes, e em todos eles. A casela dos verdadeiro-positivos (VP) deveria conter todos os pacientes. Por outro lado, se o teste fosse 100% específico, esperaríamos encontrar resultados normais em todos os indivíduos sabidamente sem a doença, ou seja, todos deveriam estar na casela dos verdadeiro-negativos (VN). Na aplicação do teste, porém, observamos que alguns dos pacientes sabidamente portadores da doença terão resultado negativo, caracterizando os falso-negativos (FN) e alguns indivíduos normais terão o resultado anormal, caracterizando os falso-positivos (FP).

Supondo que 180 dos 200 indivíduos doentes apresentaram o resultado da prova interpretado como anormal e apenas 640 dos 800 indivíduos sem a doença tiveram resultado da prova interpretado como normal, a tabela de contingência poderia ser a seguinte:

Teste	Doença		Total
	Presente	Ausente	
Positivo	180 (VP)	160 (FP)	340
Negativo	20 (FN)	640 (VN)	660
Total	200	800	1.000

A distribuição dos resultados permite calcular estes dois parâmetros, como segue:

$$\text{Sensibilidade} = \frac{VP}{VP + FN} = \frac{180}{200} = 0{,}90 = 90\%$$

e

$$\text{Especificidade} = \frac{VN}{VN + FP} = \frac{640}{800} = 0{,}80 = 80\%$$

A **eficiência diagnóstica** da nossa prova laboratorial foi de 82%, ou seja, 820 (180 + 640) acertos em 1.000 possibilidades.

Tanto a sensibilidade quanto a especificidade são características intrínsecas da prova laboratorial e podem ser, eventualmente, alteradas mudando-se as condições técnicas do ensaio ou mesmo a habilidade do profissional que a executa.

Apenas para registro neste momento, notemos que se uma daquelas 1.000 pessoas participantes do grupo de estudo acima referido nos perguntasse qual é a possibilidade de ela ser portadora da doença em questão, nossa resposta seria 20%, uma vez que sabemos, por definição, que a **prevalência** da doença é de 20% (200 pacientes em um grupo de 1.000 indivíduos). A **prevalência** da doença também é denominada, algumas vezes, de **probabilidade pré-teste**. Claro está que a prevalência real da doença independe da prova laboratorial aplicada.

Para exemplificar o significado das características sensibilidade e especificidade, imaginemos que um indivíduo realize uma prova laboratorial sorológica para diagnóstico de infecção pelo vírus da rubéola e que esta tenha sensibilidade de 99%. Isto significa que, entre cada 100 pessoas que seguramente têm sorologia positiva para rubéola, 99 seriam corretamente identificadas por este teste e um indivíduo não seria identificado, sendo considerado tendo sorologia negativa. Se a especificidade da prova for de 90%, o exame de 100 pessoas com sorologia negativa resultaria em identificação correta de 90, sendo que 10 indivíduos seriam classificados, falsamente, como tendo sorologia positiva, caracterizando os resultados falso-positivos.

Valor preditivo positivo é a probabilidade de que um resultado anormal, isto é, interpretado como positivo para um determinado diagnóstico, seja verdadeiro, ou seja, corresponda à presença da doença à qual a prova laboratorial se destina diagnosticar.

Valor preditivo negativo é a probabilidade de que um resultado normal entendido como negativo para um determinado diagnóstico também seja verdadeiro, ou seja, corresponda à ausência da doença relacionada à prova em questão.

A quantificação dos valores preditivos positivo e negativo é obtida pela aplicação do teorema de Bayes, o qual relaciona a sensibilidade e a especificidade do teste, que são características do ensaio, com a **prevalência** da doença na população estudada, que é uma característica própria da doença e da população.

Esta relação é definida pelas seguintes equações:

$$\text{Valor preditivo positivo} = \frac{P \times \text{Sensibilidade}}{P \times \text{Sensibilidade} + (1 - P)(1 - \text{Especificidade})}$$

e

$$\text{Valor preditivo negativo} = \frac{(1 - P)\ \text{Valor Especificidade}}{(1 - P) \times \text{Especificidade} + P(1 - \text{Sensibilidade})}$$

em que P representa a prevalência da doença na população na qual a prova é aplicada.

Utilizando a tabela de contingência acima descrita podemos calcular, de forma simples, os valores preditivos positivo e negativo da prova laboratorial com as seguintes fórmulas:

$$\text{Valor preditivo positivo} = \frac{\text{Verdadeiro-positivos}}{\text{Total de positivos}} \quad \text{ou seja:} \quad \frac{180}{340} = 0{,}529 \approx 53\%$$

e

$$\text{Valor preditivo negativo} = \frac{\text{Verdadeiro-negativos}}{\text{Total de negativos}} \quad \text{ou seja:} \quad \frac{640}{660} = 0{,}970 \approx 97\%$$

A utilidade prática desses conceitos reside no fato de que, inquiridos inicialmente pela mesma pessoa sobre ela ser portadora da doença em questão e com probabilidade inicial de 20% de prevalência da doença, ela nos informa que, feita a prova laboratorial, o resultado obtido foi positivo e o risco de ser portadora da doença se eleva de 20 para 53%.

Igualmente, ela que tinha, inicialmente, a probabilidade de 80% de não ser portadora da doença em questão passa a ter 97% de chance de não ter a doença caso o resultado da sua prova seja negativo (normal).

Vejamos, agora, outra condição mais realista no estudo de uma doença cuja prevalência seja significativamente mais baixa, 2%, por exemplo. Isto quer dizer que, em um grupo de 1.000 pessoas, apenas 20 serão portadoras de uma determinada doença.

Supondo que 18 dos 20 indivíduos doentes testados apresentaram o resultado da prova interpretado como anormal e apenas 784 dos 980 indivíduos sem a doença tiveram resultado da prova interpretado como normal, a tabela poderia ser a seguinte:

Teste	Doença		Total
	Presente	Ausente	
Positivo	18 (VP)	196 (FP)	214
Negativo	2 (FN)	784 (VN)	786
Total	20	980	1.000

Podemos calcular:

$$\text{Sensibilidade} = \frac{18}{20} = 0{,}90 = 90\%$$

$$\text{Especificidade} = \frac{784}{980} = 0{,}80 = 80\%$$

$$\text{Valor preditivo positivo} = \frac{18}{214} = 0{,}08 = 8\%$$

$$\text{Valor preditivo negativo} = \frac{784}{786} = 0{,}997 \approx 100\%$$

Observamos que, em ambos os exemplos, a sensibilidade e a especificidade foram as mesmas, fato este justificado pela afirmação anterior de que essas características são dependentes do método e não da população estudada. Os valores preditivos, porém, mostram-se diferentes, evidenciando estreita relação com a prevalência da doença na população estudada.

Neste segundo exemplo, a probabilidade inicial de uma das pessoas integrantes do grupo ter a doença era de 2% (prevalência da doença) e passa a ser de 8% ao apresentar um resultado desta prova laboratorial com resultado positivo. Igualmente, a probabilidade inicial de ausência de doença que era de 98% passa a ser de quase 100% ao se ter um resultado da prova negativo.

Estas considerações põem em evidência dois conceitos importantes na interpretação do resultado de uma prova laboratorial: 1. quanto menor for a prevalência da doença na população à qual o paciente pertence, o resultado normal tem mais força em excluir o diagnóstico do que o resultado positivo em confirmar este diagnóstico; 2. a prova laboratorial "funciona" melhor quanto mais alta for a prevalência da doença.

Aumentar a prevalência da doença significa selecionar adequadamente os pacientes que serão submetidos a uma determinada prova laboratorial, utilizando, criteriosamente, outras informações obtidas na história clínica, no exame físico e nos demais resultados já disponíveis.

Índice de resultados falso-negativos é a porcentagem de amostras nas quais a prova deixou de indicar a presença da doença e é calculado pela relação:

$$\frac{FN}{FN + VN}$$

ou seja, o número de resultados falso-negativos sobre o número total de indivíduos com doença.

Índice de resultados falso-positivos é a porcentagem de amostras nas quais a prova forneceu resultados positivos (anormais) na ausência da doença e é calculado pela relação:

$$\frac{FP}{FP + VP}$$

isto é, o número de resultados falso-positivos sobre o número total de indivíduos sem a doença.

Estes dois conceitos também são relevantes no momento de ser interpretado um resultado de uma prova laboratorial. Em nosso primeiro exemplo, estes índices são os seguintes:

$$\text{Índice de resultados falso-negativos} = \frac{20}{200} = 0{,}10 = 10\%$$

$$\text{Índice de resultados falso-positivos} = \frac{160}{800} = 0{,}20 = 20\%$$

e no segundo exemplo:

$$\text{Índice de resultados falso-negativos} = \frac{2}{20} = 0{,}10 = 10\%$$

$$\text{Índice de resultados falso-positivos} = \frac{194}{980} = 0{,}198 \approx 20\%$$

evidenciando que estes índices, praticamente, não sofrem interferência com as alterações da prevalência da doença.

Razão de probabilidade, também referida como *Likelihood Ratio*, incorpora as características de sensibilidade e especificidade e fornece uma estimativa de quanto o resultado de uma prova laboratorial altera a probabilidade de o indivíduo ter ou não uma determinada doença. Há uma razão de probabilidade para um resultado positivo que informa o quanto aumenta a probabilidade de existência da doença quando o indivíduo tem um resultado de uma prova laboratorial positiva e uma razão de probabilidade para um resultado negativo que informa de quanto se reduz a probabilidade da presença da doença, diante de um resultado negativo.

A razão de probabilidade positiva é a relação entre a sensibilidade e o valor de um menos a especificidade e pode ser calculada pela seguinte fórmula:

$$\text{Razão de probabilidade de um teste positivo} = \frac{\dfrac{VP}{VP + FN}}{\dfrac{FP}{FP + VN}}$$

A razão de probabilidade de um teste negativo é a relação entre o valor de um menos a sensibilidade e a especificidade e pode ser calculada pela seguinte fórmula:

$$\text{Razão de probabilidade de um teste negativo} = \frac{\dfrac{FP}{VP + FP}}{\dfrac{VN}{FP + VP}}$$

Voltando aos dados da primeira tabela de contingência, temos uma prova laboratorial com sensibilidade de 90% e especificidade de 80%. A razão de probabilidade para um resultado positivo será:

$$\frac{\dfrac{VP}{VP + FN}}{\dfrac{FP}{FP + VN}} = \frac{\dfrac{180}{180 + 20}}{\dfrac{160}{160 + 640}} = \frac{\dfrac{180}{200}}{\dfrac{160}{800}} = \frac{0,90}{0,20} = 4,5$$

ou, de forma mais direta:

$$\frac{\text{Sensibilidade}}{(1 - \text{Especificidade})}$$

ou que equivale a:

$$\frac{0,90}{(1 - 0,80)} = \frac{0,90}{0,20} = 4,5$$

O significado prático é que um indivíduo apresentando o resultado da prova laboratorial positivo terá 4,5 vezes mais probabilidade de ser portador da doença do que não ter a doença.

Seguindo o mesmo raciocínio, a razão de probabilidade para um resultado negativo será:

$$\frac{\dfrac{FP}{FP + VP}}{\dfrac{VN}{FP + VP}} = \frac{\dfrac{160}{160 + 640}}{\dfrac{160}{160 + 180}} = \frac{\dfrac{160}{800}}{\dfrac{640}{340}} = \frac{0,20}{1,88} \approx 0,12$$

ou, de forma mais direta:

$$\frac{(1 - \text{Sensibilidade})}{\text{Especificidade}} = \frac{(1 - 0,90)}{0,80} = \frac{0,10}{0,80} = 0,12$$

indicando que um indivíduo que tenha o resultado da prova laboratorial negativo terá, aproximadamente, 1/9 de probabilidade de ser portador da doença do que não o ser.

É importante notar que as razões de probabilidade, positiva e negativa, utilizam, para seu cálculo, apenas a sensibilidade e a especificidade, não dependendo, portanto, da prevalência da doença na população à qual o paciente pertença.

A **probabilidade pós-teste** é obtida pelo produto da razão de probabilidade (positiva ou negativa) pela probabilidade pré-teste ou a prevalência da doença. Em nosso primeiro exemplo, a probabilidade pré-teste é de 20% (o que equivale a um indivíduo em cinco) e a razão de probabilidade de uma prova com resultado positivo é de 4,5, ou seja, 4,5 indivíduos em cinco. Dessa forma, a probabilidade pós-teste, com um teste positivo, é de 90%.

A probabilidade pós-teste de um indivíduo com prova laboratorial com resultado negativo ter a doença não é mais que 20%, o que equivale a um indivíduo em cinco, mas de apenas 0,12 em cinco, ou seja, 2,4%.

Como visto, a probabilidade pós-teste é dependente da prevalência da doença na população estudada, valendo, portanto, igualmente, as considerações sobre cuidado em realizar as provas laboratoriais apenas em indivíduos nos quais os resultados positivos tenham elevada probabilidade de ser verdadeiro-positivos.

BIBLIOGRAFIA

Fagan TJ. Nomogram for Bayer's theorem. N Engl J Med. 1975;293(5): 257.

http://www.cebm.net/index.aspx?o=1161

http://araw.mede.uic.edu/cgi-bin/testcalc.pl

John R, Lifshitz MS, Jhang J. Post-analysis: medical decision-making. In: McPherson RA, Pincus AR (eds.). Henry's clinical diagnosis and management by laboratory methods. 21st ed. Philadelphia: Saunders Elservier; 2007. p. 68-74.

Shults EK, Aliferis C, Aronsky D. Clinical evaluation os methods. In: Burtis CA, Ashwood ER, Bruns DE (eds.). Tietz textbook of clinical chemistry and molecular diagnosis. 4th ed. Philadelphia: Saunders; 2006. p. 409-24.

CAPÍTULO 4
Responsabilidade Civil e o Laboratório Clínico

Fernanda Cavalheiro Fernandes
Carlos Eduardo dos Santos Ferreira

INTRODUÇÃO

A maioria dos institutos de direito tem sua origem na Antiguidade e não seria diferente com o instituto da responsabilidade civil. A ideia básica, apesar de ser um tema atual, desponta de tempos remotos, não sendo, portanto, um instituto criado recentemente para suprir as necessidades do mundo moderno.

A *Lex Aquilia*, final do século III e início do século II a.C., foi precursora da responsabilidade civil atualmente conhecida.

O Código Civil brasileiro de 1916, inspirado nos Códigos Civis alemão e francês, regulou a responsabilidade civil com reparação de danos.

Atualmente, o novo Código Civil introduziu a indenização por danos morais e ampliou os casos de responsabilidade objetiva.

RESPONSABILIDADE CIVIL

Responsabilidade é responder por algo ou por alguém com prudência, com cuidado. É cumprir com as obrigações assumidas.

Na ordem jurídica há necessidade de se ter um comportamento esmerado para não se cometer nenhum ato ilícito, vedando qualquer prática que possa causar ou vir a causar algum ato lesivo a alguém.

Responsabilidade civil na esfera jurídica é a obrigação de reparar um dano, quando o agente cometer um ato ilícito. Busca, dessa forma, restaurar o equilíbrio afetado, quer moral, quer patrimonial. Possibilitar a reparação de um dano é uma forma de restabelecer a paz social, uma vez que um ilícito impune gera inquietação social.

A definição de ato ilícito, no âmbito civil, está preconizada no artigo 186 do Código Civil, conforme transcrição:

"Aquele que por ação ou omissão voluntária, negligência ou imprudência violar direito e causar dano a outrem, ainda que exclusivamente moral, comete ato ilícito".

Observa-se que no artigo em epígrafe o dano pode ser moral, contribuindo, mais uma vez, com a tese de que nenhum dano pode ficar sem reparo.

Cumpre ressaltar que só haverá responsabilidade civil se houver ato ilícito e dano. Se não houver dano, consequentemente não haverá responsabilidade.

RESPONSABILIDADE DIRETA E INDIRETA

A responsabilidade pode ser direta quando a conduta que causar o dano for realizada pelo próprio agente, ou indireta quando a conduta causadora do dano for praticada por um terceiro que está direta ou indiretamente vinculado à pessoa que a lei atribui à responsabilidade ou quando esta expressamente o permitir.

PRESSUPOSTOS DA RESPONSABILIDADE CIVIL

Para configurar a existência de uma responsabilidade civil faz-se necessária a existência de pressupostos, quais sejam, ação ou omissão do agente, culpa do agente, relação de causalidade e dano experimentado pela vítima.

AÇÃO OU OMISSÃO

Para que ocorra uma ação ou omissão há obrigatoriamente a presença de um agente, pois sua conduta, direta ou indiretamente, é que irá causar o dano.

CULPA DO AGENTE

A culpabilidade na esfera civil abrange o dolo e a culpa, isto é, a culpa é caracterizada tanto por aquele que queria o resultado como por aquele que teve a conduta, mas não almejava o resultado.

Essa distinção de culpa é conhecida como delito ou quase delito, o primeiro quando há dolo e o segundo quando o ato ou conduta foram eivados de negligência, imprudência ou imperícia.

Tradicionalmente há uma repartição de culpa em três graus, tais como grave, leve e levíssima.

Contudo, independente do grau de culpa de qualquer dano causado em outrem, deve ser reparado, entretanto a graduação da culpa tem importante papel no quanto reparar.

A culpa pode ser por uma conduta negligente, imprudente ou imperita, e apesar de ser uma conduta voluntária o resultado é involuntário.

A conduta negligente é aquela que, apesar de o resultado ser previsível, a pessoa o comete por não ter prestado a atenção devida. Quanto à conduta imprudente, é aquela que o agente não teve cautela, foi intrépido. Em relação à conduta imperita, é aquela que a pessoa pratica sem ter o domínio da técnica, não é perito no assunto, mas mesmo assim executa a conduta. Estas três são formas de exteriorização da culpa.

A culpa deve ser analisada no caso concreto, pois não há um padrão de conduta definido como culposo. Caso a consequência da conduta, isto é, o resultado for imprevisível ou imprevisto, não há de se falar em culpa nem como configurá-la. Para haver culpa tem que existir previsibilidade.

RELAÇÃO DE CAUSALIDADE

Este pressuposto também é essencial. Sem a relação de causalidade não se pode configurar a responsabilidade.

Para surgir a obrigação de indenizar, deve estar presente a relação entre a conduta ou a omissão do agente e o dano, isto é, deve haver um elo entre a conduta e o resultado. Caso não fique evidenciado que o dano que a vítima sofreu está ligado à conduta ou à omissão do agente, não haverá reparação. Cumpre informar que há excludentes de culpabilidade que anulam esse nexo causal.

DANOS EXPERIMENTADOS PELA VÍTIMA

O dano é a lesão a um interesse, e a noção de dano está sempre vinculada à noção de prejuízo. Esse dano experimentado pela vítima tem que ser real, atual e certo, não há reparação de danos hipotéticos. Só haverá indenização se houver dano real.

RESPONSABILIDADE OBJETIVA

A responsabilidade objetiva pode ocorrer em duas hipóteses, a primeira se houver previsão legal e a segunda se estiver fundada na teoria de risco, sendo que esta considera que a atividade desenvolvida ou a conduta exercida por sua própria característica pode ocasionar danos. Nestes casos o epicentro da responsabilidade é o dano e não a culpa.

A culpa é dispensável na responsabilidade objetiva, entretanto não dispensa o nexo causal, isto é, a ligação da conduta com o dano causado. O objetivo é tornar possível que o dano seja reparado nos casos em que há dificuldade de provar a culpa.

Cumpre esclarecer que a responsabilidade em regra geral é subjetiva, ou seja, a responsabilidade com culpa.

Na teoria de risco, a atividade desenvolvida não pode ser esporádica ou eventual, e sim uma atividade habitual que lhe proporcione um benefício. A pessoa que pratica uma atividade e obtém vantagem direta ou indireta com esta responde pelos danos que causar, independente de culpa.

EXCLUDENTES DE RESPONSABILIDADE

Para que se impute responsabilidade a alguém é obrigatório que haja o liame da causalidade, qualquer excludente de responsabilidade quebra esse liame, não se falando em indenização.

Os excludentes de responsabilidade são: a culpa exclusiva da vítima, o fato de terceiro e o caso fortuito ou de força maior.

CULPA EXCLUSIVA DA VÍTIMA

A excludente por culpa exclusiva da vítima ocorre quando o agente é mero instrumento do dano, isto é, não há ligação entre a conduta do agente com o prejuízo sofrido e sim ligação entre a conduta da vítima e o prejuízo. Nestes casos não há obrigação de indenizar, pois foi a conduta da vítima que proporcionou o resultado e não do agente.

Contudo, pode haver a culpa concorrente em que tanto a vítima como o agente tiveram parcelas de culpa, neste caso cada parte suportará a obrigação de indenizar na proporção de sua culpa ou conduta.

FATO DE TERCEIRO

Quanto ao fato de terceiro, a definição deste seria de qualquer pessoa, excluindo a vítima do indicado como responsável. Cumpre esclarecer que este terceiro não pode ter nenhum tipo de vínculo com o indicado responsável, isto é, este último não pode ser responsável pelo ato desse terceiro, como a responsabilidade dos pais pelos filhos, os prepostos e outros que a lei define.

A conduta do terceiro que causa o prejuízo tem que ser inevitável e imprevisível, para que se exclua a responsabilidade do indicado responsável.

DO CASO FORTUITO OU DE FORÇA MAIOR

O caso fortuito ou de força maior são, também, excludentes de responsabilidade. Há controvérsias quanto à nomenclatura deste instituto, muitos o consideram genericamente, sem a divisão, outros apontam como institutos diferentes.

Seguindo esta última corrente, caso fortuito estaria ligado a um comportamento humano ou a funcionamento de máquinas alheios à vontade das partes. Por sua vez, a força maior estaria ligada a eventos naturais (tais como raio, tempestades etc.), que independem da ação humana.

Portanto, há dois requisitos essenciais no caso fortuito e de força maior, quais sejam, inevitabilidade e imprevisibilidade.

Apesar de ser uma excludente de culpabilidade, pois elimina a relação entre a conduta do agente e o dano, a sua aceitação dependerá do livre convencimento do juiz.

Há uma corrente doutrinária, entre esses doutrinadores está Maria Helena Diniz, que defende que não se pode alegar a excludente de caso fortuito ou de força maior na hipótese de responsabilidade objetiva.

DIREITO DO CONSUMIDOR E A RESPONSABILIDADE CIVIL

A responsabilidade subjetiva adotada como regra pelo código civil pode levar a um penoso caminho para o consumidor provar a culpa do fornecedor, assim sendo o Código de Defesa do Consumidor adotou a responsabilidade objetiva.

A responsabilidade objetiva no direito do consumidor se deve a vários fatores, entre eles: produção em massa, vulnerabilidade do consumidor, insuficiência da responsabilidade subjetiva, para o fornecedor responder por seus produtos considerando que lucra com estes, antecedentes legislativos e outros.

Outro ponto é a vulnerabilidade do consumidor, que tem como base a ideia de que o fornecedor conhece todas as fases de fabricação do produto e o consumidor não detém esse conhecimento, ficando vulnerável, conhecendo o produto apenas por meio da publicidade.

Na responsabilidade civil objetiva há a inversão do ônus da prova.

O código do consumidor trata da seguinte maneira as excludentes de responsabilidade, conforme o parágrafo 3º do artigo 12:

"O fabricante, o construtor, o produtor ou importador só não será responsabilizado quando provar:

I – que não colocou o produto no mercado;
II – que, embora haja colocado o produto no mercado, o defeito inexiste;
III – a culpa seja exclusiva do consumidor ou de terceiro".

Em relação às excludentes de responsabilidade de serviços, o parágrafo 3º do artigo 14 do código do consumidor estabelece que:

"O fornecedor de serviços só não será responsabilizado quando provar:

I – que, tendo prestado o serviço, o defeito inexiste;
II – a culpa seja exclusiva do consumidor ou de terceiro".

Cumpre esclarecer que defeito é uma anormalidade no produto ou no serviço que, além de torná-lo inadequado para uso, pode causar danos ou colocar em risco a saúde, a vida ou a segurança dos consumidores.

Outro ponto que se observa é que nas excludentes de responsabilidade objetiva não há previsão do caso fortuito e de força maior.

LABORATÓRIO CLÍNICO E A RESPONSABILIDADE CIVIL

O laboratório clínico tem como função auxiliar no diagnóstico médico, e como premissa que a clínica é soberana e que sua missão é colaborar com a investigação clínica para o bem-estar de um paciente.

Não há no sistema jurídico brasileiro nenhuma legislação que cuide em especial da responsabilidade do laboratório, como há com a responsabilidade do médico, entretanto nossos juristas aplicam a regra do Código de Defesa do Consumidor para resolver qualquer lide que se encontre a respeito.

A responsabilidade civil de um laboratório é, portanto, considerada responsabilidade objetiva, isto é, não há necessidade de se provar a culpa.

Entende-se que a atividade de um laboratório clínico é de resultado e por esse motivo seria objetiva e a atividade do médico como meio sendo, portanto, subjetiva.

Igualmente, o laboratório clínico é pessoa jurídica e como tal sua responsabilidade seria objetiva.

ERRO

A palavra "erro" no dicionário de filosofia tem o seguinte sentido:

"É o conhecimento que não reflete fielmente a realidade e por isso mesmo não corresponde à realidade".

Um erro de laboratório é a liberação de um laudo que não condiz com o verdadeiro estado fisiológico ou patológico de um paciente.

Em qualquer uma das fases de um laboratório clínico pode haver erros no laudo laboratorial. A literatura aponta que para cada 1.000 exames realizados ocorre um erro. Os fatores que levam a um erro podem ser extrínsecos (como informação errada do paciente ou do médico) e intrínsecos.

Os fatores intrínsecos podem ter diversos níveis de gravidade: gravíssimo como, por exemplo, troca de amostra, ou de grau leve, como variação analítica do próprio método. O primeiro exemplo tem repercussões sérias, podendo causar risco à saúde do paciente, quanto ao segundo exemplo é uma variabilidade analítica que não gera nenhum dano ao paciente.

Há a possibilidade de haver um erro na interpretação e ser imputado ao laboratório um pseudoerro.

Um laudo laboratorial obrigatoriamente tem que passar por uma análise médica, pois é um especialista analisando o relatório de outro especialista e, além de ter a parte clínica e saber da sintomatologia de seu paciente, é capaz de analisar este laudo e, se for o caso, duvidar do resultado sem que o paciente sofra qualquer dano.

Um laudo de laboratório tem que ser interpretado por um médico e muitas vezes pode haver uma interpretação errada deste, que pode levar a causar dano ao paciente sem que o laboratório tenha cometido um erro.

Como, também, o próprio paciente pode querer interpretar um exame e sofrer psicologicamente por algo que não tem capacidade técnica para entender.

Segue dois exemplos da imputação de indenização, que depende do convencimento do magistrado, julgados no Tribunal de Justiça do Estado de São Paulo:

Primeiro julgado – *Apelação*: trata-se da liberação de um resultado de sífilis positivo por um laboratório que em primeira instância foi julgada improcedente a demanda. A paciente, inconformada com essa decisão, recorreu ao Tribunal de Justiça que manteve a sentença, considerando que a interpretação feita pela paciente foi errada e que o fez por sua conta e risco. Outro ponto interessante neste acórdão é a citação de que "a responsabilidade pela interpretação do resultado de exames laboratoriais e pelo diagnóstico de doenças é do profissional médico que acompanha o paciente".

Analisando esse acórdão teve uma frase inserida no laudo que foi de muita ajuda para que o laboratório não fosse condenado, qual seja que o exame em questão era um teste de triagem e que seu resultado deveria ser interpretado em conjunto com os dados clínicos, sendo que testes confirmatórios podem ser solicitados pelo médico assistente.

- "Responsabilidade civil – Ação indenizatória.
- Improcedência – Resultado positivo, para sífilis, em exame realizado no laboratório apelado.
- Exames posteriores que afastaram o diagnóstico inicial.
- Ausência de prova de culpa do apelado ou de erro no procedimento.
- Possibilidade de divergência do resultado, conforme esclarecido pelo perito judicial.
- Apelante que, por conta e risco, interpretou o resultado do primeiro exame.
- Interpretação do resultado e diagnóstico de doenças que competem ao profissional qualificado (médico), à luz das particularidades de cada paciente.
- Circunstâncias dos autos que sugerem a regularidade da conduta do apelado.
- Sentença mantida – Recurso desprovido".

Segundo julgado – *Apelação*: neste processo foi julgada procedente a reclamação da paciente por danos morais, condenando o laboratório ao pagamento de R$ 40.000,00 por liberação de resultado falso-positivo de HIV. Inconformado com a sentença de primeira instância o laboratório recorreu, contudo, foi mantida a condenação e apenas diminuído o valor da indenização para R$ 10.000,00.

Nesse processo o relator do acórdão entendeu que a nota de exame da necessidade de realização de testes confirmatórios e que a conduta do médico assistente de não solicitá-los em nada interferiram nos danos morais causados à paciente e que o laboratório clínico, mesmo com a possibilidade de liberação de falso-positivos por limitação técnica, responde objetivamente pelos danos causados, por ser uma atividade de risco.

Indenização. Danos morais. Falso resultado de HIV

Positivo. Sentença que julgou procedente o pedido, para condenar o laboratório no pagamento da quantia de R$ 40.000,00 a título de indenização por danos morais.

Recurso dele provido, em parte, para reduzir o valor da indenização para R$ 10.000,00. Mantida a sucumbência.

Diante do exposto, observa-se que a fundamentação jurídica foi totalmente antagônica, no primeiro defende a corrente que o exame de laboratório deve ser interpretado pelo médico solicitante e este deve fazer a correlação clínica, e que a frase no final do laudo é esclarecedora quanto à necessidade de exames confirmatórios. Já o segundo acórdão citado defende a corrente de que a responsabilidade do laboratório é objetiva e que independe da limitação do método ou da observação no laudo da necessidade de confirmação, pois a atividade do laboratório é de risco.

Portanto, o laboratório, até como medida de precaução, deve adotar a posição de colocar o máximo de informações possíveis sobre o exame e, também, como dito anteriormente, ter programa e registro de controle de qualidade, tanto interno como externo.

EXCLUDENTES DE RESPONSABILIDADE DE UM LABORATÓRIO CLÍNICO

Como a responsabilidade civil de um laboratório clínico é objetiva e considerada uma relação de consumo, há apenas duas excludentes possíveis por essa linha de raciocínio, quais sejam que tendo prestado serviço o defeito inexiste ou por culpa exclusiva do consumidor ou de terceiro.

DEFEITO INEXISTE

Partindo da premissa que defeito seria o serviço inadequado para o uso ou que cause risco à vida ou à saúde do consumidor, o laboratório clínico tem que provar que não houve esse "defeito" no laudo liberado; para tal comprovação é necessária, muitas vezes, uma explicação técnica mais apurada para provar a inexistência do defeito que causou dano ou risco ao paciente.

Tem-se como exemplo de defeito inexistente a realização do teste rápido para HIV na maternidade. Por lei é obrigatório à grávida ter o resultado para sorologia para HIV recente, caso não o tenha a maternidade é obrigada a realizá-lo, mas, muitas vezes, devido à necessidade de celeridade, o exame é realizado por uma metodologia conhecida como *point-of-care*, que tem alta sensibilidade, entretanto baixa especificidade. Isto quer dizer que pode gerar um resultado ser falso-positivo. Neste caso não houve um defeito do serviço e sim uma precaução, pois esses testes têm a finalidade de triagem e é melhor ter um falso-positivo e tomar as precauções devidas do que um falso-negativo e a paciente e o recém-nascido ficarem sem os cuidados necessários.

Aparentemente para um leigo houve um defeito ou erro, mas na verdade não, pois, como dito no parágrafo anterior, o teste é de triagem e não confirmatório da doença.

Outro pressuposto importante é a apresentação dos controles internos e externos de qualidade realizados daquele exame em questão, como meio de ressaltar que todos os cuidados foram tomados e não houve erro analítico.

CULPA EXCLUSIVA DO PACIENTE

Nesta segunda possibilidade de excludente, o paciente é o responsável pelo defeito ou pelo erro laboratorial, este é que deu causa a uma análise e resultado errôneos.

Este caso ocorre quando na fase pré-analítica o paciente não informa a verdade ou omite certas informações; a mais usual é omitir que não está em jejum. Por mais incômodo que seja ficar em jejum, essa preparação é fundamental, em especial para o exame de glicemia; uma informação errada de jejum pode levar o laboratório a liberar uma glicemia de jejum que não corresponde à realidade do organismo do paciente e em consequência este passará por um tratamento de diabetes sem a menor necessidade.

Neste caso também exclui a responsabilidade do laboratório.

CONCLUSÃO

A responsabilidade civil não é um instituto criado recentemente para satisfazer a necessidade de uma sociedade. O desejo da reparação é algo intrínseco do ser humano; este tem a necessidade de que seu dano seja reparado.

Há dois tipos de responsabilidade civil: a subjetiva e a objetiva. Na primeira o epicentro é a culpa, há a necessidade de provar que o agente teve uma conduta culposa para que se fale em reparação de danos. Quanto à responsabilidade objetiva não há necessidade de provar a culpa.

Contudo, nos dois tipos de responsabilidade obrigatoriamente tem que haver o nexo de causalidade entre a conduta e o dano; a diferença é que na responsabilidade subjetiva essa conduta tem que ser culposa e na responsabilidade objetiva não tem que provar a culpa.

O laboratório clínico, para a realização de um exame, depende de uma solicitação médica e para a liberação do laudo possui procedimentos internos para que, em tempo hábil e eficazmente, o médico tenha o resultado dos exames de seu paciente. Um exame laboratorial auxilia no diagnóstico, e somente o exame laboratorial não faz diagnóstico, havendo necessidade da correlação clínica e laboratorial.

O erro de um laboratório pode ser classificado em vários graus, sendo que um grau mais elevado pode levar a causar danos ao paciente e erros de grau leve podem ser imperceptíveis, não gerando nenhum dano.

Pode, também, haver erro na interpretação de um exame laboratorial sem que o resultado do exame esteja errado.

Há inúmeros fatores e interferentes para a liberação de um exame, entre eles a inevitabilidade do erro. Independente de uma ação humana ou da calibração de um aparelho, pode ocorrer erro pela própria metodologia, não existe uma metodologia *in vitro* que reproduza em 100% o que ocorre *in vivo*. Nenhum exame está 100% correto, há uma variação analítica que deve ser considerada, a qual depende do tipo de exame em questão, podendo ser um coeficiente de variação, sensibilidade ou especificidade deste.

Os controles de qualidade, tanto internos como externos, são provas que todo o cuidado está sendo tomado para a realização do teste.

Não existe uma legislação que trate do assunto diretamente, e nossos julgadores consideram que deve ser aplicado o Código do Consumidor, tendo este como base a responsabilidade objetiva.

Contudo, não é um serviço de consumo qualquer, há nuances próprias que devem ser consideradas, como a inevitabilidade do erro e que o exame, apesar de pertencer ao paciente, quem o utiliza é o médico, e este não pode ser considerado hipossuficiente ou vulnerável.

O assunto é pouco discutido na doutrina e estudos mais aprofundados são necessários para que realmente se faça justiça e não que seja uma fonte para reparações injustas, configurando, muitas vezes, a tentativa de enriquecimento ilícito.

BIBLIOGRAFIA

Aguiar RS. Responsabilidade civil objetiva. São Paulo: Atlas; 2007.
Filomeno JGB. Manual de direitos do consumidor. São Paulo: Atlas; 2007.
Rodrigues S. Direito civil. São Paulo: Saraiva; 2007.

CAPÍTULO 5
Automação em Laboratório Clínico

Maurício Viecili
Ricardo Magnanini Auriemo

INTRODUÇÃO

Os princípios e as ferramentas de automação industrial têm sido intensivamente aplicados na atividade laboratorial para suportar as expressivas e crescentes demandas por exames.

Mais de cinco décadas se passaram desde que Leonard Skeggs desenvolveu o primeiro analisador bioquímico simples por fluxo contínuo, o Technicon AutoAnalyser®, capaz de produzir 40 a 60 resultados de um mesmo analito, a cada hora. Desde então, a indústria diagnóstica e os laboratórios clínicos têm evoluído na criação de sistemas analíticos e de outros auxiliares em busca de produtividade, controle de processos e qualidade.

Mesmo assim, duas décadas se passaram até o aparecimento de versões mais avançadas de analisadores por fluxo contínuo, com o lançamento dos SMA 12/60® e os SMAC® pela Technicon, capazes então de processar testes diferentes em uma mesma amostra, os automatizadores multiparamétricos.

Atualmente, vivenciamos o apogeu do uso dos equipamentos de acesso randômico, multiparamétricos, onde baterias de amostras eletronicamente identificadas são submetidas à determinação dos exames previamente definidos nos sistemas de informação.

Esses equipamentos funcionam movidos por *softwares* dedicados de gerenciamento e análise, empregam e combinam diferentes metodologias analíticas e são providos de robustez e de capacidade de reagentes para operar durante horas seguidas. Além disso, eles permitem o gerenciamento eletrônico, sem interferência contínua do operador e, por isto, são geralmente nomeados de sistemas *walk-away*.

O emprego da tecnologia de acesso randômico aos analisadores bioquímicos e de imunoensaios e o desenvolvimento de sistemas analíticos híbridos, capazes de processar exames bioquímicos e outros com base imunológica (Fig. I-3), contribuíram ainda mais para o estabelecimento de um novo *drive* de simplificação nos processos laboratoriais, com redução do tempo de ensaio, do volume de amostras e da quantidade de tubos coletados por paciente.

Essa tecnologia e o aprimoramento de sistemas analíticos também já são aplicáveis aos testes de diagnóstico molecular e oferecem soluções totalmente automatizadas, desenhadas para melhorar a eficiência dos processos de trabalho, desde a preparação até a detecção do ácido nucleico das amostras. Os novos sistemas (Fig. I-4) permitem o diagnóstico de situações clínicas altamente específicas, acompanhando as novas e crescentes necessidades de diagnóstico que auxiliam nas decisões clínicas, contribuindo preditivamente para a saúde dos indivíduos, além de melhor controle das doenças.

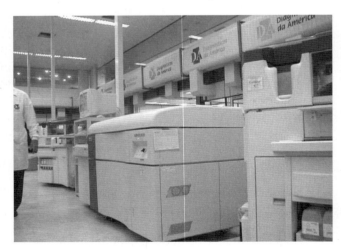

Figura I-3 – Cluster ADVIA 2400 Siemens – autoanalisadores bioquímicos multiparamétricos de alto desempenho.

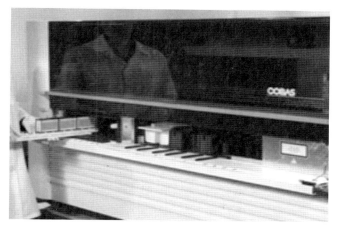

Figura I-4 – COBAS®, AmpliPrep/COBAS®, TaqMan® System – sistema automatizado de extração e detecção de ácidos nucleicos por Real-Time PCR.

Além do aumento da produtividade, a elevada reprodutibilidade de resultados obtida com a automação promoveu um aumento significativo na qualidade dos testes, em conjunto com as boas práticas laboratoriais e os programas de garantia de qualidade.

O desenvolvimento em paralelo de sistemas de informação, da robótica, dos protocolos de comunicação entre sistemas e equipamentos, dos *middlewares* e da automação modular proporcionou aos laboratórios um novo nível de organização, facilitando o acesso aos programas de acreditação e de certificação existentes, com consequente incremento da qualidade percebida por médicos e clientes.

Em um cenário de consolidação, onde a cada dia observamos fusões e aquisições ocorrendo de forma crescente e na busca contínua de redução de custos operacionais, a automação dos processos laboratoriais torna-se cada vez mais necessária.

A automação ultrapassa as fronteiras analíticas e ocorre também na coleta de amostras biológicas, no transporte, no processamento pré-analítico, na estocagem e recuperação e no descarte das amostras.

A figura I-5 representa o conjunto de eventos que devem ser controlados, desde a recepção do cliente na unidade de atendimento até a liberação dos resultados dos exames requisitados, representando o mapa das decisões críticas de automação. Para cada etapa são definidos e desenhados os Sistemas de Automação Laboratorial (LAS).

O quadro I-1 lista alguns exemplos dos sistemas de automação em laboratórios clínicos.

Essas soluções de automação podem ser aplicadas de forma isolada ou integrada, mas dependem da integração com os Sistemas de Informação Laboratorial (LIS – *Laboratory Information System*), que serão tratados posteriormente.

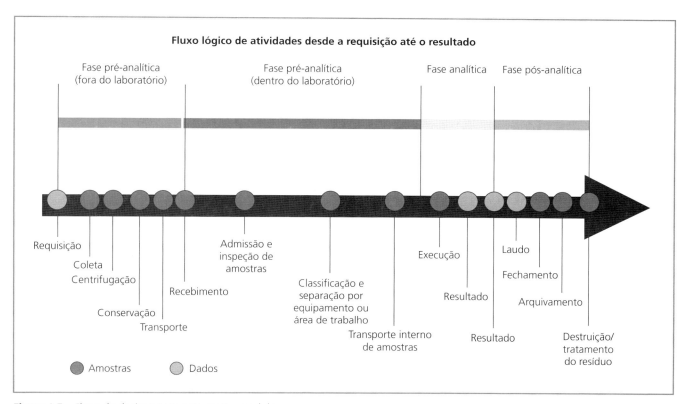

Figura I-5 – Fluxo de decisão para automação modular.

Quadro I-1 – Exemplos de sistemas de automação utilizados em laboratórios de análises clínicas.

Foco da automação	Utilização	Fabricante
Coleta de amostras	Montagem de conjuntos de tubos para coleta de amostras	TecnoMedica – Japão
Gerenciamento de fluxo de amostras – Fases pré e pós-analítica	Destapagem, centrifugação, classificação, aliquotagem, fechamento e arquivamento de tubos de coleta	Sorter PVT® – Alemanha Olympus OLA® – USA
Gerenciamento da fase analítica (middlewares)	Softwares de comunicação entre equipamentos e LIS, com atributos de decisão	Data Innovation® – USA
Área analítica (LAS)	Automação analítica modular: bioquímica, imunologia, hematologia, urinálise, biologia molecular	Modular P® – Roche – Suíça Modular E® – Roche – Suíça Labcell® – Siemens – Alemanha Workcell® – Siemens – Alemanha HST, Alpha® – Sismex – Japão

TIPOS DE AUTOMAÇÃO

Os primeiros modelos de automação laboratorial surgiram no Japão, por volta de 1980, e consistiam em sistemas estruturados para um modelo de automação total.

A experiência mais conhecida e copiada foi a da Universidade de Kochi, no Japão, onde o Professor Masahide Sazaki e sua equipe desenvolveram o primeiro modelo de laboratório totalmente automatizado, no qual esteiras transportavam as amostras biológicas até os equipamentos para processamento e posterior devolução para armazenagem. Na posição dos equipamentos, braços robóticos executavam movimentos de retenção dos tubos e aspiração de amostras para a realização dos testes.

Embora tecnologicamente corretos e existentes até hoje, esses sistemas são complexos e apresentam duas grandes limitações, a caducidade precoce dos sistemas analíticos, integrados à estrutura total, e os custos elevados das instalações e de sua manutenção para o controle do tráfego correto de amostras. Segundo o próprio Professor Sasaki, este modelo foi utilizado por anos no Japão, pela facilidade da concessão governamental de subsídios para os projetos de Automação Laboratorial Total (TLA).

Com o advento dos sistemas de automação parcial, dedicados a áreas ou atividades específicas nos laboratórios, o modelo TLA deixou de ser utilizado, sendo substituído pelos sistemas de automação modular, denominados *Task Targeted Automation* (TTA).

As possibilidades inúmeras de montagem de linhas de produção, desenhadas especificamente para o atendimento mais abrangente da rotina, permitem que sejam automatizadas áreas homogêneas, como a bioquímica, e heterogêneas, como a imunoquímica, a hematoquímica e a hematocoagulação, possibilitando a execução de rotinas diferentes em um mesmo ambiente, com economias consideráveis de tubos, de volume de amostras e de mão de obra.

Nas instalações de produção ambulatorial em nosso laboratório, utilizamos modelos flexíveis, sempre adequados ao *mix*, e volumes de exames de cada região (Fig. I-6).

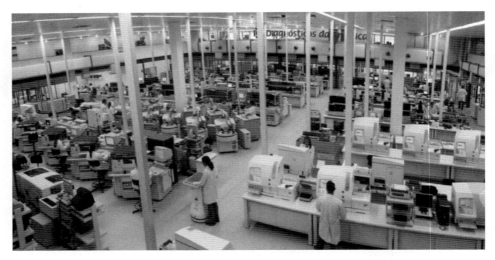

Figura I-6 – Laboratório ambulatorial. Projeto de consolidação com automação modular (TTA).

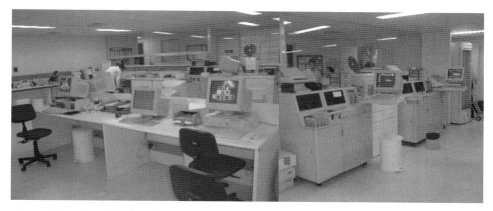

Figura I-7 – Laboratório hospitalar. Projeto de consolidação com automação modular (TTA).

Nas instalações hospitalares, o modelo permite a montagem de ilhas de trabalho compatíveis com as demandas de exames específicas de cada contrato (Fig. I-7).

Na construção de megaprojetos, para a produção de grandes volumes de exames, superiores a 200.000 testes por dia, é cada vez mais frequente o emprego de automação TTA, com montagem de áreas homogêneas (bioquímica, imunologia, endocrinologia, marcadores tumorais, testes sorológicos, hepatites e hematologia) complementadas por automação pré-analítica e sistemas de transporte das amostras. Em nosso modelo, optamos pela instalação de sistemas de automação pré-analítica PVT®, com capacidade de destapamento, aliquotagem, classificação por destino de equipamento, fechamento automático e classificação para arquivamento (Fig. I-8). O arquivamento é parte extremamente importante do processo, pois permite a definição de critérios lógicos de automação (por número, data, tipo de resultado ou outros critérios) e permitem o resgate rápido e controlado para a recuperação de amostras e execução de testes complementares.

A flexibilidade de criação de fluxos lógicos de preparo e processamento de amostras, que é oferecida pela automação do tipo TTA, permite a implementação rápida e eficiente de mudanças de fluxos existentes, com real proposição de valor em relação ao controle e velocidade de processamento, com tamanho adequado aos volumes atuais e projetada para a expansão modular futura. Esta facilidade de estruturação customizada é possível graças ao esforço da indústria de diagnóstico no desenvolvimento de plataformas compactas e consolidadas de processamento com integração de duas ou mais unidades processadoras e comando centralizado, *os clusters* (Fig. I-9). Gradativamente, a partir de um modelo inicial de *clusters* de equipamentos idênticos, a indústria evoluiu para a consolidação de diferentes equipamentos e *clusters* de vários fornecedores, com a utilização de *racks* universais, ampliando o escopo de comando e o controle no processamento, proporcionando menor custo de operação, maior produtividade em resultados por fração de tempo e utilizando recursos comuns de *middleware* para homogeneizar a comunicação entre LAS e LIS. Essas estações de trabalho com alto grau de consolidação, ou *workstations*, ainda podem receber adições de soluções robóticas, com esteiras de transporte, braços robóticos, estações de abertura de tubos, entre outros, constituindo as *workcells*. Atualmente, estes dois modelos são os de maior uso e eficiência nos laboratórios, em relação a produtividade, custos e segurança.

Outro aspecto importante de automação é o recurso existente de vigilância direta e em tempo real pelos fabricantes do desempenho mecatrônico de seus equipamentos e da sua capacidade, conferidos por redes neurais, via *web*, de antecipar diagnósticos de possíveis falhas, até com bloqueio do seu funcionamento.

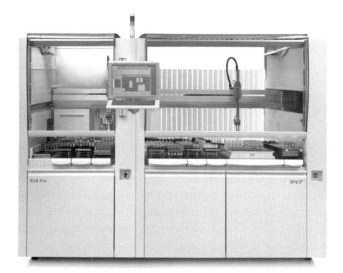

Figura I-8 – RSD Pro 1200® – Sistema Front-End de gerenciamento de fluxo de amostras – destapamento, aliquotagem, classificação por destino, fechamento automático e classificação para arquivamento.

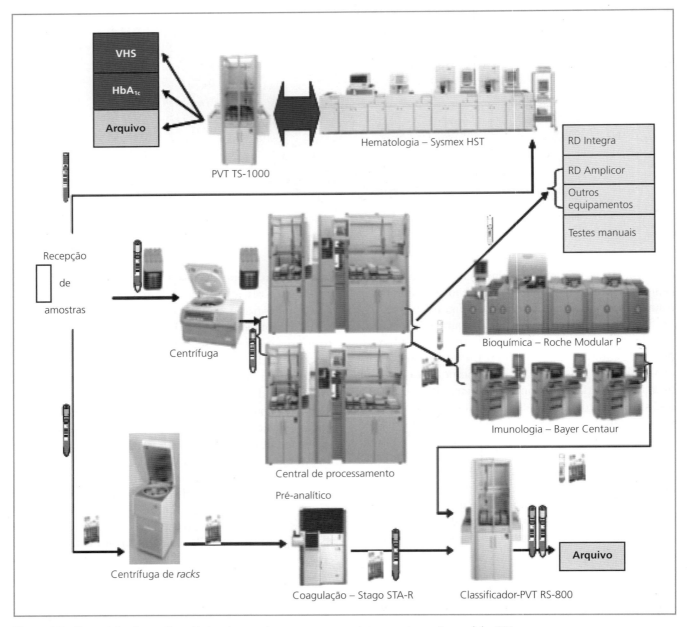

Figura I-9 – Proposição de um fluxo lógico de amostras e processamento para automação modular TTA.

O transporte das amostras, da área de recepção e classificação até os equipamentos analíticos, pode ser realizado manualmente, por sistemas fixos (esteiras) de transporte ou por robôs móveis programados. Na DASA, utilizamos estes últimos (Fig. I-10), adquiridos de Robocart®, Inc., USA.

SISTEMAS DE INFORMAÇÃO LABORATORIAL

Os laboratórios clínicos foram os pioneiros na utilização da tecnologia da computação em saúde, para gerenciamento das informações dos pacientes, sendo que as primeiras especialidades a desenvolver aplicações para seus processos foram a bioquímica e a hematologia, seguidas pelas demais.

Os Sistemas de Informação Laboratorial (SIL) ou *Laboratory Information System* (LIS), como são denominados, são um conjunto ordenado de diferentes módulos desenvolvidos para cada especialidade e obedecem a uma sequência lógica, o fluxo de trabalho.

Na maioria dos laboratórios, os SIL abrangem o cadastro dos dados do paciente e dos exames solicitados, a ordem de coleta, a impressão das etiquetas, a coleta de amostras biológicas, o transporte, a distribuição, as listas

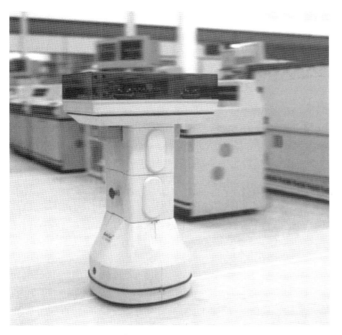

Figura I-10 – Robocart® – robô móvel de transporte de amostras da área de recepção e classificação para as estações de trabalho.

de trabalho, a geração e a verificação de resultados, a interface automatizada com equipamentos, o teste reflexo, a garantia de qualidade, a liberação do resultado e o arquivamento de amostras.

Os sistemas de laboratório, assim como todos os outros na área da saúde, trilham o difícil caminho rumo à interoperabilidade, o tão esperado cenário, no qual todas as informações de saúde do paciente fluem com segurança por toda a cadeia da saúde, tornando-se acessíveis a qualquer profissional que precise delas, pronta e facilmente.

Hoje em dia há um grau de automatização muito grande nos laboratórios de análises clínicas e de diagnóstico por imagem. A grande maioria dos equipamentos de análises clínicas comunica-se diretamente com os sistemas de informação. Estes são capazes de suportar operações que geram centenas de milhares de resultados por dia, em múltiplos locais, com as mais diversas regras técnicas e administrativas. Tudo isso sem perder o controle de cada uma das amostras, oferecendo ferramentas sofisticadas de suporte à decisão e garantindo a segurança de acesso e a integridade de dados.

Com acesso *web*, qualquer colaborador credenciado pode obter a informação que precisa, com rapidez e segurança. Ao cliente, são disponibilizadas várias formas de acesso ao resultado.

Apoiados na tecnologia, novos serviços estão sendo desenvolvidos todos os dias, muitos deles voltados para um dos grandes desafios atuais, a interoperabilidade.

As comunidades médicas e de informática médica, brasileira e mundial têm trabalhado intensamente para endereçar esta questão. Em relação aos sistemas de laboratório e diagnóstico por imagem, nossa prioridade tem sido construir sistemas prontos para se comunicar com o mundo. Isto significa aplicar os padrões que vêm sendo desenvolvidos, obedecer às regulamentações e contribuir nas definições que visam construir este ambiente de colaboração.

De fato, hoje, o nível de automatização encontrado dentro de uma mesma instituição, que utiliza um sistema integrado, ainda é superior ao existente na comunicação entre instituições distintas e entre profissionais que utilizam sistemas diferentes.

Para transpor esta lacuna, não existe solução fácil e imediata. É preciso enfrentar alguns desafios importantes, como a informatização em larga escala do setor de saúde, a identificação única de pessoas, os problemas éticos relacionados à segurança, a privacidade e acesso e, principalmente, a questão da interoperabilidade semântica, ou seja, fazer com que não só o formato de comunicação seja padronizado, mas também o significado do conteúdo.

Os problemas éticos de privacidade e o acesso a informações estão normalmente no centro das discussões sobre registros eletrônicos de saúde. Realmente, definir quais profissionais de saúde podem ter acesso a tais informações, de quais pacientes e quando e ainda garantir que os sistemas respeitem essas regras não é tarefa trivial.

Para isso, diretrizes e regulamentações têm sido discutidas, propostas e colocadas em prática. Nos Estados Unidos, por exemplo, existem regulamentações da HIPAA (*Health Insurance Portability and Accountability Act*) sobre este assunto. No Brasil, o Conselho Federal de Medicina e a Sociedade Brasileira de Informática em Saúde também endereçam esta questão.

Para conquistar a interoperabilidade em larga escala é preciso padronizar os protocolos de comunicação. A recente, e até aqui bem-sucedida, experiência brasileira com a Troca de Informação em Saúde Suplementar (TISS) é um exemplo. Apesar de ainda restrita a transações de cunho mais administrativo do que clínico, a TISS mostrou que com incentivo e organização podemos mudar o cenário da saúde.

Infelizmente, ainda não existe no Brasil nem no mundo um consenso sobre qual, ou quais são os melhores padrões para todos os tipos de comunicação em saúde. Alguns dos padrões mais bem-sucedidos em suas áreas de aplicação são, por exemplo, o HL7 (*Health Level 7*), versão 2, o DICOM (*Digital Imaging and Communications in Medicine*) e o CDA (*Clinical Document Architecture*).

Organizações criadoras de padrões têm trabalhado intensamente a fim de mudar este cenário de indefinição, entre elas a ISO (*International Organization for Standar-*

dization) e a ABNT (Associação Brasileira de Normas Técnicas), onde existe um grupo dedicado à área de informática médica.

Especificamente para laboratórios clínicos, o NCCLS (*National Committee for Clinical Laboratory Standards*) possui uma série de padrões aprovados para automação, listados no quadro I-2.

A última fronteira antes da interoperabilidade completa e universal é a padronização dos conceitos, estruturas e terminologias médicas, para que o conteúdo comunicado seja perfeitamente entendido pelo receptor, não apenas como um documento médico, mas como um grupo de informações individuais passíveis de análise.

Existem hoje vários padrões de terminologia médica, entre eles o LOINC® (*Logical Observations Identifiers Names and Codes*) e o SNOMED® (*Systematized Nomenclature of Medicine-Clinical Terms*), o mais abrangente de todos, porém ainda não disponível na língua portuguesa.

Uma tecnologia muito promissora para a interoperabilidade e que já tem mostrado bons resultados é a baseada em arquétipos. Tal arquitetura preconiza a separação entre a modelagem de sistemas e a de conceitos médicos, sendo esta última colocada inteiramente nas mãos de profissionais da área de saúde.

Um grande desafio que requer muita criatividade é o de garantir que o conteúdo gerado pelos prestadores de saúde, digitado pelo médico, por exemplo, seja codificado.

Na DASA, em consequência do intenso processo de aquisições e associações, vivemos intensamente os problemas de integração entre sistemas. Conhecemos as dificuldades, mas temos convicção no mérito dos esforços que empregamos, pois os benefícios são enormes.

É importante perceber que em um cenário de interoperabilidade é muito difícil ficar isolado. O bom atendimento à saúde dependerá da comunicação e do acesso às informações. Sendo assim, muitos dos atuais sistemas de informática, de consultórios, clínicas, hospitais e laboratórios terão que ser revistos e atualizados. Ninguém poderá operar de forma isolada.

CONSIDERAÇÕES FINAIS

Apresentamos, no decorrer deste capítulo, várias possibilidades de automação laboratorial disponíveis, para fornecer conhecimento para a difícil tomada de decisão de **o que, como** e **quando automatizar**. A mais valiosa informação, em nossa experiência, reside na profunda análise do fluxo de trabalho e no estabelecimento de processos robustos na linha de produção, com definição dos pontos de controle, antes da decisão por um ou outro modelo. Com o processo produtivo bem controlado, a decisão fica mais clara. As lições aprendidas em nosso cotidiano e em discussões com outros laboratórios e fornecedores, ao longo destes últimos 15 anos, têm mostrado que nossa decisão de optar por uma automação modular, tipo TTA, proporcionou melhor uso dos recursos financeiros empregados, bem como permitiu que o aprendizado do processo de automação e o desenvolvimento de nossos sistemas de informação laboratorial fossem realizados em conjunto e gradativamente. Adicionalmente, o modelo permitiu a expansão normal do parque de equipamentos para absorção de volumes crescentes de amostras, sem demanda de aumento de área física, provando sua robustez e possibilitando, também, a atualização natural dos sistemas analíticos, as mudanças de tecnologias e a adição de outras, sem rupturas que provocassem perdas de recursos por substituição.

Atualmente estamos automatizando o *front end* dos laboratórios DASA, com equipamentos produzidos por PVT®, e fornecidos pela Roche, sob o nome RSD1200®, tendo sistema operacional compatível com os LAS e *middlewares* dos sistemas analíticos Roche e apresentando conexão com outros sistemas analíticos existentes.

Quadro I-2 – Relação de documentos aprovados do NCCLS para automação laboratorial.

Documento	Título	Ano
AUTO1-A	*National Committee for Clinical Laboratory Standards (NCCLS)* Laboratory automation: Specimen container/specimen carrier, approved standard	1999
AUTO2-A	*National Committee for Clinical Laboratory Standards (NCCLS)* Laboratory Automation: Bar codes for specimen container identification, approved standard	1999
AUTO3-A	*National Committee for Clinical Laboratory Standards (NCCLS)* Laboratory Automation: Communications with automated systems, instruments devices, and information systems, approved standard	1999
AUTO4-A	*National Committee for Clinical Laboratory Standards (NCCLS)* Laboratory Automation: Systems operational requirements, characteristics, and information elements, approved standard	1999
AUTO5-A	*National Committee for Clinical Laboratory Standards (NCCLS)* Laboratory Automation: Eletromechanical interfaces, approved standard	1999

Acreditamos que este modelo, por permitir expansão modular, deve persistir e evoluir para modelos totalmente *plug and play* e *any to any*, sendo esta a visão dos comitês permanentes de *experts* do NCCLS.

BIBLIOGRAFIA

Bauer S, Teplitz C. Total laboratory automation: system design. Medical Laboratory Observer. 1995;27(9):44-50.

Bonini P, Alpert N, Luzzana M, Rubin MR. Guidelines for the identification and distribution of patient samples in the medical laboratory. J Autom Chem. 1994;16:35.

Boyd JC, Felder RA, Savory J. Robotics and the changing face of the clinical laboratory. Clin Chem. 1996;42:1901-10.

Felder RA. Automation of preanalytical processing and mobile robotics. In Kost GJ, (ed.). Handbook of clinical automation, robotics and optimization. New York: John Wiley & Sons; 1996. p. 252-82.

Felder RA. Future trends in the automation of clinical and anatomic pathology: multidisciplinay consolidation in the core lab? In Laboratory Automation: Advanced Tools for improving the Practice of Medicine, Okura Hotel, Amsterdam, The Netherlands; 2006. p. 16-17.

Hawker CD, Garr SB, Hamilton LT, Penrose JR, Ashwood ER, Weiss RL. Automated transport and sorting system in a large reference laboratory part 1: Implementation of the system and performance measures over three years. Clin Chem. 2002;48:1761-7.

Hawker CD, Garr SB, Hamilton LT, Penrose JR, Ashwood ER, Weiss RL. Automated transport and sorting system in a large reference laboratory part 1: Evaluation of needs and development of a plan. Clin Chem. 2002;48:1751-60.

Middleton S, Mountain P, Kemp A. Laboratory automation: a model. Leadersh Health Serv. 1993;2:20-4.

National Committee for Clinical Laboratory Standards (NCCLS). Laboratory automation: Specimen container/specimen carrier, approved standard. Document AUTO1-A Waine, PA: NCCLS; 1999.

National Committee for Clinical Laboratory Standards (NCCLS). Laboratory automation: Bar codes for specimen container identification, approved standard. Document AUTO2-A Waine, PA: NCCLS; 1999.

National Committee for Clinical Laboratory Standards (NCCLS). Laboratory automation: Systems operational requirements, characteristics, and information elements, approved standard Document AUTO4-A Waine, PA: NCCLS; 2000.

National Committee for Clinical Laboratory Standards (NCCLS). Laboratory automation: Communications with automated systems, instruments devices, and information systems, approved standard. Document AUTO3-A Waine, PA: NCCLS; 2000.

National Committee for Clinical Laboratory Standards (NCCLS). Laboratory automation: Eletromechancal interfaces, approved standard Document AUTO5-A Waine, PA: NCCLS; 2000.

Sasaki M. Total laboratory automation in Japan: past, present and future. Clin Chim Acta. 1998;278:217-27.

Tatsumi N, Okuda K, Tsuda I. A new direction in automated laboratory testing in Japan: five years of experience with total laboratory automation system management. Clin Chim Acta. 1999;290:93-108.

CAPÍTULO 6
Testes Laboratoriais Remotos

Marcelo Henrique Wood Faulhaber

Testes laboratoriais remotos (TLR) ou *point-of-care testing* (POCT) são definidos como quaisquer testes laboratoriais realizados no local onde o paciente está sendo tratado. Sua razão de ser está relacionada a entregar um teste conveniente e de forma imediata ao paciente. Eles aumentarão a probabilidade de que os pacientes recebam os resultados de seus exames de forma mais rápida e possam ter a continuidade de seu tratamento realizada com maior eficiência. Os equipamentos e insumos geralmente são transportáveis ou portáteis, de utilização simples e rápida, podendo ser operados por equipes de saúde devidamente treinadas e capacitadas, em qualquer local próximo do paciente. A execução desses testes não requer pessoal de laboratório fixo no local de execução. O controle de todo o processo de operação, incluindo sua especificação, definição de rotina operacional, treinamento de operadores e controle da qualidade, deve estar subordinado ao responsável técnico pelo laboratório clínico.

Serão melhores os resultados dos TLR quando estes podem ser transmitidos de forma direta para o prontuário dos pacientes. Recomendam-se utilizar equipamentos que possam ser interfaceados aos sistemas hospitalares, de modo que a informação seja rapidamente distribuída e o tempo de liberação seja o menor possível. Há evidências de redução na morbidade e mortalidade dos pacientes quando da conjunção do uso de TLR e de prontuários eletrônicos, como no caso do BE (*standard base excess*) e do nível sérico de ácido láctico, evolutivos nos pacientes com sepse grave e choque séptico reanimados com a *early goal directed therapy*.

Não podem ser considerados TLR os testes realizados pelo próprio paciente (ou um familiar ou responsável), os quais são denominados "testes domiciliares". Também não são aqui incluídos os testes de monitorização contínua *in vivo* (por exemplo, oximetria de pulso, capnografia ou glicemia transcutânea) ou aqueles realizados em laboratórios satélites (unidades do laboratório situadas dentro de áreas como prontos-socorros e unidades de tratamento intensivo), os quais são feitos por pessoal técnico especializado.

São potenciais vantagens do uso de TLR:
- Melhoria no gerenciamento clínico dos pacientes.
- Maior aceitação por parte dos pacientes quanto às requisições médicas.
- Maior conveniência e satisfação dos pacientes com relação à velocidade do diagnóstico e à decisão terapêutica em um número menor de consultas.
- Melhores resultados de saúde para o paciente.
- Maior satisfação do médico assistente.
- Economia de tempo e dinheiro para os pacientes quando o TLR é realizado no momento de sua consulta.
- Melhora na relação médico-paciente com maior adesão ao tratamento.

São potenciais desvantagens do uso de TLR:
- O uso inadequado da tecnologia pode levar a um aumento de custo sem maiores benefícios para o tratamento dos pacientes.
- Testes não confiáveis podem determinar resultados de saúde não adequados, com perda de tempo e dinheiro.
- Pode ocorrer atraso nos tempos de espera e do diagnóstico.

De modo a termos mais vantagens do que desvantagens, cabe aos responsáveis pelo laboratório escolher as tecnologias e os locais adequados para se usar TLR. Esta escolha deverá ser norteada pelo tempo de resposta que o laboratório pode prover para os exames necessários a determinado serviço. Se o laboratório central consegue liberar seus resultados com agilidade, dentro dos níveis de serviço combinados e efetivamente necessários, pode ser desnecessária a instalação de equipamentos de TLR. No entanto, é altamente recomendável sua instalação em serviços de saúde que não dispõem de serviços de laboratório capazes de entregar rapidamente seus resultados de exames, a tempo de serem mais efetivos nas condutas clínicas.

Em que áreas têm-se utilizado mais os TLR?

1. **Eletrólitos e substratos**: sódio, potássio, cloretos, bicarbonato, creatinina, ureia, glicose, lactato e bilirrubinas.
2. **Gases sanguíneos**: O_2, CO_2 e pH.
3. **Lipídios**: colesterol total e frações e triglicerídeos.
4. **Enzimas hepáticas**: ALT e AST.
5. **Diabetes**: glicose, hemoglobina glicada, cetonas e microalbuminúria.
6. **Drogas de abuso**: álcool, metanfetaminas, canabinoides, cocaína, matanefrinas, nicotina, opiáceos, barbituratos, benzodiazepínicos.
7. **Marcadores cardíacos**: CK, LDH, troponina, mioglobina e BNP.
8. **Marcadores de osteoporose**: NTx *crosslinks*.
9. **AIDS**: HIV e contagem de linfócitos T-CD4.
10. **Infecções por estreptococos**: triagem para *Streptococcus* beta-hemolítico do grupo A.
11. **Infecções por *H. pylori***: *Helicobacter pylori*, pesquisa de antígeno e de anticorpo.
12. **Hormônios**: hCG, LH e FSH.
13. **Drogas terapêuticas**: digoxina.
14. **Doenças infecciosas**: influenza A e B, *Clostridium difficile*, clamídia e mononucleose.
15. **Marcadores tumorais**: hCG e PSA.
16. **Coagulação**: tempo de protrombina (INR) e tempo de coagulação ativado.
17. **Hematologia**: hemograma, velocidade de hemossedimentação e contagem de plaquetas.
18. **Fezes**: sangue oculto.
19. **Urina**: triagem química por fitas reagentes.

É importante para funcionar bem os TLR:

1. Os equipamentos escolhidos têm que ser validados.
2. As pessoas que farão os testes têm que ser treinadas e avaliadas quanto à sua eficiência no processo, devendo tudo ser documentado.
3. Um procedimento operacional deve ser escrito, contendo:
   a) tipo de amostra biológica a ser analisada;
   b) procedimento de coleta da amostra;
   c) identificação da amostra;
   d) processamento;
   e) metodologia do ensaio;
   f) valores de referência;
   g) controle da qualidade;
   h) *layout* do resultado.
4. Calibrações e controles de qualidade devem ser feitos a intervalos regulares, seguindo as instruções do fabricante.
5. Todos os resultados de pacientes devem ser documentados e correlacionados aos controles de qualidade.
6. Ações apropriadas devem ser tomadas e documentadas quando os resultados do controle de qualidade estiverem fora do aceitável.
7. Ações apropriadas devem ser tomadas e documentadas quando os resultados dos pacientes forem anormais.

Os TLR não pretendem substituir laboratórios clínicos centralizados, mas devem ser usados em situações em que podem ser úteis na agilização do tratamento dos pacientes. Levando-se em conta que os operadores, que não têm formação técnica em laboratório, possuem um foco basicamente clínico, pode haver utilização excessiva e inadequada. Devemos sempre decidir se a facilidade de uso e rapidez compensa o maior custo unitário dos exames.

Não devemos esquecer que o responsável técnico pelo laboratório é o responsável pela gestão dos TLR, da definição do escopo até sua implementação. Devem-se levar em conta os aspectos clínicos (necessidades dos médicos), as implicações financeiras, a viabilidade técnica e a capacidade para se cumprir os requisitos. São eles:

a) especificação de metas e requisitos para a qualidade;
b) existência de recursos, processos e documentos pertinentes;
c) verificação, validação e monitoração das atividades e processos específicos;
d) manutenção de registros para o fornecimento de evidências de conformidade dos processos e procedimentos.

Recomenda-se que seja formado um comitê multiprofissional com representantes de todas as áreas envolvidas. Este deve ser coordenado por um representante do laboratório clínico que será responsável pelos processos de gestão da qualidade, pela garantia de disponibilidade de recursos e pela disseminação de informações. Deve monitorar, medir e analisar o desempenho de todos os processos e garantir o cumprimento das metas da qualidade e a melhoria contínua dos processos. É fundamental o treinamento de todos os operadores, garantindo-se que apenas pessoas certificadas possam realizar os TLR.

Devemos lembrar que os TLR devem seguir os princípios das boas práticas de laboratório, aí incluídas as práticas de biossegurança e o registro correto de dados e resultados de forma a garantir sua rastreabilidade.

Todos os TLR devem ter seus procedimentos documentados, definindo-se:

• **Processos pré-analíticos:**
  – forma de requisição dos testes;

- preparo do paciente.
- identificação do paciente e da amostra;
- coleta, transporte e preservação das amostras biológicas;
- critérios de rejeição das amostras.

• **Processos analíticos:**
- validação do sistema analítico com a determinação de sua exatidão, imprecisão, linearidade e faixa de trabalho;
- correlação entre os resultados dos TLR e aqueles obtidos no laboratório central de modo a garantir a comutatividade dos resultados;
- procedimentos para uso de calibradores;
- procedimentos para controle interno de qualidade;
- instruções de uso relativas aos reagentes, equipamentos e procedimentos a serem seguidos para execução das análises.

• **Processos pós-analíticos:**
- valores de referência e dados para interpretação dos resultados;
- análise de consistência, liberação dos resultados e emissão de laudos;
- comunicação de resultados críticos.

Recomenda-se ainda a realização diária de controle de qualidade interno ou a cada amostra do paciente, quando a demanda for muito baixa, e a manutenção dos equipamentos conforme as recomendações do fabricante.

Os resultados dos TLR são considerados provisórios, devendo ser analisados e interpretados diretamente pelo médico assistente e anotados no prontuário. Somente será liberado na forma de um laudo após ter sido feita análise crítica por um profissional habilitado em laboratório e subordinado ao laboratório clínico.

Deve-se dar preferência ao uso de equipamentos que possam ser interfaceados ao Sistema de Informação Laboratorial (SIL). Isso facilitará a análise crítica e a rastreabilidade dos testes.

Novas tecnologias, como os TLR, devem ser implementadas apesar de um custo mais alto por teste, desde que elas, direta ou indiretamente, reduzam os custos totais e/ou aumentem a efetividade do sistema de saúde. Para isso, cada tecnologia e cada ambiente específico formado por teste, tecnologia e instituição têm que ser estudados em detalhe e a análise de custo-benefício muito bem feita.

A decisão de utilizar um TLR deve sempre envolver o laboratório clínico, a equipe de saúde que o utilizará e a indústria diagnóstica que oferece a tecnologia. Precisa haver uma parceria entre as três partes, de modo a viabilizar seu uso em nosso meio. O antigo conceito de que os TLR poderiam tornar-se uma ameaça aos laboratórios se transformou em uma grande oportunidade. No momento em que toda a gestão do processo é feita pelos especialistas em laboratório, seu uso mostrou-se cada vez mais necessário e sinérgico. Em todo o mundo, a área de TLR é a que cresce com maior velocidade. O grande desafio é demonstrar a real utilidade dos testes, contribuindo para um melhor resultado clínico para os pacientes e com um custo total menor para os sistemas de saúde.

BIBLIOGRAFIA

Hortin GL. Management of point of care testing em Lynne Garcia Clinical Laboratory Management. 1st ed. 2004.

Posicionamento Oficial 2004 – Diretrizes para gestão e garantia da qualidade de Testes Laboratoriais Remotos (POCT). Sociedade Brasileira de Patologia Clínica/Medicina Laboratorial.

Threatte GA. Point of care and physician office laboratories em Henry's clinical diagnosis and management by laboratory methods. 21st ed. 2007.

CAPÍTULO 7
Intervalos de Referência

Carlos Eduardo dos Santos Ferreira
Adagmar Andriolo

Na grande maioria das vezes quando recebem laudos de exames laboratoriais, médicos e pacientes olham diretamente para a "faixa de normalidade" para verificar se estão "doentes" ou "saudáveis". Por trás desses valores, estão escondidas muitas informações que são fundamentais para a interpretação correta do laudo.

Com o intenso avanço tecnológico ocorrido nas últimas décadas, os testes laboratoriais também sofreram, e continuam sofrendo, mudanças significativas. O impacto dessas mudanças precisa ser analisado para que o clínico possa utilizar com critérios as informações oriundas dos laudos de exames laboratoriais.

O primeiro fato a ser destacado é o número de exames atualmente disponíveis em um laboratório clínico de grande porte. Estima-se que, entre pesquisa e rotina, estejam disponíveis aproximadamente 7.500 diferentes tipos de exames distribuídos nas várias áreas de atuação do laboratório. Uma segunda mudança diz respeito à acessibilidade aos recursos laboratoriais por populações específicas. A cada dia, um número maior de indivíduos saudáveis tem sido submetido a baterias de testes com finalidades preventivas ou, mesmo, apenas administrativas. São os chamados exames de triagem (*check-ups*) e os exames periódicos.

Para que o resultado de um teste laboratorial se transforme em informação fidedigna e seja útil ao diagnóstico, monitoramento, estadiamento ou predição de alguma doença, ele precisa ser analisado criteriosamente em vários aspectos. A consistência metodológica, demonstrada já na fase inicial do seu desenvolvimento na pesquisa básica, sua praticidade e viabilidade quando da implantação na rotina clínica e sua robustez diagnóstica no momento em que se torna disponível para a prática clínica são algumas das características indispensáveis. Ao ser incorporado ao rol de exames disponibilizados, além dessas características, o teste deve ter sido suficientemente avaliado em diferentes populações e tenha sido estabelecido, com a segurança possível, o intervalo de referência ou, mais genericamente, os intervalos de significância. Será a partir desses intervalos que a interpretação dos resultados se tornará possível e útil.

Da definição correta e abrangente desses intervalos depende a importância que os testes laboratoriais assumem na conduta clínica. Um estudo já clássico demonstrou que, pelo menos, 70% das decisões clínicas no ambiente hospitalar, implicando, por exemplo, a conduta de admissão ou não, alta e modificação no esquema terapêutico, são altamente dependentes dos resultados dos testes laboratoriais e, consequentemente, dependentes da interpretação dos intervalos de significância.

A Organização Mundial da Saúde (OMS), a Federação Internacional de Química Clínica (IFCC) e o Instituto de Padronização Clínica e Laboratorial (CLSI) definem valor de referência como um valor (resultado) obtido pela observação ou mensuração quantitativa de um analito em um indivíduo selecionado, baseado em critérios bem definidos. A figura I-11, baseada no CLSI, mostra, representativamente, de onde provêm os intervalos de referência.

No laboratório clínico, o primeiro passo para a determinação dos intervalos de referência é definir de quem é a responsabilidade dessa definição. A *Joint Comission on Accreditation of Healthcare Organizations* (JCAHO) e o *College of American Pathologists* (CAP) definem que a responsabilidade do estabelecimento dos intervalos de referência é do diretor do laboratório. A lei que rege os laboratórios americanos, definida em 1988 (CLIA 88), orienta como os laboratórios devem criar e avaliar, periodicamente, seus valores de referência. No Brasil, a legislação (RDC 302) da Agência Nacional de Vigilância Sanitária (ANVISA) e o Programa de Acreditação de Laboratórios Clínicos (PALC), da Sociedade Brasileira

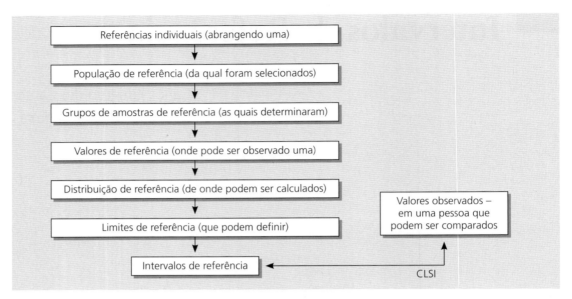

Figura I-11 – Esquema básico da determinação de intervalos de referência, segundo o Instituto de Padronização Clínica e Laboratorial (CLSI).

de Patologia Clínica/Medicina Laboratorial (SBPC/ML), definem apenas que o laboratório deve possuir esses valores e fornecê-los no laudo dos exames.

Agência Nacional de Vigilância Sanitária – RDC 302
- 5.3.3 – O laudo deve conter valor de referência, limitações técnicas e dados pertinentes.

Programa de Acreditação e Laboratórios Clínicos – PALC
- 4.5 – O laboratório deve possuir valores de referência e valores críticos.
- 10.1 – O laudo deve conter valor de referência e/ou dados para interpretação.

Para iniciar um estudo de como definir o intervalo de referência, o laboratório deve realizar uma ampla revisão da literatura nacional e internacional diante de cada parâmetro a ser avaliado. Realizada a revisão de literatura, o próximo passo é definir se o laboratório irá criar seus próprios valores, validar dados de bulas reagentes ou utilizar-se de dados disponíveis na literatura. Vale a pena salientar que cada teste deve ser analisado separadamente e que um mesmo laboratório pode dispor dos três tipos de ferramentas para definir seus intervalos de referência.

A determinação de intervalos de referência próprios é sempre mais trabalhosa e onerosa diante das outras opções. Para esta determinação, devem ser avaliadas as variáveis biológicas, definidas como todos os fatores que podem interferir individualmente em uma determinada condição, promovendo uma variação intraindivíduo. Essas variáveis podem ser classificadas como: ritmos biológicos, fatores constitucionais e fatores extrínsecos.

Os ritmos biológicos mais significativos em relação aos exames laboratoriais são três: circadiano, ultradiano e infradiano. O ritmo circadiano é definido como sendo as variações na concentração de uma determinada substância em um período de 24h. Por exemplo, a concentração de cortisol sérico apresenta um pico nas primeiras horas da manhã e cai ao longo do dia. O ritmo ultradiano inclui variações ocorridas em curtos períodos de tempo, em geral minutos. São exemplos as substâncias liberadas para a circulação por pulsos. O ritmo infradiano caracteriza as variações que ocorrem em um período de 30 dias. Os hormônios sexuais femininos, por exemplo, como os hormônios luteinizante e folículo-estimulante, apresentam este comportamento.

Os fatores constitucionais incluem gênero, idade e variedade genética. Os principais fatores extrínsecos são: postura, realização de exercícios físicos, dieta, compreendendo, além do tempo de jejum, o teor da alimentação habitual, o uso de cafeína e bebidas alcoólicas, utilização de drogas com fins terapêuticos ou não e gravidez.

É válido ressaltar que a importância dos fatores constitucionais pode variar ao longo do tempo ao ser considerada uma doença ou um conjunto de doenças em particular. Isto pode ser bem evidenciado, por exemplo, nas principais doenças do sistema circulatório – infarto agudo do miocárdio e acidente vascular cerebral. Essas doenças são, atualmente, as principais causas de mortalidade no Brasil e em grande parte do mundo. Há aproximadamente 30 anos, o gênero masculino e a idade acima dos 40 anos eram praticamente mandatórios para a ocorrência desses eventos. Com o passar dos anos, a idade vem reduzindo-se e a prevalência de infarto em jovens é cada vez maior. Igualmente, a prevalência dessa doença no sexo feminino sofreu elevação significativa, em parte devido às alterações dos hábitos alimentares, ao aumento no tabagismo entre a população feminina e jovens e ao ingresso da mulher no mercado de trabalho, elevando o nível de estresse e sedentarismo.

A interferência dos fatores extrínsecos constitui-se não só um problema para a definição dos intervalos de referência a ser equacionado, mas também um desafio para os laboratórios, exigindo redobrada atenção em relação às condições do paciente e aos protocolos de padronização dos procedimentos de atendimento do paciente e coleta de amostras. A atividade física pode ser utilizada para exemplificar a dificuldade de se avaliar e minimizar a interferência dos fatores extrínsecos. O exercício físico pode ser realizado em suas diversas formas e intensidades, de uma simples caminhada à realização de uma maratona. A variação decorrente nos resultados dos exames laboratoriais pode ser evidenciada, por exemplo, no aumento da leucometria e na liberação de catecolaminas após uma caminhada leve ou na concentração sérica de creatinoquínase, mioglobina, troponina I, creatinina, entre outros, após uma maratona. Outro fator complicador na avaliação da intensidade da interferência da atividade física sobre os diversos parâmetros é a variabilidade causada pelo condicionamento físico do indivíduo.

Feita a avaliação global das variáveis biológicas, o próximo passo para a determinação dos intervalos de referência é a escolha da amostragem a ser avaliada. O número de indivíduos a serem avaliados é bastante controverso na literatura, variando de 30 a 700 amostras. O CLSI (C24-A3) e a IFCC preconizam a utilização de, no mínimo, 119 indivíduos para a utilização de testes não paramétricos. Para a utilização de testes paramétricos, a distribuição deve ser normal e a amostra conter mais de 30 indivíduos. Os critérios pré-analíticos, como tempo de jejum, dieta habitual, postura, tempo de garroteamento, grau de atividade física, tipo de tubos, tipo de amostra, processamento, transporte e conservação da amostra, devem estar bem estabelecidos e padronizados. Os procedimentos analíticos, incluindo método, equipamentos, conjuntos diagnósticos, também devem ser cuidadosamente calibrados e harmonizados, se for o caso. Características da metodologia, como precisão, exatidão, sensibilidade analítica, linearidade, reprodutibilidade e potenciais interferentes, devem ser conhecidas e, na medida do possível, estar sob controle estrito.

Após a obtenção dos dados, a análise estatística pode ser feita com testes paramétricos ou não paramétricos, na dependência da natureza e distribuição deles. No teste não paramétrico preconizado pelo CLSI deve ser utilizado o percentil 97,5 para a maioria dos parâmetros, porém existem numerosas exceções como o caso das troponinas (T e I) para os quais deve ser utilizado o percentil 99. Uma atenção especial deve ser tomada em relação aos *outliers*, que correspondem aos indivíduos que apresentam resultados muito discrepantes em relação aos dos demais componentes do grupo. Como regra geral, obedecidas as grandezas numéricas totais já referidas, até 10% de uma amostragem pode ser desprezada pelos *outliers*.

A outra opção válida para a definição dos intervalos de referência é a validação de valores especificados na bula do conjunto diagnóstico. Para realizar esta validação o CLSI preconiza testar 20 indivíduos considerados saudáveis. Dessas amostras apenas duas (10%) podem fornecer resultados fora do intervalo referido pela bula reagente. Caso contrário, as dosagens devem ser repetidas e, se o erro se repetir, os valores de bula não poderão ser utilizados. O CAP preconiza que os valores de referência deverão ser criados ou validados conforme estabelecido pela literatura. Os valores deverão ser revistos a cada mudança de metodologia, alteração na população avaliada e/ou implantação de um novo analito no menu de exames do laboratório.

Para efetuar as avaliações estatísticas, os cálculos matemáticos manuais podem ser utilizados, porém, em geral, são trabalhosos. Programas de computador amplamente disponíveis no mercado são opções seguras e práticas. Entre eles podem ser referidos o *Statistical Package for the Social Sciences* (SPSS®), o Office® (Excel) e o EP Evaluator®, entre outros.

Diante da dificuldade de serem determinados e validados intervalos significativos para populações específicas, como a pediátrica e a geriátrica, podem ser utilizados dados fornecidos pela literatura, baseados em estudos que definam valores de referência para essas populações específicas. Para esta validação, é importante que as características da população e a metodologia utilizada pelo estudo sejam compatíveis.

Para a população pediátrica já podem ser encontrados numerosos trabalhos que orientem a escolha de intervalos de referência, mas para a população geriátrica os estudos ainda são escassos e não há consenso sobre quais testes devem ser reportados com intervalos de referência específicos.

Certos analitos, como a glicose, a proteína C-reativa, os lipídeos e as lipoproteínas, possuem valores de referência provenientes de estudos clínicos que utilizam grande amostragem e realizam seguimento clínico dos indivíduos por variados períodos de tempo. Em geral, esses intervalos são consistentes, utilizados pela maioria dos laboratórios e com ampla disseminação nas publicações científicas e na mídia aberta, mas os critérios de definição dos limites são, em geral, clínicos, baseados na ocorrência ou não de um evento em especial ou na predisposição ou não para uma determinada doença e não na distribuição dos valores obtidos. Exemplificando,

200mg/dL, considerado o limite superior adequado para colesterol total, correspondem ao percentil 50. Este procedimento permite a criação de um conceito de risco (de ter ou desenvolver determinada doença), que seria maior ou menor, na dependência de quanto o resultado de um indivíduo se distancia do limite considerado adequado. Dessa forma, alguém com colesterol total de 300mg/dL teria, potencialmente, maior risco de desenvolver doença aterosclerótica em relação a outro indivíduo que apresentasse todas as demais condições iguais, mas com colesterol total de 240mg/dL, por exemplo.

A maioria dos testes laboratoriais apresenta intervalos de referência para sua avaliação, porém para alguns parâmetros existem outras formas para diferenciação entre o "normal" e o "patológico". Entre essas formas, destacam-se mediana, distribuição das médias, múltiplos da média ou da mediana e percentis da distribuição de referência. Para escolher a forma mais adequada de apresentação do resultado, é importante realizar uma revisão de literatura. A dosagem de alfafetoproteínas no soro materno e a definição de intervalos significativos em múltiplos da mediana, para cada idade gestacional, na avaliação do risco de defeito do tubo neural do feto é um bom exemplo de uma forma bem particular de interpretar os resultados.

Outros testes, principalmente os imunológicos, microbiológicos e de biologia molecular, podem necessitar de que o resultado seja expresso de forma mais específica, ou seja, como positivo ou negativo, presente ou ausente. Entretanto, em algumas situações, o resultado de um teste desta natureza pode não ser conclusivo o suficiente. A presença de janelas imunológicas, interferências medicamentosas, associação de doença e diferentes graus de atividade do sistema imune são condições nas quais o resultado final pode não representar o real estado de saúde do indivíduo, gerando dúvidas na sua interpretação.

O cenário atual nos Estados Unidos para os valores de referência foi descrito em um artigo onde foram avaliados sete parâmetros (potássio, hemoglobina, plaquetas, TSH, cálcio magnésio e TTPA – tempo de tromboplastina parcial ativado) fornecidos por 163 laboratórios clínicos. Para a população adulta, aproximadamente 50% dos laboratórios utilizam seus próprios intervalos de referência. Quando avaliada a população pediátrica esse percentual se reduz para 25%. As demais formas de aplicação de intervalos de referência nos laboratórios pesquisados incluíram a validação de valores de bula, utilização de dados disponíveis na literatura, utilização de valores de outros laboratórios (com e sem validação) e recomendação da equipe do laboratório. Para exemplificar a complexidade da determinação dos intervalos, este mesmo estudo demonstrou que o intervalo de referência para a hemoglobina, em homens adultos, variou de 11,5 a 14,8g/dL em um laboratório para 15 a 18,1g/dL em outro.

No Brasil, pouco se sabe como estão estruturados os laboratórios clínicos em relação à determinação dos intervalos de referência. Dados iniciais sugerem que uma parcela significativa deles utiliza os intervalos sugeridos nas bulas dos conjuntos diagnósticos e os encontrados na literatura internacional. Infelizmente, nem sempre, essas duas fontes são adequadas para a realidade nacional, dadas as características da população brasileira, sendo desejável um esforço para a aplicação de intervalos próprios.

CONCLUSÃO

A definição dos intervalos de referência é tarefa desafiadora para todos os laboratórios clínicos. O direcionamento de como o laboratório irá proceder, criar seus próprios intervalos, validar os dados constantes das bulas reagentes ou utilizar as informações da literatura é o passo inicial para esta definição. A criação de intervalos próprios é, sem dúvida, a melhor escolha para a grande maioria dos testes, uma vez que reflete a condição da população para a qual os testes serão aplicados no dia a dia, sendo, porém, mais trabalhosa e onerosa. A validação dos intervalos fornecidos pelas bulas reagentes é a opção menos custosa, em conjunto com a avaliação criteriosa da literatura.

Esta definição torna-se fundamental para que os laboratórios clínicos forneçam informações fidedignas e que os clínicos possam interpretar corretamente os resultados e tomar condutas adequadas diante da população assistida.

BIBLIOGRAFIA

Andriolo A, Rocha MH. Características e interpretação dos resultados dos exames laboratoriais. In: Andriolo A, Carraza FR (ed.). Diagnóstico laboratorial em pediatria. 2ª ed. São Paulo: Sarvier; 2007. p. 3-13.

Clinical and Laboratory Standards Institute. How to define and determine reference intervals in the clinical laboratory. Document C 28-A2; 2000.

Clinical Laboratory Improvement Amendments of 1988 (CLIA), 42 CFR §493.1253(b) (1) (ii) (2003).

College of American Pathologists. Commission on Laboratory Accreditation Inspection Checklist. Laboratory General. Northfield, IL: CAP; 1998.

Faulkner W, Meites S. Geriatric clinical chemistry reference values. Washington, USA; 1994.

Forsman RW. Why is the laboratory an afterthought for managed care organizations? Clin Chem. 1996;42(5):813-6.

CAPÍTULO 8
Qualidade no Laboratório Clínico

Luiz Gastão Mange Rosenfeld
Josélia F. Poiani Lupo

HISTÓRICO

Os conceitos de qualidade evoluíram muito, a partir da Segunda Guerra Mundial, quando os MS (*Military Standarts*) foram fundamentais para a produção descentralizada de armas e veículos. Desde então a preocupação com a padronização deu origem a organizações nacionais e internacionais (ABNT* – no Brasil, ANSI** – nos EUA e ISO*** – internacional, entre outras) levando à uniformização e aos meios de comparação da qualidade na área industrial.

Os conceitos japoneses de adequacidade ao uso iniciados a partir da década de 1950 substituíram os tradicionais conceitos de alta qualidade com altos custos, independentes da necessidade objetiva do cliente.

Em serviços, principalmente em Saúde, os conceitos de qualidade atuais da indústria só começaram a ser aplicados a partir da década de 1970. A polêmica da área de saúde, da qualidade julgada pelo cliente, criou a famosa celeuma de que só o médico sabe o que o paciente necessita, contrapondo-se sua visão. Essa situação foi contornada pela definição de que Qualidade em Saúde deve ser a satisfação da *necessidade* e *expectativa* dos clientes. Com esse conceito, ficou entendido que necessidade é o aspecto técnico, ou seja, a *ciência* que o cliente desconhece, mas é entendida como o estado da arte médica para tratar o paciente. A *expectativa* é a qualidade percebida pelo paciente, ou seja, a *arte* de atender com o relacionamento humano adequado a cada situação e disponibilidade de meios e infraestrutura adequada a cada nível de expectativa de cada paciente.

QUALIDADE NO LABORATÓRIO

A qualidade em laboratório clínico é hoje entendida dentro das duas vertentes citadas:

- **Qualidade analítica (necessidade)** – corresponde à qualidade técnico-científica do resultado do exame. Tem relação direta com a confiabilidade do resultado, sua reprodutibilidade, exatidão (comparação a padrões universais), sensibilidade e especificidade. Esses atributos técnicos da qualidade analítica serão posteriormente definidos e discutidos neste capítulo.
- **Qualidade percebida (expectativa)** – refere-se ao conjunto de atributos de todo atendimento recebi-

---

* ABNT – Associação Brasileira de Normas Técnicas é o órgão responsável pela normalização técnica no Brasil, fornecendo a base necessária ao desenvolvimento tecnológico brasileiro. Trata-se de uma entidade privada e sem fins lucrativos e de utilidade pública, fundada em 1940.
** ANSI – *American National Standards Institute* (Instituto Nacional Americano de Padronização) é uma organização particular sem fins lucrativos que tem por objetivo facilitar a padronização dos trabalhos de seus membros. Seu equivalente no Brasil seria a ABNT por ser uma entidade padrão de uma economia forte, outras entidades semelhantes no mundo seguem alguns dos padrões adotados pela ANSI.
*** ISO – *International Organization for Standardization* (Organização Internacional de Normalização), com sede em Genebra, Suíça, cuida da normalização (ou normatização) mundial.

do pelo cliente dentro de suas expectativas específicas. Cada cliente (paciente) compara os atributos com aqueles que ele espera, satisfazendo ou não suas expectativas, tais como localização, estacionamento, cordialidade no atendimento e na recepção, tempo de espera, conforto e higiene das instalações, tempo para resultado, apresentação do resultado e até a confiança de seu médico no resultado são percebidos pelo cliente e comparados com suas expectativas pessoais.

Essas expectativas variam de pessoa para pessoa e são condicionadas por sua experiência anterior no mesmo laboratório ou em outros; pela experiência de seus familiares e amigos; pelo posicionamento de seu médico no momento da solicitação dos exames; pela percepção pública da "marca" do serviço e até pela mídia. Muitas vezes se contrapõe a essas expectativas a acessibilidade do cliente limitada pelas fontes pagadoras ou por seus próprios recursos econômicos. Essa limitação, muitas vezes, já condiciona expectativas negativas por parte do cliente e, também, por parte do médico solicitante. Essas considerações mostram quão complexas são as análises de qualidade baseadas em expectativas e conceitos individuais e justificam a busca atual dos métodos de *certificações*, como método profissional de análise da qualidade das instituições.

QUALIDADE ANALÍTICA

A qualidade analítica de um laboratório está baseada em um sistema de realização de exames que garantam que os resultados se reproduzam, ou seja, que os exames executados várias vezes no mesmo material tenham resultados similares dentro de uma faixa de variação numérica analisada e controlada. Esse controle é feito por meio do *coeficiente de variação* (CV) que expressa, em porcentagem, qual é a variação analítica (*precisão*) daquele método laboratorial. Essa variação é hoje, para exame bioquímico automatizado, inferior a 3%, sendo tolerados pelos órgãos controladores americanos (CLIA – *Clinical Laboratory Improvement Amendments* – programa de regras de normatização de laboratórios clínicos americanos) limites de 5, 10 e até 15% para alguns métodos específicos. Esses tipos de limites variam muito em função das metodologias laboratoriais, sendo em alguns casos aceitas variações de até um *log* (um intervalo logaritmo), por exemplo, na medida da carga viral.

Quando interpretado um resultado laboratorial, este apenas significa que aumentou ou diminuiu o nível daquele *analito* (constituinte medido no exame, por exemplo, glicose, colesterol etc.) quando sua variação for superior a mais ou menos o desvio-padrão, o qual é calculado dividindo o CV (coeficiente de variação) pelo valor do exame obtido. Por exemplo, um colesterol de 200mg/dL em método com 5% de CV teremos:

$$5\% \times 200 = 10 \text{ (desvio-padrão)}$$

200 ± 10 = 190 a 210 tem o mesmo significado, pois estão dentro do *intervalo de confiança do método*.

Este atributo de cada exame, em cada laboratório expresso em coeficiente de variação (CV), é conhecido por *precisão do método*.

Outro atributo importante do exame laboratorial de analitos quantitativos (expresso em unidades quantitativas de massa/volume ou massa/massa etc.) é a *exatidão*. Este conceito refere-se a quão próximo estão os resultados do laboratório, próximos do centro do alvo. A *precisão* significa apenas que meus resultados estão muito próximos entre si, mas todos esses podem estar agrupados na periferia do centro do alvo.

A *exatidão* é obtida pela comparação dos resultados que o laboratório obtém em um material *padrão*, que tem resultado conhecido. Esses padrões podem ser desde "padrões primários internacionais" até padrões preparados pelo próprio laboratório ou pelo fabricante de reagentes, tendo diferentes níveis de confiabilidade e exatidão, dependendo de quanto ele se distancia do padrão primário internacional, também chamado de *gold standart* pelas sucessivas passagens de calibração por padrões secundários, terciários, quaternários etc.

Outro método para aferir a *exatidão* da metodologia laboratorial é a comparação com os resultados de outros laboratórios, todos executando os exames nos mesmos materiais. Essa metodologia de aferição e controle de *qualidade analítica* foi utilizada pela primeira vez em 1944, nos experimentos de Walter Reed Hospital (Hospital do Exército Americano), na comparação de resultados para sorologia de sífilis, que resultaram na padronização do *Veneral Disease Research Laboratory* (VDRL) e vem crescendo significativamente desde sua adoção como meio de controle entre os pares, com sigilo de resultados, pelo *College of American Pathologists* (CAP) em meados da década de 1970. Hoje é o método de maior valor para a validação da qualidade analítica de um laboratório e já exigida na legislação de vários países.

QUALIDADE PRÉ-ANALÍTICA

Essa fase, na atualidade, é reconhecida como a maior fonte de falhas dos laboratórios clínicos. A análise e a indicação adequada dos exames, dentro dos milhares disponíveis, nem sempre são as mais adequadas no estado de *arte* do diagnóstico laboratorial. É obrigação dos laboratórios clínicos o processo de treinamento e atualização dos médicos, para que as solicitações sejam as mais adequadas possíveis.

O preparo do paciente, seja quanto à dieta, seja quanto ao estado físico ideais para alguns exames, como a hora do dia mais indicada para determinada coleta, é um grande desafio. A evolução metodológica eliminou a necessidade de jejum na maioria dos exames que hoje são realizados pelos reagentes específicos sem interferência dos quilomícrons (primeira forma de aparecimento de gordura alimentar no sangue) que, no passado, provocavam turvação em reagentes pouco específicos da bioquímica e aglutinação e reações anticomplementares nas reações sorológicas por método de hemoaglutinação ou de fixação de complemento.

Outro desafio atual são os numerosos medicamentos em uso pelos pacientes, principalmente em hospitais, que podem alterar para cima ou para baixo os resultados laboratoriais decorrentes de sua ação biológica (alteram resultados fisiologicamente) ou por suas ações de interferência química nas reações (inibe ou potencializa a reação química analítica). As listagens desses interferentes editados em livros têm o volume das antigas listas telefônicas (publicações da AACC sobre interferentes).

Além das instruções aos pacientes no estado da arte atual, outro aspecto importante é a identificação do paciente, de suas amostras, para evitar as *trocas* de resultados que são as maiores ameaças laboratoriais.

Os pacientes apresentam-se com carteiras de identificação dos convênios de outras pessoas para aproveitar o sistema de pagamento e os documentos de identidade trocados não são percebidos, pois os funcionários de atendimento dos laboratórios clínicos não são treinados para ser *peritos* em identificação e falsificação de documentos. As consequências dessas trocas de identificação afetam os prontuários de exames e as análises comparativas com exames anteriores para validação na liberação de resultados dos laboratórios clínicos.

A identificação dos tubos coletados dos pacientes na maioria dos laboratórios clínicos, de médio e grande porte, é feita por meio de etiquetas com códigos de barra que permitem a identificação mecânica (não depende do ser humano) e até a execução nos equipamentos automatizados. Esses equipamentos identificam cada amostra pelo seu código de barra, liberando os resultados solicitados no prontuário dos pacientes por meio de interfaceamento eletrônico do equipamento com o Sistema Informatizado do Laboratório (LIS). Esse modelo é válido para os testes de grande volume e automatizados. Existem outros, cujos resultados são digitados no sistema pelo operador e até a identificação do tubo é feita pela leitura do nome e/ou número do paciente. Essas situações permitem que ocorram trocas de identificação e até erros de digitação de resultados em qualquer laboratório nesses tipos de exames ainda não totalmente automatizados. Na própria coleta, por mais racional que seja o fluxo, ainda existe, por mais remoto que seja, a possibilidade de troca de amostras entre pacientes (coleta em tubo de outro paciente) por erro humano.

QUALIDADE PÓS-ANALÍTICA

O pós-analítico envolve a elaboração de laudo, seu envelopamento e a entrega ao paciente, bem como as outras formas de acesso ao laudo, como a impressão remota (em hospitais), a acessibilidade pela internet e a interpretação com os prontuários eletrônicos em hospitais e clínicas. Além dos laudos, consideramos pós-analítico todo o apoio ao médico do paciente na confirmação e interpretação dos resultados e, muitas vezes, as explicações solicitadas pelo próprio paciente.

A garantia da qualidade nesses processos acima descritos depende da consistência dos sistemas eletrônicos utilizados, da garantia de sigilo nas transmissões (criptografia) e na comunicabilidade de sistemas com codificação não só para o nome do exame, mas também para as suas unidades, métodos, valores de referência e outras variações que mudam a interpretação do resultado numérico.

Finalmente, o beneficiário do resultado de um exame é o paciente e para tanto devemos fornecer todos os meios para que esse resultado seja adequadamente interpretado. Essa é a função do apoio médico do laboratório clínico para todos os exames que mereçam, pela significância de suas alterações, comunicação com o médico solicitante e em tempo imediato se significar risco de morte (chamados de *valores de pânico ou críticos*).

SISTEMA DA QUALIDADE NO LABORATÓRIO CLÍNICO

A abordagem da qualidade como um *sistema*, buscando estabelecer e atingir políticas e objetivos, iniciou-se em meados da década de 1980 e culminou com a publicação da primeira norma ISO em 1987, originária de uma norma inglesa da qualidade, tornando-se a mais conhecida do mundo para fins de certificação de sistema da qualidade.

A visão de um sistema da qualidade é estabelecer, documentar, implementar, manter e melhorar continuamente a eficácia do sistema, identificando processos e suas inter-relações. Tudo deve ser documentado, mostrando como as atividades são realizadas com os devidos controles e registros para a rastreabilidade das ações realizadas. Registros como calibrações de equipamentos, manutenções corretivas e preventivas, controles internos e externos da qualidade e dados brutos dos equipamentos (dado original do resultado) são de grande importância para o sistema da qualidade.

Complementando ainda esse sistema, deve existir o registro de todas as queixas de clientes, produtos ou serviços defeituosos e de sugestões que possam resultar em oportunidades de melhoria, na busca da satisfação do cliente e melhoria do processo. As falhas encontradas devem resultar na elaboração de ações corretivas ou de melhoria com os respectivos planos de ação e controle dos seus resultados.

Esse sistema deve ser reavaliado periodicamente pela alta direção para análise de melhorais e disponibilização de recursos, tanto financeiros como estruturais, e de pessoas para manter o desempenho adequado da organização.

Essa descrição sumária representa o modelo preconizado pela ISO 9000 que já passou por revisões desde a versão original em 1987, a qual foi traduzida três anos após no Brasil pela ABNT, 1994 (primeira versão), 2000 (segunda versão) até a versão atual 2008 (terceira). O modelo ISO 9000 é de reconhecimento internacional e aplicável aos mais diversos segmentos de atividades industriais e de serviço.

CERTIFICAÇÕES

Como já foi citado, algumas vezes a qualidade percebida pelos clientes pode ser negativa, dependendo da complexidade técnica-científica do caso e principalmente de suas expectativas, muitas vezes incompatíveis com o resultado esperado. Essa análise é aleatória, baseada em fatos isolados, e não deve ser considerada avaliação de toda uma organização.

Visando à análise das organizações, baseada em requisitos predeterminados por instituições especializadas nacionais e internacionais e auditoria técnica profissional do cumprimento desses requisitos, foram criadas as *certificações/acreditações*, baseadas em auditorias de terceira parte (independentes) que analisam se os requisitos normativos estão ou não sendo cumpridos pela organização.

As *certificações/acreditações* existentes para laboratório clínico no Brasil são:

- **ISO 9000** – com várias entidades certificadoras, visando o foco no cliente, eficiência nos processos e melhoria contínua do sistema de gestão da qualidade.
- **CAP** – Programa Internacional do Colégio Americano de Patologistas com equipe auditora própria, concentrada no processo analítico e no controle interlaboratorial, visando à garantia da *exatidão* dos resultados.
- **PALC** – Programa de Acreditação de Laboratórios Clínicos da Sociedade Brasileira de Patologia Clínica/Medicina Laboratorial com escopo similar ao CAP.
- **PNCQ** – Programa Nacional de Controle da Qualidade da Sociedade Brasileira de Análises Clínicas (SBAC), também com escopo similar ao PALC e ao CAP.
- **ONA** – Organização Nacional de Acreditação, criada com o apoio do Ministério da Saúde e das Fontes Pagadoras do Sistema Suplementar da Saúde. Iniciou com foco na atividade hospitalar e hoje já atinge várias áreas de apoio ao diagnóstico e tratamento. Abrange a gestão de qualidade e aspectos técnicos de cada área de atividade das organizações.

A participação em um ou mais desses programas, certificações e acreditações garante que o laboratório clínico tenha foco na sua gestão de qualidade e qualidade do produto entregue, merecendo maior confiança e credibilidade junto a seus usuários e concorrentes.

"ERRO" NO LABORATÓRIO CLÍNICO

A obtenção de um resultado laboratorial normal ou anormal, mas aparentemente incompatível com resultados anteriores, com o estado clínico do indivíduo, com a doença do paciente ou com a percepção do médico, é um *alerta* e deve ser imediatamente comunicada ao laboratório que executou o exame para *investigar* se houve "erro", interferências ou, ainda, se após repetição se confirma o resultado, merecendo reinterpretação dos dados clínicos do paciente.

A conclusão de que se trata de erro do laboratório, "laboratorite" ou que "aquele" laboratório sempre erra, pode ser prejudicial a todos: paciente, laboratório, plano de saúde e até o próprio médico, quando o resultado se confirma desmoralizando sua posição por julgar *a priori* como erro, e o resultado confirma-se por repetição em outro laboratório ou pela própria evolução clínica do paciente.

Os exames rotineiros de alta frequência automatizados têm possibilidades de erro muito pequenas e quase sempre referentes a interferentes, como medicamentos ou falhas decorrentes da fase pré-analítica, as mais frequentes, ou ainda pós-analíticos, cada vez mais frequentes.

O "erro laboratorial" está escrito; existe rastreabilidade de coleta das amostras e dos resultados emitidos. As amostras, de maneira geral, são preservadas por um ou mais dias, dependendo de sua perecibilidade nas condições de armazenamento de cada laboratório.

O alerta rápido da discordância permite ao laboratório reanalisar as amostras e concluir se ocorreram falhas. Muitas vezes os resultados se confirmam e cabe análise mais detalhada da fisiopatologia envolvida e reinterpretação desses resultados beneficiando os pacientes. Os processos de automação laboratorial permitiram a execução dos exames com alto nível de precisão e exatidão, a custos cada vez menores e aumento significativo do número de exames executados para uma crescente população mundial e nacional, de todos os segmentos sociais, que há 40 anos não dispunham de acesso, mesmo aos exames mais simples.

Essa automação, além de aumentar a sensibilidade, trouxe níveis de qualidade nunca pensada em décadas atrás.

A tabela I-1 ilustra essa evolução. Hoje, em métodos automáticos de grande produção, podemos já pensar em atingir níveis seis-sigma, ou seja, menos de quatro falhas por milhão de exames executados (0,00004%).

Essa evolução dos erros analíticos puros deve-se à automação e aos grandes volumes de execução dos equipamentos de larga escala. Já em 1998, o *Institute of Medicine* (IOM) dos EUA afirmava que em laboratório quem faz mais faz melhor.

Restam, agora, o futuro desenvolvimento de melhores sistemas informatizados e a automação pré-analítica para a redução dos erros nessas fases, em que ainda é válida a afirmativa: **"ERRAR É HUMANO"**, pois ainda dependemos muito da ação humana na coleta, identificação de pessoas e digitação de informações no atendimento.

Lembramos sempre que o elo final da qualidade da cadeia de processos de um laboratório é o médico assistente do paciente que, ao receber o resultado, pode participar efetivamente da melhoria da qualidade dos serviços que o apoiam na área de diagnóstico e outros serviços hospitalares.

BIBLIOGRAFIA

ABNT. Associação Brasileira de Normas Técnicas (ABNT).
ANSI. American National Standards Institute (Instituto Nacional Americano de Padronização).
CAP. Colégio Americano de Patologias.
Cerqueira JP. ISO 9000, no ambiente da qualidade total. Rio de Janeiro: Imagem; 1995.
Ishikawa, K. Controle da qualidade total. Rio de Janeiro: Campos; 1993.
ISSO. Norma ABNT ISO 9000 versão 2008 (International Organization for Standardization).
ONA. Manual de Laboratório Clínico, Organização Nacional de Acreditação.
PALC. Norma PALC (versão 2007). Programa de Acreditação de Laboratórios Clínicos da Sociedade Brasileira de Patologia Clínica/Medicina Laboratorial.
Plebani M, Carraro P. Mistakes in a stat laboratory. Clin Chem. 1997; 43:1348-51.
PNCQ. Manual do Programa Nacional de Controle da Qualidade da Sociedade Brasileira de Análises Clínicas (SBAC).

Tabela I-1 – Resultados inaceitáveis de laboratório (erros analíticos puros), evolução no tempo (Plebani e Carraro).

Autores	Erros por milhão
Belk e Sundernan (1947)	162.116
College of American Pathologists (1996)	12.904
Plebani e Carraro (1997)	4.700
Witte et al. (1997)	447
Atual de alguns laboratórios automatizados	30 a 50
Alvo futuro – seis-sigma	< 4

CAPÍTULO 9
Futuro do Laboratório Clínico

Luiz Gastão Mange Rosenfeld

TECNOLOGIA LABORATORIAL – PASSADO, PRESENTE E FUTURO

Os métodos laboratoriais, até meados do século passado, eram semelhantes aos laboratórios de química, associados a biotérios com animais usados nos experimentos e até em métodos diagnósticos. Eram métodos manuais, cuja segurança dependia da *expertise* dos indivíduos. A produção limitava-se a poucas dezenas de exames por dia.

A partir de 1960, as metodologias químicas e equipamentos evoluíram rapidamente e, na atualidade, os laboratórios utilizam aparelhos totalmente automáticos que realizam milhares de exames por hora, tendo o operador apenas a função de apertar alguns botões e de seguir rigidamente os manuais de operações e de controle da qualidade.

Os reagentes fabricados por empresas multinacionais são complexos e específicos, utilizando, em muitos casos, anticorpos monoclonais ou antígenos sintéticos, produzidos por engenharia genética, para identificação de células ou componentes infecciosos. Esses reagentes vêm evoluindo para a forma de cassetes que são encaixados nas máquinas, evitando erros operacionais.

O futuro do laboratório estará relacionado a seu porte e velocidade de resposta. Os equipamentos de grande porte, executando milhares de exames/hora de diversos tipos, com custo operacional reduzido, serão a base de grandes centrais de execução de exames coletados em múltiplas unidades de atendimento, com grande estrutura de logística que executará o transporte de amostras.

Por outro lado, equipamentos automáticos para execução rápida serão utilizados nos laboratórios de pronta resposta (hospitalares e em ambulatórios especiais), onde o volume é pequeno, mas operando com custos muito maiores que os centrais. Dentro desse modelo de operação, teremos ainda destaque para os testes laboratoriais remotos, os *point-of-care testing* (POCT), sendo, no presente, úteis para triagem rápida, mas nem sempre seguros para resultados definitivos. Diante da evolução dos modelos atuais desses equipamentos, do uso de controles e da monitoração e análise de resultados a distância pelos laboratórios, teremos resultados definitivos para apenas alguns tipos de exames. Finalmente, haverá nova atividade de medição de parâmetros biológicos de forma intermitente ou contínua por meio do "monitoramento remoto de pacientes", que já vem sendo aplicada para alguns tipos de doentes crônicos. Vários dispositivos de mensuração de alguns parâmetros pelo próprio paciente, com transmissão eletrônica de dados para análise em uma central, já estão disponíveis. Sensores específicos para componentes urinários, análise de materiais não invasivos, como saliva, suor e sensores transcutâneos, irão em breve fazer parte desses dispositivos para uso domiciliar, ligados por transmissão eletrônica a uma central que permitirá aos médicos, a partir dos dados da monitoração, convocarem ou visitarem o paciente. Paralelamente a essa evolução de dispositivos para análise, há forte movimento de implantação dos recursos de telemedicina já disponíveis. Iniciado na telerradiologia, em que os médicos podem analisar a distância (em centrais de análise ou virtualmente em locais de uso individual, residência ou consultório) as imagens digitais de radiografias, tomografias, ressonâncias magnéticas, mamografias, e até elaborarem seus laudos em primeira ou segunda opinião. Seguida atualmente pela telepatologia, que a partir de microscópios que escaneam toda a lâmina, seja de cortes de tecidos, seja de preparação citológica, possibilita a transmissão de imagens eletrônicas compactadas, permitindo a análise de toda a lâmina em telas de computadores, com imagens perfeitas e similares aos melhores microscópios.

A tecnologia utilizada é a mesma das máquinas fotográficas eletrônicas e o método de compactação e descompactação utilizado nas imagens do planeta (*Google Earth*). Com essa técnica chamada *spinning* é possível transmitir, em segundos, lâminas com imagens de 15gBytes.

As possibilidades de telepatologia, assim como de telerradiologia, eram impensáveis há poucos anos e devem reformular a forma de trabalho dos médicos. O chamado trabalho a distância e até o trabalho em casa serão possíveis, bem como a superespecialização em tecidos e órgãos, que permitirá a concentração do trabalho em áreas específicas de conhecimento médico. Essa especialização trará mais experiência para cada profissional com melhora da qualidade dos laudos e fortes benefícios aos pacientes. Por outro lado, repercutirão no trabalho médico pela queda das fronteiras da distância, abrindo mais espaço aos especializados e diminuindo o espaço para os generalistas nesses tipos de atividade.

As mesmas transformações já vêm ocorrendo na área de Patologia Clínica, onde o médico ocupou, até a década de 1950, a posição de um cientista com conhecimento clínico, participando diretamente da execução de exames, pois *expertise* era o que garantia os resultados.

Entre as décadas de 1950 e 1970 iniciou-se a atividade multiprofissional em laboratório, houve evolução tecnológica e aumento do número e da qualidade dos exames. O médico assume a gestão dos laboratórios como organização, exercendo uma função mais tecnocrática. A partir de 1970 houve o início da automação com a explosão do número de exames, técnicas de gestão operacional, financeira e da qualidade; eram os fatores de sucesso. O perfil do médico migrou para administrador.

O novo século vem sendo marcado pelo desenvolvimento de grandes laboratórios ou redes de laboratórios com a participação de grandes equipes multiprofissionais envolvendo médicos, pesquisadores, bioquímicos, biomédicos, administradores e outros em três grupos de atividades:

Especialistas técnicos – de vários níveis, trabalhando com atividades "de bancada" na execução de exames, indo da baixa complexidade, como operação de equipamentos automáticos, até alta complexidade, envolvendo-se, por exemplo, na análise celular ou desenhando *primers* para acoplamento ao DNA em métodos de biologia molecular.

Gestores – também em alguns níveis, que definem modelos operacionais de negócios e de relacionamento das organizações, podendo ser de formação básica em qualquer área, inclusive as administrativas, as técnicas laboratoriais ou médicas.

Especialistas de áreas de conhecimento – esses profissionais têm formação básica em especialidades médicas e dedicam-se, como área de concentração, na área de diagnóstico laboratorial da sua especialidade. São os especialistas em hematologia laboratorial, endocrinologia laboratorial, infectologia/microbiologia laboratorial, pediatria laboratorial etc. A atividade principal desses especialistas é o apoio ao médico assistente do paciente na indicação e na interpretação dos exames, bem como a orientação nos novos exames a serem desenvolvidos e validados nas suas aplicações clínicas.

As perspectivas do futuro na área de medicina diagnóstica, com integração de todas as áreas e nas suas diversas vertentes de atividades, caminharão em uma visão multiprofissional e multiespecialista, operando com tecnologia laboratorial industrializada (das automações à beira de leito) em organizações de grande escala e sinergia de custos e baseadas na informatização médica e na telemedicina.

FUTURO DOS LABORATÓRIOS – MODELOS OPERACIONAIS

A velocidade de resposta, ou seja, o tempo total de atendimento até o resultado para cada tipo de exame e para cada tipo de organização e necessidade médica, será o parâmetro que define e definirá o modelo de operação dos laboratórios. A centralização da realização dos testes em equipamentos de grande porte (milhares de testes/hora instaladas em grandes centrais, certamente tem custos operacionais inferiores, custos logísticos maiores e tempos de atendimento até os resultados superiores aos pequenos laboratórios de pronta resposta, sejam eles ambulatórios (junto ao paciente) ou hospitalares.

A frequência da realização de cada tipo de exame também é fator decisivo na definição dos modelos de operação.

O exame laboratorial mais realizado em todo o mundo é o hemograma seguido dos exames bioquímicos rotineiros e alguns hormônios. Essa distribuição é diferente entre os laboratórios ambulatoriais e os hospitalares. De maneira geral, cerca de 60 a 90 tipos de exames representam aproximadamente de 90 a 98% do movimento de um laboratório com variações dependentes das complexidades dos pacientes com doença atendidos e de segmento de pagadores de assistência à saúde. Correspondendo de 2 a 8% do movimento estão cerca de 400 tipos de exames de baixa frequência e 0,1 até 2% é constituído por exames raros com enorme lista de cerca de 1.000 tipos, alguns somente realizados no exterior, somando os cerca de 1.500 tipos de exames laboratoriais disponibilizados pelos laboratórios mais importantes do País.

A complexa gestão da velocidade de resposta, frequência do tipo de exame, disponibilidade de equipamento automático com custo adequado de execução e eficiência da sede logística determinarão os modelos de organizações laboratoriais que dominarão no futuro. Esses modelos basicamente serão:

Pequenos laboratórios ou unidades laboratoriais hospitalares – executam atendimento ao paciente, realizando alguns exames locais (dependendo do tempo de resultado e da frequência de exames), enviando os exames de baixa frequência ou os que admitam tempo mais longo para resultado a laboratórios de apoio que centralizam esses exames de numerosos pequenos laboratórios.

Médios laboratórios – principalmente em mercados regionais, onde funcionam como apoio aos pequenos laboratórios locais ou ainda em nichos especializados de subgrupos de exames com tecnologias diferenciadas ou concentradas em áreas de conhecimento específico que têm a atividade baseada em apoio nacional naquela sua diferenciação.

Grandes laboratórios ou redes laboratoriais – que possuem grande central ou centrais de execução associadas ou não à rede de unidades de pronta resposta com execução local de alguns tipos de exames e à rede de unidades de atendimento a pacientes. Esse modelo é crescente em todo o mundo, principalmente pela consolidação por aquisições que vem ocorrendo e pela sinergia de custo que o modelo propicia.

Independente desses modelos, seja no hospital, seja nos grandes laboratórios ou redes, vem crescendo em todo o mundo a visão de Medicina Diagnóstica constituída pela integração de todos os segmentos de atividade diagnóstica como laboratório, imagem, cardiologia não invasiva ou até invasiva, endoscopia e inúmeras outras áreas de SAD (Serviços de Apoio Diagnóstico) muito bem identificados em todas as organizações hospitalares. Essas sinergias têm razões lógicas:

• Técnicas – as informações sobre o paciente estão centralizadas em um único sistema de atendimento, permitindo melhor análise e decisão sobre os resultados, auxiliando mais efetivamente o médico assistente.

• Operacionais – o paciente é atendido uma única vez para realizar os exames solicitados das mais diversas áreas de diagnóstico.

• Custo – redução de custo pela sinergia de atendimento, áreas de espera e da entrega de resultados. Diluição do custo fixo das instalações.

• Foco no cliente – o paciente dirige-se a um único local para realizar seus exames (não tem que ir a múltiplos locais), sem necessidade de ficar repetindo informações a cada atendimento.

Essa consolidação já é parcial há vários anos em hospitais americanos de médio e pequeno portes. Iniciou-se no Brasil há mais de 20 anos, com a integração de laboratórios, imagem, cardiologia e endoscopia em alguns grandes laboratórios, e hoje é crescente em todo o mundo, e deverá ser o modelo no futuro, apesar da divergência de muitos médicos e algumas organizações médicas.

FUTURO DA TECNOLOGIA DA INFORMAÇÃO E O LABORATÓRIO CLÍNICO

Até há poucos anos, a maioria dos sistemas eletrônicos de informação na saúde tinha objetivos apenas administrativos e eram "lançados" nos sistemas os dados da operação. Hoje a visão já é mais ampla e em muitas áreas, como o laboratório, a operação é realizada através do sistema e os dados administrativos são consequências obtidos sob a forma de relatório da operação.

Também a integração de todas as áreas, preferencialmente por ações através do sistema, passou a fazer parte como objeto de desejo dos gestores dos laboratórios, unidades de diagnóstico, hospitais, planos de saúde etc. Os chamados sistemas integrados já são realidade em alguns locais.

Os sistemas baseados na *gestão do conteúdo*, cujo maior exemplo é o *Google*, passaram a servir de modelo para a gestão do conhecimento, com forte perspectiva futura para a medicina que, em parte, ainda está no modelo dos catálogos tipo "Páginas Amarelas".

As organizações de taxonomia aplicadas às informações de saúde e de cada subárea da complexa estrutura dos sistemas de assistência à saúde e do conteúdo científico dessa área irão resultar em grandes fontes de decisão do paciente, dos médicos, de outros profissionais técnicos, dos gestores e planejadores dessa área fundamental ao desenvolvimento humano.

Na atualidade já é possível imaginar disponibilização do prontuário eletrônico único, com todas as informações sobre a saúde de cada indivíduo.

A grande limitação a essa proposta é a segurança, pois todos os indivíduos, na maioria dos países e na totalidade dos países democráticos, têm direito à privacidade. Os dados dos prontuários são privados, pertencem ao paciente e só ele pode fornecer acesso a um ou outro médico especificamente, de acordo com a legislação e os códigos de ética vigentes. Filtros de segurança, criptografia de dados na transmissão e armazenamento, sistemas de senha para identificação pessoal, autorizações temporárias de acesso e controles pelo paciente deverão ser desenvolvidos antes de se pensar em disponibilizar dados de saúde identificados dos pacientes. O vazamento ou a facilitação do acesso podem provocar danos definitivos ao indivíduo perante a sociedade, suas possibilidades profissionais ou sua carreira laboral, igualdade de direitos securitários e também sua vida pessoal e familiar.

O outro desafio na integração de informações eletrônicas é a chamada comunicabilidade entre sistemas. Para que um sistema transmita ao outro uma informação é necessário que os dois tenham o mesmo padrão para comunicação. Assim, transmitir um resultado do sistema de laboratório para o sistema de hospital exige que exista um padrão mais detalhado do que apenas o nome do exame, pois um resultado de cálcio de XX pode ser cálcio iônico ou total, pode ser em mEq ou em mg/dL, pode ser método químico ou por eletrodo específico, com valores de referência e interpretação diferentes entre si. Portanto, o cálcio pode ter vários "subcódigos" para cada variação, e os dois sistemas devem adotar a mesma codificação para garantir a comunicabilidade. Esse sistema de códigos já existe e é chamado de *Logical Observation Identifiers Names and Codes* (LOINC®), cuja adoção já faz parte dos projetos de codificações da área da saúde da Agência Nacional da Saúde (ANS).

Apesar desses obstáculos, que já têm soluções teóricas ainda complexas, o futuro será a comunicação entre os sistemas, acesso através de filtros de segurança de acordo com as normas éticas e todos os dados dos pacientes disponíveis exclusivamente àqueles que precisam assegurar a saúde de cada paciente e controlados por ele próprio.

O gerenciamento da saúde em geral deverá ser realizado com bases de dados de pacientes desidentificados para evitar o rastreamento a um indivíduo.

A monitoração eletrônica da saúde do indivíduo, no seu dia a dia domiciliar já citado, será uma realidade.

A análise de resultados por métodos diagnósticos e as observações de resultados terapêuticos, na massa geral de pacientes desidentificados, trarão rapidamente ao conhecimento dos médicos, pacientes e gestores de saúde as melhores práticas em benefício dos pacientes.

Redes neurais e a revigoração dos sistemas de apoio à decisão deverão em muito modificar a forma de se optar entre os métodos de diagnósticos e de tratamentos.

Os grandes beneficiários dessa evolução serão pacientes que terão mais acesso aos recursos diagnósticos e terapêuticos com menor custo, maior eficiência e com preservação dos seus direitos ao sigilo.

BIBLIOGRAFIA

Bonini PA, Locatelli M, Serafin R, Sanna A. Laboratory role as information and knowledge provider to the eletronic health record – AACC. Amsterdan: Lab Automation Conference; 2005.

Collins J, Porras JI. Feitas para durar. Rio de Janeiro: Rocco; 2000.

Felder R. Improving the medical process – AACC. Amsterdan: Lab Automation Conference; 2005.

Milburn G. The future of the clinical laboratory. Clinical Laboratory Manegement Association – CLMA; 2004.

Prahalad CK, Krishnan MS. A nova era da inovação. Rio de Janeiro: Campus/Elsevier; 2006.

SEÇÃO II
DIAGNÓSTICO EM CARDIOLOGIA

Coordenador: Carlos Eduardo dos Santos Ferreira

Colaboradores: Aguinaldo F. Freitas Jr.
Carlos Eduardo dos Santos Ferreira
Carolina C. Gonzaga
Cecília H. V. Franco de Godoy Carvalhaes
Cely Saad Abboud
Celso Amodeo
Elias Knobel
Fernando Bacal
Márcio G. Sousa
Marcos Knobel
Rui Fernando Ramos

CAPÍTULO 1
Diagnóstico das Síndromes Coronarianas Agudas

Rui Fernando Ramos
Carlos Eduardo dos Santos Ferreira

O diagnóstico das síndromes coronarianas agudas (SCA), dentro da abordagem tradicional nos centros de emergência, é bastante incerto. Nos Estados Unidos, ocorrem mais de 90 milhões de atendimentos nos centros de emergência, entre estes aproximadamente 8 milhões estão relacionados a queixas de dor torácica ou a um quadro clínico que sugira isquemia cardíaca aguda ou potencial.

No Brasil, apesar da subnotificação dos casos, as doenças do aparelho cardiocirculatório (incluindo SCA) são as que apresentam alta prevalência na população economicamente ativa. Como consequência dessas doenças, ocorre uma alta taxa de mortalidade e/ou sequelas neste grupo de pacientes. O diagnóstico precoce e correto pode diminuir a mortalidade e/ou minimizar as sequelas.

DIAGNÓSTICO – CLÍNICO E LABORATORIAL

A SCA pode ser classificada como sem supradesnivelamento do segmento ST ao eletrocardiograma ou com supradesnivelamento do segmento ST. No início deste século, com o avanço na área laboratorial, algumas sociedades clínicas americanas e europeias redefiniram o diagnóstico do infarto do miocárdio e alteraram o diagnóstico sugerido pela Organização Mundial da Saúde (OMS). O documento baseou-se na capacidade das novas técnicas em diagnosticar pequenas áreas de necrose no miocárdio, menores que 1g, e do consenso de que qualquer área de lesão miocárdica secundária à isquemia deve ser considerada infarto agudo do miocárdio (IAM). Essas definições serão discutidas no diagnóstico laboratorial.

Observação: de acordo com a definição da OMS, o diagnóstico de infarto agudo do miocárdio é baseado na presença de pelo menos dois de três critérios:

1. história clínica de desconforto torácico de tipo isquêmico;
2. alterações em traçados eletrocardiográficos obtidos seriadamente;
3. elevação seguida de queda dos níveis de marcadores cardíacos séricos.

DIAGNÓSTICO CLÍNICO

O quadro clínico da SCA é bastante diversificado e existe grande dificuldade em se classificar clinicamente os portadores de SCA. Essa dificuldade provém da complexa fisiopatologia dessa síndrome. A principal causa da obstrução da artéria coronária é a formação da placa de ateroma e, como consequência, alterações na parede do vaso, na coagulação e no fluxo de sangue local. Alguns pacientes podem apresentar-se assintomáticos, apenas com sintomas frustos de náuseas. Na grande maioria dos casos apresentam angina de peito com intensidades variadas, com diferentes periodicidades e com diferentes irradiações. Outros sintomas podem surgir, dependendo do tempo e do grau de obstrução da artéria coronária: sudorese fria, náuseas, vômitos, lipotimia, síncope e parada cardiorrespiratória. Sinais e sintomas de insuficiência cardíaca podem surgir após o episódio isquêmico.

DIAGNÓSTICO LABORATORIAL

O diagnóstico complementar da SCA avançou muito nas últimas décadas. Devido ao avanço tecnológico, vários recursos diagnósticos foram incorporados à prática clínica: tomografia computadorizada, ressonância magnética, eletrocardiograma, hemodinâmica, ecocardiografia, cintilografia e diversos parâmetros laboratoriais.

No campo da medicina laboratorial, a evolução histórica do surgimento de testes que contribuem ou contribuíram para o diagnóstico da síndrome coronariana aguda é a seguinte: AST – aspartato aminotransferase (1954), CK – creatinoquínase (1965), DHL – desidrogenase láctica (1970), CK-MB atividade (1975), CK-MB massa (1985), troponina T (1989) e troponina I (1992).

Desses, atualmente os marcadores ideais para a prática clínica são as troponinas I e T. A utilização da CK e CK-MB restringe-se aos centros que ainda não dispõem das dosagens de troponinas I e T.

Creatinoquínase

A creatinoquínase (CK total) é composta por duas cadeias, M e B, e existem em três combinações, MM, BB e MB. Essas isoenzimas estão no citoplasma. A CK total é liberada e degradada localmente ou nos vasos linfáticos. Como a CK total é distribuída em todos os tecidos, suas elevações são inespecíficas para lesão miocárdica, a qual melhora com a medida de sua fração CK-MB.

A taxa normal de CK total também varia consideravelmente nos idosos e em relação ao sexo, e o aumento de duas vezes o valor máximo normal é requerido para o diagnóstico de infarto agudo do miocárdio (IAM). Este critério pode ser problemático em pacientes idosos, pois a diminuição da massa muscular nesses indivíduos diminui o nível basal de CK total e, durante um episódio de IAM, o de CK total pode elevar-se, mas permanecer na faixa normal. Nesta situação, a CK-MB é necessária para confirmar o diagnóstico.

A CK total começa a aumentar em 4 a 6h após o início dos sintomas, mas 12h são necessárias para a elevação em todos os pacientes que apresentarão alteração de seus níveis.

O pico é atingido em 18 a 24h, com normalização entre 36 e 40h. O critério para o diagnóstico de IAM requer elevação de CK total duas vezes acima do valor normal, com elevação simultaneamente da CK-MB.

Resultados falso-positivos ocorrem na presença de doenças não cardíacas que liberam a CK total, como presença de lesão muscular periférica ou sistema nervoso central. A elevação da CK total pode ocorrer também na presença de doenças gastrointestinais, renais ou neurológicas. A elevação dos níveis de CK total de causa não cardíaca geralmente apresenta curva de ascensão e de descenso mais lento. Se coexistir doença muscular periférica, é impossível determinar a fonte de elevação da CK total.

Fração CK-MB

A fração CK-MB apresenta alta especificidade para o miocárdio e foi considerada o marcador de lesão preferido para o diagnóstico da lesão miocárdica por muitos anos. Começa a aumentar após 4h do início dos sintomas, mas eleva-se em todos os pacientes somente após 12h do início dos sintomas.

Os valores de referência podem variar de acordo com a metodologia utilizada. Para a dosagem dessa fração podem-se usar testes enzimáticos (CK-MB atividade) que sofrem alterações por detectar macromoléculas circulantes, fazendo com que o ensaio perca a especificidade diagnóstica. Os testes baseados em reação antígeno-anticorpo (CK-MB massa) apresentam melhor especificidade por não sofrerem interferências com as macromoléculas.

Troponinas T e I

Entre todos esses parâmetros, a dosagem da troponina (T ou I) firma-se como melhor parâmetro para avaliação de lesão em músculo cardíaco. Os outros testes ainda solicitados na prática clínica não apresentam boa sensibilidade e especificidade para o diagnóstico de SCA.

As troponinas têm recebido crescente atenção como marcadores altamente específicos de lesão celular (biomarcador miocárdico específico).

As troponinas formam um complexo que regula a interação cálcio-dependente da miosina com a actina. São constituídas de três diferentes proteínas (troponinas I, C e T) existentes tanto no músculo esquelético quanto no cardíaco e codificadas por diferentes genes. A troponina C é idêntica tanto no músculo esquelético como no cardíaco, mas os genes codificadores das troponinas I e T, cardíaca e esquelética são diferentes, o que permitiu que anticorpos monoclonais de reatividade cruzada extremamente baixa pudessem ser desenvolvidos, permitindo alta especificidade pelo músculo cardíaco, a qual tornou as troponinas o principal biomarcador para avaliação da SCA.

Desde sua descoberta, a indústria vem aperfeiçoando o ensaio e tornando-o mais sensível (sensibilidade analítica – menor concentração mensurável na amostra). Esta sensibilidade na década de 1990 era de 0,5µg/L e nos dias de hoje os ensaios conseguem mensurar concentrações de 0,001µg/L. Esse implemento de sensibilidade permitiu um aumento considerável na sensibilidade no diagnóstico da SCA, porém com redução na especificidade diagnóstica (dependendo do valor de corte utilizado). A troponina sendo altamente específica do músculo cardíaco e com a alta sensibilidade do teste, outras diversas doenças ou até mesmo uma atividade física intensa podem "positivar" a troponina. O quadro II-1 mostra todas as doenças que podem cursar com aumento das troponinas por agredirem direta ou indiretamente o miocárdio.

Para uma interpretação correta do exame de troponina, a definição do ponto de corte é a peça chave. Várias sociedades pelo mundo (*National Academy of Clinical Biochemistry, Joint ESC/ACC Committee for the Redefinition of Myocardial Infarction, National Institute for*

Quadro II-1 – Doenças que podem ocorrer com o aumento das troponinas.

Trauma (contusão, ablação, marca-passo, cardioversão, biópsia endomiocárdica e cirurgia cardíaca)
Insuficiência cardíaca
Doença valvar
Hipertensão
Hipotensão com arritmia
Complicações de cirurgias não cardíacas
Doença renal
Asma grave
Pacientes críticos, especialmente diabéticos, pneumopatas e com síndrome hemoliticourêmica
Toxicidade por drogas
Hipotireoidismo
Vasoespasmo coronariano
Doença inflamatória (miocardite, parvovírus B19, Kawasaki e endocardite infecciosa)
Cateterismo
Embolia pulmonar
Sepse
Queimaduras extensas
Doenças infiltrativas, incluindo amiloidose, hemocromatose, sarcoidose, entre outras
Doenças neurológicas – hemorragias subaracnoides e acidente vascular cerebral
Rabdomiólise com lesão cardíaca
Vasculopatia transplante relatada
Atividade física intensa

Clinical Excellence, Joint Committee of the ACC and the American Heart Association) definiram que para a troponina a definição do valor referencial deve ser baseado no percentil 99 e que os ensaios não podem variar mais que 10% no ponto de corte, sugerindo uma nova definição para o IAM. A informação deste ponto de corte para o ensaio utilizado deve ser fornecida pelo laboratório no seu laudo (Tabela II-1).

Para os ensaios automatizados de troponinas I, destacam-se 6 ensaios, e para o de troponina T, um único ensaio patenteado da *Roche Diagnostics*. Na tabela II-1 segue os principais ensaios com as sensibilidades analíticas e os pontos de corte para um coeficiente de variação inferior a 10%.

Diante destes ensaios sensíveis, recentemente vem-se preconizando a dosagem das troponinas seriadas para a melhor identificação dos pacientes com síndrome coronariana aguda. As dosagens podem ser solicitadas a cada 3h, observando-se a evolução dos resultados. Em estudo recente, com 12h de dor torácica, praticamente todos os pacientes com SCA apresentaram a alteração da troponina I.

Hoje existem ensaios que determinam valores de troponina I em pessoas normais. Esses ensaios ainda não estão disponíveis comercialmente, mas em breve já estarão disponíveis na prática clínica.

Tabela II-1 – Ensaios automatizados para troponina.

Equipamentos – Empresa	LID	Percentil 99	10% da variação no ponto de corte
ARCH STAT® – Abbott Diagnostics	0,009µg/L (9pg/mL)	0,012µg/L (12pg/mL)	0,032µg/L (32pg/mL)
Centaur® – Siemens	0,02µg/L (20pg/mL)	0,08µg/L (80pg/mL)	0,1µg/L (100pg/mL)
Access® – Beckman Couter	0,01µg/L (10pg/mL)	0,04µg/L (40pg/mL)	0,06µg/L (60pg/mL)
Immulite® – Siemens	0,1µg/L (100pg/mL)	0,2µg/L (200pg/mL)	0,6µg/L (600pg/mL)
Dimension Vista® – Siemens	0,015µg/L (15pg/mL)	0,04µg/L (40pg/mL)	0,04µg/L (40pg/mL)
Dimension RXL® – Siemens	0,04µg/L (9pg/mL)	0,07µg/L (70pg/mL)	0,14µg/L (140pg/mL)
Vitros® – Ortho Clinical Diagnostics	0,012µg/L (12pg/mL)	0,034µg/L (34pg/mL)	0,034µg/L (34pg/mL)
Troponina T (5th – quinta geração), Cobas/Modular® – Roche Diagnostics	0,005µg/L (5pg/mL)	0,014µg/L (14pg/mL)	0,014µg/L (14pg/mL)

LID = limite inferior de detecção (sensibilidade analítica); percentil 99 = valor de corte para o percentil 99; 10% variação nos pontos de corte = valor de corte para variações inferiores a 10%.

BIBLIOGRAFIA

Eggers KM, Jaffe AS, Lind L, Venge P, Lindahl B. Value of cardiac troponin I cutoff concentrations below the 99th percentile for clinical decision-making. Clin Chem. 2009;55:85-92.

Keller T, Zeller, T. Peetz D, et al. Sensitive troponin I assay in early diagnosis of acute myocardial infarction. N Engl J Med. 2009;361(9): 868-77.

Thigesen K, Alpert JJ, White HD, et al. Universal definition of myocardial infarction: on behalf of the joint ESC/ACCF/AHA, WHF. Task Force for the Redefinition of myocardial infarction. Eur Heart J. 2007;28:2525-38.

CAPÍTULO 2
Biomarcadores em Cardiologia

Fernando Bacal
Aguinaldo F. Freitas Jr.

INTRODUÇÃO

Nas últimas décadas, a inflamação tem tido papel crucial na fisiopatogenia da aterogênese e consequente ocorrência de eventos aterotrombóticos, como as doenças cardiovascular, cerebrovascular e arterial periférica. Diante das evidências, a aterosclerose passou a ser encarada não apenas como uma doença crônica degenerativa, mas também como um modelo de doença inflamatória, subclínica e progressiva. Esses achados têm motivado o redirecionamento do foco de diagnóstico, tratamento e prognóstico da doença aterosclerótica para o estudo de biomarcadores inflamatórios, uma vez que os tradicionais fatores de risco cardiovasculares, como a dislipidemia, tabagismo, hipertensão arterial e *diabetes mellitus*, não são suficientes para determinar com precisão o risco individual de cada paciente.

Dessa forma, tem ocorrido um substancial interesse no uso de novos biomarcadores inflamatórios para identificar indivíduos de alto risco para o desenvolvimento de doença cardiovascular, os quais poderiam beneficiar-se de medidas preventivas. Um conjunto de biomarcadores vem sendo proposto como ferramentas de estratificação de risco, dentre eles as interleucinas-6 (IL-6) e 10 (IL-10), fibrinogênio, fator de necrose tumoral alfa (TNF-α), peptídeo natriurético cerebral tipo B (BNP), troponina e a proteína C-reativa ultrassensível (PCR-us).

Diversos estudos têm sido desenvolvidos para aprimorar a estratificação de risco cardiovascular de pacientes primariamente classificados como portadores de risco intermediário, de acordo com os tradicionais métodos de avaliação. Até o momento, a PCR-us, o BNP e a troponina I constituem os marcadores que mais acumulam evidências científicas do papel sobre a estratificação e prognóstico de doenças cardiovasculares.

PROTEÍNA C-REATIVA ULTRASSENSÍVEL

A proteína C-reativa (PCR) é uma proteína de resposta imune produzida no fígado cujas concentrações plasmáticas estão aumentadas na vigência de infecção, isquemia, trauma ou condições inflamatórias. Recentes modelos experimentais têm demonstrado que a PCR pode também ser produzida pelas células musculares lisas em artérias coronárias humanas, com expressão especial na doença aterosclerótica. Seu papel biológico não está totalmente esclarecido, mas sabe-se que esta é capaz de aumentar a expressão do fator tecidual, de moléculas de adesão e ativar o sistema complemento, intimamente relacionado aos estágios iniciais do processo da aterogênese.

Vários estudos prospectivos têm demonstrado que a PCR-us é forte preditor independente, tanto da presença de doença cardiovascular e de sua gravidade e extensão, como do risco de eventos cardiovasculares futuros. A determinação de sua concentração sérica adiciona informação prognóstica relevante e independente do sexo, idade, nível de LDL-c, escore de risco de Framingham ou síndrome metabólica (Fig. II-1). Além disso, o valor preditivo positivo da PCR-us como marcador de doença arterial coronariana (DAC) foi superior à de outros marcadores, como a homocisteína, a lipoproteína "a" e as apoproteínas A e B.

Estudos demonstraram que níveis mais elevados de PCR se correlacionaram com a maior extensão da doença aterosclerótica, mesmo após a correção, para outros fatores de risco. Já naqueles pacientes com infarto agudo do miocárdio, níveis mais altos de PCR correlacionaram-se tanto com a maior extensão da área de necrose miocárdica, como com a maior taxa de mortalidade nos primeiros seis meses de seguimento.

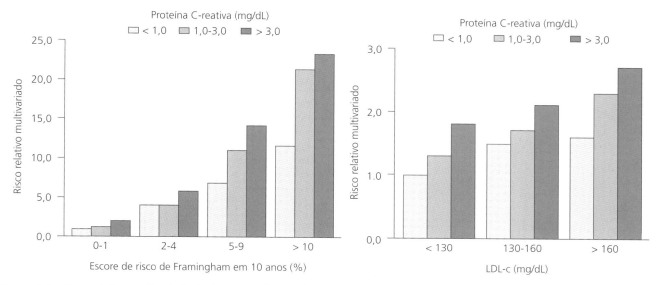

Figura II-1 – Risco relativo multivariado de doença cardiovascular de acordo com o nível de PCR-us, estratificação de risco Framingham e nível de LDL-c. Nota-se que há maior risco de doença cardiovascular quando nível sérico de PCR maior que 3,0mg/dL (Ridker et al., 2002).

O nível sérico de PCR-us pode predizer o desenvolvimento da aterosclerose carotídea independente da presença de outros marcadores de risco. Esses achados indicam que as medidas que reduzam a concentração de PCR ou que inibam a resposta inflamatória podem prevenir a progressão da placa aterosclerótica e, subsequentemente, eventos cárdio e cerebrovasculares.

DOSAGEM DA PROTEÍNA C-REATIVA

Os métodos tradicionais de dosagem plasmática da PCR não possuem boa sensibilidade e, portanto, o método mais eficaz e sensível é por meio da imunonefelometria hipersensível, também denominada de alta sensibilidade ou ultrassensível. Os diversos estudos que evidenciaram a utilidade da proteína C-reativa como ferramenta prognóstica em doenças cárdio e cerebrovasculares utilizaram este método, porém com pontos de corte variáveis.

Cushman et al. estudaram aproximadamente 4.000 indivíduos sadios após dosagem basal de PCR-us e acompanharam o desenvolvimento de doença arterial coronariana durante 10 anos. Foi demonstrado que a PCR-us está associada a maior risco de DAC tanto em homens quanto em mulheres, após ajuste para fatores de confusão. O risco relativo de DAC foi de 1,45 (IC 95% = 1,14-1,86), quando se comparou o grupo que possuía PCR maior que 3mg/L com o que possuía menor que 1,0mg/L, sendo que o risco atribuível da população com níveis aumentados de PCR foi de 11%.

Em outro estudo, Ridker et al., comparando homens portadores de doença cardiovascular e controles do *Physicians' Health Study* (PHS), em seguimento médio de oito anos, demonstraram que os níveis basais de PCR-us no quarto quartil triplicavam o risco de ocorrência de infarto do miocárdio (RR = 2,9, IC 95% = 1,8-4,6) e duplicavam o risco de acidente vascular cerebral isquêmico (RR = 1,9, IC 95% = 1,8-4,6). No ano seguinte, os mesmos autores, analisando a mesma amostragem, observaram aumento de quatro vezes no risco de desenvolver doença arterial periférica (RR = 4,1, IC 95% = 1,2--6,0).

O ponto de corte da dosagem sérica de PCR utilizado como marcador de risco para doenças cárdio e cerebrovasculares ainda permanece indefinido. Valores de PCR maiores que 1,0mg/L mostraram-se eficazes no aumento do risco relativo de síndromes isquêmicas cerebrais agudas em indivíduos com menos de 55 anos de idade, ao passo que PCR maior ou igual a 2mg/L foi associada à incidência cumulativa de infarto do miocárdio e morte por causas cardíacas.

Portanto, apesar das evidências substanciais que correlacionam a PCR-us com o risco relativo de desenvolvimento, gravidade e prognóstico de doenças cárdio e cerebrovasculares, ainda permanece incerto o valor do ponto de corte ideal para tal associação e o benefício absoluto de empregar sua dosagem rotineira no manejo dessas comorbidades.

PEPTÍDEO NATRIURÉTICO CEREBRAL TIPO B

O peptídeo natriurético cerebral tipo B (BNP) humano é produzido no coração, em rajadas, como um precursor de 108 aminoácidos (proBNP). Esse processo libera uma molécula biologicamente ativa de 32 aminoácidos (BNP) e um fragmento N-terminal de 76 aminoácidos (NT-

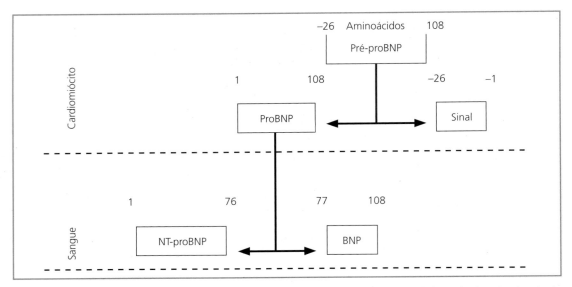

Figura II-2 – Estrutura do peptídeo natriurético cerebral tipo B e locais de ativação (adaptado de Luiz Ricardo de Ataíde Castro, Tese de Mestrado da Universidade Federal de Minas Gerais, 2006).

-proBNP) (Fig. II-2). O BNP biologicamente ativo, o proBNP com 108 aminoácidos intactos e a parte restante do pró-hormônio NT-proBNP circulam no plasma e podem ser medidos por imunoensaio.

Em pessoas normais, as concentrações plasmáticas de NT-proBNP e BNP são semelhantes. Ambos são detectados no sangue venoso de indivíduos saudáveis em concentrações picomolares. O NT-proBNP tem forte correlação com o ritmo de filtração glomerular (r = – 0,60) e é influenciado pelo declínio da função renal relacionado com a idade. Embora o principal estímulo necessário para a liberação do BNP na corrente sanguínea seja o estiramento das fibras miocárdicas, vários outros fatores contribuem para sua regulação. Tanto a isquemia miocárdica como a regulação endócrina também são importantes. Clinicamente, tem sido demonstrado que o nível de BNP no sangue está intimamente relacionado com o sexo, com valores maiores nas mulheres; idade, com valores mais elevados em idosos e obesidade, cujos indivíduos exibem menores concentrações séricas.

O BNP pode ser dosado no sangue periférico de forma rápida (sistema *point-of-care*) e esta técnica tem possibilitado sua utilização na prática clínica, mesmo em centros com pouca rotina. Também já está disponível no Brasil a dosagem do BNP e do NT-proBNP, em sistemas automatizados, para centros com rotinas maiores.

O BNP tem sido utilizado como biomarcador em várias doenças cardiovasculares. Na insuficiência cardíaca (IC) tem sido amplamente empregado no diagnóstico, estratificação de risco ou prognóstico e monitoramento do tratamento. Nas síndromes coronarianas agudas e na doença coronariana estável foi demonstrado que o BNP desempenhou papel prognóstico relevante. Mais recentemente, estudos demonstraram que a função diastólica ventricular esquerda contribui para o nível sérico de BNP e, dessa forma, sua dosagem estaria intimamente relacionada com o diagnóstico da insuficiência cardíaca diastólica. Além disso, os níveis de BNP estão elevados na presença de disfunção ventricular direita associada à doença pulmonar, incluindo doença pulmonar obstrutiva crônica, hipertensão pulmonar primária e embolia pulmonar.

O papel do BNP como ferramenta diagnóstica na IC já está bem estabelecido. Este apresenta elevado valor preditivo negativo para excluir o diagnóstico de insuficiência cardíaca em pacientes que se apresentam na sala de emergência com dispneia aguda. Dessa forma, níveis de BNP menores que 100pg/mL (ou ng/L) praticamente excluem o diagnóstico de IC, ao passo que valores superiores a 400pg/mL o confirmam. Quando as dosagens séricas se situam entre 100 e 400pg/mL, a chamada "zona cinzenta", o BNP não exibe boa acurácia no diagnóstico de IC na sala de emergência, devendo-se cogitar outras hipóteses. Além disso, deve-se atentar que esses valores de corte podem sofrer influência da função renal. Por exemplo, em pacientes com *clearance* de creatinina abaixo de 60mL/min, sugere-se que o *cutoff* suba para 200pg/mL para excluir a doença e 500pg/mL para o diagnóstico. Da mesma forma, em obesos com índice de massa corporal acima de 35kg/m^2, os valores de corte devem ser mais baixos, sugerindo-se BNP menor que 50pg/mL para excluir IC (Tabela II-2).

Além de importante ferramenta diagnóstica, o BNP de admissão e de pré-alta hospitalar também apresentou

Tabela II-2 – Probabilidades pré e pós-teste de diagnóstico de insuficiência cardíaca de acordo com as manifestações clínicas e dosagem de BNP na emergência (Adaptado de Jenny Doust, American Family Physician 2006;74:11).

Condições clínicas	Probabilidade pré-teste de IC (%)	BNP < 50pg/mL	BNP 50-150pg/mL	BNP > 150pg/mL
Pacientes que se apresentam no serviço de emergência (screening)	2	0,2	1	9
Pacientes que se apresentam na emergência com pelo menos um fator de risco para IC	7	0,6	4	27
Pacientes com suspeita de IC	27	3	17	65
Pacientes com dispneia no serviço de emergência	50	7	36	83

influência relevante no prognóstico de pacientes com IC descompensada. Cheng et al. demonstraram que pacientes cujos valores de BNP reduziram durante a internação tiveram melhor prognóstico, ao passo que aqueles que não tiveram variação dos níveis iniciais exibiram maior taxa de reinternação hospitalar em 30 dias, e aqueles com elevação do BNP inicial tiveram maior mortalidade hospitalar em até 30 dias de evolução.

O BNP também foi estudado como biomarcador prognóstico na doença coronariana estável e nas síndromes coronarianas agudas, como a angina instável e infarto agudo do miocárdio com e sem supradesnivelamento do segmento ST.

TROPONINA

Este biomarcador está contemplado no Capítulo 1 desta seção.

HOMOCISTEÍNA

A homocisteína é um aminoácido com radical *sulf* em sua estrutura, formada durante a transformação da metionina, aminoácido essencial encontrado nas proteínas comumente ingeridas. Sua metabolização pode ocorrer por meio de duas possíveis vias: remetilação, que depende da aquisição de um grupo *metil* doado pelo N^5-metil-tetra-hidrofolato, e em reação catalisada pela metionina sintetase, tornando a vitamina B_{12} um cofator essencial para esta reação.

Um elevado nível de homocisteína no sangue vem emergindo como forte marcador de risco para doenças ateroscleróticas coronarianas, cerebrais e de vasos periféricos. A hipótese da hiper-homocisteinemia como fator de risco para aterosclerose nasceu dos estudos de crianças com homocistinúria homozigótica, doença genética rara que afeta um em cada 50.000 a 200.000 recém-nascidos. Esses pacientes desenvolvem aterosclerose prematura (coronariana, cerebral e periférica) e doença venosa tromboembólica, com mortalidade antes dos 30 anos de idade.

Outras causas de hiper-homocisteinemia incluem a forma heterozigótica da homocistinúria (um para cada 100 indivíduos na população geral), a deficiência da MTHFR (10 a 20% da população saudável) e as deficiências de vitaminas do grupo B (ácido fólico, B_6, B_{12}), responsáveis por dois terços dos casos de hiper-homocisteinemia. Causas dessas deficiências incluem o uso de fármacos, como metotrexato, anticonvulsivantes (carmazepina, fenitoína e fenobarbital), teofilina, anticoncepcionais, tabagismo, alcoolismo e carências nutricionais.

A homocisteína pode promover a oxidação do LDL-c, a proliferação de células musculares lisas, a ativação plaquetária e de fatores de coagulação e a disfunção endotelial, com consequente lesão intimal. Mesmo assim, a associação entre hiper-homocisteinemia e doença aterosclerótica ainda necessita de mais elucidação, embora a *American Heart Association* e o *American College of Cardiology* a considerem marcador de risco entre os fatores condicionantes, em razão do desconhecimento dos mecanismos moleculares que ligam sua concentração sérica elevada à fisiopatogenia da aterosclerose.

Vários estudos têm indicado níveis plasmáticos elevados de homocisteína como marcador de risco primário de infarto agudo do miocárdio e morte cardíaca. A mesma previsão de risco existe também em portadores de doença coronariana crônica. Nygard et al. demonstraram que em 587 pacientes com doença coronariana crônica seguidos durante quatro anos houve mortalidade de 3,8% naqueles com homocisteinemia menor que 9µmol/L e de 24,7% naqueles com valores superiores a 15µmol/L. Entre valores de 5 e 20µmol/L, a correlação com mortalidade cardiovascular foi crescente, principalmente para valores acima de 15µmol/L. A mortalidade foi 1,9 vez maior para aqueles com concentração entre 9 e 14,9µmol/L, de 2,8 para os que se encontravam entre 15 e 19,9µmol/L e de 4,5 vezes maior para aqueles com níveis acima de 20µmol/L, tendo-se como referência os pacientes com concentração abaixo de 9µmol/L.

Diante das evidências, presume-se que o tratamento da hiper-homocisteinemia estaria condicionado à redução de eventos cardiovasculares, mas o mesmo não tem sido observado. A eficácia da administração de ácido fólico e vitaminas B_6 e B_{12} na redução significativa de eventos cardiovasculares ainda não está comprovada, como revelado pelo estudo VISP (vitaminas na prevenção do acidente vascular cerebral isquêmico). Entretanto, a recomendação do Comitê de Nutrição da *American Heart Association* é de 0,4mg de ácido fólico, 2mg de vitamina B_6 e 6µg de B_{12}. Todavia, em pacientes com alimentação adequada, o suplemento isolado de ácido fólico, com doses de 1 a 5mg/dia, tem sido empregado empiricamente, com boa tolerância e com redução de 40 a 50% na homocisteinemia em seis semanas, lembrando que o alvo do tratamento almeja níveis de homocisteinemia menores que 13µmol/L.

FIBRINOGÊNIO

O fibrinogênio é uma glicoproteína sintetizada no fígado e envolvida na via final do sistema de coagulação como precursor da fibrina. É fundamental para a adesão e a agregação plaquetária, formação do trombo de fibrina e aumento da viscosidade plasmática. A ação agregante plaquetária do fibrinogênio é mediada pela sua ligação aos receptores GPIb e GPIIb/IIIa na superfície das plaquetas. Além desses mecanismos trombogênicos, o fibrinogênio é um reator da fase aguda em processos inflamatórios que acompanha aumentos da velocidade de hemossedimentação e da proteína C-reativa ultrassensível. Postula-se que o papel aterogênico associado a níveis séricos elevados de fibrinogênio deve-se tanto à maior trombogenicidade quanto à inflamação.

O fibrinogênio identifica-se como um marcador independente de risco cardiovascular e sua interação com os fatores de risco convencionais também já foi estabelecida. Acredita-se que as ações deletérias associadas ao tabagismo, LDL-c e *diabetes mellitus* sejam parcialmente relacionadas à indução de elevação dos níveis séricos de fibrinogênio, com consequente hiper-reatividade plaquetária. Estudos prospectivos com indivíduos saudáveis demonstraram associação direta e independente entre os níveis de fibrinogênio plasmático e o risco de eventos coronarianos, de mortalidade total e cardiovascular. Em um desses estudos, após ajuste para fatores de confusão, determinou-se que para cada aumento de 1g/L na concentração plasmática de fibrinogênio houve aumento no risco relativo de 2,42 (IC 95% = 2,24-2,60) para infarto agudo do miocárdio e de 2,68 (IC 95% = 2,36-3,03) para óbito de causas cardiovasculares.

Devemos nos atentar, porém, a outros fatores ambientais que podem interferir na concentração sérica do fibrinogênio. Seus níveis são influenciados por fatores genéticos e ambientais. Além disso, os homens têm níveis mais altos do que as mulheres, e os negros mais do que os brancos. O fibrinogênio sérico aumenta com a idade, a massa corporal, o diabetes, o LDL-c, a lipoproteína (a) (Lpa), a leucocitose e a menopausa.

A dosagem indiscriminada de fibrinogênio sérico não é recomendável. No entanto, em certos grupos de pacientes, como aqueles com doença aterosclerótica na ausência de fatores de risco convencionais, pode-se usar o fibrinogênio para melhor estratificá-los.

FATOR DE NECROSE TUMORAL ALFA E INTERLEUCINAS

O fator de necrose tumoral alfa (TNF-α) consiste em uma citocina pleiotrófica produzida por uma grande variedade de células, dentre elas macrófagos, células endoteliais e células do músculo liso. O TNF-α estimula a produção de interleucina-6 (IL-6) por células do músculo liso que, por sua vez, são as principais indutoras da produção de PCR hepática. O TNF-α juntamente com a IL-6 também estão ligados ao aumento dos níveis de LDL-c oxidado em placas ateroscleróticas, bem como à sua instabilização e degradação da matriz colagenosa.

O valor prognóstico de elevações tanto do TNF-α quanto da IL-6 foi demonstrado tanto em pacientes sadios como naqueles com síndromes coronarianas agudas. Em pacientes com angina instável a IL-6 sérica elevada foi associada à maior morbimortalidade intra-hospitalar, enquanto em pacientes estáveis pós-infarto do miocárdio o TNF-α associou-se a maior risco de recorrência de eventos coronarianos.

As estatinas parecem também diminuir a secreção de IL-6 e TNF-α e, mais especificamente, a sinvastatina reduz a expressão de TNF-α por monócitos. O mecanismo putativo dessa ação anti-inflamatória está relacionado à redução, pelas estatinas, da ativação do fator nuclear kB, um fator de transcrição envolvido na indução de citocinas inflamatórias.

NOVAS PERSPECTIVAS

A proteína S100B é secretada no sistema nervoso central em aproximadamente 95% dos casos, mas recentemente foi descoberto sua liberação pelas fibras miocárdicas. Em estudo recente, Bacal et al. descobriram que em portadores de insuficiência cardíaca há maior concentração sérica dessa proteína, alertando para um possível novo marcador de disfunção miocárdica.

BIBLIOGRAFIA

Cheng V, Kazanegra R, Garcia A, et al. A rapid bedside test for B-type natriuretic peptide predicts treatment outcomes in patients admitted for decompensated heart failure: a pilot study. J Am Coll Cardiol. 2001;37:386-91.

Cushman M, Arnold AM, Psaty BM, Manolio TA, Kuller LH, Burke GL, et al. C-reactive protein and the 10-year incidence of coronary heart disease in older men and women: the Cardiovascular Health Study. Circulation. 2005;112:25-31.

Mazzini GS, Schaf DV, Vinadé ER, Horowitz E, et al. Increased S100B serum levels in dilated cardiomyopathy patients. J Card Failure. 2007;13(10):850-4.

Nygard O, Nordrehaug JE, Refsum H, et al. Homocysteine levels and mortality in patients with coronary artery disease. N Engl J Med. 1997;337: 230-7.

Ridker PM, Cushman M, Stampfer MJ, Tracy RP, Henneckens CH. Inflammation, aspirin, and the risk of cardiovascular disease in apparently healthy men. N Engl J Med. 1997;336:973-9.

Ridker PM, Rifai N, Rose L, et al. Comparison of C-reactive protein and low density lipoprotein cholesterol levels in the prediction of first cardiovascular events. N Engl J Med. 2002;347:1557-65.

Villacorta Junior H. BNP em pacientes com insuficiência cardíaca: não usar de mais nem de menos. Rev SOCERJ. 2008;21(5):x-y set/out.

CAPÍTULO 3
Insuficiência Cardíaca

Elias Knobel
Marcos Knobel

INTRODUÇÃO

A insuficiência cardíaca (IC) é uma síndrome heterogênea na qual o coração torna-se incapaz de suprir a demanda metabólica ou o faz à custa de pressões de enchimento elevadas. Por não constituir uma condição única, requer tratamento individualizado para cada paciente, levando-se em consideração a etiologia da miocardiopatia, as manifestações clínicas e as comorbidades.

EPIDEMIOLOGIA

A síndrome de insuficiência cardíaca crônica constitui hoje o principal problema cardiovascular de saúde pública, pois sua incidência vem alcançando níveis epidêmicos, fato este decorrente do processo de envelhecimento da população e da sobrevida crescente de portadores de cardiopatia.

Há no Brasil cerca de dois milhões de pacientes com IC e a cada ano mais de 200 mil casos novos são diagnosticados, acometendo até 10% dos indivíduos acima de 65 anos. Dados em nosso meio mostraram que, de todas as internações com o acometimento do aparelho circulatório, 31% foram por IC, que representou ainda 4% de todas as hospitalizações no Brasil. Apresentam ainda taxa de readmissão hospitalar de 20% em 30 dias, evoluindo para até 50% nos primeiros seis meses após a alta. É responsável por aproximadamente 50 mil óbitos por ano (mais do que qualquer câncer ou neoplasia de forma isolada).

Ambulatorialmente, o impacto social e econômico também é enorme, considerando-se consultas, exames, medicamentos e incapacitações temporárias ou definitivas para o trabalho.

ETIOLOGIA

A falência miocárdica constitui a via final comum de diversas cardiopatias, destacando-se as seguintes etiologias:

- isquêmica;
- chagásica;
- dilatada idiopática
- hipertensiva;
- valvar;
- congênita;
- periparto;
- pós-miocardite;
- por agentes cardiotóxicos (álcool, cocaína e quimioterápicos);
- infiltrativas (hemocromatose, amiloidose e sarcoidose).

As principais causas precipitantes da descompensação cardíaca são:

- falta de aderência ao tratamento;
- embolia pulmonar;
- arritmias;
- infecção sistêmica;
- drogas retentoras de sódio ou cardiodepressoras;
- fatores físicos, emocionais e ambientais;
- desenvolvimento de comorbidades (insuficiência renal, tireoidopatia, anemia e depressão);
- isquemia miocárdica;
- intoxicação digitálica.

FISIOPATOLOGIA (Fig. II-3)

Durante as últimas décadas, houve consideráveis avanços no conhecimento da fisiopatologia da IC. O processo

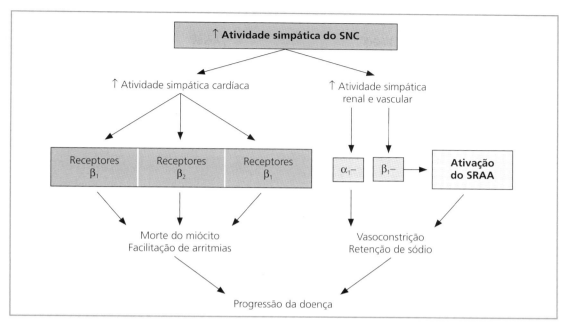

Figura II-3 – Papel central da hiperatividade simpática na fisiopatologia da insuficiência cardíaca. SNC = sistema nervoso central; SRAA = sistema renina-angiotensina-aldosterona.

inicial que desencadeia a síndrome é a disfunção ventricular. Do ponto de vista histológico, a alteração da arquitetura miocárdica envolve hipertrofia e perda de miócitos, hiperplasia de fibroblastos e depósito de colágeno. Diversos neuro-hormônios, como angiotensina II, aldosterona, catecolaminas, endotelinas e citocinas, agem como fatores de crescimento miocárdico e alteram o padrão de síntese proteica. A perda de miócitos também ocorre por apoptose e por necrose isquêmica, mesmo na ausência de doença arterial coronariana. Esta perda contínua e/ou disfunção de miócitos viáveis contribui para a progressão da insuficiência cardíaca.

A consequência de todo esse processo é o remodelamento ventricular, caracterizado pelo aumento dos volumes sistólico final e diastólico final do ventrículo esquerdo, e a redução da fração de ejeção e débito cardíaco. Como resposta a essa redução do desempenho cardíaco, ocorre aumento da atividade adrenérgica por intermédio do barorreflexo. Têm lugar, então, os diversos mecanismos neuro-hormonais inicialmente adaptativos (Quadro II-2), mas que evolutivamente se tornam deletérios, agravando o quadro clínico. O conhecimento desses mecanismos tem colaborado no entendimento da insuficiência cardíaca sob um enfoque neuro-hormonal, e não mais puramente hemodinâmico, permitindo também que se vislumbrem novas oportunidades terapêuticas.

Pré-carga e mecanismo de Frank-Starling – a retenção hidrossalina, resultante dos mecanismos neuro-hormonais compensatórios, tem o intuito de aumentar o volume diastólico final do ventrículo, ou seja, a pré-carga. Trata-

Quadro II-2 – Principais alterações neuro-hormonais desencadeadas pela redução do débito cardíaco.

Aumento da atividade adrenérgica, resultando em aumento da frequência e da contratilidade cardíacas
Ativação do sistema renina-angiotensina-aldosterona, promovendo vasoconstrição e retenção de sódio e água
Aumento da secreção de arginina-vasopressina, gerando retenção de água livre e vasoconstrição
Aumento de endotelina, promovendo vasoconstrição
Aumento de citocinas inflamatórias (TNF-α e IL-1β), resultando em disfunção, hipertrofia e apoptose do miócito
Alteração da via do óxido nítrico, com consequente menor resposta do miócito a estímulo β-adrenérgico e disfunção endotelial
Aumento do estresse oxidativo, causando hipertrofia e apoptose do miócito
Aumento de peptídeos natriuréticos, promovendo vasodilatação e natriurese
Disfunção do barorreflexo

-se de uma tentativa de melhorar a contratilidade do coração insuficiente, por meio do mecanismo de Frank-Starling, porém na IC esse mecanismo já está deficiente. Na prática clínica, observa-se que esses pacientes necessitam estar otimizados quanto à pré-carga, ou seja, com o coração trabalhando no topo da curva de Frank-Starling. Por outro lado, as elevadas pressões de enchimento frequentemente não são suficientes para compensar a redução de débito cardíaco, resultando em congestão venosa pulmonar e sistêmica.

Pós-carga e vasoconstrição periférica – a ativação neuro-hormonal provoca, além da retenção hidrossalina, vasoconstrição arterial periférica, destinada a priorizar o fluxo sanguíneo para áreas preferenciais, como sistema nervoso central e miocárdio. Outros territórios, como o esplâncnico, muscular e cutâneo, são sacrificados. Uma consequência comum é a insuficiência renal de causa pré-renal.

Disfunção diastólica – devido à alteração do relaxamento ou da complacência, o enchimento ventricular na diástole é dificultado, passando a depender mais da sístole atrial e gerando aumento da pressão. A disfunção diastólica agrava-se em situações de perda da sístole atrial (fibrilação atrial), aumento excessivo da frequência cardíaca (como em taquiarritmias) ou isquemia (pois o relaxamento é um processo que requer energia). Cerca de 30% dos pacientes com IC apresentam função sistólica preservada e disfunção essencialmente diastólica.

CLASSIFICAÇÃO

A classificação da *New York Heart Association* (NYHA) enfoca basicamente a condição funcional e permanece em uso:

 I – Sintomas ocorrem aos esforços maiores de que os habituais.
 II – Sintomas ocorrem aos esforços habituais.
 III – Sintomas ocorrem aos esforços menores do que os habituais.
 IV – Sintomas ocorrem aos mínimos esforços e em repouso.

A classificação por estágios descreve a história natural da IC e enfatiza a possibilidade de intervenções antes do surgimento de sintomas, nos estágios A e B.

Estágio A – presença de fatores de risco para insuficiência cardíaca.
Estágio B – disfunção sistólica ventricular esquerda assintomática.
Estágio C – disfunção sistólica ventricular esquerda sintomática.
Estágio D – insuficiência cardíaca refratária.

QUADRO CLÍNICO

FATORES DE RISCO

A presença isolada dos fatores de risco consiste no estágio A da insuficiência cardíaca, em que algumas estratégias de prevenção primária (por exemplo, controle de hipertensão arterial e abstinência de álcool) podem ser adotadas. Em fases mais avançadas, sua abordagem pode reduzir a progressão da miocardiopatia ou mesmo promover graus variáveis de regressão. A seguir estão listados os principais fatores de risco para insuficiência cardíaca:

- hipertensão arterial sistêmica;
- *diabetes mellitus*;
- idade avançada;
- história de infarto do miocárdio;
- valvopatia;
- cardiopatia congênita;
- doença de Chagas;
- etilismo.

APRESENTAÇÃO CLÍNICA (Quadro II-3)

Disfunção ventricular esquerda – predominam manifestações retrógradas causadas por congestão pulmonar, como dispneia a esforços progressivamente menores até em repouso, estertores pulmonares, broncospasmo, ortopneia e dispneia paroxística noturna. Em outros pacientes predominam as manifestações anterógradas relacionadas ao baixo débito cardíaco, como intolerância a esforços, fadiga, palidez cutânea, pinçamento da pressão arterial, hipotensão arterial e disfunção renal.

Disfunção ventricular direita – congestão sistêmica manifestada por estase jugular (sinal que mais especificamente se correlaciona com a hipervolemia), refluxo hepatojugular – manobra útil, pois é mais precoce que a estase jugular, hepatomegalia, edema de membros inferiores, ascite, derrame pleural, derrame pericárdico e anasarca.

Sinais denunciadores da gravidade da insuficiência cardíaca são a respiração periódica de Cheyne-Stokes e a apneia do sono de causa central. Desnutrição em graus variáveis até a caquexia constitui outro importante sinal, com grave implicação prognóstica. Sua etiologia é mul-

Quadro II-3 – Formas de apresentação clínica da insuficiência cardíaca.

Retrógrada – predomínio de sinais e sintomas congestivos
Anterógrada – predomínio de sinais e sintomas de baixo débito cardíaco e hipoperfusão tecidual
Direita – responsável por congestão venosa sistêmica (estase jugular, hepatomegalia e edema periférico)
Esquerda – acarreta congestão pulmonar (dispneia, estertores crepitantes e edema agudo de pulmão)
Sistólica – presença de cardiomegalia e redução da fração de ejeção do ventrículo esquerdo
Diastólica – alteração preponderante de relaxamento do ventrículo, com área cardíaca e fração de ejeção normais ou quase normais (ocorre em 20 a 40% dos pacientes)
Crônica – como houve tempo para o desenvolvimento de mecanismos adaptativos e remodelamento ventricular, os sintomas são mais bem tolerados
Aguda – devido à rapidez de instalação do quadro, as manifestações clínicas poderão ser muito mais intensas (por exemplo, infarto extenso do miocárdio)
Baixo débito – apresentação mais frequente decorre de alteração primária da contratilidade miocárdica
Alto débito – causado pela incapacidade do coração de atender a um aumento da demanda de oxigênio tecidual. Alguns exemplos: hipertireoidismo, anemia e beribéri

tifatorial, destacando-se aumento das citocinas inflamatórias (como o fator de necrose tumoral), anorexia, vômitos e má absorção.

Em fases avançadas ocorrem instabilidade hemodinâmica e choque cardiogênico. A morte, quando de causa cardíaca, pode ocorrer por falência circulatória progressiva ou por arritmia.

EXAMES SUBSIDIÁRIOS

É importante relembrar que o diagnóstico da IC é basicamente clínico por meio de sinais e sintomas descritos anteriormente, porém os exames subsidiários representam importante arma, não só para o diagnóstico, como também na estratificação do risco e prognóstico.

ELETROCARDIOGRAMA

Inespecífico, porém alguns achados auxiliam no diagnóstico etiológico e na avaliação seriada do paciente. Taquicardia sinusal, fibrilação atrial, extrassistolia supraventricular e ventricular, alterações da repolarização ventricular, sobrecarga de câmaras, bloqueios de ramo, área eletricamente inativa e baixa voltagem dos complexos são achados possíveis.

RADIOGRAFIA DE TÓRAX

A cardiomegalia é o achado mais frequente. Quando o índice cardiotorácico for normal ou pouco aumentado, suspeita-se de insuficiência cardíaca com função sistólica preservada. A radiografia de tórax, no entanto, é relativamente insensível para detectar congestão pulmonar, podendo não corresponder à história ou ao exame físico de um paciente clinicamente congesto. Nos campos pulmonares, o edema intersticial geralmente precede o alveolar (Fig. II-4).

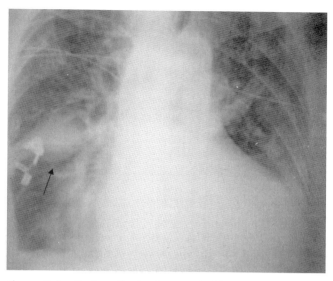

Figura II-4 – Radiografia de tórax em incidência posteroanterior evidenciando congestão pulmonar, com cefalização da trama vascular e imagem compatível com tumor fantasma no campo médio do pulmão direito (seta).

Edema intersticial
- Sinal radiológico mais precoce. A cefalização da trama vascular é resultante da hipertensão venocapilar pulmonar com redistribuição do fluxo sanguíneo para o ápice dos pulmões.
- Com o aumento progressivo da pressão hidrostática do capilar pulmonar, ocorre transudação de líquido para o espaço intersticial, principalmente na região peri-hilar e nas bases pulmonares, levando ao espessamento das linhas septais intersticiais (linhas A e B de Kerley).
- Espessamento das fissuras interlobares e derrame pleural são encontrados quando o edema intersticial está mais acentuado.

Edema alveolar
- Quando a pressão capilar pulmonar ultrapassa 25mmHg há extravasamento de líquido para o espaço alveolar, acometendo principalmente a região peri-hilar.
- O padrão radiológico denominado "asa de borboleta" corresponde a edema alveolar de distribuição predominante peri-hilar.
- Em outras situações, o infiltrado alveolar forma opacificações de contornos regulares que podem simular a presença de neoplasia pulmonar, imagem denominada "pseudotumor", e que regride com a melhora clínica do paciente.
- Após a regressão da congestão pulmonar, o padrão radiológico pode levar de 12 a 24h para voltar à condição anterior.

ECOCARDIOGRAFIA

Este exame deve fazer parte da avaliação inicial da insuficiência cardíaca, pois fornece informações tanto sobre a cardiopatia de base quanto sobre a condição funcional. Deve-se atentar para:

- Dilatação e/ou hipertrofia do ventrículo esquerdo.
- Comprometimento difuso do ventrículo esquerdo ou presença de alterações regionais da contratilidade (áreas hipocinéticas, acinéticas ou discinéticas) sugestivas de etiologia isquêmica.
- Aumento dos átrios, que predispõe a fibrilação atrial.
- Presença de disfunção valvar primária ou secundária, particularmente insuficiência mitral.
- Presença de trombos intracavitários (átrios, apêndices atriais e ventrículos) e de contraste espontâneo, indicativo de estase sanguínea. Caso seja necessário, a realização do ecocardiograma transesofágico aumenta a acurácia diagnóstica na detecção de trombos ou vegetações intracavitários.

- Sinais de disfunção sistólica (redução da fração de ejeção e percentual de encurtamento) e/ou disfunção diastólica (alteração da complacência ou relaxamento do ventrículo esquerdo, avaliado pela análise do fluxo transvalvar mitral).
- Sinais de hipertensão pulmonar.
- Síndromes restritivas, suspeitadas quando se observam átrios grandes com ventrículos de tamanho normal ou pouco aumentado.
- Anomalias congênitas.

EXAMES LABORATORIAIS

Hemograma, eletrólitos, sorologia para doença de Chagas, exames de função renal, hepática e tireóidea, glicemia e perfil lipídico são exames laboratoriais necessários na avaliação inicial de um paciente com insuficiência cardíaca.

Peptídeo natriurético cerebral tipo B (BNP) – mais recentemente, verificou-se correlação dos níveis séricos do BNP com a classe funcional em grandes populações de pacientes. Individualmente, no entanto, esta correlação não é perfeita, podendo o BNP persistir elevado mesmo que o paciente esteja bem medicado ou permanecer normal apesar de IC avançada. Importante instrumento para o diagnóstico diferencial entre dispneia de origem cardíaca e não cardíaca, além de auxiliar no diagnóstico, prognóstico e monitorização terapêutica dos casos de insuficiência cardíaca descompensada (Quadro II-4).

Quadro II-4 – Graus de recomendação e níveis de evidência para o uso de BNP na insuficiência cardíaca descompensada.

Condição	Grau de recomendação	Nível de evidência
Diagnóstico diferencial	II A	B
Acompanhamento terapêutico	II A	B
Avaliação prognóstica	II A	C

- Interpretação dos valores de BNP:
  - BNP baixo (< 100pg/mL)
    - Sintomas provavelmente não decorrentes de IC.
  - BNP intermediário (100 a 500pg/mL)
    - Considerar outros diagnósticos.
  - BNP alto (> 500pg/mL)
    - IC é o diagnóstico mais provável.
- Outras condições que podem elevar o BNP:
  - Tromboembolismo pulmonar.
  - Infarto agudo do miocárdio.
  - Idade avançada.
  - Insuficiência renal.
- Condições em que o BNP pode estar mais baixo do que seria esperado:
  - Obesidade.
  - Edema agudo de pulmão.
  - Estenose mitral.
  - Insuficiência mitral aguda.

Sódio – exame de importante valor, pois traz informações do estado volêmico do paciente, além do prognóstico. Pacientes com hiponatremia tendem a estar clinicamente descompensados. Lee e Packer demonstraram o valor prognóstico do sódio plasmático. Pacientes com sódio maior que 137mEq/L tiveram maior sobrevida do que aqueles com hiponatremia leve (133 a 137mEq/L) ou hiponatremia moderada a grave (< 133mEq/L). Aqueles com sódio menor que 130mEq/L tiveram taxa de sobrevida em um ano menor que 20%, em comparação àqueles com sódio sérico acima desses valores, cuja sobrevida foi de quase 50%. Em um estudo em pacientes com insuficiência cardíaca congestiva descompensada admitidos em unidade de emergência, a presença de hiponatremia foi o único fator independentemente relacionado à mortalidade hospitalar e sobrevida após 16 meses de seguimento, dentre variáveis clínicas, laboratoriais e ecocardiográficas rotineiras. A mortalidade global foi de 52% para pacientes com sódio sérico menor ou igual a 135mEq/L contra 16,6% naqueles com valores acima de 135mEq/L.

Marcadores cardíacos diagnósticos (mioglobina, CK-MB e troponina) – os marcadores cardíacos apresentam papel fundamental no diagnóstico da lesão miocárdica, quer seja por causa isquêmica, quer não. Na insuficiência cardíaca, teria papel nos casos de descompensação sem etiologia definida, em que uma síndrome coronariana aguda pode ser uma das possibilidades.

Potássio – exame fundamental no acompanhamento de pacientes com insuficiência cardíaca, principalmente nos usuários de diuréticos, inibidores da enzima conversora de angiotensina e espironolactona em que as variações de potássio são muito frequentes e podem agravar ou levar a arritmias cardíacas.

Magnésio – exame importante no seguimento de pacientes com insuficiência cardíaca, pois níveis baixos podem predispor arritmias cardíacas malignas, como o *torsades de pointes*.

Creatinina e ureia – exames que avaliam a função renal, que pode estar alterada secundariamente a estados de baixo débito.

Função tireóidea – alterações nos hormônios tireóideos, como hiper ou hipotireoidismo, são conhecidas como causa ou fatores precipitantes de insuficiência cardíaca. Sua dosagem é muito importante na avaliação laboratorial dos pacientes com insuficiência cardíaca, principalmente nos casos que apresentem taquiarritmias, que podem cursar com TSH suprimido. Além do diagnóstico dessas alterações (TSH suprimido – hipertireoidismo; TSH elevado – hipotireoidismo), os hormônios tireóideos têm também valor prognóstico. Em um estudo com 84 pacientes admitidos em unidade coronariana com insuficiência cardíaca congestiva grave, a diminuição da relação de T_3 livre/T_3 reverso foi importante preditor de mortalidade a curto prazo, superando variáveis hemodinâmicas e o sódio sérico.

Hemograma – exame de grande importância no acompanhamento e prognóstico de pacientes com IC. De acordo com a fase da IC e outras comorbidades apresentadas pelo paciente, a anemia pode estar presente e auxiliando a deterioração clínica do paciente. Em uma população estudada com IC descompensada, a anemia foi um marcador independente de mortalidade hospitalar, especialmente no sexo masculino.

Ferro sérico – na insuficiência cardíaca ocorre redução na absorção de ferro, com consequente queda no ferro sérico, que por sua vez leva à anemia. Vários estudos relatam melhora na morbidade desses pacientes após a correção da anemia. A dosagem do ferro é importante, pois, constatada sua deficiência, a reposição por via parenteral pode reduzir o grau da anemia.

Sorologias – exame de importância, principalmente em casos de miocardites em que se deseja identificar o agente etiológico, como alguns enterovírus. Também na suspeita de miocardiopatia chagásica, a sorologia para Chagas deve ser sempre realizada.

Outros exames laboratoriais – de acordo com a etiologia em questão, exames direcionados podem ser importantes, como as enzimas hepáticas que podem estar alteradas em casos de hipoperfusão esplâncnica por baixo débito cardíaco, levando à hepatite isquêmica.

Estudos de viabilidade miocárdica

Estão indicados principalmente em pacientes com miocardiopatia isquêmica e insuficiência cardíaca, sem *angina pectoris*, para tentar prever a recuperação funcional de segmentos cardíacos que eventualmente venham a ser revascularizados. As modalidades existentes são cintilografia miocárdica de perfusão com tálio-201 (imagens tardias), ecocardiografia de estresse com dobutamina, tomografia por emissão de pósitrons (PET) e ressonância magnética.

Holter 24 horas

Exame importante nos pacientes com insuficiência cardíaca, pois permite avaliar a presença e a complexidade de arritmias cardíacas, além da variabilidade da frequência cardíaca, fatores prognósticos nesse contexto.

Cateterismo cardíaco

Está indicado quando a causa da insuficiência cardíaca não tiver sido esclarecida, com suspeita de doença arterial coronariana, valvopatias, síndromes restritivas, tal como endomiocardiofibrose ou cardiopatias congênitas.

Pacientes com insuficiência cardíaca por miocardiopatia isquêmica e sintomas de *angina pectoris* têm indicação de cateterismo cardíaco, uma vez que alguma estratégia de revascularização poderá modificar a história natural da doença.

Além do diagnóstico, o cateterismo traz a possibilidade de intervenção em algumas situações: angioplastia coronariana, valvoplastia e biópsia endomiocárdica.

Permite também mensuração das pressões intracavitárias, débito cardíaco e cálculo das resistências vasculares sistêmica e pulmonar, sendo esta necessária quando há programação de transplante cardíaco.

BIBLIOGRAFIA

ACC/AHA 2005 guideline update for the diagnosis and management of chronic heart failure in the adult. A report of the American College of Cardiology/American Heart Association task force on practice guidelines. Circulation. 2005;112:e154-e235.

Klein C, Nekolla SG, Bengel FM, et al. Assessment of myocardial viability with contrast-enhancement magnetic resonance imaging. Comparison with positron emission tomography. Circulation. 2002; 105:162-7.

Lee WH, Packer M. Prognostic significance of serum sodium concentration and its modifications by converting enzyme inhibition in patients with severe chronic heart failure. Circulation. 1986;73:257-67.

Malcom J, Arnold O, Howlett JG, Ducharme A, et al. Canadian Cardiovascular Society Consensus Conference guidelines on heart failure, 2008 update: best practices for the transition of care of heart failure patients, and the recognition, investigation and treatment of cardiomyopathies. Can J Cardiol. 2008;24(1):21-40.

Taylor DO, Edwards LB, Mohacsi PJ, Boucek MM, Trulock EP, Keck BM, Hertz MI. The registry of the international society for heart and lung transplantation: twentieth official adult heart transplant report – 2003. J Heart Lung Transpl. 2003;22:616-24.

Villacorta, M. Fatores prognósticos em portadores de ICC. Arq Bras Cardiol. 1999;72(3):343-52.

CAPÍTULO 4

Hipertensão Arterial

Carolina C. Gonzaga
Márcio G. Sousa
Celso Amodeo

INTRODUÇÃO

A prevalência de hipertensão arterial (HA) na população brasileira está em torno de 30%, sendo considerado atualmente um dos mais importantes fatores de risco cardiovascular. Análise conjunta de 61 estudos observacionais prospectivos, envolvendo quase 1 milhão de indivíduos, demonstrou forte associação entre a pressão arterial (PA) e o risco cardiovascular, relação contínua e exponencial, iniciando-se a partir de PA sistólica maior ou igual a 115mmHg e PA diastólica maior ou igual a 75mmHg. A partir desses valores, para cada aumento de 20mmHg da PA sistólica ou 10mmHg da PA diastólica, o risco de evento cardiovascular dobra. Este mesmo estudo também demonstrou relação linear com a idade, pois o risco dobra a cada período de 10 anos de envelhecimento.

A hipertensão arterial tem etiologia multifatorial, fisiopatologia complexa, com vários mecanismos envolvidos no controle da pressão arterial. Entre os mais importantes destacam-se o componente genético, os hábitos nutricionais com maior ingestão de sal ao longo da vida, o sistema nervoso simpático, o sistema renina-angiotensina-aldosterona, a rigidez arterial, o remodelamento vascular e a disfunção endotelial.

CONFIRMAÇÃO DO DIAGNÓSTICO

A medida da PA é o elemento-chave para o estabelecimento do diagnóstico da HA e para avaliação da eficácia do tratamento. Na primeira avaliação, as medidas devem ser obtidas em ambos os membros superiores e, em caso de diferença, utiliza-se sempre o braço com o maior valor de pressão para as medidas subsequentes. O indivíduo deverá ser investigado para doenças arteriais caso apresente diferenças de pressão entre os membros maior que 20/10mmHg para a pressão sistólica/diastólica. Em cada consulta, deverão ser realizadas pelo menos três medidas, com intervalo de um minuto entre elas, sendo a média das duas últimas considerada a PA do indivíduo. Caso as pressões sistólicas e/ou diastólicas obtidas apresentem diferença maior que 4mmHg entre elas, deverão ser realizadas novas medidas, até que se obtenham medidas com diferença menor ou igual a 4mmHg, utilizando-se a média das duas últimas medidas como a PA do indivíduo.

A posição recomendada para a medida da pressão arterial é a sentada. A medida nas posições ortostática e supina deve ser feita pelo menos na primeira avaliação em todos os indivíduos e em todas as avaliações em idosos, diabéticos, portadores de disautonomias, alcoolistas e/ou em uso de medicação anti-hipertensiva.

A monitorização ambulatorial da pressão arterial (MAPA) é recomendada na suspeita de hipertensão e efeito do "avental branco", hipertensão mascarada e na avaliação de sintomas sugestivos de hipotensão.

Segundo a V Diretriz Brasileira de Hipertensão Arterial, os valores que permitem classificar a PA em adultos acima de 18 anos de acordo com a medida casual no consultório estão na tabela II-3.

No exame físico, além da medida adequada da pressão arterial e frequência cardíaca, deverá ser dada atenção especial às medidas antropométricas (peso, altura, circunferência da cintura e do quadril), fundo de olho e aspectos sugestivos de doença cardiovascular associada ou causa secundária de HA sistólica, como será apresentado adiante.

ESTRATIFICAÇÃO DE RISCO

O risco de eventos cardiovasculares associa-se com outros fatores de risco concomitantes além da HA, assim como

Tabela II-3 – Classificação da pressão arterial de acordo com a medida casual no consultório (> 18 anos). Quando as pressões sistólica e diastólica de um paciente se situam em categorias diferentes, a maior deve ser utilizada para classificação da pressão.

Classificação	Pressão sistólica (mmHg)	Pressão diastólica (mmHg)
Ótima	< 120	< 80
Normal	< 130	< 85
Limítrofe	130-139	85-89
Hipertensão estágio 1	140-149	90-99
Hipertensão estágio 2	160-179	100-109
Hipertensão estágio 3	≥ 180	≥ 110
Hipertensão sistólica isolada	≥ 140	< 90

com a presença de lesões em órgão-alvo e doenças cardiovasculares. Dessa forma, é fundamental realizar a estratificação de risco do paciente, para que seja possível quantificar o prognóstico (Quadro II-5).

São considerados fatores maiores de risco cardiovascular o tabagismo, a dislipidemia, o *diabetes mellitus*, a nefropatia, a idade acima de 60 anos, a história familiar de doença cardiovascular em mulheres com menos de 65 anos e homens com menos de 55 anos. Outros fatores de risco incluem relação cintura/quadril aumentada (mulheres > 0,85 e homens > 0,95), circunferência da cintura aumentada (mulheres > 88cm e homens > 102cm), microalbuminúria, tolerância à glicose diminuída/glicemia de jejum alterada, hiperuricemia e proteína C-reativa ultrassensível aumentada.

Em relação a lesões em órgão-alvo, deve-se valorizar o antecedente de hipertrofia ventricular esquerda, angina ou infarto agudo do miocárdio, revascularização miocárdica, insuficiência cardíaca, acidente vascular cerebral, isquemia cerebral transitória, alterações cognitivas ou demência vascular, nefropatia, doença vascular de extremidades e retinopatia hipertensiva.

O risco cardiovascular adicional está associado, respectivamente, a menos de 15%, 15 a 20%, 20 a 30%, mais de 30% em indivíduos de baixo, médio, alto e muito alto risco.

METAS DE PRESSÃO ARTERIAL

As metas de pressão a serem atingidas apresentam-se na tabela II-4. Ressalta-se que o risco cardiovascular aumenta a partir de 115/75mmHg, ou seja, a pressão a ser alcançada durante o tratamento está abaixo de 120/80mmHg, pressão considerada ótima, desde que o paciente não tenha sintomas de hipotensão.

Tabela II-4 – Metas de valores da pressão arterial a serem obtidas com o tratamento.

Categorias	Meta (no mínimo)
Hipertensos estágio 1 e 2 com RCV baixo e médio	< 140/90mmHg
Hipertensos e limítrofes com RCV alto	< 130/85mmHg
Hipertensos limítrofes com RCV muito alto	< 130/80mmHg
Hipertensos nefropatas com proteinúria > 1,0g/L	< 120/75mmHg

RCV = risco cardiovascular.

DIAGNÓSTICO LABORATORIAL

Na avaliação inicial de rotina do paciente hipertenso recomenda-se hemograma, glicemia de jejum, sódio, potássio, ureia, creatinina, colesterol total e frações, triglicerídeos, ácido úrico, urina tipo I e eletrocardiograma.

Quadro II-5 – Estratificação de risco cardiovascular adicional do paciente hipertenso.

| Fatores de risco | Pressão arterial | | | | |
	Normal	Limítrofe	Estágio 1	Estágio 2	Estágio 3
Sem FR	Sem risco adicional		Risco baixo	Risco médio	Risco alto
1 a 2 FR	Risco baixo		Risco médio	Risco médio	Risco muito alto
Três ou mais FR, lesão em órgão-alvo ou DM	Risco médio	Risco alto	Risco alto	Risco alto	Risco muito alto
DCV	Risco muito alto	Risco muito alto	Risco muito alto	Risco muito alto	Risco muito alto

FR = fator de risco; DM = *diabetes mellitus*; DCV = doença cardiovascular.

Durante a avaliação complementar do paciente hipertenso, indica-se a pesquisa de microalbuminúria, por meio do índice albumina (mg/dL)/creatinina (g/dL) em amostra isolada de urina, de preferência na primeira urina da manhã, com valores normais menor que 30mg/g de creatinina e com presença de microalbuminúria entre 30 e 300mg/g de creatinina.

Para pacientes com glicemia de jejum entre 100 e 125mg/dL, recomenda-se determinar a glicemia 2h após sobrecarga por via oral de glicose (75g). Se valores menores que 140mg/dL são encontrados, permanece apenas o diagnóstico de glicemia de jejum alterada, se entre 140 e 200mg/dL, faz-se o diagnóstico de tolerância à glicose diminuída, e se superior a 200mg/dL, confirma-se o diagnóstico de *diabetes mellitus*.

EXAMES DE IMAGEM

Na pesquisa de hipertrofia ventricular esquerda, bem como na avaliação da função sistólica e diastólica do paciente hipertenso, é recomendado o ecocardiograma.

HIPERTENSÃO ARTERIAL SECUNDÁRIA

Na avaliação dos pacientes hipertensos, 90 a 95% não apresentarão causa identificável e passível ou não de correção. Porém, uma pequena porcentagem entre 5 e 10% dos hipertensos terá causa secundária de aumento da pressão. Depois de descartada má adesão à terapêutica instituída, efeito ou hipertensão do "avental branco", deve-se instituir avaliação de causas secundárias, principalmente nos pacientes com indícios de secundarismo (Quadro II-6).

Atenção especial deve ser dada aos pacientes refratários à terapêutica instituída. São considerados hipertensos resistentes os pacientes em uso de três classes de fármacos em doses otimizadas, idealmente sendo um deles diurético, sem controle da pressão, ou necessitando de quatro ou mais classes para atingir a meta. Nesse grupo de pacientes há prevalência aumentada de causas secundárias de HA, entre elas o hiperaldosteronismo primário, a síndrome da apneia obstrutiva do sono, a doença renovascular e a doença renal parenquimatosa. Menos frequentemente, encontram-se, como causa secundária de HA, feocromocitoma, doença de Cushing, hiperparatireoidismo, coartação de aorta, hipo e hipertireoidismo e tumor intracraniano.

Na avaliação do paciente hipertenso, principalmente nos de difícil controle, a avaliação do uso de medicamentos concomitantes que aumentam a pressão arterial é fundamental. Incluem-se principalmente anti-inflamatórios (ácido acetilsalicílico), inibidores da COX-2, agentes simpaticomiméticos (descongestionantes nasais, medicamentos para perda de peso e cocaína), estimulantes, álcool, contraceptivos orais, entre outros.

HIPERALDOSTERONISMO PRIMÁRIO

O hiperaldosteronismo primário (HP) caracteriza-se pela produção aumentada de aldosterona pela adrenal, originada por hiperplasia da glândula, adenoma, carcinoma ou por formas genéticas. A prevalência nos hipertensos varia de 3 a 22%, sendo mais alta nos hipertensos de difícil controle. Atualmente, sabe-se que a prevalência de hipopotassemia no HP varia de 9 a 37% dos casos.

A abordagem do HP inclui rastreamento que deve ser realizado em todo hipertenso com hipocalemia espontânea ou provocada por diuréticos, em hipertensos resistentes aos tratamentos habituais e em hipertensos com tumor adrenal, por meio da determinação da relação aldosterona sérica/atividade de renina plasmática (RAR). A relação RAR maior que 30ng/dL, com aldosterona sérica maior que 15ng/dL, é achado considerado sugestivo de HP. Paciente com rastreamento positivo para HP deve ter este diagnóstico confirmado pela determinação de aldosterona após teste de supressão de secreção de aldosterona. Opções ao teste de supressão são a infusão por via endovenosa de soro fisiológico (2L em 4h) associada ou não à administração por via oral de corticoide ou, ainda, ao fornecimento de dieta rica em sal. Pacientes com concentrações de aldosterona aumentadas após o final do teste têm o diagnóstico de HP confirmado. Habitualmente, dosa-se a urina de 24h e, se a concentração de sódio é maior que 200mEq/dia, considera-se o paciente já suprimido, sem necessidade de realizar o teste. Na prática diária, tem-se cautela na realização de infusão salina e administração de corticoide, já que os pacientes muitas vezes apresentam a pressão arterial elevada, e função sistólica e diastólica alteradas, com risco de picos hipertensivos ainda maiores e quadro congestivo pulmonar até edema agudo pulmonar.

Quadro II-6 – Indícios de hipertensão secundária.

Início da hipertensão antes dos 30 ou após 50 anos de idade
Hipertensão arterial grave (estágio 3) e/ou resistente à terapia
Tríade do feocromocitoma: palpitações, sudorese e cefaleia em crises
Uso de medicamentos e drogas que possam elevar a pressão arterial
Fácies ou biotipo de doença que cursa com hipertensão: doença renal, hipertireoidismo, acromegalia, síndrome de Cushing
Presença de massas ou sopros abdominais
Assimetria de pulsos femorais
Aumento da creatinina sérica ou ritmo de filtração glomerular estimado diminuído
Hipopotassemia espontânea
Exame de urina anormal (proteinúria ou hematúria)
Sintomas de apneia durante o sono

O terceiro passo no diagnóstico de HP é fazer a diferenciação entre hiperplasia e adenoma, idealmente por tomografia computadorizada de adrenal com cortes finos (< 3mm). Caso seja encontrada imagem sugestiva de adenoma, pode-se confirmar o diagnóstico por meio da coleta de aldosterona em veia adrenal seletiva, sempre com coleta concomitante de cortisol. Uma diferença maior que 2,5 vezes de um lado para o outro na aldosterona é forte indicativo de tratar-se de adenoma.

SÍNDROME DA APNEIA OBSTRUTIVA DO SONO

A suspeita clínica deve ser realizada na presença de ronco alto, despertares noturnos, sonolência diurna excessiva e concentração prejudicada. Pode associar-se à obesidade e ao aumento da circunferência do pescoço. Questionários como o de Berlim podem ser usados como rastreamento, mas o diagnóstico é confirmado pela polissonografia.

DOENÇA RENOVASCULAR

Caracteriza-se por aumento de pressão arterial decorrente do estreitamento único ou múltiplo das artérias renais. Entretanto, a simples identificação de estenose de artéria renal não faz o diagnóstico de hipertensão arterial renovascular. Geralmente, o diagnóstico é confirmado após a correção da estenose e o desaparecimento ou a melhora da hipertensão arterial. A prevalência é de 4% na população geral, podendo ser mais alta em paciente com doença arterial coronariana e periférica. A estenose de artéria renal pode ser causada por aterosclerose (90%) ou por displasia fibromuscular.

Os métodos diagnósticos não invasivos incluem a ultrassonografia Doppler e a angiorressonância das artérias renais, a cintilografia de perfusão renal sensibilizada pelo captopril e a angiotomografia. Tanto para o diagnóstico definitivo quanto para avaliação e tratamento a ser instituído, deve-se realizar arteriografia por subtração de artérias renais.

A correção da estenose da artéria renal pode ser feita por cirurgia de autotransplante renal na fossa ilíaca, revascularização arterial com ponte de safena (abandonada devido ao risco de aneurisma), prótese ou derivação arterial. Atualmente, a angioplastia simples em casos de displasia fibromuscular ou a angioplastia com colocação de *stent* em doença aterosclerótica são as opções mais frequentemente utilizadas. Como todos esses procedimentos não são isentos de complicações, devem ser indicados conforme as indicações clínicas. Tais indicações são: piora progressiva da função renal, diminuição progressiva do tamanho renal e dificuldade no controle pressórico.

FEOCROMOCITOMA

O feocromocitoma representa causa rara, porém muito importante de hipertensão arterial secundária, caracterizada geralmente por variabilidade aumentada de pressão arterial e crises de cefaleia, palpitações e sudorese. Entretanto, a forma mais comum de apresentação é clínica e como uma hipertensão arterial estágio três de difícil controle.

Dentre os testes de dosagens hormonais, o ácido vanilmandélico urinário apresenta boa especificidade, porém tem a menor sensibilidade entre todos os outros métodos e sofre influência de medicamentos e dieta. O melhor teste de rastreamento é a dosagem de metanefrinas livres plasmáticas (normetanefrina e metanefrina), que, quando não disponível, pode ser substituído pela dosagem das catecolaminas plasmáticas associadas à dosagem de metanefrinas urinárias.

Quando os exames estão normais e ainda assim existe a suspeita clínica, podem-se usar exames de estímulo com glucagon (em normotensos) ou de supressão com clonidina (nos hipertensos). O exame de estímulo com glucagon está abandonado na prática clínica devido aos efeitos adversos de uma crise adrenérgica. Já o teste de supressão pode ser realizado com a dosagem das metanefrinas livres plasmáticas e urinárias, administração de 0,3mg de clonidina, via oral, e nova coleta de sangue e urina após 3h da administração da clonidina. A não supressão das metanefrinas aumenta a suspeita clínica de feocromocitoma.

A identificação do tumor é feita por meio de exames de imagem com tomografia computadorizada, com cortes de até 5mm ou com ressonância magnética. Alguns tumores adrenais, pela ressonância magnética, podem exibir um sinal de elevada intensidade em T2, que, quando presente, é patognomônico do feocromocitoma.

A confirmação da localização do feocromocitoma é feita pela identificação da hipercaptação do MIBG (metaiodobenzilguanidina) com iodo-131 na cintilografia de corpo inteiro.

CONCLUSÕES

A hipertensão arterial tem alta prevalência e forte associação com o aumento de risco cardiovascular. Deve-se avaliar, além da presença de pressão arterial, a de outros fatores de risco, lesões em órgão-alvo e outras doenças cardiovasculares. No paciente hipertenso resistente, a avaliação de causas secundárias é mandatória, permitindo, em alguns casos, o controle ou mesmo a cura da hipertensão.

BIBLIOGRAFIA

Calhoun DA, Jones D, Textor S, et al. Resistant hypertension: diagnosis, evaluation, and treatment: a scientific statement from the american heart association professional education committee of the council for high blood pressure research. Hypertension. 2008;51:1403-19.

Lewington S, Clarke R, Qizilbash N, Peto R, Collins R. Prospective studies collaboration. Age-specific relevance of usual blood pressure to vascular mortality: a meta-analysis of individual data for one million adults in 61 prospective studies. Lancet. 2002;360(9349):1903-13.

Oparil S, Zaman A, Calhoun DA. Pathogenesis of hypertension. Ann Intern Med. 2003;139:761-76.

Sociedade Brasileira de Cardiologia (SBC); Sociedade Brasileira de Hipertensão (SBH); Sociedade Brasileira de Nefrologia (SBN).V Brazilian Guidelines in Arterial Hypertension. Arq Bras Cardiol. 2007;89:e24-79.

Somers VK, White DP, Amin R, et al. Sleep apnea and cardiovascular disease: an American Heart Association/American College of Cardiology Foundation scientific statement from the American Heart Association Council for High Blood Pressure Research Professional Education Committee, Council on Clinical Cardiology, Stroke Council, and Council on Cardiovascular Nursing Council. Circulation. 2008;118:1080-111.

Tratamento e acompanhamento do *diabetes mellitus*. Diretrizes da Sociedade Brasileira de Diabetes; 2007. http://www.diabetes.org.br/educacao/docs/Diretrizes_SBD_2007.pdf.

CAPÍTULO 5
Endocardite Infecciosa

Cecília H. V. Franco de Godoy Carvalhaes
Cely Saad Abboud

INTRODUÇÃO

A endocardite infecciosa (EI) é uma doença endovascular das estruturas cardíacas causada por um micro-organismo e pode estender-se para os grandes vasos intratorácicos, causando endarterites. A vegetação é a característica da lesão precoce, sendo constituída por plaquetas, eritrócitos, células inflamatórias, fibrina e micro-organismos, porém a destruição das valvas cardíacas, ulceração e formação de abscesso podem corresponder às primeiras alterações observadas no ecocardiograma. O termo "endocardite infecciosa", utilizado atualmente, é preferível em relação ao termo antigo "endocardite bacteriana", pois clamídias, micoplasmas, rickéttsias, fungos que não são considerados bactérias, podem também ser agentes causadores dessa infecção.

Do ponto de vista de classificação, há algum tempo as endocardites infecciosas eram classificadas como aguda ou subaguda, dependendo do tempo de evolução e gravidade da apresentação da doença e da progressão dos casos não tratados, sendo as agudas de rápida evolução, eventualmente fulminantes, com febre alta, toxemia, leucocitose. Os agentes mais envolvidos são *Staphylococcus aureus, Streptococcus pyogenes, Streptococcus pneumoniae* e *Neisseria gonorhoeae*. As subagudas e crônicas acometem válvulas previamente lesadas, apresentam-se com evolução lenta, febre baixa, sudorese noturna, perda de peso e sintomas vagos. O agente causador envolvido é o *Streptococcus viridans*. Embora esses termos sejam úteis na prática clínica, essa classificação ignora outros micro-organismos, sendo atualmente preferível a classificação por agente etiológico.

A EI, devido à sua variedade de apresentações clínicas, pode ser atendida por vários especialistas, devendo sempre fazer parte do diagnóstico diferencial de doenças infecciosas (como tuberculose, meningococcemia, febre de origem indeterminada etc.).

Esta é uma doença desgastante tanto para o paciente como para a equipe médica que o acompanha, pois o tratamento, na maioria das vezes, é prolongado, podendo ou não haver tratamento cirúrgico concomitante, os antibióticos utilizados são por via parenteral e podem causar reações adversas, tais como alergias, insuficiência renal, leucopenia, febre etc., dificultando a condução do caso.

Na avaliação clínica é de extrema importância a determinação do sítio anatômico envolvido, pois o acometimento de estruturas do lado direito ou esquerdo do coração leva a diferentes manifestações clínicas, complicações e taxas de mortalidade. A infecção pode ser adquirida na comunidade ou em ambiente hospitalar (infecção nosocomial), se adquirida após 72h da admissão ou diretamente relacionada a um procedimento invasivo (por exemplo, cateterização venosa central) ou em procedimentos cardíacos como colocação de prótese valvar, inserção de marca-passo etc. Nos casos em que há colocação de próteses, considera-se infecção nosocomial até um ano após o procedimento.

PATOGÊNESE E PATOLOGIA

A adesão de microtrombos ao endocárdio que apresenta lesões é o primeiro passo para a adesão subsequente de bactérias provenientes de infecções focais ou mesmo traumáticas. A fibronectina, uma das principais glicoproteínas constituintes da superfície das células, atua de forma importante ao processo de adesão de bactérias à vegetação inicialmente estéril. Após a adesão os micro-organismos crescem e induzem a quimiotaxia de neutrófilos e a formação de novos trombos.

As complicações cardíacas da doença ocorrem na região perivalvular e válvulas. A perda de substâncias leva a desgaste, dilaceração, perfuração e abaulamento dessas estruturas, principalmente nas infecções causadas por espécies de *Staphylococcus*. A incompetência aguda da válvula com consequente insuficiência cardíaca congestiva é a principal complicação cardíaca. A expansão local da infecção pode ocorrer para a parede aórtica, resultando em abscesso anelar, pseudoaneurismas, túneis e fístulas circundando as câmaras cardíacas, e ainda expansão para cavidade pericárdica, levando à ruptura e ao tamponamento cardíaco. Se houver envolvimento do sistema condutor, pode ocorrer o bloqueio atrioventricular. As complicações extracardíacas diferem se a EI está localizada anatomicamente à direita ou à esquerda do coração. A endocardite infecciosa direita pode levar a complicações como embolia e infarto da artéria pulmonar, pneumonia e abscessos pulmonares. Já as complicações da endocardite infecciosa esquerda incluem embolização sistêmica, com infarto e/ou abscesso cerebral, miocárdico, renal, esplênico e intestinal. A incidência de eventos embólicos associados às complicações de endocardite é de 22 a 43%. A disseminação da infecção por êmbolos sépticos pode causar meningite, miocardite e pielonefrite. A sepse, ou seja, a resposta inflamatória sistêmica causada por infecção, precipita a desregulação da coagulação levando a um quadro de coagulação intravascular disseminada. O depósito de imunocomplexos circulantes na membrana glomerular leva ao quadro de glomerulonefrite focal ou disseminada.

Se houver válvulas mecânicas envolvidas, o sítio da infecção é o tecido perivalvular e as complicações usuais são deiscência ao redor da prótese, abscessos anelares e fístula, interrupção do sistema condutor e pericardite purulenta. Vegetações podem interferir no movimento oclusivo da válvula levando à obstrução aguda da válvula protética. Nas bioproteses, os elementos móveis são constituídos de tecido e podem ser o sítio de infecção, perfuração ou vegetação.

EPIDEMIOLOGIA

Mudanças na epidemiologia das doenças valvulares têm sido notadas nas últimas décadas em decorrência da menor incidência de febre reumática, mais observada nos países desenvolvidos. As novas causas são aumento no número de pacientes submetidos à cirurgia cardíaca, envelhecimento da população com o aumento da incidência de doenças valvulares degenerativas e, finalmente, maior frequência de diagnóstico de prolapso da válvula mitral por disseminação do uso do ecocardiograma. As intervenções cardíacas, diagnósticas ou terapêuticas podem também predispor à endocardite infecciosa.

Recentes publicações observaram a inversão dos micro-organismos mais relacionados à endocardite infecciosa: *Staphylococcus aureus* como primeiro agente em frequência, passando para *Streptococcus* do grupo *viridans* associado à apresentação clínica mais grave, maior número de complicações e mortalidade.

DIAGNÓSTICO

Quando há presença de manifestações clássicas, como bacteriemia ou fungiemia, evidência de valvulite ativa, embolia periférica e fenômenos imunológicos vasculares, o diagnóstico de endocardite infecciosa impõe-se. Porém, como a história clínica do paciente com endocardite é bastante variável, dependendo do agente etiológico e da presença ou ausência de condições cardíacas predisponentes e outras doenças, a suspeita precoce de endocardite infecciosa é difícil e decisiva para o prognóstico do paciente.

Em 1994, Durack et al., visando ao diagnóstico da endocardite infecciosa, propuseram regras que ficaram conhecidas como critérios de Duke. A classificação em três categorias (1) casos definitivos, (2) possíveis e (3) rejeitados baseia-se em critérios clínicos, microbiológicos e ecocardiográficos maiores e menores. Esses critérios foram revistos em diversos estudos posteriores e algumas modificações sugeridas. Entre os critérios maiores estão a visualização da lesão no momento da cirurgia cardíaca ou necrópsia, ou por critérios microbiológicos bem definidos (bacteriemia ou fungiemia) associados aos dados ecocardiográficos. A presença de dois critérios maiores, um maior e três menores ou cinco menores é designada como endocardite infecciosa definitiva pelos critérios de Duke. Se houver a presença de um critério maior e um menor ou três critérios menores, o diagnóstico de endocardite infecciosa é possível. O diagnóstico poderá ser rejeitado se houver terapia alternativa bem definida, resolução do quadro clínico após quatro dias ou menos de antibioticoterapia, ausência de evidência de endocardite infecciosa no ato cirúrgico ou necrópsia em vigência de terapia antimicrobiana há menos de quatro dias, ou ainda quando não atinge os critérios estabelecidos para endocardite infecciosa possível. Por se tratar de uma doença de apresentação bastante heterogênea, a utilização isolada desses critérios pode não ser suficiente na prática clínica, em que o julgamento clínico deve prevalecer (Quadro II-7).

A elevação da temperatura corporal, apesar de não específica, é a manifestação clínica mais frequente, que pode variar desde temperaturas elevadas associadas a calafrios e prostração em infecções estafilocócicas agudas até estados febris prolongados associados a mal-estar, fraqueza, artralgia e perda de peso em infecções estreptocócicas subagudas. Outros sintomas ocorrem quando na presença de complicações, por exemplo a destruição valvar pode levar a dispneia, ortopneia ou mesmo edema pulmonar agudo. Em pacientes com endocardite do lado direito os sintomas de pneumonia e falência cardíaca direita predominam. Sintomas neurológicos podem resultar de êmbolos provenientes de vegetações da lesão cardíaca, assim como a obstrução das extremidades, dor pleurítica e abdominal. Entre os achados cardíacos,

Quadro II-7 – Definição dos critérios de Duke para o diagnóstico de endocardite infecciosa.

Critérios maiores
• Hemocultura positiva para EI
Isolamento de micro-organismos consistentes com EI em duas diferentes amostras: *Streptococcus* do grupo *viridans*, *Streptococcus bovis*, grupo HACEK, *Staphylococcus aureus*, ou *Enterococcus* adquirido na comunidade na ausência de um foco primário, ou
Micro-organismos consistentes com EI de hemoculturas persistentes definidos como: ao menos duas amostras coletadas com > 12h de diferença, ou todas as três amostras ou a maioria ≥ 4 amostras coletadas separadamente, com a primeira e última amostras coletadas com ao menos 1h de intervalo
Amostra única de hemocultura para *Coxiella burnetii* ou título > 1:800 de anticorpo antifase 1 IgG
• Evidência de envolvimento endocárdico
Ecocardiograma positivo para EI definido como: massa intracardíaca oscilatória na válvula ou estruturas de suporte, no percurso de fluxo regurgitante ou em materiais implantados na ausência de explicação anatômica alternativa, ou abscesso, ou nova deiscência parcial de válvula protética, nova regurgitação valvular
Obs.: TEE recomendada para pacientes com válvula protética, classificados ao menos como EI possível por critério clínico ou complicada; recomenda-se TTE como teste primário nos demais pacientes

Critérios menores
• Doença cardíaca predisponente ou usuários de droga de abuso por via endovenosa
• Febre, temperatura > 38ºC
• Fenômenos vasculares, êmbolo arterial, infartos pulmonares sépticos, aneurisma micótico, hemorragia intracraniana, hemorragia conjuntival e lesões de Janeway
• Fenômenos imunológicos: glomerulonefrite, nódulos de Osler, manchas de Roth e fator reumatoide
• Evidência microbiológica: hemocultura positiva, mas que não atinge os critérios maiores acima descritos ou evidência sorológica de infecção ativa por micro-organismo consistente com EI

EI = endocardite infecciosa. TEE = ecografia transesofágica. TTE = ecografia transtorácica.

murmúrios em pacientes febris têm grande significado para a suspeita de endocardite, especialmente os que apresentam aumento de intensidade em murmúrios preexistentes ou novos murmúrios de regurgitação. Entretanto, nenhum desses achados é específico o bastante para permitir o diagnóstico de endocardite infecciosa sem progredir na investigação diagnóstica.

O auxílio laboratorial na suspeita de endocardite infecciosa ocorre pela elevação de marcadores imunológicos, como proteína C-reativa e velocidade de hemossedimentação, leucocitose, anemia e hematúria microscópica, porém a detecção de endocardite dependerá do desempenho de testes definitivos, como hemoculturas repetidas e ecocardiograma transtorácico ou transesofágico.

Pacientes com endocardite infecciosa do lado direito frequentemente procuram avaliação médica por suspeita de pneumonia e os sintomas geralmente incluem calafrios, sudorese noturna, mal-estar e sintomas relacionados à embolia pulmonar. Entretanto, tosse e dor pleurítica estão presentes em 40 a 60% dos pacientes, hemoptise e dispneia são notadas esporadicamente. A radiografia de tórax pode revelar infiltrados nodulares com ou sem cavitação e pneumonia multifocal. Em alguns casos, o acometimento pulmonar é intenso o bastante para causar insuficiência respiratória. O murmúrio da válvula tricúspide ou a regurgitação da pulmonar aparecem tardiamente no curso da doença.

Já no acometimento de estruturas do lado esquerdo do coração, êmbolos sépticos periféricos e fenômenos vasculares estão presentes, e achados como nódulos de Osler ou lesões de Janeway, classicamente relacionados à endocardite infecciosa, poderão ser visualizados, porém dificilmente distinguidos, por se tratar de pequenas hemorragias com características nodulares discretas nas palmas das mãos e plantas dos pés, assim como as manchas de Roth, denominação atribuída às hemorragias com centro incolor na retina.

ECOCARDIOGRAMA

A realização do ecocardiograma é fundamental para auxiliar no diagnóstico ou afastar a suspeita clínica de endocardite. Portanto, todos os pacientes com suspeita clínica devem ser submetidos ao ecocardiograma. Nos pacientes de prótese valvular, classificados como possíveis portadores de endocardite infecciosa pelos critérios de Duke ou nos quais há suspeita de complicações, recomenda-se a realização da ecografia transesofágica como primeiro procedimento diagnóstico. Três achados ecocardiográficos são considerados critérios maiores: 1. massa ecodensa móvel aderida ao endocárdio valvular ou mural ou aderida ao material protético implantado sem explicação anatômica alternativa; 2. demonstração de abscessos ou fístulas; e 3. nova deiscência de válvula protética, especialmente de ocorrência tardia após implantação. Se a ecocardiografia transesofágica for negativa e a suspeita de endocardite for elevada, deve-se repetir o procedimento após 48h, permitindo que as vegetações se tornem mais aparentes. A negativa de uma repetição praticamente exclui o diagnóstico de endocardite infecciosa. A sensibilidade do procedimento transesofágico varia de 88 a 100% e especificidade de 91 a 100%, sendo seu valor preditivo negativo da ordem de 68 a 97%. Os resultados falso-positivos podem ocorrer pela detecção de trombos intracardíacos não infecciosos e tumores filiformes (fibroelastomas papilares). Resultados falso-negativos estão relacionados principalmente à *expertise* do examinador, vegetações pequenas e imóveis e técnicas inadequadas de imagem. A utilização de recursos como o Doppler auxilia muito na detecção de perfurações valvulares. A extensão da infecção para o tecido perivalvular está associada com pior prognóstico e pode resultar em abscessos perivalvulares, aneurismas ou fístulas. A sensibilidade do ecocardiograma transesofágico em demonstrar a extensão perianelar é superior à do transtorácico, assim como há superioridade do primeiro no diagnóstico de endocardite infecciosa de válvulas protéticas.

TÉCNICAS DE HEMOCULTURA

Para obtenção de melhor desempenho dos testes de hemocultura, algumas observações devem ser feitas, como a coleta venosa realizada na ascensão da temperatura e não durante o pico febril, sempre que possível realizar a coleta antes de iniciar a terapia antimicrobiana empírica. Recomenda-se a coleta de três amostras de punções venosas diferentes com intervalo entre 15 e 30min, 1 e 2h antes do início da antibioticoterapia, na suspeita de endocardite bacteriana aguda. Na suspeita de endocardite subaguda, coletar três amostras nas primeiras 24h, com intervalo mínimo de 15min, de punções venosas diferentes, preferencialmente antes do início da febre. Se após 24h de cultivo não houver crescimento bacteriano, colher mais três amostras.

Três amostras de cultura de sangue colhidas em 4h são geralmente adequadas para detectar a maioria dos micro-organismos. É importante ressaltar que a coleta não deve ser realizada por meio de cateteres endovenosos, pelo alto risco de contaminação. Deve-se inocular ao menos 5mL, idealmente 10mL, de sangue em cada frasco de hemocultura em pacientes adultos, e em frascos pediátricos inocular de 1 a 5mL em cada frasco, agitar e incubar a 37°C durante cinco a seis dias, preferencialmente em sistemas automatizados de detecção microbiana. Os frascos de hemocultura não devem ser armazenados em geladeira. Amostras de hemoculturas de pacientes submetidos a longos períodos de antibioticoterapia podem não apresentar crescimento bacteriano após seis a sete dias de descontinuidade do tratamento. Não há benefício para detecção de micro-organismos em hemoculturas coletadas de acessos arteriais, porém há sim maior risco de complicações, e esta punção não deve ser realizada. A padronização e o treinamento da coleta de hemoculturas são fundamentais e devem ser rigorosamente seguidos para se obter resultados corretos. A seguir, estão descritas as recomendações para a coleta de hemoculturas, segundo o Manual de Microbiologia Clínica elaborado pelo Ministério da Saúde:

- Colher antes da administração de antibióticos.
- Lavar as mãos e secá-las.
- Remover os selos das tampas dos frascos de hemocultura e realizar assepsia prévia com álcool a 70%.
- Garrotear o braço do paciente. Selecionar uma veia adequada. Esta área não deverá mais ser tocada com os dedos. Fazer a antissepsia com álcool a 70% de forma circular e de dentro para fora. Aplicar solução antisséptica também de dentro para fora (PVPI ou clorexidina alcoólica).
- Coletar o sangue.
- Remover a solução antisséptica com álcool a 70%.
- Identificar o frasco.

Recomenda-se sempre a identificação bacteriana em espécies. A identificação de espécies, como *Abiotrophia* spp., *Streptococcus mutans*, *S. sanguis*, *S. bovis* biotipo I, *Rothia dentocariosa*, organismos do grupo HACEK (*Haemophilus parainfluenzae*, *H. aphrophilus*, *H. paraphrophilus*, *H. influenzae*, *Actinobacillus actinomycetemcomitans*, *Cardiobacterium hominis*, *Eikenella corrodens*, *Kingella kingae* e *K. denitrificans*), *lactobacillus* e *Erysipelothrix rhusiopathiae*, está frequentemente associada à endocardite infecciosa. Como os critérios de Duke atribuem pesos para o diagnóstico da endocardite infecciosa variando de acordo com o patógeno isolado, sua identificação correta em espécie é fundamental. Caso o micro-organismo isolado pertença a um grupo de patógenos classicamente relacionados à endocardite, porém pouco frequentes em infecções de outros sítios, como em bacteriemia por *Streptococcus* do grupo *viridans* e membros do grupo de bacilos gram-negativos fastidiosos HACEK, atribui-se peso maior. Porém, na presença de bacteriemia por patógenos que podem ser agentes de endocardite infecciosa, mas frequentemente são causadores de outras infecções, como o *Enterococcus faecalis*. O peso deste achado só terá valor caso seja de aquisição comunitária e na ausência de aparente foco primário.

Streptococcus do grupo *viridans* e *Streptococcus* α-hemolíticos são agentes comuns de endocardite de válvula nativa adquirida na comunidade em indivíduos não usuários de drogas ilícitas por via endovenosa. Entre as espécies mais frequentes deste grupo estão *S. sanguis*, *S. oralis* (*mitis*), *S. salivarius*, *S. mutans* e *Gemella morbillorum*. Já as espécies de *Streptococcus penumoniae*, *S. pyogenes* e grupos B, C e G são agentes incomuns de endocardite. *Staphylococcus aureus* é o agente infeccioso mais frequente de endocardite infecciosa em diversos países, como consequência do contato com o ambiente hospitalar (cateteres intravasculares, infecções de sítio cirúrgico e uso de próteses). Em indivíduos não usuários de drogas ilícitas, a endocardite por *S. aureus* acomete com frequência o lado esquerdo e está associada a altas taxas de mortalidade (25 a 40%). Já em usuários de drogas por via endovenosa, a infecção estafilocócica frequentemente acomete a válvula tricúspide, apresentando taxas de cura por volta de 85%. As espécies de *Staphylococcus* coagulase-negativa são causadoras de endocardite de válvula protética em sua maioria, apesar de também terem sido documentadas em infecções de válvulas nativas, principalmente em pacientes que apresentam alguma alteração valvar. Diferentemente das demais espécies de S. coagulase-negativa, *S. lugdunensis* é capaz de causar endocardite bastante virulenta, com extensão perivalvular e infecções metastáticas. O grupo de micro-organismos denominados HACEK, descrito anteriormente, são bacilos gram-negativos nutricionalmente exigentes que correspondem de 5 a 10% das endocardites de válvulas nativas adquiridas na comunidade. Necessitam de tempo maior de incubação de hemocultura para ser detectados (maior que duas semanas). A detecção de bacteriemia por micro-organismos deste grupo sem evidência de outro foco infeccioso é altamente sugestiva de endocardite.

ORGANISMOS QUE REQUEREM CONDIÇÕES ESPECIAIS DE CULTURA

Em circunstâncias em que o agente etiológico pode ser de difícil crescimento ou de crescimento lento pelas técnicas convencionais de cultura ou mesmo utilizando-se de meios específicos, a sorologia ainda possui um papel determinante no diagnóstico. É o caso da endocardite por *Bartonella*, *Legionella* e *Chlamydia*, a primeira reportada com relativa frequência, que necessita de técnica diferenciada de cultura e incubação para sua detecção. Apesar de poder ser demonstrada pela coloração de Giemsa em amostras de válvulas, a endocardite por *Coxiella burnetii* é mais bem diagnosticada pelo aumento dos títulos de IgG e IgA ou por técnicas moleculares. A endocardite por *Brucella*, que corresponde a 2% de todos os casos de brucelose, em sua maioria é detectada em cinco dias de incubação por técnicas convencionais de hemocultura automatizadas. As técnicas sorológicas e também moleculares (PCR – reação em cadeia da polimerase) para este e outros agentes como *Tropheryma whippelii* e espécies de *Chlamydia* ainda não estão bem estabelecidas por falta de padronização ou sensibilidade suficiente para sua indicação.

Enquanto as endocardites causadas por leveduras podem ser frequentemente diagnosticadas pelos procotolos comuns de hemocultura designados para bactérias, as endocardites causadas por fungos filamentosos, como o *Aspergillus* e o *Histoplasma*, por exemplo, raramente são detectadas. A sorologia pode auxiliar o diagnóstico do *Histoplasma capsulatum* e *Cryptococcus neoformans*. A endocardite fúngica ocorre com mais frequência em pacientes que apresentam fatores predisponentes como cateteres endovenosos ou válvula cardíaca protética. A taxa de sobrevida desses pacientes é restrita a cerca de 20%.

Entre os agentes que já foram reportados, porém não são comumente causadores de endocardite infecciosa, estão *Legionella*, micobactérias e *Nocardia* spp. Nos casos suspeitos de *Legionella*, realizar a cultura em meios específicos para este agente. Para o isolamento de micobactérias de crescimento rápido, como M. *fortuitum*, o uso de protocolos de hemoculturas automatizadas com incubação por sete dias é suficiente. Já para a suspeita de espécies de *Nocardia* é necessário estender o período de incubação para 14 dias, porém este agente pode ser recuperado de meios de cultura para fungos.

As endocardites que apresentam culturas negativas podem corresponder a 20% dos pacientes. A incapacidade de se cultivar estes micro-organismos pode ser devido a técnicas microbiológicas inadequadas, infecção por micro-organismos nutricionalmente exigentes ou por patógenos não bacterianos ou ainda pela administração prévia de antimicrobianos. O diagnóstico de endocardite não infecciosa é realizado na presença de vegetação evidenciada pelo ecocardiograma, ausência de hemoculturas positivas e após a pesquisa sorológica ou molecular para os agentes que não apresentam crescimento pelas técnicas microbiológicas utilizadas. Trata-se, portanto, de um diagnóstico de exclusão e na sua maioria relacionado a doenças autoimunes de base, como a síndrome do anticorpo antifosfolipídeo e o lúpus eritematoso sistêmico.

Tabela II-5 – Tratamento da endocardite infecciosa.

Patógeno	EI por válvula nativa	EI por prótese valvar
S. viridans, S. bovis e outros estreptococos sensíveis a peni	Peni G ou ceftriaxona 4 sem	Peni G 6 sem + Genta 2 sem
Streptococcus com sensibilidade intermediária à peni	Peni G 4 sem + Genta 2 sem	Peni G 6 sem + Genta 4 sem
Streptococcus resistentes a peni ou *Enterococcus*, *Abiotrophia*	Peni G ou ampi + Genta 4-6 sem	Peni G ou ampi + Genta 6 sem
Staphylococcus sensível à oxa	Oxa 4 – 6 sem +/– Genta 3-5 d	Oxa + Rif 6 sem + Genta 2 sem
Staphylococcus resistente à oxa	Vanco +/– Genta 3-5 d	Vanco + Rif 6 sem + Genta 2 sem
EI do lado direito	Oxa + Genta 2 sem	–
Grupo HACEK	Ceftriaxona 4 sem	Ceftriaxona 6 sem

Peni = penicilina; Ampi = ampicilina; Oxa = oxacilina; Genta = gentamicina; Vanco = vancomicina; Rif = rifampicina; sem = semanas; d = dias.

A endocardite infecciosa se não tratada é uma doença fatal. O diagnóstico, primariamente ecocardiográfico, e o progresso no tratamento (principalmente cirúrgico durante o processo ativo) contribuíram para o melhor prognóstico durante as últimas décadas. Se o diagnóstico não for realizado prontamente e medidas terapêuticas adequadas forem postergadas, a mortalidade permanece alta. Com tal propósito é fundamental que, apesar de relativamente incomum, a endocardite infecciosa seja considerada precocemente em todo paciente que se apresentar com febre ou sepse e murmúrio cardíaco; que o ecocardiograma seja realizado sem demora em pacientes com suspeita de endocardite infecciosa; e que, na suspeita ou confirmação de endocardite infecciosa, cardiologistas, microbiologistas e cirurgiões cardíacos atuem em parceria, a fim de instituir a terapêutica adequada e identificar os pacientes com maior risco de complicações que podem ser mais bem tratados com cirurgia precoce.

BIBLIOGRAFIA

Baddour LM, Wilson WR, Bayer AS, Fowler Jr VG, Bolger AF, Levison ME et al. Infective endocarditis: Diagnosis, antimicrobial therapy, and management of complications. Circulation. 2005;111:e394-e434.

Blumenthal EZ, Zamir E. Roth's spots. Circulation. 1999;99:1271-2.

Farrior JB, Silverman ME. A consideration of the differences between a Janeway's lesion and an Osler's node in infectious endocarditis. Chest. 1976;70:239-43.

Hoen B, Beguinot I, Rabaud C, Jaussaud R, Selton-Suty C, May T et al. The Duke criteria for diagnosing infective endocarditis are specific: analysis of 100 patients with acute fever or fever of unknown origin. Clin Infect Dis. 1996;23:298-302.

Horstkotte D, Follath F, Gutschik E, Lengyel M, Oto A, Pavie A et al. Guidelines on prevention, diagnosis and treatment of infective endocarditis. Eur Heart J. 2004;00:1-37.

www.americanheart.org

SEÇÃO III
DIAGNÓSTICO EM HEMATOLOGIA

Coordenador: João Carlos de Campos Guerra

Coloboradores:
Ana Clara Kneese Virgilio do Nascimento
Ana Paula Carrijo Rodrigues
André Fernando Gemente Larrubia
Andreza Alice Feitosa Ribeiro
Camila da Cruz Gouveia Linardi
Carlos Sérgio Chiattone
Carolina Bonet Bub
Carolina Kassab
Elvira D. Rodrigues Pereira Velloso
Euripides Ferreira
Flávia Maria G. G. de Mello
Guilherme Henrique Henklein Fonseca
Iraci Yoko K. Suda
João Carlos de Campos Guerra
Josefina Aparecida Pellegrini Braga
Lígia Niero-Melo
Lucilene Silva Ruiz e Resende
Maria Cristina Purini
Maria Luiza Petillo

Maria Odila Jacob de A. Moura
Margareth Afonso Torres
Mariane Cristina Gennari de Assis
Marjorie Paris Colombini
Milton Artur Ruiz
Nelson Hamerschlak
Nydia Strachman Bacal
Paulo Augusto Achucarro Silveira
Paulo V. Campregher
Pollyanna Domeny Duarte
Rafael Dezen Gaiolla
Roberto Antonio Pinto Paes
Rodolfo Delfini Cançado
Sandra Regina Loggetto
Sérgio Augusto Buzian Brasil
Teresa Cristina Bortolheiro
Vânia Naomi Aikawa
Vania Tietsche de Moraes Hungria
Zuleika de O. Apparecido

CAPÍTULO 1
Hematopoese

Lígia Niero-Melo
André Fernando Gemente Larrubia
Lucilene Silva Ruiz e Resende
Rafael Dezen Gaiolla
Pollyanna Domeny Duarte

ASPECTOS GERAIS

Hematopoese é processo complexo de produção de células sanguíneas, de forma contínua (durante a vida toda). Este processo exige uma rede de interação entre células da medula óssea (MO), tanto do parênquima quanto do estroma, comunicação entre esses tecidos e sistemas, através de citocinas, fatores de crescimento, moléculas que devem ser produzidas e/ou destruídas em momentos certos, estímulos externos, hormônios, fornecimento de matéria-prima etc., de tal maneira que as células altamente especializadas sejam produzidas, maturadas, diferenciadas e capazes de responder a demandas aumentadas (se necessário), dentro de uma ordem hierárquica absolutamente organizada e com estrito controle de qualidade.

Essa produção se faz a partir da proliferação e da diferenciação da célula-tronco (*stem cell*), de modo a produzir novas e diferenciadas células sanguíneas, mas com repopulação do próprio *pool* de *stem cell* (SC), garantindo que um número suficiente dessas estejam disponíveis para sustentar e manter a hematopoese durante toda a vida. As diversas células sanguíneas têm diferentes vidas médias e devem, por isso, ser continuamente substituídas por meio da proliferação, maturação e diferenciação das SC.

A hierarquia da hematopoese, embora com modelo didático aparentemente estanque, compreende, de fato, um *continuum* de tipos celulares, com restrição progressiva de autorrenovação, proliferação e diferenciação celulares (Quadro III-1 e Fig. III-1).

A medula óssea constitui-se em um dos maiores órgãos do corpo humano, com produção de 6 bilhões de células/kg de peso corporal/dia. Embora seus sítios estejam espalhados pelo interior dos ossos, ou seja, a medula óssea não se constitui, de forma anatômica, como órgão único, funcionalmente reage como tal. O confinamento da hematopoese à cavidade intraóssea deve-se à proximidade e à interação com os osteoblastos e *homing* das SC ao endósteo (com uma interação peculiar), junto a um microambiente com alta temperatura e grande rede vascular.

Esta produção de 2,5 bilhões de hemácias/kg/dia, 2,5 bilhões de plaquetas/kg/dia e 1 bilhão de granulócitos/kg/dia deve-se ao fato de as células hematopoéticas terem tempo finito de vida, ou seja:

- eritroblastos, megacariócitos, granulócitos (neutrófilos, eosinófilos e basófilos) têm cinéticas diferentes entre si;
- têm funções diferentes;
- a produção deve ser sustentada (por toda a vida);
- com necessidade de manutenção do *pool* de células primordiais;
- capazes de diferenciação e autorreplicação.

Quadro III-1 – Características da hematopoese (*hemato* = sangue e *poese* = produção).

- Processo complexo
- Para geração e produção contínuas de células:
  - com espectro gama e funções diferentes
  - altamente especializadas e diferenciadas
  - com vidas médias variáveis (horas-anos)
- Com controle hierárquico estreito e rigoroso
- A partir de uma célula-tronco (*stem cell* – SC)
- Que é capaz de responder a demandas aumentadas

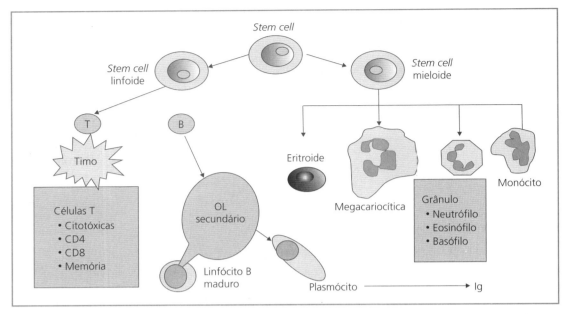

Figura III-1 – Representação esquemática da hierarquia da hematopoese. OL = órgão linfoide; Ig = imunoglobulina.

Esses eventos dependem do *feedback* humoral dos tecidos-alvo periféricos, das interações célula-célula e das interações células-matriz extracelular, dentro do microambiente da medula óssea.

Neste particular, o microambiente da medula óssea representa uma estrutura absolutamente peculiar e única, pois impõe-se como um elemento definidor, anatômica e funcionalmente, das características que "definem" a medula, tanto em condições normais como patológicas (reacionais ou neoplásicas) (Quadro III-2).

Os sítios de hematopoese mudam durante o desenvolvimento embriogênico, iniciando-se em saco vitelino e fígado, desde o oitavo dia de gestação (hematopoese primitiva, com produção apenas de eritroblastos e macrófagos, mas não de linfócitos e granulócitos). A hematopoese definitiva começa semanas após a primitiva, com produção de linfócitos, monócitos, granulócitos, plaquetas e eritroblastos (na forma definitiva). Nesse momento, como não há mais necessidade da hematopoese derivada do saco vitelino, as *stem cell* migram do fígado fetal para a medula óssea (de localização inicialmente endosteal e em endotélio vascular), mas que permanecerá como sítio único de produção hematopoética até o fim da vida adulta (Fig. III-2).

As cavidades intraósseas são formadas a partir do quinto mês de vida fetal, com início da proliferação granulomegacariocítica, embora, neste momento, grande parte da atividade eritropoética ainda esteja confinada ao fígado. O espaço intramedular suporta a eritropoese apenas ao final do terceiro trimestre de gestação, de tal modo que, ao nascimento, a atividade hematopoética intraóssea já é significativa. Desde o nascimento até o quarto ano de vida, os ossos longos também mantêm produção hematopoética, sendo, a partir daí, preenchidos por tecido adiposo; por volta dos 18 anos a hematopoese tem padrão adulto, ocorrendo apenas em ossos chatos e nas epífises proximais dos ossos longos.

Ao nascimento, a cavidade medular óssea representa 1,4% do peso corporal, mas passa a 4,8% do peso corporal no adulto. No adulto, com o envelhecimento, grande parte da área intramedular é gradativamente substituída por gordura (Tabela III-1).

O suprimento sanguíneo da medula óssea faz-se por meio de duas fontes principais: artéria nutrícia e artéria periostal.

A artéria nutrícia é a fonte principal, penetrando o córtex pelo "canal nutriente", bifurcando-se na cavidade medular em artérias ascendentes e descendentes. Destas, saem ramos radiais que vão para a face interna do córtex

Quadro III-2 – Características morfofuncionais do microambiente da medula óssea.

Indutivo
Envolve interação entre parênquima e estroma
Estroma evoluiu para formar nicho
Nicho = microambiente estrutural e químico
Sustenta a proliferação, diferenciação e sobrevivência das *stem cell*
Nichos são controlados por proteínas ósseas morfogênicas e por fatores que regulam os osteoblastos intra-MO
Medula óssea vermelha: todos os ossos ao nascimento decrescem até a adolescência
Medula óssea do adulto tem produção principal em: calota craniana, vértebras, costelas, esterno, ilíacos, terços proximais de úmeros e fêmures
Medula óssea amarela: gordura em ossos de mãos, pés, pernas e nos dois terços distais de úmeros e fêmures

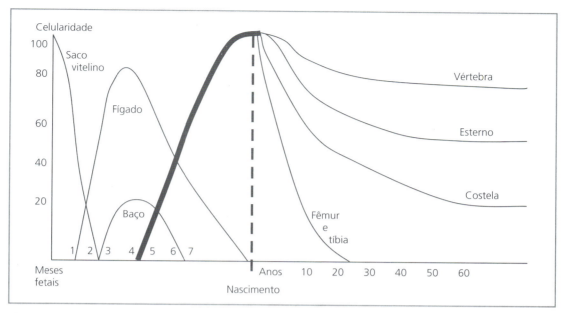

Figura III-2 – Representação esquemática dos sítios de produção hematopoética.

Tabela III-1 – Porcentagem de tecidos ósseo, gorduroso e hematopoético na cavidade intramedular, conforme as faixas etárias.

Idade (anos)	≤ 9	10-19	20-29	30-39	40-49	50-59	60-69	> 70
Porcentagem de tecido								
Ósseo	20	25	24	22	21	20	17	13
Adipócitos	12	17	19	26	28	30	31	44
Hematopoese	78	72	70	62	61	59	58	45

e para aí se misturarem ao sangue das periostais. A artéria periostal vem das artérias musculares e reinsere-se na cavidade medular para formar a rede sinusoidal. Nesta rede, alojam-se os espaços intersinusoidais, onde há arteríolas finas e sem bainha para tolerarem variações de pressão intravascular. Destes espaços, o sangue vai para as veias emissárias e, daí, para a circulação venosa sistêmica.

A rede vascular (vasculatura) tem células que expressam CD31, CD34 e CD105, mas não expressam moléculas de adesão. Essas células é que vão fornecer o microambiente para os chamados "nichos hematopoéticos", que são a unidade anatômica e funcional da produção sanguínea, estabelecendo íntima relação entre vasos e células hematopoéticas (Fig. III-3).

A inervação da medula óssea faz-se por fibras mielinizadas e não mielinizadas, que regulam o tônus vascular e podem liberar neuro-humores. A "dor" que pode ocorrer em aspiração/biópsia de medula óssea vem da inervação óssea, embora a medula também responda ao estresse com regulação do fluxo sanguíneo e liberação de células.

Em conjunto, as características acima apresentadas para o ambiente medular buscam, na realidade, criar uma arquitetura em que toda a produção celular e de substâncias envolvidas (citocinas, fatores de crescimento,

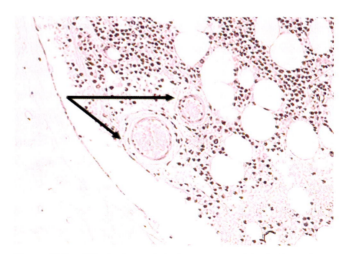

Figura III-3 – Biópsia de medula óssea com trabécula óssea à esquerda e artérias periostais (*setas*).

peptídeos, hormônios etc.) possam estar em ambiente favorável às necessidades do organismo, com respostas adequadas (em tempo, intensidade e qualidade) para a manutenção do estado a que chamamos de "saúde".

PRODUÇÃO DAS CÉLULAS DO PARÊNQUIMA MEDULAR

ERITROPOESE

A produção de hemácias (= eritrócitos) faz-se a partir das *stem cells*, as quais, por ação de citocinas (especialmente eritropoetina, uma glicoproteína de síntese renal), são condicionadas a eritroblastos. Essas células, por sua vez, e na dependência da síntese de hemoglobina no seu citoplasma, vão amadurecer e diferenciar-se em reticulócitos (quando perdem o núcleo) e, posteriormente, em hemácias maduras.

Assim, o "objetivo" da eritropoese é produzir eritroblastos e hemácias e o dos eritroblastos e hemácias, hemoglobina; a hemácia, por sua vez, objetiva transportar oxigênio para os tecidos/órgãos. Esta é uma função vital.

Na eritropoese sadia (não patológica) existem cinco divisões mitóticas (cinco gerações) na fase de amadurecimento do eritroblasto (entre a fase de pró-eritroblasto até eritroblasto ortocromático, que não se divide mais), em geral associadas a um macrófago, ao redor do qual os eritroblastos vão crescer e amadurecer. A unidade anatômica que representa esta parceria entre macrófago e eritroblastos é a "ilhota eritroblástica", comumente observada ao mielograma.

As várias fases de amadurecimento do eritroblasto, como as conhecemos (de **pró**-eritroblasto, **baso**fílico, **poli**cromático e **orto**cromático), representam os diferentes graus de hemoglobinação de seu citoplasma. Assim, quanto mais "azul" (basofílico) o citoplasma da célula, menos hemoglobina (mais RNA ribossômico e menos proteína); ou vice-versa, quanto mais "acastanhado" o citoplasma da célula, mais hemoglobina (menos RNA e mais proteína). A concentração de hemoglobina intracitoplasmática é que determina se o eritroblasto vai ou não sofrer mais divisões mitóticas.

Cada hemácia (normal) contém, aproximadamente, 640 milhões de moléculas de hemoglobina, que têm parte (heme) sintetizada na mitocôndria e parte (globina) no citoplasma, sendo que esta síntese se inicia na fase de eritroblasto basofílico, completando-se até a fase de reticulócito (mesmo sem núcleo, mas com síntese nos ribossomos remanescentes).

Para a síntese de hemoglobina há que se prover a medula óssea com matéria-prima: aminoácidos, vitaminas (B_{12} e folato) e minerais (ferro, principalmente), uma vez que é linhagem com vida média de 117 dias, ou seja, a cada dia, $1/117$ do tecido eritroide é destruído (no baço), pela senescência (natural e fisiológica) das células eritroides maduras.

Assim também vale lembrar que durante as fases de maior divisão celular (pró-eritroblastos até policromáticos) há maior síntese de DNA e RNA, com maior demanda de vitamina B_{12} e folato. Nas fases de amadurecimento, sem tantas divisões mitóticas, há maior síntese de hemoglobina e maior demanda de ferro.

A cada dia, 5 a 8% dos eritroblastos sintetizados são, fisiologicamente, destruídos na própria medula óssea, como parte de um estreito "controle de qualidade" realizado por macrófagos atentos. Essa discreta eritropoese funcionalmente ineficaz exacerba-se em condições patológicas, como, por exemplo, nas anemias carenciais, o que explica o paradoxal achado de sangue periférico pobre em hemácias (= anemia) e medula óssea hipercelular na linhagem eritroide. Na eritrofagocitose (mesmo fisiológica) sempre há reaproveitamento do ferro (liberado da hemoglobina do eritroblasto fagocitado), que vai entrar no seu ciclo fechado, sem perdas deste mineral, mas com "desperdício" dos eritroblastos sintetizados e destruídos.

LEUCOPOESE

Granulocitopoese

A partir das *stem cells*, desde os precursores granulocíticos (mieloblastos) até os granulócitos maduros, acontecem quatro divisões mitóticas (para os seis estágios maturativos convencionalmente conhecidos), que não necessariamente coincidem com as subsequentes fases de mieloblastos, promielócitos, mielócitos e metamielócitos. Estes últimos não se dividem mais, mas amadurecem a bastões e segmentados.

Possuímos $5,6 \times 10^9$ células granulocíticas/kg de massa corporal, em mistura de células em todas as fases acima, mas liberadas ao sangue periférico, sob controle estreito, na proporção de um bastonete para cada 20 segmentados. Em uma medula óssea normal, a barreira de maturação não permite que mieloblastos e promielócitos escapem através dos sinusoides, mas segmentados maduros e prontos para saírem para o sangue periférico permanecem na medula óssea por dois a três dias, servindo como "batalhão de reserva" para imediata mobilização em resposta a sinais inflamatórios (infecciosos ou não), e respondendo pelas rápidas subidas da leucometria (neutrofilia) nessas situações.

O "objetivo" do granulócito é migrar para os tecidos, "debulhar" seus grânulos ricos em enzimas capazes de digerir agressores e invasores, e fagocitá-los. Essa granulação, seja *primária* azurofílica (fase de promielócito), seja *secundária* (específica: neutra, basofílica ou eosinofílica), é lisossomial e contém principalmente:

- primárias – mieloperoxidase, fosfatase ácida e outras hidrolases;
- secundárias – colagenases, lactoferrina e lisozima.

Essas enzimas vão ser úteis na identificação citoquímica de células blásticas de origem granulocítica, como por exemplo nas leucemias agudas (LMAs).

O controle sobre a função/maturação dos neutrófilos requer mecanismos sofisticados e complexos, com existência de sinalização/recepção específicas, moléculas ligantes, atividade respiratória intracelular potente, fatores quimiotáticos, mobilização celular e moléculas de adesão. O alto preço pago pelo organismo na manutenção de sua integridade culmina com a morte *kamikase* dos neutrófilos, principalmente na luta contra bactérias.

O granulócito demora de 15 a 19 dias para ser produzido e amadurecido, mas dura apenas de 6 a 10h no sangue periférico, de onde migra para os tecidos e morre por apoptose ou entra na batalha da fagocitose de substâncias agressoras.

Os eosinófilos são produzidos e diferenciados por ação de citocinas específicas e têm missão de colaborar com outras linhagens celulares e fatores inflamatórios, atuando como "guardiães" do trato gastrointestinal, pele e mucosa brônquica; para isso são armados com receptores para imunoglobulinas e complemento. Nos locais de reação imunológica, os eosinófilos ingerem partículas antigênicas e agressoras, as quais são enviadas para os seus grânulos que contêm proteínas e peroxidase, que serão hostis a bactérias, helmintos e fungos, além de potentes mediadores de inflamação.

Os basófilos são os granulócitos menos frequentemente encontrados, mas na sua fase de mielócitos já são formados os exuberantes grânulos de cor púrpura que contêm histamina e heparina, e que vão envolver-se nos processos inflamatórios alérgeno-induzidos.

Os monócitos e seus descendentes, que se fixaram em tecidos (macrófagos e histiócitos), compõem o sistema monocítico-macrofágico (antigamente denominado sistema reticuloendotelial – SRE). Provêm de progenitor bipotencial (granulomonocítico: CFU-GM) que se diferencia a monoblastos, promonócitos e monócitos, quando então estão aptos para sair da medula óssea, circularem como monócitos mesmo com vida média de três dias em sangue periférico, migrando para os tecidos. Imediatamente após entrarem nos tecidos, transformam-se em macrófagos, após vigoroso crescimento e alteração fenotípica. Essas células são equipadas com grande capacidade de sinalização, diapedese e mobilização. São recrutados por moléculas de adesão endotelial e ativados de inúmeras e eficazes maneiras, dentro dos processos de mobilização e produção de lisozimas, que irão atuar na fagocitose, na fagocitose *per se* e secreção de citocinas e mediadores (interferon, radicais livres, enzimas, complemento, adesinas e citocinas como IL-2 e TNF-α, dentre os mais conhecidos). O monócito-macrófago é a célula "preparada para matar", tarefa esta cumprida com brio e extrema lealdade ao hospedeiro. Além dessa importante missão, o papel de apresentador de antígenos desempenhado pelos macrófagos nos processos de resposta imune é, inequivocamente, um dos mais nobres que a atividade hematopoética poderia almejar.

Megacariocitopoese

A megacariocitopoese, ou trombopoese, é o processo de proliferação e maturação dos megacariócitos, as maiores células hematopoéticas.

Os megacariócitos são derivados das células-tronco pluripotentes e desenvolvem-se a partir de duas colônias específicas, *colony-forming unit-megakaryocyte* (CFU-MK) e *burst-forming unit magakaryocyte* (BFU-MK), sendo controlados por importantes fatores humorais, tais como interleucinas-3, 6 e 11, fator estimulante de colônia granulomacrofágica (GM-CSF), ligante *c-kit* e trombopoetina.

A trombopoetina, primeira substância descrita como responsável pela regulação da trombopoese, é produzida nos sinusoides hepáticos e em células do túbulo proximal renal, cuja concentração varia inversamente à quantidade de megacariócitos da medula óssea e de plaquetas circulantes.

Em estados de plaquetose, as plaquetas destroem a trombopoetina, limitando uma neoprodução de megacariócitos. Ao contrário, em plaquetopenias, há limitação da sua destruição, o que leva a aumento da produção de megacariócitos e plaquetas. Atua também na produção de grânulos específicos e demarcação de membrana, expressão de proteínas de membrana, receptor do fator de von Willebrand, atividade de adesão e promoção da endomitose dos megacariócitos.

O megacariócito passa por diferentes etapas durante seu desenvolvimento, sendo subdividido didaticamente em estágios I a IV, levando-se em conta a composição e a quantidade de citoplasma, o tamanho, a lobulação, o padrão da cromatina e do núcleo.

Ao atingirem a fase final da maturação, os megacariócitos apresentam seu tamanho máximo, o citoplasma torna-se mais basofílico, o sistema de demarcação de membrana é proeminente e não mais são visualizados o retículo endoplasmático e o complexo de Golgi. O núcleo é geralmente excêntrico e multilobulado.

A maturação dessas células dá-se através de poliploidia, onde ocorre a replicação do DNA sem divisão do citoplasma, processo este denominado de endomitose. Após atingirem o volume adequado, os megacariócitos emitem projeções citoplasmáticas através da barreira endotelial dos sinusoides medulares, atingindo a luz destes, quando então sofrem múltiplas fragmentações do seu citoplasma, dando origem às plaquetas e liberando-as para o sangue periférico.

As plaquetas recém-originadas concentram-se na circulação sistêmica e aproximadamente 70% delas encontram-se aptas a sobreviver de 8 a 10 dias, estando os 30% restantes armazenados no baço. Parte dessas plaquetas é consumida no processo de hemostasia e o restante é removido pelo sistema fagocítico mononuclear, principalmente no baço e no fígado.

Sabe-se que a efetividade da função plaquetária é maior quanto mais jovem ou de maior volume é a plaqueta. Embora aparentemente atue como "papel mecânico" na hemostasia, a plaqueta é bastante ativa, com metabolismo rico e complexo, participando de processos imunoinflamatórios, cujas propriedades fundamentais (adesão e agregação) são inegavelmente importantes na fisiopatologia de doenças cardiovasculares (Fig. III-4).

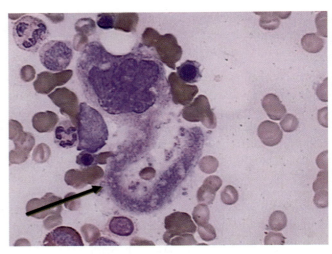

Figura III-4 – Esfregaço de medula óssea com megacariócito em fase final de plaquetogênese e geração de plaquetas (*seta*), rodeado por eritroblastos e granulócitos. Notar o núcleo polilobulado.

CONSIDERAÇÕES FINAIS

A hematopoese é processo universal, estreitamente regulado, a partir de células-tronco (*stem cell*) e citocinas/fatores de crescimento, em nicho altamente organizado (arquitetural e molecularmente), cuja produção deve responder (e fisiologicamente responde) às demandas orgânicas para manutenção da homeostasia.

É possível avaliar a atividade hematopoética morfologicamente, por meio de citologia (mielograma e *imprint*) e histologia (inclusão de medula óssea e biópsia), bem como, funcionalmente, pelo seu retrato em sangue periférico (hemograma).

BIBLIOGRAFIA

Abboud CA, Lichtman MA. Williams hematology. In: Lichtman MA, Beutler E, Kipps TJ, Seligsohn U, Kaushansky K, Prchal JT (eds). Structure of the marrow and the hematopoietic microenvironment. McGraw-Hill; 2006. p. 35-72.

Cantor AB, Shimamura ASH. ASP Textbook. In: American Society of Hematology (eds.). Cellular basis of hematopoiesis and marrow failure syndromes, 2007. p. 23-44.

Koury MJ, Mahmud N, Rhodes MM. Origin and development of blood cells. In: Greer JP, Foerster J, Rodgers GM, Paraskevas F, Glader B, Arber DA, Means Jr., RT (eds.). Wintrobe's Clinical Hematology. Philadelphia: Lippincott Williams & Wilkins; 2009. p. 79-105.

Niero-Melo L, Resende LSR, Hokama NK, Gaiolla RD, Oliveira CT. Hematopoese e fatores de crescimento. In Braga JAP, Tone LG, Loggetto SR, (eds.). Hematologia para o pediatra. Rio de Janeiro: Atheneu; 2007. p. 3-13.

CAPÍTULO 2
Interpretação Clínica do Hemograma

Euripides Ferreira
João Carlos de Campos Guerra

INTRODUÇÃO

Por meio do hemograma faz-se uma análise quantitativa e qualitativa dos elementos figurados do sangue. Os valores quantitativos normais variam com a idade, o sexo e a etnia.

O eritrograma consiste na contagem do número de eritrócitos, na dosagem da hemoglobina, na determinação do hematócrito, do volume corpuscular médio (VCM), da hemoglobina corpuscular média (HCM), da concentração da hemoglobina corpuscular média (CHCM) e da distribuição do tamanho dos eritrócitos (RDW) e, qualitativamente, de uma análise morfológica dos eritrócitos, inclusive a ocorrência de parasitoses, como a malária etc.

O leucograma consiste na contagem global dos leucócitos, do percentual e números absolutos de eosinófilos, basófilos, linfócitos, monócitos e granulócitos neutrofílicos, bem como de células hematológicas atípicas, malignas, confirmadas pela análise morfológica.

A contagem de plaquetas completa a análise dos elementos figurados do sangue e a sua análise morfológica é fundamental para o diagnóstico das trombocitopenias.

ERITROGRAMA

Contagem dos eritrócitos – o aumento do número de eritrócitos é indicativo de policitemia vera ou secundária, como nas cardiopatias congênitas, doenças pulmonares obstrutivas crônicas, nas altitudes elevadas, nas hemoglobinopatias congênitas ou adquiridas, em associação com neoplasias etc. Ocorre paradoxalmente nas talassemias, em que há aumento de eritrócitos microcíticos. A diminuição do número de eritrócitos é indicativa de todo o espectro clínico das anemias.

Macrocitose – é observada quando há aceleração da eritropoese ou quando houver deficiência na síntese do DNA, como nas deficiências por vitamina B_{12} e/ou ácido fólico.

Microcitose – é observada na anemia por carência de ferro, nos defeitos de síntese da globina, como nas talassemias.

Esferócitos – ocorrem quando há defeito da membrana eritrocitária, como na esferocitose hereditária, ou perda de fragmentos da membrana, como nas anemias hemolíticas autoimunes, na coagulação intravascular disseminada.

Eliptócitos – são eritrócitos com forma elíptica e observados na eliptocitose hereditária e também em anemias adquiridas, particularmente nas anemias megaloblásticas.

Drepanócitos – são eritrócitos em forma de foice e decorrem da agregação da hemoglobina S na anemia falciforme. Ocorrem, também, em portadores de hemoglobina I, hemoglobina C_{Harlem} e hemoglobina $C_{Capetown}$.

Esquisócitos – são fragmentos eritrocitários em forma de capacete ou triangulares e observados na anemia hemolítica microangiopática (síndrome hemoliticourêmica, coagulação intravascular disseminada etc.), na uremia e na hipertensão maligna.

Dacriócitos – são eritrócitos em forma de gota, particularmente em pacientes com mielofibrose, embora sejam encontrados nas talassemias.

Equinócitos – são eritrócitos com 10 a 30 espículas e ocorrem em pacientes com uremia, deficiência de piruvato quínase e podem ser artificiais.

Acantócitos – são eritrócitos com 5 a 10 espículas de vários tamanhos e irregulares em espessura observados em portadores de abetalipoproteinemia, doenças hepáticas com anemia hemolítica, na deficiência de piruvato quínase e raramente após esplenectomia.

Estomatócitos – são eritrócitos unicôncavos, com palidez central e encontrados em pacientes com estomatocitose hereditária, em pacientes com cirrose alcoólica, alcoolismo agudo, doenças hepáticas obstrutivas e algumas neoplasias.

Ponteado basófilo – é encontrado nas talassemias, nas eritroenzimopatias e na intoxicação pelo chumbo.

Anéis de Cabot – é encontrado em anemias megaloblásticas, em particular nas mielodisplasias.

Corpúsculos de Howell-Jolly – observados em pacientes esplenectomizados ou com asplenia congênita ou adquirida (anemia falciforme).

LEUCOGRAMA

Leucocitoses – consistem no aumento absoluto de neutrófilos, eosinófilos, basófilos, linfócitos e monócitos.

NEUTROFILIAS PRIMÁRIAS

Hereditária – é uma doença rara e os neutrófilos atingem entre 20.000 e 70.000/mm^3. A fosfatase alcalina dos leucócitos é elevada, CD18/CD11b é normal e presença de esplenomegalia.

Deficiência de adesão (LAD I) – é uma doença autossômica recessiva, com neutrofilia persistente entre 12.000 e 100.000/mm^3, acompanhada por infecção piogênica recorrente (gengivite e periodontite graves), porém sem evidência de infiltrado neutrofílico. A anamnese revela retardo na queda do cordão umbilical. A ausência, a diminuição ou alteração estrutural das betaintegrinas (CD18) impede a formação de heterodímeros **alfa-beta** (cadeias alfas CD11a, CD11b e CD11c), ocasionando anomalias na função celular como aderência, granulação, quimiotaxia. O diagnóstico é feito pela citometria de fluxo.

Deficiência de adesão (LAD II) – é uma doença rara, autossômica recessiva, com infecção bacteriana recorrente e neutrofilia, associada a alterações dismórficas e atraso psicomotor. Resulta da falta de expressão de glicinas fucosilatadas na superfície das células (tetrassacarídeos sialatados ou fucosilatados – Slex-CD15a) que impede a ligação de receptores de selectinas E e P no endotélio, dificultando a diapedese. CD18m é normal e os eritrócitos são Lewis-negativos e expressão do fenótipo Bombay.

Urticária familial ao frio – é uma doença autossômica dominante, caracterizada por leucocitose, febre, urticária, eritema e dolorimento muscular e cutâneo, que ocorre após 7h de exposição ao frio. A biópsia de pele revela infiltrado neutrofílico. É ocasionada pela diminuição transitória do inibidor da C1 esterase (sistema do complemento).

NEUTROFILIAS SECUNDÁRIAS

Infecções – infecções bacterianas, particularmente por pneumococos e estafilococos, induzem a grandes leucocitoses. O tradicional conceito de desvio nuclear à esquerda é controverso, sendo mais significativa a presença de granulações tóxicas, de corpúsculos de Döhle e a vacuolização citoplasmática dos neutrófilos. A ocorrência de neutrofilia e vacuolização citoplasmática guarda estreita correlação com hemocultura positiva. A neutrofilia também pode ocorrer em infecções virais graves, bem como espiroquetas, fungos, parasitas etc.

Induzidas por drogas – corticosteroides, beta-agonistas induzem à neutrofilia pela mobilização do *pool* marginal. A fenitoína e outros anticonvulsivantes e as tetraciclinas também causam neutrofilia. O uso de lítio estimula a produção de G-CSF e o próprio G-CSF leva ao aumento de neutrófilos.

Neoplasias – síndromes mieloproliferativas (leucemia mieloide crônica, policitemia vera, trombocitemia essencial, mielofibrose, metaplasia mieloide), infiltração da medula óssea por tumores oriundos do pulmão, mama, estômago e neuroblastoma causam neutrofilia. Os tumores pulmonares, de língua e do rim secretam substâncias com atividade estimuladora na formação de colônias (CFU).

Estímulo crônico da medula óssea – as anemias hemolíticas hereditárias ou adquiridas, a púrpura trombocitopênica e a asplenia induzida pela anemia falciforme constituem-se em causas de neutrofilia.

Miscelânea – uremia, acidose diabética, eclampsia, intoxicação pelo chumbo, veneno de insetos, proteínas estranhas, hemorragia aguda etc. também levam a um quadro de neutrofilia.

EOSINOFILIAS

Doenças alérgicas e dermatológicas – asma brônquica, urticária, edema angioneurótico, febre do feno, hipersensibilidade a drogas, pênfigo e dermatite herpertiforme causam eosinofilia.

Doenças infecciosas e parasitárias – escarlatina, coreia, eritema multiforme, triquinose, equinococo e parasitas intestinais.

Miscelânea – síndrome de Loeffler, PIE (infiltração pulmonar com eosinofilia), periarterite nodosa, artrite reumatoide, neoplasias hematológicas, neoplasias sólidas com metástase ou necrose e após irradiação induzem à eosinofilia.

BASOFILIAS

Miscelânea – o aumento de basófilos é encontrado no mixedema, na colite ulcerativa, na sinusite crônica, varíola, varicela, ingestão de proteína estranha, algumas nefropatias, nas síndromes mieloproliferativas, após esplenectomia, em anemais hemolíticas crônicas e na doença de Hodgkin.

LINFOCITOSES

Infecções agudas e crônicas – coqueluche, mononucleose (atípica), hepatites, brucelose, tuberculose, sífilis secundária ou congênita são causas de linfocitose.

Doenças hematológicas – leucemia linfocítica crônica, linfomas não Hodgkin, doença da cadeia pesada das imunoglobulinas, leucemia de células cabeludas (tricoleucemia) e leucemia aguda linfoblástica.

MONOCITOSES

Infecções – infecções bacterianas como a tuberculose, a endocardite bacteriana subaguda, a sífilis, a brucelose, na recuperação hematológica após infecção aguda e agranulocitose, malária, tripanossomíase, calazar cursam com monocitose.

Neoplasias – leucemia monocítica, doença de Hodgkin, linfomas não Hodgkin, leucemia mieloide crônica e outras doenças mieloproliferativas, mieloma múltiplo e carcinomas de ovário, estômago e mama podem induzir monocitose.

Miscelânea – lúpus eritematoso, artrite reumatoide, sarcoidose, colite ulcerativa, enterite regional e intoxicação por tetracloroetano são outras causas de monocitose.

Leucopenias – consistem na diminuição do número absoluto de neutrófilos, eosinófilos, basófilos, linfócitos e monócitos.

NEUTROPENIAS PRIMÁRIAS

Étnica – ocorre discreta neutropenia (neutrófilos entre 800 e 1.400/mm^3), com evolução benigna. O exame da medula óssea é normal e são comprometidos indivíduos negros, beduínos negros, judeus, iemenitas e falascha.

Síndrome de Kostmann – é uma doença autossômica dominante ou recessiva, em que ocorre a mutação da elastase neutrofílica. Caracteriza-se por infecções recorrentes e graves. O exame da medula óssea mostra parada de maturação de promielócitos. Em 90% dos casos há resposta ao G-CSF, 12% desenvolvem leucemia aguda mieloblástica e o tratamento para cura é o transplante de medula óssea.

Mielocatexia – é uma doença com neutropenia severa e infecções recorrentes graves, mais comum na infância, em que os neutrófilos são bi e/ou tetraploides. O exame da medula óssea mostra dismielopoese, com metamielócitos também bi ou tetraploides. Os neutrófilos possuem atividade quimiotáxica diminuída. O G-CSF é útil em alguns casos.

Neutropenia cíclica – é uma doença autossômica dominante, caracterizada por febre recorrente, faringite, estomatite e infecção bacteriana, observando-se episódios de neutropenia a cada 14 a 35 dias, com 90% dos casos ocorrendo a cada 21 dias. O exame da medula óssea durante a fase neutropênica é hipoplásica e com parada de maturação de mielócitos. Decorre de uma mutação do gene da elastase (ELA2), localizado no cromossomo 19p13.3 e que leva ao aumento do número de anexina V nos precursores mieloides, detectado por citometria de fluxo, induzindo os neutrófilos à apoptose. O emprego de G-CSF é útil.

Síndrome de Shwachman-Diamond-Oski – é a associação de neutropenia, displasia metafiseal (25% dos casos), insuficiência pancreática com esteatorreia, parada de crescimento, estrabismo, palato fendido, sindactilia, microcefalia, neutropenia e trombocitopenia (70% dos casos). Ocorrem defeitos quimiotáticos, a medula óssea é hipoplásica e raramente normal, com várias mutações na porção centromérica do cromossomo 7. A dosagem da tripsina ou lipase fecal contribuem para o diagnóstico. Evolui para um quadro de mielodisplasia/leucemia e o tratamento requer o transplante de medula óssea.

Chediak-Higashi – é a associação de neutropenia, albinismo oculocutâneo, dano neurológico progressivo e presença de grânulos gigantes em vários tipos de células. Resulta da mutação do gene *Lyst (lysosomal trafficking regulator)*, o qual codifica uma proteína adaptadora relacionada às reações de fusão da membrana intercelular. Evolui para doença linfoproliferativa.

Disgenesia reticular – é uma doença grave e fatal, em que se observam agranulocitose, hipoplasia linfoide, displasia tímica, com a medula óssea exibindo poucos precursores granulocíticos e linfoide, embora as linhagens eritroide e megacariocítica sejam normais. A dosagem de IgM e IgG são baixas e também há anomalia das células T. O tratamento é o transplante de medula óssea.

Disqueratose congênita – é uma doença recessiva e ligada ao sexo e que envolve o gene que codifica a disquerina. As manifestações clínicas incluem leucoplaquia, distrofia das unhas, hiperpigmentação da pele. Ao mielograma, os pacientes apresentam-se hipoplásicos e evoluem para quadro de mielodisplasia/leucemia.

NEUTROPENIAS ADQUIRIDAS

Pós-infecção – infecções virais, como varicela, rubéola, sarampo, hepatites, mononucleose, influenza, parvovírus, citomegalovírus e HIV são causas de neutropenia e decorrem, nesses casos, da menor produção, redistribuição ou destruição dos neutrófilos. As infecções bacterianas, como brucelose, tularemia, tuberculose, por rickéttsia e protozoários (malária, calazar), também induzem neutropenia.

Induzidas por drogas – a ocorrência de febre, dor de garganta, faringite, estomatite, pneumonia, sepse etc. podem ser decorrentes de grave neutropenia induzida por drogas. Entre muitas drogas, são mais frequentes os casos de agranulocitose após o uso de procainamida, antitireóideos, sulfassalazina. Fenotiazina, penicilina semissintética, anti-inflamatórios não esteroides, aminopirina e ranitidina e drogas antineoplásicas.

Miscelânea – anemia perniciosa, anemia aplásica por diminuição da produção, por aumento do consumo ou destruição, como na cirrose hepática com esplenomegalia, síndromes de Felty e Banti, na doença de Gaucher e no lúpus eritematoso.

Neutropenia crônica benigna da infância – é uma neutropenia grave, porém sem propensão a infecções. A presença de anticorpos antineutrófilos em 98% dos casos tem um papel duvidoso na sua patogenia. O uso de imunossupressores melhora a neutropenia.

Neutropenia autoimune – pode ser primária ou secundária a outras doenças autoimunes, como a púrpura trombocitopênica, a anemia hemolítica autoimune, o lúpus etc. Ocorre esplenomegalia em 50% dos casos e a presença de anticorpos antiantígenos neutrofílicos e anti-HLA são questionáveis na patogênese da neutropenia.

Neutropenia isoimune – com mecanismo semelhante ao da doença hemolítica do recém-nascido por Rh, ocorre anticorpos anti-FcRy IIIb. Sua incidência é de 2/1.000 recém-nascidos, é transitória e o uso de G-CSF é útil.

Aplasia granulocítica pura – é uma doença rara, caracterizada por infecção piogênica e em 70% dos casos associada a timoma. O exame da medula óssea não demonstra a presença de precursores granulocíticos. A granulopoese é inibida, seja pela presença de células T citotóxicas, seja por IgG seja por IgM. Há associação com o uso de ibuprofeno, clorpropamida e medicamentos naturais. O emprego de ciclofosfamida, esteroides, ciclosporina e IgG por via endovenosa é indicado.

EOSINOPENIA

Pode ser observada no abdome agudo, em doenças infecciosas, no estresse e uso de corticosteroides.

BASOFILOPENIA

Os basófilos estão diminuídos no hipertireoidismo, durante a ovulação e no estresse.

LINFOPENIA

A linfopenia pode ocorrer na doença de Hodgkin, após químio e radioterapia, tardiamente no lúpus e nas infecções por HIV.

MONOCITOPENIA

A diminuição dos monócitos é observada na anemia aplástica, na agranulocitose e na tricoleucemia.

CÉLULAS BLÁSTICAS

Ocorrem nas leucemias agudas, em linfomas não Hodgkin, na fase blástica da leucemia mieloide crônica e nas mielodisplasias.

TROMBOCITOSE

Fisiológica – observada após exercício e após o parto.

Doenças hematológicas – trombocitemia essencial, policitemia vera, leucemia mieloide crônica, mielofibrose; regeneração rápida do sangue, após hemorragia ou em várias anemias hemolíticas, na recuperação de um quadro de trombocitopenia ou supressão da medula óssea e, ainda, na anemia ferropriva e na hemofilia.

Doenças infecciosas ou inflamatórias – ocorrem em muitas infecções agudas, em infecções crônicas (osteomielite e tuberculose), colite ulcerativa, na enterite regional, artrite reumatoide, febre reumática aguda, sarcoidose, cirrose hepática e granulomatose de Wegener etc.

Miscelânea – em casos de asplenia por agenesia ou pós-esplenectomia, atrofia do baço, trombose da veia esplênica, neoplasias, doença renal crônica, cistos renais, doença de Cushing etc.

TROMBOCITOPENIAS

Trombocitopenia adquirida – ocorre quando há destruição ou perda de plaquetas, como na púrpura trombocitopênica idiopática, na transfusão maciça, em infecções, nas microangiopatias (síndrome hemoliticourêmica, púrpura trombocitopênica trombótica).

Diminuição ou produção inefetiva – ocorre na anemia aplásica, nas neoplasias invasivas da medula óssea, nos distúrbios mielossupressivos (quimioterapia, radioterapia etc.), na trombocitopenia hipoplásica e na trombocitopenia cíclica.

Púrpuras trombocitopênicas hereditárias – por diminuição de produção, como ocorre na anemia de Fanconi, na síndrome de ausência do rádio, familial e outras púrpuras hipomegacariogênicas.

Destruição aumentada de plaquetas defeituosas – é observada na síndrome de Wiskott-Aldrich, no distúrbio de plaquetas gigantes como na anomalia de May-Heglin, na síndrome de Bernard-Soulier etc.

Púrpura neonatal sem hepatoesplenomegalia – é a púrpura de natureza aloimune, causada por anticorpos de origem materna, infecções, malformações congênitas, distúrbios trombóticos etc.

Púrpura neonatal com hepatoesplenomegalia – é observada na rubéola congênita, em outras infecções, associada à doença hemolítica isoimune, leucemia congênita etc.

BIBLIOGRAFIA

Braga JAP, Tone LG, Loggetto SR. Hematologia para o pediatra. Sociedade de Pediatria de São Paulo – Departamento de Oncologia e Hematologia. São Paulo: Atheneu; 2008.

Hardisty RM, Weatherall DJ. Blood and its disorders. New York: Oxford; 1974.

Max M, Wintrobe, MM. Clinical hematology. Philadelphia: Lea & Febiger; 1974.

Miller DR, Robert L, Baehner RL, Miller LP. Blood diseases of infancy and childhood. New York: Mosby; 1995.

Roskos RR, Boxer LA. Clinical disorders of neutropenia. Pediat Rev. 1991;2(7):208-12.

Schvartsman BGS, Maluf Jr PT. Hematologia pediátrica. São Paulo: Manole; 2008.

Todd II RF, Freyer DR. The VD11/CD18 leukocyte glycoprotein deficiency. Hemat Oncol Clin North Am. 1988;2(1):13-31.

CAPÍTULO 3
Biópsia de Medula Óssea

Roberto Antonio Pinto Paes

COLETA DA BIÓPSIA

A partir da década de 1960 ocorreu grande aceitação da biópsia de medula óssea, tanto por parte dos hematologistas como dos patologistas. Desde então se aprimoram técnicas para a obtenção de melhor amostra, com desenvolvimento de agulhas mais adequadas e, sobretudo, melhor adequação dos métodos histopatológicos para a preparação do material.

A maioria das biópsias de medula óssea é obtida da crista ilíaca superoposterior, com procedimento clínico já comentado anteriormente, praticamente sem ocorrência de complicação clínica grave.

INDICAÇÕES

A biópsia de medula óssea é fundamental para o estudo diagnóstico completo nos casos em que a aspiração para citologia e as técnicas relacionadas levam a situações com aspirado seco, que frequentemente resulta de casos em que há fibrose importante ou hipercelularidade acentuada. Acrescente-se, ainda, a enorme importância da biópsia para a investigação de metástases e mesmo diversas doenças hematológicas como anemia, aplasia, comprometimento por doença linfoproliferativa e neoplasias mieloproliferativas, em especial, neste caso, as neoplasias mieloproliferativas crônicas. Acrescente-se também o papel importante em casos hematológicos relacionados a alterações primárias do próprio tecido ósseo.

Em resumo, a seguir as principais aplicabilidades da biópsia:

- Punção seca
  - Consequente à fibrose: linfoma de Hodgkin; mielofibrose; reacional a metástase; doenças linfoproliferativas (especialmente tricoleucemia).
  - Consequente a aumento importante da celularidade: leucemias; linfomas.
- Estabelecimento da celularidade:
  - aplasias, hipoplasias etc.
- Estadiamento de comprometimento de doenças linfoproliferativas e extensão na medula.
- Estabelecer celularidade pós-transplante.
- Estudo da topografia e distribuição da população celular normal, em relação ao estroma, importante como critério diagnóstico na síndrome mielodisplásica.

ASPECTOS TÉCNICOS GERAIS

Tamanho

Devido à grande variabilidade entre os diversos espaços intertrabeculares, consideramos que o tamanho ideal de uma amostra não deve ser menor que 2cm, quando pode-se examinar pelo menos cinco espaços intertrabeculares.

Fixação

Numerosos fixadores já foram e ainda são utilizados para a preservação da amostra. Em nossa opinião, a fixação em formol a 10% revela-se o melhor por vários motivos fundamentais: o formol é o fixador mais facilmente encontrado, o menos tóxico, o mais fácil para armazenar e transportar e, sobretudo, o que menos prejudica o material para estudos que podem ser fundamentais, principalmente a técnica de imuno-histoquímica, pois danifica muito menos os diversos epítopos antigênicos.

Descalcificação

Por estas mesmas razões preferimos que o espécime seja descalcificado pelo EDTA (ácido tretra-acético etilenodiamino).

O EDTA permite uma descalcificação relativamente rápida, causando menos danos a marcadores celulares que serão importantes em possível estudo imuno-histoquímico.

AVALIAÇÃO HISTOLÓGICA E EXECUÇÃO DO LAUDO

No "Manual de Padronização de Laudos Histopatológicos" organizado pela Sociedade Brasileira de Patologia, publicado pela editora Reichmann (1999, 2ª edição), há um protocolo muito prático, por nós utilizado, organizado por Fernando Soares e Roberto Paes.

Em resumo, neste protocolo, contemplamos os seguintes itens:

- Aspectos técnicos gerais:
  - tamanho;
  - fixação;
  - descalcificação;
  - presença ou não de artefatos;
  - colorações: HE, Giemsa, impregnação pela prata, tricômico de Masson e Perls.
- Avaliações histológicas gerais:
  - celularidade: normocelular, aplasia, hipocelular, hipercelular, substituição;
  - relação tecido mieloide/tecido adiposo;
  - relação granuloeritrocítica: normal, alterada;
  - hiperplasia relativa.
- Avaliações histológicas específicas:
  - Série vermelha: celularidade; localização; maturação celular.
  - Série branca: celularidade; localização; maturação celular; presença de ALIP.
  - Série megacariocítica: celularidade; localização; morfologia celular.
  - Série imunológica: linfócitos – localização, fenótipo e porcentagem; nódulos linfoides – localização e fenótipo; processo linfoproliferativo – localização e fenótipo; plasmócitos – localização e porcentagem; histiócitos – localização e porcentagem.
- Em trabéculas ósseas e estroma avaliam-se:
  - retículo;
  - colágeno;
  - ferro;
  - elementos não hematopoéticos;
  - conclusão.

IMUNO-HISTOQUÍMICA NA MEDULA ÓSSEA

O tratamento adequado para fixação de descalcificação de amostras de biópsia de medula óssea, com técnicas modernas e mais eficientes de recuperação antigênica, possibilitou a aplicação da técnica de imuno-histoquímica ao estudo da medula óssea, para identificar com marcadores específicos a expressão fenotípica de diferentes populações celulares e subpopulações, em uma primeira etapa e, ainda, ajudar no estabelecimento de clonalidade e também possibilitar a identificação de alterações genéticas, permeando o conhecimento molecular da doença.

Neste sentido, por meio do uso de extensa lista de anticorpos categorizados em CD, que possibilita a identificação fenotípica das células, podem-se também estudar translocações cromossômicas, por exemplo, bcl-1 (ciclina D1), bcl-2, bcl-6, bcl-10, ALK-1 etc.

A aplicação deste método permite o diagnóstico com maior acurácia nos seguintes eventos:

- diagnóstico de classificação das doenças mieloproliferativas;
- diagnóstico e classificação das leucemias agudas;
- diagnóstico e classificação de diversos processos linfoproliferativos;
- diagnósticos de algumas alterações genéticas;
- estabelecer clonalidade em neoplasias de células plasmocitárias etc.

BIBLIOGRAFIA

Bain BJ, et al. Bone marrow pathology. 4th ed. Wiley-Blackwell; 2010.

Jaffe E, et al. Hematopathology. 1st ed. Philadelphia: Saunders/Elsevier; 2011. p. 27.

Manual de Padronização de Laudos Histopatológicos. São Paulo: Editado pela Sociedade Brasileira de Patologia, Reichmann & Autores Editores; 2005.

Swerdlow SH, et al. Who classification of tumours of hematopoietic and lymphoid tissues. Lyon: WHO Press, IERC; 2008.

CAPÍTULO 4

Anemias Carenciais

João Carlos de Campos Guerra
Carolina Bonet Bub

INTRODUÇÃO

Anemia é definida quando há redução de um ou mais parâmetros referentes à massa eritrocitária de um indivíduo. No hemograma esses parâmetros são identificados como concentração de hemoglobina, hematócrito e número de eritrócitos.

Anemia carencial é uma maneira de classificar um grupo de anemias no qual existe deficiência de um ou mais nutrientes essenciais no processo de divisão celular e da síntese da hemoglobina. Esses elementos são: o ferro, cuja carência determina a anemia ferropriva, e as vitaminas B_{12} e ácido fólico, que na falta causam anemia megaloblástica.

Não existem no Brasil estudos para estimar, de forma consistente, a dimensão do problema, mas, segundo uma revisão bibliográfica do período de 1990 a 2000, a taxa seria em torno de 2,5%. A deficiência de ferro, principalmente a alimentar, tem sido apontada como a causa mais comum de anemia, em proporções ainda não conhecidas, mas que tem relação direta com as condições socioeconômicas da população em questão. Em nosso serviço (Centro de Hematologia de São Paulo – CHSP), a anemia ferropriva é a maior causa de encaminhamento para avaliação hematológica.

ETIOLOGIA E FISIOPATOLOGIA DAS ANEMIAS CARENCIAIS

O conteúdo normal de ferro em nosso organismo é de aproximadamente 3 a 4g e ele se apresenta da seguinte maneira:

1. Sob a forma de hemoglobina circulante presente nas hemácias: 2,5g.
2. Sob a forma de proteínas que contêm ferro (por exemplo, mioglobina, citocromo e catalase): 400mg.
3. Ferro ligado à transferrina: 3 a 7mg.
4. O restante é estocado sob a forma de ferritina e hemossiderina. O homem adulto tem em média 1g de ferro em estoque, já as mulheres apresentam menor quantidade em função de gestações, lactação e período menstrual.

O ferro presente nos alimentos de origem animal está sob a forma heme e possui maior biodisponibilidade. Já a forma não heme (forma férrica e que está presente nos vegetais) é menos solúvel em pH maior que 3,0 e, portanto, menos absorvível. O ácido ascórbico aumenta a capacidade de absorção do ferro, enquanto tanino (presente nos chás), fosfatos, antiácidos e metais (por exemplo, zinco) a inibem.

O ferro ingerido na alimentação é absorvido no primeiro segmento do duodeno. Nesta porção, a mucosa intestinal é banhada pelo suco gástrico, que solubiliza o ferro e permite o seu transporte pela membrana intestinal. O ferro não heme (Fe^{3+}) é reduzido à sua forma ferrosa (Fe^{2+}) e carreado através da membrana apical pelo transportador conhecido como DMT1, já o ferro, na sua forma ferrosa, é carreado imediatamente. Quando atravessa a célula, é exportado através da membrana basolateral pela ferroportina (carreador de membrana), que oxida o Fe^{2+} em Fe^{3+}, permitindo sua ligação na transferrina plasmática (Fig. III-5). É importante considerar que somente parte do ferro absorvido é transportada para o plasma, a outra parte que fica retida nos enterócitos, sob a forma de ferritina, é perdida quando estas células envelhecem e se desprendem da mucosa intestinal.

Quase todo o ferro circulante é carreado pela transferrina e ela vai ligar-se a seus receptores de membrana. Na superfície celular, o complexo transferrina-receptor de transferrina sofre invaginação para o citoplasma le-

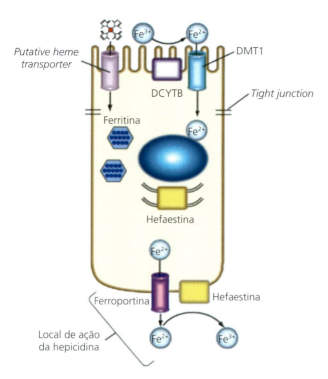

Figura III-5 – Transporte do ferro através do epitélio duodenal. A membrana com borda em escova, em sua face luminal, é mostrada na parte superior da figura, e a superfície basolateral, na parte inferior. O ferro não heme (Fe^{3+}) é reduzido à sua forma ferrosa (Fe^{2+}) e carreado através da membrana apical pelo transportador conhecido como DMT1. Quando atravessa a célula, é exportado através da membrana basolateral pela ferroportina (carreador de membrana), que oxida o Fe^{2+} em Fe^{3+}, permitindo sua ligação na transferrina plasmática. Parte do ferro fica retido nos enterócitos, sob a forma de ferritina. (Adaptado de Hoffman: Hematology: Basic Principles and Practice, 5th ed.).

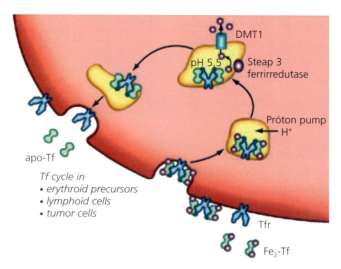

Figura III-6 – Ciclo da transferrina. Nas células tumorais, precursores eritroides e linfócitos ativados, pode ser visualizado este mecanismo de absorção celular do ferro. O ferro ligado à transferrina liga-se ao seu respectivo receptor na superfície celular e sofre o processo de endocitose. Dentro da célula, o endossomo é acidificado, resultando na dissociação do ferro da proteína carreadora. O ferro é novamente reduzido e entra no citoplasma através do transportador DMT1. O complexo transferrina-receptor de transferrina é levado à superfície da membrana, onde se dissocia, permitindo que esses componentes proteicos participem de novo no transporte do ferro. (Adaptado de Hoffman: Hematology: Basic Principles and Practice, 5th ed.).

vando à liberação do ferro ligante. Este ferro liberado é novamente reduzido à sua forma ferrosa e, dentro do citoplasma, armazenado, sendo que em sua maior parte sob a forma de ferritina (Fig. III-6).

O ferro de nosso organismo responde a vários sinais fisiológicos, tudo na dependência do nível de seu estoque. O principal mecanismo regulador é representado pela hepicidina, que apresenta um *feedback* negativo no seu controle.

A principal causa de anemia ferropriva no adulto é a perda sanguínea, seja ela evidente (traumas, epistaxe, melena e hiperfluxo menstrual), ou oculta, o que representa situações mais desafiadoras, como, por exemplo, neoplasias do trato gastrointestinal.

Já a má absorção de ferro é uma situação incomum e deve ser considerada naqueles pacientes em que há refratariedade à reposição de ferro. Tais situações incluem gastrite atrófica, doença celíaca, doença de Crohn, entre outras. Ainda no enfoque da má absorção, um perfil de paciente cada vez mais comum são aqueles que foram submetidos à cirurgia bariátrica, e nesses a absorção do ferro é um parâmetro relevante no seu seguimento (Quadro III-3).

Existem indivíduos em que a necessidade diária de ferro é maior do que o padrão estabelecido. Neste grupo são incluídos gestantes, lactantes, adolescentes na fase do estirão e crianças de até um ano de idade, que, nesta fase, triplicam o peso de seu nascimento. Esses pacientes também podem apresentar sinais de deficiência, apesar da boa ingestão do mineral.

A vitamina B_{12} é proveniente dos produtos animais de nossa dieta. As vísceras de animais possuem mais de 10μg de vitamina por 100g de peso, já os derivados de leite, ovos e músculos animais possuem menor concentração dessa vitamina.

A dieta não vegetariana fornece, em geral, 5 a 7μg da vitamina por dia. Para adultos (homens e mulheres não grávidas) a ingestão recomendada de cianocobalamina é de 2μg/dia. Para gestantes e lactantes o recomendado é 2,6μg/dia. O estoque do nosso organismo gira em torno de 2 a 5mg, sendo que aproximadamente a metade se encontra no fígado. Assim, podemos concluir que a deficiência da vitamina B_{12} surge somente após anos da redução de sua absorção.

Quadro III-3 – Causas de anemia ferropriva.

Aumento das necessidades de ferro	Suprimento de ferro inadequado
Perda de sangue Crescimento Gestação e lactação Doação de sangue periódica	Dieta vegetariana restrita Má absorção de ferro • Gastroplastias • Doenças intestinais

No estômago, em baixo pH, a cianocobalamina (Cbl) é liberada da proteína do alimento e este é o significado clínico da alta prevalência de megaloblastose em indivíduos idosos. Tais indivíduos apresentam hipocloridria gástrica que proporciona liberação inadequada da vitamina B_{12} existente no alimento. Uma vez livre, a cianocobalamina liga-se à proteína R que está presente no suco gástrico. O complexo proteína-R-Cbl não é absorvido, e, no duodeno, por meio das enzimas pancreáticas o complexo é desfeito e a vitamina B_{12} liga-se ao fator intrínseco (IF). Por fim, agora o complexo IF-Cbl liga-se a receptores ileais específicos, por meio dos quais é absorvido.

A anemia megaloblástica por deficiência de cianocobalamina, geralmente, surge devido à sua inadequada absorção. Quando a má absorção desta vitamina existe, ou por causa da produção de autoanticorpos contra o fator intrínseco ou contra as células parietais gástricas, a denominamos de anemia perniciosa. Situações como gastrectomia, insuficiência pancreática, doença de Crohn e uso prolongado de inibidores de bomba de prótons também influenciam na absorção da vitamina B_{12} e após longo prazo podem produzir anemia.

Outra causa da anemia megaloblástica, menos frequente, está ligada à baixa ingestão da vitamina. Isto pode ocorrer em indivíduos com dietas restritamente vegetarianas ou gestantes/lactantes moderadamente vegetarianas. Em raros casos, a má absorção de vitamina B_{12} é hereditária e pode envolver a produção inadequada de fator intrínseco ou apresentar falhas na absorção do complexo IF-Cbl.

O ácido fólico é encontrado em vísceras de animais, verduras de folha verde e leguminosas. Essa vitamina perde-se nos alimentos durante o cozimento maior que 15min. Para homens adultos, mulheres não grávidas e adolescentes a ingestão diária recomendada é de 400µg, e para mulheres grávidas e lactantes, 600µg.

O ácido fólico presente nos alimentos está na forma de poliglutamatos. Estes são clivados sob a forma de monoglutamatos no jejuno, onde será absorvido pelas hidrolases (enzimas presentes na membrana com borda em escova do intestino delgado). Contudo, ainda existem muitas lacunas acerca do mecanismo de absorção dos folatos e da sua interação com carreadores proteicos no intestino humano.

No plasma, dois terços do folato encontram-se ligados inespecificamente a proteínas circulantes e um terço está livre. O nível sérico do folato é mantido pela dieta e pela circulação êntero-hepática. O folato é rapidamente retirado do plasma (95% em 3min) pelos tecidos, incluindo o fígado, através dos seus carreadores de membrana. Cirurgias que alterem a drenagem biliar interferem dramaticamente no nível sérico do folato (30% do nível basal em 6h), enquanto a interrupção abrupta da ingestão leva a uma queda do seu nível sérico somente após três semanas. Tal observação indica que há grande circulação êntero-hepática de folato.

O ácido fólico é transportado do plasma para o interior das células através de receptores existentes na superfície de sua membrana e no meio intracelular ele permanece sob a forma de poliglutamato. Por fim, a excreção do excesso de ácido fólico é feita pelos rins.

A principal causa para a deficiência de ácido fólico é nutricional. Nosso organismo tem apenas um pequeno estoque da vitamina. Assim, indivíduos com dieta deficiente em folato podem desenvolver megaloblastose em apenas quatro a cinco meses. O abuso do álcool e determinados medicamentos, como, por exemplo, trimetoprima, pirimetamina, fenitoína e metotrexato, podem interferir no seu metabolismo. Atenção especial deve ser dada aos indivíduos com aumento na necessidade diária de ácido fólico, como no caso de gestantes, lactantes e pacientes com anemia hemolítica. Nestes casos, a necessidade diária de ácido fólico duplica e os sinais de megaloblastose podem ocorrer apesar da nutrição adequada do indivíduo.

DIAGNÓSTICO CLÍNICO

Os pacientes podem apresentar-se ao consultório com diferentes manifestações clínicas: a) sem sinais ou sintomas, somente com alterações em exames laboratoriais; b) com manifestações comuns a todas as anemias; ou c) com alterações específicas de uma determinada deficiência vitamínica.

Nos dois tipos de anemia (ferropriva e megaloblástica) a alteração na oxigenação sistêmica é responsável pelo quadro clínico da anemia. Assim, o aparelho cardiorrespiratório pode apresentar taquicardia, dispneia, sopros e, nos casos mais graves, evoluir para insuficiência cardíaca. Os sintomas predominantes em adultos incluem fraqueza, irritabilidade, insônia ou sonolência, anorexia, amenorreia e redução da libido. Queda de pelos e unhas quebradiças também podem ser sinais de anemia, tais tecidos tornam-se frágeis, pois apresentam grande necessidade vitamínica devido ao seu rápido crescimento. A deficiência de ferro, ácido fólico e vitamina B_{12} também tem sido relacionada com a redução na atividade do sistema imune e resistência a infecções.

A síndrome de Plummer-Vinson é uma característica exclusiva da ferrodeficiência crônica. Ela é composta por disfagia, glossite atrófica (Fig. III-7), membranas esofágicas e escleras azuladas, contudo este quadro vem sendo cada vez mais raro em nossa prática clínica. A coloração azulada da esclera estaria relacionada ao adelgaçamento da esclera (devido ao dano na produção do colágeno causado pela deficiência de ferro), fazendo com que a coroide fique mais visível. A pica é a perversão alimentar (pacientes referem desejo em comer terra, tijolo, gelo e até mesmo sabão) e também conhecida como uma manifestação peculiar da ferrodeficiência.

A deficiência de vitamina B_{12} e ácido fólico pode gerar leve icterícia, devido à eritropoese ineficaz com consequente hemólise intramedular. As células do trato gastrointestinal também podem tornar-se megaloblásticas, representadas clinicamente pela glossite e gastrite atrófica. Com esta alteração, elas apresentam defeitos funcionais, que podem incluir redução na produção de fator intrínseco e má absorção da cobalamina e folato. Isto gera um círculo vicioso e tal fato precisa ser considerado na interpretação de testes diagnósticos que envolvem a absorção da vitamina B_{12}.

As manifestações clínicas das deficiências de folato e de B_{12} são indistinguíveis. Porém, somente a deficiência de cianocobalamina pode resultar em desmielinização, que é expressa clinicamente por meio de sintomas neurológicos, tais como parestesia de extremidades, confusão mental e até perda de memória.

DIAGNÓSTICO LABORATORIAL

Na análise laboratorial encontramos uma sequência de mudanças no metabolismo do ferro que são bem características na anemia ferropriva. Os parâmetros a seguir são encontrados nos indivíduos que não apresentam fatores complicadores, como, por exemplo, infecções, inflamação, doença hepática ou qualquer malignidade.

Quando necessário, o ferro é mobilizado do estoque do organismo e sua absorção aumentada. Se a quantidade de ferro no estoque ou sua absorção são inadequadas, ocorre, inicialmente, depleção no estoque do ferro (representado laboratorialmente pela ferritina). Se o nível sérico de ferritina for reduzido abaixo de 12mg/L, isto representaria suposta ausência do estoque de ferro no organismo. Neste ponto, uma análise do ferro medular mostraria ausência ou quase ausência de hemossiderina. A seguir, a concentração de receptor de transferrina aumenta progressivamente, assim como a capacidade total de ligação do ferro (TIBC). E, por fim, o nível do ferro sérico cai, em combinação com a saturação da transferrina (Fig. III-8). A produção da hemoglobina torna-se restrita e a anemia se desenvolve. Essa anemia, inicialmente normocítica normocrômica, é gradualmente transformada em microcítica hipocrômica, tudo isso na dependência do tempo necessário para substituir a população eritrocitária normal e do suporte de ferro ainda restante ao organismo. No esfregaço de sangue periférico podemos encontrar policromasia e reticulocitose que também são marcadores de resposta à suplementação de ferro e surgem aproximadamente em quatro dias do seu início. A anisocitose e poiquilocitose são sinais iniciais importantes da deficiência do ferro.

Para o diagnóstico laboratorial da deficiência de vitamina B_{12} e ácido fólico, podem ser utilizados os seguintes passos:

1. Análise do esfregaço de sangue periférico.
2. Dosagem sérica da cobalamina e do folato.
3. Dosagem dos metabólicos intermediários que podem acumular na deficiência dessas vitaminas (ácido metilmalônico e homocisteína).
4. Teste de Schilling para o diagnóstico de anemia perniciosa.

As alterações morfológicas identificadas na megaloblastose talvez sejam uma das mais evidentes observadas no esfregaço de sangue periférico e de medula (Fig. III-9). É identificado um grande assincronismo entre núcleo/citoplasma nas células deficientes de ácido fólico e/ou vitamina B_{12}, pois a célula continua dividindo-se, mas

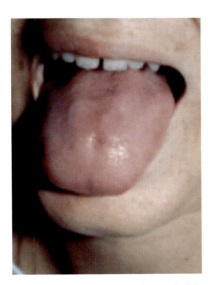

Figura III-7 – Glossite atrófica (língua despapilada) que pode ser identificada na ferrodeficiência. (Adaptado de Wintrobe's Atlas of Clinical Hematology).

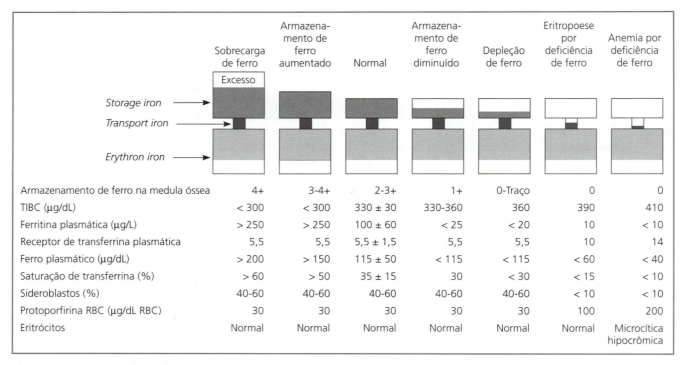

	Sobrecarga de ferro	Armazenamento de ferro aumentado	Normal	Armazenamento de ferro diminuído	Depleção de ferro	Eritropoese por deficiência de ferro	Anemia por deficiência de ferro
Armazenamento de ferro na medula óssea	4+	3-4+	2-3+	1+	0-Traço	0	0
TIBC (µg/dL)	< 300	< 300	330 ± 30	330-360	360	390	410
Ferritina plasmática (µg/L)	> 250	> 250	100 ± 60	< 25	< 20	10	< 10
Receptor de transferrina plasmática	5,5	5,5	5,5 ± 1,5	5,5	5,5	10	14
Ferro plasmático (µg/dL)	> 200	> 150	115 ± 50	< 115	< 115	< 60	< 40
Saturação de transferrina (%)	> 60	> 50	35 ± 15	30	< 30	< 15	< 10
Sideroblastos (%)	40-60	40-60	40-60	40-60	40-60	< 10	< 10
Protoporfirina RBC (µg/dL RBC)	30	30	30	30	30	100	200
Eritrócitos	Normal	Normal	Normal	Normal	Normal	Normal	Microcítica hipocrômica

Figura III-8 – Sequência de mudanças identificadas na análise laboratorial do metabolismo do ferro. (Adaptado de Herbert V. Anemias. In: Paige DM (ed.). Clinical Nutrition; 1988. p. 593).

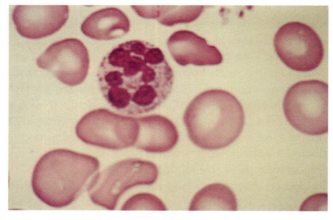

Figura III-9 – Esfregaço de sangue periférico mostrando macrocitose e hipersegmentação de neutrófilos.

o seu núcleo não matura. No início da deficiência, há predomínio de normoblastos e a transformação megaloblástica completa-se nos casos mais crônicos, quando também podem ser observados diversos graus de pancitopenia. As hemácias são macrocíticas e, como possuem concentração adequada de hemoglobina (em deficiências exclusivas de folato e cianocobalamina), podem ser normocrômicas. No esfregaço podem ser identificadas poiquilocitose, anisocitose, células com conteúdo remanescente de DNA (corpúsculos de Howell-Jolly) e hipersegmentação do núcleo dos polimorfonucleares (um polimorfonuclear com seis lobos ou mais de 5% com cinco lobos). Devido à hemólise intramedular (eritropoese ineficaz), os pacientes podem apresentar elevação da bilirrubina indireta, aumento de DHL e redução da haptoglobina.

As dosagens séricas do folato e da cianocobalamina, em geral, estão baixas em paciente com anemia megaloblástica. A concentração do folato sérico reflete o equilíbrio recente da vitamina em nosso organismo, ou seja, refeições recentes, ricas em ácido fólico, podem mascarar sua deficiência e vice-versa. A definição de deficiência de folato está baseada na queda do seu nível sérico abaixo de 2,5µg/L. Contudo, em indivíduos idosos, a dosagem de homocisteína começa a aumentar quando o nível sérico do ácido fólico fica abaixo de 4,8µg/L. Esses achados justicam estabelecer o nível sérico do folato entre 2,5 e 5,0µg/L com desconfiança, pelo menos em idosos.

Existe a dosagem de folato nos eritrócitos que parece ser mais confiável e mais sensível para indicar a concentração de folato tecidual. Ele revela uma média da dosagem de ácido fólico e não sofre com as flutuações de curtos períodos. O nível inferior a 160µg/L geralmente é considerado baixo, mas a referência varia de acordo com cada método a ser utilizado. Representa uma metodologia cara, não diferencia entre deficiência de folato ou cobalamina e, em situações como anemia hemolítica e passado recente de transfusão, sua interpretação fica prejudicada.

No caso da vitamina B_{12}, vários métodos laboratoriais vêm sendo utilizados para sua dosagem sérica. Assim, há uma grande variação da faixa de normalidade e não há padronização na metodologia. Há situações que podem gerar limitações na interpretação de uma única dosagem sérica. A dosagem de Cbl sérica geralmente está reduzida em 10% nos pacientes com deficiência de folato, em indivíduos infectados pelo vírus HIV, com mieloma múltiplo e na gestação (principalmente durante o terceiro trimestre). Dúvidas no diagnóstico provavelmente surgirão nos indivíduos infectados pelo HIV, nos quais os sintomas neurológicos podem estar associados com deficiência da vitamina ou com a própria infecção. Em geral, o nível sérico da cianocobalamina pode ser interpretado da seguinte maneira:

1. > 300pg/mL (> 221pmol/L) – resultado normal;
2. 200 a 300pg/mL (148 a 241pmol/L) – resultado limítrofe; deficiência de Cbl é possível;
3. < 200pg/mL (< 148pmol/L) – baixo; corresponde com deficiência de Cbl.

A dosagem dos metabólitos intermediários, ácido metilmalônico (AMM) e homocisteína (HC) parece ser um método sensível a ser utilizado para os pacientes com alta suspeita de deficiência vitamínica. As concentrações séricas da HC e do AMM estão elevadas na deficiência de vitamina B_{12}. Já na deficiência de folato somente a homocisteína se encontra elevada, isto porque o folato não participa do metabolismo do AMM.

Níveis de homocisteína acima de 12 a 14nmol/L em mulheres e acima de 14 a 15nmol/L em homens são geralmente considerados elevados, contudo a variação da normalidade é discutida, devido à utilização de diferentes metodologias. A especificidade da dosagem de homocisteína é reduzida em algumas situações, como, por exemplo, na deficiência de vitamina B_6, insuficiência renal, hipotireoidismo e uso de medicamentos como sulfametoxazol, isoniazida, fenofibrato e metotrexato.

Níveis do ácido metilmalônico são considerados elevados quando acima de 280nmol/L, mas grande parte da literatura considera níveis de corte mais elevados. O AMM também pode elevar-se na insuficiência renal, assim é relevante dosar a creatinina sérica do indivíduo para a interpretação do resultado.

Para o diagnóstico da anemia perniciosa pode ser utilizada a detecção dos anticorpos ou o teste de Schilling. O anticorpo antifator intrínseco é altamente confirmatório, possui sensibilidade de 60 a 70% e especificidade de aproximadamente 100%. Já o anticorpo anticélula parietal tem seu uso limitado, pois é específico para a gastrite autoimune e tem uma tendência a desaparecer com o tempo.

O teste de Schilling é um método para o diagnóstico de má absorção da vitamina B_{12}, contudo seu uso vem sendo cada vez menor na prática médica. No primeiro passo do exame, 2µg de cianocobalamina radiomarcada é administrada por via oral, seguido por injeção por via intramuscular de 1.000µg da vitamina para saturar a transcobalamina e deixar a cianocobalamina marcada livre no plasma, caso ela seja absorvida. Uma amostra de urina de 24h é então coletada para determinar a porcentagem de excreção da dose oral. A excreção anormal é considerada abaixo de 8% da dose administrada por via oral. Em um segundo momento, o teste é repetido com a adição de fator intrínseco por via oral. Se a concentração de cianocobalamina urinária continuar baixa, pode sugerir a presença de má absorção, independente do fator intrínseco, como, por exemplo, insuficiência pancreática, espru, doença de Crohn, entre outras.

CONCLUSÃO

Na prática médica, o diagnóstico das anemias ferropriva e megaloblástica é baseado, na maioria das vezes, em sua manifestação clínica. O estudo do metabolismo do ferro, a dosagem sérica de vitamina B_{12} e ácido fólico colaboram para a confirmação diagnóstica. O quadro III-4 resume os principais diagnósticos diferenciais das anemias.

Devido à alta prevalência dessas entidades em nosso meio, devemos sempre ter em mente seu diagnóstico, uma vez que o tratamento envolve uma conduta corriqueira (a reposição vitamínica), porém, se retardada, pode trazer danos irreversíveis ao indivíduo.

BIBLIOGRAFIA

Batista Filho M, et al. Anemia como problema de saúde pública: uma realidade atual. Ciênc Saúde Coletiva. 2008;13(6):1917-22.

Greer JP, et al. Wintrobe's clinical hematology. 11ª ed. Philadelphia: Lippincott Williams & Wilkins; 2003.

Hoffman R, et al. Hematology: basic principles and pratice. 5ª ed. Philadelphia: Churchill Livingstone; 2008.

Thachuck DC, et al. Wintrobe's clinical atlas of hematology. Philadelphia: Lippincott Williams & Wilkins; 2007.

Zago MA, et al. Hematologia: fundamentos e prática. São Paulo: Atheneu; 2001.

Quadro III-4 – Diagnóstico diferencial de anemia.

Anemia microcítica (VCM < 80fL)	Anemia normocítica (VCM 80 a 100fL)	Anemia macrocítica (VCM > 100fL)
Ferrodeficiência	Perda sanguínea aguda	Deficiência de ácido fólico
Talassemias	Ferrodeficiência (estágio inicial)	Deficiência de vitamina B_{12}
Anemia sideroblástica	Anemia de doença crônica	Síndromes mielodisplásicas
	Invasão de medula óssea	Anemia hemolítica (reticulocitose)
	Anemia aplásica	

CAPÍTULO 5

Talassemias

Sandra Regina Loggetto

INTRODUÇÃO

A hemoglobina (Hb) é um tetrâmero formado por dois pares de cadeias polipeptídicas de globina, cada par ligado a uma fração heme com um átomo de ferro. A composição desse tetrâmero varia com a fase da vida do indivíduo (Quadro III-5) e depende do gene ativado em cada fase para a produção das cadeias de globina. No cromossomo 16 estão os genes que codificam a produção das globinas alfa (α), e no cromossomo 11, os genes que codificam a produção das globinas beta (β). As globinas alfa participam da formação de todas as hemoglobinas adultas (Fig. III-10).

As talassemias caracterizam-se pela alteração na produção das cadeias de globina, que pode ser por mutações genéticas (Hb E, Hb Lepore, Hb *Constant-Spring*) ou por diminuição da produção de globinas (globinas alfa na alfa-talassemia, globinas beta na beta-talassemia). A forma mais comum de talassemia é por redução na produção das cadeias de globina (Quadro III-6). A herança é autossômica recessiva. A talassemia tem maior prevalência nas regiões endêmicas de malária, porém a imigração fez com que o gene se disseminasse por todo o mundo.

A diminuição da produção das cadeias de globina alfa ou beta tem significado clínico, pois interfere na

Quadro III-5 – Hemoglobinas normais.

Fase da vida	Local de produção	Cadeias de globina	Hb formada
Embrionária	Saco vitelino	$\zeta_2\varepsilon_2$	Gower 1
		$\alpha_2\varepsilon_2$	Gower 2
		$\zeta_2\gamma_2$	Portland
Fetal	Fígado	$\alpha_2\gamma_2$ (75%)	Fetal
		$\alpha_2\beta_2$ (25%)	A_1
Nascimento	Medula óssea	$\alpha_2\gamma_2$ (75%)	Fetal
		$\alpha_2\beta_2$ (25%)	A_1
Adulta (> 6 meses)	Medula óssea	$\alpha_2\beta_2$ (> 96%)	A_1
		$\alpha_2\delta_2$ (< 4%)	A_2
		$\alpha_2\gamma_2$ (< 1%)	Fetal

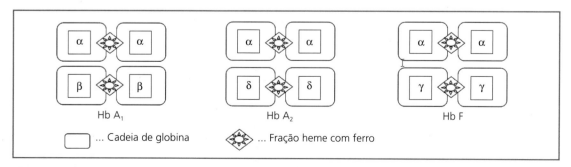

Figura III-10 – Representação esquemática das hemoglobinas adultas.

Quadro III-6 – Características das síndromes talassêmicas mais comuns.

	Alfa-talassemia	Beta-talassemia
Cromossomo	16	11
Globina	Alfa	Beta
Epidemiologia	África tropical, Oriente Médio, China, Índia, sudeste da Ásia e algumas regiões do Pacífico Sul Forma mais grave: Mediterrâneo e sudeste da Ásia	Mediterrâneo, Oriente Médio, sul e sudeste da Ásia e sul da China Hb E: sudeste da Ásia
Brasil	Cerca de 4% da população	Estimativa ABRASTA: 175 talassemia intermédia 281 talassemia maior 67% na Região Sudeste Maioria em SP, PE, MG e PR

produção da Hb A_1, de modo que reduz os tetrâmeros de Hb e leva à anemia. Globinas em excesso são instáveis e precipitam. Assim, o excesso de globinas alfa na beta-talassemia e de globinas beta na alfa-talassemia levam à precipitação das globinas dentro dos glóbulos vermelhos e hemólise. Na alfa-talassemia as globinas beta formam a Hb H, a qual não se liga ao oxigênio ou o transporta de forma inadequada. Portanto, as talassemias caracterizam-se por eritropoese ineficaz, hemólise intramedular e anemia de graus variáveis.

O indivíduo normal tem dois genes para a produção das globinas alfa em cada cromossomo 16. Assim, para a produção normal, os quatro genes devem estar ativos. Na alfa-talassemia ocorre deleção de um, dois, três ou quatro genes. As características da alfa-talassemia estão no quadro III-7.

O indivíduo normal tem um gene para a produção das globinas beta em cada cromossomo 11. Assim, para a produção normal, dois genes devem estar ativos. O fenótipo da beta-talassemia manifesta-se como talassemia

Quadro III-7 – Características da alfa-talassemia.

Fenótipo	Genótipo	Achados laboratoriais
Portador silencioso (traço α^+)	Deleção de 1 gene alfa	Sem alteração hematológica 1-2% Hb de Bart no período neonatal Eletroforese de Hb normal Comum na raça negra
Traço alfa-talassemia: Traço α^0	Deleção de 2 genes alfa: No mesmo cromossomo	Leve anemia hipocrômica microcítica 2-10% de Hb de Bart no período neonatal
Traço α^+-homozigoto	Em cromossomos diferentes	Eletroforese de Hb normal
Doença da Hb H	Deleção de 3 genes alfa	Anemia moderada a grave 20-30% de Hb de Bart no período neonatal
Hidropsia fetal com Hb de Bart*	Deleção de 4 genes alfa	Mais de 80% de Hb de Bart Sobrevida curta

*Hb de Bart – dois pares de globinas gama.

menor (heterozigoto), intermédia (homozigoto) ou maior (homozigoto). Na talassemia menor ou traço beta-talassêmico existe mutação de um gene da globina beta, enquanto o outro está normal. Na talassemia intermédia ocorre mutação nos dois genes, podendo ser uma leve e outra grave, duas leves ou complexas (exemplo, associada à alfa-talassemia heterozigota). Na talassemia maior ocorre homozigose beta-talassemia β^0 em um terço dos casos, onde a produção de globinas beta está ausente. Nos dois terços restantes ocorre homozigose beta-talassemia β^+ ou β^+/β^0 talassemia, onde a síntese de globinas beta está reduzida em 5 a 30%.

A fisiopatologia da beta-talassemia maior é bem conhecida. As globinas alfa em excesso são instáveis e precipitam, levando à hemólise intramedular e consequente eritropoese ineficaz. O baço remove os glóbulos vermelhos hemolisados, resultando em esplenomegalia. A hipoxia decorrente da anemia faz com que os rins aumentem a produção de eritropoetina para estimular a produção da medula óssea, aumentando ainda mais a eritropoese ineficaz. Como a medula óssea não consegue compensar a produção de sangue, ocorre hematopoese extramedular. Sem Hb A, ocorre aumento da produção da Hb F, a qual tem maior afinidade pelo oxigênio, piorando a hipóxia tecidual e voltando a estimular a produção de eritropoetina pelos rins. O tratamento com transfusões de concentrado de hemácias leva à sobrecarga de ferro. Como o organismo não tem mecanismos fisiológicos para eliminar o excesso de ferro, este se deposita nos órgãos como coração, fígado ou glândulas endócrinas, lesando-os. A eritropoese ineficaz leva ao aumento da absorção de ferro pelo intestino, piorando a sobrecarga de ferro. A hepicidina, sendo regulador dos estoques de ferro, está diminuída na talassemia, permitindo a absorção de ferro pelo intestino mesmo na presença de sobrecarga grave de ferro. Ocorre também esplenomegalia com hiperesplenismo, piorando a anemia, o que leva à expansão da medula óssea na tentativa de produzir mais sangue, levando às deformidades ósseas características da talassemia maior e intermédia.

Cerca de 10% dos casos de beta-talassemia homozigota têm fenótipo de gravidade intermediária, podendo ser explicado porque o defeito na síntese da globina beta é menos grave. Assim, na beta-talassemia intermédia, a necessidade transfusional é bem menor. Porém, a sobrecarga de ferro também é uma realidade, com as mesmas implicações já descritas, pois também ocorre aumento da absorção de ferro pelo intestino.

DIAGNÓSTICO CLÍNICO

Ao final da gestação o feto diminui a produção das cadeias gama e aumenta a produção das cadeias beta. Como o feto já tinha cadeias gama e alfa, ele nasce principalmente com Hb F. Considerando que a vida de um eritrócito é em torno de 120 dias, a Hb F é substituída pela Hb A em quatro a seis meses. Assim, a manifestação clínica das doenças da cadeia alfa ocorre intraútero ou ao nascimento, pois as globinas alfa participam tanto da formação da Hb F quanto da Hb A, enquanto a clínica da beta-talassemia inicia-se após seis meses de vida.

ALFA-TALASSEMIA

O portador silencioso é assintomático e o traço alfa-talassemia apresenta anemia hipocrômica microcítica leve.

Na doença da Hb H o paciente tem anemia hipocrômica microcítica leve a moderada, com ou sem icterícia, pode necessitar de transfusões de concentrado de hemácias, ter lesões ósseas, esplenomegalia e sobrecarga de ferro leve. Pode ser detectada no *screening* neonatal como Hb de Bart.

A hidropsia fetal é incompatível com a vida, pois a Hb formada por quatro cadeias gama transporta mal o oxigênio. A maioria dos fetos tem morte intrauterina ou, quando atinge o nascimento, apresenta anasarca por insuficiência cardíaca congestiva e hipoalbuminemia, além de hepatoesplenomegalia.

BETA-TALASSEMIA

Na talassemia menor a síntese de globinas beta está reduzida pela metade, o que resulta em anemia leve hipocrômica microcítica. O paciente apresenta-se corado, mas com palidez cutânea. A possibilidade de um casal com talassemia menor ter um filho com a talassemia maior é de 25% em cada gestação.

Na beta-talassemia intermédia a clínica é variável, podendo ocorrer desde manifestações da beta-talassemia maior, mas em idade mais avançada, até comportar-se como traço talassêmico. O diagnóstico de talassemia intermédia é feito quando a Hb se mantém em níveis compatíveis com as atividades normais, sem a necessidade de transfusões. A sintomatologia do paciente é que define a necessidade transfusional, pois um indivíduo com Hb de 7,0g/dL pode viver bem, enquanto outro com Hb de 9,0g/dL pode ter alterações relacionadas à eritropoese ineficaz. Para compensar a eritropoese ineficaz pode-se encontrar, além da hepatoesplenomegalia e deformidades ósseas, hematopoese extramedular nas vértebras, manifestando-se como massa paravertebral. Observou-se maior incidência de hipertensão pulmonar nos pacientes com talassemia intermédia. Assim, a clínica é mais importante do que o nível de Hb para o diagnóstico de talassemia intermédia. Complicações pela sobrecarga de ferro também podem ocorrer.

Na beta-talassemia maior as manifestações clínicas iniciam-se entre 6 e 12 meses de idade. Ao diagnóstico o paciente apresenta palidez, irritabilidade, icterícia, hepatoesplenomegalia. Sem tratamento adequado evolui com défice de crescimento, deformidades ósseas na face (osso frontal e maxila proeminentes), fraturas patológicas por osteoporose, comprometimento das atividades diárias, massa paravertebral (hematopoese extramedular). Cálculos biliares de bilirrubina indireta são comuns a partir de quatro anos de idade. A sobrecarga de ferro a longo prazo compromete órgãos importantes, como coração, fígado ou glândulas endócrinas. Como resultado da hemossiderose transfusional temos insuficiência cardíaca, cirrose, hipotireoidismo, hipoparatireoidismo, hipogonadismo hipogonadotrófico e *diabetes mellitus*. Trombocitose pós-esplenectomia e alterações pró-trombóticas predispõem a oclusão vascular pulmonar e hipertensão pulmonar.

Quando a lisina é substituída pelo ácido glutâmico no gene da betaglobina, produz-se a Hb E, comum no sudeste da Ásia, que, quando associada à beta^0-talassemia, resulta em quadro de talassemia grave.

DIAGNÓSTICO LABORATORIAL

O primeiro exame a ser avaliado é o hemograma, que vai mostrar anemia hipocrômica microcítica (Fig. III-11). O diagnóstico diferencial das anemias hipocrômicas microcíticas deve ser feito entre traços alfa e beta-talassemia, anemia ferropriva, anemia de doença crônica e anemia sideroblástica. Apesar de a anemia sideroblástica geralmente ser macrocítica ou normocítica, alguns casos podem apresentar-se com microcitose. Os exames laboratoriais que concluem pelo diagnóstico da anemia microcítica (volume corpuscular médio diminuído = VCM < 80fL) estão no quadro III-8. Vale lembrar que na anemia ferropriva ocorre diminuição da produção de Hb A_2, de modo que, se o paciente tiver traço beta-talassêmico associado à ferropenia, a eletroforese de Hb (EFHb) será normal. Nesse caso, se após o tratamento da anemia ferropriva houver ferro, ferritina e TIBC normais, mas ainda com hemograma mostrando anemia hipocrômica microcítica, deve-se repetir a EFHb.

O diagnóstico de alfa-talassemia é mais difícil porque não ocorre aumento de Hb A_2 e de Hb F, como na beta-talassemia (Quadro III-9). O diagnóstico da deleção dos genes é feito por meio de biologia molecular, pela qual se identificam as deleções do gene da alfa-globina.

Na beta-talassemia maior, a anemia é grave, podendo chegar a Hb a 3 a 4g/dL, com hipocromia e microcitose importantes. No esfregaço periférico também se observam poiquilocitose, células em lágrima e células-alvo. A hemácia contém corpúsculos de cadeias de globina alfa precipitados, os corpúsculos de Howel-Jolly. Os reticulócitos estão entre 2 e 8%, valor bem abaixo do que se espera para um quadro de hiperplasia eritroide e hemólise importantes, pois a destruição intramedular dos eritroblastos é grave. Os glóbulos brancos apresentam-se elevados. Em caso de hiperesplenismo observamos leucopenia e plaquetopenia. Na EFHb do paciente com beta^0-talassemia observa-se aumento de Hb F, sem a presença de Hb A_1, enquanto na beta$^+$-talassemia pode-se encontrar pouca Hb A_1. A Hb A_2 é variável. É importante a diferenciação entre talassemia maior e intermédia (Tabela III-2).

Também é possível o diagnóstico pré-natal das talassemias. Na beta-talassemia pode-se encontrar o gene anormal pela análise do DNA do feto, com material coletado entre 8ª e 18ª semanas de gestação por meio de amniocentese ou amostra de vilo coriônico. O exame é feito por PCR (reação em cadeia da polimerase). Para a alfa-talassemia usa-se tecnologia de hibridização molecular em material coletado por amniocentese ou PCR quantitativa.

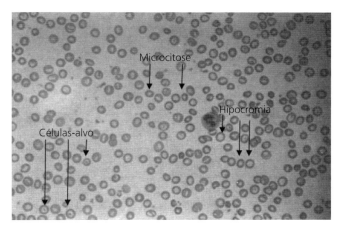

Figura III-11 – Anemia hipocrômica microcítica na beta-talassemia.

Quadro III-8 – Investigação laboratorial de anemia microcítica.

	HCM	Ferro	Ferritina	TIBC	RDW	Diagnóstico
Talassemia menor	↓	nL	normal	nL	nL	EFHb com ↑ Hb A_2
Traço alfa-talassemia	↓	Normal	Normal	Normal	Normal	EFHb normal
Anemia ferropriva	↓	↓	↓	↑	↑	Identificar causa da perda de ferro
Anemia da inflamação	↓	↓	Normal ou ↑	↓	Normal	Identificar a causa
Anemia sideroblástica	↓	↑	Normal	Normal	–	Medula óssea com sideroblastos em anel

HCM = Hb corpuscular média (valor normal = 27 a 32pg), sua diminuição revela hipocromia. TIBC = capacidade de ligação total de ferro. RDW = *red blood cell distribution width*.

Quadro III-9 – Diagnóstico diferencial entre os traços talassêmicos.

	Hb A$_2$	Hb F	EFHb
Alfa-talassemia	Normal	Normal	Padrão AA
Beta-talassemia	↑	Normal ou ↑	Padrão AA

Tabela III-2 – Diferenciação entre talassemia maior (TM) e intermédia (TI).

	Provável TM	Provável TI
Idade ao diagnóstico	< 2 anos	> 2 anos
Hb (g/dL)	< 7	8 a 10
Hepatoesplenomegalia	Grave	Moderada/grave
Hb fetal (%)	> 50	10 a 50 (até 100)
Hb A$_2$ (%)	< 4	> 4
Pais	Ambos com ↑ HbA$_2$	Um ou ambos com ↑ Hb F ou Hb A$_2$ limítrofe

TRATAMENTO

A situação clínica de traço alfa ou beta-talassemia não requer tratamento. Para a beta-talassemia maior o tratamento requer transfusões regulares de concentrado de hemácias para prevenir as complicações da anemia. As transfusões regulares previnem as manifestações da talassemia, mas também levam à sobrecarga de ferro, necessitando de terapia quelante de ferro para prevenir hemocromatose secundária. A quelação de ferro deve ser instituída nos pacientes em regime de transfusão crônica para reduzir e prevenir a sobrecarga de ferro, removendo o ferro de órgãos específicos. Sem a quelação de ferro adequada, os pacientes evoluem com complicações endocrinológicas, hepáticas e cardíacas, com 70% dos casos com óbito por cardiopatia em torno de 20 anos. Cura para a talassemia maior seria o transplante de células-tronco hematopoéticas de um doador HLA-compatível. Porém, as dificuldades em se encontrar um doador entre irmãos são grandes e famílias de pacientes clinicamente bem tendem a não se submeter aos riscos do transplante de medula óssea como a toxicidade dos regimes de indução, infertilidade e GVHD (reação enxerto *versus* hospedeiro) aguda e crônica.

A indicação de transfusões nas outras síndromes talassêmicas deve ser baseada no conceito de se melhorar a anemia moderada a grave, diminuindo a eritropoese ineficaz, e não apenas nos níveis de Hb.

BIBLIOGRAFIA

Cunningham MJ, Weiss MJ, Neufeld EJ. Thalassemia. In: Young NS, Gerson SL, High, KA (eds.). Clinical hematology. New York: Elsevier; 2006.

Forget BG, Cohen AR. Thalassemia syndromes. In: Hoffman R, et al. (eds.). Hematology: basic principles and practice. 4th ed. New York: Elsevier; 2005. p. 557-89.

Orkin SH, Nathan DG. The thalassemias. In: Nathan DG, Orkin SH (eds.). Hematology of infancy and childhood. 6th ed. Philadelphia: W.B. Saunders; 2003. p. 842-920.

Schechter GP. Differential diagnosis of anemia. In: Young NS, Gerson SL, High, KA (eds.). Clinical hematology. New York: Elsevier; 2006.

Steinberg MH, Benz Jr EJ, Adewoye HA, Ebert B. Pathobiology of the human erythrocyte and its hemoglobin. In: Hoffman R, et al. (eds.). Hematology: basic principles and practice. 4th ed. New York: Elsevier; 2005. p. 442-54.

CAPÍTULO 6

Doença Falciforme

Sandra Regina Loggetto
Josefina Aparecida Pellegrini Braga

INTRODUÇÃO

A hemoglobina (Hb) normal é representada como Hb A. Os indivíduos têm dois genes para a produção correta da Hb A, de modo que produzem HbAA. Quando o paciente tem uma alteração genética que determina a produção da Hb anômala S (Hb S), ele se enquadra como doença falciforme. Doença falciforme é o nome dado a um grupo de hemoglobinopatias, dentre as quais estão incluídas a anemia falciforme (HbSS), a S-beta-talassemia (HbS-beta) e outras hemoglobinopatias, como HbSC e HbSD. Quando o indivíduo herda os dois genes para a produção de Hb S, é considerado homozigoto e denominamos anemia falciforme (HbSS). Quando ele herda apenas um gene alterado, é denominado heterozigoto ou portador do traço falciforme (HbAS) e não apresenta anemia.

O gene falciforme tem distribuição mundial. Sua maior concentração está nos países da África Equatorial (principalmente Nigéria, Gana, Gabão e Zaire) e, em menor proporção, na Arábia Saudita e Índia. Ainda se distribui no sul da Itália, Sicília e regiões centrais da Grécia. Segundo estimativas da Organização Mundial da Saúde (OMS), existem no mundo cerca de quatro milhões de pessoas com alguma forma da doença falciforme.

No Brasil, é a doença hereditária mais prevalente, distribuindo-se de forma heterogênea nas diversas regiões. Estima-se a existência de 2 milhões de portadores do gene da Hb S no Brasil, sendo mais de 8 mil com a forma homozigótica (HbSS) e registro anual de cerca de 700 a 1.000 casos novos da doença falciforme.

A anemia falciforme é caracterizada por uma mutação na molécula da Hb que resulta em modificação na sua estrutura molecular, levando à produção da Hb anormal S (Hb S). A mutação ocorre no cromossomo 11, no sexto códon da cadeia beta (β) da Hb, resultando na substituição da base nitrogenada timina pela adenina e, dessa forma, o ácido glutâmico é substituído pelo aminoácido valina. A nova Hb formada, quando desoxigenada, polimeriza-se e leva à formação de hemácias falcizadas. As alterações fisiopatológicas observadas na doença falciforme são decorrentes desse defeito básico. Essa troca modifica a solubilidade da molécula de Hb que, quando está na forma reduzida e com carência de oxigênio, sofre polimerização e confere ao glóbulo vermelho a forma de foice, tornando-se uma célula rígida. Os eritrócitos deformados ou em forma de foice apresentam maior propriedade de adesividade ao endotélio vascular, culminando com a liberação de citocinas inflamatórias, ativação de proteínas ligantes plasmáticas, ativação da coagulação e maior ligação do eritrócito ao endotélio, fatores que explicam a vaso-oclusão e o processo inflamatório, base de todo o quadro clínico dos pacientes com anemia falciforme. Esses eritrócitos circulam mal na circulação capilar, obstruindo o fluxo sanguíneo (vaso-oclusão) ou são destruídos prematuramente (hemólise). Esse processo é, normalmente, reversível após reoxigenação. Entretanto, a repetição desse fenômeno provoca lesão da membrana celular, tornando essa modificação irreversível.

DIAGNÓSTICO

O diagnóstico clínico baseia-se na história, em que se observa o relato de crises dolorosas de repetição, infecções, anemia e hemólise.

Ao hemograma observa-se anemia normocrômica normocítica, com Hb geralmente entre 6 e 10g/dL, reticulocitose, sangue periférico com eritroblastos, onde também podemos encontrar hemácias em foice e em alvo. A presença de valores reduzidos de VCM (volume corpuscular médio) deve chamar a atenção para a associação com alfa-talassemia ou S-beta-talassemia. A CHCM (concentração de hemoglobina corpuscular média) é normal.

O teste de falcização é positivo, entretanto é pouco sensível e pouco específico, não devendo ser usado de forma isolada para fazer o diagnóstico de doença falciforme.

O diagnóstico é realizado pela detecção da Hb S e da sua associação com outras frações de Hb. A técnica da eletroforese de Hb em acetato de celulose com pH alcalino ainda é a metodologia básica para identificação da maioria das hemoglobinopatias. Em casos de suspeita de outras hemoglobinas mutantes, como, por exemplo, Hb D, torna-se necessário repetir a eletroforese de hemoglobina em ágar com pH ácido. A dosagem da Hb fetal também é importante.

Os valores de Hb e hematócrito, assim como as quantidades das hemoglobinas em porcentagem (Hb S, Hb F, Hb A) variam em diversas doenças da síndrome falciforme (Tabela III-3).

DIAGNÓSTICO E TRIAGEM NEONATAL

A triagem neonatal para doença falciforme contribui de forma efetiva na redução da morbimortalidade, uma vez que o diagnóstico precoce permite a inserção precoce do paciente em programas de saúde multidisciplinares, com a utilização de cuidados preventivos e orientação aos pais.

Em nosso país o programa de triagem neonatal para doença falciforme foi regulamentado pela portaria nº 822 de junho de 2001, do Ministério da Saúde. No recém-nascido o sangue é colhido em papel-filtro, por meio de punção plantar, juntamente com os exames para fenilcetonúria e hipotireoidismo ("teste do pezinho"). É realizada a eletroforese de Hb por focalização isoelétrica e/ou cromatografia líquida em alta resolução (HPLC), ambas com especificidade e sensibilidade excelentes.

O resultado é interpretado da seguinte forma: FA – normal; FAZ – heterozigoto S (traço falciforme); FS – engloba as crianças com doença HbSS (anemia falciforme), HbSβ^0-talassemia, Hb S com persistência hereditária da Hb fetal e, algumas vezes, HbSβ$^+$-talassemia; FSA – doença falciforme (hemoglobinopatia S-beta-talassemia); FSC – doença falciforme (hemoglobinopatia SC); FSD – doença falciforme (hemoglobinopatia SD) (Tabela III-3).

Todos os recém-nascidos diagnosticados como possíveis portadores de hemoglobinopatias devem ser reavaliados laboratorialmente após o sexto mês de vida e o estudo familial realizado. O diagnóstico molecular feito pela reação em cadeia da polimerase (PCR), seguida pelo sequenciamento do DNA, pode ser indicado nos casos em que haja dificuldade no diagnóstico pela eletroforese de hemoglobina ou ser utilizado no diagnóstico pré-natal das síndromes falciformes.

As crianças identificadas como doentes (doença falciforme) devem ser encaminhadas para serviços especializados de acompanhamento para inserção em programas multidisciplinares de saúde.

QUADRO CLÍNICO

A apresentação clínica da doença falciforme é muito variável, dependendo da homozigose (HbSS) ou da asso-

Tabela III-3 – Características clínicas e laboratoriais das principais síndromes falciformes.

	Grau de hemólise/vaso-oclusão	Hb média (g/dL) (variação)	Triagem neonatal	Eletroforese de hemoglobina
HbAS (traço falciforme)	0/0	13,0 (12,0-16,0)	FAS	Hb S: 35-45% Hb F: < 2% Hb A$_1$: 50-60% Hb A$_2$: < 3,5%
HbSS (anemia falciforme)	+ + + +/+ + + +	7,5 (5,5-9,5)	FS	Hb S: 80-95% Hb F: 2-20% Hb A$_1$: ausente Hb A$_2$: < 3,5%
HbSβ$^+$-talassemia (doença falciforme)	+ /+ a + +	11,0 (8,0-13,0)	FSA ou FS*	Hb S: 65-90% Hb F: 2-10% Hb A$_1$: 5-30% Hb A$_2$: 3,5-6,0%
HbSβ^0-talassemia (doença falciforme)	+ + +/+ + +	8,0 (7,0-10,0)	FS	Hb S: 80-92% Hb F: 2-15% Hb A$_1$: ausente Hb A$_2$: 3,5-7,0%
HbSC (doença falciforme)	+/+ +	11,0 (9,0-14,0)	FSC	Hb S: 45-50% Hb C: 45-50% Hb F: 1-5%

* A quantidade de HbA$_1$ ao nascimento às vezes é insuficiente para a detecção. (Fonte: adaptado de Braga JAP, Hokazono M. Doença Falciforme. In: Schor N, Morais MB, Campos SO, Silvestrini WS. (ed.) Pediatria – Guias de Medicina Ambulatorial e Hospitalar UNIFESP/Escola Paulista de Medicina. São Paulo: Manole; 2005. p.1001-7.

ciação com outra hemoglobinopatia, da concentração da Hb fetal (Hb F) e dos haplótipos da região dos genes da globina. Estudos de DNA demonstraram a existência de cinco diferentes haplótipos associados ao gene Hb S. Cada um recebeu o nome da região onde foi descrito pela primeira vez: Benin (África Centro-Oeste), Senegal (África Ocidental), Bantu (CAR – República Centro-Africana), Cameron (República dos Camarões) e Árabe-Indiano.

As manifestações que os pacientes falcêmicos apresentarão no decorrer da vida devem-se a dois fenômenos principais: o da oclusão vascular pelos glóbulos vermelhos, seguida de infarto nos diversos tecidos e órgãos, e o da hemólise crônica e seus mecanismos compensadores.

A anemia desenvolve-se paralelamente ao declínio pós-natal da Hb F e torna-se evidente ao redor do sexto mês de vida, quando em geral surgem as primeiras manifestações clínicas. Devido à hemólise crônica, o paciente com anemia falciforme apresenta palidez e icterícia secundária ao aumento nos níveis de bilirrubina indireta, o que pode levar, a longo prazo, à formação de cálculos na vesícula biliar.

A evolução da doença é caracterizada por uma série de crises precipitadas por inúmeros fatores como febre, infecção, exercícios físicos, desidratação, exposição ao frio e tensão emocional.

Os fenômenos vaso-oclusivos podem ocorrer em qualquer órgão ou sistema do organismo, resultando em sintomas como crises de dor em extremidades, abdome ou tórax, acidentes vasculares cerebrais, infartos esplênicos ou hepáticos e, no pulmão, a síndrome torácica aguda. Esses eventos terminam por lesar progressivamente os diversos tecidos e órgãos como pulmões, coração, ossos, rins, fígado, retina, pele e alterações no crescimento seguido de atraso puberal. A destruição progressiva do baço leva à autoesplenectomia e é a responsável pela suscetibilidade aumentada a infecções graves (sepses).

A morbidade e a mortalidade da doença decorrem de processos infecciosos, hemólise crônica e do fenômeno vaso-oclusivo difuso da microvasculatura.

CRISES VASO-OCLUSIVAS

Crise vaso-oclusiva dolorosa

É reconhecida como um marcador da doença falciforme, sendo a principal causa de morbidade em todos os portadores dessa doença. É o motivo mais frequente de procura por atendimento de emergência e admissão hospitalar. Os primeiros sintomas aparecem entre 6 e 12 meses de idade, caracterizados na maioria dos casos por edema doloroso das mãos e dos pés (síndrome mão-pé), ocasionado pela necrose isquêmica de pequenos ossos das mãos e dos pés.

A crise vaso-oclusiva (CVO) pode atingir qualquer órgão ou tecido, determinando episódios dolorosos de intensidade variável que dependem do grau da lesão isquêmica e do órgão ou tecido afetado. A dor pode persistir mesmo após o processo de falcização ter cessado, durando em média de três a seis dias. Os pacientes podem apresentar dor nas extremidades, abdome, tórax ou ainda manifestações musculoesqueléticas.

Sistema nervoso central

O acidente vascular cerebral (AVC) é uma das complicações mais temidas da doença falciforme devido à sua alta morbimortalidade, sendo mais frequente entre os pacientes homozigóticos (HbSS). A forma isquêmica é mais frequente nas crianças falciformes, com faixa etária mais acometida entre 5 e 10 anos. Já a partir da segunda década de vida, os fenômenos hemorrágicos são os mais frequentes. A principal lesão encontrada é a estenose ou obstrução de uma artéria intracraniana, sendo as artérias carótida interna, cerebral média e cerebral anterior as mais acometidas.

As manifestações neurológicas costumam ser focais e, conforme a região afetada, incluem déficit motor e visual, disartria e paralisia de nervo craniano. Sinais generalizados, como convulsão e coma, também podem ocorrer. Se o paciente apresentar cefaleia e/ou convulsão, devemos suspeitar de AVC hemorrágico. A meningite é o diagnóstico diferencial a ser lembrado. O diagnóstico é confirmado pela tomografia computadorizada e/ou ressonância magnética de crânio.

O AVC também pode ser assintomático, chamado de "infarto silencioso". Essa entidade é caracterizada por ausência de história prévia de eventos neurológicos e exame clínico normal, mas com presença de lesões isquêmicas em exames complementares como tomografia computadorizada e ressonância magnética de crânio.

A profilaxia do AVC deve ser instituída. Para se avaliar quais pacientes estarão mais sujeitos a risco de ter AVC, realiza-se o Doppler transcraniano (DTC), por meio do qual se avalia o fluxo sanguíneo da artéria carótida interna. O DTC deve ser feito a cada seis meses nos pacientes com doença falciforme entre 2 e 16 anos de idade, por profissional com experiência. Considera-se risco elevado de AVC os pacientes que apresentem ao exame velocidade de fluxo sanguíneo ≥ 200 cm/s.

O tratamento preconizado para o paciente com doença falciforme e AVC é o esquema de transfusões crônicas de concentrado de hemácias. Pacientes não tratados de forma adequada têm risco de recorrência de novos infartos de cerca de 70% após um a dois anos do primeiro fenômeno vaso-oclusivo cerebral e, em geral, ocorre no mesmo sítio anatômico.

Síndrome torácica aguda

A síndrome torácica aguda (STA) é o conjunto de sinais e sintomas que indicam infarto pulmonar e/ou processo infeccioso. É considerada a principal causa de mortalidade depois dos dois anos de idade e mantém-se como a principal causa de morbidade e mortalidade na doença da célula falciforme em qualquer idade. A doença pulmonar compreende infecções, infarto, embolia e sequestro pulmonar. Clinicamente o paciente apresenta dor torácica ou dor referida abdominal em graus variados, associada ou não a desconforto respiratório também em graus variados. Sempre há hipóxia, mesmo que leve (saturação de O_2 menor que 96%), ou diminuição em 25% da pO_2 basal do paciente ou três pontos abaixo da saturação basal. Febre pode ocorrer ou não. As embolias gordurosas podem ocorrer em seguida ao infarto da medula óssea e geralmente têm evolução progressiva e grave. Imagem radiológica pode estar ausente no início do quadro, porém aparece na evolução. O reconhecimento e o pronto tratamento da STA são de extrema importância.

Priapismo

O priapismo é outra manifestação vaso-oclusiva, caracterizado por ereção dolorosa e persistente do pênis. Pode ocorrer em qualquer idade. Na maioria dos casos é autolimitado com resolução espontânea em menos de 24h. Nos casos persistentes, além do desconforto, pode causar impotência.

Sequestro esplênico

É uma emergência hematológica, caracterizando-se por palidez súbita, aumento abrupto do tamanho do baço, com queda acentuada dos níveis de hemoglobina. O baço realmente "sequestra" o sangue periférico. Pode ocorrer choque hipovolêmico e óbito se não houver pronta intervenção. Na maioria dos casos ocorre em menores de dois anos de idade. A recorrência do quadro é descrita em cerca de 50% dos sobreviventes à primeira crise e em geral a gravidade aumenta.

Durante a crise deve ser realizada transfusão de concentrado de glóbulos vermelhos, 5 a 10mL/kg, com cuidado, pois essa promove a liberação das hemácias pelo baço e aumento da Hb. Se a Hb atingir níveis maiores de 12g/dL, podemos ter hiperviscosidade sanguínea e consequente vaso-oclusão. Para evitar a recorrência é indicada esplenectomia eletiva, respeitando-se a idade mínima de dois anos para a retirada do baço, com vacinação específica (pneumococo, hemófilos e meningococo) e profilaxia antibiótica.

Crise aplásica

A crise aplásica em geral é precedida uma a três semanas por infecção pelo parvovírus B19 (eritema infeccioso), o qual apresenta tropismo pelo eritroblasto, inibindo sua maturação e determinando aplasia transitória do setor eritrocitário e consequente anemia. Caracteriza-se por piora da palidez com queda da Hb e reticulocitopenia. O tratamento é a transfusão de glóbulos vermelhos.

FEBRE

Os pacientes com anemia falciforme, desde os primeiros meses de vida, já apresentam maior suscetibilidade a infecções por bactérias encapsuladas (*Streptococcus pneumoniae, Haemophilus influenzae* tipo b, *Neisseria meningitidis, Salmonella* sp.) devido à isquemia esplênica que ocorre cronicamente e determina a hipofunção desse órgão, com diminuição na opsonização das bactérias encapsuladas. Portanto, assim que o diagnóstico é realizado, a criança com doença falciforme deve receber profilaxia com penicilina benzatina e encaminhada para centros de referência de vacinas especiais para vacinação anti-*Haemophilus*, antipneumocócica e antimeningocócica.

Uma vez que o risco de bacteriemia por pneumococo é maior nesses pacientes, os episódios de febre devem ser considerados situações de risco, determinando hospitalização do paciente, com exame físico cuidadoso, coleta de exames laboratoriais e instituição de terapia antibiótica.

Ao exame físico deve-se estar atento para sinais de sepse, meningite, desconforto respiratório, dor óssea localizada e esplenomegalia. À admissão do paciente, realizar hemograma com contagem de reticulócitos, hemocultura com antibiograma, radiografia de tórax, urina tipo I e urocultura com antibiograma, cultura de fezes (se houver diarreia) e punção lombar (mesmo com sinais mínimos sugestivos de meningite).

Se a meningite não for suspeitada ou foi descartada, iniciar antibioticoterapia para cobrir *Streptococcus pneumoniae* e *Haemophilus influenzae* tipo b. Se após 72h o paciente se apresentar afebril, sem toxemia e com nível seguro de Hb, avaliar a possibilidade de alta com antibiótico por via oral. Durante o período de hospitalização deverá ser realizado hemograma com contagem de reticulócitos pelo menos a cada dois dias. O paciente deverá retornar para reavaliação após a alta.

Infecção é a principal causa de óbito em crianças com anemia falciforme.

DOENÇA CRÔNICA

A palidez está presente em graus variáveis e inicia-se por volta dos dois meses de vida, quando a anemia começa a se instalar devido ao início da queda da hemoglobina fetal e consequente aumento da Hb S. Pode ocorrer icterícia e, se presente, é mais bem observada nas escleras. A icterícia ocorre porque a destruição das hemácias no intravascular está elevada, levando ao aumento da liberação de biliverdina, a qual é convertida no fígado em bilirrubina indireta. Porém, seu excesso não é convertido em bilirrubina direta para ser excretada e fica acumulada na pele e mucosas. O excesso de bilirrubina pode levar à formação de cálculos na vesícula biliar, aumentando o risco de colecistite.

Sopro cardíaco e cardiomegalia com hipertrofia do ventrículo esquerdo ocorrem na maioria dos pacientes como consequência da anemia crônica e aumento compensatório do trabalho cardíaco. Disfunção de ventrículo direito e *cor pulmonale* podem ocorrer em pacientes que desenvolveram hipertensão pulmonar devido à síndrome torácica aguda de repetição.

Os episódios isquêmicos no rim podem levar à hipostenúria, podendo manifestar-se nos primeiros anos de vida. Hematúria, síndrome nefrótica e uremia são as outras complicações mais frequentes, porém raras na infância. Cerca de 10% dos pacientes adultos evoluem para insuficiência renal.

Tortuosidade das veias conjuntivais ocorre em 90% dos pacientes com anemia falciforme e não tem efeito deletério. Porém, a isquemia das arteríolas da retina pode levar tanto à retinopatia não proliferativa como à proliferativa e esta pode evoluir para cegueira.

Perda auditiva já foi verificada em alguns pacientes e parece estar relacionada com a vaso-oclusão dos vasos da cóclea.

Alterações no esqueleto, como crescimento da maxila e deformidades vertebrais, podem ocorrer devido à expansão da cavidade medular da medula óssea observada nas anemias hemolíticas. A principal complicação crônica no esqueleto é a necrose asséptica da cabeça do fêmur, podendo manifestar-se ao redor dos 10 anos de idade, sendo que a incidência aumenta com a idade.

Alguns pacientes podem apresentar baixo ganho de peso e atraso puberal, porém a fisiopatologia envolvida ainda não é bem conhecida.

A sobrecarga de ferro tem sido mais um fator importante para a morbidade na anemia falciforme. Nas situações como AVC, em que se indica tratamentos com regimes de hipertransfusão, isto é, transfusões crônicas de concentrado de hemácias, ou em pacientes politransfundidos, o excesso de ferro recebido pelas transfusões tem efeito tóxico para o organismo. Assim, a terapia quelante de ferro deve ser instituída.

No paciente com anemia falciforme o seguimento ambulatorial é de fundamental importância, não somente para a detecção precoce de alterações nos diversos órgãos, como também para a realização de medidas preventivas e educativas junto ao paciente e sua família, fatores importantes na redução da morbimortalidade.

BIBLIOGRAFIA

Agency for Health Care Policy and Research, US Public Health Service, US Department of Health and Human Services. Sickle Cell Disease Guideline Panel. Sickle cell disease: screening, diagnosis, management, and counseling in newborns and infants. Rockville, Maryland; 1993. (Clinical Practice. Guideline No. 6).

Braga JAP, Hokazono M. Doença falciforme. In: Schor N, Morais MB, Campos SO, Silvestrini WS (eds.). Pediatria – Guia de Medicina Ambulatorial e Hospitalar UNIFESP/Escola Paulista de Medicina. São Paulo: Manole; 2005. p. 1001-7.

Campanaro CM, Lyra IM, Viana MB, et al. Doença falciforme. In: Braga JAP, Tone LG, Loggetto SR (eds.). Hematologia para o pediatra. São Paulo: Atheneu; 2007. p. 73-90.

Dover GJ, Platt OS. Sickle cell disease. In: Nathan DG, Oski FA (eds.). Hematology of infancy and childhood. 5th ed. Philadelphia: Saunders; 1998. p. 762-809.

Manual de diagnóstico e tratamento de doenças falciformes. Disponível no site: http://www.anvisa.gov.br/sangue/p_hemoglobinopatia/diagnostico.pdf

CAPÍTULO 7
Doenças da Membrana Eritrocitária e Eritroenzimopatias

Paulo Augusto Achucarro Silveira
Guilherme Henrique Henklein Fonseca

DOENÇAS DA MEMBRANA ERITROCITÁRIA

INTRODUÇÃO

A membrana eritrocitária tem por funções conter a hemoglobina no interior da célula e prover certas características da hemácia, como a deformabilidade e a elasticidade. Essas propriedades físicas são essenciais para que a hemácia circule através de pertuitos menores do que seu diâmetro. Trocas de substâncias entre os meios interno e externo são também efetuadas pela membrana eritrocitária, que contém inúmeros mecanismos de regulação do volume e do seu conteúdo iônico.

A membrana eritrocitária normal é composta por proporções semelhantes de lipídeos e de proteínas. Os lipídeos estão organizados em uma dupla camada fosfolipídica, com colesterol entre elas. Um esquema da estrutura da membrana eritrocitária está apresentado na figura III-12.

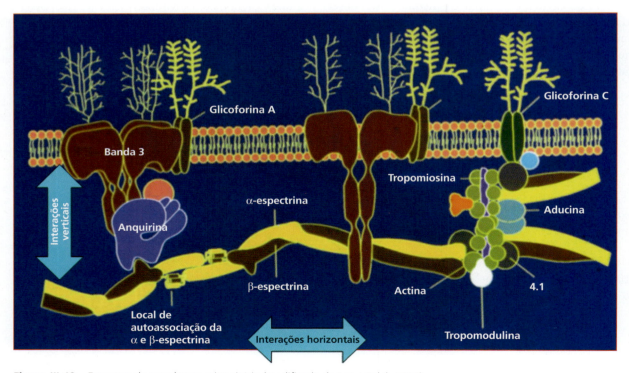

Figura III-12 – Estrutura da membrana eritrocitária (modificada de Lux e Palek, 1995).

As proteínas podem fazer parte integrante da membrana, transfixando-a e servindo de pontes de troca entre os meios interno e externo (proteínas integrais) ou formar uma trama que reveste a face interna da dupla camada lipídica, constituindo o citoesqueleto da membrana. As proteínas que formam esse citoesqueleto são chamadas proteínas periféricas. As principais proteínas integrais são a banda 3, principal proteína de troca iônica da célula, as glicoforinas (A, B, C, D e E) e a proteína Rh. Essas proteínas podem ancorar antígenos eritrocitários e servir como receptores para uma série de moléculas em sua parte externa. Na sua porção citoplasmática, servem como elementos de ligação com as proteínas do citoesqueleto. As proteínas periféricas mais importantes são a espectrina (α e β), a anquirina, as proteínas 4.1, 4.2 e a actina.

Defeitos qualitativos e/ou quantitativos dos constituintes da membrana eritrocitária podem promover a sua instabilidade, levando à diminuição da vida média (estado hemolítico). Dentre as doenças secundárias a defeitos da membrana eritrocitária, encontramos a esferocitose e a eliptocitose hereditárias, além da estomatocitose nas suas variantes hiper-hidratada (hidrocitose) e desidratada (xerocitose).

ESFEROCITOSE HEREDITÁRIA

Definição

A esferocitose hereditária é uma doença hemolítica familial, caracterizada por anemia, icterícia intermitente, esplenomegalia e resposta favorável à esplenectomia. É muito comum em determinados grupos étnicos, sendo a anemia hereditária mais comum no Norte da Europa. Nos Estados Unidos, sua incidência é estimada em 1:5.000, e no Brasil, embora não haja estudos epidemiológicos, é bastante frequente. A forma de herança é autossômica dominante em 75% e não dominante em 25% dos casos.

Patogênese

Os esferócitos surgem quando ocorrem anormalidades nas chamadas "interações verticais" entre as proteínas da membrana eritrocitária, que incluem as ligações da espectrina, da anquirina e da proteína 4.2 com a proteína integral na banda 3 (Fig. III-12). Os defeitos na anquirina são muito frequentes, ocorrendo em 30 a 60% dos casos e estando diminuída na maioria dos casos da Europa e dos Estados Unidos. Paralelamente à diminuição da anquirina, ocorre diminuição da espectrina em grau proporcional, em vista da ligação estrutural que existe entre essas duas proteínas. O grau de deficiência de anquirina/espectrina é proporcional à gravidade clínica da doença. Defeitos da anquirina podem ser encontrados tanto nas formas com herança dominante como nas com herança recessiva, sendo mais graves nos casos com herança recessiva. Defeitos na banda 3 também são comuns, afetando 15 a 40% dos casos. Os defeitos na estrutura proteica da membrana levam a ligações instáveis entre as proteínas e a dupla camada lipídica. A desestruturação da membrana leva à perda de lipídeos, com consequente formação de esferócitos. A perda de lipídeos e proteínas (anquirina, espectrina e banda 3) da membrana eritrocitária ocorre durante toda a vida do eritrócito, sendo mais acentuada no baço. Isso é decorrente do chamado "condicionamento esplênico", no qual, sob condições de hemoconcentração, estase e baixo pH, as hemácias podem ativar o mecanismo de cotransporte Na-K, tornando-se desidratadas, esferocíticas e menos deformáveis, ficando retidas no baço. As células que escapam da destruição no baço e retornam à circulação são as características células microcíticas e hiperdensas (esferócitos) observadas na esferocitose hereditária. A importância do condicionamento esplênico fica evidente pela melhora clínica observada após a esplenectomia.

Quadro clínico

A esferocitose hereditária é caracterizada por anemia, icterícia e esplenomegalia, de graus variáveis, podendo ser diagnosticada em qualquer período da vida. A anemia é em geral leve a moderada, mas ocasionalmente pode ser muito acentuada. Em recém-nascidos, a icterícia pode ser muito pronunciada, com necessidade de exsanguineotransfusão. Após o período neonatal, a icterícia, em geral, torna-se leve a moderada, podendo ser intermitente, piorando em associação a esforços físicos, infecções, estresses emocionais ou gravidez. A esplenomegalia está presente em mais de 75% dos casos. Cálculos biliares são frequentes, estando presentes em 5% dos casos na primeira década de vida, em 40 a 50% entre as segunda e quinta décadas, chegando a 75% nas décadas posteriores. Como em outras anemias hemolíticas crônicas constitucionais, podem surgir úlceras perimaleolares. Agravamento agudo da anemia pode ocorrer nas chamadas crises aplásicas e megaloblásticas. Nas crises aplásicas graves observam-se ausência transitória dos precursores eritroides na medula óssea, agravamento da anemia e reticulocitopenia. Está relacionada à infecção pelo parvovírus B19, que tem tropismo pela *stem cell* eritroide e impede seu desenvolvimento. Sua ação é transitória, em geral autolimitada, com recuperação do quadro laboratorial e clínico em 7 a 10 dias, prenunciado por reticulocitose. Por sua vez, a crise megaloblástica é decorrente da deficiência de folatos, cujas necessidades estão aumentadas nas anemias hemolíticas crônicas. Nesses casos, além da anemia, pode existir também leucopenia e plaquetopenia. O aparecimento de massas, decorrentes de hematopoese extramedular, simulando tumores, principalmente paravertebrais e mediastinais, é outra complicação da esferocitose hereditária grave.

Quadro laboratorial

A anemia pode estar presente ou não, mas a reticulocitose ocorre sempre, refletindo hemólise e tentativa de compensação medular. Hiperbilirrubinemia indireta e aumento de DHL também demonstram o estado hemolítico. Presença de esferócitos é característica da doença (Fig. III-13), embora possa ocorrer também nas anemias hemolíticas autoimunes por anticorpos quentes, que deve ser excluída pelo teste de Coombs direto. Existe aumento da concentração de hemoglobina corpuscular média (CHCM), reflexo de células desidratadas que perderam material de membrana sem perder o conteúdo de hemoglobina. A fragilidade osmótica está aumentada, com hemólise mais próxima a soluções fisiológicas (desvio da curva de fragilidade osmótica para a direita) (Fig. III-14). O estudo das proteínas da membrana pode evidenciar diminuição da anquirina, espectrina, banda 3 ou proteína 4.2 e orientar a pesquisa do defeito genético, embora não seja necessário para o diagnóstico. A expressão da banda 3 na membrana eritrocitária está diminuída na maior parte dos casos de esferocitose e pode ser detectada por meio da citometria de fluxo, usando como marcador a eosina 5'-maleimida (Fig. III-15).

Tratamento

No período neonatal, casos com grave hemólise e hiperbilirrubinemia acentuada podem levar ao risco de kernicterus, sendo às vezes necessário exsanguineotransfusão. Como em todas as anemias hemolíticas crônicas, a necessidade de folatos está aumentada, sendo indicada suplementação com ácido fólico (1 a 5mg/dia por via oral). Transfusões de sangue podem ser indicadas durante episódios de exacerbação de hemólise e nos episódios de crises aplásicas e megaloblásticas. A esplenectomia é considerada curativa e está indicada nos pacientes que apresentam quadros graves (hemoglobina menor que 8g/dL e reticulócitos maior que 10%). Está também indicada em casos que cursam com comprometimento físico e intelectual em decorrência da anemia, assim como nos casos com eritropoese extramedular e na presença de cálculos biliares, o que sugere grande atividade hemolítica. A esplenectomia pode ser realizada por técnica cirúrgica tradicional ou por laparoscopia. Em geral, a esplenectomia é feita após os seis anos de idade. Em idades muito precoces pode ser realizada a esplenectomia parcial. Todos os pacientes esplenectomizados devem receber vacinação antipneumocócica, preferencialmente algumas semanas antes da cirurgia. Vacinação anti-*Haemophilus influenzae* e antimeningocócica e antibioticoterapia profilática após a esplenectomia estão indicadas em crianças.

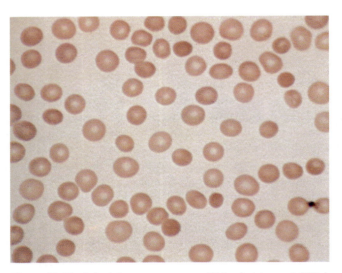

Figura III-13 – Esferócitos em sangue periférico (Leishman 1.000×).

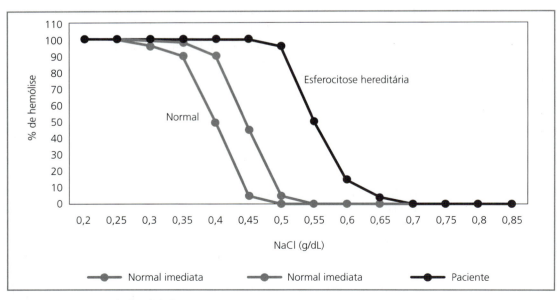

Figura III-14 – Curva de fragilidade osmótica.

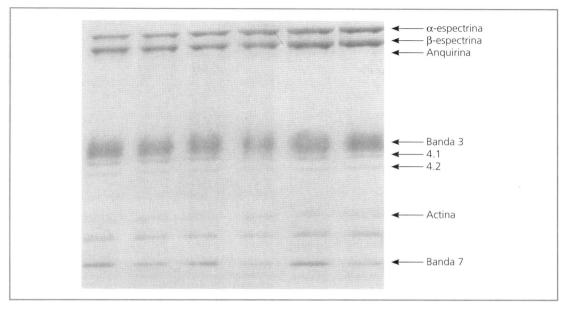

Figura III-15 – Eletroforese de proteínas da membrana eritrocitária (técnica SDS-PAGE – eletroforese em gel de poliacrilamida com dodecilsulfato sódico).

ELIPTOCITOSE HEREDITÁRIA

Introdução

A eliptocitose hereditária compreende um grupo de doenças constitucionais caracterizadas pela presença de hemácias elípticas no sangue periférico. A maioria dos casos não tem repercussão clínica, sendo o diagnóstico sugerido pelo achado de eliptócitos durante exame de rotina. Ocasionalmente, pode cursar com anemia hemolítica de graus variáveis, necessitando de transfusões de sangue e esplenectomia. O amplo espectro de apresentação clínica e laboratorial é decorrente da grande variedade de anormalidades moleculares e genéticas associadas à eliptocitose. A eliptocitose hereditária pode ser encontrada em todos os grupos étnicos, com prevalência de 1:2.500 em caucasianos e 1:150 em algumas partes da África. No Brasil não dispomos de dados epidemiológicos, mas sua frequência deve ser alta, em vista da origem étnica de nossa população.

Existem duas principais formas clínicas de esferocitose hereditária – a eliptocitose hereditária comum e a piropoiquilocitose hereditária.

Quadro clínico

Eliptocitose hereditária comum

É a forma clínica mais frequente, predominando nas populações de origem africana. Na maior parte dos casos a única alteração é a morfologia eritrocitária, com eliptócitos correspondendo a mais de 40% das células. Nas formas heterozigotas não ocorre anemia, esplenomegalia ou reticulocitose. Nos casos de homozigotos ou com dupla heterozigose a hemólise pode ser proeminente, com anemia, reticulocitose e fragmentação celular.

Esta forma de eliptocitose é causada por defeitos nas chamadas "interações horizontais" entre as proteínas da membrana eritrocitária (ver Fig. III-12). Defeitos na espectrina são os principais responsáveis, com mutações afetando o local de autoassociação entre as moléculas, em 50 a 80% dos casos. Esses defeitos levam a uma instabilidade do citoesqueleto, com formação dos eliptócitos, e, nos casos mais graves, à severa fragmentação celular e hemólise. Mutações na proteína 4.1 e na glicoforina C também podem ser responsáveis pela doença. Defeitos na proteína 4.1 correspondem a 20 a 40% dos casos, sendo sintomática somente nos casos homozigóticos.

Piropoiquilocitose hereditária

Esta forma rara de eliptocitose hereditária apresenta-se no período neonatal como grave anemia hemolítica, muitas vezes com risco de morte. Caracteriza-se por fragmentação celular acentuada, microcitose, poiquilocitose e sensibilidade térmica anormal, com fragmentação eritrocitária de 45 a 46°C (normalmente ocorre a partir de 49°C). A hemólise é melhorada pela esplenectomia, que muitas vezes requer indicação precoce. É causada por homozigose para defeitos da espectrina ou, mais frequentemente, decorrente da associação de defeitos eliptocitogênicos graves da α-espectrina com o alelo α *Lely* em "trans". O estudo dos pais é fundamental para a investigação diagnóstica.

Avaliação laboratorial

A avaliação morfológica das hemácias no esfregaço de sangue periférico é o principal elemento para a avaliação diagnóstica e da gravidade do quadro. Eliptócitos são a marca registrada da doença, variando de 15 a quase 100% do total de células (Fig. III-16). Fragmentação celular e microcitose estão presentes nos quadros mais graves, em geral associados à anemia e à reticulocitose. Na piropoiquilocitose hereditária (HPP) a fragmentação celular é extrema, dificultando o achado de eliptócitos no esfregaço de sangue (Fig. III-17). Isto torna difícil o diagnóstico desta variante de eliptocitose, que é muitas vezes erroneamente diagnosticada como esferocitose grave. Nos histogramas de volume eritrocitário dos contadores hematológicos automatizados é evidente a presença de dupla população eritrocitária; a onda microcítica equivale às formas fragmentadas, sendo mais importante nas formas clínicas mais graves (Fig. III-18). O exame dos pais é imprescindível e mostra um deles com aspecto eliptocitário típico. Para a identificação do defeito eliptocítico de base, são importantes os estudos das proteínas da membrana e dos padrões de proteólise da espectrina pela tripsina (Fig. III-19).

Tratamento

Como não existem manifestações clínicas na maioria dos casos, não há, em geral, necessidade de tratamento. Pacientes que cursam com hemólise crônica e anemia podem beneficiar-se da esplenectomia, mas os resultados não são

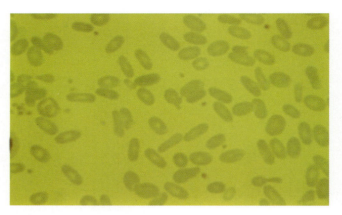

Figura III-16 – Eliptócitos em sangue periférico (Leishman 1.000×).

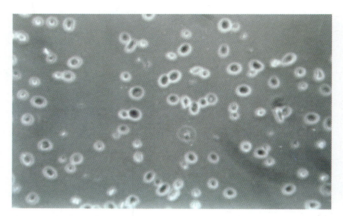

Figura III-17 – Piropoiquilocitose em sangue periférico (Leishman 1.000×).

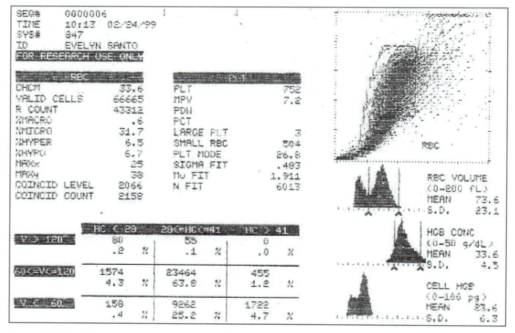

Figura III-18 – Histograma de volume (contador eletrônico H3-Technicon-Bayer) de amostra de paciente com eliptocitose.

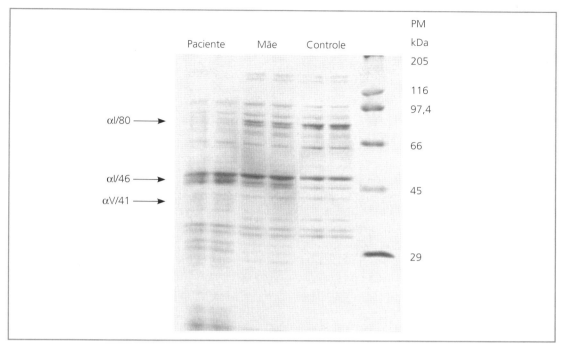

Figura III-19 – Eletroforese de membrana após digestão tríptica da espectrina.

bons como na esferocitose. Na piropoiquilocitose hereditária a esplenectomia pode ser salvadora, tendo muitas vezes indicação precoce. Nestes casos, a esplenectomia parcial pode ser uma boa opção. O uso de ácido fólico está indicado nos casos com anemia hemolítica.

ESTOMATOCITOSE HEREDITÁRIA

Introdução

O termo estomatocitose hereditária designa uma série de doenças hereditárias do eritrócito, caracterizadas por anormalidades nos mecanismos de regulação do volume celular. Apresentam defeitos na permeabilidade da membrana aos cátions monovalentes Na^+ e K^+. Dependendo do tipo de defeito, temos células hiper-hidratadas (hidrocitose hereditária) ou desidratadas (xerocitose hereditária), além de casos com fenótipos intermediários. São doenças raras, mas possivelmente subdiagnosticadas. A incidência estimada de xerocitose é de 1/10.000 e de hidrocitose de 1/100.000.

Quadro clínico-laboratorial

A estomatocitose hereditária apresenta anemia hemolítica leve a moderada, com níveis de hemoglobina ao redor de 10g/dL, reticulocitose (5 a 10%) e macrocitose (VCM entre 100 e 115fL). A CHCM está elevada na xerocitose e diminuída na hidrocitose. Os estomatócitos são frequentemente visualizados na hidrocitose, mas estão presentes, em grau variável, também nas formas desidratadas. O diagnóstico é baseado na determinação da quantidade intraeritrocitária de Na^+ e K^+, além de provas específicas em que são estudados os diversos canais de troca iônica da membrana eritrocitária. A ectacitometria em gradiente osmótico parece ser o teste diagnóstico mais importante na identificação das células estomatocíticas, pela demonstração de padrões de deformabilidade eritrocitária específicos, embora não seja um exame disponível na rotina. Além dos sinais laboratoriais de hemólise, os pacientes com estomatocitose cursam com sobrecarga de ferro, apresentando aumento da saturação da transferrina e hiperferritinemia, independente da necessidade de transfusão de sangue. Esplenomegalia e cálculos biliares são achados comuns.

Tratamento

Diferente da esferocitose, na qual a esplenectomia é frequentemente curativa, na estomatocitose hereditária a retirada do baço, além de não melhorar a anemia, está contraindicada em vista das frequentes complicações trombóticas que seguem a esplenectomia.

ERITROENZIMOPATIAS

INTRODUÇÃO

Como a hemácia madura é uma célula anucleada, ela necessita de mecanismos que gerem energia e que a protejam de danos oxidativos. Para isso, ela conta com um arsenal de enzimas que geram energia a partir da glicólise (ciclo de Embden-Meyerhof) e que tem ação antioxidante (ciclo das pentoses ou via da hexose monofosfata). Deficiências nas enzimas integrantes desses ciclos podem levar ao encurtamento da vida média eritrocitária.

As principais eritroenzimopatias de interesse clínico são: deficiência de glicose-6-fosfato desidrogenase (G-6-PD) e deficiência de piruvato quínase (PK).

DEFICIÊNCIA DE GLICOSE-6-FOSFATO DESIDROGENASE

Introdução

A G-6-PD é uma enzima integrante do chamado *shunt* das pentoses ou via da hexose monofosfato. É importante na manutenção dos níveis de glutationa reduzida, que protege a hemácia de danos oxidativos. A enzima G-6-PD age sobre o substrato glicose-6-fosfato, gerando NADPH, que age como cofator da glutationa redutase na geração de glutationa reduzida. A glutationa reduzida destoxifica peróxido de hidrogênio, mantendo a célula protegida. Na deficiência de G-6-PD, por bloqueio desse mecanismo protetor, a hemoglobina pode tornar-se oxidada, desnaturar-se e formar corpúsculos de Heinz, os quais lesam a membrana eritrocitária levando à retirada das hemácias da circulação pelo baço.

A doença é herdada ligada ao cromossomo X, havendo mais de 400 mutações descritas. As enzimas mutantes vão apresentar diferentes graus de atividade enzimática, e o quadro clínico vai depender disso. Quanto menor for a atividade enzimática, maior será a intensidade do quadro clínico.

A deficiência de G-6-PD é a doença metabólica eritrocitária mais comum, afetando cerca de 400 milhões de pessoas através do mundo. Embora sua distribuição seja universal, predomina em determinados grupos étnicos. No Brasil, acomete 8% dos afrodescendentes.

Quadro clínico, laboratorial e tratamento

A deficiência de G-6-PD causa mais frequentemente quadro de anemia hemolítica ocasional, episódica, aguda, relacionada a fatores precipitantes, tais como infecções, cetoacidose diabética ou ingestão de substâncias oxidantes. Mais raramente, pode provocar quadro de anemia hemolítica crônica. O quadro clínico vai depender do tipo de mutação presente no gene da G-6-PD.

Anemia hemolítica aguda pode ocorrer após contato com uma série de fármacos e drogas que incluem derivados de sulfa, antimaláricos, antibióticos e analgésicos (Quadro III-10). Alguns pacientes com deficiência de G-6-PD podem desenvolver hemólise após a ingestão do feijão-fava (*Vicia faba*), provavelmente pela presença de substâncias oxidantes nesta leguminosa. O quadro clínico, geralmente de início súbito, inclui palidez, icterícia e urina escura. Pode ser acompanhado por dor abdominal ou dorsal. O hemograma revela anemia (queda de hemo-

Quadro III-10 – Medicações e substâncias que devem ser evitadas em pacientes com deficiência de G-6-PD.

Azul de metileno	Naftalina
Acetanilida	Niridazol
Dapsona	Nitrofurantoína
Fenazopiridina	Primaquina
Fenil-hidrazina	Sulfacetamida
Furazolidona	Sulfanilamida
Glibenclamida	Sulfapiridina
Henna	Trinitrotolueno

globina de 3 a 4g/dL), reticulocitose, células fragmentadas, células irregularmente contraídas, microesferócitos e células "mordidas" (*bite cells*). Em colorações supravitais podem ser observados corpúsculos de Heinz. O quadro hemolítico é em geral autolimitado, melhorando com o tratamento de suporte em alguns dias, mas alguns casos graves podem cursar com insuficiência renal. O agente causal deve ser retirado sempre que possível e o processo infeccioso, quando presente, deve ser tratado.

Anemia hemolítica não esferocítica congênita é uma forma mais rara da deficiência de G-6-PD, relacionada a variantes com atividade enzimática muito baixa; não requer fator precipitante, cursando com hemólise constante e anemia. Nos casos graves de ocorrência neonatal, muitas vezes é necessária a exsanguineotransfusão. Transfusões de sangue podem ser necessárias ao longo da vida do indivíduo. Suplementação com ácido fólico é indicada. Esplenectomia pode ser de utilidade quando existe grande necessidade transfusional.

A icterícia neonatal é a manifestação mais grave da deficiência de G-6-PD, por ser potencialmente associada ao kernicterus. Apesar de associada à deficiência de G-6-PD, não é exclusivamente devido à hemólise, mas à inabilidade do fígado do recém-nascido em conjugar a bilirrubina indireta.

O diagnóstico de deficiência de G-6-PD é efetuado por meio da medida de atividade enzimática. Em pacientes masculinos os níveis da atividade enzimática são bem definidos, porém em mulheres o diagnóstico pode ser mais difícil, sendo eventualmente necessário o uso de testes citoquímicos para o diagnóstico. Após hemólise aguda, a presença de reticulocitose pode complicar o diagnóstico, devido à atividade intrínseca de G-6-PD ser mais elevada.

DEFICIÊNCIA DE PIRUVATO QUÍNASE

Introdução

É a mais frequente enzimopatia do ciclo metabólico eritrocitário associado à glicólise, sendo a causa mais comum de anemia hemolítica não esferocítica congênita, com prevalência na população branca nos Estados Unidos de 1:20.000. A piruvato quínase (PK) é a enzima necessária para a passagem de fosfoenolpiruvato a piruvato no ciclo de Embden-Meyerhof, responsável pela geração de energia para a hemácia, sob a forma de ATP. Na sua deficiência menos energia é formada, e a hemácia vai ter sua vida média encurtada, com consequente anemia hemolítica. Já foram descritas mais de 180 mutações na isoforma eritrocitária da PK. A doença é transmitida de modo autossômico recessivo.

Quadro clínico e laboratorial

A expressão clínica da deficiência de PK é muito variável, sendo observado desde hemólise grave neonatal, com hidropsia fetal, até quadros hemolíticos bem compensados. Nas formas graves neonatais a hemólise pode ser tão pronunciada que pode haver necessidade de exsanguineotransfusão para evitar kernicterus. Durante a vida, os pacientes podem apresentar graus variáveis de anemia, icterícia e esplenomegalia. Cálculos biliares, úlceras perimaleolares, hematopoese extramedular e hipertensão pulmonar podem estar presentes, refletindo a gravidade da hemólise constante. O quadro laboratorial é de anemia hemolítica, com o esfregaço de sangue periférico evidenciando anisocitose, poiquilocitose e graus variáveis de equinocitose. A contagem de reticulócitos está elevada, como se espera em um quadro hemolítico, mas pode aumentar muito após a esplenectomia, um achado que pode ter significado diagnóstico. O diagnóstico pode ser feito com a dosagem sérica da PK ou de sua atividade funcional. Os resultados têm de ser adequadamente interpretados, especialmente quanto à presença de variáveis pré-analíticas, como transfusão recente e presença de leucócitos (que tem atividade PK proveniente de isoformas leucocitárias) na amostra.

Tratamento

O tratamento inclui transfusões de sangue, necessárias nos primeiros anos de vida para um crescimento adequado. Nesses casos, a quelação de ferro deve ser instituída para evitar hemossiderose. A esplenectomia pode ser útil nos casos em que a hemólise é constante e grave. Deve ser realizada após os cinco ou seis anos de idade para evitar riscos de infecção pós-esplenectomia. O uso de vacinação antipneumocócica e anti-hemófilos está indicado. A esplenectomia em geral melhora o quadro clínico e a necessidade transfusional, embora possam persistir sinais laboratoriais de hemólise e o risco do desenvolvimento de cálculos biliares. Suplementação com ácido fólico também está indicada. Na literatura há relato de uma criança muito grave submetida a transplante alogênico de medula óssea.

Outras enzimopatias menos comuns podem eventualmente representar problemas clínicos. A deficiência de pirimidina 5'-nucleotidase pode ser suspeitada pela presença de pontilhado basofílico pronunciado. Presença de hemólise intravascular é associada com deficiência de G-6-PD e outros defeitos da via das pentoses.

BIBLIOGRAFIA

An X, Mohandas N. Disorders of red cell membrane. Br J Haematol. 2008;141:367-75.

Delaunay J. The molecular basis of hereditary red cell membrane disorders. Blood Rev. 2007;21:1-20.

Mehta A, Mason PJ, Vulliamy TJ. Glucose-6-phosphate dehydrogenase deficiency. Ballieres Clin Haematol. 2000;13:21-38.

Zanella A, Fermo E, Bianchi P, Valentini G. Red cell pyruvate kinase deficiency: molecular and clinical aspects. Br J Haematol. 2005;130:11-25.

CAPÍTULO 8
Anemias Hemolíticas Autoimunes

Maria Luiza Petillo
Maria Odila Jacob de A. Moura

INTRODUÇÃO

As anemias hemolíticas autoimunes (AHAI) formam um grupo de doenças cujo fator comum é a presença de autoanticorpos dirigidos aos glóbulos vermelhos resultando em sobrevida menor. Os anticorpos geralmente são dirigidos a antígenos de alta frequência, podendo apresentar reatividade às hemácias alogênicas.

As anemias hemolíticas autoimunes são raras e devem ser diferenciadas de outras formas de anemias hemolíticas não imunes.

INCIDÊNCIA

A incidência das anemias hemolíticas autoimunes é estimada em 1 a 3:100.000 casos por ano e em menos de 0,2:100.000 casos em indivíduos com menos de 20 anos de idade. A doença pode ser diagnosticada em todas as idades, mas em crianças encontramos um pico de incidência na idade pré-escolar e nos adultos muitos pacientes apresentam idade acima dos 40 anos. Cerca de 70 a 80% das anemias hemolíticas autoimunes são por anticorpos quentes; 20 a 30%, por anticorpos frios (síndrome de aglutinina fria – SAF); e menos de 1%, por anticorpos IgG bifásicos, também conhecidos por anticorpos de Donath-Landsteiner (hemoglobinúria paroxística a frio – HPF). A anemia hemolítica induzida por droga (AHID) é rara, sendo sua incidência na população geral de um caso por 1.000.000 de pessoas por ano.

CLASSIFICAÇÃO

Numerosas classificações têm sido propostas para as AHAI. Neste livro, vamos adotar uma classificação (Quadro III-11) que se baseia na natureza e na temperatura de reatividade dos autoanticorpos. Na AHAI a quente, os autoanticorpos são da classe IgG e reagem melhor com hemácias humanas à temperatura de 37°C, enquanto na síndrome da aglutinina fria os autoanticorpos são da classe IgM e reagem melhor à temperatura entre 0 e 4°C. A hemoglobinúria paroxística a frio apresenta anticorpos IgG chamados bifásicos, pois ligam-se às hemácias a baixas temperaturas e a hemólise ocorre a 37°C. Alguns pacientes possuem ambos os anticorpos, quente e frio, sendo denominada de AHAI mista, havendo ainda as AHAI induzidas por drogas.

As AHAI são também classificadas como idiopáticas ou primárias quando não estão associadas a uma doença de base, e secundárias quando decorrentes de outra patologia.

Quadro III-11 – Classificação das anemias hemolíticas autoimunes.

Anemias hemolíticas por autoanticorpos a quente
- Idiopáticas
- Secundárias (leucemia linfoide crônica, linfomas, lúpus eritematoso sistêmico)

Anemias hemolíticas por autoanticorpos a frio
- Síndrome da aglutinina fria
  – Idiopática
  – Secundária
    • Agentes infecciosos como: *Mycoplasma pneumoniae*, mononucleose infecciosa e outras infecções virais
    • Neoplasias como as doenças linfoproliferativas
- Hemoglobinúria paroxística a frio
  – Idiopática
  – Secundária (síndromes virais, sífilis)

Anemias hemolíticas mistas

Anemias hemolíticas imunes induzidas por drogas

MANIFESTAÇÕES CLÍNICAS

A AHAI a quente é uma doença de comportamento extremamente variável, dependendo do grau de hemólise apresentado pelo paciente. Assim, o início pode ser lento e insidioso, demorando meses para se manifestar, ou ser repentino com febre, dor abdominal e/ou dorsal, mal-estar geral e manifestações clínicas típicas de anemia. Em casos de hemólises fulminantes, podem ser observadas manifestações neurológicas, cardíacas e renais, incluindo coma e morte. Os pacientes também podem apresentar tromboembolismo venoso, que se reconhece como causa de morbidade e mortalidade e tem contribuído para o óbito em cerca de 3 a 10% dos casos. Os sinais físicos, como palidez, icterícia, esplenomegalia, hepatomegalia e linfoadenomegalia, variam nas séries estudadas, dependendo, em parte, da existência ou não de uma doença de base.

Na síndrome da aglutinina fria, os sintomas são mais comuns no inverno e podem apresentar manifestações clínicas de hemólise com hemoglobinemia e hemoglobinúria. Uma vez que o sangue está mais exposto às variações da temperatura ambiente nas extremidades, os pacientes podem apresentar acrocianose durante a exacerbação. Alguns pacientes podem apresentar o fenômeno de Raynaud e raramente a aglutinação das hemácias é significativa o suficiente para causar oclusão vascular e subsequente necrose.

A hemoglobinúria paroxística a frio (HPF) caracteriza-se por episódios de febre alta, calafrios, dor em região dorsal e em membros inferiores, cólicas abdominais e hemoglobinúria. A história pode demonstrar exposição prévia ao frio. É mais comum em crianças e pode ocorrer como complicação secundária de doenças infecciosas como sarampo, parotidite, varicela, mononucleose infecciosa, pneumonia (*M. pneumoniae*) ou infecções respiratórias pelo vírus influenza. Formas crônicas de HPF são caracterizadas por episódios recorrentes de hemólise precipitados pela exposição ao frio, entretanto pode ocorrer hemólise grave com risco de morte.

Alguns pacientes com AHAI apresentam ambos autoanticorpos, quentes e frios, e evoluem com hemólise crônica com períodos de exacerbações e geralmente sem relação com a exposição ao frio.

Pacientes com anemia hemolítica imune induzida por droga (AHIID) podem apresentar quadros clínicos e laboratoriais indistinguíveis da anemia hemolítica por anticorpos quentes. Dessa forma, a história de utilização de drogas conhecidas por causarem AHIID, a relação temporal entre o quadro clínico e o uso da droga e a melhora do quadro clínico com sua suspensão são fatores importantes para o diagnóstico. A relação temporal entre o quadro clínico e o início da utilização do medicamento é muito variável, podendo ser de minutos, dias, meses ou mesmo após o término do tratamento. Muitas drogas podem causar teste direto de Coombs (TDC) positivo, porém somente um pequeno número de pacientes desenvolve hemólise imune clinicamente significativa. De 12 a 20% dos pacientes recebendo metildopa desenvolvem TAD positivo, mas somente 1 a 3% apresentam hemólise. O número de drogas implicadas na AHIID aumentou significativamente, bem como houve mudança no tipo de droga envolvida. Na década de 1970, a metildopa foi responsável por 67% dos casos, e a penicilina por via endovenosa em altas doses, por 23% das AHIID. Ultimamente as mais implicadas são as cefalosporinas de segunda e terceira gerações. Como exemplo, dos 119 casos de AHIID investigados pelo Serviço da Cruz Vermelha Americana (1978-2003), 61% (72 casos) foram associados ao cefotetan, e 10% (12 casos), à ceftriaxona, sendo que muitos pacientes receberam somente uma dose do medicamento. O quadro clínico da AHIID pode ser grave e alguns casos fatais são citados na literatura.

ROTEIRO PARA INVESTIGAÇÃO DAS ANEMIAS HEMOLÍTICAS AUTOIMUNES

A história e o exame físico do paciente apresentando anemia, icterícia e esplenomegalia podem sugerir anemia hemolítica, mas geralmente as manifestações são inespecíficas e exames laboratoriais complementares são necessários.

A fim de facilitar o diagnóstico, será proposto um roteiro de investigação em cinco etapas:

a) Determinação da causa da anemia: hemolítica ou não.
b) Diferenciação de hemólise imune e não imune.
c) Identificação do tipo de anticorpo.
d) Determinação da causa da AHAI – primária ou secundária.
e) Drogas induzindo AHAI.

Determinação da causa da anemia: hemolítica ou não

Uma simples bateria de exames geralmente é suficiente para determinar se a anemia é hemolítica.

Hemograma – evidência de anemia, que pode ser normocítica ou macrocítica (em decorrência da reticulocitose e/ou deficiência de folato) com aparecimento de anisocitose, policromasia ou esferocitose. Nos casos mais graves, precursores eritroides, hemácias fragmentadas e eritrofagocitose podem ser observados no sangue periférico.

Reticulócitos – a reticulocitose pode estar presente, porém cerca de um terço dos casos apresenta reticulocitopenia transitória a despeito de a produção medular ser normal ou aumentada. Reticulocitopenia persistente pode ser observada em pacientes com função medular comprometida, infecção por parvovírus, agentes químicos tóxicos ou deficiência nutricional. A combinação de reticulocitopenia e hemólise resulta em rápida queda da hemoglobina e do hematócrito.

Haptoglobina – os níveis de haptoglobina estão diminuídos no plasma de pacientes com hemólise intra ou extravascular, mas podem apresentar um nível normal ou mesmo elevado em pacientes com neoplasia ou inflamação crônica.

Bilirrubinas – a hiperbilirrubinemia indireta pode significar presença de hemólise e quando presente é mais um dado a favor do diagnóstico das anemias hemolíticas, com exceção da síndrome de Gilbert, que é uma doença hereditária que cursa com leve aumento do nível de bilirrubina indireta. O declínio da concentração plasmática de bilirrubina indireta é indício precoce de diminuição da taxa de hemólise em pacientes com anemia hemolítica.

Desidrogenase láctica (DHL) – os eritrócitos contêm grandes quantidades dessas enzimas e em casos de hemólise estas serão liberadas. Apesar de inespecífica, a DHL tem valor quando acompanhada de outros parâmetros e pode ser útil como marcador da gravidade da hemólise, assim como no monitoramento da resposta ao tratamento.

Diferenciação de hemólise imune e não imune

O teste da antiglobulina direta (TAD) ou teste direto de Coombs (TDC) deve ser realizado em todos os pacientes com suspeita de anemia hemolítica. É um teste simples, rápido, barato e de grande utilidade. Tem como finalidade demonstrar a presença de moléculas de imunoglobulinas (particularmente IgG, mas também IgA e IgM) e/ou componentes do complemento (C3d ou C3c) ligados à superfície das hemácias. Quando o teste de Coombs é positivo em um paciente com sinais típicos de anemia hemolítica, o diagnóstico de anemia hemolítica imune geralmente pode ser estabelecido.

Deve-se, entretanto, tomar cuidado ao interpretar o TDC positivo isoladamente em pacientes sem sinais e sintomas de AHAI, pois cerca de 0,007 a 0,1% de doadores de sangue sadios e 0,3 a 8% de pacientes hospitalizados sem anemia hemolítica apresentam este teste positivo. Por outro lado, o teste de Coombs negativo não exclui o diagnóstico de anemia hemolítica imune, uma vez que 1 a 10% dos pacientes com AHAI apresentam esta condição.

Algumas explicações para negatividade do teste de Coombs:

- Quantidade insuficiente de moléculas de imunoglobulina e/ou de fragmentos de complemento ligados às hemácias para promover a positividade do teste.
- Anticorpos IgM e IgA ligados às hemácias que não são detectados pelos reagentes da antiglobulina humana utilizados de rotina.
- Liberação das moléculas de IgG devido à baixa afinidade, que pode ocorrer durante o processo de lavagem das hemácias para a realização do teste.

Em geral, a concentração dos anticorpos nas AHAI está associada com a gravidade da doença, porém podem existir pacientes com teste de Coombs negativo que apresentam quadro grave de hemólise, enquanto outros, com teste de Coombs fortemente positivo, podem não apresentar anemia evidente.

Identificação do tipo do autoanticorpo

Uma vez estabelecido o diagnóstico de AHAI, é necessário identificar o tipo de anticorpo envolvido para caracterizar o tipo de AHAI.

AHAI por anticorpos quentes – os autoanticorpos da AHAI a quente reagem mais fortemente a 37ºC e geralmente são policlonais. O teste de Coombs direto é positivo em 95% desses casos e frequentemente a imunoglobulina responsável é da classe IgG. Em cerca de 20 a 66% dos casos detectamos apenas IgG na superfície das hemácias; em 24 a 63% dos casos encontramos IgG e fração do complemento C3 e em 7 a 14% somente a fração do complemento C3. A maioria dos autoanticorpos é da subclasse IgG_1, e menos de 7%, da classe IgG_3. A associação de IgG_1 e especialmente IgG_3 concomitante com autoanticorpos IgM e/ou IgA, assim como a quantidade de autoanticorpos e/ou componentes de complemento ligados às hemácias desempenham um papel importante no risco para hemólise. Os autoanticorpos quentes são geralmente panaglutininas, que reagem com todas as hemácias testadas. Nos testes de *immunobloting*, os autoanticorpos são dirigidos a antígenos Rh, proteínas de membrana banda 4.1, proteínas banda 3 e glicoforina A, que estão presentes em praticamente todas as hemácias. Quando apresentam alguma especificidade aparente, esta é dirigida contra antígenos Rh, tais como *e*, *E* ou *C*. Outras especificidades relatadas incluem A, B, K, Jk^a, Fy^b, M, N, S, LW, U, Wr^b, En^a e Ge.

AHAI por anticorpos frios – síndrome da aglutinina fria (SAF) – nessa, o teste de Coombs direto é positivo somente quando são utilizados reagentes poliespecíficos ou anti-C3, uma vez que a fisiopatologia da doença envolve autoanticorpos IgM e complemento. O autoanticorpo IgM dissocia-se das hemácias após a ligação do complemento e, portanto, raramente é detectado *in vitro*. Em casos esporádicos, o autoanticorpo envolvido é IgG ou IgA.

Na SAF idiopática e secundária a doenças linfoproliferativas, os autoanticorpos são IgM monoclonais de cadeia κ, enquanto nos casos secundários a processos infecciosos são IgM policlonais de cadeia κ ou λ.

Anticorpos frios patológicos caracterizam-se por reagirem em ampla amplitude térmica (usualmente reagem em temperaturas maiores ou iguais a 30°C) e por apresentarem títulos mais elevados, geralmente acima de 1:1.000 quando testados a 4°C. A ligação do anticorpo IgM com as hemácias ocorre na circulação periférica das extremidades do corpo humano, que estão expostas a temperaturas mais baixas. Em seguida, há fixação do complemento, que desencadeia a via clássica da cascata com lise do eritrócito. O aumento da temperatura na ciculação central facilita a hemólise, primeiramente por maximizar a fixação e a ativação de complemento e também por dissociar o autoanticorpo frio, permitindo assim que este se ligue a novas hemácias na circulação periférica, iniciando novo ciclo. Se houver ativação do complemento até a formação do complexo de ataque à membrana, ocorrerá hemólise intravascular; caso contrário, ocorrerá hemólise extravascular, ou seja, a hemácia ligada à C3b será removida da circulação pelo fagócito.

Os autoanticorpos frios demonstram comumente especificidade contra o sistema de grupo sanguíneo *Ii*, sendo que 90% estão direcionados contra o *antígeno I* e geralmente são observados nos casos idiopáticos ou secundários à doença linfoproliferativa ou à infecção pelo *M. pneumoniae*. O anti-i, quando presente, usualmente está associado à mononucleose infecciosa. Em raras ocasiões outras especificidades podem ser encontradas.

Hemoglobinúria paroxística a frio

A hemoglobinúria paroxística a frio (HPF) é causada por um autoanticorpo IgG bifásico (anticorpo de Donath--Landsteiner – D-L) que se liga à hemácia, fixa o complemento a baixas temperaturas e causa hemólise a 37°C. Esta característica é explorada no teste de D-L, que é diagnóstico de HPF. Neste exame coletamos duas amostras de sangue do paciente em tubos sem anticoagulante: um tubo é colocado e mantido em banho-maria a 37°C, e o outro, em banho com gelo durante 30min. A amostra que permaneceu no banho com gelo é então colocada por mais 30min em banho-maria a 37°C e posteriormente os dois tubos são centrifugados. Se houver hemólise no tubo colocado em banho com gelo e depois a 37°C e não houver hemólise no tubo mantido a 37°C teremos a presença da hemólise bifásica da HPF.

Os anticorpos de D-L são potentes e, mesmo que o paciente apresente títulos baixos, a hemólise pode ocorrer. Como o anticorpo se dissocia da hemácia à temperatura mais alta, mantendo o complemento fixado, o teste direto de Coombs é positivo com anti-C3, mas é geralmente negativo com anti-IgG. O mecanismo de destruição das hemácias *in vivo* é muito semelhante ao da SAF, sendo que a diferença reside no tipo de anticorpo, ou seja, na SAF é uma IgM, e na HPF, uma IgG. A especificidade do anticorpo é frequentemente dirigida ao antígeno *P*, reagindo com todas as células nos testes de D-L, incluindo as próprias células do paciente. Excepcionalmente encontramos especificidade contra outros antígenos.

As características desses autoanticorpos estão descritas no quadro III-12.

Determinação da causa das anemias hemolíticas autoimunes

A última etapa do algoritmo de investigação é a definição se a AHAI é idiopática (primária) ou em decorrência de outra doença (secundária). Vários relatos sobre incidência de AHAI idiopática e secundária estão disponíveis na literatura, variando significativamente o percentual de

Quadro III-12 – Características dos autoanticorpos.

	Anemia hemolítica autoimune quente	Síndrome da aglutinina fria	Hemoglobinúria paroxística a frio
Temperatura em reação *in vitro*	37°C	0 a 4°C	0 a 4°C liga o Ac 37°C hemólise
Tipo de imunoglobulina	IgG	IgM	IgG
Apresentação *in vitro*	Incompletos (80%) (reativos em IAT)	Aglutininas, algumas vezes hemolisina	0 a 4°C liga o Ac 37°C hemólise
Hemólise em hemácias tratadas por enzimas	Esporadicamente	Frequentemente	Frequentemente
Teste de Coombs direto	IgG IgG + C3d C3d Negativo	C3d	C3d
Eluato	Panaglutinina	Negativo	Negativo
Especificidade do autoanticorpo	Sistema Rh e Kell LW, U, En^a, Wr^b	Sistema I e Pr	P
Natureza	Frequentemente policlonal Algumas vezes monoclonal	1ª Monoclonal 2ª Policlonal	Policlonal

sua incidência, dependendo do centro em que os casos foram relatados e também sobre o entendimento dos autores quanto à interpretação de doença de base relacionada.

A diferenciação de primária e secundária requer exames laboratoriais adicionais. Os testes e marcadores dependem da história clínica detalhada, com a investigação de prováveis causas de hemólise autoimune, tais como exposição a drogas, infecções ou doenças autoimunes.

O tipo do anticorpo (frio ou quente) deve ser considerado, assim como outros testes laboratoriais.

A tabela III-4 apresenta a classificação de 1.834 pacientes com hemólise autoimune, baseada em achados sorológicos e doença associada.

Drogas induzindo anemia hemolítica imune

Existem várias teorias que visam explicar como as drogas induzem respostas imunes e qual a relação que estas podem ter no TDC positivo e na destruição imune das hemácias observadas em alguns pacientes. Os três principais mecanismos propostos são: adsorção de droga, formação de imunocomplexo e produção de autoanticorpo. Uma abordagem denominada "hipótese unificante" foi proposta combinando os mecanismos das reações dos anticorpos induzidos por drogas (Fig. III-20). A droga e/ou seus metabólitos primeiro interagem com os constituintes da membrana celular e esta interação leva à produção de diferentes populações de anticorpos. Uma população pode reagir apenas com o epítopo da droga (como no tipo penicilina ou tipo adsorção). Outra população de anticorpos pode reagir com epítopos compartilhados com a droga e a membrana (como no tipo imunocomplexo). Uma outra população de anticorpos pode reconhecer epítopos, principalmente na membrana ou em uma pequena região da droga (como no tipo "verdadeiros" autoanticorpos).

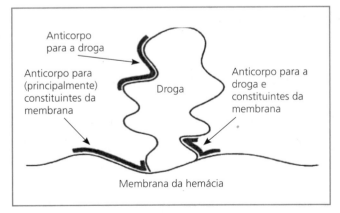

Figura III-20 – Hipótese unificante proposta das reações dos anticorpos induzidos por drogas. As linhas escuras representam locais de ligação de antígenos na região Fab do anticorpo induzido pela droga.

Mais recentemente tem sido observado que o TDC positivo com algumas drogas é devido a um mecanismo denominado adsorção proteica não imunológica. A primeira droga envolvida neste fenômeno foi a cefalotina. *In vitro*, hemácias tratadas com cefalotina e incubadas com plasma normal adsorvem IgG, C3, albumina, fibrinogênio etc., e estas proteínas podem ser detectadas pelo teste da antiglobulina. Outras drogas que podem causar adsorção de proteínas não imunológicas e apresentar um TDC positivo são, entre outras: cisplatina, clavulanato de potássio, suramim e tazobactam sódico. A anemia hemolítica raramente ocorre por este mecanismo.

Os anticorpos induzidos por drogas podem ser divididos em: dependentes ou independentes da droga, de acordo com a necessidade de a droga estar ou não presente para que possam ser detectados nos testes. Podemos ainda classificá-los de acordo com sua característica clínica e sorológica em:

Anticorpo droga-dependente: tipo droga-adsorção (ou tipo hapteno ou tipo penicilina) – o anticorpo é dirigido contra a droga que está firmemente ligada à membrana da célula. O processo de lavagem das hemácias para a realização dos testes dificilmente consegue retirar o anticorpo, por causa da firme ligação à membrana da hemácia. Nos testes sorológicos, esses anticorpos reagem somente com hemácias tratadas com a droga. Na presença de anemia hemolítica, encontramos alto título de IgG (TDC fortemente positivo), mas eventualmente complemento e IgG podem estar presentes. A hemólise é extravascular e desenvolve-se gradualmente, porém casos graves podem ocorrer principalmente se o diagnóstico não for realizado e o uso da droga for mantido. As principais drogas envolvidas neste grupo são as cefalosporinas e a penicilina.

Anticorpo droga-dependente: tipo complexo imune – os anticorpos reagem com drogas que não se ligam firmemente (ligação não covalente) à membrana celular. *In vitro*, esses anticorpos reagem somente quando droga, anticorpo e hemácias são misturados. O anticorpo pode ser IgG ou IgM ou ambos e fixam complemento. O TDC é geralmente positivo com reagentes poliespecíficos. A hemólise associada com este mecanismo frequentemente apresenta um quadro clínico agudo e é caracterizada por hemólise intravascular grave e insuficiência renal. Exemplos de drogas implicadas neste mecanismo são: quinidina, quinina, cefalosporinas de segunda e terceira gerações (ceftriaxona), piperacilina e tolmetina. Este mecanismo requer somente uma pequena quantidade de droga para induzir a hemólise (uma dose).

Anticorpo droga independente (denominado "verdadeiro" autoanticorpo) – os anticorpos neste grupo apresentam reatividade sorológica independente da presença da

Tabela III-4 – Classificação de 1.834 pacientes com hemólise autoimune.

Patologia	Anemia hemolítica autoimune quente	Síndrome da aglutinina fria	Hemolítica paroxística a frio	Anemia hemolítica autoimune mista
Anemia hemolítica autoimune idiopática	617	344	11	82
Anemia hemolítica autoimune relacionada a drogas	140	0	0	0
Neoplasias				
Neoplasias linfoides				
LLC	63	13	0	0
LLA	1	4	0	0
Linfoma não Hodgkin	32	22	0	8
Mieloma	4	1	0	0
Macroglobulinemia	2	3	0	0
Timoma	1	0	0	0
Doença de Hodgkin	10	4	0	4
Tumor ovariano	4	0	0	0
Carcinomas	67	23	0	6
Outras leucemias agudas	5	4	0	0
LMC	5	1	0	1
Mielofibrose	12	0	0	3
Síndrome mielodisplásica	23	4	0	3
Outras neoplasias	3	2	0	0
Infecções				
Pneumonia por *Mycoplasma*	0	29	0	1
Pneumonia viral	2	13	0	1
Mononucleose	0	6	0	0
Hepatites virais	1	1	0	0
Tuberculose	0	1	0	0
Sífilis	0	0	1	0
Infecções inespecíficas	13	11	7	3
Doenças do colágeno				
Lúpus eritematoso sistêmico	17	8	0	3
Artrite reumatoide	34	9	0	3
Poliarterite nodosa	1	0	0	0
Outras doenças				
Colite ulcerativa	19	1	0	1
Tireotoxicose	3	1	0	1
Mixedema	1	0	0	0
Hepatite crônica	2	0	0	0
Anemia perniciosa	7	1	0	0
Diabetes mellitus	8	3	0	0
Sarcoidose	1	0	0	0
Miastenia grave	1	0	0	0
Anemia hemolítica autoimune associada à gravidez	22	15	0	0
Anemia hemolítica autoimune associada à doença renal crônica	29	12	0	0

LLC = leucemia linfoide crônica; LLA = leucemia linfoide aguda; LMC = leucemia mieloide crônica.
Modificado por Sokol RJ, Booker DJ, Stamps R. A patologia da anemia hemolítica autoimune. J Clin Pathol. 1992;45:1047-52.

droga. Esses anticorpos são sorologicamente indistinguíveis dos encontrados na AHAI a quente. As hemácias estão ligadas com IgG e os anticorpos (eluato ou soro) reagem com todas as células testadas na ausência da droga. Exemplos de drogas implicadas nesse mecanismo são: metildopa, procainamida, fludarabina, anti-inflamatórios não esteroides (ácido mefenâmico), cetoconazol, cimetidina, interferon, fenitoína e captopril.

TRATAMENTO

O tratamento adequado das AHAI é dependente do diagnóstico correto e classificação destes distúrbios hemolíticos. Assim, na AHAI a quente o tratamento de escolha é o uso de corticosteroide, seja na dosagem de 1 a 1,5mg/kg/dia, seja como pulsoterapia com metilprednisolona por via endovenosa na dosagem de 20 a 30mg/kg/dia por três a quatro dias. O uso de imunoglobulina como terapia inicial ou em associação com corticoide é controvertido, embora alguns estudos demonstrem que o uso combinado foi efetivo na recuperação mais rápida dos níveis de hemoglobina. A esplenectomia deve ser considerada em pacientes que não respondem à terapia com corticosteroides, sendo que a literatura cita resposta entre 38 e 70%. O uso de drogas imunossupressoras está indicado quando a esplenectomia não puder ser realizada ou em pacientes que não responderam ou recaíram após esplenectomia.

Os agentes imunossupressores disponíveis incluem ciclofosfamida, azatioprina e ciclosporina A. Recentemente, a terapia com rituximab, um anticorpo monoclonal, demonstrou ser benéfica em pacientes refratários à terapia convencional. Outro anticorpo monoclonal, o alemtuzumab, mostra benefícios, porém ainda apresenta poucos casos na literatura.

O tratamento da síndrome da aglutinina fria depende da etiologia e gravidade do quadro clínico. Nos quadros leves, com anemia discreta, a terapia inclui suplementação com ácido fólico e evitar exposição ao frio. Alguns pacientes são aconselhados a mudar para um lugar de clima quente. Em casos com hemólise grave, imunossupressão com clorambucil ou ciclofosfamida e terapia com α-interferon têm demonstrado benefício. O uso de esteroides e esplenectomia raramente é efetivo na anemia hemolítica autoimune a frio. Plasmaférese produz melhora temporária e deve ser associada a drogas imunossupressoras.

Na síndrome da aglutinina fria secundária o tratamento deve ser dirigido à doença de base. O uso de rituximab tem demonstrado benefícios em alguns pacientes. Transfusão de sangue deve ser limitada somente se necessário e recomenda-se aplicar sangue aquecido e manter também o paciente aquecido.

Como alguns casos de hemoglobinúria paroxística a frio são autolimitados, o tratamento geralmente é sintomático, incluindo manter o paciente aquecido. A transfusão com hemácias antígeno P negativos seria o ideal, porém na prática, devido à raridade dessas unidades, são utilizados componentes P positivos com segurança, devendo ser realizada mantendo o paciente aquecido. O uso de corticoides não tem-se mostrado efetivo rotineiramente, mas são frequentemente utilizados em crianças com anemia grave. Esplenectomia não está indicada e em casos de risco de morte a plasmaférese pode temporariamente ser benéfica (terapia experimental). Nos casos secundários à sífilis, o tratamento geralmente elimina a hemólise.

As anemias hemolíticas autoimunes mistas respondem bem ao tratamento, similar às anemias hemolíticas autoimunes a quente. Os pacientes geralmente respondem bem à terapia com esteroides e agentes imunossupressores. Esplenectomia tem sido empregada com sucesso. Nos casos secundários, a doença de base deve ser tratada.

Nas AHIID, o tratamento de escolha é a suspensão da droga. O uso de corticosteroide tem sido utilizado somente nos casos graves e nesses pacientes a transfusão muitas vezes é necessária.

BIBLIOGRAFIA

Garraty G, Arndt PA. An update ondrug-induced immune hemolytic anemia. Immunohematology. 2007;23:105-29.

Garraty G, Arndt P. Positive direct antiglobulin tests and haemolytic anaemia following therapy with beta-lactamase inhibitor containing drugs may be associated with nonimmunologic adsorption of protein onto red blood cell. Br J Haematol. 1998;100:777-83.

Garraty G. Review: drug-induced immune hemolytic anemia – the last decade. Immunohematology. 2004;20:138-46.

Gehrs BC, Friedberg RC. Autoimmune hemolytic anemia. Am J Hematol. 2002;69:258-71.

Gonzalez H, et al. Severe autoimmune hemolytic anemia in eight patients treated with fludarabine. Hematol Cell Ther. 1998;40:113-8.

Habibi B. Drug induced red blood cell autoantibodies co-developed with drug specific antibodies causing haemolytic anaemias. Br J Haematol. 1985;61:139-43.

Hoffman PC. Immune hemolytic anemia – selected topics. American Society of Hematology; 2006.

Issit PD, Anstee DJ. Applied blood group serology. 4th ed. New York: Montgomery Scientific Publications; 1998.

Johnson ST, et al. One center's experience: the serology and drugs associated with drug-induced immune hemolytic anemia – a new paradigm. Transfusion. 2007;(47):697-702.

King KE. Review: pharmacologic treatment of warm autoimmune hemolytic anemia. Immunohematology. 2007;23(3):120-29.

Lightfoot T. Drug-induced immune hemolytic anemia. Transfusion Medicine Quartely, September 2002, Issue 4. American Red Cross.

Meyer O, et al. Diclofenac-induced antibodies against RBCs and platelets: two case reports and a concise review. Transfusion. 2003;43(3):345-9.

Moes GS, MacPherson BR. Cefotetan-induced hemolytic anemia: a case report and review of the literature. Arch Pathol Lab Med. 2000;124:1344-6.

Oliveira MCLA, et al. Clinical course of autoimmune hemolytic anemia: na observational study. J Pediatr. 2006;82:58-62.

Packer CD, et al. Fatal hemolytic anemia associated with meformin: A case report. J Med Case Reports. 2008;2:300.

Packman CH. Hemolytic anemia due to warm autoantibodies blood. Reviews. 2008;22:17-31.

Arndt PA, Garratty G. The changing spectrum of drug-induced immune hemolytic anemia. Semin Hematol. 2005;42:137-44.

Petz LD, Garraty G. Immune hemolytic anemias. 2nd ed. Philadelphia: Churchill Livingstone; 2003.

Roback JD, Combs MR, Grossman BJ, Hillyer CD. Technical manual. AABB; 2008.

Vaglio S, et al. Autoimune hemolytic anemia in childhood: serologic features in 100 cases. Transfusion. 2007;47:50-4.

Valent P, Lenchner K. Diagnosis and treatment of autoimmune haemolytic anaemias in adults: a clinical review. Wien Klin Wochenschr. 2008;120(5)-6:136-51.

Viraraghavan R, et al. Cefotetan-induced haemolytic anaemia. A review of 85 cases. Adverse Drug React Toxicol Rev. 2002;21(1-2): 101-7.

CAPÍTULO 9
Anemia de Doença Crônica

Zuleika de O. Apparecido
Sérgio Augusto Buzian Brasil

INTRODUÇÃO

Com o desenvolvimento das técnicas laboratoriais para análise do sangue, infecções como tuberculose e sífilis foram associadas a um tipo característico de anemia. Durante os últimos 30 anos observou-se que doenças não infecciosas também estavam associadas a quadro anêmico similar. Desde então esta anemia passou a ser denominada anemia de doença crônica.

A anemia de doença crônica é a segunda forma mais comum de anemia no mundo, só sendo superada pela anemia ferropriva. Ocorre geralmente um ou dois meses após o início da doença de base e apresenta intensidade variável. A de grau leve apresenta hemoglobina maior que 10g/dL, e a de grau moderado, hemoglobina entre 8,5 e 10g/dL, relacionando-se diretamente com a gravidade da doença de base.

Uma estimativa mais precisa da prevalência da anemia de doença crônica é difícil, uma vez que muitos pacientes não são investigados suficientemente e não há um consenso que estabeleça critérios para o diagnóstico de anemia de doença crônica.

Na prática clínica, os pacientes podem ter causas multifatoriais para apresentarem-se com anemia e a doença crônica é somente uma delas.

As condições mais frequentemente associadas à anemia de doença crônica estão relacionadas na tabela III-5.

FISIOPATOLOGIA

A anemia de doença crônica é determinada pela ativação aguda ou crônica do sistema imunológico, levando alguns autores a denominá-la anemia de processo inflamatório. Citocinas e células do sistema reticuloendotelial levam a mudanças do metabolismo do ferro, redução da eritropoese, redução na produção de eritropoetina e diminuição do ciclo de vida dos glóbulos vermelhos.

Tabela III-5 – Concentrações séricas que distinguem anemia de anemia ferropriva.

Doenças associadas	Prevalência estimada (%)

Infecções (agudas e crônicas)
  Infecções virais incluindo vírus da AIDS
  Bacterianas
  Parasitárias
  Fúngicas
	18-95

Câncer
  Hematológico
  Tumores sólidos
	30-77

Doenças autoimunes
  Artrite reumatoide
  LES e doenças do tecido conjuntivo
  Vasculites
  Sarcoidose
  Doença inflamatória intestinal
	8-71

Rejeição crônica após transplante de órgão sólido	8-70
Doença renal crônica	23-50

LES = lúpus eritematoso sistêmico.

ALTERAÇÃO DO METABOLISMO DO FERRO

A característica mais marcante da anemia de doença crônica ocorre em virtude do aumento da absorção e retenção de ferro pelas células do sistema reticuloendotelial. Esta situação leva à redução do ferro na circulação com consequente diminuição da disponibilidade para a eritropoese.

No processo de aquisição está envolvida a eritrofagocitose e a absorção de ferro através membrana fagocítica pelo estímulo da proteína transportadora de metal 1 (DMT1) cuja expressão é regulada pelo interferon γ, lipopolissacarídeos e TNF-α.

O mecanismo de retenção de ferro ocorre pela redução da liberação de ferroportina e do aumento da interleucina-10 nos macrófagos.

Entretanto, o papel central do tráfico de ferro na anemia de doença crônica cabe à hepicedina, cuja expressão é induzida por lipopolissacarídeos e interleucina-6 e inibida por TNF-α. A hepicedina diminui a absorção duodenal de ferro e bloqueia a liberação de ferro dos macrófagos. Um gene recentemente identificado, hemojuvelina, provavelmente atua em conjunto com a hepicedina.

REDUÇÃO DA ERITROPOESE

Devido à diminuição da biodisponibilidade de ferro, ocorre redução na biossíntese do grupamento heme e, consequentemente, da eritropoese. Além disso, a eritropoese sofre os efeitos inibitórios de TNF-α, interleucina-1, interferon α e β e principalmente interferon γ, que parece ser o inibidor mais potente. Citocinas parecem ser responsáveis por outros mecanismos subjacentes, tais como indução de apoptose dos precursores eritroblásticos, redução de síntese e atividade dos fatores hemopoéticos, principalmente a eritropoetina, bem como redução da expressão de receptores para eritropoetina nos precursores eritroides.

RESPOSTA INAPROPRIADA DE ERITROPOETINA E REDUÇÃO NO TEMPO DE VIDA DOS ERITRÓCITOS

A produção de eritropoetina encontra-se desproporcionalmente reduzida em relação ao grau de anemia na maioria das situações de anemia de doença crônica. Atualmente, sabe-se que interleucina-1 e TNF-α inibem diretamente a produção de eritropoetina *in vitro*. Além disso, observa-se que a resposta dos precursores eritroides à eritropoetina parece ser inversamente proporcional à gravidade da doença crônica subjacente devido à presença de altas concentrações de interferon γ ou TNF-α.

A resposta à eritropoetina também parece estar reduzida pelos efeitos inibitórios de citocinas pró-inflamatórias devido à diminuição de proliferação de precursores eritroides, redução do número de receptores para eritropoetina e menor disponibilidade de ferro circulante que reduz a síntese de hemoglobina. São observados também aumento de eritrofagocitose durante processo inflamatório, resultando em diminuição do tempo de vida do eritrócito, favorecido pela presença de citocinas e radicais livres.

AVALIAÇÃO CLÍNICO-LABORATORIAL

A anemia de doença crônica é geralmente de grau leve a moderado (hemoglobina de 8 a 9,5g/dL), porém os sintomas são mascarados pelos da doença de base. Como não há achados clínicos característicos deste tipo de anemia, o diagnóstico depende de exames laboratoriais. Geralmente a anemia de doença crônica se apresenta como normocítica normocrômica, mas em cerca de 30% dos casos pode apresentar-se como hipocrômica microcítica e sempre com reticulocitopenia.

A avaliação da anemia de doença crônica deve incluir a definição do estado do ferro no organismo, a fim de que se descarte anemia por deficiência de ferro, seu principal diagnóstico diferencial. Em ambas as anemias, na doença crônica e na ferropênica, a concentração sérica de ferro e a saturação de transferrina encontram-se reduzidas. Entretanto, na anemia ferropriva a saturação de transferrina tende a ser menor do que na anemia de doença crônica porque na primeira a concentração de transferrina está elevada, enquanto na última a concentração de transferrina acha-se normal ou diminuída.

A ferritina é geralmente utilizada como marcador de estoque de ferro e concentrações inferiores a 15ng/mL são geralmente tidas como sinais de ferropenia, embora em estudos populacionais a concentração de 30ng/mL tenha melhor valor preditivo positivo.

Para portadores de anemia de doença crônica, a concentração sérica de ferritina encontra-se normal ou elevada, refletindo o aumento do estoque de ferro, da retenção de ferro no sistema reticuloendotelial e dos sinais de resposta inflamatória.

Os receptores da transferrina, que se encontram na membrana eritrocitária, estão elevados e com alta avidez quando a disponibilidade de ferro está reduzida, como na anemia ferropriva. Na anemia de doença crônica, os receptores da transferrina estão próximos dos valores normais, uma vez que sua expressão é negativamente influenciada pelas citocinas inflamatórias. Assim, as determinações dos níveis de receptores solúveis de transferrina podem auxiliar na classificação diagnóstica entre os portadores de anemia de doença crônica isolada e os de anemia de doença crônica associada à anemia ferropriva, assim como o grau de microcitose e o de anemia são muito mais intensos.

A relação entre a concentração do receptor de transferrina com o logaritmo da concentração de ferritina também pode ser útil. Relação menor que um sugere anemia de doença crônica, maior que dois, coexistência de anemia ferropriva e anemia de doença crônica (Quadro III-13).

Avaliar as concentrações séricas de eritropoetina só é útil para pacientes anêmicos com valores de hemoglobina inferiores a 10g/dL. Nos valores de hemoglobina mais elevados, a concentração de eritropoetina geralmente permanecerá dentro de valores normais. Níveis de eritropoetina também têm sido analisados quanto a seu valor preditivo na resposta ao tratamento de anemia de doença crônica com agentes eritropoéticos.

Quadro III-13 – Concentrações séricas que distinguem anemia de doença crônica e anemia ferropriva.

Variável	Anemia de doença crônica	Anemia ferropriva	Anemia de doença crônica e ferropriva
Ferro	Diminuído	Diminuído	Diminuído
Transferrina	Diminuída/normal	Elevada	Diminuída
Saturação de transferrina	Diminuída	Diminuída	Diminuída
Ferritina	Normal/elevada	Diminuída	Diminuída/normal
Receptor solúvel de transferrina	Normal	Elevado	Normal/elevado
Relação entre receptor solúvel de transferrina e log ferritina	Baixa (< 1)	Elevada (> 2)	Elevada (> 2)

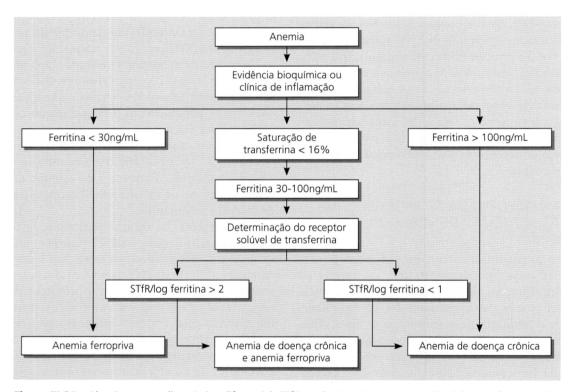

Figura III-21 – Algoritmo para diagnóstico diferencial. STfR = relação entre receptor solúvel de transferrina.

BIBLIOGRAFIA

Artz SA. Anemia and the frail elderly. Semin Hematol. 2008;45:261-6.

Ble A, Fink JC, Woodman RC, Klausner MA, Windham BG, Guaralnik JM. Renal function, erythropoietin, and anemia of older persons: The In CHIANTI study. Arch Intern Med. 2005;165:2222-7.

Knight K, Wade S, Balducci L. Prevalence and outcomes of anemia in cancer: a systematic review of the literature. Am J Med. 2004;116(7A):11S-26S.

Weiss G, Goodnogh LT. Anemia of chronic disease. NEJM. 2005;352:1011-23.

CAPÍTULO 10
Síndromes Mielodisplásicas

Maria Cristina Purini
Teresa Cristina Bortolheiro

INTRODUÇÃO

As síndromes mielodisplásicas (SMD) são um grupo heterogêneo de doenças originadas por proliferação clonal da célula primordial hemopoética. A principal característica das SMD é a hemopoese ineficaz e displásica, resultando em uma ou mais citopenias periféricas, com medula óssea geralmente hipercelular, observando-se hipocelularidade medular em 10 a 15% dos casos. O quadro clínico, a morbidade e a mortalidade da doença estão relacionados às citopenias periféricas, à hemopoese ineficaz e à evolução para leucemia aguda, que ocorre em aproximadamente 30% dos casos.

A doença afeta principalmente pessoas na oitava década de vida, com discreta predominância do sexo masculino, e tem sido considerada, nos últimos anos, a doença onco-hematológica mais comum, à frente das leucemias agudas e crônicas.

Nos Estados Unidos, estima-se que surjam 1.500 casos novos por ano, mas ainda não existem dados conclusivos. Na Inglaterra, verificou-se incidência de 3,6/100.000 habitantes/ano em pessoas acima de 55 anos. Na faixa etária de 75 a 79 anos, a incidência foi de 34/100.000 no sexo masculino e 17/100.000 no sexo feminino. Em pacientes acima de 80 anos, 61,7/100.000 no sexo masculino e 28,3/100.000 no sexo feminino. Um importante estudo foi realizado pelo grupo de Dusseldorf, estudando 547.000 pessoas. Encontrou-se nesse estudo incidência de 1,3/100.000 no período de 1976 a 1980 e de 4,1/100.000 de 1986 a 1990. No período de 1986 a 1990 a incidência foi de 4,1/100.000. Houve também confirmação do aumento da incidência com a idade, com a seguinte distribuição: no grupo com menos de 50 anos, a incidência foi de 0,22/100.000; no grupo entre 50 e 69 anos, de 4,88/100.000; e em pacientes acima de 70 anos, de 22,8/100.000.

Outros estudos, como o sueco, francês, basco e japonês têm publicado dados que mostram incidências semelhantes em suas regiões.

Discute-se atualmente se tem havido aumento real da incidência de SMD nos últimos anos, existindo um consenso entre reconhecidos estudiosos de SMD de que a incidência da doença aumentou pelo menos 100% nos últimos 10 a 20 anos. Acredita-se que esse aumento seja real e não apenas devido à melhora do diagnóstico, havendo aumento evidente da exposição a agentes leucemogênicos do meio ambiente.

A SMD pode surgir como doença primária (*de novo*) ou secundária após tratamento quimioterápico ou radioterápico para outras neoplasias.

Uma forma clínica particular de SMD é a relacionada à terapêutica (SMD-t), sendo associada principalmente aos alquilantes e aos inibidores da topoisomerase II. O tempo de aparecimento varia de 6 meses a 10 anos. A SMD-t surge em pacientes mais jovens que na SMD primária, sendo a maioria subtipos de alto risco, com aumento de blastos, medula hipocelular e com fibrose moderada, havendo rápida progressão para leucemia mieloide aguda (LMA), geralmente refratária ao tratamento.

Estudos sugerem que as SMD e LMA ocorram por exposições cumulativas a substâncias tóxicas ambientais em indivíduos geneticamente predispostos. No passo seguinte ocorreria aceleração da apoptose, associação de mecanismos imunológicos e imunossupressão. Persistindo a agressão imunológica, haveria aumento da produção de citocinas pró-apoptóticas, que, associadas a fatores do estroma e do endotélio medular, podem ser a causa da hemopoese ineficaz e da falência medular. Estudos epidemiológicos associam exposições à radiação ionizante, pesticidas, metais pesados, químicos orgânicos, fumo, álcool, tinturas para cabelos, além do já bem estudado efeito do benzeno, ao surgimento das SMD.

A exata patogênese das SMD permanece desconhecida, embora muitos progressos tenham sido feitos para esclarecê-la. Estudos citogenéticos e moleculares indicam que a ocorrência de SMD esteja relacionada a agressões genéticas irreversíveis e cumulativas à célula primordial hemopoética, levando à instabilidade genética, aumento da taxa de proliferação, defeitos da apoptose, bloqueio da diferenciação e maturação celulares. Entretanto, o mecanismo que desencadeia a lesão inicial permanece desconhecido, o mesmo ocorrendo com a transformação leucêmica, supondo-se que a ocorrência de mutações sequenciais determina o surgimento de um clone leucêmico. Estudos sugerem a hipótese de que as anormalidades citogenéticas não são desencadeadoras da transformação clonal, mas adquiridas durante a progressão da doença. Anormalidades citogenéticas são encontradas em aproximadamente 50% dos pacientes com SMD primária e 80% das SMD-t. Nas SMD *de novo* essas anormalidades podem ser perdas ou ganhos, como monossomia do 7 ou trissomia do 8, ou anormalidades estruturais, como deleções, translocações e isocromossomos. Nas SMD primárias, as anormalidades são principalmente em um único cromossomo, enquanto nas SMD-t é mais frequente encontrarmos anormalidades complexas, e nas LMA são mais comuns translocações recíprocas e balanceadas. As anormalidades cariotípicas das SMD dão suporte à hipótese de que a doença ocorra como consequência de mutações somáticas adquiridas que provocam aumento da proliferação celular.

O sistema imunológico está comprometido nas SMD, embora não se saiba ainda exatamente como ou por que. Observa-se em pacientes com SMD aumento da suscetibilidade a infecções e fenômenos autoimunes. Aproximadamente 35% dos pacientes apresentam infecções graves, cujas razões primárias são a neutropenia e as alterações funcionais dos granulócitos. Entretanto, outras anormalidades estão envolvidas, sugerindo alterações imunológicas associadas.

A doença é incurável até o momento, embora novas terapias estejam sendo estudadas. No entanto, a maioria dos casos evolui com falência medular progressiva, enquanto aproximadamente 30% dos casos evoluem para leucemia aguda, sendo crucial a pesquisa extensiva de diagnóstico diferencial.

DIAGNÓSTICO

O diagnóstico das SMD ainda é baseado, principalmente, na morfologia do sangue e da medula óssea, em associação com o quadro clínico, visto que alterações displásicas no sangue e na medula óssea não são exclusivas das SMD, podendo ser observadas em anemias megaloblásticas, exposições a agentes tóxicos, medicamentos, álcool, fumo, na síndrome da imunodeficiência adquirida, doenças do colágeno, invasão da medula óssea por outras neoplasias, infecções crônicas e outras causas. Um trabalho de Fernandes-Ferrero e Ramos mostrou haver displasia na medula de indivíduos adultos saudáveis, principalmente em idosos e fumantes, e que a displasia se eleva paralelamente ao aumento da idade, não se concluindo ainda se seriam alterações fisiológicas ou sinais muito precoces de lesão medular que poderiam evoluir para SMD após eventos moleculares adicionais.

Trata-se de um diagnóstico de exclusão, sendo imprescindível um diagnóstico diferencial acurado e sistemático, visando afastar causas não clonais e reversíveis (Quadro III-14).

Quadro III-14 – Diagnóstico diferencial: causas não clonais de displasia.

Etilismo
Desnutrição
Doenças endocrinológicas e metabólicas
Doenças inflamatórias crônicas
Doenças autoimunes
Infecções crônicas
Viroses
Infiltração da medula óssea por neoplasias
Exposição a toxinas, drogas, medicamentos e fatores de crescimento

Pelos critérios da FAB e da OMS, requer-se displasia em pelo menos uma linhagem para o diagnóstico de SMD. Vários grupos apresentaram proposta para estabelecer critérios mínimos para o diagnóstico morfológico de SMD, mas não há ainda um consenso pelos motivos expostos acima. As seguintes recomendações podem ajudar a estabelecer o diagnóstico:

- Analisar pelo menos 500 células na medula óssea e 200 no sangue periférico.
- Analisar, se possível, pelo menos 20 megacariócitos.
- As alterações displásicas devem estar presentes em pelo menos 10% das células da medula óssea.
- A presença de pseudo-Pelger, sideroblastos em anel, micromegacariócitos e aumento de blastos são fortemente sugestivos de SMD.

Um excelente esquema publicado por Niero-Melo et al., na *Revista Brasileira de Hematologia e Hemoterapia*, no suplemento dedicado ao consenso brasileiro de SMD, fornece grande auxílio para definição e sistematização do diagnóstico de SMD.

O grau de displasia tem importância crucial no diagnóstico das SMD, sendo importante lembrar que a má qualidade dos esfregaços de medula óssea e sangue periférico pode dificultar essa etapa e falsear os resultados. Os esfregaços devem ser realizados com amostras recém-colhidas e não aceitar esfregaços realizados em amostras com anticoagulante colhidas há mais de duas horas.

Entre as inúmeras alterações displásicas que podem ser observadas nas SMD, algumas são consideradas mais sugestivas (Quadro III-15 e Figs. III-22 a III-26) como dimorfismo eritrocitário, megacariócitos monolobulados, hipolobulação (pseudo-Pelger). Alguns estudos sugerem que a displasia nos neutrófilos não seja indicação específica do clone anormal na SMD, visto terem sido observados neutrófilos normais com alterações cromossômicas e neutrófilos displásicos sem anormalidades, não sendo estabelecido ainda se seriam derivados de um clone displásico com cariótipo normal ou se pertenceriam a uma hemopoese policlonal residual, provavelmente afetada por desequilíbrio no microambiente hemopoético.

As citopenias periféricas envolvem uma ou mais linhagens, havendo frequentemente macrocitose, anisocitose e poiquilocitose.

A medula óssea é geralmente hipercelular, frequentemente com alterações megaloblastoides na série eritroblástica e presença de sideroblastos em anel, sendo esses achados considerados inespecíficos. É importante lembrar que deve ser feito diagnóstico diferencial entre causas policlonais de displasia hemopoética, que ocorrem por bloqueio ou inibição da síntese de DNA, como ocorre na deficiência de vitamina B_{12} e folato, uso de medicamentos e outras. Pacientes em uso prolongado de alimentação parenteral ou desnutridos podem ter quadro semelhante, por deficiência de vitamina B_1. Pacientes pós-transplante de medula óssea ou em recuperação pós-quimioterapia podem apresentar medula com características megaloblásticas, mas com presença de gigantismo nas séries granulocítica e megacariocítica, sinais mais sugestivos de displasia policlonal. Entretanto, nesses pacientes há também alta probabilidade de surgir SMD clonal, secundária ao tratamento (SMD-t). Nesses casos, o cariótipo pode ajudar a firmar o diagnóstico, sendo as anormalidades cromossômicas não balanceadas mais frequentes nas SMD-t, diferentes das observadas nas SMD *de novo*, nas doenças mieloproliferativas crônicas e nas leucemias agudas. Em casos em que há dificuldade de obter material adequado para análise morfológica e em casos de medula hipocelular, a biópsia de medula óssea pode ser de grande auxílio, estabelecendo a real celularidade, verificando a presença de fibrose medular e de precursores imaturos anormalmente localizados (ALIPS), sendo esses indicativos de pior prognóstico.

A citometria de fluxo também pode ser útil no diagnóstico diferencial, principalmente nos casos duvidosos ou com citogenética normal, podendo detectar expressões anormais de antígenos celulares relacionados à linhagem e a maturação hemopoéticas, detectar aumento de células CD34 positivas e avaliar apoptose e marcadores pró-apoptóticos.

Quadro III-15 – Alterações displásicas mais sugestivas de SMD.

Série eritroblástica	
Anormalidades nucleares	Anormalidades citoplasmáticas
Imaturidade nuclear, multinuclearidade	Sideroblastos em anel
Pontes internucleares, hiperlobulação	Vacuolização
	PAS
Cariorrexe, megaloblastose	

Série granulocítica	Série megacariocítica
Gigantismo	Micromegacariócitos
Hipossegmentação nuclear (pseudo-Pelger)	Mono ou hipolobulação nuclear
Hipogranulação	Multinucleação
Pseudo-Chediak-Higashi	
Bastonetes de Auer	

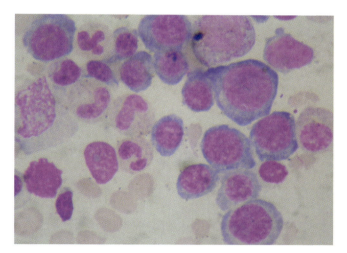

Figura III-22 – Megaloblastos e pseudo-Pelger.

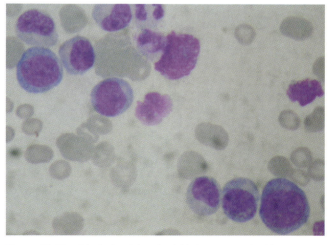

Figura III-23 – Displasia série eritroblástica e granulocítica.

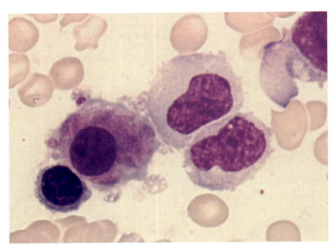

Figura III-24 – Micromegacariócito e pseudo-Pelger.

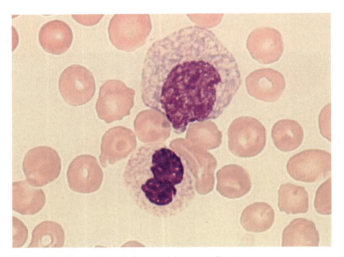

Figura III-25 – Pseudo-Pelgers e hipogranulação.

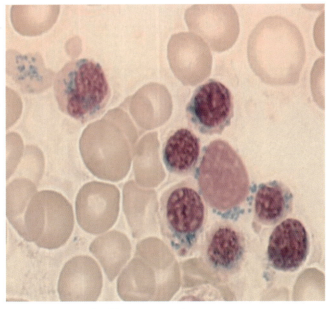

Figura III-26 – Sideroblastos em anel.

CLASSIFICAÇÃO

A SMD era conhecida anteriormente por diversos nomes, entre os quais anemia refratária, síndrome de Di Guglielmo, panmielose, leucemia aguda *smoldering*, pseudoanemia aplásica etc. Os primeiros casos foram publicados em 1913, e em 1973 foi publicada a primeira revisão da literatura da então chamada anemia pré-leucêmica. Após a classificação proposta pelo grupo Franco-Americano-Britânico (FAB) em 1982 e modificada em 1985 (Quadro III-16), e com as mudanças propostas pelo grupo da Organização Mundial da Saúde (OMS) em 2001 e 2008 (Quadro III-16), seu diagnóstico tornou-se mais reprodutivo, permitindo agrupar melhor os subtipos e aplicar algoritmos de tratamento de acordo com o prognóstico.

A classificação FAB baseia-se nas alterações morfológicas observadas nas SMD, considerando significativas displasias em pelo menos duas linhagens hemopoéticas, no sangue ou na medula óssea, a presença ou ausência de sideroblastos em anel, o número de blastos no sangue e na medula óssea e a presença de bastonetes de Auer. Os pacientes são divididos em cinco subgrupos: anemia refratária (AR), anemia refratária com sideroblastos em anel (ARSA), anemia refratária com excesso de blastos (AREB), anemia refratária com excesso de blastos em transformação (AREB-T) e leucemia mielomonocítica crônica (LMMC). Os dois primeiros subtipos são caracterizados pela presença de menos de 5% de blastos, havendo na ARSA pelo menos 15% de sideroblastos em anel. Na AREB há entre 5 e 20% de blastos, e na AREB-T, entre 21 e 29% ou qualquer número de blastos com bastonete de Auer, sendo considerada leucemia mieloide aguda quando há 30% de blastos. Na LMMC os critérios incluíam monócitos acima de 1.000/mm^3, aumento de monócitos na medula óssea e blastos entre 1 e 20% na medula óssea.

A definição de blastos tipo I (agranulares) e tipo II (com grânulos azurófilos) também foi feita na mesma publicação. A classificação FAB permite definir grupos de baixo risco (AR e ARSA), com sobrevida de quatro a cinco anos; risco intermediário (AREB), com sobrevida de aproximadamente um ano; e alto risco (AREB-T) com rápida transformação para LMA e sobrevida muito curta. Outras variantes de SMD, que não se encaixavam nos subgrupos da classificação FAB, foram descritas: SMD com medula hipocelular, SMD com medula hiperfibrótica, SMD secundária relacionada ao tratamento quimioterápico ou radioterápico (SMD-t).

A classificação FAB foi bem aceita pelos clínicos e pelos patologistas e, embora houvesse inúmeros casos que não podiam ser classificados dentro dos parâmetros por ela propostos, foi extremamente útil nos últimos 25 anos, ajudando a estabelecer abordagens diagnósticas e terapêuticas e a uniformizar a linguagem usada pelos

Quadro III-16 – Classificação FAB x OMS.

FAB	OMS, 2001	OMS, 2008
Anemia refratária (AR) < 5% de blastos	Anemia refratária (AR) Citopenia refratária com displasia multilinhagem (CRDM) SMD inclassificável SMD com del (5q-)	Citopenia refratária com displasia unilinhagem (CRDU) AR, CRDM, SMD com del (5q-) Neutropenia refratária (NR) Plaquetopenia refratária (PR)
Anemia refratária com sideroblastos em anel (ARSA) < 5% de blastos + > 15% de sideroblastos em anel	ARSA (apenas displasia eritroblástica) Anemia refratária com sideroblastos em anel e displasia multilinhagem (ARSADM)	ARSA ARSADM
Anemia refratária com excesso de blastos (AREB): 5 a 20% de blastos	AREB-1: 5 a 9% de blastos AREB-2: 9 a 19% de blastos	AREB-1 AREB-2
AREB em transformação (AREB-T): 21 a 30% de blastos	Leucemia mieloide aguda > 20% de blastos (LMA)	LMA
		SMD inclassificável (SMD-I) Displasia em menos de 10% das células, mas com citogenética característica
		Citopenia idiopática de significado indeterminado (CISI) Citopenia persistente sem displasia, citogenética não sugestiva de SMD

hematologistas de todo o mundo. Um dos maiores problemas da classificação FAB era o grande número de blastos na AREB e na LMMC, aproximando-as das LMA, sendo também evidente que a LMMC apresentava características tanto de SMD quanto de doenças mieloproliferativas crônicas (DMPC).

Posteriormente, o grupo FAB separou as LMMC em dois subgrupos: proliferativa (com leucócitos acima de 12.000/mm^3, presença de hepatoesplenomegalia e sintomas clínicos) e não proliferativa (com número menor de leucócitos e sem sintomas clínicos). Outros problemas incluíam: o uso do termo anemia refratária em casos em que as citopenias eram outras que não a anemia, a definição da síndrome do 5q– e o fato de não levar em conta a intensidade e o número das citopenias, que mostra ter grande importância na evolução e no prognóstico da doença. Entretanto, a presença dos bastonetes de Auer isoladamente, que antes levava a SMD a ser considerada em grupo de alto risco, não mostrou estar relacionada a pior prognóstico. Outra falha da classificação FAB é não considerar a intensa heterogeneidade das SMD, resultando em 5 a 10% de casos que não se encaixam em nenhuma das categorias. O surgimento do índice prognóstico internacional (IPSS) complementou a classificação FAB, adicionando parâmetros relevantes para o prognóstico como a citogenética, o número de citopenias e a idade dos pacientes.

Avanços nos métodos diagnósticos indicaram a necessidade de uma reclassificação das SMD, posta em prática em 1997, reunindo um grupo de morfologistas e clínicos, sob os auspícios da OMS, que iniciaram os estudos para uma nova classificação das SMD, revista pelo mesmo grupo em 2008. A classificação da OMS associa a imunofenotipagem e a genética aos parâmetros clínicos, morfológicos e citoquímicos utilizados na classificação FAB, e tem sido refinada constantemente com base em estudos clínicos e laboratoriais. A maior alteração proposta pela classificação da OMS, e também a mais controversa, é a diminuição do número de blastos para LMA de 30 para 20%, desaparecendo assim a categoria AREB-T, considerada por muitos especialistas tendo sobrevida e resposta ao tratamento semelhantes às das LMA. Entretanto, outros grupos consideram essa afirmação biologicamente inconsistente e apontam inúmeras diferenças entre AREB-T e LMA e sugerem a manutenção da categoria. Na AREB-T, por exemplo, são descritos índices altos de apoptose, semelhantes aos encontrados nos outros subtipos de SMD, mas não nas LMA, além de alterações citogenéticas complexas e mecanismos de resistência a drogas, que não são comumente vistos nas LMA *de novo*.

Há também dados que mostram que a AREB-T tem pior resposta ao tratamento quimioterápico e pior prognóstico que as LMA *de novo*, assemelhando-se mais às LMA secundárias. Novos estudos são necessários para esclarecer esse ponto, sendo evidente que apenas o número de blastos é insuficiente para classificar a doença como agressiva ou indolente e para estabelecer o melhor tratamento. A AREB foi dividida em dois grupos: AREB-1, com blastos 5 a 9%, e AREB-2, com blastos entre 10 e 19%.

Nos casos com menos de 5% de blastos, devem ser distinguidos pacientes com displasia apenas na linhagem eritroblástica e os com displasia multilinhagem, que comprovadamente têm impacto no prognóstico. A ARSA também foi dividida em duas categorias: com ou sem displasia multilinhagem, definida como displasia em mais de 10% das células de cada linhagem.

A síndrome do 5q– foi colocada separadamente por constituir um grupo de extremamente bom prognóstico e características bem definidas, como número de plaquetas elevado ou normal e a presença de megacariócitos mononucleares. A LMMC, por suas características clínicas e biológicas, foi retirada da classificação de SMD e colocada numa nova categoria: doenças mieloproliferativas/mielodisplásicas. Casos que não se encaixam nas diversas categorias são colocados no subtipo SMD inclassificável, cabendo nessa categoria as variantes clínicas SMD com medula hipocelular, SMD com medula hiperfibrótica e SMD secundária à terapêutica. Muitos grupos têm feito avaliações críticas da classificação da OMS, com graus variáveis de concordância. Germing et al. analisaram retrospectivamente 1.600 pacientes mantidos no registro da universidade de Dusseldorf, diagnosticados como SMD entre 1970 e 1999, conforme a classificação FAB, reclassificando-os segundo os critérios da OMS. Os resultados mostraram que a nova classificação é capaz de identificar mais adequadamente grupos de pior prognóstico, principalmente pelo reconhecimento da importância da displasia multilinhagem e da homogenização de categorias antes heterogêneas, como as AR. Outros grupos, como do Instituto Ludwig de Viena, não conseguiram reproduzir os mesmos resultados.

Na recém-lançada classificação da OMS (2008) poucas mudanças foram realizadas, entre elas o acréscimo do subtipo citopenia refratária com displasia unilinhagem (CRDU), na qual estão incluídas anemia refratária (AR), neutropenia refratária (NR) e plaquetopenia refratária (PR).

A NR é definida por mais de 10% de neutrófilos displásicos (hipossegmentação e hipogranulação) na medula óssea (MO) ou sangue periférico (SP), excluindo-se casos relacionados a medicamentos, exposição a agentes tóxicos, infecções, doenças autoimunes e outras possíveis causas de neutropenia.

Trombocitopenia refratária é caracterizada por displasia (hipolobulação, bi ou multinuclearidade, micromegacariócitos) em mais de 10% dos megacariócitos, avaliando-se no mínimo 30 megacariócitos, com número total aumentado ou diminuído, sendo difícil a diferenciação com plaquetopenias crônicas autoimunes.

Na SMD inclassificável (SMD-I) três situações são possíveis: pacientes com citopenia refratária (no máximo bicitopenia) e displasia unilinhagem (CRDU) ou CRDM, mas com mais de 1% de blastos no SP, casos com pancitopenia mais displasia unilinhagem e pacientes com citopenias persistentes com até 1% de blastos no SP ou menos de 5% de blastos na MO e displasia em menos de 10% das células, mas evidências citogenéticas de SMD.

Aguarda-se ainda o impacto dessa nova classificação e sua validação clínica, mas sabemos que ainda ocorrerão mudanças futuras, visando à melhor correlação entre parâmetros clínicos e biológicos.

Como regra geral, deve-se lembrar que a SMD é diagnóstico de exclusão e que nenhum paciente deve ter esse diagnóstico sem uma investigação clínica exaustiva.

Da mesma forma, pacientes com citopenias persistentes e ausência de displasia não devem ser classificados como SMD, a não ser que apresentem alterações citogenéticas sugestivas. Pacientes com citopenias persistentes sem displasia e sem citogenética característica podem ser encaixados na categoria descrita na OMS 2008, citopenia idiopática de significado indeterminado (CISI) e monitorados com frequência.

Para estabelecer fatores prognósticos é importante associar os subtipos morfológicos das SMD aos escores prognósticos. O *International Prognostic Scoring System* (IPSS – Tabelas III-6 e III-7) tem sido utilizado para estabelecer prognóstico em pacientes com SMD, feito com base nos parâmetros da classificação FAB, utilizando o cariótipo, o número de citopenias e a porcentagem de blastos na medula óssea para dividir os pacientes em quatro categorias com diferentes porcentagens de sobrevida e risco de transformação leucêmica. Recentemente, Malcovati et al. propuseram um outro escore prognóstico, adaptado à classificação da OMS, chamado de WPSS, que associa os grupos de risco citogenético às necessidades transfusionais, criando cinco grupos de risco, que nos

Tabela III-7 – Grupos de risco pelo IPSS.

Grupo de risco	Pontos
Baixo	0
Intermediário I	0,5 a 1
Intermediário II	1,5 a 2
Alto	> 2,5

Tabela III-6 – Índice prognóstico internacional (IPSS).

Pontos	0	0,5	1,0	1,5	2,0
Blastos na MO	< 5%	5 a 10%	–	11 a 20%	21 a 30%
Cariótipo	Bom	Intermediário	Ruim		
Citopenias	0 a 1	2 a 3			

Quadro III-17 – WPSS.

Variável	Valor 0	Valor 1	Valor 2	Valor 3
Categoria OMS	AR, ARSA, 5q-	CRDM, CRDM-SA	AREB-1	AREB-2
Cariótipo	Favorável	Intermediário	Desfavorável	
Dependência transfusional	Não	Sim		

estudos realizados mostraram diferenças estatisticamente significativas com relação à sobrevivência global e ao risco de transformação leucêmica (Quadro III-17). O WPSS tem sido validado em diferentes casuísticas para comprovar os resultados iniciais e avaliar seu papel na melhor estratificação de grupos de risco que podem auxiliar na escolha da terapêutica mais adequada.

Recomenda-se que pacientes de baixo risco sejam submetidos a tratamentos de baixa intensidade, como suporte transfusional e fatores de crescimento, e pacientes de alto risco sejam submetidos a tratamentos mais agressivos como quimioterapia e transplante de medula óssea.

A idade do paciente e seu desempenho também devem ser considerados na escolha do tratamento.

BIBLIOGRAFIA

Bennett JM, et al. Proposals for the classification of the myelodysplastic syndromes. Br J Haematol. 1982;51:189-99.

Bortolheiro TC. Classificações morfológicas das síndromes mielodisplásicas: da classificação FAB à classificação da OMS. Rev Bras Hematol Hemoter. 2006;28(3):194-7.

Bowen D, Culligan D, Jowitt S, Kelsey S, Mufti G, Oscier D, Parker J. The UK MDS guidelines group. Guidelines for the diagnosis and therapy of adult myelodysplastic syndromes. Br J Haematol. 2003; 120:187-200.

Fernandes-Ferrero S, Ramos F. Dyshaemopoietic bone marrow features in healthy subjects are related to age. Leuk Res. 2001;25:187-9.

Germing U, et al. Validation of the WHO proposals for a new classification of primary myelodysplastic syndromes: a retrospective analysis of 1600 patients. Leuk Res. 2000;24:983-92.

Lorand-Metze I. Contribuição da citometria de fluxo para o diagnóstico e prognóstico das síndromes mielodisplásicas. Rev Bras Hematol Hemoter. 2006;28(3):178-81.

Magalhães, SMM. Síndromes mielodisplásicas – diagnóstico de exclusão. Rev Bras Hematol Hemoter. 2006;28(3):175-7.

Mufti GJ, Bennett JM, Goasguen J, Bain BJ, et al. Diagnosis and classification of myelodysplastic syndrome: International Working Group on Morphology of myelodysplastic syndrome (IWGM-MDS) consensus proposals for the definition and enumeration of myeloblasts and ring sideroblasts. Haematologica. 2008;93(11):1712-17.

Niero-Melo L, et al. Diretrizes para diagnóstico morfológico em síndromes mielodisplásicas. Rev Bras Hematol Hemoter. 2006;28(3):167-74.

Phelan II JT, Kouides PA, Bennett JM. Myelodysplastic syndromes: historical aspects and classification. In Bennett JM (ed.). The myelodysplastic syndromes pathobiology and clinical management. Basel; Marcel Dekker: p. 1-14.

CAPÍTULO 11
Sobrecarga de Ferro e Hemocromatose Hereditária

Rodolfo Delfini Cançado
Iraci Yoko K. Suda

SOBRECARGA DE FERRO

INTRODUÇÃO

O ferro é elemento essencial na maioria dos processos fisiológicos do organismo humano, desempenhando função central no metabolismo energético celular. Entretanto, devido à grande capacidade reativa, tanto do íon férrico como do ferroso, o ferro é encontrado no organismo ligado a proteínas de transporte ou de armazenamento, ou como componente funcional de compostos heme e de metaloenzimas. Esses compostos previnem ou limitam a participação do ferro em reações oxidativas lesivas ao organismo.

A quantidade total de ferro no adulto é de aproximadamente 3,5 a 4g, correspondendo a 35 a 40mg e 50 a 60mg de ferro por quilograma de peso corporal na mulher e no homem, respectivamente. A maior parte do ferro do organismo (1,5 a 3,0g) encontra-se ligada ao heme da hemoglobina e tem como principal função a oxigenação dos tecidos. Cerca de 300mg encontra-se na mioglobina, na catalase e nos citocromos, e 3 a 4mg, no plasma, como ferro de transporte. O restante do ferro, 600mg a 1,6g, é armazenado sob a forma de ferritina ou de hemossiderina nas células do sistema mononuclear fagocitário (SMF), principalmente do fígado, medula óssea e baço.

A capacidade do organismo de armazenar o ferro é útil para duas finalidades: prover uma reserva interna, que possa ser mobilizada quando a necessidade de ferro exceder a oferecida pela dieta; e proteger o organismo dos efeitos tóxicos do ferro livre quando a quantidade de ferro absorvido exceder as quantidades perdidas e as necessárias para a síntese de compostos funcionais de ferro.

O ferro armazenado nas células do SMF tem capacidade de troca mais dinâmica que em outros sítios. Esse fato determina que o SMF desempenhe, além de importante local de depósito, papel fundamental na cinética interna do ferro.

Em adultos normais, a quantidade de ferro absorvida diariamente equivale à quantidade excretada, ou seja, cerca de 0,5 a 1mg/dia, e o ferro do organismo é continuamente reciclado através de um eficiente sistema de reutilização desse metal.

Fisiologicamente, o organismo humano não é capaz de aumentar a excreção de ferro, mesmo em condições de sobrecarga deste metal. Somente em situações patológicas como, por exemplo, perda de sangue é que quantidades significativas de ferro são eliminadas pelo organismo. Portanto, o aumento progressivo da oferta de ferro, seja por via gastrointestinal, seja por via parenteral, leva impreterivelmente à condição patológica de sobrecarga de ferro.

DEFINIÇÃO E CLASSIFICAÇÃO

O termo sobrecarga de ferro designa condição caracterizada por acúmulo patológico de ferro em vários tecidos do organismo e esta condição geralmente ocorre quando a quantidade de ferro no organismo ultrapassa o valor de 5g, podendo chegar a mais de 40g.

Hemocromatose é o termo utilizado para doença caracterizada pela presença de manifestações clínicas resultantes do acúmulo excessivo de ferro. Há, na literatura, tendência em se utilizar o termo hemocromatose hereditária ou primária quando a sobrecarga de ferro resulta de distúrbio genético, que, na maioria das vezes, está associado ao gene HFE; enquanto o termo sobrecarga secundária de ferro é utilizado quando sua sobrecarga resulta de múltiplas transfusões de hemácias e/ou da presença de doenças ou fatores como eritropoese ineficaz, infecção por vírus B ou C, ingestão excessiva de álcool etc.

Hemossiderose refere-se à constatação histológica de aumento do depósito tecidual de ferro (ao microscópio, visualizam-se grânulos de hemossiderina).

Sobrecarga de ferro pode ser classificada como primária ou secundária. Causa primária é encontrada em situações nas quais a sobrecarga de ferro é resultante de defeito primário da regulação da homeostasia do ferro no organismo com consequente aumento da absorção intestinal desse íon. O principal exemplo desta condição é a hemocromatose hereditária secundária à mutação do gene HFE e considerada a causa mais importante e frequente de sobrecarga primária de ferro.

Causa secundária é observada em condições congênitas ou adquiridas, como é o caso da sobrecarga de ferro em anemias dependentes de transfusão de hemácias (beta-talassemia maior, anemia falciforme, síndrome mielodisplásica) e em outras condições adquiridas, como doenças hepáticas crônicas (hepatites virais, esteato-hepatite não alcoólica e consumo excessivo de bebida alcoólica).

O quadro III-18 relaciona as principais síndromes clínicas (genéticas e não genéticas) que podem resultar em acúmulo excessivo de ferro e, portanto, devem ser consideradas no diagnóstico diferencial dos pacientes com sobrecarga de ferro.

Quadro III-18 – Principais síndromes clínicas relacionadas à sobrecarga de ferro.

Primária
a) HH – gene HFE (tipo 1)
b) HH – juvenil (tipo 2)
 • hemojuvelina (tipo 2a)
 • hepicidina (tipo 2b)
c) HH – gene do receptor-2 da transferrina (tipo 3)
d) HH – gene da ferroportina (tipo 4)
e) Outros tipos:
 • HH – gene da cadeia pesada da ferritina
 • Aceruloplasminemia
 • Mutação DMT1 (HH neonatal)
 • Atransferrinemia
 • Ataxia de Friedreich

Secundária
a) Transfusional
 • Anemia hemolítica crônica
 • Talassemias (beta-talassemia maior); anemia falciforme
 • Síndrome mielodisplásica – anemia aplásica
 • Anemia de Fanconi – anemia de Diamond-Blackfan
b) Não tranfusional
 • Doença hepática crônica
  Hepatite C – hepatite induzida por etanol
  Síndrome metabólica – esteato-hepatite não alcoólica
 • Porfiria cutânea tardia
 • *Shunt* portocava
 • Sobrecarga africana de ferro
 • Iatrogênica (uso excessivo de ferro por via oral ou parenteral)

HEMOCROMATOSE HEREDITÁRIA

Trousseau e Troisier descreveram síndrome clínica caracterizada por cirrose hepática, *diabetes mellitus* e hiperpigmentação da pele que, em 1889, recebeu pela primeira vez a denominação "hemocromatose" (do grego: *haima* = sangue e *chromatos* = cor) por von Recklinghausen. Esse autor, analisando os achados de necrópsia dos pacientes com cirrose hepática, constatou que essa síndrome era causada por acúmulo excessivo de ferro em diferentes órgãos.

Somente em 1996 um grupo de pesquisadores americanos identificou o gene da hemocromatose pertencente ao complexo principal de histocompatibilidade localizado no braço curto do cromossomo 6, inicialmente denominado HLA-H (H de hemocromatose) e, posteriormente, designado HFE (*classical hereditary hemochromatosis*) pelo comitê de nomenclatura da Organização Mundial da Saúde.

A partir de então, a hemocromatose hereditária (HH) passou a ser considerada uma das doenças genéticas mais frequentes do ser humano. Trata-se de doença autossômica recessiva associada, na maioria das vezes, à mutação do gene HFE e caracterizada pelo aumento inadequado da absorção intestinal de ferro com consequente acúmulo progressivo desse íon em diferentes órgãos e tecidos do organismo, especialmente fígado, coração, pâncreas, pele e articulações, podendo ocasionar lesão celular e tecidual, fibrose e insuficiência funcional.

EPIDEMIOLOGIA

Estudos populacionais indicam que a HH teve origem no norte da Europa, em populações de origem nórdica ou celta. A mutação C282Y do gene HFE apresenta frequência mais elevada em indivíduos caucasianos do noroeste da Europa, da América do Norte, da Austrália e da Nova Zelândia, frequência intermediária na Europa Oriental e Meridional, na África do Norte e no Oriente Médio e raramente é encontrada em populações asiáticas, africanas ou afrodescendentes das Américas Central e do Sul.

Estudos envolvendo população dos Estados Unidos da América, da Austrália e do continente Europeu demonstraram que a frequência de homozigotos e heterozigotos para a mutação C282Y varia entre 0,2 e 0,7% e entre 7 e 14%, respectivamente.

A mutação H63D é duas a três vezes mais frequente que a C282Y e a prevalência de heterozigotos e homozigotos para esta mutação varia entre 15 e 40% e entre 2,5 e 3,6%, respectivamente. A frequência do genótipo C282Y/H63D é de aproximadamente 2%.

A frequência das mutações do gene HFE em portadores de HH varia consideravelmente de acordo com a população e a localização geográfica estudadas.

Sessenta a 100% dos pacientes com HH são homozigotos para a mutação C282Y do gene HFE. Frequências mais elevadas são observadas nos indivíduos caucasianos do continente europeu com gradiente decrescente no sentido nordeste-sudeste. Com relação aos demais genótipos, 0 a 7% correspondem ao genótipo C282Y/H63D, 0 a 4% ao H63D/H63D, 0 a 15% para os heterozigotos (C282Y/WT e H63D/WT) e 0 a 21% dos pacientes não apresentam nenhuma destas duas mutações do gene HFE estudadas.

CORRELAÇÃO ENTRE GENÓTIPO E FENÓTIPO

O maior risco de sobrecarga de ferro está associado à homozigose para a mutação C282Y do gene HFE, risco intermediário para os pacientes com genótipo C282Y/H63D ou H63D/H63D e baixo risco para indivíduos com genótipo C282Y/WT e H63D/WT.

Os indivíduos C282Y/WT usualmente não desenvolvem doença clínica. Entretanto, aproximadamente 1 a 15% dos pacientes com este genótipo desenvolvem o fenótipo de hemocromatose semelhante ao observado no indivíduo C282Y/C282Y, sugerindo a coexistência de fatores clínicos ou genéticos adicionais que podem influenciar a favor da hemocromatose.

As mutações H63D e S65C, isoladamente, não representam maior risco de sobrecarga de ferro, mesmo na condição de homozigose, entretanto, quando associadas à mutação C282Y ou às condições patológicas capazes de alterar o metabolismo do ferro como talassemia beta ou alfa e esferocitose hereditária, podem desempenhar papel importante na predisposição ao acúmulo patológico de ferro no organismo.

PENETRÂNCIA E VARIABILIDADE DE EXPRESSÃO CLÍNICA OU FENOTÍPICA

O número reduzido de indivíduos com diagnóstico HH diante da elevada frequência das mutações do gene HFE reforça a hipótese de penetrância incompleta do gene mutante.

Levando-se em consideração dados clínicos e laboratoriais observados em diferentes estudos populacionais, estima-se que 40 a 70% dos indivíduos homozigotos para a mutação C282Y desenvolverão evidência laboratorial de sobrecarga de ferro e que, pelo menos, 50% dos homens e 25% das mulheres com este genótipo desenvolverão complicações clínicas secundárias ao acúmulo patológico de ferro.

Além do fator penetrância do gene HFE mutante, a expressão clínica ou fenotípica do paciente com HH é bastante variável e sofre influência de fatores genéticos, clínicos e ambientais que podem interferir no metabolismo do ferro e no curso clínico da doença.

Os principais fatores desfavoráveis, ou seja, capazes de contribuir para a progressão mais rápida da doença são: sexo masculino, consumo excessivo de bebida alcoólica, infecção pelo vírus da hepatite B ou C, anemia hemolítica crônica (talassemia, anemia falciforme, esferocitose hereditária), consumo excessivo de medicamentos com ferro, vitamina C ou administração parenteral de ferro, porfiria cutânea tardia, mutação concomitante de outro gene envolvido no metabolismo do ferro (ferroportina, receptor da transferrina, proteína DMT1, ferritina, hefaestina, ceruloplasmina, hepicidina).

FISIOPATOLOGIA

Os indivíduos com HH apresentam ritmo de absorção intestinal de ferro duas a três vezes maior que o observado em indivíduos normais, podendo atingir 10mg/dia ou mais.

Recentemente, identificou-se nova proteína denominada hepicidina que, atualmente, é considerada a principal proteína responsável pela regulação de ferro do organismo. A síntese hepática de hepicidina é estimulada pelo aumento dos depósitos de ferro, lipopolissacarídeos e pela interleucina-6, enquanto essa proteína é inibida pela anemia, hipóxia tecidual e aumento da eritropoese. A hepicidina, ligando-se à ferroportina (principal proteína exportadora de ferro, localizada na membrana basolateral dos enterócitos, além de macrófagos e eritrócitos), promove sua internalização e degradação, inibindo a absorção intestinal de ferro e diminuindo a liberação de ferro presente nos macrófagos para o plasma.

Nos pacientes com HH (tipos 1, 2 e 3) observa-se redução da síntese de hepicidina ocasionando aumento da absorção intestinal de ferro e da liberação de ferro dos macrófagos, resultando em acúmulo progressivo e patológico de ferro no organismo.

A toxicidade do ferro está relacionada ao ferro livre, ou seja, não ligado à transferrina. A partir do momento no qual a quantidade do ferro absorvida ultrapassa a capacidade do organismo de armazená-lo e neutralizá-lo, ocorre saída deste íon dos macrófagos para o plasma e, uma vez ultrapassada a capacidade de saturação da transferrina plasmática, a concentração de ferro livre não ligado à transferrina, denominado NTBI (mais especificamente a fração redoxi-ativa denominada LPI), aumenta, penetra nas células mais fácil e rapidamente que o ferro ligado à transferrina, resultando em lesão celular e disfunção em diferentes órgãos como fígado, coração, pâncreas e glândulas endócrinas.

A liberação de Fe^{2+} das moléculas de ferritina no citoplasma celular leva à conversão do Fe^{2+} em Fe^{3+}. O ferro livre atua como catalisador de reações oxidativas e consequente síntese de radicais superóxidos e radicais hidroxilas. A conversão do superóxido em H_2O_2 pela superóxido dismutase causa peroxidação de lipídeos da membrana de diversas organelas citoplasmáticas, como mitocôndrias e microssomos, com consequente dano celular, fibrose reativa, esclerose e insuficiência funcional.

Nos indivíduos com HH, observa-se aumento da expressão do gene do colágeno com consequente aumento da sua produção no interior dos lipócitos hepáticos que, progressivamente, são substituídos por fibrose. A coexistência de fatores como consumo excessivo de bebida alcoólica e hepatopatia crônica pelo vírus da hepatite C agravam e aceleram ainda mais esse processo.

MANIFESTAÇÕES CLÍNICAS

O quadro clínico da HH é bastante variável, insidioso e dependente do acúmulo de ferro, que ocorre lenta e progressivamente por várias décadas. A maioria dos indivíduos torna-se sintomática entre a terceira e quinta décadas de vida, sendo que nas mulheres as manifestações clínicas são observadas 5 a 10 anos mais tarde que no homem, devido às perdas sanguíneas fisiológicas que ocorrem durante os períodos menstrual e gestacional e à lactação.

Após longo período assintomático, os sintomas iniciais são geralmente inespecíficos, sendo os mais referidos: fadiga (70 a 80%), artralgia/artrite (40 a 50%), dor abdominal (20 a 60%), diminuição da libido ou impotência sexual (20 a 50%), perda de peso (10 a 50%). Os sinais clínicos mais frequentes ao diagnóstico são: hepatomegalia (50 a 90%), hiperpigmentação da pele (30 a 80%), hipogonadismo (20 a 50%) e artropatia.

Com o decorrer do tempo, outros sintomas e sinais somam-se àqueles, como esplenomegalia, *diabetes mellitus* e cirrose hepática. O risco de desenvolvimento de carcinoma hepático (carcinoma hepatocelular ou colangiocarcinoma) é cerca de 20 vezes maior nos pacientes com HH, sendo que esta complicação raramente ocorre em indivíduos que não apresentam cirrose hepática. Portanto, cirrose hepática é um fator de risco importante para o desenvolvimento de carcinoma hepático primário em pacientes com HH.

O comprometimento cardíaco relacionado à sobrecarga de ferro é frequente e caracteriza-se por insuficiência cardíaca secundária à miocardiopatia e/ou arritmia (ventricular, supraventricular, taquiarritmias paroxísticas, *flutter* atrial, fibrilação atrial e graus variáveis de bloqueio atrioventricular).

O quadro clínico clássico de HH caracterizado por cirrose hepática, *diabetes mellitus* e melanodermia é cada vez menos frequentemente encontrado, enquanto o número de pacientes diagnosticados pela detecção de alterações bioquímicas ou moleculares é cada vez maior.

DIAGNÓSTICO

Acredita-se que o número de pacientes diagnosticados com HH ainda seja considerado aquém do estimado. Isto pode ser explicado pelo longo período assintomático da doença, pela baixa especificidade dos sintomas e sinais iniciais, pela penetrância incompleta das mutações do gene HFE e pela falta de conhecimento suficiente da HH como entidade clinicopatológica.

Presença de mutação no gene HFE indica a existência de alteração genética relacionada à HH e maior predisposição ao desenvolvimento do fenótipo da doença, mas não é suficiente para o diagnóstico de HH, pois a penetrância do alelo mutante e a expressão fenotípica da doença são relativamente baixas, tornando bastante difícil prever quem desenvolverá ou não quadro clínico da doença.

Portanto, para o diagnóstico de HH, deve prevalecer a expressão fenotípica, ou seja, a constatação de sobrecarga de ferro e as repercussões desta no organismo, à expressão genotípica.

DIAGNÓSTICO DE SOBRECARGA DE FERRO

Para o diagnóstico de sobrecarga de ferro utiliza-se saturação da transferrina maior que 50% ou maior que 60% e ferritina sérica maior que 200ng/mL ou maior que 300ng/mL para mulheres e homens, respectivamente; siderose hepática grau III/IV (análise qualitativa por método histoquímico pela coloração do ferro não hemínico com o azul da Prússia – reação de Perls), concentração hepática de ferro (CHF) por biópsia (análise quantitativa por meio da determinação direta da CHF utilizando o método de espectroscopia de absorção atômica ou espectometria de massa) ou por ressonância magnética maior que 3mgFe/g de peso seco hepático.

Elevação persistente da saturação da transferrina é um dos sinais mais importantes para o reconhecimento e diagnóstico da HH e, usualmente, isto ocorre antes do aparecimento de sintomas e/ou sinais relacionados à sobrecarga de ferro.

A dosagem da ferritina sérica apresenta estreita correlação com a quantidade de ferro do organismo e tem sido utilizada como principal teste para o diagnóstico de sobrecarga de ferro. Ferritina sérica persistentemente aumentada, diferente da saturação da transferrina, geralmente está associada com sintomas e sinais clínicos de sobrecarga de ferro, e quanto maior seu valor maior o risco de complicações de diferentes órgãos ou tecidos.

A única razão para valores baixos da ferritina sérica é a diminuição ou a ausência dos depósitos de ferro. No entanto, tem sido demonstrada a existência de indivíduos com ausência de ferro na medula óssea, porém com concentrações de ferritina sérica normais ou aumentadas. A explicação desse achado deve-se ao fato de a ferritina poder estar elevada, porém sem nenhuma relação com o aumento do depósito de ferro. Isto pode ser observado em situações, tais como doença inflamatória, infecção, necrose hepatocelular (devido à infecção viral ou induzida pela ingestão excessiva de álcool), doenças hepáticas crônicas e neoplasia.

Apesar dessas limitações, a ferritina sérica é um dos parâmetros mais importantes na avaliação dos depósitos de ferro no organismo. É um método quantitativo, reprodutível, sensível e de fácil realização.

A biópsia hepática, além de avaliar o grau de sobrecarga de ferro, permite caracterizar o padrão de acúmulo de ferro no fígado, identificar, quando presente, a intensidade e extensão do processo inflamatório hepático (associado ao alcoolismo, à hepatite por vírus B ou C e à esteatose) e determinar presença ou ausência de cirrose, que tem relação direta com o prognóstico do paciente. Entretanto, é um procedimento invasivo, não isento de complicações e, além disso, a CHF pode apresentar ampla variabilidade, o que dificulta a interpretação de seu resultado. Essa variabilidade pode ser explicada por fatores, tais como tamanho inadequado da amostra e distribuição heterogênea do ferro no parênquima hepático, sobretudo em pacientes com fibrose ou cirrose hepática.

O uso de ressonância magnética permite a avaliação do conteúdo de ferro em diversos tecidos ou órgãos, sobretudo no fígado e coração. Atualmente, a quantificação do ferro hepático por ressonância magnética já está validada tanto nos Estados Unidos quanto na Europa e é, atualmente, o exame de escolha para o diagnóstico e seguimento de pacientes com sobrecarga de ferro.

CAUSAS DE HIPERFERRITINEMIA

Waalen et al., estudando as principais causas de hiperferritinemia, encontraram, entre 29.688 indivíduos, 59 com ferritina sérica maior que 1.000ng/mL (dois casos para cada 1.000 indivíduos). As principais causas de hiperferritinemia foram: mutação do gene HFE (41%, sendo que destes um terço era homozigoto para a mutação C282Y), uso abusivo de bebida alcoólica (17%), câncer (15%) e doença hepática, incluindo hepatite (12%). Portanto, vale ressaltar que HH não é a causa mais frequente de hiperferritinemia, devendo-se, obrigatoriamente, investigar outras causas, sobretudo doença hepática e uso abusivo de bebida alcoólica.

PARA QUAL PACIENTE A BIÓPSIA HEPÁTICA AINDA ESTÁ INDICADA?

Além do paciente com sorologia reagente para vírus da hepatite B ou C, os indivíduos homozigotos para a mutação C282Y com mais de 40 anos e/ou ALT elevada e/ou ferritina maior que 1.000ng/mL são aqueles com indicação de biópsia hepática independentemente da realização de ressonância magnética.

PARA QUEM A PESQUISA DAS MUTAÇÕES DO GENE HFE ESTÁ INDICADA?

A pesquisa das mutações do gene HFE (C282Y, H63D e S65C) está indicada nos indivíduos com valores persistentemente elevados da saturação da transferrina e ferritina sérica, nos indivíduos com aumento do ferro tecidual, nos pacientes com ALT alterada, cirrose hepática e *diabetes mellitus* e nos parentes de primeiro grau de indivíduos com diagnóstico de HH.

ESTADIAMENTO DA SOBRECARGA DE FERRO

O grupo Francês que estuda HH, liderado pelo professor Pierre Brissot, propôs o estadiamento da sobrecarga de ferro em cinco grupos de acordo com dados genético, laboratorial e clínico:

- **Grupo 1**, só saturação da transferrina maior que 45%.
- **Grupo 2**, saturação da transferrina maior que 45% e ferritina elevada (≥ 300ng/mL e ≥ 200ng/mL para homens e mulheres, respectivamente).
- **Grupo 3**, alterações do grupo 2 associadas a manifestações clínicas como astenia, fadiga e impotência.
- **Grupo 4**, alterações do grupo 3 associadas a complicações graves como cirrose hepática, miocardiopatia e *diabetes mellitus* insulino-dependente. Estima-se que cerca de 50% dos pacientes apresentam estádio 2; 25%, estádio 3; e menos de 10%, estádio 4.

TRATAMENTO

O tratamento de escolha do paciente com HH compreende a remoção do excesso de ferro do organismo por flebotomia ou sangria terapêutica. Trata-se de procedimento seguro, econômico e extremamente efetivo.

Quando iniciar o tratamento

O tratamento da HH deve ser iniciado tão logo seja constatada a presença de sobrecarga de ferro e, preferencialmente, ainda na fase assintomática da doença, sobretudo antes do desenvolvimento de fibrose ou cirrose hepática. Portanto, está indicado iniciar o tratamento aos pacientes dos grupos 2, 3 ou 4 do modelo proposto de estadiamento de sobrecarga de ferro.

Flebotomia terapêutica: volume, frequência e duração

Este procedimento consiste na remoção de 450 a 500mL de sangue, o que promove a retirada de 200 a 250mg de ferro. Recomenda-se a realização de flebotomia semanal, embora este intervalo possa variar de acordo com a tolerabilidade do paciente ao procedimento.

A duração do tratamento pode variar de semanas a meses, dependendo da quantidade de ferro em excesso no organismo e da tolerância do paciente ao tratamento.

As sangrias devem ser mantidas até obtenção da depleção do ferro. Isto geralmente ocorre quando se observa o aparecimento de anemia microcítica caracterizada pela concentração de hemoglobina em torno de 11g/dL ou do hematócrito em torno de 33,0% e volume corpuscular médio menor que 75fL.

Quando isso ocorre, a concentração da ferritina e a saturação da transferrina encontram-se, na maioria das vezes, menor que 25ng/mL e 40%, respectivamente. A partir deste momento, a concentração da hemoglobina circulante deve ser mantida o mais próximo do normal e a flebotomia realizada em intervalos adequados a fim de manter valores de ferritina iguais ou menores que 200ng/mL. Para isso, recomenda-se, em média, a realização anual de quatro a seis sangrias nos homens e de duas a quatro nas mulheres, embora alguns indivíduos possam requerer número maior deste procedimento.

O controle dos pacientes em flebotomia terapêutica deve ser feito com a realização do hemograma antes de cada procedimento e dosagem da ferritina sérica e da saturação da transferrina após três a quatro sangrias.

Orientação dietética

As orientações dietéticas incluem: evitar uso de compostos a base de ferro, evitar uso de vitamina C, abster-se do uso de bebidas alcoólicas, abster-se de manusear ou ingerir frutos do mar ou peixes marinhos crus, visto que são mais propensos à infecção, às vezes fatal, causada pela bactéria marinha *Vibrio vulnificus* e por *Salmonella enteritidis*. Não há necessidade de nenhuma outra restrição dietética.

Resultados esperados pós-flebotomia

- Melhora da astenia, hiperpigmentação da pele, alterações hepáticas e da função cardíaca.
- Artropatia pode piorar após as primeiras flebotomias.
- *Diabetes mellitus* tende a estabilizar e, em alguns casos, melhorar para a redução da dose necessária de insulina.
- Sem melhora nos pacientes que já apresentam cirrose hepática.
- Risco de carcinoma hepatocelular persiste aumentado, não obstante o tratamento.

- Expectativa de vida tende a se normalizar se o tratamento iniciar antes do aparecimento da cirrose e do *diabetes mellitus* insulino-dependente.

Portanto, o diagnóstico precoce da HH e a pronta instituição do tratamento são capazes de prevenir o aparecimento de complicações orgânicas graves e, mesmo nos indivíduos com algum grau de disfunção orgânica, é capaz de reverter ou impedir sua progressão.

O que fazer aos pacientes com anemia ou que não toleram ou recusam flebotomia

Aos indivíduos com anemia e/ou que não toleram ou recusam a remoção do excesso de ferro por flebotomia pode-se usar quelante de ferro como desferroxamina por via subcutânea e, mais recentemente, deferasirox administrado por via oral, uma única dose diária.

PROGNÓSTICO E MORTALIDADE

Os doentes com HH apresentam sobrevida menor que a observada em indivíduos da população geral para o mesmo sexo e para a mesma faixa etária. Entretanto, quando o diagnóstico precede o início de sinais e sintomas e o tratamento é instituído antes do desenvolvimento de cirrose hepática, a sobrevida desses pacientes passa a ser semelhante à da população geral.

As principais causas de morte nos pacientes com HH não tratados são: insuficiência cardíaca e/ou arritmia, insuficiência hepatocelular e carcinoma hepático.

BIBLIOGRAFIA

Andrews NC. Forging a field: the golden age of iron biology. Blood. 2008,112:219-30.

Brissot P, Troadec MB, Bardou-Jacquet E, et al. Current approach to hemochromatosis. Blood Rev. 2008;22(4):195-210.

Cançado RD. Contribuição para o estudo da hemocromatose hereditária no Brasil. Tese (Doutorado). São Paulo, Faculdade de Ciências Médicas da Santa Casa de São Paulo; 2004.

Deugnier Y, Brissot P, Loréal O. Iron and the liver: update 2008. J Hepatol. 2008;48:S113-23. Epub 2008 Feb 5. Review.

Deugnier YM, Loreal O, Turlin B, et al. Liver pathology in genetic hemochromatosis: a review of 135 homozygous cases and their bioclinical correlations. Gastroenterol. 1992;102:2050-9.

Pietrangelo A. Hereditary hemochromatosis – a new look at an old disease. N Engl J Med. 2004;350:2383-97.

Waalen J, Felitti VJ, Gelbart T, Beutler E. Screening for hemochromatosis by measuring ferritin levels: a more effective approach. Blood. 2008;111:3373-6.

CAPÍTULO 12
Leucemias Agudas no Adulto

Andreza Alice Feitosa Ribeiro
Nelson Hamerschlak

LEUCEMIA MIELOIDE AGUDA

Leucemia mieloide aguda (LMA) é uma doença hematológica maligna monoclonal, caracterizada pela produção anormal de blastos na medula óssea e, consequentemente, prejuízo na produção das células sanguíneas normais, levando à anemia e à plaquetopenia. Ocorre com diversas características morfológicas, cada qual com particularidades clínicas e laboratoriais.

ETIOLOGIA E PATOGÊNESE

A LMA pode advir da exposição crônica a algumas substâncias, tais como benzeno, herbicida, pesticida, radiação ionizante e alguns agentes quimioterápicos. Dentre estes, os agentes alquilantes, como ciclofosfamida, melfalano, mostarda nitrogenada, estão relacionados às leucemias que surgem após quatro a oito anos de tratamento e que podem apresentar anormalidades nos cromossomos 5 e 7; já os inibidores da topoisomerase II, etopósido e tenipósido aparecem após cerca de um a três anos e estão associados ao cromossomo 11q23 e variante M3-M5. Outras drogas como cloranfenicol, fenilbutazona, cloroquina, metoxipsoraleno parecem estar relacionadas à maior incidência de LMA, assim como o tabagismo.

Certamente fatores genéticos estão relacionados à patogênese das LMA, pois alterações cromossômicas são frequentes nos pacientes com LMA. Além disso, a ocorrência familiar tem sido descrita, mas com significado ainda indeterminado.

As LMA podem desenvolver-se em pacientes com AIDS, síndrome de Down (risco 20 vezes maior, com proporção de LLA para LMA – 4:1), síndrome de Bloom, anemia de Fanconi (risco de 9%), neurofibromatose, síndrome de Kostmann, síndrome de Wiskott-Aldrich, síndrome de ataxia-teleangiectasia, Klinefelter (XXY) e Patau (trissomia do cromossomo 13).

EPIDEMIOLOGIA

A incidência de LMA é de aproximadamente 3,8 casos por 100.000 habitantes e aumenta com a idade (17,9/100.000 nos maiores que 65 anos), sendo responsável por 80% das leucemias agudas em adultos e 15 a 20% em crianças. A incidência é maior em homens do que em mulheres (três para dois).

A LMA é a leucemia mais frequente em recém-nascidos e na maioria das vezes é monocítica, com alta incidência de manifestação extramedular.

DIAGNÓSTICO CLÍNICO

O quadro clínico mais comum é o paciente apresentar-se com anemia, palidez, fadiga, fraqueza, palpitações, dispneia aos esforços. A plaquetopenia também é comum e pode ocasionar manifestações hemorrágicas associadas que podem ser encontradas em 50% dos pacientes: petéquias, equimoses, epistaxe, sangramento gengival e hemorragia conjuntival.

Sinais e sintomas inespecíficos também ocorrem em 15 a 20%, como perda de peso, anorexia e febre. As infecções ocorrem devido à leucopenia com variável grau de morbidade.

As células leucêmicas podem infiltrar qualquer órgão do corpo. Esplenomegalia e/ou hepatomegalia estão presentes em um terço dos pacientes, sendo mais comuns nas LLA. Aumento dos linfonodos é incomum, com exceção da variante monocítica.

Pode ocorrer ocasionalmente acúmulo de grande quantidade de mieloblastos ou monoblastos formando *sarcoma granulocítico* (2 a 14%). A infiltração de pele e gengivas é mais comum nas LMA monocíticas (FAB M5).

A incidência de infiltração no sistema nervoso central (SNC) é difícil de determinar. Geralmente está associada à variante monocítica, idade menor que dois anos e hiperleucocitose. A hiperleucocitose é mais comum nos subtipos FAB M4 e M5, levando às manifestações quando a contagem é superior a 100.000 células/mm³, sendo as mais graves aquelas decorrentes da alteração da circulação no SNC, levando à hemorragia intracraniana e nos pulmões à hipóxia (Quadro III-19).

DIAGNÓSTICO LABORATORIAL

Os seguintes exames devem ser solicitados diante da suspeita de leucose aguda: hemograma completo, exames para avaliar a função renal e hepática, coagulograma completo, bioquímica completa, dosagem de DHL, ácido úrico, sorologias para hepatites A, B e C, sorologia para HIV, HTLV, CMV, Chagas, varicela e toxoplasmose.

A análise da medula óssea por meio do mielograma é fundamental para a confirmação diagnóstica. No aspirado seco, devido à fibrose ou hipercelularidade, faz-se necessária a biópsia de medula.

Durante a realização do mielograma recomenda-se a retirada de material suficiente para a análise citogenética e imunofenotipagem do material medular. Outros exames que podem ser acrescentados são o Fish e a pesquisa molecular para as alterações citogenéticas específicas (por exemplo, PML/RARA), conforme suspeita clínica.

Outros exames são importantes para a avaliação clínica do paciente, como radiografia de tórax, ultrassonografia abdominal, eletrocardiograma e ecocardiograma.

O exame de liquor deve sempre ser realizado em pacientes com sinais neurológicos ao diagnóstico ou naqueles com contagem leucocitária alta (> 100.000/mm³) quando atingirem remissão. Alguns autores preconizam a análise do liquor nos pacientes com LMA com componente mielomonocítico (M5 ou M4) e envolvimento de outros sítios extramedulares.

Aconselha-se realizar a tipagem HLA do paciente já ao diagnóstico, para seguir a investigação de possíveis doadores familiares caso ele não entre em remissão com a terapia inicial.

A contagem sanguínea varia amplamente em pacientes com LMA. Anemia e plaquetopenia estão quase sempre presentes. A leucometria pode estar normal, aumentada ou diminuída, e em todas as situações pode haver neutropenia e presença de blastos. O aumento de leucócitos é verificado na metade dos pacientes. A plaquetopenia pode estar associada à coagulação intravascular disseminada, principalmente na variante promielocítica. Os testes de coagulação são indispensáveis na condução inicial do tratamento.

As células blásticas podem ser identificadas na medula óssea pela morfologia (presença de bastonetes de Auer), pela citoquímica (*sudan black*, peroxidase e esterase inespecífica). O diagnóstico de LMA é feito pela identificação de mais de 20% de blastos na medula óssea, segundo a OMS.

Na citoquímica, a peroxidase é específica para a diferenciação mieloide e positiva nos grânulos dos mieloblastos. *Sudan black* também é positivo nos mieloblastos e a alfa-naftilacetato esterase apresenta positividade difusa em monoblastos.

A imunofenotipagem de sangue periférico ou medula óssea confirma a marcação com anticorpos na linhagem mieloide. As anormalidades citogenéticas estão presentes em aproximadamente 50% dos pacientes e são fundamentais para a avaliação do prognóstico da doença.

Alguns achados frequentes são: elevação do ácido úrico e DHL, além de anormalidades eletrolíticas.

FORMAS DE APRESENTAÇÃO NÃO USUAIS DE LMA

- Leucemia hipoplásica – pancitopenia e MO hipoplásica.
- Sarcoma granulocítico (cloroma).
- Crise blástica mieloide de LMC.

ESTRATIFICAÇÃO DE RISCO

Os prognósticos são citogenética, idade, *performance status* e comorbidades.

As LMA consideradas de bom prognóstico são aquelas com as seguintes alterações citgenéticas: inv(16); t(8;210; t(16;16) e leucemia promielocítica. São consideradas de risco intermediário as leucemias com cariótipo normal, com trissomia do cromossomo 8 e a t(9;11).

Quadro III-19 – Classificação histológica pela FAB.

Classificação	Tipo	Morfologia
M0	LMA minimamente diferenciada	Blastos grandes, agranulares, indiferenciados
M1	LMA sem maturação	Blastos agranulares e granulares > 90% das células não eritroides
M2	LMA com maturação	Blastos – 20 a 89% das células não eritroides
M3	Leucemia promielocítica	> 20% de promielócitos hipergranulares das células não eritroides
M4	Leucemia aguda mielomonocítica	Componente monocítico > 20% e < 80% em MO e > 5.000 em SP
M5	Leucemia aguda monocítica	Componente monocítico > 80% das células não eritroides
M6	Eritroleucemia	Componente eritroblástico > 50% da MO
M7	Leucemia aguda megaloblástica	Pelo menos 20% blastos – megacarioblastos

Fatores associados com mortalidade precoce: idade avançada, disfunção orgânica, pobre *perfomance status*.

DIAGNÓSTICO DIFERENCIAL

O diagnóstico diferencial da LMA inclui as seguintes doenças, a depender do achado ao hemograma: reação leucemoide e pancitopenias não leucêmicas, sendo que estas não apresentam blastos na medula.

O aumento de promielócitos que ocorre após recuperação de agranulocitose pode sugerir LMA. E quadro de medula hipoplásica decorrente de LMA pode ter como diagnósticos diferenciais a anemia aplásica e mielodisplasia.

TRATAMENTO DA INFILTRAÇÃO DO SNC

Realizar exame de liquor ao diagnóstico em casos de sintomas neurológicos antes fazer exame de imagem para descartar lesões de massa ou sangramentos.

Realizar exame de liquor na primeira remissão em pacientes sem sintomas neurológicos, mas com contagem leucocitária alta, doença extramedular e morfologia M4-M5.

LEUCEMIA PROMIELOCÍTICA AGUDA

São as LMA com t(15;17)(q22;q11-12) e variantes da PML/RARA, que representa 5 a 10% das LMA. Este tipo de leucemia está associado à coagulação intravascular disseminada (CIVD).

Nesta LMA o gene RARA (15q22) é translocado e fundido com um dos seguintes genes: PML, PLZF, NPM, NuMA ou STAT5b (15q22,11q23,5q35 e 11q11, respectivamente). Os genes híbridos resultantes (genes X-RARA) codificam paraproteínas de fusão (X-RARA) que exercem atividade dominante negativa na via dos retinoides e na via da proteína X. Os complexos repressores formados não respondem a doses fisiológicas de ácido retinoico (ação diferenciadora) e a repressão gênica incessante leva a bloqueio da diferenciação mieloide, desregulação do ciclo celular e vantagem proliferativa, culminando na transformação leucêmica. A administração de doses farmacológicas de ácido transretinoico (ATRA) leva à dissociação dos complexos, recruta ativadores e causa a diferenciação da célula leucêmica. As LPA com t(11;17)/PLZF-RARA são resistentes ao ATRA.

LEUCEMIA LINFOIDE AGUDA

ASPECTOS GERAIS

A leucemia linfoide aguda (LLA) caracteriza-se pelo desenvolvimento de células imaturas chamadas blastos linfoides que, rápida e progressivamente, substituem a medula óssea, causando redução na produção de glóbulos vermelhos, brancos e plaquetas que resulta em complicações clínicas como anemia, infecção e sangramento. Com o tempo, os blastos leucêmicos podem aparecer no sangue periférico e, eventualmente, ocupar os linfonodos, baço e outros órgãos vitais. Na LLA, o envolvimento de testículos e do sistema nervoso central deve ser sempre pesquisado. A leucemia linfoide aguda, se não tratada, é rapidamente fatal. Com o tratamento adequado, sua história natural pode ser alterada acentuadamente, e muitos pacientes são curados.

ETIOLOGIA

Na maioria das vezes, a causa da LLA não é evidente. Acredita-se que possa haver alguma relação com a radiação devido ao aumento de casos no Japão pós-guerra e com alguns vírus. Pelo menos se reconhece a associação do HTLV-I com a leucemia de células T do adulto e o vírus Epstein-Barr com o linfoma de Burkitt e seu equivalente leucêmico.

EPIDEMIOLOGIA

A incidência é de um a dois casos por 100.000 habitantes/ano e constituem 11% do total das leucemias, conforme dados norte-americanos.

Sua distribuição em faixas etárias aponta para um modelo binodal, isto é, a LLA é muito frequente em crianças e em adultos mais idosos.

DIAGNÓSTICO CLÍNICO

O quadro clínico é indistinguível da LMA, podendo o paciente apresentar-se com anemia, palidez, fadiga, fraqueza, palpitações e dispneia aos esforços, assim como de sangramento, infecções e febre. Alguns achados são sugestivos de LLA, como aumento de gânglios, esplenomegalia, inflamação dos testículos. Vômitos e cefaleia são sugestivos de envolvimento do sistema nervoso.

DIAGNÓSTICO LABORATORIAL

Anemia, neutropenia e plaquetopenia são achados comuns ao hemograma inicial. Aproximadamente 16% dos pacientes não apresentam blastos no sangue periférico.

Assim como na LMA, o diagnóstico é feito por meio da análise microscópica do sangue e da medula óssea e da realização de imunofenotipagem e citogenética. A análise citoquímica da medula óssea revela coloração positiva para PAS (ácido periódico de Schiff) em 70% dos casos e negatividade para mieloperoxidase.

Ao solicitar os exames bioquímicos sugeridos diante da suspeita de leucemia aguda, observamos, comumente, a elevação de DHL, que reflete a gravidade da doença e o volume da massa tumoral. Outras alterações que podem estar presentes ao diagnóstico é elevação do ácido úrico, hipercalcemia, elevação de transaminases e diminuição dos níveis de imunoglobulinas séricas.

Os exames radiológicos podem revelar massa mediastinal nos casos de LLA-T.

A pesquisa de envolvimento do sistema nervoso é obrigatória e feita por meio do estudo do liquor, pois o acometimento é comum, mesmo na ausência de sinais neurológicos.

Durante mais de três décadas, o sistema Francês-Americano-Britânico (FAB), que se baseia na morfologia, foi o principal método de classificação das leucemias linfoides agudas. As principais são:

L1 – leucemia linfoide aguda, variante da infância;
L2 – leucemia linfoide aguda, variante de adultos;
L3 – leucemia linfoide aguda, tipo Burkitt.

A maioria (75%) dos casos de leucemia linfoide aguda (LLA) expressa antígenos da linhagem B e pode dividir-se em quatro categorias. A LLA pró-B que expressa apenas CD19 e não os demais antígenos da linhagem B é o grupo mais imaturo e representa cerca de 10% dos casos de LLA. Aproximadamente 50% dos casos expressam o antígeno comum LLA (CALLA ou CD10), que é uma glicoproteína encontrada também ocasionalmente nos linfócitos precursores normais e em outros tecidos não hematopoéticos. LLA pré-B ocorre em cerca de 15% e apresentam imunoglobulina intracitoplasmática. A LLA de células B madura é determinada pela presença de imunoglobulinas na superfície celular e corresponde a menos de 5% dos casos de LLA. Em geral, os melhores resultados terapêuticos entre os tipos de LLA de células B são encontradas nos casos de LLA pré-B (CALLA positivo). O marcador CD20 é encontrado em aproximadamente metade dos casos de LLA-B comum e na maioria dos casos de LLA-B mais maduro, enquanto o marcador CD34 é tipicamente encontrado nas formas menos maduras.

Os 25% dos casos restantes expressam antígenos característicos de linhagem T, que se dividem em dois tipos: LLA-T e pré-T, sendo que esta última não apresenta positividade para CD2, CD4 e CD8 na análise imunofenotípica.

Em cerca de 25% dos pacientes com LLA, as células leucêmicas também expressam antígenos mieloides, principalmente CD13 e CD33 e nesses casos há possibilidade de utilizarmos no seguimento um marcador de doença residual. Geralmente a verdadeira linhagem pode ser determinada, pois leucemia bifenotípica é rara e de pior prognóstico.

Casos mais raros de leucemia aguda não apresentam evidências de comprometimento de linhagem. Esses casos são incluídos em um grupo de pacientes com leucemia aguda indiferenciada, que também apresentam mau prognóstico.

A classificação mais recente da Organização Mundial da Saúde (OMS) incluiu características moleculares e clínicas, além das características morfológicas. Na classificação da OMS das leucemias linfoides agudas de precursores das células B incluem-se os subgrupos citogenéticos como: t(9;22)(a34;q11)BCR/ABL; t(v;11q23) MLL; t(1;19)(q23;p13) E2A/PBX1 e t(12;21)(p12;q22) ETV/CBF-α (Tabela III-8).

FATORES PROGNÓSTICOS

O prognóstico da LLA do adulto piora com a idade e o aumento da leucometria ao diagnóstico. Os melhores prognósticos incluem pacientes com idade menor que 30 a 35 anos, com leucometria menor que 30.000/mm^3 (LLA-B) e menor que 100.000 (LLA-T) e naqueles que entram em remissão com quatro semanas de tratamento.

Assim como na LMA, as alterações citogenéticas têm grande valor no prognóstico dos pacientes com LLA. Aproximadamente 25% dos adultos com LLA apresentam o cromossomo Philadelphia (Ph)[t(9;22)], uma translocação que resulta na fusão do gene *bcr* no cromossomo 22 ao gene tirosina quínase *abl* no cromossomo 9. Na LLA, a proteína encontrada geralmente possui 190kD, já na LMC a proteína é geralmente maior (210kD). A LLA é considerada leucemia de mau prognóstico utilizando o tratamento com quimioterapia convencional. O prognóstico desses pacientes melhorou com o emprego de inibidores da tirosina quínase, porém a melhor terapêutica é o transplante de medula óssea.

A t(12;21) é a alteração citogenética mais comum em crianças com LLA-B precursora. É difícil de ser diagnos-

Tabela III-8 – Subtipos imunofenotípicos de LLA do adulto.

Subtipo de LLA	Frequência (%)	Marcadores importantes
Precursor de linhagem B		
LLA pró-B	10	HLA-Dr; TdT; CD19
LLA-B comum	45	O mesmo para pró-B descrito acima + CD10
LLA pré-B	15	O mesmo para LLB comum + cadeia μ citoplasmática
LLA-B madura	5	*Kappa* e *lambda*; TdT negativo; CD10 negativo
LLA-T	25	TdT; CD3; CD3 citoplasmático e outros marcadores T

ticada por citogenética convencional e confere bom prognóstico às crianças que a apresentam. Utilizando métodos moleculares, esta translocação é encontrada em 25% das LLA da infância e 4% das dos adultos. Outras anormalidades eventualmente encontradas na LLA de células B incluem t(8;14) e t(8;22), que resultam na translocação do gene *c-myc* no cromossomo 8 e no aumento da resposta do gene das imunoglobulinas nos cromossomos 14 ou 22 e anormalidades que envolvem 11q23.

A LLA de células T está frequentemente associada com anormalidades nos cromossomos 7 ou 14.

Os portadores de hiperdiploidia, mais de 50 cromossomos, costumam responder melhor à quimioterapia. Essa doença é mais encontrada em crianças (25%) do que em adultos (cerca de 6%). Por outro lado, a hipodiploidia, menos de 45 cromossomos, é associada com mau prognóstico.

DIAGNÓSTICO DIFERENCIAL

O principal diagnóstico diferencial é com a LMA. Outras doenças que devem ser descartadas é a anemia aplásica, infiltração da medula óssea por tumores não hematológicos, como neuroblastoma, carcinoma de pulmão de pequenas células.

Algumas infecções, como mononucleose, podem assemelhar-se a um quadro de LLA.

BIBLIOGRAFIA

Bassan R, Gatta G, Tondini C, Willemze R. Adult acute lymphoblastic leukaemia. Crit Rev Oncol Hematol. 2004;50:223-61.

Casasnovas RO, Slimane FK, Garand R, et al. Immunological classification of acute myeloblastic leukemias: relevance to patient outcome. Leukemia. 2003;17:515-27.

Greer T, Baer M, Kinney. Wintrobe's clinical hematology. 12th ed. Philadelphia: Lippincott Williams & Wilkins; 2008.

Jabbour EJ, Faderl S, Kantarjian HM. Adult acute lymphoblastic leukemia. Mayo Clin Proc. 2005;80:1517-27.

Larson RA. Acute lymphoblastic leukemia: older patients and newer drugs. Hematol Am Soc Hematol Educ Prog. 2005;131-6.

Schiffer CA, Lee EJ, Tomiyasu T, et al. Prognostic impact of cytogenetic abnormalities in patients with de novo acute nonlymphocytic leukemia. Blood. 1989;73:263-70.

Thiebaut A, Vernant JP, Degos L, et al. Adult acute lymphocytic leukemia study testing chemotherapy and autologous and allogeneic transplantation: a follow-up report of the French protocol LALA 87 (review). Hematol Oncol Clin North Am. 2000;14:1353-66.

CAPÍTULO 13
Doenças Mieloproliferativas Crônicas

Milton Artur Ruiz
Paulo V. Campregher

INTRODUÇÃO

A denominação das doenças ou síndromes mieloproliferativas crônicas surgiu em 1951 com Dameshek e incluía a leucemia mieloide crônica (LMC), a policitemia vera (PV), a mielofibrose (MF) e a trombocitemia essencial (TE). Essas doenças apresentavam como regra a preservação da morfologia das células e um curso crônico de evolução, oposto ao observado com as leucemias agudas. A descoberta do cromossomo Philadelphia (Ph) nos pacientes com LMC e estudos adicionais confirmaram a gênese neoplásica que ocorre devido à mutação carcinogênica das células progenitoras hematopoéticas multipotenciais. Hoje as síndromes mieloproliferativas crônicas recebem a denominação de neoplasias mieloproliferativas (MPN) e fazem parte do grupo de neoplasias mieloides da classificação dos tumores do tecido hematopoético e linfoide da classificação da Organização Mundial da Saúde (OMS) (Quadro III-20). As MPN são definidas como doenças clonais proliferativas dos progenitores hematopoéticos caracterizadas pela proliferação de uma ou mais de uma linhagem granulocitária, eritrocitária, megacariocítica ou mastocítica.

Em 2001, além das doenças clássicas propostas por Dameshek, a OMS incluiu no grupo de MPN a leucemia eosinofílica crônica/síndrome de hipereosinofilia (LEC/SE) e a leucemia neutrofílica crônica (LNC). Recentemente a lista das MPN foi complementada com a adição da mastocitose sistêmica (MS). No quadro III-21 estão os aspectos clínicos mais relevantes das neoplasias mieloides. A classificação das MPN está baseada em critérios morfológicos, citoquímicos e imunofenotípicos das células para estabelecer qual linhagem de células predominam na proliferação. A citologia tem como objetivo caracterizar se a proliferação ocorre com células morfologicamente normais ou displásicas, e quando da presença de blastos na medula óssea ou no sangue periférico, seu percentual. Este dado ainda permanece atual, pois propicia confirmação do diagnóstico ou da progressão de moléstia. Assim, a avaliação do sangue periférico deve ser acurada e o citológico do aspirado medular complementado pela histologia de fragmento medular.

O estudo citoquímico na determinação da linhagem dos blastos é importante, embora atualmente tenham

Quadro III-20 – Classificação das neoplasias mieloides segundo a Organização Mundial da Saúde (OMS).

1. Leucemia mieloide aguda e neoplasias de precursores
2. Síndromes mielodisplásicas
3. Neoplasias mieloproliferativas
   3.1. Leucemia mieloide crônica, BCR/ABL positiva
   3.2. Policitemia vera
   3.3. Trombocitemia essencial
   3.4. Mielofibrose primária
   3.5. Leucemia neutrofílica crônica
   3.6. Leucemia eosinofílica crônica
   3.7. Mastocitose
   3.8. Neoplasias mieloproliferativas não classificáveis
4. Neoplasias mielodisplásicas/mieloproliferativas
   4.1. Leucemia mielomonocítica crônica
   4.2. Leucemia mielomonocítica juvenil
   4.3. Leucemia mieloide crônica atípica BCR/ABL negativa
   4.4. Neoplasias mielodisplásicas/mieloproliferativas não classificáveis
   4.5. Anemia refratária com sideroblastos em anel associada à elevada trombocitose
5. Neoplasias linfoides e mieloides com eosinofilia e anormalidades de PDGFRA, PDGFRB ou FGFR1
   5.1. Neoplasias mieloides e linfoides associadas ao rearranjo do PDGFRA
   5.2. Neoplasias mieloides com rearranjo do PDGFRA
   5.3. Neoplasias mieloides e linfoides com anormalidades do FGR1

Quadro III-21 – Aspectos mais relevantes das neoplasias mieloides segundo a OMS.

Doença	Celularidade MO	% de blastos MO	Maturação	Morfologia	Hematopoese	Contagem hematológica	Organomegalia
MPN	Aumentada habitualmente Normal na TE	Normal ou ligeiramente aumentada; < 10% na fase crônica	Presente	Precursores dos granulócitos e eritrócitos normais. Megariócitos anormais	Eficaz	Variável Uma ou + linhagem inicialmente aumentada	Comum
Neoplasia mieloide/linfoide com eosinofilia e anomalias no PGDFRA, PDGFRB ou FGFRI1	Aumentada	Normal ou ligeiramente aumentada; < 20% na fase crônica	Presente	Relativamente normal	Eficaz	Eosinofilia (> $1,5 \times 10^9$/L)	Comum
SMD	Aumentada Ocasionalmente normocelular ou hipercelular	Normal ou aumentada; < 20%	Presente	Displasia em uma ou mais linhagem mieloide	Ineficaz	Citopenia(s)	Incomum
SMD/MPN	Aumentada	Normal ou discreto aumento; < 20%	Presente	Displasia em uma ou mais linhagens; LMMJ normalmente com mínima displasia	Variável entre as linhagens	Variável, leucócitos habitualmente aumentados	Comum
LMA	Habitualmente aumentada	Aumento > 20%, exceto em casos com citogenética específica ou em alguns casos de eritroleucemia	Varia, usualmente mínima	Pode ter ou não displasias em uma ou mais linhagens	Ineficaz ou eficaz	Leucócitos variáveis, usualmente anemia e trombocitopenia	Incomum

MPN = neoplasias mieloproliferativas; SMD = síndromes mielodisplásicas; SMD/MPN = neoplasias mielodisplásicas/mieloproliferativas; LMA = leucemia mieloide aguda; TE = trombocitemia essencial; LMMJ = leucemia mielomonocítica juvenil.

sido suplantados, mas não substituídos totalmente, por estudos com citometria de fluxo e/ou imuno-histoquímico. A determinação da atividade da mieloperoxidase (MPO) indica uma diferenciação mieloide, mas sua ausência não exclui proliferação mieloide apesar de os blastos de linhagem eritrocitária, megacariocítica ou linfoblastos habitualmente serem MPO negativos. A coloração pelo *sudan black B* segue habitualmente a observada na MPO, apesar de ser menos específica. As esterases não específicas, alfa-naftilbutirato e alfa-naftilacetato mostram uma atividade citoplasmática difusa em monoblastos e monócitos. As colorações com esterases não específicas associadas a outras colorações citoquímicas, como o naftol ASD cloro acetato esterase, podem auxiliar na diferenciação de proliferação entre diversas linhagens, assim como o PAS. A imunofenotipagem ou a imuno-histoquímica hoje tem papel central nos estudos da MPN apesar de sua importância primordial na identificação das leucemias agudas, síndromes mielodisplásicas ou detecção de doença residual mínima destas entidades.

Os estudos citogenéticos são importantes para definição e caracterização de diversas MPN e devem seguir um fluxo de indicação, ditados pelos aspectos clínicos morfológicos e imunofenotípicos encontrados. A citogenética, pelo método convencional e/ou hibridização *in situ* por fluorescência (FISH), associada com o avanço da biologia molecular com a reação em cadeia da polimerase (PCR), propicia, além da confirmação do diagnóstico e classificação das MPN, a caracterização de outras aberrações genéticas, o seguimento e a evolução da resposta durante o tratamento dessas moléstias. A caracterização do gene BCR/ABL, resultante da translocação entre o cromossomo 9 e 22 (cromossomo Ph) que ocorreu no início da década de 1980, foi seguida pela identificação de outras anormalidades genéticas, como a mutação do gene KIT (mastocitose sistêmica), do gene de fusão FIP1L1/PDGFRA (síndrome de hipereosinofilia) e da mutação do gene JAK-2 que está presente na maioria dos casos de PV, em 50% dos casos de TE e MF e em 20% das LNC, alteração que propiciou um refinamento na abordagem, diagnóstico e nos algoritmos para o tratamento das MPN.

A incidência anual das MPN é estimada em seis a nove casos novos por 100.000 habitantes e a faixa etária em que elas ocorrem se situa entre 40 e 60 anos de idade.

As MPN apresentam a evolução clínica comum de uma doença indolente e caracterizam-se por aumento progressivo da produção de uma das linhagens hematológicas sobre as outras e habitualmente apresentam metaplasia mieloide, representada pela presença de esplenomegalia e/ou hepatomegalia, sendo este sinal o dado clínico mais importante dessas doenças. O diagnóstico clínico das MPN nas fases iniciais não é simples pela superposição, muitas vezes, dos quadros clínico e hematológico. A despeito do início indolente, as MPN apresentam um potencial de progressão da moléstia que se caracteriza por insuficiência medular devido à intensa fibrose medular, hematopoese ineficaz e transformação da doença básica para um quadro clínico e laboratorial de transformação em leucemia aguda.

Na sequência abordaremos as MPN individualizadas na classificação revisada da OMS, particularizando os aspectos clínicos e laboratoriais mais relevantes dessas doenças.

LEUCEMIA MIELOIDE CRÔNICA

A LMC é uma doença mieloproliferativa clássica que apresenta incidência anual de 1 a 1,5 caso/habitante/ano e representa 15% de todas as leucemias descritas. Não existe predomínio de raça ou sexo, podendo a doença ocorrer em qualquer faixa etária. A média de idade de aparecimento da doença está ao redor dos 45 anos. Não existem fatores predisponentes para o aparecimento da doença, mas exposição à radiação e agentes químicos, como o benzeno, têm sido aventados sem comprovações.

Em 90% dos pacientes com LMC, é encontrada uma alteração citogenética específica, o cromossomo Ph, que ocorre devido a uma translocação recíproca dos braços longos 9q34 e 22q11 responsável pela produção de uma proteína híbrida, BCR/ABL, a qual determina atividade aumentada de tirosina quínase. Essa proteína libera efetores de proliferação celular e de inibidores de apoptose, sendo a responsável pela oncogênese inicial e fisiopatologia da LMC.

DIAGNÓSTICO CLÍNICO

Não existe na LMC sinal ou sintoma típico que identifique a doença. A doença é heterogênea e evolui habitualmente em três fases distintas: fase crônica (FC), que é indolente e mais longa, fase acelerada (FA), que é inconstante com modificação dos dados clínicos e laboratoriais da fase crônica, e uma fase de crise blástica (CB) mais abrupta e florida do ponto de vista clínico, similar por vezes à da leucemia aguda. No quadro III-21 estão os critérios de definição das fases da LMC de acordo com os critérios clínicos e hematológicos atuais.

Na maioria das vezes, o diagnóstico ocorre na fase crônica da moléstia. Em muitos casos, o diagnóstico é efetivado ou aventado de forma ocasional em exame hematológico de rotina em pacientes habitualmente assintomáticos. Quando existem os sintomas eles são vagos, e podem ser astenia, fadiga fácil, perda de peso, dores articulares, sensibilidade de dor óssea ou relato de episódios infecciosos até então inexplicados. Outros sintomas podem ocorrer em decorrência da esplenomegalia e estão relacionados ao aumento do baço, como desconforto e dor abdominal. A hepatomegalia pode estar presente ao exame clínico. Comumente, o diagnóstico, como já citado, é realizado na fase crônica da doença, sendo essa detectada na contagem hematológica e representada por uma leucocitose persistente, com valores entre 30 e 100 × 10^9/L, com o padrão escalonado clássico da série mieloide da medula óssea espelhada no sangue periférico. É infrequente o diagnóstico inicial ser realizado em outras fases da doença, mas foram descritos casos em que o diagnóstico é realizado em pacientes com trombocitemia, estando descrito que ao diagnóstico 10% dos casos apresentam o número de plaquetas abaixo de 150.000/mm^3. Sinais clínicos ou manifestações hemorrágicas secundárias a este dado hematológico podem estar presentes nesses pacientes.

DIAGNÓSTICO LABORATORIAL

O diagnóstico laboratorial habitualmente é realizado com a presença de leucocitose persistente com o padrão habitual de distribuição da série mieloide escalonada no sangue periférico, estando preservadas habitualmente as séries eritrocitárias e megacariocitárias. No entanto, não é infrequente, ao diagnóstico, serem observadas anemia e trombocitose em mais de 50% dos casos. O estudo da medula óssea não é imprescindível para o diagnóstico, mas a histopatologia medular, que pode ter padrões distintos, mostra, em geral, intensa hiperplasia medular com aumento preferencial de magacariócitos, isolado ou associado a intensa proliferação granulocitária, que é o dado histológico mais proeminente. A coloração da reticulina argêntica pelo método de Gomori mostra intensa proliferação e desorganização das fibras características das MPN. A fosfatase alcalina leucocitária apresenta escore baixo, teste este que foi largamente utilizado no passado para distinguir a LMC de reação leucemoide, principalmente nas fases iniciais e nos casos de dúvida em relação ao diagnóstico. A vitamina B$_{12}$, o ácido úrico e a desidrogenase láctica sérica estão elevados e refletem em grande parte o grande *turnover* que ocorre na doença.

Tabela III-9 – Critérios laboratoriais de definição das fases da LMC.

Fase crônica	
Baixo risco	< 10% de blastos no SP ou na MO < 20% de basófilos no SP Evolução clonal ao diagnóstico
Alto risco	Plaquetas > de 1 milhão/mm³, antes do tratamento Evolução de aparecimento durante o tratamento
Fase acelerada	10 a 29% de blastos no SP ou na MO Esplenomegalia persistente Leucócitos > 100.000/mm³ ou plaquetas > 1 milhão Plaquetas < 100.000/mm³ sem relação com o tratamento 20% de basófilos no SP ou na MO Blastos + promielócitos > 30%
Crise blástica	Blastos > 30% no SP Doença extramedular

LMC = leucemia mieloide crônica; SP = sangue periférico; MO = medula óssea.

Tabela III-10 – Critérios de resposta ao tratamento da LMC.

Resposta	Definição
Resposta hematológica	Normalização do número e do diferencial dos leucócitos no SP e do tamanho do baço
Resposta citogenética	
Mínima	66 a 95% de metáfases Ph positivas
Menor	36 a 65% de metáfases Ph positivas
Parcial	1 a 35% de metáfases Ph positivas
Completa	0% de metáfases Ph positivas
Maior	Resposta parcial + completa
Resposta molecular	
Maior	Redução > 3 logs de BCR/ABL
Completa	RT PCR negativo e PCR negativo

O diagnóstico é confirmado por meio da caracterização da presença do cromossomo Ph pela citogenética convencional pelo FISH ou por caracterização do transcrito do gene BCR/ABL pelo PCR.

Com a introdução dos medicamentos inibidores de tirosina quínase, ocorreu uma mudança radical na abordagem desses pacientes e o tratamento da LMC tornou-se um novo paradigma no tratamento do câncer. Os critérios de avaliação de resposta evoluíram do clínico e hematológico para o citogenético e molecular, que hoje são utilizados para nortear as condutas ou indicar opção mais agressiva como o transplante de célula-tronco hematopoético (Tabela III-10).

Com a disseminação do uso dos inibidores de tirosina quínase como medicamento de primeira linha no tratamento, é oportuno citar a conduta consensual clínico-laboratorial de monitoração dos pacientes com LMC.

Na tabela III-11 apresentamos as recomendações para a monitoração dos pacientes sob uso dos inibidores de tirosina quínase segundo a *Leukemia Net*.

A evolução natural desses pacientes, segundo o estudo IRIS, prevê que com o emprego dos inibidores de tirosina quínase o número de pacientes em FA e CB deve ser drasticamente reduzido, estando prevista a transformação de FC para FA e CB em 1,5% dos casos no primeiro ano, 2,8% no segundo e 1,6% no terceiro.

Nesta nova fase do uso dos inibidores da tirosina quínase os critérios de avaliação em relação à progressão ou à transformação da LMC para as fases FA e CB ainda não estão totalmente definidos. No entanto, segundo a OMS é considerado sugestivo de evolução para FA os seguintes parâmetros:

1. Aumento ou persistência de leucócitos (> 10 × 10^9/L) e/ou aumento do baço sem que haja resposta à terapia.
2. Trombocitose persistente não controlada pela terapia (> 1.000 × 10^9/L).
3. Trombocitopenia persistente (< 1.000 × 10^9/L).
4. Ocorrência de evolução clonal citogenética em relação ao diagnóstico citogenético inicial.
5. Presença de 20% ou mais de basófilos no sangue periférico.
6. De 10 a 19% de mieloblastos no sangue periférico ou na medula óssea.

Os dois últimos critérios são mais relacionados com a fase CB, enquanto os primeiros com a FA. Dados da histologia medular, habitualmente hipercelular desde a

Tabela III-11 – Recomendações para monitoração laboratorial de resposta ao tratamento com inibidores de tirosina quínase.

	Hematológico	Citogenética	RT PCR
Ao diagnóstico	Semanal até estabilizar	Antes do início do tratamento	Antes do início do tratamento
Após resposta completa	A cada 2 a 4 semanas	Cada 6 meses	A cada 3 meses
Após resposta citogenética	A cada 6 a 8 semanas	Anual	A cada 3 meses
Após resposta molecular completa	A cada 6 a 8 semanas	Anual	A cada 3 meses

RT PCR = *reverse transcriptase polymerase chain reaction*.

FC, são também observados na FA acrescidos de alterações no padrão com a presença de focos de blastos, atipias megacariocitárias e modificação do padrão reticulínico, mais desorganizado e aumentado proeminentemente. A coloração de CD34 realizada na biópsia pode evidenciar o início de CB mieloide, enquanto a presença de linfoblastos não habituais na LMC, no sangue periférico ou na medula óssea pode indicar evolução da doença para uma CB linfoide.

Os dados laboratoriais da CB estão na tabela III-9, sendo que a transformação pode ocorrer com blastos de linhagem mieloide em 70% dos casos, linfoide em 20% ou ser bifenotípica. É importante sua caracterização por meio da imunofenotipagem com a finalidade de tratamento e prognóstico. Segundo a OMS, a fase de CB da LMC pode ser diagnosticada conforme os critérios:

1. Presença de 20% de blastos ou mais no sangue periférico ou entre as células nucleadas da medula óssea.
2. Quando de proliferação blástica extramedular.

Em situações em que os blastos são de característica primitiva, é recomendável estudo imuno-histoquímico para CD34 e/ou terminal deoxinucleotidiltransferase (TdT). Na fase de CB, a atividade da fosfatase alcalina leucocitária encontra-se intensamente diminuída e a atividade da MPO pode ser de intensa a ausente e as transformações da LMC para a fase CB linfoide serem por precursores B na sua maioria ou mais raramente T em sua origem. Nessas fases é comum a coexpressão de antígenos linfoides e alguns mieloides.

Ao diagnóstico, 90 a 95% dos casos de LMC apresentam como característica translocação t(9; 22) (q34; q11.2), e, quando da sua transformação para a FA ou CB, 80% dos pacientes apresentam mudanças citogenéticas adicionais ao cromossomo Ph.

Outras aberrações citogenéticas são passíveis de ocorrer e são consideradas um sinal de mau prognóstico de evolução ou de transformação da doença.

A LMC evoluiu de uma história natural de dois anos para quatro anos com o início do tratamento com bussulfano ou hidroxiureia. Com o emprego do alfa-interferon a progressão da moléstia foi retardada e a sobrevida média nos pacientes passou para seis anos. O transplante alogênico de células-tronco hematopoético é ainda a única terapia que comprovadamente propicia a cura de pacientes que apresentam critérios de baixo risco, segundo o EBMT. Com o início do emprego dos inibidores de tirosina quínase existe expectativa de cura da LMC, porém ainda não estabelecida, mas para 80% dos pacientes que apresentam resposta citogenética completa existe a previsão de sobrevida global de pelo menos cinco anos.

POLICITEMIA VERA

A policitemia vera (PV) é uma doença neoplásica da célula-tronco hematopoética caracterizada por hiperproliferação do compartimento eritroide da medula óssea, em geral acompanhada por hiperproliferação megacariocítica e granulocítica.

A PV é mais comum em pacientes do sexo masculino, com incidência anual de aproximadamente 2,8 casos/100.000 habitantes do sexo masculino e de 1,3 caso/100.000 habitantes do sexo feminino. Apesar de a PV ocorrer em pacientes de qualquer idade, sua incidência é rara em adultos jovens, e a idade média ao diagnóstico é de 60 anos. Embora a maioria dos casos de PV seja idiopática, raros casos de PV familial foram descritos.

A PV é causada por uma ou mais mutações em uma célula-tronco hematopoética que resulta em aumento na produção de glóbulos vermelhos, independente dos mecanismos reguladores da eritropoese. Estudos de clonalidade revelaram que os compartimentos mielomonocítico, megacariocítico e linfocítico (com exceção de linfócitos B e células *natural killers*) são, em geral, parte do clone anormal.

Embora nenhuma mutação específica causadora de PV tenha sido identificada, mais de 95% dos pacientes com PV apresentam alguma anormalidade genética no gene da Janus quínase-2 (JAK-2). Porém, mutações idênticas encontram-se presentes, com menor incidência em outras doenças mieloproliferativas e raras formas de mielodisplasia.

As principais complicações associadas à PV são fenômenos trombóticos.

A história natural da PV inclui:
1. Uma fase inicial caracterizada por eritrocitose discreta.
2. Uma fase policitêmica, que frequentemente inclui leucocitose e trombocitose associadas.
3. Uma fase pós-policitêmica, caracterizada por citopenias, fibrose medular e hematopoese extramedular. Uma minoria dos casos pode evoluir para mielodisplasia e leucemia aguda.

A PV é uma doença de evolução insidiosa, em que pacientes tratados adequadamente apresentam sobrevida média que varia de 12 a 23 anos.

DIAGNÓSTICO CLÍNICO

Grande parte dos casos de PV é diagnosticada acidentalmente, depois de achado de hemoglobina ou hematócrito alto em pacientes assintomáticos.

Em pacientes sintomáticos, as queixas mais frequentes são inespecíficas e incluem: tontura, alterações visuais, como escotomas ou visão turva, cefaleia, sudorese aumentada, fadiga, prurido após banho quente e parestesias.

Alguns pacientes apresentam eritromelalgia, caracterizada por extremidades hiperêmicas, hipertérmicas e dolorosas. Gota também pode ser a primeira manifestação de PV.

Cerca de 20% dos pacientes apresentam-se com algum fenômeno trombótico ao diagnóstico, como trombose venosa profunda, trombose arterial, infarto do miocárdio, acidente vascular cerebral, trombose mesentérica ou síndrome de Budd-Chiari.

Os achados de exame físico incluem pletora, esplenomegalia e, menos frequentemente, hepatomegalia. Extremidades hiperêmicas e hipertérmicas estão presentes nos casos de eritromelalgia.

DIAGNÓSTICO LABORATORIAL

O diagnóstico de PV é essencialmente laboratorial e consiste basicamente em confirmar o aumento da massa eritrocitária e excluir causas secundárias de eritrocitose (Quadro III-22).

O quadro III-23 mostra os critérios diagnósticos de PV estabelecidos pela Organização Mundial da Saúde (OMS). O diagnóstico de PV é feito na presença dos dois critérios maiores ou na presença de um critério maior e dois critérios menores.

O exame histológico da medula óssea tipicamente revela medula óssea hipercelular, com hiperproliferação das três séries e predomínio de células maduras. Aberrações citogenéticas são encontradas em cerca de 20% dos casos. Os achados mais comuns incluem 20q–, 13q–, trissomia do cromossomo 9 e anomalias no braço curto do cromossomo 9 (9p).

Enquanto casos típicos, apresentando-se com policitemia, leucocitose, trombocitose e esplenomegalia, são facilmente diagnosticados, outros pacientes, com achados limítrofes, podem gerar dificuldades diagnósticas.

Pacientes com aumento discreto nos níveis de hemoglobina devem ser submetidos a estudos de massa eritrocitária para a confirmação de eritrocitose absoluta. Pacientes do sexo masculino com hematócrito superior a 60 ou feminino com hematócrito superior a 55 não necessitam de avaliação de massa eritrocitária.

Com base na classificação da OMS, o algoritmo diagnóstico a ser seguido em pacientes com suspeita de PV está descrito na figura III-27.

TROMBOCITEMIA ESSENCIAL

A trombocitemia essencial (TE) é uma doença mieloproliferativa caracterizada por hiperproliferação megacariocítica e trombocitose.

A incidência de TE está estimada em 0,6 a 2,5 casos/100.000 habitantes/ano. A idade média ao diagnóstico é de 60 anos, porém há um pico de incidência na quarta década de vida, principalmente em mulheres.

A etiologia da TE não é conhecida.

Metade dos pacientes com o diagnóstico de TE apresenta a mutação JAK-2 V617F ou alguma outra mutação funcionalmente relacionada.

As principais complicações associadas à TE são fenômenos trombóticos ou hemorrágicos.

Uma minoria dos casos de TE pode evoluir para mielofibrose, mielodisplasia ou leucemia aguda. Porém, em geral, TE é uma doença insidiosa, e quando conduzida adequadamente resulta em sobrevida similar à da população geral.

DIAGNÓSTICO CLÍNICO

A maioria dos pacientes apresenta-se assintomática, e o diagnóstico é feito por meio de hemograma de rotina. Outros pacientes apresentaram um fenômeno hemorrágico ou trombótico ao diagnóstico.

Esplenomegalia pode estar presente ao diagnóstico, porém o exame físico é normal na maioria dos pacientes.

DIAGNÓSTICO LABORATORIAL

TE é um diagnóstico de exclusão. Para seu diagnóstico são necessários quatro critérios, de acordo com a classi-

Quadro III-22 – Causas de eritrocitose secundária.

Eritrocitose relativa
Desidratação e tabagismo

Eritrocitose absoluta
Hipóxia
   Doença cardiopulmonar crônica, apneia do sono, altitudes elevadas, hemoglobinopatias com alta afinidade por oxigênio, intoxicação por monóxido de carbono
Doença renal
   Cistos renais, transplante renal, estenose de artéria renal, glomerulonefrite membranosa ou focal esclerosante
Tumores
   Neoplasias hepáticas, renais, cerebelares, adrenais, meningioma e mioma uterino

Quadro III-23 – Critérios da OMS para o diagnóstico de policitemia vera.

Critérios maiores
1. Hemoglobina >18,5g/dL para homens e >16,5g/dL para mulheres, ou outra evidência de aumento de massa eritrocitária
2. Presença da mutação JAK-2 V617F ou outra mutação com função similar, como a mutação do éxon 12 de JAK-2

Critérios menores
1. Demonstração de medula óssea hipercelular para a idade com hiperplasia das linhagens eritroide, megacariocítica e mieloide, com evidente diferenciação das três séries
2. Níveis séricos de eritropoetina diminuídos
3. Demonstração de formação de colônia eritroide endógena *in vitro*

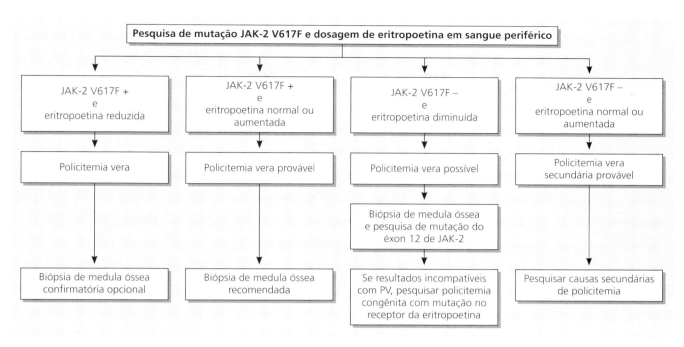

Figura III-27 – Algoritmo diagnóstico para pacientes com eritrocitose confirmada (Tefferi e Vardiman, 2008).

Quadro III-24 – Critérios da Organização Mundial da Saúde para o diagnóstico de trombocitemia essencial.

1. Plaquetose mantida (> 450.000/μL)
2. Biópsia de medula óssea mostrando proliferação megacariocítica, com megacariócitos grandes e maduros, e ausência de hiperproliferação ou desvio à esquerda na série granulocítica ou eritrocítica
3. Exclusão de outra neoplasia hematológica

Quadro III-25 – Causas de trombocitose secundária.

1. Doenças infecciosas e inflamatórias (reação de fase aguda)
2. Hipoesplenismo (incluindo esplenectomia)
3. Tumores sólidos
4. Trauma/cirurgia

ficação da OMS (Quadro III-24): presença de trombocitose mantida (> 450.000/μL), exclusão de outras síndromes mieloproliferativas, exclusão de trombocitose reacional (Quadro III-25) e demonstração de hiperproliferação megacariocítica na medula óssea.

Pacientes com TE classicamente apresentam trombocitose isolada, com séries branca e vermelha dentro do limite da normalidade. As plaquetas têm frequentemente morfologia anormal, com presença de anisocitose e plaquetas gigantes. Reação leucoeritroblástica não está presente em TE.

O exame histológico da medula óssea tipicamente revela medula óssea normo ou hipercelular, com evidente proliferação megacariocítica, e presença de megacariócitos gigantes e hiperlobulados. Séries eritrocítica e granulocítica apresentam celularidade normal ou discretamente aumentada. Não há aumento de blastos e fibras reticulínicas ou displasia.

Aberrações citogenéticas (não recorrentes) são encontradas em cerca de 5 a 10% dos casos.

MIELOFIBROSE PRIMÁRIA

Mielofibrose primária (MF) é uma das MPN clássicas caracterizada por intensa proliferação megariocítica e granulocítica e depósito de fibras conjuntivas na medula óssea associada à hematopoese extramedular. A doença recebe outras denominações, como metaplasia mieloide agnogênica, mielofibrose/mieloesclerose com metaplasia mieloide e mielofibrose idiopática crônica.

Ambos os sexos são comumente afetados pela MF, estando descrito o aparecimento de 0,5 a 1,5 caso/100.000 habitantes/ano. É uma doença do paciente idoso, e seu aparecimento ocorre mais comumente entre 60 e 70 anos de idade, sendo rara a descrição de casos entre jovens e crianças. Existem casos descritos de exposição a radiações e benzeno. Casos familiais estão descritos. A doença evolui de uma fase de hipercelularidade medular representada pelo aumento da série granulocítica e megacariocítica, denominada de pré-fibrótica, para uma fase fibrótica de grande aumento das fibras de reticulina em substituição aos elementos celulares e de desorganização medular.

Quadro III-26 – Critérios de diagnóstico da mielofibrose segundo a OMS.

Critérios maiores
1. Proliferação e atipia megacariocítica com fibrose reticulínica e/ou colágena ou na ausência de fibrose reticulínica, alterações megacariocíticas e intensa proliferação granulocítica e redução da eritropoese (fase pré-fibrótica celular)
2. Ausência dos critérios da OMS para PV, LMC BCR/ABL +, SMD ou outra MPN
3. Demonstração de anormalidade JAK-2, 617F ou outro marcador clonal (por exemplo, MPLW515K/L), ou na ausência de marcador clonal quando não exista fibrose, alterações que sejam secundárias a infecção, doença autoinsone ou outra doença inflamatória, tricoleucemia ou outra neoplasia linfoide, metástase ou mielopatia tóxica crônica
Critério menores
1. Leucoeritroblastose
2. Aumento sérico da desidrogenase láctica
3. Anemia
4. Esplenomegalia

MF = mielofibrose primária; PV = policitemia vera; LMC = leucemia mieloide crônica; SMD = síndrome mielodisplásica; MPN = neoplasias mieloproliferativas.

DIAGNÓSTICO CLÍNICO

Em 30% dos casos o diagnóstico da doença é feito com os dados hematológicos do sangue periférico em pacientes sem sintomas específicos. A maioria dos sintomas refere-se ao aumento do volume do baço nesta fase em 50% dos casos e para estar presente na evolução em 90% dos pacientes decorre da metaplasia mieloide e pode instalar-se em vários outros órgãos. Anemia, neutropenia, trombocitopenia são devidas ao aumento progressivo da fibrose intramedular e secundárias à insuficiência medular que se instala. Episódios de sangramentos, sudorese noturna, perda de peso, além de episódios de gota e de litíase renal, estão entre os outros sintomas descritos na MF. Assim, os sintomas podem ser variados e dependem do comprometimento extramedular da doença e do grau de insuficiência medular e por isto são extremamente variados e comuns aos das outras MPN.

DIAGNÓSTICO LABORATORIAL

Os critérios de diagnóstico da MF são laboratoriais e de exclusão, utilizando principalmente dados da histologia medular e marcadores citogenéticos.

O sangue periférico da MF varia conforme a fase do paciente, porém caracteriza-se por leucoeritroblastose, anisopoiquilocitose e dacriócitos e trombocitose. A anemia e a trombocitopenia tornam-se mais acentuadas nas fases mais avançadas fibróticas ou na fase de transformação, quando se observa o aumento progressivo do número de blastos periféricos e medulares. O estudo histológico da medula óssea é considerado o exame-chave para o diagnóstico, pois a aspiração de material medular e o estudo citológico medular são, muitas vezes, prejudicados pela dificuldade de obtenção de material para análise. A medula geralmente é hipercelular, e não raro são observados elementos atípicos, mais evidentes nos megacariócitos. A fibrose intramedular é exuberante e a desorganização das fibras reticulínicas pelo método de Gomori fecha praticamente o diagnóstico da doença. A graduação da fibrose apresenta correlação com fase e sua evolução (Quadro III-27).

Quadro III-27 – Graduação semiquantitativa da fibrose medular.

Graduação	Descrição
MF-0	Fibras de reticulina presentes sem intersecção ou anomalias, equivalentes ao padrão medular normal
MF-1	Alteração da rede reticular normal com muitas interseções e evidentes em região perivascular
MF-2	Fibras reticulínicas difusas e densas intensamente aumentadas, intersecções extensas, focos de colágenos e osteoesclerose
MF-3	Aumento pronunciado das fibras de reticulina, difusas e densas aumentadas, desorganização e presença de osteoesclerose

MF = mielofibrose primária.

A mutação BCR/ABL está ausente e pode ser positiva a mutação do gene JAK-2 ou MPL. O diagnóstico definitivo da MF necessita da presença dos três critérios maiores e de pelo menos dois dos seguintes critérios: reação leucoeritroblástica no sangue periférico, aumento da enzima desidrogenase láctica, anemia e baço palpável ao exame físico. São considerados fatores de mau prognóstico da doença, idade acima de 60 anos, hemoglobina abaixo de 10g/dL, plaquetas abaixo de 100.000mm^3 e presença de mais de 3% de blastos no sangue periférico. Pacientes que apresentam foco de blastos na medula CD34+ à imuno-histoquímica ou percentuais entre 10 e 19% de blastos estão em fase acelerada e de evolução da doença, enquanto a presença de 20% de blastos equivale a uma transformação da MF para leucemia aguda.

O principal local de hematopoese extramedular dos pacientes com MF é o baço seguido do fígado e ocorre em decorrência da metaplasia mieloide. Entre os componentes da hematopoese extramedular na MF estão os megacariócitos.

Aproximadamente 50% dos pacientes apresentam mutações do gene JAK-2 V617F e 5% do gene MPL W515K/L. Existem descritas também nos casos de MF diversas alterações genéticas, sem que nenhuma das citadas seja característica ou específica da moléstia. São observadas na MF deleções dos cromossomos 13, 20 e trissomias 1q.

LEUCEMIA EOSINOFÍLICA CRÔNICA

Leucemia eosinofílica crônica (LEC) é uma das doenças recentemente incluída dentre as MPN. Esta doença ocorre devido a uma proliferação clonal dos precursores eosinofílicos, resultando em eosinofilia periférica persistente, medular ou infiltração tecidual secundária.

A dificuldade do diagnóstico da LEC ocorre devido à necessidade da ampla exclusão de doenças que cursam com eosinofilia e da necessidade de separar esta moléstia da síndrome de hipereosinofilia (SH), que é uma neoplasia mieloide que ocorre com eosinofilia.

A LEC é mais comum em homens, não estando descrita incidência definitiva de aparecimento da moléstia.

DIAGNÓSTICO CLÍNICO

Somente 10% dos pacientes com LEC são assintomáticos. A maioria dos pacientes apresenta fadiga, tosse, dores musculares e diarreia. A infiltração eosinofílica pode ocorrer no músculo cardíaco, pele, pulmões e sistema nervoso central e dela decorrem os sintomas dos pacientes.

Neuropatias periféricas, disfunção do sistema nervoso central e sintomas de reumatismo são outros dados comumente descritos nos pacientes com LEC.

Comprometimentos hepático e esplênico são observados em 50% dos pacientes. A suspeita do diagnóstico de LEC decorre da presença de hipereosinofilia persistente de mais de $1,5 \times 10^9$/L no sangue periférico e da exclusão de possíveis outras causas de eosinofilia.

No quadro III-28 estão listadas as diversas doenças e síndromes que podem apresentar eosinofilia e que devem ser excluídas e fazem parte do diagnóstico diferencial da LEC com outras neoplasias e SH segundo a OMS.

Quadro III-28 – Classificação e conduta de identificação de leucemia eosinofílica crônica e síndrome hipereosinofílica (Gotlib).

1. Excluir todas as causas de eosinofilia reacional secundárias a: alergia, doenças parasitárias, doenças infecciosas, doenças pulmonares (pneumonites hipersensitivas, Loeffler etc.)
2. Excluir todas as neoplasias com eosinofilia reacional secundária: linfoma T, incluindo micose fungoide, Sézary, linfoma de Hodgkin, leucemia/linfoma linfoblástico agudo e mastocitose
3. Excluir outras neoplasias das quais os eosinófilos façam parte do clone neoplásico LMC (cromossomo Ph ou BCR/ABL positivo), LMA inv (16), t(16;16(p13;q22), outras MPN (PV, TE, MF) e SMD
4. Excluir a população de células T com fenótipo aberrante e população anormal de citocinas
5. Caso não exista doença demonstrável que cause eosinofilia, ausência de população de células T anormal, sem evidência de doença clonal mieloide, diagnostique como SH
6. Se de 1 a 4 foi excluído e for demonstrada clonalidade com estudo citogenético e molecular e se o número de blastos no SP > 2%, ou MO > 5% e < de 19%, diagnostique como LEC

Ph = Philadelphia; PV = policitemia vera; TE = trombocitemia essencial; MF = mielofibrose primária; LEC = leucemia eosinofílica crônica; SH = síndrome de hipereosinofilia; LMA = leucemia mieloide aguda; SMD = síndrome mielodisplásica; SP = sangue periférico; MO = medula óssea.

DIAGNÓSTICO LABORATORIAL
(Quadro III-29)

A suspeita laboratorial ocorre sempre que uma eosinofilia persistente acima de $1,5 \times 10^9$/L de eosinófilos estiver presente no sangue periférico por mais de seis meses.

No sangue periférico podem ser observados blastos acima de 2% e de 5 a 19% na medula óssea. Associado à eosinofilia é comum ser observada uma neutrofilia e, às vezes, a monocitose pode estar presente. O aspirado medular apresenta hipercelularidade em decorrência do aumento dos eosinófilos sem comprometimento das séries eritrocítica ou megacariocítica. O percentual de blastos eosinófilos é inferior a 19% e a histologia medular, além da hipercelularidade, apresenta aumento da fibrose reticulínica que, no entanto, é discreta quando comparada com outras MPN. É descrita a presença de cristais de Charcot-Leyden.

Um dos métodos estabelecidos para o diagnóstico da LEC é a demonstração da origem clonal de proliferação da moléstia. Isto, muitas vezes, é difícil devido à ausência de anormalidades citogenéticas (Gotlib). A associação das técnicas de bandamento e FISH/RT PCR tem conseguido, em diversos estudos com pacientes hipereosinofílicos, demontrar em 20% a clonalidade e confirmar o diagnóstico de LEC. Este dado indica a necessidade do estudo citogenético e molecular na investigação clínica e laboratorial desses pacientes. A citometria de fluxo associada aos métodos citogenéticos e moleculares podem ser valiados no estudo de populações dos eosinófilos selecionados e purificados por colunas imunomagnéticas.

Hoje, um dos principais critérios para o diagnóstico da SH é a detecção do gene de fusão FIP1L1/PDGFRA e de exclusão da LEC quando da presença desta alteração.

Quadro III-29 – Critérios de diagnóstico da leucemia eosinofílica crônica.

1. Eosinofilia > $1,5 \times 10^9$/L
2. Ausência de cromossomo Ph, BCR/ABL negativo, sem diagnóstico de outra MPN ou SMD/MPN
3. Ausência de translocação t(5;12)(q31-35;p13) ou outro do PDGFRB
4. Não existe presença do gene de fusão FIP1L1-PDGFRA ou outro tipo de rearranjo de PDGFRA
5. Ausência de rearranjo de FGFR1
6. Porcentagem de blastos inferior a 20% no sangue periférico ou na medula óssea e ausência de alterações genéticas do tipo inv(16)(p13q22) ou t(16;16)(p13;q22) ou dado de citogenética sugestivo de LMA
7. Ausência de alteração citogenética ou molecular, sendo o número de blastos inferior a 2% no sangue periférico e a 5% na medula óssea

MPN = neoplasia mieloproliferativa; SMD = síndrome mielodisplásica; PDGFRB = *platelet derived growth factor receptor B*; FIP1 like 1; PDGFRA = *platelet derived growth factor A*; FGFR1 = *fusion gene FR1*; LMA = leucemia mieloide aguda.

A imunofenotipagem e a citoquímica não auxiliam no diagnóstico da LEC e raros pacientes apresentam mutação no JAK-2. Esses pacientes apresentam evolução variável, sendo que os pacientes com grande infiltração tecidual, esplenomegalia e grande quantidade de blastos e displasias lineares têm mau prognóstico. Mais estudos são necessários devido à baixa incidência de casos e à raridade da moléstia.

LEUCEMIA NEUTROFÍLICA CRÔNICA

A leucemia neutrofílica crônica (LNC) é uma doença rara caracterizada pela presença de neutrofilia persistente no sangue periférico e esplenomegalia. Não existem dados de incidência da LEC, ocorrendo a doença geralmente em idosos. Apesar de existirem casos descritos em jovens, não há predomínio por sexo.

O cromossomo Ph e o gene de fusão BCR/ABL são negativos. Em 20% dos casos a mutação do gene JAK-2 é encontrada.

O quadro III-30 apresenta a lista de critérios e a de dados de exclusão a serem utilizadas para o diagnóstico da LNC.

Quadro III-30 – Critérios para diagnóstico da leucemia neutrofílica crônica.

1. Leucocitose > 25×10^9/L
   Neutrófilos segmentados ou em bastonete > 80% do total de leucócitos
   Granulócitos imaturos < 10% do total de leucócitos
   Mielócitos < 1% do total de leucócitos
2. Hipercelularidade à biópsia de medula óssea
3. Hepatoesplenomegalia
4. Sem outra causa confirmada de neutrofilia
5. Ausência do cromossomo Ph ou BCR/ABL
6. Sem rearranjo PDGFRA, PDGFRB ou FGFR1
7. Sem evidências de PV, MF ou TE
8. Sem evidências de SMD ou SMD/MPN
   Sem displasia granulocitária ou alterações mielodisplásicas em nenhuma linhagem e monócitos < 1×10^9/L

DIAGNÓSTICO CLÍNICO

O quadro clínico desses pacientes é pobre, sendo que o sinal mais importante observado, como nas outras MPN, é a esplenomegalia. Hepatomegalia também pode estar presente. Os outros sintomas são vagos e queixas articulares ou manifestação de gota podem estar presentes em alguns pacientes.

DIAGNÓSTICO LABORATORIAL

Os pacientes apresentam no sangue periférico neutrofilia persistente com leucócitos acima de 25×10^9/L. A morfologia dos neutrófilos encontra-se preservada e o predomínio é de neutrófilos segmentados com baixo percentual de elementos mais imaturos, como promielócitos, mielócitos e metamielócitos, que podem estar presentes.

Não existem anormalidades pronunciadas nos outros locais do sangue periférico. O aspirado medular demonstra unicamente aumento da celularidade no local granulocítico, estando preservadas as séries eritrocitárias e megacariocitárias. A presença de displasias e/ou aumento de células imaturas da linhagem mieloide pode ser um prenúncio de transformação para LMA da moléstia. A histologia medular não mostra alterações e as fibras de reticulina habitualmente apresentam-se normais. O estudo citogenético habitualmente é normal, o gene BCR/ABL é negativo e ocasionalmente a mutação do gene JAK-2 pode estar presente.

Anormalidades clonais podem aparecer durante a evolução como +8, +9 ou Del (20q), entre outros.

A evolução é variável e habitualmente indolente e modificações no quadro clínico ou laboratorial sugerem transformação da moléstia.

MASTOCITOSE

As doenças dos mastócitos estão atualmente entre as MPN e a mastocitose sistêmica (MS) é considerada atualmente uma subcategoria dessas doenças e apresenta, como característica, o comprometimento da medula óssea. O diagnóstico das doenças mastocitárias e da mastocitose sistêmica é extremamente difícil e demanda recursos para o diagnóstico diferencial e para sua classificação. A OMS distingue mastocitose com mutação do gene KIT, classificada como uma neoplasia mieloide associada com envolvimento de medula óssea e das mutações do gene PDGFR, os quais apresentam comumente eosinofilia e basofilia sensíveis ao tratamento com imatinibe. Por isso, em sua base, a MS é considerada uma doença clonal de multilinhagens incluídas nas MPN.

A doença é rara e não existem dados etiológicos da moléstia, assim como dados de incidência ou de predomínio sexual.

DIAGNÓSTICO CLÍNICO

Os mastócitos comumente se localizam fora da medula óssea. Os locais mais frequentes de sua presença são: fígado, baço, linfonodos e tecido perivascular. A maioria dos sintomas da MS decorre da liberação de histamina. São observados dores abdominais, broncospasmo, cefaleias e eritema cutâneo. Os sintomas cutâneos como urticária e prurido, dores ósseas, artralgias e fraturas ósseas também estão descritos nesses casos. A doença pode ser indolente ou ter um curso agressivo, na qual é obrigatório o uso de agentes citorredutores. Ao exame físico não é incomum a presença de esplenomegalia.

DIAGNÓSTICO LABORATORIAL

O diagnóstico é realizado pelo achado de agregados de mastócitos no interior da medula óssea. São considerados critérios menores para o diagnóstico a presença de atipias em mais de 85% dos mastócitos e a mutação do gene KIT. Estão descritos raros casos de mastocitose sistêmica com leucemia basofílica crônica, na qual se encontra presente o gene de fusão PRKG2-PDGFRB.

Na imunofenotipagem é observada a coexpressão dos antígenos CD117, CD2 e CD25 nos mastócitos e o aumento sérico da enzima triptase e de metabólitos de histamina na urina.

Mesmo assim em várias outras situações o diagnóstico pode ser difícil, principalmente quando da positividade do gene JAK-2 e presença de fibrose intramedular no estudo histopatológico da medula óssea. Assim, para a elucidação das doenças mastocitárias, o emprego de estudos citogenéticos, moleculares e de imunofenotipagem, além dos métodos tradicionais de estudo medular, é imprescindível para classificar a moléstia e propiciar o seguimento depois do tratamento que ainda é especulativo e com resultados duvidosos que decorrem do pequeno número de casos descritos e da dificuldade do diagnóstico citogenético e molecular da doença.

BIBLIOGRAFIA

Dameshek W. Some speculations on myeloproliferative syndromes. Blood. 1951;6:372-5.
Garcia-Monteiro AC, Jara-Acevedo M, Teodosio C, et al. KIT mutations in mast cell disorders. Blood. 2006;108:2366-72.
Groffen J, Sepenson Jr, Heisterkamp N, et al. Philadelphia chromosomal breakpoints are clustered within a limited region bcr on chromosome 22. Cell. 1984;36:93-6.
Haferlach T, Bacher U, Kern W, et al. Dianostic algorithm in chronic myeloproliferative diseases. Med Klin. 2007;102(9):770-7.
Kondo T, Okono H, Naruse H, et al. Validation of the revised 2008 WHO diagnostic criteria in 75 suspected cases of myeloproliferative neoplasm. Leuk Limph. 2008;49(9):1649-50.
Kralovics R, Passamonti F, Buser AS, et al. A gain of-function mutation of JAK-2 in myeloproliferative disorders. N Engl J Med. 2005;352:1779-90.
Leymarie V, Galoisy AC, Falkenrodt A, et al. Diagnostic des hemopathies malignes myeloides: apports de la classification OMS 2001. Ann Biol Clin. 2004; 62(5):513-20.
Swerdlow SH, Campo E, Harris NL, eds. WHO Classification of tumours of haematopoietic and lymphoid tissues . 4th ed. Lyon: IARC; 2008.
Tefferi A, Vardiman JW. Classification and diagnosis of myeloproliferative neoplasm: the 2008 WHO criteria and poit of care diagnostic algorithms. Leukemia. 2008;22(1):14-22.
Vanucci AM, Guglielmelli P, Tefferi A. Advances in understanding and management of myeloproliferative neoplasm. CA Cancer J Clin. 2009;59:171-91.
Vardiman JW, Harris NL, Brunning RD. WHO classification of the myeloid neoplasms. Blood. 2002;100: 2292-302.

Leucemia mieloide crônica

Babickaa L, Zemanova Z, Pavlistova L, et al. Complex chromosomal rearrangementsin pateients with chronic myeloid leukemia. Cancer Genet Cytogenet. 2006;168:22-9.
Baccarani M, Saglio G, Goldman J, et al. Evoving concepts in the management of chronic myeloid leukemia: recommendations from an expert panel on behalf of the European Leukemianet. Blood. 2006;108(6):1809-20.
Bain BJ. Diagnosis from the blood smear. N Engl J Med 2005; 353(5): 498-507.
Bendit I. Monitoração molecular da leucemia mieloide crônica na era do imatinibe. Rev Bras Hematol Hemoter. 2008;30(Supl 1):20-1.
Bittencourt EA, Guerra JC, Ferreira E, et al. Análise citogenética e aplicação da técnica de hibridação in situ fluoprescente na monitoração de pacientes com leucemia mieloide crônica. Rev Bras Hematol Hemoter. 1999;21(3):117-26.
Bortolheiro TC, Chaittone CS. Leucemia mieloide crônica – história natural e classificação. Rev Bras Hematol Hemoter. 2008;30(Supl 1):1-7.
Chauffaille MLLF, Análise citogenética e FISH no monitoramento da LMC em tratamento com inibidores de tirosino-quinase. Rev Bras Hematol Hemoter. 2008;30(supl 1):13-9.
Chronic Myeloide Leukemia Trialists Cooperative Group. Interferon alpha versus chemotherapy for Chronic Myeloid Leukemia: a meta analysis of seven randomised studies. J Natl Cancer Inst. 1997;89: 1616-20.
Cortes J, Kantarjian A. Advanced phase chronic myeloid luekemia. Semin Hematol. 2003;40(1):79-86.
Drucker BJ, Guilhot F, O´Brien S, et al. IRIS investigators. Five year follow up of patients receiving imatinib for chronic myeloid leukemia. N Engl J Med. 2006;355(23):2408-17.
Gordon MY, Marley SB, Apperley JF, et al. Clinical heterogeneity in chronic myeloide lekemia refleting biological diversity in normal persons. Br J Haematol. 2003;122(3):424-9.
Gratwöhl A, Hermans J, Goldman JM, et al. Risk assessment for patients with chronic myeloid leukemia before allogeneic blood or marrow transplantation. Lancet. 1998;352:1087-92.
Hochhaus A, Kantarjian HM, Baccarani M, et al. Dasatinib induces notable hematologic abd cytogenetic responses in chronic myeloid leukemia after failure of imatinib therapy. Blood. 2007;109(6):2303-09.
Hughes T, Branford S. Molecular monitoring of BCR / ABL as a guide to clinical managementin chronic myeloid leukemia. Blood Rev. 2006;20(1):29-41.
Kantarjian H, Talpaz O´Brien S, et al. Survival benefit with imatinib mesylate therapy in patients with accelerated-phase chronic myelogenous leukemia comparison with historic experience. Cancer. 2005;103(10):2099-108.
Kantarjian HM, et al. Clinical course and therapy of chronic myelogenous leukemia with alpha-IFN and chemoterpy. Hematol Oncol Clin North Am. 1998;12:31-80.
Kantarjian HM. Monitoring the response and course of chronic myeloid leukemiain the modern era of BCR/ABL tyrosine quinase inhibitors: practical adviceon the use and interpretation of monitoring methods. Blood. 2008;111;(4):1774-90.
Lee YK, Kim YR, Min HC, Oh BR, et al. Deletion of any part of the BCR or ABL gene on the derivative chromosome 9 is a poor prognostic marker in chronic myelogenous leukemia. Cancer Genet Cytogenet. 2006;166(1):65-73.
Nowell PC, Hungerford DA. A minutechromosome in human chronic granulocytic leukemia. Science. 1960;132:147.
Rowley JD. A new consisted chromosome abnormality in chronic myelogenous leukemia identified by quinacrine fluorescence and giemsa staining. Nature. 1973;243:290-3.
Ruiz MA. Leucemia mieloide crônica – um novo paradigma de tratamento do câncer. Rev Bras Hematol Hemoter. 2008;30(Supl 1):1.
Ruiz MA. Transplante alogênico de células precursoras hematopoéticas. Avaliação de 1084 pacientes portadores de leucemia mieloide crônica transplantados no Brasil. Tese de Livre-Docência em Hematologia. Faculdade de Medicina de São José do Rio Preto, SP; 2003. 101p.
Savage DG, Szydlo RM, Goldman JM. Clinical features at diagnosis in 430 patients with chronic myeloid leukemia seen at a referral centre over a 16 period. Br J Haematol. 1997;99:30-5.
Spector N. Análise crítica das recomendações formuladas por um painel de experts para o cuidado clínico de pacientes com leucemia mieloide crônica. Rev Bras Hematol Hemoter. 2008;30(Supl 1):8-12.

Mielofibrose primária

Barosi G, Viarengo G, Pecci A, et al. Diagnostic and clinical relevance of the number of circulating CD34(+) cells in myelofibrosis with myeloid metaplasia. Blood. 2001;98(12):3249-55.

Rambaldi A, Barbui T, Barosi G. From palliation to epigenetic therapy in myelofibrosis. Hematology ASH Educational Program. 2008;83-91.

Smith CA, Fan G. The saga of JAK-2 mutations and translocations in hematologic disorders: pathogenesis diagnosytic and therapeutic prospects and revised WHO diagnostic criteria for myeloproliferative neoplasm. Human Pathol. 2008;39(6):795-810.

Tefferi A. Myelofibrosis with myeloid metaplasia. N Engl J Med. 2008; 342:1255-65.

Leucemia eosinofílica crônica

Cools J, De Angelo DJ, Gotlieb J, et al. A tyrosine kinase created by fusion of PDGFRA and FIP1L1 genes as a therapeutic target of imatinib in idiophatic hypereosinophilic syndrome. N Engl J Med. 2003;348:1202-14.

Gotlib J. Molecular classification and pathogenesis of eosinophilic disorders 2005 update. Acta Haematol. 2005;114:7-25.

Klion AD, Noel P, Akin C, et al. Elevated serum tryptase identify a subset of patients with a myeloproliferative variant of idiopathic hypereosinophilic syndrome associated with tissuefibrosis, poor prognosis and imatinib responsiviness. Blood. 2003;101:4660-6.

Leucemia neutrofílica crônica

Amato D, Memon S, Wang C. Myeloblastic transformation of chronic neutrophilic leukaemia. Br J Haematol. 2008; 28. [Epub ahead of print]

Fend F, Horn T, Koch I, Vela T, Orazi A. Atypical chronic myeloid leukemia as defined in the WHO classification is a JAK2 V617F negative neoplasm. Leuk Res. 2008;32(12):1931-5.

Haferlach T, Bacher U, Kern W, Schnittger S, Haferlach C. The diagnosis of BCR/ABL-negative chronic myeloproliferative diseases (CMPD): a comprehensive approach based on morphology, cytogenetics, and molecular markers. Ann Hematol. 2008;87(1):1-10.

Hellmann A. Myeloproliferative syndromes: diagnosis and therapeutic options. Pol Arch Med Wewn. 2008;118(12):756-60.

Lea NC, Lim Z, Westwood NB, Arno MJ, Gäken J, Mohamedali A, Mufti GJ. Presence of JAK2 V617F tyrosine kinase mutation as a myeloid-lineage-specific mutation in chronic neutrophilic leukaemia. Leukemia. 2006;20(7):1324-6.

Reilly JT. Pathogenetic insight and prognostic information from standard and molecular cytogenetic studies in the BCR-ABL-negative myeloproliferative neoplasms (MPNs). Leukemia. 2008;22(10):1818-27.

Shigekiyo T, Miyagi J, Chohraku M, Kawauchi K, Sekimoto E, Shirakami A, Shibata H. Bleeding tendency in chronic neutrophilic leukemia. Int J Hematol. 2008;88(2):240-2.

Thiele J, Kvasnicka HM, Vardiman J. Bone marrow histopathology in the diagnosis of chronic myeloproliferative disorders: a forgotten pearl. Best Pract Res Clin Haematol. 2006;19(3):413-37.

Mastocitose

Chiu A, Nanaji NM, Czader M, Gheorghe G, Knowles DM, Chadburn A, Orazi A. The stromal composition of mast cell aggregates in systemic mastocytosis. Mod Pathol. 2009; 24 [Epub ahead of print].

Furitsu T, Tsujimura T, Tono T, et al. Identifications of mutations the coding sequence of proto-oncogene c kit in a human mast cell leukemia. J Clin Invest. 1993;92:1736-44.

Garcia-Monteiro AC, Jara-Acevedo M, Teodosio C, et al. KIT mutations in mast cell disorders. Blood. 2006;108:2366-72.

Lahortiga I, Akin C, Cools J, et al. Activity of imatinib in systemic mastocytosis with chronic basophilic leukemia and a PRKG2-PDGFRB fusion. Haematologica. 2008;93(1):49-56.

Robyn J, Metcalfe DD. Systemic mastocytosis. Adv Immunol. 2006;89: 169-243.

Tefferi A, Vesrsvsek S, Pardanani A. How we diagnosed and treat WHO defined systemic mastocytosis in adults. Haematologica. 2008; 93(1):6-9.

Valent P, Akin C, Sperr WR. Mastocytosis: pathology genetics, and current options for therapy. Leuk Lymphoma. 2005;46:35-48.

Valent P, Horny HP, Esribano L, et al. Diagnostic criteria and classification of mastoytosis. Leuk Res. 2001;25:603-25.

CAPÍTULO 14
Doenças Linfoproliferativas Crônicas

Flávia Maria G. G. de Mello
Sérgio Augusto Buzian Brasil
Carlos Sérgio Chiattone

Leucemia Linfocítica Crônica/ Linfoma de Pequenos Linfócitos

Flávia Maria G. G. de Mello

DEFINIÇÃO

A leucemia linfocítica crônica (LLC) é uma neoplasia de linfócitos B monoclonais, isto é, composta por pequenos e regulares linfócitos B, monomórficos, no sangue periférico, medula óssea, baço e linfonodos, usualmente expressando CD5 e CD23. O diagnóstico é feito quando o paciente apresenta linfocitose persistente durante pelo menos três meses, segundo *The Internacional Workshop on Chronic Lymphocytic Leucemia* (IWCLL), linfócitos $\geq 5 \times 10^9/L$ no sangue periférico, com fenótipo CD19, CD5 e CD23 e $\geq 30\%$ de linfócitos ao mielograma, independente da presença ou não de linfoadenomegalia hepato e/ou esplenomegalia, anemia e/ou plaquetopenia.

O termo linfoma de pequenos linfócitos é usado para os casos não leucêmicos, ou seja, linfoadenopatia e biópsia de gânglio com características morfológicas e imunofenotípicas de LLC, mas inferior a $5 \times 10^9/L$ de linfócitos B no sangue periférico e sem citopenias devido à infiltração de medula óssea (IWCLL).

EPIDEMIOLOGIA

A LLC é a leucemia mais frequente nos adultos nos países ocidentais (22 a 30%), extremamente rara nos países asiáticos, e essa baixa incidência mantém-se nas populações que migraram, o que indica predisposição genética. A incidência estimada é de 1 a 2% na população geral ou 2 a 6 casos/100.000 habitantes/ano, aumentando com a idade para 12,8 casos/100.000 habitantes/ano com idade maior ou igual a 65 anos.

A idade mediana ao diagnóstico é de 64 a 70 anos, com predomínio na raça branca e no sexo masculino, apesar de haver variações de acordo com o país.

ETIOLOGIA

A etiologia é desconhecida e até o momento os estudos tentando relacioná-la com fatores ambientais ou a algum agente viral foram infrutíferos.

A radiação ionizante não aumentou sua incidência e fatores genéticos hereditários têm sido sugeridos para a etiologia da LLC, diante de observações, como maior incidência da doença no Ocidente e a presença de casos familiais de LLC.

PATOGÊNESE

A LLC foi durante muito tempo entendida como uma doença relativamente homogênea causada pelo acúmulo de linfócitos B monoclonais, imunoincompetentes e com graves distúrbios nos mecanismos normais de apoptose.

Estudos recentes mostram que essas células leucêmicas se constituem em linfócitos B previamente expostos a antígenos, ou seja, provavelmente imunocompetentes e com apoptose intata. A célula de origem da LLC é provavelmente um progenitor linfoide B, mas com algumas características de linfócito T anormalmente expressas. A progressão dessas células para os linfócitos tipicamente LLC depende da estimulação antigênica (pode ser viral, autóloga ou por superantígeno) no BCR (*B-cell receptor*), ou seja, no linfócito com IgM na sua superfície ainda localizada na medula óssea. Os linfócitos B precursores frequentemente produzem autoanticorpos, os quais são responsáveis pelos fenômenos autoimunes observados na LLC. O acúmulo das células de LLC parece depender de um balanço entre proliferação e apoptose.

A presença de mutações somáticas em genes da região variável da cadeia pesada de imunoglobulina (IgVH) define dois subgrupos de LLC, mutado e não mutado, com prognósticos distintos. A proteína zeta associada de 70kD (ZAP-70), uma tirosina quínase importante no processo de fosforilação de CD3 em linfócito T, apesar de não ser encontrada em linfócitos B normais, é expressa em células de LLC em que não apresentam mutação nos genes IgVH, conferindo pior prognóstico para a doença.

DIAGNÓSTICO CLÍNICO

A grande maioria dos pacientes é assintomática e a doença é diagnosticada em exame de rotina. Os pacientes sintomáticos mais comumente apresentam emagrecimento, cansaço, sudorese, linfoadenopatia generalizada e esplenomegalia.

A hepatomegalia ocorre em 50% dos casos, e, na doença mais avançada, tecidos como pele, trato gastrointestinal, sistema nervoso central, pulmão e rins podem ser acometidos. Sintomas e sinais de anemia podem estar presentes, enquanto petéquias e equimoses por plaquetopenia são raras. A imunodeficiência na LLC é causada principalmente pela hipogamaglobulinemia, levando às infecções bacterianas, causa de morbidade e mortalidade da doença. Em 3 a 15% dos casos durante a evolução da LLC ocorre a síndrome de Richter, caracterizada pela transformação em um linfoma difuso de grandes células (febre, emagrecimento, sudorese, aumento de linfoadenopatia, anemia e plaquetopenia), cujo prognóstico é desfavorável.

DIAGNÓSTICO LABORATORIAL

O achado hematológico característico da LLC é a linfocitose persistente ($\geq 5 \times 10^9$/L) de linfócitos pequenos, núcleo redondo, cromatina densa e citoplasma escasso (Fig. III-28), com até 2% de pró-linfócitos. Na forma pró-linfocítica, os pró-linfócitos representam mais que 50% das células. É comum a ocorrência de restos celulares (manchas de Gumprecht) (Fig. III-29).

A anemia hemolítica autoimune ocorre em 10 a 25% dos casos, a trombocitopenia imune é observada em mais 2% dos casos, enquanto a neutropenia imune e a aplasia pura da série vermelha são raras. A hipogamaglobulinemia é comum e agrava-se com a evolução da doença; por outro lado, a hipergamaglobulinemia monoclonal pode ser encontrada em até 5% dos pacientes. O aumento dos níveis séricos de DHL e β_2-microglobulina correlaciona-se com maior carga tumoral. A imunofenotipagem é um exame em que se usam anticorpos monoclonais no citômetro de fluxo para determinar o fenótipo da população celular. Hoje, a imunofenotipagem, junto com o quadro clínico e os dados do hemograma, tornou-se a principal ferramenta para o diagnóstico e diagnóstico diferencial, como ilustra a tabela III-12.

O estudo da medula óssea (citologia e histologia) só é necessário quando se trata de linfocitoses discretas, isoladas, sem quadro clínico equívoco, e também pode ajudar nos linfomas indolentes leucemizados.

PROGNÓSTICO

Apesar de há quase 30 anos os sistemas de estadiamento clínicos desenvolvidos por Rai e Binet (Tabelas III-13 e III-14) terem servido como prognóstico e decisão terapêutica na prática médica, nenhum deles consegue determinar com precisão o prognóstico de um paciente.

Por esse motivo, buscam-se novos marcadores. O estado de mutação dos genes de região variável de cadeia

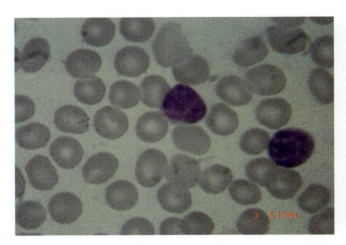

Figura III-28 – Célula da LLC. Centro de Hematologia de São Paulo.

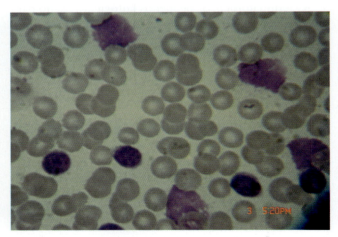

Figura III-29 – Manchas de Gumprecht. Centro de Hematologia de São Paulo.

Tabela III-12 – Características imunofenotípicas e moleculares das leucemias linfoides crônicas B.

Doença	Sm/g	CD5	CD43	CD22	CD23	CD25	FMC7	CD103	CD11c	CD10	CDCD79b	Outros achados
LLC	–/+	+	+	–/+	+	+/–	–/+	–	–/+	–	–	
LP	++	–/+	+	+	–/+	–	+	–	–	–/+	+	Ciclina D1
LLP	++	–/+	+/–	+	–	–/+	+	–	–/+	–	+/–	CIg +
TL	++	–	+	+	–	+	+	+	+	–	–/+	HC2
LECV	++	–/+	+	+	+/–	–/+	+	–/+	+/–	–/+	+	
LI	++	+	+	+/–	–	–	+	–	–	–/+	+	Ciclina D1
FL	++	–/+	–	+/–	–/+	–	+	–	–	+/–	+	Bcl-2

Todos expressam os marcadores pan-B (CD19, CD20) e antígenos HLA-DR classe II.
LLC = leucemia linfoide crônica; LLP = liplasmocitoide imunocitoma; LP = leucemia pró-linfocítica; TL = tricoleucemia; LECV = linfoma esplênico de células vilosas; LI = linfoma intermediário ou de células do manto; FL = linfoma folicular; Sm/g = imunoglobulina de membrana; CIg = imunoglobulina citoplasmática.

Tabela III-13 – Sistema de Rai modificado.

Sistema em três estádios	Características clínicas	Sobrevida mediana (anos)
Baixo risco	Linfocitose no sangue e medula óssea	> 10
Risco intermediário	Linfocitose + linfoadenomegalia + esplenomegalia + hepatomegalia	7
Alto risco	Linfocitose + anemia + trombocitopenia	1,5-2

Tabela III-14 – Sistema de Binet.

Estádio	Características clínicas	Sobrevida mediana (anos)
A	Menos de três áreas de envolvimento Infoide* ou trombocitopenia	> 10
B	Três ou mais áreas de envolvimento Infoide, sem anemia ou trombocitopenia	7
C	Hemoglobina = 10g/dL ou plaquetas = 100.000/µL	2

*Áreas de envolvimento linfoide: gânglios cervicais, axilares e inguinais (unilateral e bilateral), fígado e baço.

pesada de imunoglobulina (IgVH) confere um fator prognóstico independente e de impacto nos pacientes com LLC, por isso o padrão mutacional IgVH passou a ser considerado o padrão-ouro na avaliação prognóstica e os pacientes categorizados em: "mutados" e "não mutados" (pior prognóstico).

Na prática clínica, a análise dos genes IgVH envolve métodos moleculares inviáveis, daí a necessidade de marcadores substitutos mais acessíveis na rotina, como o CD38, ZAP-70 e a lipoproteína lipase (LPL). Seus altos níveis de expressão nos linfócitos B da LLC correlacionam-se com casos não mutados (prognóstico desfavorável) e à baixa expressão com indivíduos mutados.

A metodologia mais comumente empregada na avaliação desses marcadores é a citometria de fluxo; enquanto CD38 e ZAP-70 possuem anticorpos comercialmente disponíveis, a LPL ainda não os dispõem. A LLC não apresenta nenhuma alteração citogenética característica, mas anormalidades são detectadas em 50% dos casos, com significado prognóstico (Quadro III-31).

O estudo pode ser feito por cariótipo que detecta alterações em um terço dos casos, ou por FISH, que aumenta substancialmente essa porcentagem.

Quadro III-31 – Alterações cromossômicas na LLC.

Risco	Alterações cromossômicas
Baixo	13q-
Intermediário	Cariótipo normal, +12q
Alto	11q-, 17P-

TRATAMENTO

Para pacientes com estadiamento Binet A ou B, sem sintomas ou de Rai modificado, risco baixo ou intermediário sem sintomas, o procedimento é a observação. Nos pacientes sintomáticos ou com estadiamento mais avançado o tratamento mais indicado é com agente alquilante clorambucil, fludarabina associada à ciclofosfamida, além do uso de anticorpos monoclonais (rituximabe e alentuzomabe).

HAIRY CELL LEUKEMIA (HCL)/TRICOLEUCEMIA/ LEUCEMIA DE CÉLULAS PILOSAS

DEFINIÇÃO

É uma neoplasia indolente de pequenos linfócitos B maduros com núcleo oval e abundante citoplasma com projeções no sangue periférico e infiltrando difusamente a medula óssea e a polpa vermelha do baço.

EPIDEMIOLOGIA

É uma doença rara, correspondendo a 2% das leucemias linfoides. Atinge adultos de meia-idade (50 anos) e predomina no sexo masculino.

ETIOLOGIA E PATOGÊNESE

A etiologia de HCL é desconhecida. Alguns investigadores sugeriram relação com exposição a benzeno, organofosforados e outros solventes, mas não foi confirmada por outros autores.

A célula da HCL possui característica de uma célula B madura e com marcadores de ativação. A ciclina D1, um importante regulador do ciclo celular, pode ter um papel na patogênese da doença, assim como a proteína tirosina fosfatase.

DIAGNÓSTICO CLÍNICO

O quadro clínico decorre da pancitopenia caracterizado por sintomas associados à anemia, como cansaço e fraqueza, manifestações hemorrágicas decorrentes da plaquetopenia e infecções bacterianas decorrentes da neutropenia. Os pacientes com HCL são suscetíveis a infecções por bactéria gram-positiva, gram-negativa e também por micobactéria atípica.

A esplenomegalia, geralmente volumosa, ocorre em 90% dos casos, hepatomegalia em 35% e a adenomegalia periférica é rara. Alguns pacientes podem apresentar comprometimento ósseo com osteoporose ou lesão lítica, principalmente na cabeça do fêmur, vasculite, poliartrite nodosa, síndrome nefrótica e, raramente, lesões cutâneas.

DIAGNÓSTICO LABORATORIAL

O sangue periférico apresenta pancitopenia: anemia, geralmente macrocítica, neutropenia, monocitopenia e plaquetopenia. As células leucêmicas características são identificadas no sangue periférico da maioria dos pacientes: o núcleo é geralmente excêntrico, nucléolo ausente e membrana citoplasmática irregular, com projeções finas semelhantes a fios de cabelo (Fig. III-30).

A reação citoquímica para a fosfatase ácida tartaror-resistente (FATR) é positiva nas células leucêmicas, mas o achado não é específico de HCL, podendo ser observada em pacientes com outras doenças linfoproliferativas, como LLC, leucemia pró-linfocítica e alguns linfomas não Hodgkin.

Hoje, a imunofenotipagem é essencial para uma conclusão diagnóstica e o diagnóstico diferencial, mostrando forte expressão dos marcadores CD20, CD22, CD11c e imunoglobulina de superfície, expressão de CD103, CD25, CD123 e anexina A1 (ANXA1), assim como CD10 e CD5 geralmente negativos. A expressão da anexina A1 pode ser usada para diferenciar HCL de linfoma da zona marginal esplênico e HCL variante. A punção aspirativa de medula óssea frequentemente é seca pela fibrose, e nessa circunstância a biópsia de medula óssea é essencial. Na maioria dos pacientes, a medula óssea é hipercelular, com infiltração de células leucêmicas intersticial ou focal e com aumento das fibras de reticulina. A citogenética não apresenta anormalidades específicas para HCL, tendo sido descritas alterações dos cromossomos 5 e 7.

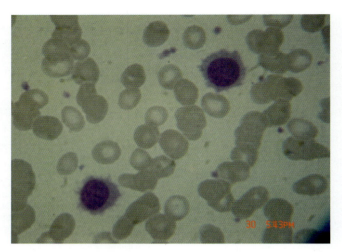

Figura III-30 – *Hairy cell leukemia* (HCL). Centro de Hematologia de São Paulo.

TRATAMENTO

Cerca de 10% dos pacientes são assintomáticos e podem ser inicialmente observados.

A indicação de tratamento existe para os pacientes com sintomas constitucionais, infecções graves ou episódios repetidos de infecções, esplenomegalia sintomática, neutrófilos < 1.000/µL, Hb < 11,0g/dL ou plaquetas < 100.000µL.

Atualmente, os análogos das purinas, principalmente a clorodesoxiadenosina (CdA), constituem o tratamento de escolha por apresentar uma resposta completa e duradoura (sobrevida livre de doença em cinco anos de 70 a 90%).

BIBLIOGRAFIA

Leucemia linfocítica crônica

Garicochea B. Patogênese da leucemia linfoide crônica. Rev Bras Hematol e Hemoterapia, 2005;27:241-5.

Hamblin T J, Davis Z, Gardiner A, et al. Unmutated IgVH genes are associated with a more agressive form of LLC. Blood. 1999;94(6):1848-54.

Hermelink HK, Monteserrat E, Catovsky D, Campo E, Harris NL, Stein H. Chronic Lymphocytic Leukemia in WHO, 2008. p. 180-2.

Redaelli D, Laskin B L, Stephens J M, et al. The clinical and epidemiological burden of chronic lymphocytic leukemia, EUR J Cancer Care 2004;13:279-87.

Segel GB, Lichtman MA. Familial leukemia, lymphoma and myeloma: an overview. Blood Cells Mol Dis. 2004;32:246-61.

Hairy cell leukemia

Allsup A, et al. Protein-tyrosine phosphatase activity maintains the viability of hairy cells and modulates their response to interferon-alpha. Leuk Lymphoma. 2008;49(12):2351-8.

Cannon T, et al. Hairy cell leukemia: current concepts. Cancer Invest. 2008;26(8):860-5.

Foucar K, Falini B, Catovsky D, Stein H. Hairy cell leukemia; 2008. WHO.

Linfomas Não Hodgkin

Sérgio Augusto Buzian Brasil
Carlos Sérgio Chiattone

INTRODUÇÃO

Os linfomas são um grupo heterogêneo de neoplasias que se originam do tecido linfoide. Representam cerca de 3 a 4% de todas as neoplasias. Conhece-se pouco a respeito da etiologia dos linfomas. A heterogeneidade e a inconstância das definições de alguns tipos de linfomas dificultaram a compreensão e a associação com alguns fatores de risco. Com a introdução da classificação REAL em 1994 e as subsequentes classificações da Organização Mundial da Saúde (OMS) de tumores do sistema hematopoético e tecidos linfoides, os linfomas passaram a ser mais bem compreendidos com base na integração de sua morfologia, imunofenotipagem, bases genéticas e quadro clínico e na tentativa de se correlacionar a célula neoplásica com a célula normal respectiva com relação ao desenvolvimento normal dos linfócitos. Entretanto, esta situação ainda não foi conseguida em sua totalidade.

A maioria dos linfomas tem origem nos linfócitos B e a minoria nos linfócitos T/NK. As células NK apresentam propriedades imunofenotípicas e funcionais similares às células T e por isso são consideradas em conjunto.

EPIDEMIOLOGIA

A incidência estimada para linfomas não Hodgkin varia de 1,6 a 17,1 casos/100.000 habitantes/ano entre homens e 0,7 a 11,7 casos/100.000 habitantes/ano entre mulheres. A maior incidência de linfomas não Hodgkin entre homens é observada pelo mundo todo e eleva-se com o aumento da idade.

Os lifomas não Hodgkin que têm origem nas células precursoras B e T (leucemia/linfoma B linfoblástico, leucemia/linfoma T linfoblástico) são doenças muito mais comuns em crianças, já que 75% dos casos ocorrem em pacientes com idade inferior a 6 anos, principalmente com predomínio do sexo masculino.

As neoplasias de células B maduras representam 90% de todas as neoplasias linfoides. Sua incidência tem aumentado mundialmente, com mais de 280.000 novos casos diagnosticados por ano. Este aumento foi verificado principalmente entre as décadas de 1980 e 1990 e atribuído às melhorias na técnica diagnóstica, mudanças na classificação da doença, preenchimento mais adequado dos registros de câncer e a epidemia da AIDS.

As proporções entre os vários subtipos de linfomas não Hodgkin variam entre as populações. Entre ocidentais, os linfomas difuso de grandes células B e folicular representam mais de 50% dos linfomas não Hodgkin. Já a maior prevalência de infecção pelo vírus linfotrópico HTLV-I, a maior frequência de linfoma de células T/NK extranodal tipo nasal e o diagnóstico de linfoma folicular, menos frequente, fazem os linfomas não Hodgkin de células T mais comuns no Oriente.

A média de idade dos linfomas de células B maduras também varia de acordo com o subtipo. Se considerarmos todos os subtipos, a média de idade de acometimento encontra-se entre a sexta e sétima décadas de vida, porém, para o linfoma de grandes células B do mediastino, é de 35 anos, enquanto o linfoma de Burkitt é o único linfoma de células B maduras mais comum em crianças.

A maioria dos linfomas de células B maduras apresenta predominância pelo sexo masculino (52 a 55%), com alguns subtipos como o linfoma de células do manto apresentando preferência ainda mais marcante (75%), enquanto as mulheres são as mais acometidas pelo linfoma folicular (58%) e pelo linfoma de grandes células do mediastino (66%).

ETIOPATOGENIA

Poucos fatores de risco, como doenças hereditárias, imunossupressores e alguns tipos de vírus, são geralmente aceitos como causadores de linfoma por meio de imunodeficiência grave. Imunodeficiência mais leve e outras alterações do sistema imunológico como consequência de vírus, alergias, doenças autoimunes e raios ultravioleta, por exemplo, mediados por genes que interferem na resposta imunológica, como citocinas e interleucinas, podem levar ao desenvolvimento de linfoma.

GENÉTICA

História familiar de linfoma aumenta o risco da doença com o desenvolvimento de linfoma não Hodgkin, sendo mais frequente se um irmão gêmeo for o acometido. Esses achados podem implicar um componente genético na patogênese do linfoma e há evidências de que antígenos leucocitários humanos possam estar envolvidos. Provavelmente a associação mais consistente surgiu com a análise de 3.600 casos e 4.000 controles em oito estudos de casos controle europeus e norte-americanos de linfoma não Hodgkin (Rothman et al., 2006). A investigação de 12 polimorfismos de nucleotídeos em nove genes de citocinas sugeriu que pessoas homozigotas para o alelo A na citocina TNF-α-308G/A apresentaram risco de 60% maior de desenvolver linfoma difuso de grandes células B do que as pessoas que apresentaram o alelo G. Entretanto, a função exata desses polimorfismos ainda não é completamente conhecida.

IMUNOSSUPRESSÃO PRIMÁRIA OU ADQUIRIDA

Doenças hereditárias raras do sistema imunológico, como ataxia-teleangiectasia, síndrome de Wiskott-Aldrich e hipogamaglobulinemia, variável comum, são exemplos de situações que predispõem a linfomas. Já que alguns parentes que carregam o gene ataxia-teleangiectasia (ATM) não têm maior incidência de linfoma, supõe-se que seja a imunossupressão e não a alteração genética que, neste caso, leva a maior risco de linfoma.

Doenças autoimunes, como artrite reumatoide, síndrome de Sjögren, tireoidite de Hashimoto, lúpus eritematoso sistêmico, psoríase, doença celíaca, dermatite herpetiforme, doença de Crohn e colite ulcerativa, são associadas a linfoma, provavelmente em virtude de agentes imunossupressores como azatioprina, metotrexato e inibidores de TNF-α, como infliximabe e etanercepte. Assim, mais casos de linfoma difuso de grandes células B são observados em portadores de lúpus e artrite reumatoide. Formas importantes de imunossupressão, como a causada pelo vírus HIV e a ocasionada para controle da doença enxerto contra hospedeiro, elevam o risco para linfoma difuso de grandes células B e linfoma de Burkitt.

INFECÇÕES

Agentes infecciosos, comprovadamente, contribuem para o desenvolvimento de vários tipos de linfomas de células B maduras, de células T e de células NK.

EBV

A infecção pelo vírus Epstein-Barr (EBV) é controlada pelos linfócitos T citotóxicos, de modo que indivíduos com imunossupressão primária, adquirida ou iatrogênica, nos quais a resposta de linfócitos T citotóxicos está comprometida, os linfomas associados ao EBV podem ocorrer.

O EBV está presente em 100% dos casos de linfoma de Burkitt endêmico e em 15 a 35% dos casos de Burkitt esporádico e dos casos associados ao HIV e está envolvido na patogênese de vários linfomas de células B, como linfoma plasmablástico e linfoma de grandes células EBV+, que acometem indivíduos imunossuprimidos, como os sob tratamento pós-transplante de medula óssea e idosos. O EBV também está associado a linfoma NK/T extranodal e dois linfomas pediátricos.

HHV-8

O herpes-vírus 8 (HHV-8) está associado com várias doenças linfoproliferativas benignas e malignas. Está presente na variante plasmablástica da doença de Castleman multicêntrica e no raro linfoma primário de efusões.

HIV

O retrovírus da imunodeficiência humana (HIV) eleva o risco de desenvolvimento de linfomas. Isto ocorre devido à imunossupressão ou ativação de células B. Os linfomas não Hodgkin associados ao HIV são agressivos, como os linfomas de Burkitt, difuso de grandes células B, plasmablástico da cavidade oral e de efusões.

HCV

A associação entre o vírus da hepatite C (HCV) e linfomas foi inicialmente suspeita quando alguns pacientes com crioglobulinemia mista, uma doença autoimune com 90% de soropositividade para HCV, desenvolveram linfoma linfoplasmacítico. Estudos epidemiológicos recentes sugerem associação entre HCV e outros tipos de linfomas não Hodgkin. Uma vez que o HCV é um RNA vírus, incapaz de se integrar com o DNA do hospedeiro, o vírus não é diretamente oncogênico e sua associação com linfoma provavelmente se deve a estímulo antigênico.

HTLV-I

Causador da leucemia/linfoma de células T do adulto, já que sua distribuição geográfica coincide com as regiões de maior prevalência do vírus.

BACTÉRIAS

Infecções bacterianas têm sido relacionadas à etiopatogenia de linfomas, particularmente os linfomas extranodais de zona marginal (MALT), em virtude de inflamação e estimulação antigênica crônica. É o que se verifica com o *Helicobacter pylori* com relação à mucosa gástrica, com a *Borrelia burgdorferi* em relação ao linfoma primário cutâneo de zona marginal, com a *Chlamidophila psittaci* em relação ao linfoma de glândulas lacrimais e com *Campylobacter jejuni* em relação ao linfoma MALT intestinal.

DIAGNÓSTICO

HISTOLOGIA E CITOLOGIA

O diagnóstico correto de linfomas exige uma combinação de dados clínicos, morfológicos, imunofenotípicos, genéticos e moleculares.

A análise morfológica inicial é facilitada se houver a retirada do linfonodo inteiro, com sua cápsula íntegra. A fragmentação pode dificultar a análise, como ocorre na biópsia tipo *core* que, além de representar somente uma pequena fração do material, talvez não demonstre infiltração focal que pode acontecer em alguns tipos de linfomas. Assim, biópsias tipo *core* podem ser utilizadas somente em casos em que a exérese do linfonodo é difícil devido às restrições de acesso ou à falta de condições clínicas do paciente. A punção com agulha fina só é válida se o material puder ser analisado em citometria de fluxo e é particularmente útil em casos de linfonodos acometidos em região cervical, a fim de afastar a possibilidade de carcinoma metastático.

Além do método de obtenção do material, o linfonodo a ser retirado deve ser escolhido. Desse modo, os linfonodos inguinais, embora geralmente com acesso mais fácil, por sofrerem infecções frequentes, devem ser evitados por poderem trazer distorções em sua arquitetura pela presença de fibrose. Sempre que possível, deve optar-se pela retirada de linfonodos que apresentem crescimento rápido.

O linfonodo obtido deve ser levado o mais rápido possível ao laboratório de patologia em seu estado fresco. Isto permite que se obtenha material que pode ser utilizado para análise citológica através do *imprint* e, quando disponível, estudos de hibridização por imunofluorescência *in situ* (FISH), coleta de material para estudos genéticos e microbiológicos, além de preparação de material congelado para estudos de DNA e RNA.

Para o diagnóstico correto de neoplasia linfoide, a análise imunofenotípica é hoje essencial. Dispõe-se atualmente de um amplo painel de marcadores imunológicos, embora alguns antígenos ainda permaneçam indetectáveis pelos métodos de preparação do tecido hoje utilizados. Nestas situações, a citometria de fluxo de tecidos sólidos pode ser de grande auxílio, principalmente na detecção de expressão de cadeia leve e imunoglobulina de membrana, além de coexpressão de diferentes antígenos na mesma célula. Painéis de análise imunocitoquímica também devem ser empregados para análise e deve-se ter cautela quanto ao padrão de reatividade dos antígenos (citoplasmático, nuclear ou de membrana), quanto à possibilidade de expressão de antígenos aberrantes e perda de antígenos que frequentemente se associam com infiltração linfomatosa.

TECNOLOGIAS MOLECULARES E CITOGENÉTICAS

Estudos genotípicos têm importância crescente no diagnóstico de linfomas. A identificação de clones de linfócitos é possível porque em seu processo de maturação estas células rearranjam seus genes de imunoglobulinas de cadeia leve (IgL) e pesada (IgH) ou seus genes do receptor de células T. Outros rearranjos genéticos, por exemplo

Tabela III-15 – Imunofenótipo típico de linfomas não Hodgkin de células B.

	CD20	CD10	bcl-6	CD5	CD23	Ciclina D1	bcl-2	Outros
Linfoma folicular	+	+/−	+	−	−/+	−	+/−	MUM1−
Linfoma de pequenos linfócitos/LLC	+	−	−	+	+	−	+	
Linfoma linfoplasmacítico	+	−	−	−	−	−	+	CD25+/− CD11c−
Leucemia pró-linfocítica	+	−/+	−/+	−/+	−	−	+	
Tricoleucemia	+	−	−	−	−	−/+	+/−	DBA44+ TRAP+ CD25+ CD11c+
Linfoma de zona marginal nodal	+	−	−	−	−	−	+	CD11c−/+
Linfoma de zona marginal extranodal	+	−	−	−	−	−	+	CD11c−/+
Linfoma de zona marginal esplênico	+	−	−	−	−	−	+	DBA44−/+ CD25−/+
Linfoma de células do manto	+	−	−	+	−	+	+	MUM1− CD11c−
Linfoma de grandes células tipo centro germinativo	+	+	−	−/+	−/+	−	+/−	MUM1−
Linfoma de grandes células tipo não centro germinativo	+	−	−/+	−/+	−/+	−	+/−	MUM1+
Linfoma de grandes células do mediastino	+	−/+	+	−	+/−	−	+	
Linfoma de Burkitt	+	+	+	−	−	−	−	MUM1−

Tabela III-16 – Imunofenótipo típico de linfomas não Hodgkin de células T.

	CD2	CD3	CD5	CD7	CD4	CD8	TIA1	Granzima	CD56	Outros
Linfoma pró-linfocítico	+	+	+	+	+	–/+	–	–	–	TCRβ+
Leucemia de grandes linfócitos granulares	+	+	+/–	+/–	–	+	+	+	–/+	TCRβ+
Leucemia/linfoma de células T do adulto	+	+/–	+	–	+	–	–	–	–	TCRβ+, CD25+ CD30+/–, EMA–, ALK-1–
Linfoma angioimunoblástico	+	+	+	+	+	–	–	–	–	CXCL13+
Linfoma de células T periférico não especificado	+	+	+	+	+	–	–/+	–	–	CD30+/–, perforina–, CXCL13–
Linfoma anaplásico	+/–	–/+	–/+	+/–	+/–	–	+	+	–	CD25+, CD30+, ALK-1+/–, perforina+
Micose fungoide	+	+	+	+	+	–	–	–	–	TCRβ+, CD30+/–
Linfoma T tipo paniculite subcutânea	+	+	+	+	–	+	+	+	–/+	TCRβ+, perforina+
Linfoma T tipo enteropatia	+	+	–	+	–	–/+	–	–	–/+	TCRβ+, CD30+/–, perforina+
Linfoma hepatoesplênico	+	+	–	+	–	–	+	–	+/–	TCRβ–, CD30–, perforina–
Linfoma extranodal de células NK tipo nasal	+/–	–	–	+/–	–	–	+	+	+	TCRβ–, CD30–/+, perforina+, CD3ε+

translocações, também são acessíveis por meio de estudos de rearranjo de DNA como *Southern blot*, cuja sensibilidade na detecção de células clonais em uma dada população é de 1 a 5%. Essa sensibilidade, porém, pode ser muito melhorada pelo uso da reação em cadeia da polimerase (PCR). Esta técnica permite que pequenas quantidades de DNA possam ser amplificadas *in vitro* graças ao uso de sequências de DNA previamente conhecidas, flanqueando regiões de interesse. Uma vez que esta técnica permite que pequenas quantidades de material sejam empregadas com alta sensibilidade, ela passou a ser utilizada no monitoramento de doença residual mínima.

A descrição de alterações citogenéticas características em certos tipos de linfomas colaborou para o entendimento sobre a biologia das neoplasias linfoides e para a descrição de novas entidades. Entretanto, alterações primárias muitas vezes não podem ser usadas como critério único para a classificação dessas neoplasias pela ausência de melhor definição de algumas mutações e porque algumas translocações cromossômicas podem ser detectadas em diferentes entidades. Como exemplo cita-se a t(14;18) (q32;q21) presente em 85 a 90% dos linfomas foliculares, mas em até 20% dos linfomas difusos de grandes células B.

Mais recentemente, o desenvolvimento de *microarray* de DNA tem permitido melhor caracterização do perfil de transcrição de algumas neoplasias. No caso dos linfomas, a análise do perfil de expressão gênica levou a uma classificação mais precisa de vários subtipos de linfomas e permitiu melhor abordagem no tratamento.

BIBLIOGRAFIA

Farinha P, Gascoyne RD. Helicobacter pylori and Malt lymphoma. Gastroenterology. 2005;(128):1579-605.

Ferreri AJ, Guidoboni M, Ponzoni M, et al. Evidence for na association between Chlamydia psitacci and ocular adnexal lymphomas. J Natl Cancer Inst. 2004;(96):586-94.

Gandhi MK, Khanna R. Viruses and lymphomas. Pathology. 2005;(37): 420-33.

IARC Cancer Base. GLOBOCAN 2002; Cancer incidence, mortality and prevalence worldwide. Lyon: IARC Press; 2004.

Jaffe ES, Harris NL, Stein H, Vardiman JW. World Health Organization Classification of Tumors: Pathology and Genetics of Tumors of Hematopoietic and Lymphoid Tissues. Lyon: IARC Press; 2008.

Jarret RF. Viruses and lymphoma/leukemia. J Pathol. 2006;(208):176-86.

Lecuit M, Abachin E, Martin A, et al. Imunoproliferative small intestinal disease associated with Campylobacter jejuni. NEJM. 2004;(350): 239-48.

Marcus R, Sweetenham JW, Williams ME. Lymphoma: pathology, diagnosis and treatment. Cambridge University Press; 2007.

CAPÍTULO 15
Linfoma de Hodgkin

Mariane Cristina Gennari de Assis

INTRODUÇÃO

O linfoma de Hodgkin (LH) é uma neoplasia que se origina nos linfonodos do sistema linfático. Esse linfoma possui uma característica peculiar, na qual a célula maligna compreende apenas 1 a 5% do total da massa tumoral e o restante é composto por um infiltrado contendo uma mistura polimórfica de células não neoplásicas inflamatórias.

A incidência do LH não tem se modificado nos últimos anos, com relato de 7.500 novos casos por ano nos Estados Unidos. Em relação ao sexo, os homens são ligeiramente mais afetados do que as mulheres, com relação de aproximadamente 1,4:1. Essa doença pode acometer indivíduos em qualquer faixa etária, no entanto é mais comum na idade adulta jovem. Em países economicamente desenvolvidos, há uma distribuição bimodal da idade, com um pico de incidência na terceira década e um pico um pouco menor ocorrendo após os 50 anos de idade. A causa desta doença ainda é desconhecida, mas estudos sorológicos e epidemiológicos sugerem que o vírus Epstein-Barr (EBV) contribua como fator ambiental no surgimento do LH em cerca de 50% dos pacientes.

O LH pode ser diferenciado das outras formas de linfoma, em parte por meio da análise histológica das amostras de tecido que demonstra a presença das células de Reed-Sternberg, assim chamadas em homenagem aos médicos que primeiro as descreveram. A clássica célula de Reed-Sternberg possui citoplasma abundante, apresentando-se com múltiplos núcleos ou duplos, bilobulados, com nucléolo grande e eosinofílico.

Estudos clínicos e biológicos têm mostrado que o LH se divide em duas entidades: predomínio linfocitário nodular (LHPLN) e clássico (LHc). Essas entidades diferem-se no comportamento clínico, na morfologia, no imunofenótipo e na transcrição de imunoglobulina nas células neoplásicas, como também na composição do fundo inflamatório. O LHPLN caracteriza-se por uma proliferação nodular de células linfocíticas e histiocíticas atípicas conhecidas como "células em pipoca", que estão envoltas em um fundo celular de pequenos linfócitos de origem de célula B. Essas células malignas expressam marcadores de células B (CD20, CD45, CD79a). Dentro do LH clássico, quatro subtipos têm sido reconhecidos: esclerose nodular, celularidade mista rica em linfócitos e depleção linfocitária. Estes subtipos caracterizam-se pela presença da clássica célula de Reed-Sternberg que, imunofenotipicamente, expressa CD30 e, na maioria das vezes, CD15, mas diferem na presença de fibrose, composição do fundo inflamatório, número e grau de atipia das células tumorais e frequência da infecção pelo EBV.

DIAGNÓSTICO

SINAIS E SINTOMAS

A doença é notada pelo surgimento de linfoadenopatia indolor palpável, de consistência fibroelástica, que pode acometer a região cervical em 60 a 80% dos casos, região axilar em 6 a 20% e, menos comumente, a área inguinal em torno de 3%. Apesar de indolor, pode ocorrer dor induzida pelo álcool nos sítios da doença nodal, um fenômeno específico do LH. Além da linfoadenopatia, em 40% dos pacientes há sintomas constitucionais (chamados de sintomas B) como perda de peso inexplicada maior que 10% do peso corporal nos últimos seis meses, temperatura axilar superior a 38°C e sudorese noturna. Raramente pacientes apresentam a febre de Pel-Ebstein, que se caracteriza por febre de uma a duas semanas, seguida de um período afebril durante uma a duas semanas. Outros sintomas, como dor torácica, tosse, dispneia ou a combinação desses achados, podem estar presentes devido à grande massa mediastinal ou envolvimento pulmonar. Prurido cutâneo intenso pode estar presente.

EXAMES LABORATORIAIS

Hemograma completo que pode evidenciar anemia, linfopenia, leucocitose, neutrofilia ou eosinofilia; sendo que citopenias são comuns em doença avançada. Níveis elevados de velocidade de hemossedimentação (VHS) têm associação com pior prognóstico. A desidrogenase láctica (DHL) pode estar aumentada, podendo correlacionar-se com grandes massas tumorais. Outros exames necessários incluem análise da função renal, função hepática, enzimas hepáticas (AST, ALT), fosfatase alcalina, sódio, potássio e sorologias (principalmente HIV, porque terapias antirretrovirais concomitantes à quimioterapia podem melhorar o prognóstico da doença em pacientes HIV-positivos).

EXAMES DE IMAGEM

Tomografias computadorizadas de tórax, abdome e pelve são imprescindíveis para o estadiamento da doença. São achados possíveis linfonodomegalia supra e/ou infradiafragmática, hepatomegalia e/ou esplenomegalia, nódulos pulmonares ou infiltrados e efusão pleural ou pericárdica. Massa mediastinal é um achado comum no LH clássico.

A cintilografia com gálio é importante para o diagnóstico e acompanhamento do tratamento.

Tomografia por emissão de pósitron (PET-scan) é utilizada nos pacientes quando os outros exames não forem conclusivos, mas que pode ser considerada exame para estadiamento inicial e principalmente para acompanhamento de massas residuais após tratamento.

Outros exames, como punção lombar e ressonância magnética, podem ser utilizados em casos especiais, como na presença de sintomas neurológicos associados, porém estes são raros.

EXAMES HISTOLÓGICOS

A aspiração por agulha fina (PAAF) pode ser usada como método inicial e sugerir o diagnóstico de LH, mas não é suficiente para subclassificar a doença.

A biópsia excisional do tecido acometido é necessária para avaliar a arquitetura e realizar a classificação histológica.

A biópsia de medula óssea é necessária para o estadiamento da doença e deve ser feita sempre bilateral porque esta pode ser acometida de forma desigual.

Uma vez estabelecido o diagnóstico de LH, avalia-se o estádio da doença, que é importante para determinar o prognóstico e selecionar a melhor proposta terapêutica. O estadiamento do LH é baseado na classificação de Costwolds, que é uma modificação da de Ann Arbor:

Estádio	Definição
I	Limitado a área
II	Envolve duas ou mais áreas do mesmo lado do diafragma
III	Envolve duas ou mais áreas em ambos os lados do diafragma
III-1	Envolve linfonodos da porção superior do abdome, linfonodos hilares, baço
III-2	Envolve linfonodos abdominais inferiores
IV	Doença extralinfática disseminada

A = ausência de sintomas.
B = febre > 38°C, sudorese noturna, emagrecimento > 10% do peso nos últimos seis meses.
X = doença de Bulky (grande massa tumoral), assim considerada quando o diâmetro intratorácico for maior que um terço ou o diâmetro torácico for maior que 35% no nível vertebral de T5-6 ou a dimensão máxima da massa for maior que 10cm.
E = envolvimento de um único sítio extranodal, ou contíguo ou proximal à região nodal comprometida.
S = acometimento de baço.

BIBLIOGRAFIA

Diehl V, Re D, Harris NL, et al. Cancer principles & pratice of oncology. 8th ed. Philadelphia: Lippincott-Raven; 2008. p. 2167-220.

Diehl V, Thomas RK, Re D. Part II: Hodgkin's lymphoma – diagnosis and treatment. Lancet Oncol. 2004;5:19-26.

Sasse S, Engert A. Hodgkin's lymphoma. Lymphoma pathology, Diagnosis and Treatment. 2007;7:89-109.

Stein H, Jafre ES, Harris NL. et al. (eds). World Health Organization Classification of tumours of haematopoietic and lymphoid tissues. Lyon: IARC Press. 2008. p. 321-34.

Stein RS, Morgan DS. Wintrobe's clinical hematology. 11th ed. Philadelphia: Lippincott Williams & Wilkins. 2003. p. 2522-47.

CAPÍTULO 16

Mieloma Múltiplo

Vania Tietsche de Moraes Hungria

Mieloma múltiplo é uma neoplasia de células B diferenciadas, com morfologia de plasmócitos maduros, caracterizada pela produção de imunoglobulinas (Ig) monoclonais.

EPIDEMIOLOGIA E ETIOLOGIA

Mieloma múltiplo é a segunda neoplasia hematológica mais frequente, corresponde a 1% de todas as doenças malignas e 10% das doenças malignas hematológicas, com incidência aproximadamente de 4 por 100.000. Nos Estados Unidos, aproximadamente 19.920 casos novos foram estimados para 2008 e 10.690 morreriam em 2008 com mieloma múltiplo.

A frequência do mieloma múltiplo na população é fortemente influenciada pela idade, raça e acesso a bom atendimento da saúde. A incidência é levemente mais comum em homens do que em mulheres.

Com relação à idade, no período de 1995 a 1999, nos Estados Unidos a idade média ao diagnóstico de mieloma múltiplo era de 71 anos, variando de 66 anos em homens negros a 73 anos em mulheres brancas. Raramente é detectado em idade inferior a 35 anos (0,6% de todos os casos no período). A incidência aumenta com a idade, atingindo 40,3% acima de 80 anos.

A incidência por raça varia de 0,5/100.000 nos asiáticos a 8,2/100.000 em afro-americanos, sugerindo uma diferença significativa entre raças.

Há pouco conhecimento sobre a incidência e os aspectos clínicos do mieloma múltiplo na América Latina. No Brasil, por exemplo, a incidência de mieloma múltiplo é praticamente desconhecida, uma vez que a doença não aparece nas estimativas anuais fornecidas pelo Instituto Nacional de Câncer. Na cidade de São Paulo, a maior do Brasil, a incidência ajustada por idade do mieloma múltiplo entre 1997 e 1999 era de 3,2/100.000 em mulheres e 4,1/100.000 entre homens; no mesmo período, o mieloma múltiplo representou 0,8% de todos os tumores para homens e mulheres. Em São Paulo, as taxas de mortalidade ajustadas por idade para o mieloma múltiplo aumentaram entre 1969 e 1998.

Em estudo recente, Hungria et al. avaliaram o perfil do mieloma múltiplo em 16 instituições brasileiras. Dos 1.112 pacientes avaliados, no período de 1998 a 2004, havia 49,7% mulheres e 50,3% homens, com idade média de 60,5 anos, sendo que a maioria dos pacientes apresentava doença avançada (76,2% em estádio III de Durie e Salmon).

A causa do mieloma múltiplo ainda não é bem estabelecida. Numerosos vírus e outros agentes infecciosos têm sido relacionados à patogênese do mieloma múltiplo, mas os mecanismos ainda não foram elucidados. Vários estudos associam o risco de mieloma à exposição a pesticidas, como, por exemplo, as dioxinas. A taxa de mortalidade por mieloma múltiplo aumentou em países industrializados nas décadas de 1960 e 1970. Dados do *American Cancer Society* mostram aumento de 82% da doença entre 1950 e 1980, período este que coincide com o momento em que vários fatores de risco, como, por exemplo, produtos químicos, foram lançados ao meio ambiente.

É relatada a ocorrência de mieloma múltiplo em grupos familiares de dois ou mais parentes de primeiro grau e em gêmeos idênticos.

FISIOPATOLOGIA

O desenvolvimento do mieloma é um processo com várias etapas. Inclui alterações genéticas que levam ao acúmulo de plasmócitos malignos, o desenvolvimento de mudanças no microambiente da medula óssea que induz crescimento tumoral e falência do sistema imune para controlar a doença.

INSTABILIDADE GENÔMICA

Os aspectos cariotípicos do mieloma múltiplo são mais semelhantes aos dos tumores epiteliais e fase blástica da leucemia mieloide crônica do que dos cariótipos de outros tumores hematológicos. As anormalidades cromossômicas estão presentes em quase todos os mielomas, senão em todos.

As células neoplásicas do mieloma múltiplo apresentam complexa combinação de alterações genéticas e citogenéticas. Podem ser observadas alterações cromossômicas múltiplas, com ganho e perda de vários cromossomos e anormalidades estruturais extraordinariamente complexas, comprometendo muitos cromossomos.

Os ganhos ocorrem em mais de 30% dos casos e geralmente são encontrados no 1q, 3q, 9q, 11q e 15q; sendo que as consequências dessas alterações ainda necessitam ser determinadas. A perda mais frequente é no 13q, sendo que esta perda pode estar relacionada a um gene supressor.

Em 2003, Fonseca et al. mostraram que as diferentes translocações têm várias implicações prognósticas, pacientes com t(4;14)(p16.3;q32) e com t(14;16)(q32;23) apresentam doença muito agressiva e sobrevida curta (sobrevida global média de 24 meses). Já pacientes com t(11;14)(q13;q32) têm prognóstico muito melhor. Esses achados permitem o desenvolvimento de um modelo de classificação citogenética do mieloma múltiplo.

A análise do cariótipo em mieloma múltiplo é dificultada pelo fato de os plasmócitos apresentarem atividade proliferativa tipicamente baixa. Por análise convencional, as alterações cariotípicas são detectadas em frequência baixa, pois as metáfases são obtidas em torno de 20% dos casos.

A complexidade cariotípica aumenta durante a progressão do tumor, embora não seja bem documentada. É importante entender como o cariótipo se correlaciona com a agressividade da doença, pois a detecção de cariótipos anormais está associada ao aumento do índice de marcação dos plasmócitos e pior prognóstico. Hipodiploidia está associada com pior prognóstico do que a hiperdiploidia.

INTERLEUCINA-6 E MICROAMBIENTE DA MEDULA ÓSSEA

A patogênese de muitos tumores inclui interações complexas mútuas que envolvem as células tumorais e várias células do estroma.

Kawano et al. relataram que o crescimento de células do mieloma poderia ser estimulado por interleucina-6 (IL-6). As análises revelaram que as células tumorais produziram IL-6 e expressaram receptores da IL-6. Alta produção de IL-6 e níveis elevados de IL-6 no soro foram detectados predominantemente em pacientes com doença avançada. A proliferação de células do mieloma poderia ser inibida por anticorpos monoclonais específicos para IL-6. Outras citocinas, como IL-1 ou IL-3, poderiam estar envolvidas com as células do mieloma, por estimularem a produção de IL-6. Em mieloma múltiplo, a IL-1β pode justificar maior reabsorção óssea. O fator de crescimento de colônias de granulócitos e monócitos (GM-CSF), que é produzido pelas células do estroma da medula óssea, pode estimular a proliferação das células do mieloma. A IL-4 pode inibir o crescimento das células do mieloma $in\ vitro$ em 50% dos pacientes. Os altos níveis plasmáticos de IL-2 e a alta produção $in\ vitro$ têm sido detectados em pacientes com baixo índice de proliferação celular. Experimentos $in\ vitro$ indicam que a IL-2 pode induzir a morte das células do mieloma, por estímulo dos linfócitos T autólogos citotóxicos. Pode-se supor que esses e talvez outras citocinas possam cooperar com os efeitos de estímulo ou inibição, que são responsáveis pelo crescimento das células tumorais e pelos sintomas clínicos associados com a doença.

A proliferação e a sobrevida das células do mieloma são dependentes do microambiente. A IL-6 é conhecida por sua capacidade de estimular o crescimento e evitar a apoptose. A angiogênese, estimulada por fatores de crescimento do endotélio vascular, também tem papel importante na patogênese do mieloma múltiplo. O conhecimento desses fatores tem sido importante para o desenvolvimento de novas estratégias terapêuticas.

ASPECTOS IMUNOFENOTÍPICOS DA CÉLULA DO MIELOMA

Apesar da origem linfoide B, as células do mieloma mostram pouca reação na maioria dos marcadores clássicos pan-B. A minoria dos pacientes com mieloma múltiplo (< 15%) apresenta na superfície moléculas como CD19, CD20 ou CD22. A maioria dos casos são $CD45^-$ ou $CD45^{+fraco}$ e expressam o $CD38^+$, $CD79a^+$, $CD56^{forte}$. Apesar de aproximadamente 80% dos plasmócitos do mieloma múltiplo serem $CD19^-$ e $CD56^+$, cerca de 20% dos casos são $CD19^-$, $CD56^-$ e possuem cIg monoclonal.

As moléculas de adesão têm papel importante nos processos de migração e localização das células. A molécula de adesão CD138 (sindecan-1) é encontrada na maioria dos casos, sendo importante para a ancoragem dos plasmócitos na medula óssea.

ASPECTOS CLÍNICOS

Anemia, fadiga e dores ósseas constituem a tríade que sugere o diagnóstico de mieloma múltiplo, embora outros achados sugiram também a doença, como fraturas patológicas, hipercalcemia, insuficiência renal, hiperglobulinemia e proteinúria de Bence Jones.

DOR ÓSSEA

Dor óssea é o sintoma mais frequente, ocorre em 50 a 90% dos pacientes, geralmente localizada nas costas e tórax e, com menos frequência, nos membros. A dor é induzida pelo movimento. Dores persistentes podem indicar fratura ou compressão de raiz nervosa. A dor é devido à proliferação das células do mieloma que produzem fatores ativadores do osteoclasto, causando aumento da atividade osteoclástica, levando à intensa reabsorção óssea, com perda óssea difusa, lesões líticas e fraturas. O principal local de acometimento é o esqueleto axial. Pode haver redução da altura do paciente de até vários centímetros devido ao colapso vertebral. A compressão da medula espinhal ocorre em até 10% dos pacientes.

ANEMIA

A anemia ocorre em 60% dos pacientes ao diagnóstico, é uma característica típica do mieloma e tem como causa, além do deslocamento físico dos precursores de eritrócitos da medula óssea, a inibição específica da eritropoese pelas citocinas do microambiente. O comprometimento renal é mais um fator que pode contribuir para a anemia.

DOENÇA RENAL

Comprometimento renal em mieloma múltiplo é comum, e sua incidência relatada é de 20 a 60% ao diagnóstico. A alteração renal ocorre devido às cadeias leves monoclonais filtradas, que se precipitam e provocam disfunção tubular, formando cilindros intratubulares com consequente obstrução destes. Hipercalcemia, desidratação e infecção são os fatores mais importantes que precipitam em 50 a 95% a insuficiência renal. Outro fator que pode contribuir é o uso de drogas anti-inflamatórias não esteroides, frequentemente utilizadas para a dor. Ocorre amiloidose em 10 a 15% dos pacientes, podendo produzir síndrome nefrótica e/ou insuficiência renal.

DOENÇA NEUROLÓGICA

A radiculopatia, que constitui a complicação neurológica mais frequente, compromete geralmente a coluna torácica, lombar e sacral, e resulta da compressão da raiz nervosa decorrente do colapso da vértebra ou por plasmocitoma extramedular, causando dores intensas, com possibilidade de parestesia ou até plegia. A polineuropatia periférica é rara no mieloma múltiplo e ocorre por depósito de amiloide, mas também na síndrome de POEMS (polineuropatia, organomegalia, endocrinopatia, gamopatia monoclonal e alterações da pele).

INFECÇÃO

Infecção é importante causa de morbidade e mortalidade em pacientes com mieloma, ao diagnóstico e durante a evolução. Cerca de 25% dos pacientes morrem de infecção nos primeiros seis meses após o diagnóstico. A incidência de infecções em pacientes com mieloma múltiplo é 15 vezes maior do que em indivíduos normais. Os patógenos mais comuns são o *Streptococcus pneumoniae* e o *Haemophilus influenzae*; entretanto, na atualidade, os micro-organismos gram-negativos são responsáveis por mais de 50% das infecções. A propensão à infecção resulta do comprometimento da resposta humoral, deficiência de imunoglobulinas normais e neutropenia.

HIPERCALCEMIA

Entre 20 e 30% dos pacientes apresentam hipercalcemia ao diagnóstico. Os sintomas são polidipsia, náuseas, irritabilidade, confusão mental e pré-coma.

HIPERVISCOSIDADE

A síndrome da hiperviscosidade ocorre em 6% dos pacientes. Os sinais mais frequentes são decorrentes de alterações da coagulação, principalmente sangramentos de mucosa. Alterações neurológicas como cefaleia, tonturas e coma são comuns. Sintomas de insuficiência cardíaca podem manifestar-se.

DIAGNÓSTICO LABORATORIAL

A anemia normocítica normocrômica é o achado mais frequente em pacientes com mieloma múltiplo, ocorrendo em dois terços dos pacientes ao diagnóstico.

A maioria dos pacientes apresenta produção de imunoglobulina monoclonal, sendo a mais frequente a IgG, em 60% dos casos, IgA em 20%, cadeia leve em 17%, IgD, IgE, biclonal e não secretor são raras.

A eletroforese de proteínas é um estudo fundamental. É necessário utilizar um método sensível, rápido e barato para detectar a presença de uma proteína monoclonal no soro ou na urina. É preferível utilizar a eletroforese em agarose que a eletroforese em acetato de celulose, pois a primeira é mais sensível.

A imunofixação ou imunoeletroforese de proteínas deve ser realizada só após ter localizado uma banda ou pico monoclonal na eletroforese, com o propósito de confirmar a presença da proteína monoclonal e de determinar as cadeias pesadas e leves das imunoglobulinas envolvidas. A imunofixação da urina detecta proteína monoclonal em 75% dos pacientes. A relação k/l é de 2:1 em 98% dos pacientes com mieloma múltiplo.

Para quantificação das imunoglobulinas, o melhor método é a nefelometria. A quantificação das imunoglobulinas é mais útil do que a eletroforese de proteínas para detecção de hipogamaglobulinemia.

Há testes nefelométricos sensíveis que são específicos para cadeias leves livres *kappa* e *lambda*, mas que não reconhecem as cadeias leves ligadas à cadeia pesada das imunoglobulinas. A detecção de cadeias leves livres no soro complementa a imunofixação e permite a quantificação de cadeias leves livres em pacientes com enfermidades de cadeias leves, nos quais não se detectou componente monoclonal no soro ou na urina.

O aspirado da medula óssea dos pacientes com mieloma múltiplo mostra aumento dos plasmócitos, que constituem 10% ou mais das células nucleadas. O comprometimento da medula óssea pode ser mais focal do que difuso, sendo necessário muitas vezes repetir o exame com punções em diferentes locais, para se estabelecer o diagnóstico.

DIAGNÓSTICO POR IMAGEM

Os estudos radiográficos convencionais continuam sendo universalmente utilizados na avaliação inicial de pacientes com mieloma múltiplo. As radiografias mostram alterações ósseas, que consistem em lesões líticas em saca-bocado, osteoporose ou fraturas em 75% dos pacientes. Os locais mais frequentes de comprometimento são vértebras, crânio, arcos costais, pelve e porção proximal do úmero e do fêmur.

A cintilografia óssea com tecnécio-99m, em geral altamente sensível na detecção de metástases ósseas de câncer de mama e próstata, não apresenta a mesma sensibilidade em mieloma. Estudos comparativos têm demonstrado que as radiografias convencionais detectam mais lesões líticas (sensibilidade de 74 a 82%) do que a cintilografia óssea (sensibilidade 37 a 60%).

A ressonância magnética melhorou significativamente a avaliação de pacientes com mieloma. Além de ser útil na investigação de pacientes que apresentam dores ósseas, mas não alterações à radiografia convencional, permite avaliar a extensão da infiltração da medula óssea, auxiliando na avaliação da resposta ao tratamento.

A tomografia computadorizada é altamente sensível para identificar lesões líticas do esqueleto, mesmo antes de serem visíveis à radiografia. Entretanto, não é usada de rotina devido à superioridade da ressonância magnética, além do fato de não alterar o estadiamento ou decisões terapêuticas quando utilizada além da radiografia.

CRITÉRIOS DIAGNÓSTICOS

Os critérios mínimos para o diagnóstico de mieloma múltiplo consistem em medula óssea com mais de 10% de plasmócitos ou plasmocitoma, e pelo menos um dos seguintes achados: 1. proteína monoclonal no soro (geralmente maior que 3g/dL); 2. proteína monoclonal na urina; e 3. lesões ósseas líticas. Esses achados não podem estar associados a carcinoma metastático, doença do tecido conjuntivo, infecção crônica ou linfoma.

TRATAMENTO

Não são todos os pacientes que preencherem os critérios mínimos para o diagnóstico de mieloma múltiplo que deverão iniciar o tratamento imediatamente, é preciso considerar seus sintomas, os achados físicos e laboratoriais. Não há nenhuma evidência de que pacientes com diagnóstico de mieloma múltiplo assintomático (indolente) tratados ao diagnóstico apresentem maior sobrevida quando comparados àqueles que receberam tratamento ao iniciarem os sintomas. A terapia deve ser instituída quando houver anemia significativa, hipercalcemia ou insuficiência renal, ocorrência de lesões ósseas líticas e achado de plasmocitomas extramedulares.

Mieloma múltiplo ainda é considerado uma doença incurável, apesar do progresso no conhecimento da patogênese que auxiliou no desenvolvimento de novos agentes dirigidos ao alvo com potente atividade antimieloma, como as drogas imunomoduladoras e os inibidores de proteassomo. Esses agentes levam a uma melhora substancial no tratamento dos pacientes com mieloma e também aumentam a sobrevida. Entretanto, muitas questões ainda precisam ser respondidas como: Qual é o melhor tratamento de primeira linha para os pacientes com mieloma múltiplo? Qual é a melhor combinação para os pacientes com doença recidivada/refratária? Qual é o papel do transplante autólogo na era dos novos agentes antimieloma?

Para estabelecer a estratégia terapêutica é importante considerar idade, *performance status* e presença de comorbidades. Para os pacientes com boas condições clínicas, ainda devem ser propostas altas doses de quimioterapia.

ALTAS DOSES DE QUIMIOTERAPIA

Na década de 1990, estudos clínicos randomizados demonstraram que o transplante autólogo aumenta a sobrevida dos pacientes com mieloma múltiplo, comparado à quimioterapia em dose convencional, e foi incorporado dentro da estratégia de tratamento ao diagnóstico ou na recidiva da doença.

Se o paciente é considerado elegível para o transplante autólogo da medula óssea, é importante evitar o melfalano no início do tratamento, pois pode impedir a mobilização adequada das células-tronco hematopoéticas.

O uso de agentes alquilantes em altas doses é seguido de resgate com células precursoras da hemopoese. Esse resgate pode ser sob forma de transplante autólogo ou alogênico. O benefício dessa estratégia terapêutica é que, com a administração de quimioterapia em altas doses, pode-se obter maior eliminação das células do mieloma e, dessa forma, atingir a remissão na maioria dos pacientes.

As células progenitoras do sangue periférico são preferíveis ao transplante de medula óssea, visto que o enxerto é mais rápido e há menos contaminação de células infundidas com células tumorais.

Esses pacientes são tratados com aproximadamente quatro ciclos de terapia de indução antes da coleta das células-tronco.

Por muitos anos, o tratamento inicial era realizado com esquema por via endovenosa (EV) de vincristina, doxorrubicina e dexametasona (VAD), que hoje está sendo abandonado como terapia de indução. Nos últimos 10 anos, os regimes de primeira linha mudaram dramaticamente com a chegada dos novos agentes, tais como talidomida, bortezomibe e lenalidomida. Novos esquemas de indução não só controlam a doença e seus sintomas na preparação para o transplante, mas também oferecem altas taxas de resposta completa e resposta parcial muito boa, com níveis semelhantes aos previamente atingidos somente com altas doses de melfalano.

Atualmente, a talidomida, associada à dexametasona (Tal/Dexa), é o esquema mais utilizado em pacientes candidatos ao transplante autólogo de medula óssea. A taxa de resposta objetiva com Tal/Dexa como regime de indução é de 65 a 70%. Cavo et al. demonstraram que as taxas de resposta com o VAD foram significativamente inferiores àquelas com Tal/Dexa, 76% *versus* 52%, respectivamente.

Quando a talidomida foi incorporada ao tratamento com transplante autólogo, as taxas de resposta completa foram mais altas (62% *versus* 43%) e a sobrevida livre de eventos aumentou (56% *versus* 44%) quando comparada à terapia com altas doses sem talidomida. Entretanto, a sobrevida global aos 5 anos foi similar nos dois grupos. No grupo da talidomida, foram maiores as taxas de tromboembolismo (30% *versus* 17%) e neuropatia periférica (27% *versus* 17%).

A eficácia e a segurança da terapia de indução precisam ser melhoradas. Com o uso de bortezomibe as taxas de respostas variam de 70 a 90% quando associado a dexametasona ou bortezomibe, talidomida e dexametasona. Os eventos adversos grau 2 ou acima mais comuns em um estudo foram neuropatia (31%), constipação (28%) e fadiga (25%). Os esquemas baseados em bortezomibe podem ser de grande benefício para pacientes com insuficiência renal e alterações citogenéticas desfavoráveis.

A lenalidomida associada à dexametasona (Len/Dexa) apresenta taxas de resposta acima dos 80%, com toxicidade mais baixa do que as observadas com Tal/Dexa. Atualmente, dois grandes estudos de fase III estão em andamento, comparando Tal/Dexa e Len/Dexa como terapia de indução, e é provável que este regime oral deva ser uma alternativa mais segura e eficaz do que a Tal/Dexa como terapia inicial.

A meta principal da terapia de indução é reduzir a carga tumoral antes do procedimento. A seguir, administra-se ciclofosfamida em altas doses, seguida do fator estimulante das colônias dos granulócitos, e procede-se à coleta das células-tronco periféricas. Pode-se efetuar, a seguir, o transplante; o paciente receberá melfalano em altas doses ($200mg/m^2$ é uma dose bem tolerada), ou um esquema semelhante de condicionamento, seguido da infusão das células precursoras do sangue periférico.

A seguir, administra-se ciclofosfamida em altas doses, seguida do fator estimulante das colônias dos granulócitos, e procede-se à coleta das células primordiais periféricas. Pode-se efetuar, a seguir, o transplante; o paciente recebe melfalano em altas doses ($200mg/m^2$ é uma dose bem tolerada), ou um esquema semelhante de condicionamento, seguido da infusão das células precursoras do sangue periférico.

Com o transplante autólogo, a taxa de resposta varia de 70 a 90%, com sobrevida média de 4 a 5 anos. A superioridade desses resultados observados comparados à quimioterapia convencional foi difícil de ser avaliada, devido à seleção dos pacientes para o transplante, com relação à idade, *performance status* e função renal. Para melhor avaliação desses resultados, foram necessários estudos prospectivos randomizados, para comparar a quimioterapia convencional com a quimioterapia em altas doses. Em 1990, o *Intergroupe Français du Myélome* iniciou estudo que comparou dois grupos de pacientes, um grupo tratado com quimioterapia em altas doses, com transplante autólogo de células precursoras da hemopoese, e o outro grupo com quimioterapia convencional, e demonstrou que a taxa de resposta (81% *versus* 57%), resposta completa (22% *versus* 5%), sobrevida livre de doença aos 5 anos (28% *versus* 10%) e sobrevida global (52% *versus* 12%) foi favorável ao grupo tratado com transplante. Entretanto, apesar de os resultados dos estudos mostrarem aumento da sobrevida com transplante autólogo, a curva de sobrevida não atinge platô, demonstrando que esse procedimento não tem potencial de cura.

O grupo de Arkansas mostrou que é possível executar dois transplantes consecutivos. Em sua primeira publicação, mostrou que a taxa de resposta após o primeiro transplante aumentou de 26% para 43% após o segundo transplante, com sobrevida média global e livre de evento de 68 e 43 meses, respectivamente. Em 1994, o *Intergroupe Français du Myélome* iniciou estudo randomizado para comparar 1 *versus* 2 transplantes, e não demonstrou diferença na taxa de remissão completa entre os dois grupos, mas houve diferença na sobrevida média global (50% *versus* 58%) e livre de evento (31% *versus* 37%) a favor do duplo transplante. Este estudo mostrou que o benefício do segundo transplante foi restrito aos pacientes que obtiveram resposta completa ou uma boa resposta parcial (> 90%). Outros estudos não demonstraram diferenças nos resultados comparando um único e o duplo transplante.

Os estudos com transplante alogênico mostram que 33 a 58% dos pacientes atingem remissão completa e que 30 a 50% desses apresentam sobrevida livre de doença de 3 a 6 anos após o transplante. A taxa de mortalidade relacionada ao transplante é de 9 a 56%, variando conforme os critérios de seleção para o procedimento. Mesmo em centros com grande experiência, a mortalidade inicial é no mínimo de 20%. Em estudo comparando os resultados de transplante autólogo e alogênico, a taxa de mortalidade relacionada ao transplante foi de 13% *versus* 41%, respectivamente; entretanto, os pacientes submetidos ao transplante alogênico que sobreviveram além de um ano tiveram sobrevida livre de progressão de doença significativamente melhor do que os submetidos a transplante autólogo.

O número de candidatos ao transplante alogênico é pequeno, e 90 a 95% dos pacientes com mieloma múltiplo não podem receber transplante alogênico devido a sua idade, falta de irmão doador HLA-compatível e função renal, pulmonar ou cardíaca inadequada. Os argumentos favoráveis ao transplante alogênico são o potencial de erradicação da doença, por não reinfundir células malignas do mieloma durante o transplante e o efeito do enxerto *versus* mieloma.

Os argumentos a favor do transplante autólogo, para portadores de mieloma múltiplo, são a baixa taxa de mortalidade relacionada ao transplante, podendo incluir pacientes acima de 55 anos e, talvez com o duplo transplante, a possibilidade de erradicação da doença.

O uso de esquemas de condicionamento não mieloablativos é uma alternativa (minitransplante alogênico) para pacientes com prognóstico desfavorável ou que recidivam após o transplante autólogo. O objetivo desse procedimento é conseguir o efeito enxerto *versus* mieloma com menor toxicidade do que com o transplante alogênico. No estudo do grupo de Seattle com altas doses de melfalano (200mg/m^2) e transplante autólogo, seguido de condicionamento com baixas doses de radiação corporal total e transplante alogênico, os resultados preliminares demonstraram taxa de remissão completa de 60%, mortalidade relacionada ao transplante de 6% e sobrevida livre de progressão aos 13 meses de 83%.

É importante ressaltar que os resultados desses estudos com transplante são anteriores à incorporação das novas drogas. Acreditamos que, com a incorporação dos novos agentes ao transplante, estes resultados possam melhorar.

PRIMEIRA LINHA PARA PACIENTES IDOSOS

Os pacientes que não são candidatos às altas doses de quimioterapia seguidas de transplante autólogo de células-tronco hematopoéticas devem receber combinações com o melfalano, que, desde a sua introdução em 1962, é o agente quimioterápico mais utilizado para o tratamento de mieloma múltiplo. Quando associado à prednisona, atinge respostas objetivas em 50 a 60% dos pacientes. O melfalano pode ser administrado diariamente, em uma dose de 10mg/m^2, e prednisona 1mg/kg/dia durante quatro dias, ambos por via oral, e repetir a cada 4 a 6 semanas, em geral por 6 ciclos ou até que a doença atinja platô. O principal objetivo nesses casos é atingir resposta com mínima toxicidade.

Devido às falhas ao tratamento com melfalano e prednisona (MP), vários esquemas quimioterápicos têm sido utilizados. Entre esses, um dos melhores protocolos é o M2, que inclui vincristina, carmustina, melfalano, ciclofosfamida e prednisona (VBMCP). Em estudo do *Eastern Cooperative Oncology Group* (ECOG), a resposta objetiva foi de 72% para VBMCP e 51% para MP, mas a sobrevida média dos dois grupos não foi diferente.

A associação dos quimioterápicos vincristina 0,4mg/dia e adriblastina 9mg/m^2/dia, em infusão contínua durante 96h, e dexametasona 40mg nos dias 1-4, 9-12 e 17-20 (VAD) foi introduzida em 1984 e tem sido utilizada como alternativa terapêutica. Embora não produza uma resposta global melhor que o esquema MP, essa combinação apresenta a vantagem de atingir boas respostas, sem prejudicar as células precursoras da medula óssea.

Em uma meta-análise de 18 estudos publicados, não foi possível demonstrar nenhuma diferença da eficácia do esquema MP e outras combinações quimioterápicas.

O estudo randomizado do grupo italiano, que incluiu 331 pacientes acima de 60 anos, com MM recém-diagnosticados que receberam melfalano, prednisona e talidomida (MPT) ou melfalano e prednisona (MP), mostrou que os pacientes que receberam o esquema MPT atingiram taxas de resposta de 76% (15,5% de resposta completa) *versus* 47,6% do MP (2,4% de resposta completa). A sobrevida livre de eventos (SLE) em 2 anos com o MPT foi de 54% e do MP de 27% (p = 0,0006). Porém, a sobrevida global (SG) em 3 anos com o MPT foi de 80% e com o MP, 64% (p = 0,19). A toxicidade graus 3 e 4 no grupo MPT foi significativamente maior do que no grupo tratado com MP (48% e 25%, respectivamente, p = 0,0002), sendo os efeitos colaterais mais graves nos pacientes que receberam MPT: tromboembolismo, infecções e neuropatia periférica. Apesar do aumento da taxa de resposta e elevação da SLE, o esquema MPT apresenta maior incidência de efeitos adversos graves, sem aumento da SG.

O estudo randomizado fase III (VISTA), que comparou melfalano, prednisona e bortezomibe ao melfalano e prednisona, mostrou que os resultados do braço que recebeu bortezomibe foram superiores quanto ao tempo de progressão, sobrevida livre de progressão, sobrevida global, tempo para o próximo tratamento e taxa de resposta completa. As respostas foram mais rápidas para os pacientes que receberam bortezomibe. Com um acompanhamento mediano de 26 meses, a análise da sobrevida global aos 3 anos foi de 72% para o braço que recebeu bortezomibe e de 45% para que não receberam, apesar de os pacientes que receberam melfalano e progrediram tenham recebido bortezomibe na progressão. A frequência de eventos adversos foi maior no braço que recebeu bortezomibe (46% *versus* 36%). Não houve diferença quanto à toxicidade hematológica e os eventos mais frequentes foram gastrointestinais (20% *versus* 6%) e neuropatia periférica (13% *versus* 0%).

Com relação à lenalidomida, está em andamento estudo realizado pelo *European Myeloma Network*, que compara o esquema melfalano e prednisona ao mesmo esquema associado à lenalidomida, com ou sem lenalidomida de manutenção. O *Eastern Cooperative Oncology Group* está realizando estudo que compara melfalano, prednisona e talidomida ao esquema melfalano, prednisona e lenalidomida.

MANUTENÇÃO

Para tentar aumentar o tempo de duração da remissão e evitar a recidiva, há muitos estudos pesquisando várias drogas como tratamento de manutenção, dentre estas, o interferon alfa, prednisona, dexametasona e talidomida.

Os resultados recentes não mostraram benefício com o uso de interferon como terapia de manutenção.

Há vários estudos com talidomida em andamento. O resultado do estudo francês (IFM 99-02) mostra aumento da sobrevida livre de evento e sobrevida global com o tratamento de manutenção com talidomida, mas apenas para os subgrupos de pacientes que não obtiveram resposta completa ou uma resposta parcial muito boa após o duplo transplante.

TRATAMENTO NA RECIDIVA

O tratamento da doença recidivada depende de vários fatores: do tratamento realizado como primeira linha, se transplante autólogo de medula óssea ou não; da resposta e sua duração, se a recidiva ocorreu com ou sem tratamento de manutenção; do *performance status* do paciente, e da reserva medular. Na maioria dos casos, o objetivo terapêutico será controlar a doença, melhorar os sintomas e a qualidade de vida.

As opções de tratamento na recidiva são: repetir a terapia inicial, altas doses de quimioterapia, VAD (vincristina, doxorrubicina, dexametasona) ou esquemas similares, MP (melfalano e prednisona), VBMCP (vincristina, carmustina, melfalano, ciclofosfamida e prednisona), ou esquemas similares, altas doses de dexametasona, talidomida, como monoterapia ou associada a outras drogas, bortezomibe, como monoterapia ou associado a outras drogas, lenalidomida, como monoterapia ou associada a outras drogas.

Talidomida na recidiva: vários estudos têm demonstrado que a talidomida produz taxas de resposta em aproximadamente 25 a 35% dos pacientes com mieloma múltiplo recidivado e refratário. O tempo médio para se obter a resposta é de 1 a 2 meses. A duração média da resposta é de aproximadamente 12 meses. A dose ótima da talidomida não está estabelecida, mas é geralmente utilizada na dose de 200mg/dia. A dose da talidomida deve ser individualizada e, após a resposta ter sido atingida, deve ser ajustada para a menor dose que possa alcançar e manter uma resposta, para minimizar a toxicidade a longo prazo.

A taxa de resposta, quando a talidomida foi usada com corticosteroides, aumentou para aproximadamente 50%.

A combinação de talidomida, dexametasona e ciclofosfamida (CTD) pode aumentar a taxa de resposta para 65%. Várias outras combinações quimioterápicas contendo a talidomida estão sendo estudadas, incluindo dexametasona, talidomida, cisplatina, doxorrubicina, ciclofosfamida e etopósido (DT-PACE), claritromicina, talidomida em dose baixa e dexametasona (BLT-D), e melfalano, talidomida e dexametasona (MTD).

Os efeitos colaterais mais frequentes da talidomida são: sonolência, fadiga, constipação e exantema, mas geralmente melhoram com a redução da dose. A neuropatia periférica ocorre com o uso a longo prazo e frequentemente necessita da descontinuação da terapia ou redução da dose. A incidência da trombose de veia profunda é de apenas 1 a 3% em pacientes que recebem a talidomida como monoterapia, mas aumenta para 10 a 15% nos pacientes que a recebem em combinação com a dexametasona e para aproximadamente 25% nos pacientes que recebem a droga em combinação com outros agentes quimioterápicos citotóxicos, especialmente a doxorrubicina. É necessária a profilaxia para trombose venosa profunda. Outros efeitos adversos incluem: edema, bradicardia, neutropenia, impotência e hipotireoidismo.

Bortezomibe na recidiva: o bortezomibe foi o primeiro inibidor do proteassomo a ser testado em estudos clínicos. O estudo multicêntrico fase II (SUMMIT), para pacientes com mieloma múltiplo recidivado, dos 193 pacientes que foram avaliados, 92% tinham recebido três ou mais das principais classes de drogas antimieloma e, em 91%, a doença tinha sido refratária ao último tratamento. A taxa de resposta completa e parcial com bortezomibe foi de 27%, sendo que 10% dos pacientes atingiram resposta completa ou próximo dessa. A duração média da resposta foi de 12 meses e as respostas foram associadas à melhora da citopenia, função renal e qualidade de vida.

O estudo APEX, realizado em 95 centros, foi um estudo fase III, randomizado, comparando bortezomibe com dexametasona. Foram incluídos 669 pacientes com mieloma múltiplo recidivado após 1 a 3 linhas de terapia. Este estudo mostrou que o bortezomibe é mais eficaz do que as altas doses de dexametasona, demonstrado pelo aumento significativo da taxa de resposta (43% *versus* 18%), tempo médio para progressão da doença (6,2 *versus* 3,4 meses) e taxa de sobrevida de um ano (80% *versus* 67%, respectivamente). O tempo para início da resposta é frequentemente muito rápido, após um a dois ciclos.

Outros estudos, incluindo pacientes com mieloma recidivado, associando o bortezomibe com melfalano ou doxorrubicina lipossomal ou ciclofosfamida e dexametasona, demonstraram taxas de resposta de 50 a 76%.

A associação de bortezomibe e talidomida também tem sido testada. Em uma série de 56 pacientes com mieloma múltiplo refratário, a taxa de resposta global foi de 70%, com 22% de resposta completa e próximo dessa, sem aumentar a toxicidade com relação a neuropatia e mielossupressão.

Os efeitos colaterais mais frequentes do bortezomibe foram os sintomas gastrointestinais, fadiga e anorexia, na maioria das vezes graus 1 e 2. A plaquetopenia graus 3 e 4, devido ao bloqueio reversível na liberação das plaquetas pelos megacariócitos, foi encontrada em 30% dos casos, enquanto a anemia e a neutropenia foram raras (< 10%). O efeito colateral mais incômodo é a neuropatia periférica sensitiva e dor neuropática (37%, com 9% grau 3), embora este efeito possa ser resolvido ou melhorado em dois terços dos pacientes após completar ou descontinuar a terapia. É importante a atenção aos sintomas de neuropatia, pois a redução da dose, de acordo com as recomendações estabelecidas, ajuda a evitar a piora dos sintomas e a necessidade de interromper o tratamento.

Em pacientes recidivados que usaram lenalidomida e receberam vários esquemas de tratamento, a taxa de resposta foi de 29%, quando essa foi utilizada como monoterapia. Em estudos fase III, que incluíram no total 700 pacientes, comparando lenalidomida associada à dexametasona *versus* dexametasona e placebo, as taxas de respostas foram maiores no braço que recebeu lenalidomida (59,1% *versus* 23,9% em um estudo e 59,4% *versus* 21,1% em outro).

Há diversos estudos em andamento em associação das novas drogas, com ou sem outros quimioterápicos, tendo resultados promissores.

TRATAMENTO DE SUPORTE

Bisfosfonatos – pertencem a uma classe de drogas que inibe a atividade osteoclástica, diminuindo a reabsorção óssea, reduzindo as complicações ósseas, além de corrigir com eficácia a hipercalcemia. Alguns estudos pré-clínicos têm demonstrado atividade antitumoral dos bisfosfonatos. O ácido zoledrônico e o pamidronato são os bisfosfonatos que têm sido mais utilizados em mieloma múltiplo.

Eritropoetina – vários estudos demonstraram que a eritropoetina recombinante humana melhora ou normaliza a anemia associada ao mieloma na maioria dos pacientes. Deve ser considerada sua utilização dentro do esquema terapêutico.

Antibioticoterapia – devido à alta frequência de infecções em pacientes com mieloma, o uso de antibióticos deve ser imediatamente instituído se houver suspeita de infecção ativa. O uso de antibióticos profiláticos é controverso.

Plasmaférese – indicada em pacientes com síndrome de hiperviscosidade (sangramento oronasal, borramento visual ou insuficiência cardíaca).

PROGNÓSTICO

A sobrevida de paciente com mieloma múltiplo varia de poucos meses a mais de 10 anos. Esta heterogeneidade está relacionada às características do próprio mieloma e do hospedeiro. A identificação de fatores que influenciam o prognóstico é muito importante para predizer o resultado, auxiliar na escolha do tratamento e estratificar adequadamente os pacientes em estudos clínicos.

O estadiamento desenvolvido por Durie e Salmon, em 1975, ainda é o método padrão para a identificação do risco. Combinando cinco fatores (calcemia, nível de hemoglobina, concentração de proteína monoclonal sérica, proteinúria e lesões ósseas), o mieloma é dividido em três grupos que correlacionam com a sobrevida: estádio I (maior que 61 meses), II (50 meses) e III (26 meses). Inclui avaliação da função renal se creatinina inferior a 2mg/dL subdividido como A, e valores elevados, como B. Muitos estudos validaram os dados deste sistema de estadiamento.

O nível de β_2-microglobulina constitui o fator prognóstico isolado mais importante no mieloma múltiplo previamente não tratado. Em 147 pacientes tratados com quimioterapia convencional, os pacientes com β_2-microglobulina abaixo de 6mg/dL apresentaram taxa de sobrevida aos 5 anos de 53%, enquanto a taxa dos que apresentaram valores elevados foi de 18%.

Recentemente, um painel internacional de investigadores apresentou o Sistema de Estadiamento Internacional (*International Staging System* – ISS) para o mieloma múltiplo, uma escala de prognóstico que leva em conta a β_2-microglobulina sérica e a albumina como fatores significativos em análise multivariada, classificando então os pacientes em três grupos de risco: estádio I: $\beta_2 M < 3,5mg/L$ e albumina $\geq 3,5g/dL$; estádio II: $\beta_2 M < 3,5mg/L$ e albumina $< 3,5g/dL$ ou $\beta_2 \geq 3,5$-$< 5,5mg/L$; estádio III: $\beta_2 \geq 5,5mg/L$. Comparado com o sistema de estadiamento de Durie-Salmon, o sistema ISS fornece uma distribuição mais equivalente dos pacientes nos três estádios. Em um grande banco de dados de pacientes, os estádios de Durie-Salmon I, II e III estavam presentes em 8%, 26% e 66% dos casos, respectivamente. Nesse estudo foram incluídos pacientes da América do Norte, Europa e Ásia, e os pacientes em estádio I no sistema ISS corresponderam a 28 a 45% dos casos, em estádio II a 32% a 33%, e no estádio III, a 23 a 39% dos casos. Os pacientes com doença em estádio I no sistema ISS possuem sobrevida global média de 62 meses, enquanto a sobrevida global média no estádio II é de 44 meses, e de 29 meses no estádio III.

Como neste estudo não foram incluídos pacientes brasileiros e de nenhum centro da América Latina, realizamos estudo para confirmar a utilidade do ISS em pacientes brasileiros com mieloma múltiplo. Com a participação de 16 centros brasileiros, foram avaliados 1.112 pacientes diagnosticados de janeiro de 1998 a dezembro de 2004. A sobrevida global média dos pacientes em estádio ISS I não foi atingida ao tempo da análise, ISS II 65,5 meses e ISS III 26 meses, com diferença significativa. Dessa forma, foi possível confirmar que o ISS é fator prognóstico útil em pacientes brasileiros com mieloma múltiplo.

Embora os estudos citogenéticos em mieloma sejam difíceis devido à baixa taxa de proliferação dos plasmócitos, fornecem informações prognósticas importantes e independentes. A monossomia do cromossomo 13 encontrada em 33% dos pacientes foi associada à menor sobrevida (média de 14 meses *versus* 60 meses; p = 0,03).

Baseando-se nas alterações citogenéticas, Fonseca et al. mostraram que as diferentes translocações têm várias implicações prognósticas, pacientes com t(4;14), t(14;16) e −17 apresentam doença muito agressiva e sobrevida curta (sobrevida global média de 24 meses); a deleção do cromossomo 13 caracteriza prognóstico intermediário, com sobrevida global média de 42 meses. Pacientes com t(11;14) têm bom prognóstico, com sobrevida de 50 meses. Esses achados permitem o desenvolvimento de um modelo de classificação citogenética do mieloma múltiplo.

Apesar da importância da citogenética molecular, devido ao custo e dificuldades técnicas, ainda não é um exame realizado de rotina na maioria dos centros.

BIBLIOGRAFIA

Anderson KC. Advances in disease biology: therapeutic implications. Semin Hematol. 2001;38:6-10.

Attal M, Harousseau J-L, Facon T, et al. Double autologous transplantation improves survival of multiple myeloma patients: final analysis of a prospective randomized study of the "intergroup francophone du myeloma" (IFM 94). [abstract] Blood. 2002;100:6a.

Attal M, Harousseau JL, Leyraz S, et al. Maintenance therapy with thalidomide improves survival in multiple myeloma patients. Blood. 2006;108:3289-94.

Attal M, Harousseau JL, Stoppa AM. A prospective, randomized trial of autologous bone marrow transplantation and chemotherapy in multiple myeloma. N Engl J Med. 1996;335:91-5.

Barlogie B, Tricot G, Anaissie E, et al. Thalidomide and hematopoietic-cell transplantationa for multiple myeloma. N Engl J Med. 2006; 354:1021-30.

Bradwell AR, Carr-Smith HD, Mead GP, et al. Highly sensitive, automated immunoassay for immunoglobulin free light chains in serum and urine. Clin Chem. 2001;47:673-80.

Brasil. Ministério da Saúde. Instituto Nacional de Câncer. Estimativa 2006: Incidência de Câncer no Brasil. Available at http://www.inca.gov.br/estimativa/2006/ (Acessado em 6 abril, 2006).

Cavo M, Zamagni E, Tosi P, et al. Superiority of thalidomide and dexamethasone over vincristine-doxorubicin-dexamethasone (VAD) as primary therapy in preparation for autologous transplantation for multiple myeloma. Blood. 2005;106:35.

Dimopoulos M, Spencer A, Attal M, et al. Lenalidomide plus dexamethasone for relapsed multiple myeloma. N Engl J Med. 2007;357: 2123-32.

Durie BGM. The epidemiology of multiple myeloma. Semin Hematol. 2001;38:1-5.

Fonseca R, Greipp PR. Molecular cytogenetics of myeloma biology: clinical and prognostic implications. Hematol J. 2003;4(1):S24.

Garcia-Sanz R, Gonzalez-Fraile MI, Sierra M, et al. The combination of thalidomide, cyclophosphamide and dexamethasone (ThalCyDex) is feasible and can be an option for relapsed/refractory multiple myeloma. Hematol J. 2002;3:43-8.

Gregory WM, Richards MS, Malpas JS. Combination chemotherapy versus melphalan and prednisolone in the treatment of multiple myeloma: overview of published trials. J Clin Oncol. 1992;10:334.

Greipp PR, San Miguel J, Durie BG, et al. International Staging System for multiple myeloma. J Clin Oncol. 2005;20:3412-20.

Harousseau J-L, Attal M, Leleu X, et al. Bortezomib plus dexamethasone as induction treatment prior to autologous stem cell transplantation in patients with newly diagnosed multiple myeloma: results of an IFM phase II study. Haematologica. 2006;91:1498-505.

Hungria V, Maiolino A, Martinez G, et al. Confirmation of the utility of the International Staging System and identification of a unique pattern of disease in Brazilian patients with multiple myeloma. Haematologica. 2008;93(5):791-2.

Jemal A, Siegel R, Ward E, et al. Cancer statistics, 2008. CA Cancer J Clin. 2005;58:71-96.

Kawano M, Hirano T, Matsuda T, et al. Autocrine generation and requirement of BSF-2/IL-6 for human multiple myelomas. Nature. 1988;332:83-5.

Kumar S, Gertz MA, Dispenzieri A, et al. Response rate, durability of response, and survival after thalidomide therapy for relapsed multiple myeloma. Mayo Clin Proc. 2003;78:34-9.

Kyle RA. Sequence of testing for monoclonal gammopathies. Arch Pathol Lab Med. 1999;123:114-8.

Lynch HT, Sanger EG, Pirruccello S, et al. Familial multiple myeloma: a family study and review of the literature. J Natl Cancer Inst. 2001; 93:1479-83.

Mateo G, Castellanos M, Rasillo A, et al. Genetic abnormalities and patterns of antigenic expression in multiple myeloma. Clin Cancer Res. 2005;11(10):3661-7.

Moulopoulos LA, Dimoupoulos MA, Alexanian R, et al. Multiple myeloma: MR patterns of response to treatment. Radiology. 1994; 193:441-6.

Oken MM, Harrington DP, Abramson S, et al. Comparison of melphalan and prednisone with vincristine, carmustine, melphalan, cyclophosphamide, and prednisone in the treatment of multiple myeloma. Results of Eastern Cooperative Oncology Group Study E2479. Cancer. 1997;79:1561-7.

Ong F, Hermans J, Noordijk EM, et al. Presenting signs and symptoms in multiple myeloma: high percentages stage III in patients without apparent myeloma-associated symptoms. Ann Hematol. 1995;70:149-52.

Palumbo A, Bringhen S, Caravita T, et al. Oral melphalan and prednisone chemotherapy plus thalidomide compared with melphalan and prednisone alone in elderly patients with multiple myeloma: randomised controlled trial. Lancet. 2006;367:825-31.

Rajkumar SV, Hayman SR, Lacy MQ, et al. Combination therapy with CC-5013 (lenalidomide) plus dexamethasone (Rev/Dex) for newly diagnosed myeloma (MM) [abstract]. Blood. 2004;104:98a.

Richardson PG, Barlogie B, Berenson J, et al. A phase 2 study of bortezomib in relapsed, refractory myeloma. N Engl J Med. 2003;348(26): 2609-17.

Richardson PG, Sonneveld P, Schuster MW, et al. Bortezomib or high dose dexamethasone for relapsed multiple myeloma. N Engl J Med. 2005;352:2487-98.

Salonen J, Nikoskelainen J. Lethal infections in patients with haematological malignancies. Eur J Haematol. 1993;51:102-8.

San Miguel J, Schlag R, Khuageva N, et al. Bortezomib plus melphalan and prednisone for initial treatment of multiple myeloma. N Engl J Med. 2008;359:906-17.

San Miguel J, Schlag R, Khuageva N, et al. Updated follow-up and results of subsequent therapy in the phase III VISTA trial: bortezomib plus melphalan and prednisone versus melphalan-prednisone in newly diagnosed multiple myeloma. (abstract 650). Blood. 2008; 112:242.

Sanders PW. Pathogenesis and treatment of myeloma kidney. J Lab Clin Med. 1994;124:484-8.

Schreiman JS, Mcleod RA, Kyle RA, et al. Multiple myeloma: evaluation by CT. Radiology, 1995;154:483-6.

Weber D, Rankin K, Gavino M, et al. Thalidomide alone or with dexamethasone for previously untreated multiple myeloma. J Clin Oncol. 2003;21:16.

Weber DM, Chen C, Niesvisky R, Wang M, et al. Lenalidomide plus dexamethasone for relapsed multiple myeloma in North America. N Engl J Med. 2007;357:2133-42.

Woolfenden JM, Pitt MJ, Durie BGM, Moon TE. Comparison of bone scintigraphy and radiography in multiple myeloma. Radiology. 1980; 134:723-8.

CAPÍTULO 17
Macroglobulinemia de Waldenström

Carolina Kassab

INTRODUÇÃO

A macroglobulinemia de Waldenström (MW) é uma proliferação maligna e clonal de células linfoplasmocitárias produtoras de imunoglobulina IgM.

Trata-se de doença rara e corresponde a cerca de 2% das neoplasias hematológicas, sendo mais comum em homens, na sétima década de vida. Fatores genéticos parecem ter papel importante, pois 20% dos pacientes demonstram predisposição familiar.

ASPECTOS CLÍNICOS

As manifestações clínicas decorrem da infiltração linfoplasmocitária na medula óssea e da hiperprodução de IgM. São elas:

1. Hiperviscosidade plasmática, levando ao depósito de IgM nos órgãos e alteração do fluxo sanguíneo, o que vai gerar alterações visuais, complicações retinianas, neurológicas, cardiovasculares e sangramentos.
2. Crioglobulinemia: presença de imunoglobulinas reativas em baixas temperaturas. Pode ocorrer em até 20% dos casos de MW e frequentemente leva a distúrbios hemostáticos, fenômeno de Raynaud e glomerulonefrite.
3. Anemia hemolítica autoimune (AHAI) pela doença da crioaglutinina.
4. Alterações neurológicas: cerca de 10% dos pacientes apresentam polineuropatia. São diversos os mecanismos que levam à lesão neuronal – infiltração linfoplasmocitária dos nervos periféricos, produção de anticorpos antiglicoproteínas desses nervos e depósito amiloide da imunoglobulina.
5. Alterações renais: depósito local de grande quantidade de IgM, causando lesão glomerular.
6. Depósitos de IgM na pele (síndrome de Schnitzler) e no trato gastrointestinal são raros.
7. Infiltração maciça da medula óssea e pancitopenia.
8. Infiltração de órgãos e tecidos, hepatoesplenomegalia e linfadenomegalia.

DIAGNÓSTICO LABORATORIAL

Anemia, geralmente normocítica normocrômica, é o achado laboratorial mais comum em pacientes sintomáticos. Por isso, é importante a solicitação de hemograma completo com contagem de reticulócitos.

Devem ser solicitados exames para avaliação global do paciente, como função renal (ureia/creatinina), função hepática e enzimas hepáticas, sorologias (HBV, HCV e HIV). Coombs direto e haptoglobina, para avaliar hemólise. DHL e β_2-microglobulina têm papel prognóstico e podem estar elevados em até um terço dos casos.

A eletroforese de proteínas séricas é imprescindível para o diagnóstico; ela quantifica a IgM monoclonal, que geralmente excede 3g/dL. A imunofixação caracteriza a proteína anormal detectada pela eletroforese, sendo que a cadeia leve *kappa* está presente em 75% dos pacientes. Também é necessária a dosagem de imunoglobulinas IgA e IgG, que podem estar diminuídas.

A biópsia de medula óssea geralmente demonstrará infiltrado linfoplasmocitário. O padrão de infiltração medular pode ser difuso, nodular ou intersticial e raramente é intertrabecular.

O padrão imunofenotípico na citometria de fluxo demonstrará marcadores pan-B: CD19, CD20, CD22, CD79 e sIgM. Cerca de 20% dos casos podem expressar CD5, CD10 ou CD23. Deve-se ter atenção nesses casos para excluir leucemia linfocítica crônica e linfoma de células do manto.

Um número aumentado de mastócitos, usualmente em associação com agregados linfoides, é achado comumente na MW, e sua presença ajuda na diferenciação entre MW e outros linfomas B.

Não existe padrão citogenético que possa ser incluído na classificação de MW. Deleções do braço longo do cromossomo 6 (6q) foram observadas em até metade dos pacientes com MW e a frequência não diferiu entre pacientes com ou sem história familial.

TRATAMENTO

Pacientes com diagnóstico de MW assintomáticos, ou seja, sem sintomas B, hepatoesplenomegalia, anemia, síndrome de hiperviscosidade, crioglobulinemia, depósitos amiloides ou qualquer disfunção orgânica decorrente do depósito de IgM não devem receber tratamento, somente acompanhamento ambulatorial.

Pacientes com manifestações clínicas da doença devem ser tratados com esquemas quimioterápicos. Não existe protocolo padrão de tratamento e pode ser usada desde monoterapia com agentes alquilantes, análogos das purinas ou rituximabe, até esquemas combinados como R-CHOP ou R-FC.

Indivíduos jovens em bom estado geral devem ser considerados candidatos à quimioterapia em altas doses seguida de resgate com transplante autólogo, que pode induzir uma remissão mais duradoura.

Em pacientes com síndrome de hiperviscosidade está indicada a plasmaférese. O número de sessões dependerá do quadro clínico do paciente.

PROGNÓSTICO

A sobrevida média desses pacientes é em média de cinco anos, mas pelo menos 20% dos casos sobrevivem mais de 10 anos.

Anemia, neutropenia, idade avançada, perda de peso, sexo masculino, β_2-microglobulina, crioglobulinemia e nível de IgM maior que 4mg/dL foram citados como fatores de mau prognóstico.

Outro fator prognóstico importante é a resposta ao tratamento, sendo que pacientes com boa resposta têm sobrevida média de 49 meses *versus* 24 meses em não responsivos.

BIBLIOGRAFIA

Harris NL, Jaffe ES, Stein H, et al. A revised European-American classification of lymphoid neoplasms: a proposal from the International Lymphoma Study Group. Blood. 1994;84(5):1361-92.

Merlini G, Farhangi M, Osserman EF. Monoclonal immunoglobulins with antibody activity in myeloma, macroglobulinemia and related plasma cell dyscrasias. Semin Oncol. 1986;13(3):350-65.

Owen RG, Treon SP, Al-Katib A, et al. Clinicopathological definition of Waldenström's macroglobulinemia: Consensus Panel Recommendations from the Second International Workshop on Waldenström's macroglobulinemia. Semin Oncol. 2003;30(2):110-5.

Schop RF, Kuehl WM, Van Wier SA, et al. Waldenström macroglobulinemia neoplastic cells lack immunoglobulin heavy chain locus translocations but have frequent 6q deletions. Blood. 2002;100(8): 2996-3001.

Treon SP. How I treat Waldenström macroglobulinemia. Blood. 2009; 114(12):2375-85.

CAPÍTULO 18
Imunofenotipagem na Prática Hematológica

Nydia Strachman Bacal
Ana Paula Carrijo Rodrigues

INTRODUÇÃO

A citometria de fluxo é uma tecnologia automatizada para análise de células em meio líquido, que através da ligação de anticorpos monoclonais (reagentes) com os determinantes antigênicos da membrana celular, do citoplasma e intranuclear, identifica e quantifica estas células.

Os reagentes ligados às substâncias fluorescentes (fluorocromo) atingidos pelo raio laser do citômetro emitem luz, que terão sua intensidade captada, concomitantemente à dispersão da luz e ao volume celular, sendo possível identificar de forma precisa essas células.

Nos últimos 10 anos, a imunofenotipagem por citometria de fluxo tem mantido sua posição como uma indispensável ferramenta no auxílio diagnóstico de diversas doenças hematológicas. As melhorias na técnica da citometria de fluxo e a disponibilidade de vários anticorpos e fluorocromos têm levado à identificação aprimorada de populações de células anormais.

As condições clínicas que indicam a realização da imunofenotipagem por citometria de fluxo foram estabelecidas em 2006, na cidade de Bethesda, e são as seguintes: citopenias, especialmente bicitopenia e pancitopenia; leucocitose, incluindo linfocitose, monocitose e eosinofilia; presença de células atípicas ou blastos no sangue periférico, medula óssea ou líquidos nobres; plasmocitose ou gamopatia monoclonal; organomegalia ou massa tecidual. Nessas condições, a imunofenotipagem pode fornecer um rastreamento sensível para a presença de malignidade e auxiliar na demonstração de ausência de doença. Por outro lado, o consenso de Bethesda concordou que a imunofenotipagem não está indicada em casos de neutrofilia madura, hipergamaglobulinemia policlonal, policitemia, trombocitose e basofilia.

Dessa forma, a imunofenotipagem por citometria de fluxo pode ser útil para estadiar hematopatologias já diagnosticadas, monitorar resposta ao tratamento, incluindo doença residual mínima, documentar recaída ou progressão de doença e diagnosticar doença maligna intercorrente, tal como a síndrome mielodisplásica relacionada à terapia.

UTILIZAÇÃO NA ROTINA EM LABORATÓRIO CLÍNICO

A amostra deverá ser encaminhada juntamente com o resumo da história clínica, idade do paciente, hipótese diagnóstica e exames complementares pertinentes. O material de medula óssea ou sangue periférico é colocado em tubo com anticoagulante EDTA, sempre acompanhado de esfregaço, para que seja avaliada também a morfologia das células. No caso de linfonodo ou aspirado por agulha fina (PAAF), o meio utilizado é o de RPMI e o líquido cefalorraquidiano é colhido sem anticoagulante, enquanto os líquidos pleurais, pericárdicos e ascíticos podem ser colhidos com EDTA para evitar a formação de fibrina. Todos os materiais devem ser acondicionados à temperatura ambiente e nunca refrigerados, com exceção de gânglios acondicionados em RPMI.

Imunofenotipagem de subpopulação linfocitária
- Diagnóstico e acompanhamento de pacientes com HIV, bem como de pacientes transplantados.
- Acompanhamento de pacientes com doenças linfoproliferativas que utilizam anticorpo monoclonal anti-CD20.

Imunofenotipagem – painel onco-hematológico para doenças proliferativas

- Diagnóstico e acompanhamento de leucemias, linfomas e mieloma múltiplo.
- Doença residual mínima.
- Indicação e acompanhamento de pacientes com leucemia mieloide aguda que utilizam anticorpo monoclonal anti-CD33.
- Diagnóstico diferencial entre doenças benignas e malignas (gamopatias monoclonais).

Imunofenotipagem para quantificação de células CD34(+)

- Quantificação em sangue periférico, medula óssea, cordão umbilical para determinar a quantidade total de células no transplante de células progenitoras.
- Definição do momento ideal para aférese.

Estudo da cinética de DNA celular

Avaliação do prognóstico de linfomas e leucemias, mieloma múltiplo e tumores sólidos.

Diagnóstico de hemoglobinúria paroxística noturna

A deficiência dos marcadores CD59 e CD55 é considerada o padrão-ouro para diagnóstico e monitoramento dos pacientes.

Identificação de doenças de imunodeficiência imunológica primária

Pesquisa de anticorpos antiplaquetas ou doenças plaquetárias

Trombastenia de Glanzmann, síndrome de Bernard-Soulier, entre outras plaquetopatias.

Zap-70

- Avaliação do prognóstico de leucemia linfocítica crônica.
- Imunofenotipagem de líquidos orgânicos e aspirados por agulha fina.
- Diagnóstico e pesquisa de linfomas ou leucemias em liquor, líquido pleural e aspirado por agulha fina em gânglios e tumores sólidos ou baço.

Outras aplicações

- Estudos da função celular, apoptose, MDR (múltipla resistência a drogas), procedimentos em hemoterapia (detecção de anticorpo em anemia autoimune, detecção de hemorragia fetomaterna, controle de qualidade de leucodepleção etc.) e teste de antígeno leucocitário (HLA).

IMUNOFENOTIPAGEM PARA DIAGNÓSTICO E MONITORAMENTO DE NEOPLASIAS HEMATOLÓGICAS

É necessária a identificação de células de diferentes linhagens e determinação de maturidade celular, por exemplo, mieloblastos ou células linfoides B maduras. Detecção de células anormais através da expressão antigênica anômala e de sua intensidade. É possível avaliar a necessidade de exames complementares (imuno-histoquímica, citogenética convencional, hibridização *in situ* por fluorescência e estudo de diagnóstico molecular), assim como informar o valor prognóstico com direcionamento para um potencial terapêutico específico.

NEOPLASIA LINFOIDE MADURA

Esse grupo de doenças é reconhecido pela similaridade com as células linfoides maduras normais e pela perda de antígenos característicos de imaturidade: TdT, CD34 e fraca intensidade do CD45. A linhagem de células pode ser dividida em B, T e células *natural killer*.

A leucemia linfoide crônica B (LLC)/linfoma linfocítico de pequenas células (SLL) possui fenótipo típico CD5+; CD10–; CD20, CD22 e imunoglobulina de superfície (sIg) de fraca intensidade; CD23+ e FCM-7– (Fig. III-31). A restrição da imunoglobulina de cadeia leve *kappa* ou *lambda* associada à expressão antigênica aberrante sugere LLC ou linfoma não Hodgkin B (LNH B). A expressão do CD38 é considerado, por alguns autores, marcador independente de prognóstico ruim em LLC/SLL e o ZAP-70 é o melhor indicador de prognóstico em LLC/SLL.

O linfoma do manto geralmente tem marcador CD5+, com CD20 e sIg de moderada a forte intensidade, CD23– ou fraca intensidade e FCM-7+. Deve-se considerar, na suspeita de linfoma de manto, imuno-histoquímica com hiperexpressão de ciclina-D1, translocação t(11;14)(q13;q32) ou fluorescência *in situ* (FISH) para rearranjo CCND1.

O linfoma não Hodgkin difuso de grandes células B é uma categoria heterogênea, com fenótipo variável; o marcador CD10 é geralmente positivo, CD5–, podendo expressar ou não bcl-2, sendo necessária complementação com estudos histológicos e imuno-histoquímicos.

O linfoma marginal de zona B tem fenótipo CD5– e CD10–, composto morfologicamente por células pequenas, CD11c+. Seu diagnóstico geralmente é estabelecido pela identificação de características morfológicas e exclusão de outras neoplasias linfoides B de células pequenas.

A leucemia pró-linfocítica B é CD10–, CD20 e sIg de intermediária intensidade e FCM-7 e CD5 positivos ou negativos, podendo ter semelhança imunofenotípica com LLC e linfoma de manto, porém com morfologia de células grandes com nucléolo proeminente.

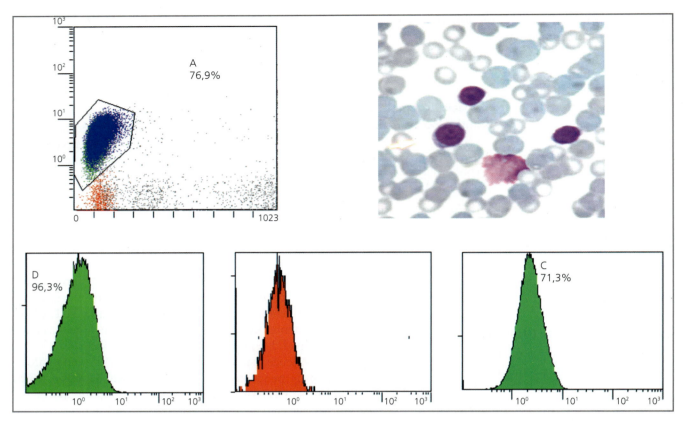

Figura III-31 – LLC-B: células linfoides B com restrição de cadeia leve monoclonal para *kappa* de baixa expressão; e expressão antigênica de CD5+ e CD20+ de baixa expressão.

O linfoma folicular expressa frequentemente CD10. Os marcadores CD5, CD11c e CD43 são negativos, com associação morfológica de crescimento folicular e translocação t(14;18)/rearranjo bcl-2.

A leucemia de células pilosas permite o diagnóstico morfológico e imunofenotípico característicos, com CD20, CD22 e CD11c de fortes intensidades, CD25+, CD103+, sIg intermediária a forte intensidade, FCM-7–, CD23–, CD5– e CD10–.

Já as neoplasias linfoides maduras T caracterizam-se por expressão variável de CD2, CD3 e CD7. Os anticorpos CD1 e transferase deoxinucleotidil terminal (TdT) não são expressos e frequentemente expressam o receptor de célula T. A leucemia pró-linfocítica T geralmente expressa CD4 e CD7; na síndrome de Sézary/micose fungoide o CD4 é geralmente expresso; na leucemia/linfoma da célula T do adulto expressa CD4 e CD25, com HLA-DR e CD38 expressos em dois terços dos casos. Na leucemia de linfócitos grandes e granulares T ocorre geralmente expressão de CD2, CD3, CD8, CD57 e o receptor alfa-beta; o CD4 e o CD16 geralmente não são expressos.

A leucemia de linfócitos grandes e granulares NK não expressa os marcadores CD3, CD4, receptores de células T, CD1a e TdT. Pode haver expressão variável de CD2, CD8, CD11b, CD16, CD56 e, às vezes, CD57.

NEOPLASIA DE CÉLULAS PLASMÁTICAS

A imunofenotipagem por citometria de fluxo é um método útil para a identificação de células plasmáticas anormais e para distinguir neoplasias linfoides das plasmocitárias. Os antígenos comumente usados para identificar células plasmáticas são CD38 (intensidade forte) e CD138, sendo que nas neoplasias há expressão fraca de CD38 e CD138, com grande área CD45– ou de fraca intensidade, com discreta população CD45+. As células plasmáticas alteradas geralmente demonstram um fenótipo anormal com CD19 e CD20 negativos, diferente das células normais. A maioria dos pacientes com mieloma múltiplo possui expressão aberrante do marcador CD56; foi observado que pacientes com CD56– têm maior acometimento de sangue periférico e, consequentemente, critério para leucemia de células plasmáticas e pior prognóstico (Fig. III-32).

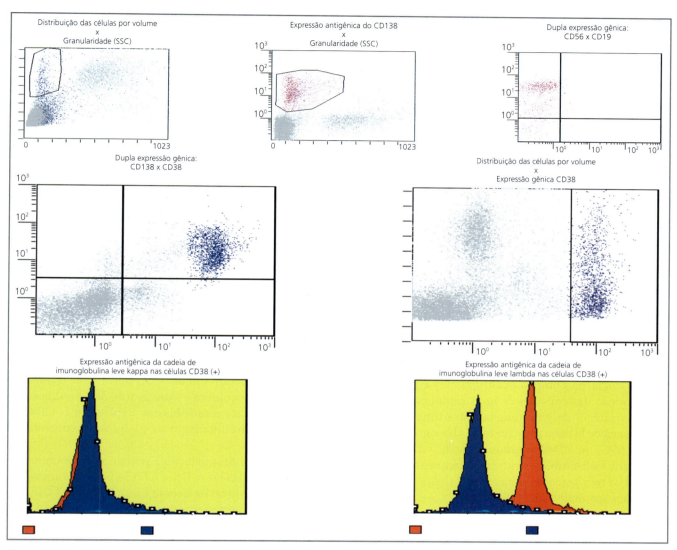

Figura III-32 – Histogramas em mieloma múltiplo: CD138+ (intensa expressão) com concomitância de expressão antigênica do CD38, CD56 e lambda. Ausência de expressão antigênica do CD19 e kappa.

LEUCEMIA AGUDA

A imunofenotipagem por citometria de fluxo pode auxiliar na identificação de células imaturas ou anormais, sua distinção com células imaturas normalmente presentes na medula óssea e timo e determinação da linhagem em ordem de diferenciação entre leucemia linfoide aguda (LLA) e leucemia mieloide aguda (LMA).

Os blastos diferem das células maduras pela expressão de marcadores de imaturidade ou perda de antígenos expressos por células maduras. Os mieloblastos podem ser distinguidos das células normais se expressam CD134 e CD117, além de perderem marcadores de maturação como CD11b, CD15 e CD16. Os linfoblastos de células B possuem expressão de CD34 e TdT e perda da imunoglobulina de superfície e CD20. As células linfoides imaturas T diferem das células maduras B pelos marcadores CD34, TdT, CD1a e perda do marcador CD3. Nas amostras com suspeita de leucemias agudas devemos padronizar os anticorpos monoclonais a serem utilizados, para isto sugerimos iniciar com um painel básico, onde seja possível separar as células blásticas conforme sua linhagem em linhagem B, linhagem T ou mielomocítica (Quadro III-32).

Quadro III-32 – Painel de anticorpos monoclonais para a definição de linhagem leucêmica.

Painel inicial		
FITC	PE	PE-Cy5
MPOc	CD79a-c	CD3-c
CD15	CD33	CD45
CD2	CD7	CD45
HLA-DR	CD34	CD45
CD10	CD19	CD45
IgG1FITC	IgG1PE	CD45PE-Cy5

Quadro III-33 – Painel de anticorpos monoclonais para diferenciação de linhagem leucêmica.

LLA-B			LMA			LLA T		
FITC	PE	PE-Cy5	FITC	PE	PE-Cy5	FITC	PE	PE-Cy5
CD22	CD20	CD45		CD14	CD45	CD5	CD1a	CD45
Kappa	CD19		CD15	CD13	CD45	TCR g/d	TCR al/b	CD45
Lambda	CD19		CD71	Glicofor	CD45	CD8	CD4	CD3
IgMc			CD41	CD117	CD45			
			CD38	CD56	CD45			
CD22c?			CD64	CD11b	CD45			
				CD4	CD45			

Após a definição da linhagem leucêmica, segue-se para um painel secundário dirigido (Quadro III-33).

A utilização da marcação em um mesmo tubo com dois, três ou quatro anticorpos monoclonais ao mesmo tempo depende da experiência adquirida por cada laboratório, sendo que esta escolha metodológica tem influência direta no custo do painel em relação aos reagentes escolhidos, tempo despendido pela área técnica e a qualidade do resultado obtido, que tem relação direta com a experiência na compensação de cores em separar a sobreposição das emissões de luzes simultâneas.

A estratégia de *gate* (janela) para uma população homogênea de blastos pode ser tamanho × granularidade (FSC × SSC) ou CD45 × granularidade (CD45 × SSC), sendo que esta última estratégia é frequentemente útil quando se tem percentual baixo de células blásticas na amostra a ser analisada.

LEUCEMIA MIELOIDE AGUDA

Na LMA geralmente há expressão de antígenos com características de diferenciação neutrofílica ou monocítica como CD13, CD15, CD33, CD64, CD117 e mieloperoxidase.

Nos casos de LMA sem maturação (subtipos M0/M1) há expressão moderada de CD45 com CD13 ou CD33 e quase sempre com HLA-DR, CD34 e CD117. Os marcadores mieloides maduros, como CD15, CD11b ou CD14, em geral não estão presentes.

A LMA subtipo M2, com diferenciação granulocítica, possui CD45 fracamente expresso, raramente sendo negativo para HLA-DR e expressão intensa de CD34 e CD117, com mínima expressão de marcadores maduros.

A LMA com diferenciação monocítica apresenta antígenos pan-mieloides, como CD13 e CD33, sem expressar CD34 e CD117. Essa combinação é altamente preditiva de leucemia monocítica. Na LMA subtipo M4 é comum o CD34 estar positivo, porém esta análise é bastante complexa, já que pode haver monócitos imaturos, maduros, blastos e granulócitos maduros sobrepostos na mesma região.

A eritroleucemia tem caracterização difícil, com expressão intensa do CD71 e glicoforina, possuindo células blásticas com fenótipo imaturo. A morfologia é fundamental para o diagnóstico, com 50% das células precursoras eritroides e mais de 30% das células não eritroides serem mieloblastos. O CD36 é o mais sensível, porém pouco específico, podendo estar presente em megacarioblastos e monoblastos.

Na LMA com diferenciação granulocítica a citometria de fluxo é muito útil devido à dificuldade técnica da morfologia, citoquímica e identificação de peroxidase nas plaquetas. Os megacarioblastos expressam o CD41 e CD61 de forma intensa e as plaquetas expressam o CD42b.

A leucemia promielocítica possui perfil imunofenotípico com células HLA-DR–, CD13+ heterogenicamente e CD33 com expressão intensa e homogênea. O CD34 e CD15 são frequentemente negativos. Há associação com t(15,17) e presença do rearranjo PML-RARA (Fig. III-33).

SÍNDROMES MIELODISPLÁSICAS

A citometria de fluxo pode contribuir nas síndromes mielodisplásicas (SMD) na identificação de células mieloides com anormalidades na maturação, na identificação de blastos e displasia significativa das células. É frequente a expressão aberrante de linhagens como CD7, CD56 e CD3. As alterações na maturação dos granulócitos dão-se por células granulocíticas maduras com baixa granularidade (SSC) pela deficiência de grânulos citoplasmáticos; assim, granulócitos maduros podem ter expressão ausente ou diminuída dos antígenos expressos na maturação como CD10 e CD16, ou mesmo anormalidade de expressão do CD45.

LEUCEMIA LINFOIDE AGUDA

Na LLA, o marcador CD19 tem alta sensibilidade e especificidade para a detecção de células da linhagem B e o marcador citoplasmático CD3 para células de linhagem T. No entanto, como os blastos leucêmicos podem expressar antígenos aberrantes, é possível na LLA haver um

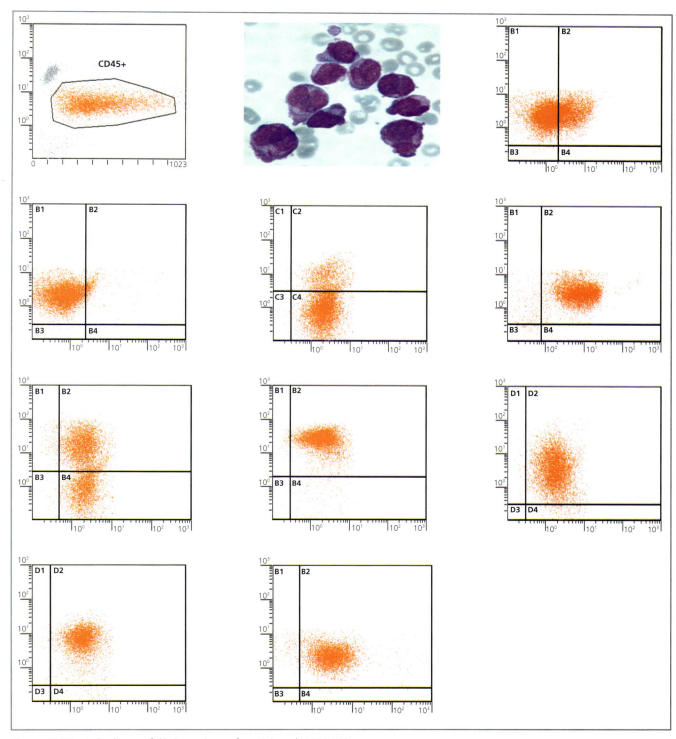

Figura III-33 – Achados morfológicos e imunofenotípicos de LMA-M3.

ou dois antígenos mieloides. Muitas LLA expressam um ou mais antígenos mieloides, como o CD33, CD13 ou CD15, mas é extremamente rara a expressão do CD117 e da mieloperoxidase (MPO).

A citometria de fluxo tem seu papel na definição de linhagem e diferenciação dos subtipos das leucemias linfoides. A morfologia tem um valor limitado na sub-classificação das leucemias linfoides, com exceção da morfologia característica da LLA-B tipo L3.

LEUCEMIA LINFOIDE AGUDA DE LINHAGEM B

É classificada em LLA-B precursora, LLA pré-B, LLA-B madura, dependendo da presença e localização da expressão de imunoglobulina. Por definição, a LLA-B madura tem expressão de imunoglobulina de superfície, e a LLA pré-B, de imunoglobulina de cadeia pesada IgM sem cadeia leve, enquanto a LLA-B precursora não tem nenhuma das duas expressões. Atualmente, tentamos classificar as leucemias linfoides agudas conforme o estádio de maturação, mas mais associado às anormalidades genéticas para conferir melhor valor prognóstico.

As LLA-B precursoras possuem blastos tipicamente pequenos e agranulares e por definição têm ausência da expressão de imunoglobulinas intracitoplasmática ou de superfície. Essas células expressam pelo menos parcialmente o CD34 e marcadores linfoides imaturos HLA-DR e TdT. Podem expressar o CD10 e o CD19, assim como outros antígenos, como CD22, CD24 e CD9. Embora o CD20 esteja expresso em células mais maduras, é frequente encontrar positividade nessas células. As LLA-B precursoras são imunofenotipicamente semelhantes às células B precursoras normais e sua distinção pode ser feita pela coexpressão de antígenos maduros e imaturos, expressões aberrantes mieloides ou mesmo intensidade de expressão antigênica aberrante.

As LLA na infância estão associadas a bom prognóstico, com exceção das que são CD10–. As LLA com CD10– estão associadas às translocações envolvendo o cromossomo 11q23, resultando no rearranjo gênico do gene MLL de pobre prognóstico. Pode expressar antígeno mieloide CD15 e a expressão do CD34 é variável. O CD19 é fortemente positivo nesses casos. Outra LLA precursora B, associada a mau prognóstico, é a com t(9;22), apresentando fusão gênica BCR-ABL; mais comum em adultos, pode expressar a combinação do CD34, CD10, CD19 e CD25.

Algumas crianças com LLA-B precursora com hiperdiploidia podem ter bom prognóstico, assim como as com t(12;21)(p21;q22). Esta translocação cria um produto quimérico TEL/AML1 que expressa intenso CD19, CD10 e HLA-DR e pode ou não expressar o CD34 e o CD20 de fraca intensidade. A combinação de CD10 intenso com CD9 e CD20 de fraca intensidade é preditiva da fusão TEL/AML1.

A LLA pré-B é definida pela presença da cadeia pesada intracitoplasmática, sendo um estádio mais maduro do desenvolvimento do que o fenótipo B precursor precoce. A associação deste fenótipo com a t(1;19) e o produto da fusão E2A-PBX1 aumenta a resistência à terapia e piora o prognóstico. Os blastos desta LLA apresentam expressão intensa do CD19, CD10 e CD9 e negativo para CD34, e o CD20 está frequentemente ausente ou apresenta fraca intensidade.

As LLA-B maduras ocorrem em 2 a 5% das LLA e representam a manifestação leucêmica do linfoma de Burkitt. Apresentam expressão intensa do CD45 e SSC (granularidade) elevada. Possuem expressão intensa do CD19, CD20, CD22 e CD24, enquanto o CD34 e o TdT estão ausentes. Muitos casos são CD10 positivos, mas a expressão de antígenos maduros com imunoglobulina de superfície confirma o diagnóstico.

LEUCEMIA LINFOIDE AGUDA DE LINHAGEM T

O fenótipo T está presente em 25% das LLA de adultos e 15% das LLA da infância. Sua localização pode estar sobreposta aos linfócitos maduros ou monócitos no histograma de CD45 × SSC, contudo são frequentes aberrações nas expressões antigênicas. O CD7 é o mais sensível marcador de superfície de determinação de linhagem T, mas não específico. Outros antígenos T expressos são CD1a, CD2, CD3 e CD5. O CD2 é o mais sensível, enquanto o CD3 é o mais específico. Os antígenos maduros CD4 e CD8 podem estar expressos isolada ou concomitantemente. Nas LLA-T imaturas ou "timócito comum", coexpressam CD4 e CD8 em adição a CD7, CD1a, CD2 e CD5, são TdT(+) e CD34(–) e expressão mínima de CD3 em superfície. O CD3 intracitoplasmático é o mais específico de linhagem T.

LEUCEMIAS AGUDAS DE LINHAGEM INCERTA

Alguns casos têm um fenótipo muito primitivo semelhante a *stem cell*, podendo expressar CD34, CD38, HLA-DR e às vezes CD7, mas a ausência do CD3 intracitoplasmático é suficiente para não classificar como diferenciação T. Essas leucemias são de pobre prognóstico e tratadas como mieloides.

Os blastos leucêmicos podem expressar múltiplos antígenos de diferentes linhagens ou perder antígenos específicos, podendo ser chamados de leucemias de linhagens mistas e leucemias bifenotípicas. Outros casos de leucemias contêm uma população mista de linhagem mieloide e T, ou blastos de linhagens T e B.

BIBLIOGRAFIA

Bacal NS, Faulhaber MHW. Aplicação prática em citometria de fluxo. São Paulo: Atheneu; 2003.

Craig FE, Foon KA. Flow cytometric immunophenotyping for hematologic neoplasms. Blood. 2008;111(8):3941-67.

Jaffe ES, Harris NL, Stein H, Vardiman JW (eds.). World Health Organization Classification of Tumours Pathology and Genetics of Haematopoietic and Lymphoid Tissues. IARC Press: Lyon; 2001.

Knowles DM. Neoplastic hematopathology. 2nd ed. Philadelphia: Lippincott Williams & Wilkins; 2001.

Stetler-Stevenson M, Davis B, Wood B, Braylan R. 2006 Bethesda International Consensus Conference on Flow Cytometry Immunophenotyping of Hematolymphoid Neoplasia. Cytometry B Clin Cytom. 2007;72B:S3.

CAPÍTULO 19
Citogenética na Prática Hematológica

Elvira D. Rodrigues Pereira Velloso
Camila da Cruz Gouveia Linardi
Vânia Naomi Aikawa

INTRODUÇÃO

As doenças onco-hematológicas são doenças clonais da medula óssea ou tecido linfoide, decorrentes de alterações genéticas associadas a fatores ambientais. Embora, na maioria dos casos, nenhum fator ambiental específico seja identificado, as alterações genéticas podem ser investigadas. As falências medulares congênitas, como a anemia de Fanconi, podem resultar também de alterações genéticas, sendo denominadas síndromes de instabilidade cromossômica. Algumas anormalidades cromossômicas nessas doenças podem predispor ao desenvolvimento de leucemias.

Sabe-se que o processo de oncogênese resulta de um acúmulo de alterações genéticas sequenciais, envolvendo determinados tipos de genes: oncogenes, genes supressores de tumor e microRNAs. Oncogenes são genes que codificam proteínas envolvidas no controle da proliferação celular e/ou apoptose, sendo seus produtos classificados em seis grupos: fatores de transcrição, remodeladores de cromatina, fatores de crescimento, receptores de fatores de crescimento, transdutores de sinal e reguladores de apoptose. Os genes supressores de tumor agem nos mecanismos de controle do ciclo celular e podem sofrer mutações que levam à transformação maligna; o principal exemplo deste grupo é o p53, que se encontra mutado ou inativado em muitas doenças onco-hematológicas. Os microRNAs são genes que não codificam proteínas, sendo sua função regular a expressão de outros genes, através do bloqueio da translação proteica ou da degradação do mRNA.

A Organização Mundial da Saúde incorporou à Classificação dos Tumores Hematopoéticos as anormalidades genéticas como ferramentas fundamentais nos algoritmos de diagnóstico, especialmente das leucemias mieloides agudas. A descrição de anormalidades citogenéticas recorrentes, além de possibilitar a adoção de critérios objetivos ao diagnóstico e prognóstico de doenças específicas, permite a identificação de produtos gênicos que podem tornar-se alvos terapêuticos potenciais. Dessa forma, é altamente recomendável a realização de análise citogenética nas neoplasias hematológicas.

TÉCNICAS DE CITOGENÉTICA

CITOGENÉTICA CONVENCIONAL

Em 1956, Tjio e Levan descreveram pela primeira vez que uma célula somática humana apresentava 46 cromossomos. Essa célula é chamada diploide, sendo os cromossomos encontrados aos pares e enumerados de 1 a 22, em ordem decrescente de tamanho, além de dois cromossomos sexuais, XX no sexo feminino ou XY no sexo masculino.

Cariótipo é o termo utilizado para descrever a ordenação e pareamento dos cromossomos, obtidos de uma célula em metáfase, e a identificação de anormalidades numéricas e estruturais. A nomenclatura dos cromossomos baseia-se em resultados de diversas conferências internacionais. Em 1978, as informações obtidas em tais conferências foram unificadas em um documento denominado *International System for Human Cytogenetic Nomenclature* (ISCN), sendo a última atualização realizada em 2009.

A técnica de citogenética convencional requer células em divisão, sendo os cromossomos mais bem visualizados durante a metáfase. A amostra deve conter as células neoplásicas com viabilidade, devendo ser colhidos em heparina o sangue e a medula óssea. O procedimento consiste nas seguintes etapas: semeadura, colheita, bandamento/coloração e análise. A semeadura tem como objetivo a obtenção de um número adequado de células em divisão, colocando-se a amostra de sangue periférico ou medula óssea (a depender do diagnóstico) em frasco contendo meio de cultura e agentes mitóticos (especialmente nas doenças linfoproliferativas). A fase de colheita consiste em coletar as células em metáfase obtidas em cultura, proceder a tratamento de hipotonização e fixação e pingar em lâmina de vidro. A etapa de bandamento e coloração irão permitir posterior identificação dos cromossomos. As metáfases são localizadas por meio de um microscópio e fotografadas através de um processador de imagens, permitindo a análise dos cromossomos e a realização do cariótipo. Para as neoplasias analisam-se, sempre que possível, 20 metáfases. Desse modo, a média de tempo necessário para a liberação de um exame de citogenética convencional não é inferior a 21 dias (Fig. III-34).

O cromossomo apresenta, em sua estrutura, uma região onde as cromátides se unem, denominada centrômero, que constitui uma constrição que o divide em dois braços: um curto, denominado *p*, e um longo, denominado *q*. As extremidades dos cromossomos são denominadas telômeros. Os pares de cromossomos são identificados pelo tamanho, em ordem decrescente, posição do centrômero e padrão de bandas. Cada braço de um cromossomo divide-se em regiões, enumeradas a partir do centrômero. Cada região é dividida em bandas, igualmente enumeradas a partir do centrômero. Cada banda pode ainda ser dividida em sub-bandas. Desse modo, para designar determinada sub-banda, são necessários os seguintes itens: 1. o número do cromossomo, 2. o símbolo do braço (*p* ou *q*), 3. o número da região, 4. o número da banda e 5. o número da sub-banda. Por exemplo, 8q24.2 indica o cromossomo 8, braço longo, região 2, banda 4, sub-banda 2 (Fig. III-35).

Na descrição de um cariótipo, o primeiro item representa o número total de cromossomos, seguido por uma vírgula, após a qual se descreve a constituição sexual (XX ou XY). Os autossomos são especificados apenas se apresentarem anormalidade. Dessa forma, o cariótipo normal é descrito 46,XX para cariótipo feminino e 46,XY para masculino.

Nas doenças onco-hematológicas, a identificação de anormalidades clonais é de extrema importância na definição diagnóstica, prognóstica e terapêutica. Um clone é definido como uma população de células derivadas de um único progenitor. Para se definir uma anormalidade citogenética como clonal é necessária a presença da mesma anormalidade estrutural ou ganho cromossômico em pelo menos duas metáfases, ou a mesma perda cromossômica em pelo menos três metáfases.

De acordo com o ISCN, as alterações cromossômicas numéricas e estruturais são representadas por símbolos, por exemplo, um sinal "+" ou "–", respectivamente, descreve o ganho ou perda de um cromossomo; o símbolo "del" (deleção) representa a perda de parte do cromossomo; o símbolo "add" representa a presença de material adicional a um cromossomo; o símbolo "t" (translocação) descreve a troca entre segmentos de dois ou mais cromossomos, sendo os cromossomos envolvidos descritos entre parênteses; o símbolo "inv" descreve a presença de inversão de um segmento de um cromossomo; o símbolo "i" (isocromossomo) refere-se a um cromos-

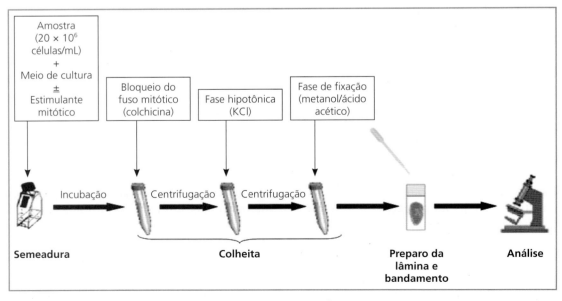

Figura III-34 – Procedimento técnico de citogenética convencional.

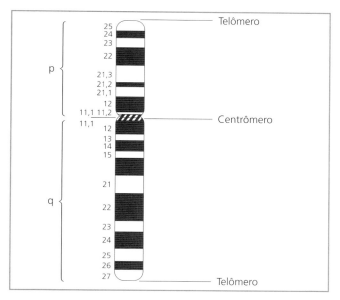

Figura III-35 – Representação esquemática de um cromossomo.

HIBRIDIZAÇÃO *IN SITU* FLUORESCENTE

A hibridização *in situ* fluorescente (FISH), inicialmente descrita por Pinkel et al., combina técnica de citogenética com biologia molecular, sendo de grande utilidade no estudo de anormalidades cromossômicas associadas a doenças onco-hematológicas. Esta técnica consiste na hibridização de sondas de DNA marcadas com fluorocromos a sítios específicos de um cromossomo, sendo um dos métodos mais sensíveis e específicos para a identificação de anormalidades cromossômicas associadas a doenças hematológicas. Podem ser utilizadas sondas para centrômero, para regiões teloméricas, sonda de pintura e sondas específicas para genes.

As vantagens desta técnica são: permitir a análise não apenas de células em divisão (núcleos metafásicos), mas também de células em interfase, possibilitando o estudo de grande número de células mesmo em condições nas quais o clone maligno não prolifera em cultura; detecção de anormalidades crípticas, isto é, alterações que não podem ser identificadas por citogenética convencional. A desvantagem da técnica de FISH, comparada à citogenética convencional, além do seu alto custo, é a restrição à identificação de um único tipo específico de anormalidade, determinada pela sonda aplicada (Fig. III-40).

somo com perda de um dos braços e duplicação do braço remanescente. O número de metáfases que compõem o clone é descrito entre colchetes. Exemplo: 46,XX,+8[20] (cariótipo feminino com trissomia do cromossomo 8 em 20 metáfases).

Anormalidades cromossômicas clonais já foram encontradas nas principais doenças oncológicas em mais de 54.000 pacientes, sendo descritas em *sites* específicos: http://cgap.nci.nih.gov/chromosomes/Mitelman, http://atlasgeneticsoncology.org/ (Figs. III-36, III-37, III-38 e III-39).

CITOGENÉTICA NAS FALÊNCIAS MEDULARES

As falências medulares congênitas são doenças que apresentam mecanismos genéticos envolvidos em sua etiologia, de modo que a citogenética apresenta papel extremamente relevante. A anemia de Fanconi é um exemplo clássico desse grupo de doenças, constituindo-se em uma das prin-

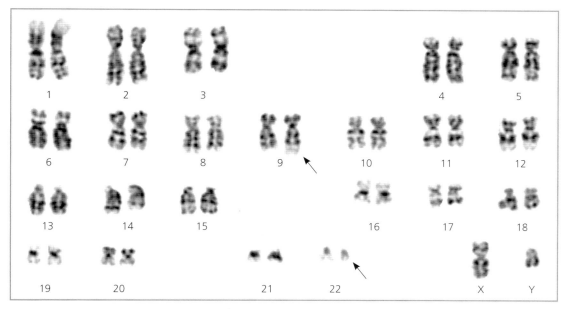

Figura III-36 – Cariótipo masculino com t(9;22)(q34;q11.2), característica da LMC (fornecida pelo Laboratório de Citogenética do Serviço de Hematologia do Hospital das Clínicas – FMUSP).

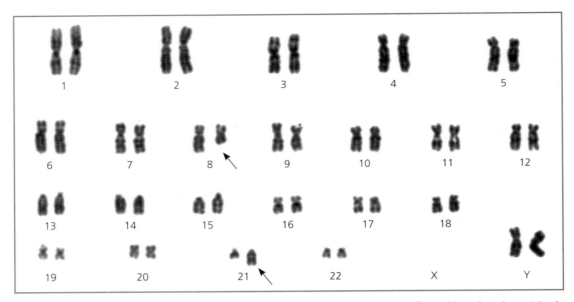

Figura III-37 – Cariótipo feminino com t(8;21)(q22;q22) em portadora de LMA (fornecida pelo Laboratório de Citogenética do Serviço de Hematologia do Hospital das Clínicas – FMUSP).

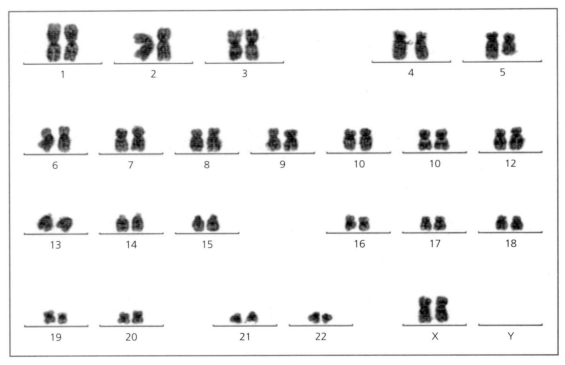

Figura III-38 – Cariótipo feminino com deleção do braço longo do cromossomo 5 em portadora de SMD (fornecida pelo Laboratório de Citogenética do Hospital Israelita Albert Einstein).

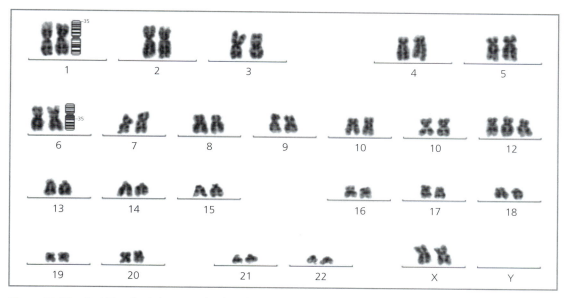

Figura III-39 – Cariótipo feminino com t(1;6) e trissomia do cromossomo 12 em portadora de LLC (fornecida pelo Laboratório de Citogenética do Hospital Israelita Albert Einstein).

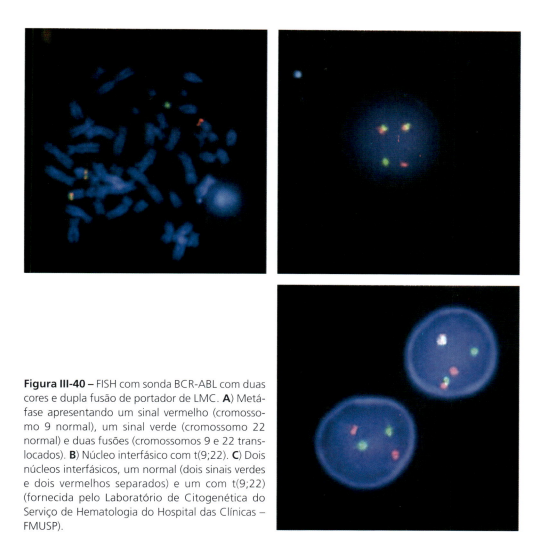

Figura III-40 – FISH com sonda BCR-ABL com duas cores e dupla fusão de portador de LMC. **A**) Metáfase apresentando um sinal vermelho (cromossomo 9 normal), um sinal verde (cromossomo 22 normal) e duas fusões (cromossomos 9 e 22 translocados). **B**) Núcleo interfásico com t(9;22). **C**) Dois núcleos interfásicos, um normal (dois sinais verdes e dois vermelhos separados) e um com t(9;22) (fornecida pelo Laboratório de Citogenética do Serviço de Hematologia do Hospital das Clínicas – FMUSP).

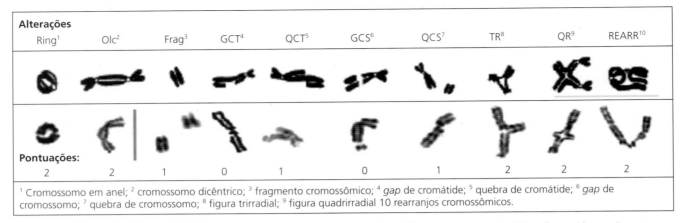

Figura III-41 – Leitura das alterações e pontuação correspondente em teste induzido com agente mutagênico (fornecida por Caputo, tese de mestrado).

cipais síndromes de instabilidade cromossômica. Além das alterações clínicas fenotípicas, seu diagnóstico baseia-se em estudo citogenético que identifica a presença, em frequência anormalmente alta, de quebras cromossômicas espontâneas e induzidas por agentes mutagênicos, como o diepoxibutano (DEB) e a mitomicina C.

O procedimento é realizado em etapas semelhantes às descritas para citogenética convencional, utilizando-se cultura de sangue periférico estimulado por fito-hemaglutinina, com adição de agente mutagênico. As alterações correspondentes à instabilidade cromossômica são denominadas quebras, figuras e rearranjos, de modo que a cada alteração é atribuída determinada pontuação (Fig. III-39). Ao final da análise, a pontuação obtida é somada, sendo o total dividido pelo número total de metáfases analisadas, de forma a obter um escore. Em estudo padronizado por Auerbach, o teste foi considerado positivo para valores superiores a 1,30 e em nosso laboratório foi padronizado o valor de 0,74.

Outras síndromes de instabilidade cromossômica podem ser diagnosticadas por meio de outros testes citogenéticos, como, por exemplo, a síndrome de Bloom, que apresenta tendência à troca de segmentos entre cromátides irmãs (Fig. III-41).

CITOGENÉTICA EM DOENÇAS ONCO-HEMATOLÓGICAS

A citogenética convencional sempre está indicada ao diagnóstico, na recidiva ou mudança de padrão evolutivo da doença. A complementação por FISH/biologia molecular está indicada particularmente ao diagnóstico nos seguintes casos:

LMA/LLA – quando não se observa anormalidade citogenética recorrente. Nestes casos, os dados clínicos, a morfologia e a imunofenotipagem podem indicar a sequência para priorização do exame molecular (exemplo, morfologia de LMA-M3 → PML-RARA; cariótipo normal em LLA de criança → TEL-AML1).

LLC e mieloma múltiplo – nessas doenças, a taxa de anormalidades encontradas na citogenética convencional é muito inferior à obtida na citogenética molecular. Devido à implicação prognóstica e terapêutica de determinadas anormalidades observadas ao FISH, sugere-se a utilização de painéis específicos.

DIAGNÓSTICO

Ver algoritmo das figuras III-42, III-43 e quadro III-34.

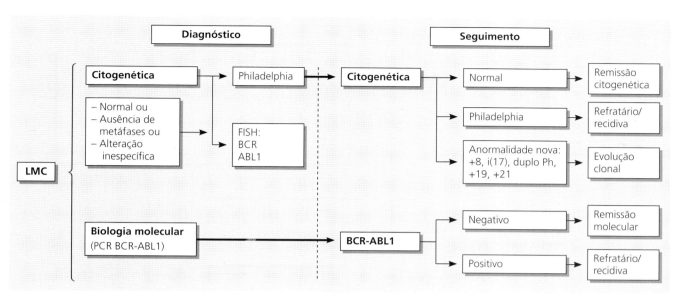

Figura III-42 – Algoritmo para o diagnóstico citogenético.

Quadro III-34 – Anormalidades citogenéticas recorrentes mais frequentes em leucemias, síndromes mielodisplásicas (SMD), doenças mieloproliferativas crônicas (DMPC), doenças linfoproliferativas e mieloma múltiplo.

Doença	Anormalidade citogenética	Genes envolvidos	Doença	Anormalidade citogenética	Genes envolvidos
LMA	t(8;21)(q22;q22)	RUNX1-RUNX1T1	LLA-B	t(12;21)(p13;q22)	TEL-AML1
	t(15;17)(q22;q21)	PML-RARA		t(9;22)(q34;q11.2)	BCR-ABL1
	inv(16)(p13.1q22) ou	CBFB-MYH11		Rearranjos 11q23	MLL
	t(16;16)(p13.1;q22)			t(1;19)(q23;p13.3)	E2A-PBX1
	t(9;11)(p22;q23)	MLLT3-MLL		t(5;14)(q31;q32)	IL3-IGH
	t(6;9)(p23;q34)	DEK-NUP214(CAN)		Hiperdiploidia	
	inv(3)(q21q26.2) ou	RPN1-EVI1		Hipodiploidia	
	t(3;3)(q21;q26.1)		LLA-T	t(1;14)(p32;q11.2)	TAL1-TCRδ
	t(1;22)(p13;q13)	RBM15-MKL1		t(11;14)(p15;q11)	RBTN1-TCRδ
	Outros rearranjos 11q23	MLL		t(11;14)(p13;q11)	RBTN2-TCRδ
	+8			t(7;9)(q35;q31)	TAL2-TCRβ
	del(5q)		Linfoma de Burkitt	t(8;14)(q24;q32)	MYC-IgH
	del(7q)			t(2;8)(p12;q24)	MYC-Igκ
	del(20q)			t(8;22)(q24;q11)	MYC-Igλ
LMC	t(9;22)(q34;q11.2)	BCR-ABL1	Linfoma folicular	t(14;18)(q32;q21)	IgH-BCL2
DMPC	+8		Linfoma de células do manto	t(11;14)(q13;q32)	Ciclina D1-IgH
	+9				
	del(20q)		Linfoma anaplásico	t(2;5)(p23;q35)	ALK-NPM
	del(13q)		LLC	del(13)(q14)	
	del(9p)			+12	miR-16-1 e miR-15a
DMPC com eosinofilia	del(4)(q12q12) (críptica)	FIP1L1-PDGFRA		del(11)(q22-23)	
	t(5;12)(q31-33;p12)	ETV6-PDGFRB		del(17)(p13)	ATM
				del(6)(q21)	TP53
SMD	del(5)(q32)	RPS14	Mieloma múltiplo	del(13)(q14) ou -13	
	–5			t(11;14)(q13;q32)	
	del(7q)			t(4;14)(p16;q32) (críptica)	Ciclina D1-IgH
	–7			t(14;16)(q32;q23)	FGFR3/MMSET-IgH
	del(20q)			del(17)(p13)	MAF-IgH
	–Y			Hipodiploidia	TP53
	+8			Hiperdiploidia	

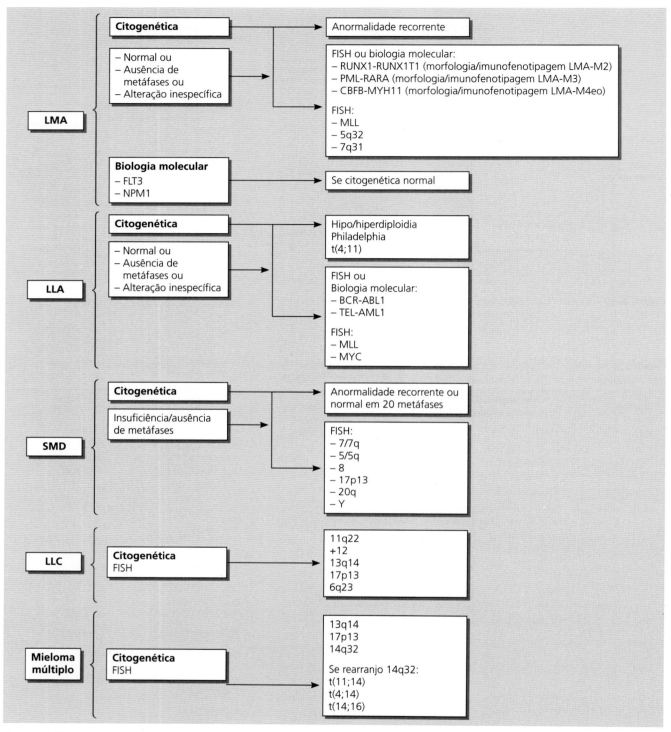

Figura III-43 – Anormalidades citogenéticas por doença.

BIBLIOGRAFIA

Caputo LZ. Implantação da técnica de quebras cromossômicas com diepoxibutano (DEB) em laboratório de citogenética: estudo de 148 casos [tese]. São Paulo (SP): Universidade de São Paulo (USP); 2002.

Croce CM. Oncogenes and cancer. N Engl J Med. 2008;358:502-11.

Fröhling S, Döhner H. Chromosomal abnormalities in cancer. N Engl J Med. 2008;359:722-34.

ISCN (2009). An International System for Human Cytogenetic Nomenclature, Shaffer LG, Slovak ML, Campbell LJ (eds). Basel: S Karger; 2009.

Wolff DJ, Bagg A, Cooley LD, Dewald GW, Hirsch BA, Jacky PB, Rao KW, Rao PN. Guidance for fluorescence in situ hybridization testing in hematologic disorders. J Mol Diagn. 2007;9(2):134-43.

CAPÍTULO 20
Investigação Laboratorial das Doenças Hemorrágicas

Marjorie Paris Colombini (*autora*)
João Carlos de Campos Guerra (*revisor*)

O mecanismo hemostático fisiológico compreende uma série de reações sequenciais complexas envolvendo integridade vascular, número e função plaquetária, fatores de coagulação e proteínas do sistema fibrinolítico. Alterações quantitativas ou qualitativas em qualquer um dos componentes desse sistema podem resultar na ocorrência de sangramento de variada intensidade, imediato ou tardio após o início da lesão tecidual, ou até mesmo espontâneo.

As doenças hemorrágicas hereditárias e adquiridas apresentam grande impacto na morbidade e mortalidade na população geral, em todo o mundo. É imperiosa, portanto, a solicitação e interpretação corretas dos testes laboratoriais para o diagnóstico preciso dos defeitos únicos ou múltiplos da hemostasia, e em menor tempo possível, não somente nos pacientes sintomáticos, mas também nos assintomáticos que irão ser submetidos a procedimentos invasivos e que por seus antecedentes pessoais ou familiares, ou mesmo pelo tipo de procedimento a ser realizado mereçam uma avaliação pré-operatória quanto ao risco de sangramento.

Importante ressaltar que os verdadeiros triadores das doenças hemorrágicas são a história clínica pormenorizada e o exame físico minucioso, que na verdade constituem a base diagnóstica e sensibilizam em muito o estudo laboratorial. Tanto o são que a positividade da história desde a infância ou em demais membros da família sugere hereditariedade, enquanto a ocorrência de sangramentos tardios pode estar relacionada ao uso de medicamentos que potencialmente afetam a função das plaquetas (Quadro III-35) ou dos fatores da coagulação, à

Quadro III-35 – Medicamentos que potencialmente afetam a função das plaquetas.

Anti-inflamatórios não esteroides	Agentes cardiovasculares	Antimicrobianos	Anticoagulantes	Anestésicos e psicotrópicos
Aspirina	Betabloqueadores (propranolol)	Penicilinas	Heparina	Antidepressivo tricíclico: imipramina, fenotiazina, clorpromazina, anestesia geral e local – halotano
Ibuprofeno	Vasodilatadores (nitroprussiato, nitroglicerina)	Cefalosporinas	Antivitamina (cumarínicos)	
Indometacina		Nitrofurantoína	Lepirudina	
Inibidores da COX-2 (não afetam função plaquetária em dose farmacológica)	Diuréticos (furosemida)	Hidroxicloroquina	Argatrobana	
	Bloqueadores do canal de cálcio	Anfotericina		
Agentes trombolíticos	**Agentes quimioterápicos**	**Agentes miscelânea**	**Alimentos**	**Drogas antiplaquetas**
Estreptoquínase	Mitramicina	Dextrana	Cafeína	Inibidores fosfadiesterase
Uroquínase	Daunorrubicina	Contraste radiológico	Alho	Dipiridamol
Ativador do plasminogênio tecidual	Carmustina	Quinidina	Cuminho	Antagonistas dos receptores ADP: ticlopidina e clopidogrel
		Etanol		Antagonistas IIb/IIIa: abciximabe, eptifibatide, tirofibana

COX-2 = ciclo-oxigenase-2; ADP = adenosina difosfato.

presença de inibidores adquiridos que interferem com a hemostasia ou à associação com determinadas doenças, como, por exemplo, hepatopatia, doenças reumatológicas, uremia, entre outras.

A identificação do sítio hemorrágico, se na pele, mucosas, músculos ou intra-articular; da existência de fatores desencadeantes ou não; da intensidade e frequência do sangramento; da mesma forma possibilita a diferenciação entre as coagulopatias adquiridas e hereditárias e, ainda, a suspeição do envolvimento de determinados componentes comuns à hemostasia primária (vasos e plaquetas) ou secundária (cascata da coagulação), otimizando, com isso, a investigação laboratorial (Quadro III-36).

O laboratório de coagulação dispõe de inúmeras e diferenciadas metodologias que possibilitam avaliar especificamente e com grande acurácia alterações quantitativas e qualitativas das plaquetas; proteínas plasmáticas da coagulação; não somente as que compõem a conhecida cascata da coagulação, mas também as que compõem o sistema natural de anticoagulação e as pertencentes ao sistema fibrinolítico, totalizando na atualidade quase uma centena de componentes.

Vale lembrar que, na impossibilidade da realização de um estudo completo, a escolha dos testes deve recair sobre metodologias funcionais, pois, do ponto de vista prático, mais importante é saber se o que "existe funciona" do que saber o "quanto existe", salvo exceções. De maneira geral, a quantificação antigênica auxilia na classificação ou tipificação das alterações. Este trabalho não tem como objetivo comentar os aspectos técnicos dos diferentes testes laboratoriais, mas tão somente informar quanto às possibilidades diagnósticas nas diferentes causas de manifestações hemorrágicas.

ABORDAGEM DIAGNÓSTICA LABORATORIAL

Em pacientes com diástase hemorrágica, em que é possível inferir o provável diagnóstico pela história e exame físico, a confirmação laboratorial pode ser feita por meio de testes específicos adequados. Já em situações em que o diagnóstico não é imediatamente aparente, deverão ser realizados testes iniciais, ditos *screening*, e que incluem a contagem plaquetária, o tempo de sangramento (TS), o tempo de protrombina (TP), a tromboplastina parcial ativada (TTPA) e o tempo de trombina (TT). Esses testes visam triar as anormalidades na contagem e função das plaquetas (hemostasia primária) e na quantificação ou atividade dos fatores da coagulação envolvidos nos TP, TTPA e TT (hemostasia secundária) (Fig. III-44).

HEMOSTASIA PRIMÁRIA

Quando os testes que compõem o *screening* sinalizar alterações relacionadas somente à hemostasia primária em pacientes com história hemorrágica, ou seja, com tempos do TP, TTPA e TT normais, a continuidade da investigação deverá considerar alguns algoritmos, tendo como base a contagem plaquetária (Figs. III-45 e III-46).

Na presença de contagens plaquetárias diminuídas, importante é a exclusão das causas de pseudotrombocitopenia, quer seja ela pela formação de grumos plaquetários no sangue coletado com EDTA devido à presença de anticorpos IgG contra esse anticoagulante; ou por garroteamento prolongado durante a coleta, levando à formação de fibrina e agrupamentos de plaquetas; ou satelitismo plaquetário, condição pouco frequente em que as plaquetas circundam os neutrófilos tornando a contagem automatizada comprometida. Sendo verdadei-

Quadro III-36 – Caracterização das doenças hemostáticas quanto a manifestações clínicas, sexo e envolvimento familial.

Características clínicas	Relacionadas aos defeitos plaquetários	Relacionadas às deficiências dos fatores da coagulação
Sítio de sangramento	Pele e mucosa (gengiva, nariz, trato gastrointestinal e genitourinário, menorragia)	Tecido profundo (articulação e músculo)
Sangramento após pequenas lesões	Presente e persistente	Incomum
Petéquias	Frequentes	Raras
Equimoses	Superficiais, pequenas e numerosas	Raras, mas, se presentes, são grandes e palpáveis
Hematroses, músculos e hematomas profundos	Raros	Comuns
Sangramento após cirurgia ou trauma	Imediato e leve	Tardio e comumente mais grave
Sexo	Predominantemente feminino	Predominantemente masculino
História familial	Rara, exceto na doença de von Willebrand	Comum

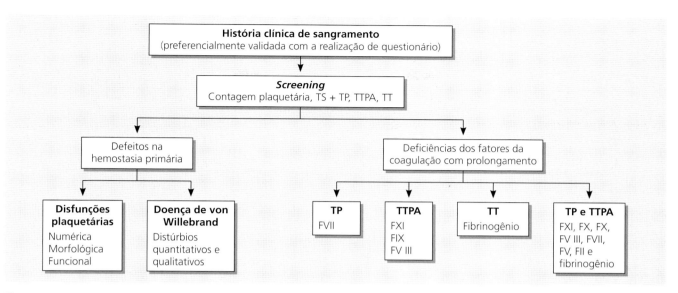

Figura III-44 – Representação esquemática das possibilidades de alterações encontradas no *screening* da investigação laboratorial em paciente com doenças hemorrágicas. TS = tempo de sangramento; TP = tempo de protrombina; TTPA = tempo de tromboplastina parcial ativada; TT = tempo de trombina.

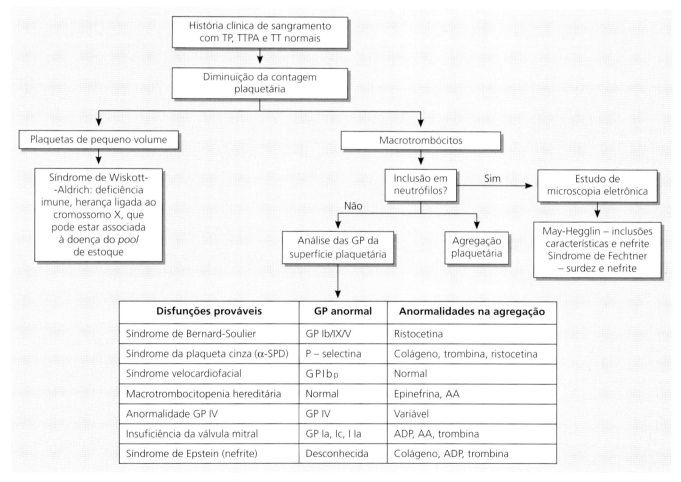

Figura III-45 – Algoritmo para avaliação das disfunções plaquetárias em pacientes com trombocitopenia. A dimensão das plaquetas, se pequenas ou de maior volume, assim como a presença de inclusões neutrofílicas, auxilia na diferenciação entre as possíveis doenças envolvendo pacientes com contagem diminuída de plaquetas e orienta na escolha da continuidade diagnóstica, quer seja a agregação plaquetária com diferentes tipos de agonistas, quer seja a avaliação das alterações das glicoproteínas na superfície plaquetária. ADP = adenosina difosfato; AA = ácido araquidônico; GP = glicoproteínas.

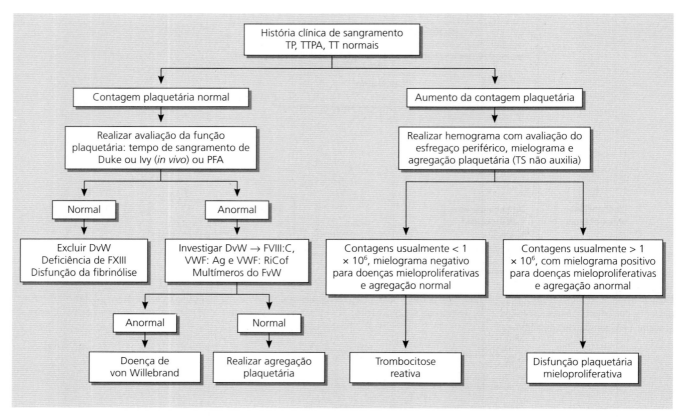

Figura III-46 – Algoritmo para avaliação da disfunção plaquetária em pacientes com distúrbio hemorrágico e contagem plaquetária normal ou aumentada, e tempos do TP, TTPA e TT normais. Nos casos de contagem plaquetária normal deverá ser realizado estudo funcional das plaquetas, que se anormal determinará a investigação quantitativa e qualitativa do fator de von Willebrand para exclusão da doença de von Willebrand. Nos casos de contagens aumentadas deverá ser feita a diferenciação entre trombocitose reacional e doenças mieloproliferativas. PFA = analisador de função plaquetária; TS = tempo de sangramento; DvW = doença de von Willebrand; FXIII = fator XIII; FVIII:C = atividade fator VIII; VWF:Ag = antígeno do fator de von Willebrand; VWF:RiCof = cofator de ristocetina.

ra a trombocitopenia, deverão ser consideradas as características morfológicas como o volume plaquetário e também a presença ou não de inclusões neutrofílicas para a continuidade da investigação (Fig. III-45).

Nos casos em que a contagem plaquetária se encontra preservada ou mesmo aumentada (Fig. III-46), a avaliação das disfunções plaquetárias deverá ser considerada, assim como a possibilidade de alterações no fator de von Willebrand, quer sejam elas quantitativas ou funcionais (Tabela III-17). A realização do estudo funcional das plaquetas por meio do teste de agregação plaquetária permite a diferenciação entre algumas das plaquetopatias mais comuns (Quadro III-37).

Com as abordagens acima indicadas praticamente se esgotam as opções de investigação das causas relacionadas às alterações na hemostasia primária, valendo aqui a lembrança das condições relacionadas aos vasos, que acabam sendo consideradas na ausência de achados laboratoriais que justifiquem os achados clínicos e de história.

HEMOSTASIA SECUNDÁRIA

Diante das alterações observadas em um ou mais testes do *screening*, responsável pela avaliação da hemostasia secundária (TP, TTPA e o TT), é possível aventar uma série de condições adquiridas ou hereditárias possíveis de serem relacionadas ao distúrbio hemorrágico em questão (Quadro III-38) e que deverão ser confirmadas por meio de testes específicos, como, por exemplo, a determinação dos níveis plasmáticos de um ou mais fatores de coagulação envolvidos com os testes alterados; a pesquisa de inibidores específicos da coagulação, mais comumente na prática clínica, direcionados contra os fatores VIII e IX; e a pesquisa da disfunção do fibrinogênio (as disfibrinogenemias).

Uma condição que necessita ser lembrada nos casos de história positiva com *screening* normal é a deficiência do fator XIII da coagulação que não é refletida nos testes triadores da hemostasia secundária, sendo necessária sua investigação específica.

Tabela III-17 – Testes específicos diagnósticos e classificatórios para doença de von Willebrand.

Testes específicos	Doença de von Willebrand – classificação					
	Tipo 1	Tipo 2A	Tipo 2B	Tipo 2N	Tipo 2M	Tipo 3
FVIII:C	↓ ou NL	↓ ou NL	↓ ou NL	↓ (5-40%)	NL ou ↓	↓ (< 20%)
vWF:Ag	↓ (<50%)	↓ ou NL	↓ ou NL	NL ou ↓	↓ ou NL	↓ (< 5%)
vWF:RCo (cofator de ristocetina)	↓ ou NL	↓ (< 30%)	↓	NL ou ↓	↓ ou NL	↓ (< 5%)
vWF:CB (ligação de colágeno)	↓ ou NL	↓ (< 15%)	↓ (< 40%)	↓ ou NL	↓ ou NL	↓ (< 5%)
Relação vWF:Ag/vW:RCo	NL	↑ (> 1,5)	↑ (> 1,5)	NL	↑ ou NL	–
Relação vWF:RCo/vWF:Ag	NL	↓ (< 0,7)	↓ (< 0,7)	NL	↓ ou NL	–

NL = normal; FVIII:C = atividade fator VIII; vWF:Ag = antígeno do fator de von Willebrand; vWF:RCo = cofator de ristocetina (função).

Quadro III-37 – Características do estudo da agregação plaquetária nas diferentes plaquetopatias.

Plaquetopatias	ADP		AA	Epinefrina	Colágeno	Ristocetina	Outros estudos
	Onda 1^{aria}	Onda 2^{aria}					
Trombastenia de Glanzmann	↓ ou ausente	↓ ou ausente	↓ ou ausente	↓ ou ausente	↓ ou ausente	Normal	Deficiência da GP IIb e/ou IIIa por citometria de fluxo
Síndrome de Bernard-Soulier	Normal	Normal	Normal	Normal	Normal	ou ausente	Deficiência da GP Ib/IX/V (um ou mais) por citometria de fluxo; macrotrombocitopenia
Doença do *pool* de estoque – grânulo denso (β-SPD)	Normal	↓	Normal	Normal ou ↓	Normal ou ↓	Normal	Liberação de ATP por lumiagregação
Doença do *pool* de estoque – grânulo alfa (α-SPD)	Variável	Variável	Normal	Normal	Variável ou ↓	Normal	Palidez das plaquetas no esfregaço periférico ↓ P-electina
Aspirina ou defeitos na síntese do tromboxano	Normal	↓↓	↓ ou ausente	↓	↓ ou ausente	Normal	Prostaglandina G$_2$ diminuída ou ausente
Tienopiridinas – ticlopidina ou clopidogrel	↓	Ausente	Normal	Normal	Normal	Normal	História de uso de ticlopidina ou clopidogrel
Antagonistas Ib/IIIa	↓ ou ausente	↓ ou ausente	↓ ou ausente	↓ ou ausente	↓ ou ausente	Normal	História de tratamento com abciximabe, tirofibana ou eptifibatide. Aumento da ocupação do receptor por citometria de fluxo
Doenças mieloproliferativas	Normal	Normal	Normal	↓ ou ausente *lag* tardio	Normal	Normal	Anormalidades da ciclo-oxigenase, α ou δ-SPD, agregação espontânea

1^{aria} = primária; 2^{aria} = secundária; GP = glicoproteínas; SPD = doença do *pool* do estoque.

SISTEMA FIBRINOLÍTICO

Fibrinólise anormal ou primária é causa incomum de sangramento, em que é observada quantidade excessiva de plasmina na ausência de evidência laboratorial de formação de trombina, ou seja, de fibrinólise secundária, e pode estar associada a deficiência hereditária de α_2-antiplasmina, uso de drogas fibrinolíticas, presença de tumores ginecológicos e do trato genitourinário, doença hepática e leucemia mieloide aguda promielocítica.

O diagnóstico da fibrinólise anormal é sugerido pelos baixos níveis de fibrinogênio associados a altos níveis do produto de degradação da fibrina (PDF) e um ensaio negativo para dímero-D (na ausência de níveis patológicos de dímero-D circulantes). Altos níveis de dímero-D indicam estado de fibrinólise anormal secundário a excessiva geração de trombina, provavelmente doença intravascular disseminada (CIVD).

Quadro III-38 – Possibilidades de defeitos adquiridos ou hereditários dos fatores da coagulação de acordo com as alterações observadas nos testes triadores da hemostasia secundária nos pacientes com distúrbio hemorrágico.

Resultados dos testes			Defeitos na hemostasia secundária	
TP	TTPA	TT	Adquiridos	Hereditários
Prolongado	Normal	Normal	Deficiência do fator VII adquirida Deficiência de vitamina K Doença hepática Uso do anticoagulante oral (ACO) Inibidor do fator VII	Deficiência do fator VII
Normal	Prolongado	Normal	Uso de heparina Inibidor dos fatores VIII, IX, XI ou XII Doença de von Willebrand adquirida Anticoagulante lúpico	Deficiência dos fatores VIII, IX ou XI Doença de von Willebrand
Normal	Normal	Prolongado	Presença de heparina Hipofibrinogenemias adquiridas (fibrinogênio < 50mg/dL) Níveis elevados de PDF (CIVD e hepatopatias)	Disfibrinogenemias Afibrinogenemias
Prolongado	Prolongado	Normal	Doença hepática e CIVD Altas doses de heparina ou ACO Administração combinada de heparina e ACO Administração combinada de argatrobano e ACO Inibidor de protrombina, fibrinogênio ou fatores V ou X Deficiência do fator X associada à amiloidose primária	Deficiência de protrombina, fibrinogênio ou fatores V ou X Deficiência combinada de fatores
Normal	Normal	Normal		Deficiência do fator XIII

PDF = produto de degradação da fibrina ou fibrinogênio; CIVD = coagulação intravascular disseminada.

BIBLIOGRAFIA

Aledort LM, Green D, Teitel JM. Unexpected bleeding disorders. Am Soc Hematol. 2001;306-21.

Colman RW, Hirsh J, Marder VJ, Salzman EW, eds. Hemostasis and thrombosis: basic principles and clinical practice. 3rd ed. Philadelphia: Lippincott Williams & Wilkins: 1996.

Lillicrap D, Nair SC, Srivastava A, Rodeghiero F, Pabingers I, Federici AB. Lboratory issues in bleeding disordens. Haemophilia 2006;12(Suppl. 3):68-75.

Loscalzo J, Schafer AI, eds. Thrombosis and haemorrhage. 3rd ed. Baltimore: Williams & Wilkins; 2003.

Rizzatti EG, Franco RF. O paciente com manifestações hemorrágicas. In: Zago MA, Falcão RP, Pasquini R (eds). Hematologia: fundamentos e prática. 1ª ed. São Paulo: Atheneu; 2001. p.133-42.

CAPÍTULO 21 | Investigação Laboratorial nas Doenças Trombóticas

Ana Clara Kneese Virgilio do Nascimento (autora)
João Carlos de Campos Guerra (revisor)

O tromboembolismo venoso (TEV) é uma doença comum, acometendo 7 em cada 10.000 pessoas ao ano nos Estados Unidos. Sua importância é determinada pela possibilidade de complicações fatais, com taxa de mortalidade de até 30% em algumas séries, e outras sequelas que podem provocar grave comprometimento da qualidade de vida (Quadro III-39).

Quadro III-39 – Complicações do tromboembolismo venoso.

- Síndrome pós-trombótica
- Tromboembolismo pulmonar
- Recorrência
- Complicações obstétricas
- Complicações neurológicas
- Insuficiência hepática e hipertensão portal
- Óbito

Alguns eventos trombóticos podem passar despercebidos se pequenos o suficiente. Porém, sabe-se que a instituição de tratamento anticoagulante diminui a mortalidade para apenas 2 a 8% de todos os casos. Então, a partir da percepção dos benefícios para pacientes clínicos, das lições aprendidas com os pacientes cirúrgicos e do impacto da tromboprofilaxia na história natural da doença, muitos avanços foram feitos nas últimas décadas com relação a melhorias nos métodos diagnósticos, compreensão de mecanismos trombogênicos e desenvolvimento de novas terapias.

Especialmente para o TEV, a consideração a respeito do benefício e também do risco do tratamento é importante e sempre deve ser feita de maneira individualizada, pois ambas as situações são passíveis de complicações graves. A decisão sobre o tipo de anticoagulante a ser empregado (heparina não fracionada, heparina de baixo peso molecular, antagonistas da vitamina K, inibidores diretos do fator Xa ou da trombina) e da duração do tratamento, se temporária ou perene, dependem da estratificação de risco do paciente.

Um dos fatores nesta análise é o potencial trombogênico de cada indivíduo, o qual pode variar ao longo do tempo. Foi a partir do século XIX que os mecanismos patológicos do processo de trombose começaram a ser compreendidos. Virchow postulou que alterações no endotélio, no fluxo e/ou na constituição dos elementos sanguíneos podem levar a um desequilíbrio da hemostasia, culminando com a formação de coágulos.

DEFINIÇÃO

Atualmente, existe alguma confusão nos termos usados para descrever os estados físio ou patológicos que estão mais associados à trombose, mas que devem ser bem caracterizados. Entende-se por hipercoagulabilidade o estado de ativação sanguínea, sem a formação de coágulo de fibrina, evidenciado pela presença de marcadores laboratoriais específicos, tais como o fibrinopeptídeo A, o complexo trombina-antitrombina e os fragmentos 1 + 2 da protrombina. Já a trombofilia diz respeito à tendência à trombose e é normalmente associada à hipercoagulabilidade. Pode ser adquirida ou hereditária, secundária a processo patológico ou fisiológico (Quadro III-40). Como trombofilia hereditária compreende-se uma tendência geneticamente determinada para o desenvolvimento de trombose.

As trombofilias adquiridas ou genéticas mais encontradas na população com trombose de repetição estão listadas no quadro III-41. Historicamente, as primeiras a serem descritas foram as deficiências de anticoagulantes naturais: a antitrombina (AT) e as proteínas C e S. Apesar de serem raras na população geral, com prevalência de 0,1%, 0,2% a 0,5% e 0,2% a 0,5%, respectivamente, determinam forte predisposição à trombose.

Quadro III-40 – Situações predisponentes.

Fisiológicas
Idade
Gestação
Patológicas
Obesidade
Varizes de membros inferiores
Imobilização
Cirurgias e traumas
Compressão extrínseca
Neoplasias
Disproteinemias
Dislipidemias
Cateteres
Hiperviscosidade sanguínea
Medicamentos (talidomida, L-asparaginase, reposição hormonal)
Anemias hemolíticas (hemoglobinúria paroxística noturna, anemia falciforme, talassemia)
Malformações vasculares
Vasculites
Cardiopatias (arritmia, aneurisma de ventrículo esquerdo, discinesia, próteses valvares)
Anticorpo antifosfolipídeo (anticoagulante lúpico, anticardiolipina, anticorpo anti-β_2-glicoproteína I)

Quadro III-41 – Trombofilias.

- Resistência à ação da proteína C ativada (fator V de Leiden)
- Mutação no gene da protrombina
- Deficiência de antitrombina
- Deficiência de proteína C
- Deficiência de proteína S
- Disfibrinogenemia
- Anticorpo antifosfolipídeo (anticoagulante lúpico, anticardiolipina, anticorpo anti-β_2-glicoproteína I)

DEFICIÊNCIA DE ANTITROMBINA

Sua função fisiológica é inativar os fatores IIa, Xa, IXa, XIa e XIIa e sua capacidade é aumentada pela heparina. Dois tipos de deficiência de AT são descritos. O tipo 1 corresponde à diminuição de AT abaixo de 50% do normal e é a forma mais comum. No tipo 2, os níveis séricos de AT estão dentro dos limites do normal, mas a atividade está alterada devido à produção de proteína com estrutura anormal.

DEFICIÊNCIA DE PROTEÍNA C

A proteína C é dependente da vitamina K, de produção hepática que, em associação com a proteína S, inativa os fatores Va e VIIIa. Também são dois os tipos de deficiência, sendo o tipo 1 quantitativo, e o 2, qualitativo. Ambos são determinados pela concordância na redução entre níveis de antígeno (Ag) de proteína C e de sua atividade. No tipo 1, há redução proporcional tanto no Ag, quanto na função, e no tipo 2, diminuição apenas nos testes funcionais.

DEFICIÊNCIA DE PROTEÍNA S

A proteína S atua como cofator não enzimático da proteína C na inativação dos fatores Va e VIIIa. É sintetizada no fígado e sua função depende do metabolismo da vitamina K. Circula no plasma sob duas formas distintas: aproximadamente 40% fica na forma livre, e o restante, ligado à proteína ligante C_{4b}. Apenas a forma livre é útil como cofator à proteína C.

Há três tipos de deficiência de proteína S. O tipo 1 é uma alteração quantitativa, caracterizado por diminuição nos níveis de proteína S total e livre. No tipo 2, a atividade de cofator está reduzida, porém com níveis normais de antígeno tanto de proteína S total, quanto livre. No tipo 3, enquanto há níveis abaixo do normal de proteína S livre, a S total permanece normal, sendo também uma deficiência quantitativa.

RESISTÊNCIA À AÇÃO DA PROTEÍNA C ATIVADA (FATOR V DE LEIDEN)

Descrita em 1993 por Dahlbäck et al., é resultado de uma mutação no fator V (R506Q) que faz com que esse não seja adequadamente inativado pela proteína Ca. É o fator de risco para trombose mais prevalente na população caucasiana (3 a 7%), sendo rara em afrodescendentes e asiáticos.

MUTAÇÃO DA PROTROMBINA 20210

Esta mutação causa aumento nas concentrações séricas de protrombina, enzima que catalisa a formação de trombina. Sua prevalência também é alta em caucasianos, ao redor de 0,7 a 4%.

SÍNDROME ANTIFOSFOLIPÍDEO

É um distúrbio autoimune caracterizado clinicamente por trombose arterial ou venosa e complicações fetais, na presença de um anticorpo antifosfolipídeo. Os critérios diagnósticos foram revisados em 2006 e incluem um ou mais episódios de trombose, uma ou mais morte fetal inexplicada (maior que 10 semanas de gestação) ou três ou mais abortamentos inexplicados (menor que 10 semanas de gestação). Os fatores clínicos devem ser acompanhados de positividade para o anticoagulante lúpico, títulos médios ou elevados de anticardiolipina IgG ou IgM ou anticorpo anti-β_2-glicoproteína I. Para se evitar resultados falso-positivos, os testes laboratoriais devem ser repetidos com um intervalo de 12 semanas e confirmam o diagnóstico se positivos.

AVALIAÇÃO CLÍNICA

Apesar de facilitar a classificação em fatores adquiridos e hereditários, quando estamos avaliando um paciente com história de trombose recente ou antiga, devemos ter em mente que provavelmente mais de um destes foi atuante na promoção do coágulo. Portanto, para a análise correta do risco de um determinado indivíduo, não basta identificar um fator, mas sim investigar a possibilidade de participação de todos eles.

Desse modo, a história clínica deve incluir dados do histórico pessoal de eventos trombóticos, como a idade e o local de cada um dos episódios e fatores clínicos associados naquele momento. Para as mulheres, é bastante importante a especificação do uso ou não de estrógenos, assim como o tipo e o período de sua utilização, e número de gestações ou de abortamentos prévios. A concomitância de outras doenças em tratamento ou período de imobilização é um dado importante. Os antecedentes familiares também são informação essencial. O grau de parentesco e a idade de cada indivíduo acometido devem ser anotados.

Ao exame físico, o índice de massa corporal, a presença de varizes nos membros, as malformações vasculares, massas ou tumores devem ser investigados. Sinais ou sintomas relacionados a neoplasias, como fadiga, perda de peso, linfonodomegalias, hematúria, alteração do ritmo intestinal, entre outros, devem ser pesquisados de maneira ativa. Deve-se ter atenção na avaliação cardiológica, especialmente para alterações de ritmo e sinais de insuficiência cardíaca.

EXAMES LABORATORIAIS

No diagnóstico de tromboembolismo venoso, associado a história clínica, exame físico e exames de imagens, o laboratório clínico pode auxiliar com o exame do D-dímero, que se origina da formação e lise da fibrina e reflete a ativação dos sistemas de coagulação e fibrinólise. Pode ser mensurado por técnica de aglutinação turbidométrica em látex, em que se considera positivo valores superiores a 2μ/mL, ou pelo método ELISA, em que níveis acima de 500ng/mL FEU (Unidade Equivalente em Fibrinogênio) são sugestivos de fibrinólise. O método ELISA tem maior especificidade em pacientes sem comorbidades associadas e sua sensibilidade diminui em pacientes idosos e sintomáticos há mais de três dias. Encontra-se aumentado em situações que aumentam a atividade fibrinolítica, como gestações, traumas, pós-operatório, estados inflamatórios e câncer. A principal indicação validada clinicamente para o D-dímero é a **exclusão** da trombose em conjunto com o modelo de avaliação da probabilidade pré-teste (Fig. III-47 e Quadro III-42).

Pode-se separar a investigação laboratorial em geral e específica. Fazem parte da primeira categoria os exames que analisam alterações sistêmicas com possível interferência no sistema hemostático. Os testes mais comumente realizados são perfil lipídico, funções renal e hepática,

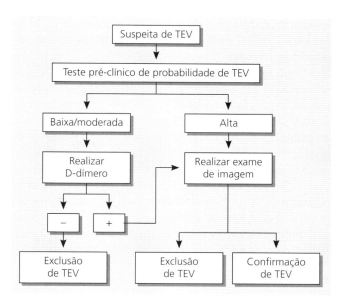

Figura III-47 – Fluxo de investigação clínico-laboratorial para TEV.

Quadro III-42 – Regras para avaliar a probabilidade de tromboembolismo.

Fatores de risco	Pontos
Sinais e sintomas de TVP	3,0
Trombose venosa é clinicamente mais possível que outro diagnóstico alternativo	3,0
Frequência cardíaca maior que 100bpm	1,5
Imobilização ou cirurgia nas últimas 4 semanas	1,5
Trombose ou embolia pulmonar anterior	1,5
Hemoptise	1,0
Câncer – tratamento nos últimos 6 meses ou em tratamento paliativo	1,0
Probabilidade clínica	
Baixa	Menor que 2,0
Intermediária	2,0-6,0
Alta	Maior que 6,0

Fonte: Fedullo: N Engl J Med. 2003;349(13):1247-56.

provas de atividade inflamatória ou tumoral e análise das células e de proteínas sanguíneas. O ecocardiograma pode ser feito durante a avaliação etiológica de tromboembolismo pulmonar (TEP). A pesquisa de marcadores tumorais deve ser lembrada especialmente em pacientes acima de 60 anos, com sinal ou sintoma sugestivo ou histórico familial considerável para essas doenças. Todos esses exames devem ser feitos quando forem julgados úteis na confirmação de suspeita de alguma das doenças que podem favorecer a trombose. A identificação de uma ou mais dessas situações é importante para diminuir o potencial trombogênico de um paciente ao se reverter ou controlar o distúrbio.

Por exames específicos entende-se pesquisa funcional ou estrutural de moléculas com ação direta no processo de trombose. Para todo paciente deve ser feita antes avaliação global da hemostasia, compreendendo no mínimo hemograma, tempo de protrombina (TP), tempo de tromboplastina parcial ativado (TTPA) e tempo de trombina (TT). A pesquisa de trombofilia deve englobar a dosagem de antitrombina, proteínas C e S, pesquisa do fator V de Leiden e da mutação do gene da protrombina, investigação de anticorpo antifosfolipídeo e dosagem de homocisteína plasmática.

São várias as condições adquiridas que podem determinar alterações na dosagem dos anticoagulantes naturais (Quadro III-43). Assim, o momento de realização dos exames, a exclusão do uso de medicamentos interferentes e a interpretação correta dos resultados são essenciais para a categorização adequada de risco do paciente.

Quadro III-43 – Indicações de pesquisa de trombofilia hereditária.

- TEV em pacientes com 40 anos ou menos, sem fator causal aparente
- TEV de repetição
- TEV em local incomum
- Histórico familiar de TEV
- Dois ou mais abortamentos

Quadro III-44 – Causas adquiridas de deficiência dos inibidores naturais da coagulação.

Deficiência de proteína C
- Uso de antagonista da vitamina K, dicumarínico
- Hepatopatia
- CIVD
- Autoanticorpos

Deficiência de proteína S
- Uso de antagonista da vitamina K, dicumarínico
- Hepatopatia
- CIVD
- Autoanticorpos
- Gestação
- Síndrome nefrótica

Deficiência de antitrombina
- Medicações (heparina, L-asparaginase)
- Hepatopatia
- CIVD
- Autoanticorpos
- Síndrome nefrótica
- TEV

Resistência à proteína C ativada
- Gestação
- Uso de estrógenos
- Anticoagulante lúpico positivo
- Níveis elevados de protrombina e de fator VIII
- Hiper-homocisteinemia

CIVD = coagulação intravascular disseminada; TEV = tromboembolismo venoso.

Em até 50% dos pacientes com TEV poderá ser identificada alguma dessas alterações e isso pode ser um dado importante na definição do período do tratamento. Considera-se que a população com maior probabilidade de ser portadora de trombofilia é aquela com TEV sem causa aparente em idade jovem (menor que 40 anos), em local incomum ou com episódios de repetição, abortamento de repetição e parentes de primeiro ou segundo grau acometidos (Quadro III-44). Entretanto, sabe-se que as trombofilias predispõem à trombose com intensidades diferentes e que muitos portadores não desenvolvem oclusão vascular ao longo da vida, exceto se somados outros fatores desencadeantes. Assim, a identificação de trombofilia em indivíduo assintomático não é necessariamente indicativa de terapia anticoagulante.

Como resultado do enorme conhecimento adquirido a respeito dos múltiplos fatores participantes para o TEV, o reconhecimento de trombofilia hereditária influencia muito pouco na conduta clínica em situação de trombose. Aqueles indivíduos, com ou sem evidência de TEV prévio, em que for identificada trombofilia, devem ser considerados para receber tromboprofilaxia nas situações sabidamente de risco para trombose, como imobilização, cirurgias, especialmente as ortopédicas, estados de ativação inflamatória intensa, gestação e puerpério.

BIBLIOGRAFIA

Bockenstedt P. Management of hereditary hypercoagulable disorders. Hematology. 2006;444-9.

Middeldorp S, Vileg AH. Does thrombophilia testing help in the clinical management of patients? Br J Haematol. 2008;143:321-35.

Schulman S. Care of patients receiving long-term anticoagulant therapy. 2003;349(7):675-83.

Snow V, Qaseem A, Barry, P, et al. Management of venous thromboembolism: A Clinical Practice Guideline from the American Academy of Family Physicians. Ann Intern Med. 2007;143:204-10.

CAPÍTULO 22
Laboratório HLA na Prática Clínica

Margareth Afonso Torres

Os avanços na imunossupressão, os progressos no conhecimento da imunologia, a melhor seleção imunogenética de doadores e a redução da mortalidade secundária à infecção contribuíram para o sucesso dos transplantes como modalidade terapêutica em pacientes com disfunção terminal de órgãos ou doenças onco-hematológicas.

O polimorfismo dos genes HLA (*Human Leukocyte Antigen*) é uma importante barreira na seleção do doador ideal e no sucesso do transplante. As proteínas de membrana do sistema HLA, encontradas em todos os órgãos e tecidos humanos, funcionam como aloantígenos devido ao seu grande polimorfismo. Elas são responsáveis pela apresentação de antígenos, tumorais ou infecciosos, ao receptor dos linfócitos. Dessa forma, permitem ao sistema imune diferenciar o próprio do não próprio. As variações na sequência de aminoácidos da molécula em regiões definidas são responsáveis pelo grande polimorfismo genético descrito para os antígenos HLA de classes I e II.

As moléculas HLA são codificadas no braço curto do cromossomo 6 e divididas em classes I, II e III. Tem-se demonstrado que os polimorfismos HLA não sinônimos encontrados no sítio de reconhecimento do antígeno (SRA) causam impacto clínico nos transplantes de células-tronco hematopoéticas (TCTH). Nas moléculas HLA de classe I, o SRA é formado pelos domínios α_1 e α_2, codificados pelos éxons 2 e 3; nas de classe II, pelos domínios α_1 e β_1, codificados pelo éxon 2. No entanto, diferenças nas sequências de alguns alelos ocorrem fora do SRA, como, por exemplo, HLA-DRB1*140101, que difere de DRB1*1454 no códon 112, posição 421 do éxon 3 pela substituição do nucleotídeo T (TAC) por C (CAC), resultando na substituição do aminoácido Y (tirosina) por H (histidina), e não necessitam ser esclarecidas, porque não têm relevância clínica.

Atualmente, as tipificações HLA classe I (HLA-A, B e C) e classe II (HLA-DRB1 e HLA-DQB1) são realizadas pelos métodos moleculares, em dois níveis de resolução: baixa resolução (identificação com dois dígitos, que correspondem à sorologia, nível antigênico) e alta resolução (identificação com quatro dígitos, nível alélico).

O Comitê de Nomenclatura dos Fatores do Sistema HLA da Organização Mundial da Saúde estabelece as normas de nomenclatura, que estão sumarizadas na figura III-48. As substituições silenciosas, representadas pelo quinto e sexto dígitos, e as variações íntron não têm relevância clínica na resposta imune.

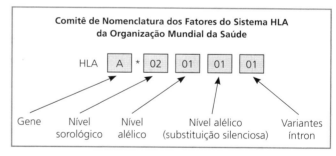

Figura III-48 – Nomenclatura molecular HLA. Schreuder GM et al., HLA dictionary 2004: Hum Immunol, 2005;66(2):170-210.

Os resultados designados com resolução intermediária utilizam os códigos do NMDP (*National Marrow Donor Program*) e incluem um grupo de alelos (http://bioinformatics.nmdp.org/).

O alto grau de polimorfismo HLA dificulta o encontro do doador ideal. Atualmente estão descritos 2.496 alelos HLA classe I e 1.032 de classe II (IMGT/HLA database http://www.anthonynolan.org.uk/HIG/).

A seleção do doador, baseado na compatibilidade HLA, torna-se uma estratégia fundamental para o sucesso do procedimento.

Inicialmente, o paciente com indicação para TCTH deverá ser submetido à tipificação HLA classe I (HLA-A e B) de resolução intermediária e classe II (HLA-DRB1 e DQB1) de alta resolução.

A pesquisa de doadores para TCTH é iniciada na família, uma vez que a probabilidade de se encontrar um irmão HLA idêntico é de 25%. A pesquisa deverá ser iniciada com a tipificação HLA classe I (HLA-A e B) dos irmãos e, em seguida, da tipificação HLA classe II nos irmãos idênticos. Nas análises familiares em que houver homozigose ou quando não for possível a segregação dos haplótipos parentais, sugere-se a tipificação dos pais ou classe I de alta resolução do paciente e doador, porque em 2% dos casos pode haver recombinações que, concomitantes com homozigose, podem gerar incompatibilidades detectáveis apenas pelo estudo de haplótipos ou pela alta resolução.

A tipificação confirmatória com nova amostra do paciente e do doador é estratégia imprescindível de segurança.

Os pacientes que não dispõem de doadores com genótipos idênticos devem ser inscritos no REREME (Registro Nacional de Receptores de Medula Óssea) para pesquisa nos bancos Nacional e Internacional de Doadores Voluntários de Medula Óssea e Cordão Umbilical. Simultaneamente, pode-se realizar a pesquisa estendida aos familiares, principalmente nos casos de consanguinidade e haplótipos raros. A tipificação HLA classe I de resolução intermediária é feita nos pais, tios e nos primos de primeiro grau, após identificação de um haplótipo em comum entre o paciente e os tios. A seguir, deve-se realizar a tipificação classe II de resolução intermediária e posterior tipificação alélica classes I e II no doador idêntico, em baixa resolução.

O doador ideal para TCTH não aparentado é o compatível 10/10 em nível alélico, porém os estudos de Flonemberg, em 2004, e Lee, em 2007, demonstraram resultados semelhantes com os doadores 8/8 (HLA-A, B, C e DRB1) em nível alélico, sendo observado redução de 10% na sobrevida pós-transplante a cada incompatibilidade HLA adicional.

O sangue de cordão umbilical (SCU) é uma fonte alternativa que vem sendo utilizada, em larga escala, devido às vantagens de rápida disponibilidade e tolerância ao maior grau de disparidade HLA, que é consequência da imaturidade dos linfócitos T do sangue de cordão umbilical. Estudos têm demonstrado que transplantes com compatibilidades 4/6 (HLA-A, B de baixa resolução e DRB1 de alta resolução) podem ser realizados com sucesso. O efeito da incompatibilidade HLA é compensado com a dose celular. Apesar de vários trabalhos publicados, as análises do impacto da compatibilidade alélica nos locos HLA-A e B e a inclusão dos locos C e DQ são contraditórias. A escolha da unidade de SCU deve basear-se no número total de células nucleadas, CD34+ e na compatibilidade HLA (Gluckman, 2006).

A utilização das fontes de células-tronco hematopoéticas, que não são genótipo idêntico, requer alguns cuidados especiais para se evitar complicações, como falência de enxertia, que pode ser mediada por células T e *natural killer* do hospedeiro contra o doador ou por aloanticorpos anti-HLA doador específico (*Donor Specific Antibodies* – DSA).

A produção de anticorpos HLA é influenciada por vários fatores de sensibilização prévia, tais como gestação, transfusão e transplantes prévios.

O significado clínico dos anticorpos anti-HLA foi, pela primeira vez, documentada por Terasaki et al. (1965), os quais correlacionaram a presença de anticorpos pré-formados, no soro do receptor, com a perda do enxerto, por rejeição.

Ottinger et al. compararam sobrevida e falência do enxerto em 30 TCTH com prova cruzada (PC) positiva e 30 controles com PC negativa. O grupo com PC positiva apresentou associação significativa com falência da enxertia. Os estudos recentes do NMDP e com sangue de cordão umbilical apresentaram resultados semelhantes, com detecção de DSA em 3 a 9% dos TCTH e houve falha de enxertia em 40 a 60%.

Sugere-se nos TCPH com disparidade HLA entre receptor e doador a pesquisa da presença de anticorpos e, nos casos positivos, indica-se a determinação da especificidade dos anticorpos ou a realização da prova cruzada utilizando as células do doador, antes do transplante. A identificação do DSA orienta a seleção de outro doador ou remoção dos anticorpos com terapêuticas específicas.

Portanto, a seleção do doador mais compatível e a ausência de DSA são estratégias importantes para a redução de complicações e para o sucesso do TCTH.

BIBLIOGRAFIA

Flomenberg N, et al. Impact of HLA class I and class II high-resolution matching on outcomes of unrelated donor bone marrow transplantation: HLA-C mismatching is associated with a strong adverse effect on transplantation outcome. Blood, 2004;104(7):1923-30.

Gluckman E, Rocha V. Donor selection for unrelated cord blood transplants. Curr Opin Immunol. 2006;18:565-70.

Lee S, Klein J, et al. High resolution donor recipient HLA matching contributes to the success of unrelated donor marrow transplantation. Blood. 2007;110(13):4576-83.

Ottinger HD, Rebmann V, Pfeiffer KA, et al. Transplantation positive serum crossmatch as predictor for graft failure in HLA-mismatched allogeneic blood stem cell transplantation. 2002;73(8):1280-5.

Terasaki P, Marchioro T, Starzl T. Serotyping of human lymphocyte antigens: preliminary trials on long term kidney homograft survivors. In Russel P, Winn H, Amos B. (eds.). Histocompatibility Testing. Nacional Academy os Sciences. 1965. p. 83.

SEÇÃO IV
DIAGNÓSTICO EM IMUNOLOGIA E REUMATOLOGIA

Coordenador/Colaborador: Cristóvão Luis P. Mangueira

CAPÍTULO 1
Autoanticorpos: Conceitos Gerais e Metodologia de Pesquisa

Cristóvão Luis P. Mangueira

Autoanticorpos podem ser definidos como imunoglobulinas que reconhecem antígenos do próprio organismo. A primeira descrição conhecida de um autoanticorpo data de 1948, por Hargraves, que relatou o fenômeno da célula LE, associando o achado ao diagnóstico do lúpus eritematoso sistêmico (LES). Embora classicamente a literatura médica tenha associado à presença de autoanticorpos a ocorrência de enfermidades e síndromes clínicas de natureza autoimune, frequentemente a simples demonstração do autoanticorpo não é suficiente para causar doença; em outras palavras, nem todos os autoanticorpos detectáveis por meios laboratoriais e associados estatisticamente com doenças autoimunes desempenham um papel patológico claro nessas mesmas doenças. Neste contexto, fenômenos autoimunes, antes de estarem associados a eventos patológicos, podem representar apenas uma resposta fisiológica normal, já que indivíduos saudáveis podem exibir reatividade de uma parte significativa de suas imunoglobulinas contra constituintes próprios. Esses anticorpos autorreativos fisiológicos são frequentemente denominados de "autoanticorpos naturais" e em geral, da classe IgM, com baixa afinidade por seus antígenos (avidez baixa) e baixos títulos.

Por outro lado, autoanticorpos patológicos são considerados, na maior parte das situações clínicas, fundamentais para o diagnóstico das doenças reumáticas autoimunes. Esta importância faz com que laboratórios clínicos de referência precisem dominar diversos métodos laboratoriais que permitam a caracterização rotineira de autoanticorpos, auxiliando o clínico na árdua tarefa de diagnosticar síndromes e doenças autoimunes com precisão. Diferentemente dos autoanticorpos naturais, os autoanticorpos patológicos costumam ocorrer em títulos altos, são predominantemente da classe IgG, exibem especificidade restrita e alta afinidade por seus antígenos específicos (avidez alta) (Quadro IV-1).

Há uma lista ampla de autoanticorpos associados a doenças autoimunes sistêmicas. Na tabela IV-1, alguns deles estão relacionados.

Estas associações são, em geral, estabelecidas estatisticamente; a clara ligação fisiopatológica entre um autoanticorpo, seu antígeno alvo e uma manifestação clínica específica ainda é exceção no campo do conhecimento em doenças autoimunes, embora muitos progressos tenham se estabelecido em anos recentes. Exceções importantes e conhecidas são, por exemplo, a demonstração do papel patogênico dos anticorpos anti-dsDNA (anti-DNA de fita dupla) e antinucleossomo (anticromatina) na lesão glomerular do lúpus eritematoso sistêmico (LES) e a associação de anticorpos anti-SS-A/Ro com bloqueio cardíaco congênito (lúpus eritematoso neonatal – LEN).

Quadro IV-1 – Principais diferenças entre autoanticorpos naturais e patológicos.

	Autoanticorpos naturais (fisiológicos)	Autoanticorpos patológicos
Classe	Predominantemente IgM	Predominantemente IgG
Avidez	Baixa	Alta
Título	Geralmente baixo	Geralmente alto
Especificidade	Baixa	Alta

Tabela IV-1 – Alguns dos principais autoanticorpos de relevância clínica e sua prevalência.

Autoanticorpo	Associação clínica	Prevalência média
Anti-dsDNA	LES, nefrite	60-90%
Anti-Sm	LES	30-35%
Antinucleossomo (anticromatina)	LES, nefrite	60-90%
Anti-U1-RNP	LES, DMTC	LES: 40% DMTC: 100%
Anti-SS-A/Ro	SS, LES	SS: 70% LES: 40%
Anti-SS-B/La	SS, LES	SS: 40% LES: 15%
Anti-Scl-70	Esclerose sistêmica (forma difusa)	40%
Anticentrômero	Esclerose sistêmica (forma limitada)	80%
Anti-Jo-1	Dermatomiosite/polimiosite	30%
Fator reumatoide	Artrite reumatoide	70%
Anticitrulina	Artrite reumatoide	70%
C-ANCA (antiproteinase 3)	Granulomatose de Wegener	99% (em atividade)

LES = lúpus eritematoso sistêmico; DMTC = doença mista do tecido conjuntivo; SS = síndrome de Sjögren; ANCA = anticorpos anticitoplasma de neutrófilos.

MÉTODOS DE DETECÇÃO

Há diversos métodos de detecção de autoanticorpos em uso atualmente em laboratórios clínicos e de pesquisa. Esta diversidade metodológica torna difícil a comparação de resultados oriundos de diferentes laboratórios. Métodos variados costumam ter desempenhos diferentes, tais como especificidade e sensibilidade diferentes. As metodologias mais difundidas atualmente em laboratórios clínicos são imunofluorescência indireta (IFI), hemaglutinação (HA), ensaios imunoenzimáticos (ELISA), *immunoblots* (IB) e métodos cinéticos (nefelometria e turbidimetria).

IMUNOFLUORESCÊNCIA INDIRETA (Fig. IV-1)

Um dos mais antigos métodos para detecção de autoanticorpos permanece ainda hoje como dos mais importantes; é o método de escolha para a pesquisa de anticorpos antinucleares (FAN, ANA), utilizando células HEp-2 como substrato, em substituição aos antigos substratos de tecido animal (*imprint*). A célula HEp-2 é uma linhagem celular derivada do carcinoma laríngeo humano e sua padronização como substrato para a pesquisa do FAN teve um impacto considerável no aumento da sensibilidade do exame para as diversas doenças autoimunes. Por exemplo, no LES, 5 a 10% dos indivíduos com a doença têm FAN negativo em *imprint* de fígado de camundongo, ao passo que este número cai para menos de 1% quando se utiliza o substrato HEp-2.

As diferenças de sensibilidade para algumas doenças autoimunes entre o substrato HEp-2 e o *imprint* de fígado de camundongo são mostradas na tabela IV-2.

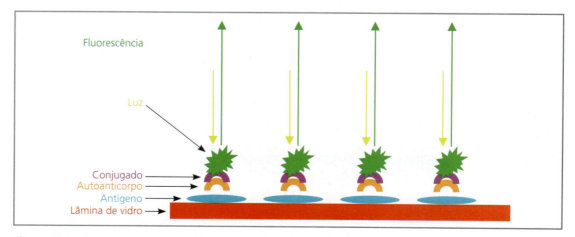

Figura IV-1 – Representação esquemática do método de imunofluorescência indireta.

Tabela IV-2 – Diferenças de sensibilidade do teste de FAN realizado com diferentes substratos para algumas síndromes clínicas.

Síndrome clínica	Frequência de positividade (%)	
	Imprint	HEp-2
LES	90-95	99
Esclerose sistêmica	50-70	95
Artrite reumatoide	30-50	50-75
Síndrome de Sjögren	50	75
Polimiosite/dermatomiosite	30	80

Há dezenas de padrões de fluorescência descritos em células HEp-2, mas os mais comuns são homogêneo, pontilhado, pontilhado fino, pontilhado fino denso, nucleolar e centromérico, além dos padrões citoplasmáticos (Fig. IV-2). A definição do padrão de fluorescência tem sido associada à ocorrência de autoanticorpos específicos de maior ou menor relevância clínica. Entretanto, o FAN em HEp-2, na maioria das situações, não consegue definir com certeza qual anticorpo específico está presente no soro estudado; o padrão de fluorescência pode apenas dar uma pista da especificidade, orientando a execução

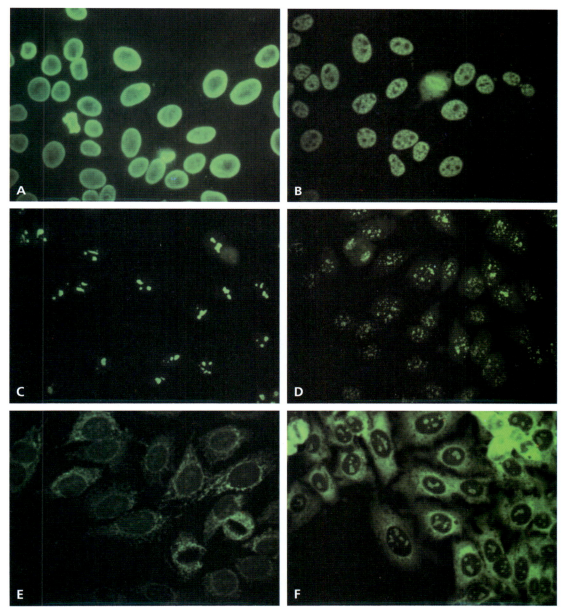

Figura IV-2 – Alguns padrões de fluorescência em HEp-2: **A**) nuclear homogêneo (anti-dsDNA); **B**) nuclear pontilhado grosso (anti-Sm); **C**) nucleolar; **D**) centromérico (anticentrômero); **E**) citoplasmático reticular (antimitocôndria); **F**) citoplasmático pontilhado fino + nucleolar.

posterior de um teste imunológico para detecção específica do anticorpo. Apenas em alguns casos raros (como a associação do padrão centromérico com anticorpos anticentrômero, por exemplo), a correlação do padrão com o autoanticorpo tem alta especificidade. O quadro IV-2 exemplifica algumas associações de padrões de fluorescência em HEp-2 com autoanticorpos e manifestações clínicas. Devido a estas características, a pesquisa do FAN é mais frequentemente utilizada como teste inicial (de triagem) para o diagnóstico de doenças autoimunes, reservando-se a pesquisa de autoanticorpos específicos por outros métodos laboratoriais para estudos clínicos mais refinados.

A profusão de diferentes padrões de fluorescência em HEp-2 ocorrida após a introdução deste substrato na prática laboratorial levou a considerável confusão na interpretação deste exame, por parte de reumatologistas e outros clínicos desacostumados com a nova nomenclatura. Por outro lado, a falta de uniformização entre os laudos de diferentes laboratórios gerou dúvidas ainda maiores, fazendo com que o teste de FAN perdesse credibilidade. Para corrigir este cenário, especialistas de todo o Brasil reúnem-se periodicamente para discutir e homogeneizar a nomenclatura do exame. Essas reuniões deram origem ao I, II e III Consensos Brasileiros de Laudos de FAN em HEp-2, atualmente a principal referência brasileira na execução e relato do teste. O Consenso Brasileiro recomenda que os laudos sejam sempre relatados de forma "descritiva", ou seja, definindo a positividade ou negatividade das principais estruturas celulares (núcleo, nucléolo, citoplasma, aparelho mitótico e placa metafásica cromossômica), além de título e padrão de fluorescência. A adoção da nomenclatura do Consenso Brasileiro é fundamental para a comparabilidade interlaboratorial dos resultados e para facilitar a interpretação clínica do teste.

A imunofluorescência indireta pode ainda ser utilizada para a detecção de alguns autoanticorpos específicos, como o anti-dsDNA (utilizando o protozoário flagelado *Crithidia lucilliae* como substrato), ou anticorpos antimitocôndria, antimúsculo liso ou antimicrossomais (utilizando cortes de tecidos animais como substrato).

HEMAGLUTINAÇÃO E ELISA (Figs. IV-3 e IV-4)

São hoje os métodos mais utilizados para a detecção de autoanticorpos específicos (com especificidade antigênica única). Os ELISA têm a vantagem de serem mais reprodutivos e mais sensíveis que a hemaglutinação, além de eliminar a subjetividade da leitura. A hemaglutinação sobrevive em alguns laboratórios apenas por ter um custo inferior aos ELISA.

A introdução do ELISA no laboratório de autoimunidade tornou rara a utilização de outros métodos para a detecção de autoanticorpos específicos, principalmente devido à versatilidade do método para ser incorporado a sistemas de automação laboratorial. Os métodos de ELISA tradicionais (em microplacas plásticas) podem ser substituídos com vantagens por aparelhos automatizados que utilizam variações da técnica, como quimioluminescência e imunofluorimetria.

Os laboratórios clínicos dispõem hoje de *kits* comerciais de ELISA para a detecção da maioria dos autoanticorpos de relevância clínica conhecidos. Mais modernamente, os métodos imunoenzimáticos são projetados de forma a fornecer resultados quantitativos, o que pode auxiliar o clínico a definir a associação dos achados com doença autoimune, já que títulos mais altos de autoanticorpos, de modo geral, estão mais fortemente associados com estados de doença. Atualmente, os ELISA são métodos de razoável confiabilidade para a detecção especí-

Quadro IV-2 – Algumas associações de padrões de fluorescência em HEp-2 com autoanticorpos e manifestações clínicas.

Autoanticorpo	Padrão	Associações clínicas
Anti-dsDNA (nativo)	Homogêneo	LES
Anti-histona	Homogêneo	LES, *lupus lyke syndrome*
Antinucleossomo	Homogêneo	LES
Anti-Sm	Pontilhado grosso	LES
Anti-U1 RNP	Pontilhado grosso	Doença mista do tecido conjuntivo (DMTC), LES
Anti-SS-A/Ro	Pontilhado fino	Síndrome de Sjögren (SS), lúpus eritematoso neonatal (LEN), lúpus cutâneo subagudo (LCS), LES
Anti-SS-B/La	Pontilhado fino	SS, LEN, LES
Antitopoisomerase I (Scl-70)	Homogêneo/nucleolar	Esclerose sistêmica difusa
Anticentrômero	Centromérico	Esclerose sistêmica limitada
Anti-PCNA	Nuclear pleomórfico	LES

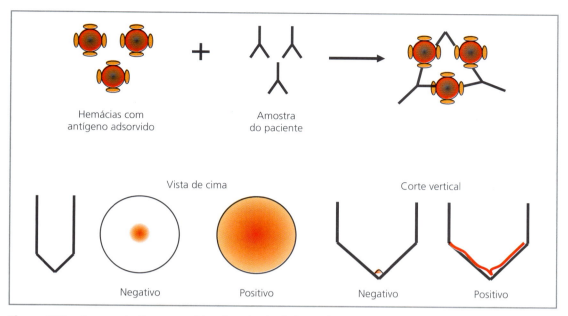

Figura IV-3 – Representação esquemática do método de hemaglutinação indireta com hemácias de coelho ou carneiro sensibilizadas.

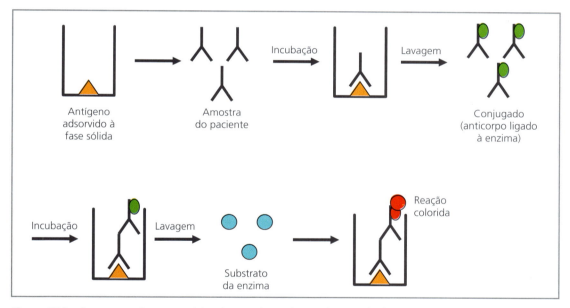

Figura IV-4 – Representação esquemática de uma das variantes do método de ELISA.

fica de autoanticorpos. Entretanto, ainda permanecem diferenças de desempenho entre eles e os métodos originais, em que a maior parte dos autoanticorpos foi descrita pela primeira vez (*immunoblots* e imunodifusão); estas diferenças podem levar, eventualmente, a resultados divergentes, principalmente quando comparamos resultados de laboratórios clínicos com laboratórios de referência em pesquisa. De maneira geral, os ELISA são mais sensíveis e um pouco menos específicos que os métodos de referência.

ENSAIOS MULTIPLEX (PLATAFORMA LUMINEX™)

A "plataforma Luminex™" foi desenvolvida recentemente como uma alternativa aos métodos de ELISA para a detecção de autoanticorpos específicos e mesmo como substituta dos métodos de triagem em IFI. Trata-se de uma tecnologia inovadora, na qual 100 *beads* fluorescentes de cores diferentes podem ser marcados com vários antígenos, correspondendo cada cor a um antígeno específico. Após incubação com a amostra biológica, um segundo anticorpo, conjugado a um fluorocromo, liga-se especificamente ao anticorpo procurado; a leitura é feita por meio de excitação luminosa com dois feixes de laser, um que reconhece a cor da *bead* e outro a do fluorocromo. A interpretação dos dados é realizada à semelhança dos contadores hematológicos por citometria de fluxo, contando-se "eventos" em *gates* específicos (Fig. IV-5).

O método Luminex™ tem-se mostrado uma excelente alternativa aos ELISA e suas variantes na detecção e quantificação de autoanticorpos específicos, tendo desempenho superior em várias situações; entretanto, seu uso na triagem de autoanticorpos, em substituição à IFI em HEp-2, ainda não fornece resultados comparáveis.

A aplicação dos métodos laboratoriais mais comuns na pesquisa e quantificação de autoanticorpos é resumida no quadro IV-3.

Quadro IV-3 – Aplicação dos métodos laboratoriais na pesquisa de autoanticorpos.

Método	Aplicação
IFI em HEp-2, *imprint*	Triagem de autoanticorpos (FAN, ANA)
IFI com substratos específicos (Exemplo, *C. luciliae*)	Detecção de autoanticorpos específicos
ELISA, hemaglutinação, quimioluminescência, imunofluorimetria	Detecção de autoanticorpos específicos
Imunoensaio multiplex (Luminex™)	Detecção de autoanticorpos específicos, triagem de autoanticorpos?

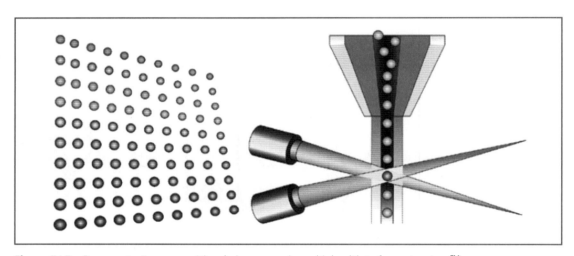

Figura IV-5 – Representação esquemática do imunoensaio multiplex (Platarforma Luminex™).

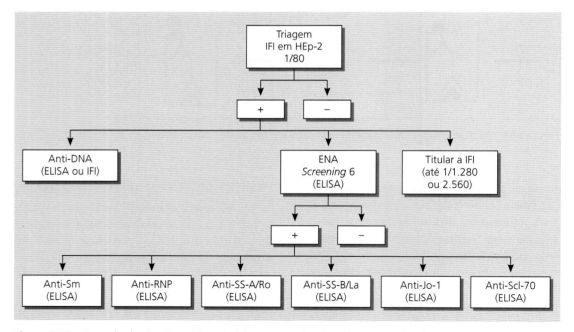

Figura IV-6 – Exemplo de algoritmo laboratorial para pesquisa de anticorpos antinucleares.

Em alguns serviços universitários, são adotados algoritmos de pesquisa de autoanticorpos que levam em conta testes de triagem por IFI (FAN em HEp-2) e por ELISA (ENA *screening*) que, quando positivos, originam automaticamente a pesquisa de autoanticorpos de especificidades definidas, por ELISA ou outro método. Um exemplo disto é o algoritmo adotado por alguns anos no Laboratório Central do Hospital das Clínicas da Faculdade de Medicina da Universidade de São Paulo (Fig. IV-6).

BIBLIOGRAFIA

Dellavance A et al. 3º Consenso Brasileiro para pesquisa de autoanticorpos em células HEp-2 (FAN). Recomendações para padronização do ensaio de pesquisa de autoanticorpos em células HEp-2, controle de qualidade e associações clínicas. Rev Bras Reumatol. 2009;49(2):89-109.

Reichlin M, Harley JB. Antinuclear antibodies: an overview. In: Dubois' lupus erythematosus. 5th ed. Baltimore: Williams & Wilkins, 1997. p 397-405.

CAPÍTULO 2
Lúpus Eritematoso Sistêmico

Cristóvão Luis P. Mangueira

O lúpus eritematoso sistêmico (LES) é uma enfermidade autoimune multissistêmica potencialmente fatal, cujas manifestações clínicas incluem amplo espectro de sinais e sintomas cutâneos, articulares, renais, cardíacos, pulmonares, hematológicos e neurológicos, entre outros. A diversidade do quadro clínico reflete-se no laboratório: dezenas de autoanticorpos com especificidades diferentes já foram descritos no LES, podendo ser úteis como marcadores diagnósticos, prognósticos, de atividade de doença, de resposta ao tratamento ou como marcadores de grupos especiais de pacientes com manifestações clínicas semelhantes.

Anticorpos antinucleares ocorrem em mais de 99% dos indivíduos com LES, quando pesquisados por imunofluorescência indireta utilizando-se células HEp-2 como substrato. As especificidades de maior utilidade clínica na doença são anti-dsDNA e antinucleossomo. Outros autoanticorpos também podem ser úteis, como o anti-P ribossomal, anti-PCNA, anti-U1 RNP, anti-SS-A/Ro e anti-SS-B/La. As principais associações clínicas de autoanticorpos no LES encontram-se resumidas na tabela IV-3.

Anticorpos anti-dsDNA (anti-DNA de dupla hélice) são, talvez, a mais importante ferramenta diagnóstica laboratorial para o LES. Estão diretamente envolvidos na patogênese da doença renal, por meio do depósito de imunocomplexos na membrana basal glomerular. Como participam da patogênese, seus níveis séricos podem ser utilizados para acompanhamento do grau de atividade da doença renal, em conjunto com os níveis de complemento sérico; níveis altos de anti-dsDNA são encontrados em pacientes lúpicos com doença renal ativa, os quais tendem a cair em resposta ao tratamento imunossupressor eficaz. Isto nos leva a preferir métodos laboratoriais quantitativos, em detrimento dos qualitativos, para pesquisá-los. Anticorpos anti-dsDNA guardam ainda alta especificidade diagnóstica para o lúpus, especialmente quando em altos títulos.

Os dois métodos mais utilizados para a pesquisa de anti-dsDNA em laboratórios clínicos são a IFI utilizando como substrato um protozoário flagelado, a *Crithidia luciliae* e o ELISA. O critério de positividade da IFI consiste na observação de fluorescência em uma organela situada na base do flagelo, o cinetoplasto, e baseia-se na

Tabela IV-3 – Principais associações clínicas de autoanticorpos no LES.

Autoanticorpo	Frequência (%)	Especificidade	Associação clínica
dsDNA (nativo)	60 a 90	Alta	Nefrite, atividade de doença
Nucleossomo	60 a 90	Alta	Nefrite, atividade de doença
Histona	90	Baixa	*Lupus lyke syndrome*
SS-A/Ro	20 a 60	Baixa	LEN, LCS
SS-B/La	20 a 60	Baixa	–
Sm	15 a 35	Alta	–
RNP ribossomal	10 a 15	Alta	Lúpus psiquiátrico
PCNA	5	Alta	
Cardiolipina	10 a 35	Baixa	Síndrome do anticorpo antifosfolipídeo (SAF)

LEN = lúpus eritematoso neonatal; LCS = lúpus cutâneo subagudo.

reação cruzada entre anticorpos anti-dsDNA humanos e DNA mitocondrial de *Crithidia* (Fig. IV-7). Apesar de extremamente específico, a IFI em *C. luciliae* é uma metodologia trabalhosa e de interpretação (leitura microscópica) subjetiva, além de ser apenas semiquantitativa e de baixa sensibilidade.

A principal alternativa metodológica para a pesquisa de anti-dsDNA é o ELISA quantitativo, muito mais sensível, mas de especificidade mais baixa que a IFI.

Anticorpos anticromatina (antinucleossomo) estão associados fortemente ao diagnóstico de LES, com alta especificidade e associação com lesão renal, à semelhança do que ocorre com os anticorpos anti-dsDNA. Nucleossomos são unidades estruturais complexas da cromatina, constituídas por um octâmero de histonas (dos tipos H2A, H2B, H3 e H4) enovelado por uma fita de dsDNA na qual se aderem histonas do tipo H1 e algumas proteínas não histona (Fig. IV-8). Várias evidências científicas oriundas de modelos experimentais, tanto *in vitro* como *in vivo*, têm demonstrado que os imunocomplexos nucleossomo/antinucleossomo desempenham um papel central na fiosiopatogênese da lesão glomerular do LES. A detecção quantitativa de anticorpos antinucleossomo por ELISA tem-se consolidado como um dos testes mais confiáveis para o diagnóstico do LES, bem como para o acompanhamento de atividade da lesão renal e da resposta ao tratamento. No LES, a sensibilidade do exame varia de 50 a 86% e a especificidade média está acima de 95%.

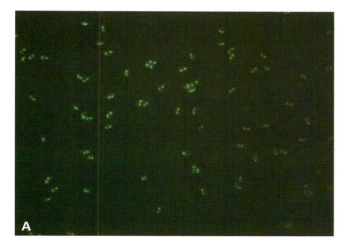
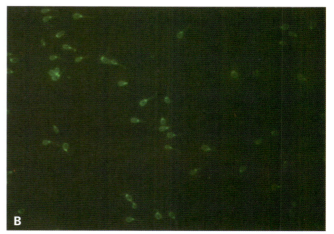

Figura IV-7 – IFI em *C. luciliae* para pesquisa de anti-dsDNA. **A**) Teste positivo. **B**) Teste negativo.

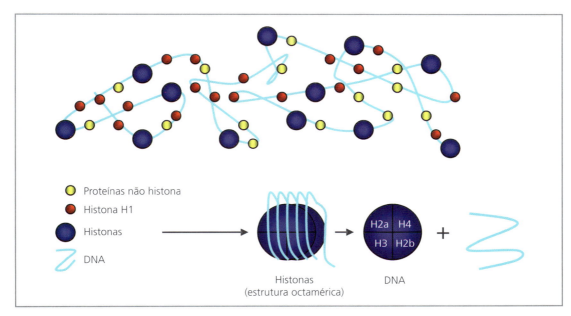

Figura IV-8 – Estrutura molecular dos nucleossomos.

Presentes em cerca de 30 a 35% dos pacientes com LES, os anticorpos anti-Sm são marcadores de alta especificidade para a doença. Entretanto, ao contrário dos anticorpos anti-dsDNA, não são marcadores de lesão em nenhum órgão específico nem sofrem variação como reflexo de atividade da doença.

Anticorpos anti-P ribossomal são encontrados em 10 a 15% dos pacientes com LES, tendo alta especificidade para a doença. Parecem estar associados a manifestações clínicas neuropsiquiátricas.

Anticorpos anti-U1 RNP podem ocorrer em indivíduos com LES em associação com os anticorpos anti-Sm. Quando aparecem isoladamente e em altos títulos, associam-se à doença mista do tecido conjuntivo (DMTC).

Apesar de extremamente raros (3 a 5% dos pacientes), os anticorpos anti-PCNA (antígeno nuclear de células em proliferação) são altamente específicos para o diagnóstico do LES e associam-se ao padrão de fluorescência nuclear pleomórfico em células HEp-2.

Anticorpos anti-SS-A/Ro e SS-B/La também podem ser encontrados em indivíduos com LES, mas não têm especificidade diagnóstica. Ambos podem também estar associados à síndrome de Sjögren (síndrome *sicca*). Anticorpos anti-SS-A/Ro, no LES, associam-se a lesões cutâneas características denominadas de lúpus cutâneo subagudo, uma dermatite fotossensível geralmente refratária ao tratamento convencional.

Por último, mas não menos importante, anticorpos anti-SS-A/Ro podem associar-se a uma síndrome clínica conhecida como lúpus eritematoso neonatal (LEN), uma síndrome congênita composta por artrite, lesões cutâneas, e, em cerca de 50% dos casos, bloqueio atrioventricular congênito, a única manifestação irreversível da síndrome. Os outros sinais clínicos tendem a desaparecer após seis meses do nascimento, período em que as imunoglobulinas maternas são depuradas do organismo da criança. O LEN está associado à passagem transplacentária de anticorpos anti-SS-A/Ro da mãe para o feto e pode ocorrer tanto em gestantes com LES quanto com síndrome de Sjögren.

BIBLIOGRAFIA

Bonfá E. Golombeck SJ, Kaufman LD, et al. Association between lupus erythematosus and anti-ribossomal P protein antibodies. N Engl J Med. 1987;317:265.

Craft J. Antibodies to snRNPs in systemic lupus erythematosus. Rheum Dis Clin North Am. 1992;18:311-35.

Harley JB, Alexander EL, Arnett FC, et al. Anti-Ro/SSA and anti-La/SSB in patients with Sjögren's syndrome. Arthritis Rheum. 1986;29:196-206.

Koutouzov S, Jeronimo AL, Campos H, et al. Nucleosomes in the pathogenesis of systemic lupus erythematosus. Rheum Dis Clin North Am. 2004;30(3):529-58.

Miyachi K, Fritzler MJ, Tan EM. Autoantibody to a nuclear antigen in proliferatimg cells. J Immunol. 1978;121:2228-34.

Mond CB, Peterson MG, Rothfield NF. Correlation of anti-Ro antibody with photosensitivity rash in systemic lupus erythematosus patients. Arthritis Rheum. 1989;32:202-4.

Reichlin M, Harley JB. Antinuclear antibodies: an overview. In: Dubois' lupus erythematosus. 5th ed. Baltimore: Williams & Wilkins, 1997. p 397-405.

Watson RM, Lane TA, Barnett NK, et al. Neonatal lupus erythematosus. Medicine. 1984;63:362-78.

CAPÍTULO 3
Síndrome de Sjögren

Cristóvão Luis P. Mangueira

A síndrome de Sjögren (SS) pode ser definida como uma "exocrinopatia autoimune", uma condição clínica na qual há destruição inflamatória necrótica de glândulas exócrinas em geral, com especial predileção por glândulas lacrimais e salivares. Na SS, as principais manifestações clínicas estão associadas à hipofunção destes dois grupos de glândulas, predominando as queixas de xerostomia (boca seca e dificuldade em ingerir alimentos sólidos) e xeroftalmia (olhos secos e complicações associadas, como ceratoconjuntivite e úlceras de córnea). A enfermidade é relativamente comum, embora frequentemente subdiagnosticada; geralmente tem natureza benigna, bastando ser tratada com medidas paliativas (colírios e estimuladores artificiais de saliva); entretanto, raramente pode ser acompanhada por pneumopatia intersticial potencialmente fatal, que requer imunossupressão. Outra rara complicação é o comprometimento da porção exócrina do pâncreas, levando a quadros de pancreatite aguda.

A avaliação laboratorial da SS está ancorada na detecção de três autoanticorpos de alta prevalência na doença, embora nenhum deles tenha especificidade: anti-SS-A/Ro, anti-SS-B/La e fator reumatoide (Tabela IV-4).

Além da história clínica característica e dos autoanticorpos, podem auxiliar o diagnóstico de SS dois testes oftalmológicos que definem a presença de "olho seco", o teste de Shirmer (medida da difusão da lágrima em papel-filtro, em milímetros) e o teste de rosa-bengala (impregnação da esclerótica ressecada com o corante de rosa-bengala). Eventualmente, pode ser necessária a realização de biópsia de glândula salivar menor para a demonstração histopatológica de infiltrado inflamatório necrótico característico (Quadro IV-4).

Tabela IV-4 – Autoanticorpos na síndrome de Sjögren.

Autoanticorpo	Frequência (%)	Especificidade
Anti-SS-A/Ro	60 a 90	Baixa
Anti-SS-B/La	20 a 60	Baixa
Fator reumatoide	90	Baixa

Quadro IV-4 – Diagnóstico da síndrome de Sjögren.

História clínica	Xerostomia e xeroftalmia
Autoanticorpos	SS-A/Ro, SS-B/La e fator reumatoide
Testes oftalmológicos	Shirmer e rosa-bengala
Biópsia de glândula salivar	Infiltrado inflamatório necrótico

BIBLIOGRAFIA

Harley JB, Alexander EL, Arnett FC, et al. Anti-Ro/SSA and anti-La/SSB in patients with Sjögren's syndrome. Arthritis Rheum. 1986;29:196-206.

CAPÍTULO 4
Esclerose Sistêmica – Esclerodermia

Cristóvão Luis P. Mangueira

A esclerose sistêmica é uma doença generalizada do tecido conjuntivo que afeta a pele e órgãos internos, caracterizada histopatologicamente por arteriosclerose fibrótica da vasculatura periférica e visceral e um grau variável de depósito da matriz extracelular (principalmente colágeno) tanto na pele como nas vísceras. O quadro clínico é em geral de extrema gravidade, e o tratamento, pouco eficaz. Há dois autoanticorpos com maior utilidade clínica na esclerose sistêmica: anticentrômero e antitopoisomerase I (Scl-70).

Anticorpos anticentrômero estão associados à forma limitada da doença (comprometimento cutâneo restrito à face e às extremidades e baixa ocorrência de fibrose pulmonar), uma forma anteriormente conhecida por síndrome CREST. Ocorrem em cerca de 80% dos pacientes com esta forma clínica (Tabela IV-5).

Anticorpos antitopoisomerase I (Scl-70) estão associados à forma difusa da esclerose sistêmica, com comprometimento cutâneo em todo o corpo e maior ocorrência de fibrose pulmonar. São encontrados em até 40% dos pacientes com esta forma clínica.

Na pesquisa do FAN por imunofluorescência indireta em células HEp-2, anticorpos anticentrômero podem ser observados como um padrão de fluorescência centromérico, uma associação de alta especificidade, ao passo que anticorpos antitopoisomerase I costumam associar-se a um padrão homogêneo/nucleolar de fluorescência.

Um terceiro grupo de autoanticorpos vem ganhando maior relevância clínica no diagnóstico de esclerose sistêmica, os anticorpos anti-RNA polimerase III; estes anticorpos ocorrem em 10 a 15% de todos os pacientes, mas em até 45% na forma difusa, com alta especificidade.

Tabela IV-5 – Associações clínicas dos principais autoanticorpos na esclerose sistêmica.

Autoanticorpo	Padrão em HEp-2	Frequência (%)	Especificidade	Associação clínica
Topoisomerase I (Scl-70)	Homogêneo/nucleolar	40 (difusa)	Alta	Forma sistêmica difusa
Centrômero	Centromérico	80 (limitada)	Média	Forma sistêmica limitada (síndrome CREST)
RNA polimerase III	Nuclear pontilhado/nucleolar	45 (difusa)	Alta	Forma sistêmica difusa

BIBLIOGRAFIA

Catoggio LJ, Bernstein RM, Black CM, et al. Serological markers in systemic slerosis. Clinical correlations. Ann Rheum Dis. 1983;42:23.

Tan EM, Rodnan GP, Garcia I, et al. Diversity of antinuclear antibodies in progressive systemic sclerosis. Anticentromere antibody and its relationship to CREST syndrome. Arthritis Rheum. 1980;23:617.

CAPÍTULO 5
Doença Muscular Inflamatória Autoimune (Polimiosite/Dermatomiosite) e Doença Mista do Tecido Conjuntivo

Cristóvão Luis P. Mangueira

Denomina-se genericamente de doença muscular inflamatória autoimune uma enfermidade caracterizada por inflamação crônica da musculatura estriada (polimiosite), levando à fraqueza muscular proximal progressiva, às vezes associada a um quadro cutâneo característico (dermatomiosite). A dermatomiosite/polimiosite (DM/PM) pode ser uma doença de extrema gravidade em sua fase aguda, requerendo imunossupressão intensa para preservar a vida; entretanto, passada a fase inicial, tende a ser controlada com relativa facilidade. Associações com autoanticorpos específicos podem definir subgrupos de indivíduos clinicamente homogêneos dentro da doença.

Na DM/PM, mais de 80% dos pacientes têm autoanticorpos contra antígenos nucleares e/ou citoplasmáticos (FAN positivo), e aproximadamente metade destes, anticorpos miosite-específicos.

O autoanticorpo mais frequentemente identificado na doença, anti-Jo-1, é encontrado em apenas 20% de todos os pacientes com miosite. Anti-Jo-1 é o anticorpo mais comum de um grande grupo de autoanticorpos, os antiaminoacil tRNA sintetases, ou, mais simplesmente, antissintetases. Especificamente, o anti-Jo-1 é a anti-histidil-tRNA sintetase. Pacientes com antissintetases costumam apresentar sintomas clássicos de polimiosite (fraqueza muscular proximal progressiva) e mais raramente de dermatomiosite, além da chamada "síndrome antissintetase", caracterizada por febre, poliartrite inflamatória eventualmente deformante, fenômeno de Raynaud e doença pulmonar intersticial. Em células HEp-2, anticorpos anti-Jo-1 costumam determinar um padrão citoplasmático pontilhado de fluorescência.

Anticorpos anti-Mi-2 ocorrem em 5 a 10% dos pacientes e estão fortemente associados às lesões cutâneas da dermatomiosite: lesões eritematovioláceas nas pálpebras (heliótropo) e na pele justa-articular (pápulas de Gottron). Crianças com dermatomiosite podem apresentar anticorpos anti-Mi-2, em cerca de 10% dos casos. Pacientes com anti-Mi-2 não têm as associações clínicas descritas para a "síndrome antissintetase" e costumam ter boa resposta ao tratamento, exceto pelas lesões cutâneas.

Anticorpos antipartícula reconhecedora de sinal (anti-SRP) são marcadores de um subgrupo de pacientes com doença muscular especialmente grave, geralmente sem doença cutânea e com complicações cardíacas em ocorrência maior do que o esperado.

Os raros autoanticorpos anti-PM/Scl estão geralmente associados à síndrome de superposição polimiosite/esclerose sistêmica.

Um resumo das informações sobre autoanticorpos na polimiosite/dermatomiosite é apresentado na tabela IV-6.

DOENÇA MISTA DO TECIDO CONJUNTIVO

A doença mista do tecido conjuntivo (DMTC) é uma síndrome clínica individualizada do LES em 1972, por Sharp et al., com características clínicas de superposição de sinais e sintomas de LES, esclerodermia e miopatias inflamatórias, mas cujas manifestações mais marcantes são ocorrência do fenômeno de Raynaud, hipomotilidade esofágica e edema das falanges proximais das mãos ("dedos em salsicha"). Por definição, todos os pacientes com DMTC exibem altos títulos de anticorpos anti-U1-RNP. Outros autoanticorpos, como anti-Ku e mesmo o antinucleossomo, podem ser ocasionalmente observados.

Tabela IV-6 – Autoanticorpos na dermatomiosite/polimiosite.

Autoanticorpo	Antígeno	Frequência (%)	Especificidade	Associação clínica na DM/PM
Jo-1	Histidil tRNA sintetase	18-20	Alta	Síndrome antissintetase
PL-7	Treonil tRNA sintetase	< 3	Alta	Síndrome antissintetase
PL-12	Alanil tRNA sintetase	< 3	Alta	Síndrome antissintetase
OJ	Isoleucil tRNA sintetase	< 2	Alta	Síndrome antissintetase
EJ	Glicil tRNA sintetase	< 2	Alta	Síndrome antissintetase
KS	Asparaginil tRNA sintetase	< 2	Alta	Síndrome antissintetase
SRP	Proteína reconhecedora de sinal	4-6	Alta	Polimiosite grave
Mi-2	NuRD helicase Mi-2α Mi-2β	5-14	Alta	Dermatomiosite
PM/Scl	Exossomo	5-10	Alta	Superposição esclerodermia/polimiosite
SS-A/Ro	SS-A RNP	31	Baixa	–
SS-B/La	SS-B RNP	14	Baixa	–
Ku	Proteinoquínase DNA dependente	23	Baixa	–
U1-RNP	U1-RNP	15	Baixa	–
Scl-70	Topoisomerase I	3	Baixa	–
RNA Pol III	RNA polimerase III	2	Baixa	–
Centrômero	Centrômero	2	Baixa	–

BIBLIOGRAFIA

Arnett FC, Hirsch TJ, Bias WB, et al. The Jo-1 antibody system in myositis: relationships to clinical features and HLA. J Rheumatol. 1981;8:925-30.

Medsger TA Jr. Inflammatory diseases of muscle. In: Kelley WN, ed. Textbook of internal medicine, vol 1. Philadelphia: JB Lippincott; 1989. p 1007-9.

Oddis CV, Medsger TA Jr, Cooperstein LA. A subluxing arthropathy associated with anti-Jo-1 antibody in polymiositis/dermatomyositis. Arthritis Rheum. 1990;33:1640-45.

Reichlin M, Arnett FC. Multiplicity of antibodies in myositis sera. Arthritis Rheum. 1984; 27:1150-6.

Rider LG, et al. A broadened spectrum of juvenile myositis: myositis-specific autoantibodies in children. Arthritis Rheum. 1994;37:1534.

Targoff IN, Johnson AE, Miller FW. Antibody to signal recognition particle in polymiositis. Arthritis Rheum. 1990;33;1361-70.

Targoff IN, Reichlin M. The association between Mi-2 antibodies and dermatomyositis. Arthritis Rheum. 1985;28:796-803.

CAPÍTULO 6
Vasculites Sistêmicas Associadas ao Anticitoplasma de Neutrófilos

Cristóvão Luis P. Mangueira

Vasculites são enfermidades nas quais o sistema vascular é o alvo primário da agressão, de substrato histopatológico inflamatório e, geralmente, associadas a evidências de mecanismos patogênicos autoimunes. Trata-se de um grupo heterogêneo de síndromes clínicas, tradicionalmente agrupadas em relação ao calibre dos vasos predominantemente acometidos. A individualização precoce de algumas síndromes vasculíticas tem grande impacto no início rápido do tratamento, modificando radicalmente o prognóstico. Dentre as chamadas vasculites de pequenos vasos, a granulomatose de Wegener (GW) e a poliarterite microscópica (PAM) estão fortemente associadas a um grupo de autoanticorpos denominados anticitoplasma de neutrófilos (ANCA).

ANCA são autoanticorpos de especificidades variáveis, dirigidos contra os grânulos citoplasmáticos neutrofílicos. À semelhança dos anticorpos antinucleares, são preferencialmente pesquisados por métodos de imunofluorescência indireta, neste caso utilizando como substrato neutrófilos humanos fixados em lâminas de vidro com etanol. Os padrões de fluorescência clássicos são dois: citoplasmático (C-ANCA) e perinuclear (P-ANCA) (Fig. IV-9); padrões que não se encaixam em nenhum dos dois classicamente descritos são denominados atípicos (A-ANCA ou X-ANCA). Além disso, é cada vez mais comum o uso de métodos imunoenzimáticos (ELISA) para a pesquisa e quantificação de autoanticorpos específicos do sistema ANCA.

Embora já tenham sido descritos mais de uma dezena de antígenos relacionados aos ANCA, dois deles têm especial relevância clínica: anticorpos antiproteinase-3 (anti-PR3), com padrão de fluorescência C-ANCA e sua associação com o diagnóstico de GW e anticorpos antimieloperoxidase (anti-MPO), com padrão de fluorescência P-ANCA e sua associação com PAM.

Anticorpos anti-PR3, com padrão C-ANCA de fluorescência, ocorrem em até 99% dos pacientes com GW, quando pesquisados na doença ativa. Em pacientes tratados ou fora de atividade, esta prevalência pode cair para cerca de 30%. Por outro lado, a especificidade de

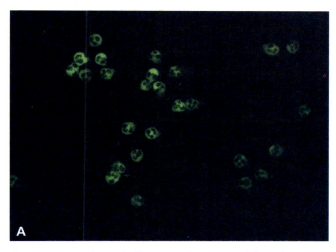 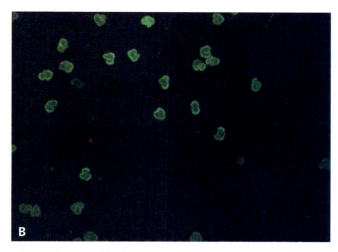

Figura IV-9 – Padrões de fluorescência em etanol de anticorpos anticitoplasma de neutrófilos (ANCA). **A**) C-ANCA. **B**) P-ANCA.

um padrão C-ANCA de fluorescência para o diagnóstico de GW pode chegar a 98%. Aparentemente, os títulos de C-ANCA (e de anti-PR3 por ELISA) tendem a variar com a atividade da doença e podem ser usados para acompanhar a resposta ao tratamento imunossupressor.

Anticorpos anti-MPO, com padrão P-ANCA de fluorescência, ocorrem em até 80% dos pacientes com PAM, e têm razoável especificidade para a doença.

Os padrões de fluorescência observados em lâminas fixadas com etanol não correspondem à localização observada para os antígenos relacionados ao ANCA *in vivo*. Em vez disso, trata-se de artefatos técnicos associados a diferenças de cargas elétricas entre os diversos grânulos neutrofílicos, o que define sua maior ou menor aproximação do núcleo celular, com carga elétrica negativa. Assim, o antígeno PR3, uma proteína neutra, tende a permanecer disperso no citoplasma, enquanto o antígeno MPO e a maioria dos outros grânulos neutrofílicos, fortemente catiônicos, tendem a aproximar-se artificialmente do núcleo. Isto explica por que, em geral, apenas pacientes com anticorpos anti-PR3 têm padrão C-ANCA, ao passo que pacientes com anticorpos anti-MPO ou outros autoanticorpos apresentam padrão P-ANCA de fluorescência (Quadro IV-5). Este artefato técnico é observado apenas em lâminas fixadas com etanol. Isto tem levado à estratégia de alguns laboratórios de utilizar lâminas com outros fixadores, como a formalina, na diferenciação de anticorpos contra grânulos neutrofílicos catiônicos (P-ANCA verdadeiros) de anticorpos antinucleares, que, quando presentes, podem dificultar muito a interpretação microscópica da fluorescência sugestiva de P-ANCA.

Quadro IV-5 – Especificidades antigênicas e padrões de fluorescência no sistema ANCA.

Autoanticorpo	Padrão de fluorêscencia em etanol
Proteinase 3 (PR3)	C-ANCA; muito raramente atípico
Mieloperoxidase (MPO)	P-ANCA; muito raramente atípico
Elastase	P-ANCA
Catepsina G	P-ANCA
Azurocidina	P-ANCA
Lactoferrina	P-ANCA
Lisozima	P-ANCA; atípico
BPI	C-ANCA, P-ANCA ou atípico

Como ocorre na pesquisa de anticorpos antinucleares em serviços universitários e de referência, a pesquisa de ANCA em ambientes acadêmicos costuma ser direcionada por algoritmos diagnósticos que levam em conta testes de triagem por imunofluorescência (com lâminas fixadas em etanol) que, quando positivos, provocam automaticamente a realização de testes complementares (IFI em formalina e ELISA anti-PR3 e anti-MPO) (Fig. IV-10).

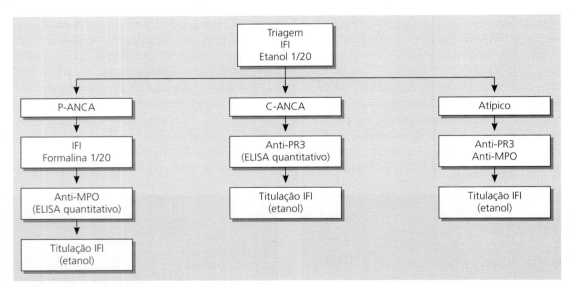

Figura IV-10 – Algoritmo diagnóstico para pesquisa de ANCA.

BIBLIOGRAFIA

Gross WL. Wegener's granulomatosis. New aspects of the disease course, immunodiagnostic procedures, and stage-adapted treatment. Sarcoidosis. 1989;6(1):15-29.

Savige J, Gillis D, Benson E, et al. International statement consensus on testing and reporting of antineutrophil cytoplasmic antibodies (ANCA). Am J Clin Pathol. 2000;113(3):445-6.

Savige J. Testing for antineutrophil cytoplasmic antibodies. Expert Rev Mol Diagn. 2001;1(3):281-9.

CAPÍTULO 7

Artrite Reumatoide

Cristóvão Luis P. Mangueira

A artrite reumatoide (AR) é uma doença inflamatória crônica multissistêmica, reconhecida como a mais comum das artrites inflamatórias. A principal morbidade da doença está associada ao acometimento de articulações diartrodiais, resultando em grande disfunção e deformidade articulares, embora se observe, comumente, o envolvimento de vários outros órgãos, em maior ou menor grau.

A demonstração laboratorial de fatores reumatoides (autoanticorpos de classe IgM, IgG ou IgA dirigidos contra a porção Fc da molécula de IgG) é há décadas associada ao diagnóstico de AR. Os fatores reumatoides (FR) são encontrados em cerca de 80% dos pacientes com AR e sua ocorrência parece estar associada com pior prognóstico articular, presença de nódulos reumatoides, maior frequência de erosões e manifestações extra-articulares; este valor prognóstico parece não ser dependente da classe de imunoglobulina predominante. Entretanto, o valor diagnóstico dos fatores reumatoides é limitado por sua baixa especificidade para a doença, já que podem ser detectados em condições clínicas tão díspares como síndrome de Sjögren (cerca de 90% dos casos), endocardite bacteriana (até 50%), hanseníase (até 25%), neoplasias, crioglobulinemia, sarcoidose ou mesmo em indivíduos idosos saudáveis.

Os ensaios de aglutinação com partículas de látex e com hemácias de carneiro sensibilizadas (ensaio de Waaler-Rose) têm sido tradicionalmente utilizados para a pesquisa dos fatores reumatoides. Atualmente, os métodos cinéticos (nefelometria e turbidimetria) automatizados têm substituído largamente os métodos tradicionais, por serem consideravelmente mais sensíveis, rápidos e reprodutíveis. Os ELISA são preferíveis quando se faz necessário determinar a classe do fator reumatoide (IgG, IgA ou IgM).

Mais recentemente, ensaios capazes de detectar autoanticorpos que reconhecem um epítopo da molécula de filagrina, o aminoácido citrulina, têm demonstrado alta especificidade para o diagnóstico da AR, em particular um ensaio imunoenzimático que detecta anticorpos dirigidos contra um peptídeo cíclico citrulinado sintético (anti-CCP). Vários estudos definiram alto valor diagnóstico para os anticorpos anticitrulina (anti-CCP) e sugerem seu uso em conjunto com a pesquisa do fator reumatoide na prática clínica. Entretanto, as relações dos níveis de anti-CCP com outros parâmetros clínicos e laboratoriais na AR ainda não foram bem definidas.

O advento dos anticorpos anticitrulina (anti-CCP) na prática clínica, nos primeiros anos do século XXI, revolucionou o diagnóstico laboratorial da AR, a ponto de suplantarem os tradicionais fatores reumatoides em importância diagnóstica e serem incluídos, mais tarde, nos critérios de classificação da doença do *American College of Rheumatology* (ACR). Entretanto, a convivência dos novos ensaios de anticitrulina com os antigos FR e a frequente discordância de resultados entre os exames trouxeram novos dilemas diagnósticos ao clínico e ao laboratório. Na tentativa de auxiliar a interpretação destes exames, propõe-se um algoritmo diagnóstico prático, demonstrado no quadro IV-6.

Quadro IV-6 – Algoritmo sugerido para a interpretação do padrão de autoanticorpos na artrite reumatoide.

Fator reumatoide	Anti-CCP	Probabilidade de ar
IgM+, IgA+, IgG+	+	Quase certeza
IgM+, IgA+, IgG+	–	Quase certeza
IgM+, IgA+, IgG–	+	Quase certeza
IgM+, IgA+, IgG–	–	Provável
IgM+, IgA–, IgG–	+	Muito provável
IgM+, IgA–, IgG–	–	Baixa probabilidade
IgM–, IgA–, IgG–	+	Muito provável

BIBLIOGRAFIA

Bukhari M, Lunt M, Harrison BJ, et al. Rheumatoid factor is the major predictor of increasing severity of radiographic erosions in rheumatoid arthritis: results from the Norfolk Arthritis Register Study, a large inception cohort. Arthritis Rheum. 2002;46(4):906-12.

Hitchon C, El-Gabalawy H. Immune features of seronegative and seropositive arthritis in early sinovites studies. Curr Opin Rheumatol. 2002;14:348-53.

Schellekens GA, de Jong BAW, van den Hoogen FHJ, et al. Citrulline is an essential constituent of antigenic determinats recognized by rheumatoid arthritis-specific autoantibodies. J Clin Invest. 1998;101:273-81.

van Jaarsveld CH, Ter Borg EJ, Jacobs JW, et al. The prognostic value of the antiperinuclear factor, anti-citrullinated peptide antibodies and rheumatoid factor in early rheumatoid arthritis. Clin Exp Rheumatol. 1999;17:689-97.

CAPÍTULO 8
Artrites Idiopáticas Juvenis

Cristóvão Luis P. Mangueira

O grupo de doenças denominado de artrites idiopáticas juvenis (AIJ) ou, anteriormente, artrite reumatoide juvenil, constitui-se em uma associação heterogênea de ao menos seis síndromes clínicas distintas, que têm em comum a característica de serem doenças inflamatórias sistêmicas com algum grau de acometimento articular, iniciando-se antes dos 15 anos de idade. A diferenciação das várias síndromes é usualmente ancorada na forma de início do comprometimento articular, mas leva em conta diversas outras características clínicas e ao menos dois testes laboratoriais: a pesquisa de anticorpos antinucleares (FAN) e dos fatores reumatoides (Tabela IV-7).

Anticorpos antinucleares ocorrem em cerca de 40% das crianças com AIJ e estão consistentemente associados com iridociclite crônica e início oligoarticular da artrite. Os padrões de fluorescência mais frequentemente encontrados em HEp-2 são o pontilhado fino, pontilhado fino denso e homogêneo, mas outros são eventualmente observados.

Fatores reumatoides ocorrem em 5 a 25% dos casos de AIJ, são geralmente de classe IgM e estão associados à forma de início poliarticular da artrite, semelhante à artrite reumatoide do adulto.

A pesquisa de anticorpos antipeptídeo cíclico citrulinado (anti-CCP), um novo marcador diagnóstico da artrite reumatoide do adulto, de alta especificidade, tem sido utilizada em pacientes com AIJ, mas, aparentemente, sua utilidade é limitada em crianças. Estes anticorpos parecem ocorrer com alta frequência apenas na forma de início poliarticular, em que há positividade também para o fator reumatoide.

BIBLIOGRAFIA

Cassidy JT, Petty RE. Textbook of pediatric rheumatology. 3rd ed. New York: Churchill Livingstone; 1995. p 168-76.
Low JM, Chauhan AK, Kitz DA, et al. Determination of anti-cyclic citrullinated peptide antibodies in the sera of patients with juvenile idiopathic arthritis. J Rheumatol. 2004;31(9):1829-33.
Szer W, Sierakowska H, Szer IS. ANA profile in juvenile rheumatoid arthritis. J Rheumatol. 1991;18:401-8.

Tabela IV-7 – Subtipos de artrites idiopáticas juvenis.

Subtipo	Articulações afetadas	Iridociclite	Sintomas sistêmicos	Fator reumatoide	FAN
Início sistêmico	Todas	Rara	Febre alta, *rash* cutâneo, polisserosite, organomegalia, leucocitose, anemia	Não	Não
Início poliarticular, fator reumatoide negativo	Todas	Rara	Mal-estar, febre baixa	Não	25%
Início poliarticular, fator reumatoide positivo	Todas	Rara	Mal-estar, febre baixa, Sjögren, Felty	100%	50-70%
Oligoarticular tipo I	Grandes articulações: joelho, tornozelo, cotovelo	20% (95% se menina, FAN+)	Raros	5%	40-75%
Oligoarticular tipo II	Grandes articulações, sacroileíte, entesite	10-20% (aguda)	Raros	Não	Não
Oligoarticular tipo III	Pequenas e grandes, assimetricamente (psoriásica)	10-20% (crônica)	Raros	Não	15-50%

SEÇÃO V
DIAGNÓSTICO EM GASTROENTEROLOGIA

Coordenador: Arnaldo José Ganc

Colaboradores: Andreia Silva Evangelista
Angelo Paulo Ferrari Jr.
Antonio Luiz de Vasconcellos Macedo
Arnaldo José Ganc
Boris Barone
Fernanda Prada Martins
Fernando Concílio Mauro
Fernando Luis Pandullo
Guilherme Eduardo Gonçalves Felga
Jacques Matone
Luciana Amaral de Retamal Marzán
Marcos Belotto
Paulo José Pereira de Campos Carvalho
Ricardo Leite Ganc
Schlioma Zaterka
Sender J. Miszputen
Wagner Marcondes

CAPÍTULO 1
Diagnóstico das Doenças Esofágicas

Paulo José Pereira de Campos Carvalho
Luciana Amaral de Retamal Marzán

INTRODUÇÃO

Os sintomas esofágicos estão entre as queixas mais frequentes encontradas na prática clínica diária. Acredita-se que na América do Norte milhões são gastos anualmente na investigação de suas causas. O objetivo deste capítulo é, de maneira didática, organizar o raciocínio clínico nesta investigação, além de situar a importância de cada método no diagnóstico das afecções do esôfago.

O esôfago é um órgão muscular tubular que tem como principal função o transporte dos alimentos da boca para o estômago. Em repouso o esôfago permanece vazio e fechado nas suas extremidades pelos esfícteres superior e inferior, impedindo que o conteúdo gástrico, líquido e gasoso, reflua para o esôfago e para a faringe. A fisiologia perfeita deste órgão depende, além da sua integridade anatômica, de um complexo mecanismo neuro-hormonal.

O primeiro passo para um diagnóstico racional das afecções do esôfago é a história clínica completa, qualificando e quantificando os sintomas. É um consenso na literatura médica atual que há correlação direta entre alteração funcional e sintomas esofágicos. Didaticamente podemos dividir os sintomas em dois grandes grupos: disfágicos relacionados com a alteração na função de transporte dos alimentos e de refluxo relacionados com a alteração na função de barreira ao refluxo do conteúdo gástrico para o esôfago e faringe.

SINTOMAS DISFÁGICOS

Disfagia, também chamada de deglutição perdida ou interrompida, é a tradução da alteração do transporte do bolo alimentar da boca para o estômago devido ao retardo no transporte do bolo ou à resistência à passagem desse até o local da obstrução.

A intensidade da disfagia depende do grau de dificuldade da passagem do bolo alimentar e o tempo de evolução da disfagia é correlacionado à etiologia do retardo do esvaziamento esofágico. Quanto à localização da dificuldade da passagem do bolo alimentar podemos classificar a disfagia em esofágica ou orofaringoesofágica (Fig. V-1). Outros sintomas, como regurgitação, odinofagia, dor retroesternal, sialorreia e aspiração também podem sugerir a dificuldade da passagem do bolo alimentar.

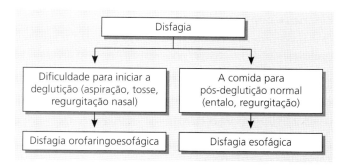

Figura V-1 – Disfagia.

O tema disfagia orofaringoesofágica será tratado em outro capítulo.

História de deglutição normal com a sensação de parada do alimento no trajeto esofágico, com ou sem a regurgitação de alimentos não digeridos, estabelece a disfagia de origem esofágica. A endoscopia digestiva alta é o padrão-ouro e está estabelecida como o primeiro exame a ser realizado, permitindo separar a obstrução mecânica da funcional (Fig. V-2).

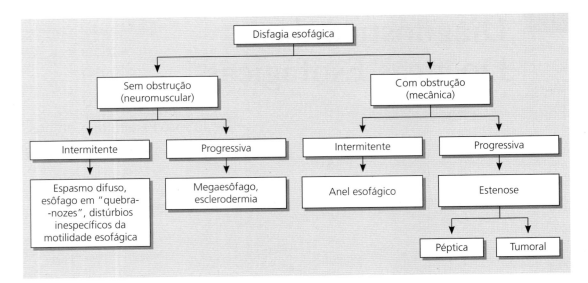

Figura V-2 – Disfagia esofágica.

DISFAGIA SECUNDÁRIA COM OBSTRUÇÃO MECÂNICA

Tumores esofágicos

Os tumores esofágicos são na grande maioria malignos, sendo o adenocarcinoma mais frequente na transição esofagogástrica e carcinoma espinocelular encontrado ao longo do corpo esofágico. A disfagia nesta situação é progressiva, evoluindo rapidamente conforme a dificuldade do trânsito esofágico dos alimentos. A dor torácica e a odinofagia são frequentes e o emagrecimento se dá tanto pela diminuição da ingestão calórica como pela síndrome neoplásica.

Estenose péptica

O refluxo intenso do conteúdo gástrico para o esôfago pode ocasionar intenso processo inflamatório da mucosa e da camada muscular levando, a longo prazo, à estenose do esôfago distal devido ao tecido cicatricial. Nesta situação a disfagia é lentamente progressiva e está associada a sintomas de refluxo gastroesofágico.

Anel esofágico, esofagite por citomegalovírus e candidíase esofágica

São situações menos frequentes e de fácil diagnóstico ao exame endoscópico. A disfagia pode ser de leve a intensa, intermitente ou constante, associada ou não à odinofagia, sendo diretamente correlacionada com o grau da lesão esofágica.

Iatrogênica

Cirurgias na transição esofagogástrica podem ocasionar diminuição do calibre do esôfago, em especial as cirurgias para o tratamento do refluxo esofagogástrico. A esofagogastrofundoplicatura 360% está associada a elevados índices de disfagia pós-operatória.

Estenose cáustica

A ingestão acidental ou proposital de substâncias cáusticas produz lesões extensas da mucosa e transmurais que no processo de cicatrização induzem a uma diminuição do calibre do esôfago ocasionando a obstrução do trânsito esofágico. A intensidade da disfagia depende do grau da lesão.

DISFAGIA SEM OBSTRUÇÃO MECÂNICA

O desenvolvimento de uma nova tecnologia, a manometria esofágica computadorizada, permitiu o completo entendimento da fisiopatologia da disfagia não obstrutiva, qualificando e quantificando as alterações motoras do esôfago. O trânsito esofágico normal depende basicamente do relaxamento receptivo do esôfago, permitindo que, por gradiente de pressão, o bolo alimentar desça até o terço distal. O relaxamento receptivo é seguido pelas contrações peristálticas da musculatura, que impulsionam o bolo através do esfíncter inferior que relaxa, permitindo assim a passagem do bolo alimentar para o estômago. Disfunções neuromusculares podem levar a alterações do peristaltismo, diminuição da força contrátil ou ausência do relaxamento do esfíncter inferior do esôfago, com consequente disfagia.

DISFAGIA INTERMITENTE SEM OBSTRUÇÃO MECÂNICA

Esôfago em "quebra-nozes" (*nutcracker esophagus*)

A disfagia ocorre porque as contrações esofágicas tônicas de elevada amplitude causam obstrução funcional ao relaxamento receptivo do esôfago, impedindo que o bolo alimentar chegue ao terço distal. Essas contrações podem ocasionar o refluxo anterógrado do alimento (refluxo esofagoesofágico e regurgitação) que facilmente são confundidas com refluxo gastroesofágico. As características manométricas são contrações esofágicas de elevada amplitude (maior que 180mmHg) e longa duração (maior que 6s), o peristaltismo está presente e o esfíncter inferior pode ser normo ou hipertônico. A disfagia intermitente associada à dor torácica de origem não cardíaca são os sintomas mais frequentes. O exame contrastado do esôfago confirma o diagnóstico nos casos mais avançados, quando pode ser identificado o esôfago em "saca-rolha" (Figs. V-3 e V-4).

Espasmo difuso do esôfago

A disfagia é intermitente, porém intensa e associada à dor retroesternal. A obstrução funcional deve-se a contrações esofágicas de elevada amplitude, simultâneas em 20% das deglutições, pela presença de ondas repetitivas, por ondas espontâneas e de longa duração, intercaladas por ondas normais (Fig. V-5).

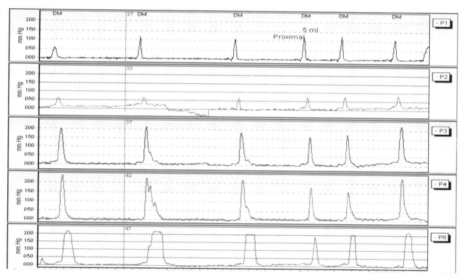

Figura V-3 – Estudo manométrico no esôfago em "quebra-nozes".

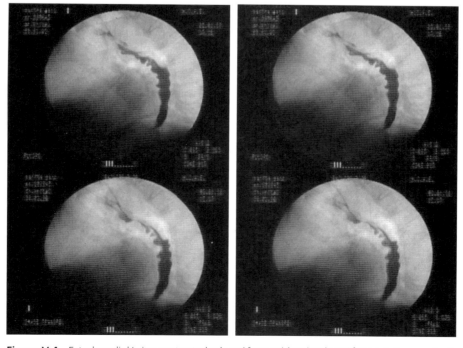

Figura V-4 – Estudo radiológico contrastado do esôfago evidenciando esôfago em "saca-rolha".

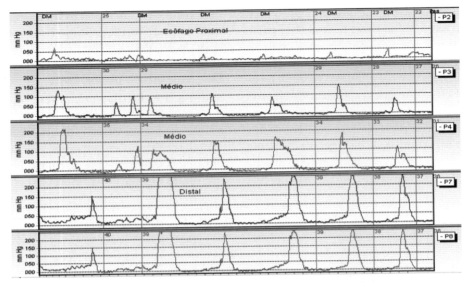

Figura V-5 – Estudo manométrico em portador de espasmo esofágico difuso.

Distúrbios inespecíficos da motilidade esofágica

As alterações motoras inespecíficas do esôfago são uma série de distúrbios motores que não podem ser enquadrados em uma doença específica. Os sintomas são múltiplos, como disfagia, regurgitação, pirose e dor retroesternal. O estudo radiológico oferece poucos dados (Quadro V-1 e Fig. V-6).

Quadro V-1 – Distúrbios da motilidade esofágica.

Alterações manométricas
Relaxamento incompleto do EIE (< 90%)
Pressão residual > 5mmHg
Ondas aperistálticas
Contrações retrógradas
Ondas de triplo pico
Ondas de baixa amplitude (< 35mmHg)
Ondas de longa duração (> 6s)

EIE = esfíncter inferior do esôfago.

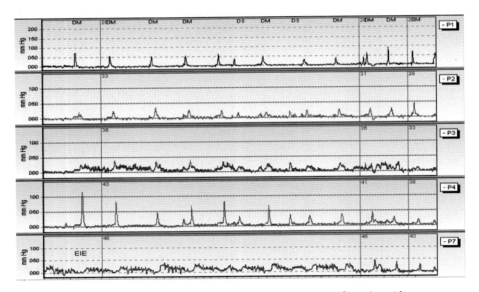

Figura V-6 – Estudo manométrico com alterações motoras inespecíficas do esôfago.

DISFAGIA ESOFÁGICA PROGRESSIVA SEM OBSTRUÇÃO

Megaesôfago (acalasia)

A história clínica revela disfagia lentamente progressiva que pode levar desde à perda de peso até à desnutrição grave. Geralmente o paciente revela que a comida para em determinado ponto (mal do entalo) e que necessita tomar água para poder se alimentar. Esta queixa clínica indica que o esôfago só se esvazia pelo gradiente de pressão (peso da água) e não pela contração esofágica. Trata-se de uma doença degenerativa do plexo mioentérico que induz o relaxamento incompleto do esfíncter inferior ao estímulo das deglutições e perda progressiva do peristaltismo e da força de contração. Em nosso meio a doença de Chagas é a mais prevalente, sendo a acalasia idiopática encontrada em todo o mundo.

A manometria esofágica tem papel fundamental no diagnóstico da acalasia, no estadiamento da doença e também para o estudo das recidivas pós-operatórias.

O estudo manométrico do esfíncter inferior identifica o relaxamento incompleto ou ausência de relaxamento em resposta à deglutição. A pressão basal no corpo é elevada, maior que a pressão gástrica, devido à disfunção do esfíncter inferior que funciona como uma barreira ao trânsito do bolo alimentar. Os complexos de deglutição são simultâneos, peristaltismo ausente, de baixa amplitude e longa duração.

O estadiamento manométrico do megaesôfago é importante para orientar no tratamento cirúrgico (Fig. V-7). Acredita-se que a presença e a força da contração esofágica podem ser os fatores preditivos para o tratamento. Neste sentido, o megaesôfago pode ser classificado como "forma não avançada", quando encontramos aperistalse esofágica com complexos de deglutição de amplitude maior que 10mmHg, ou "forma avançada", quando a amplitude é menor que 10mmHg. Relatos da literatura médica nacional sugerem bons resultados quando o tratamento conservador com a miotomia cirúrgica do esfíncter inferior do esôfago (EIE) ou a dila-

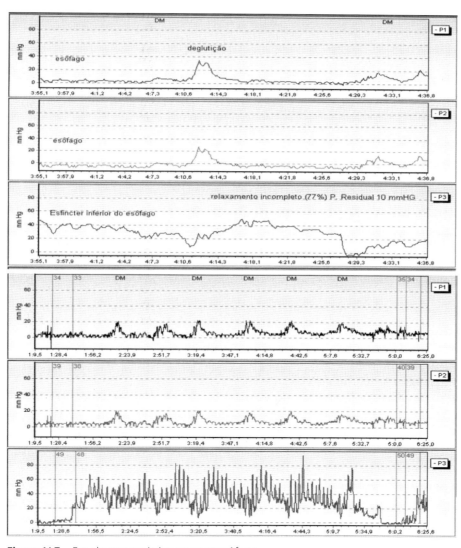

Figura V-7 – Estudo manométrico no megaesôfago.

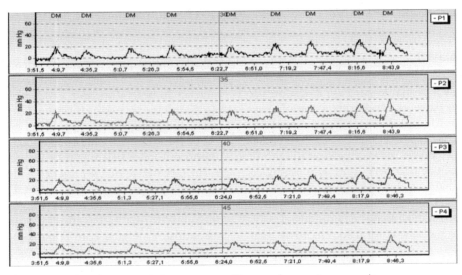

Figura V-8 – Estudo manométrico no megaesôfago na forma não avançada.

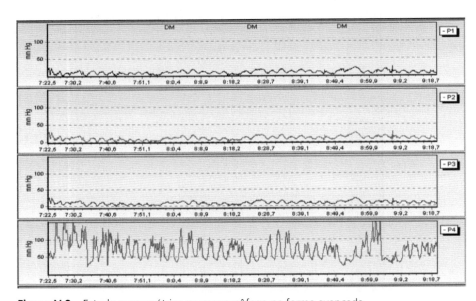

Figura V-9 – Estudo manométrico no megaesôfago na forma avançada.

tação endoscópica com balão são reservadas para a forma "não avançada", estando reservada a ressecção para a "forma avançada" (Figs. V-8 e V-9).

Ainda hoje o esofagograma tem importância, pois permite avaliar o grau de dilatação e a perda do eixo vertical do esôfago.

Esclerodermia

Nas doenças do colágeno há infiltração progressiva de colágeno, levando à fibrose e à atrofia das fibras musculares lisas. A consequência deste processo é a perda da força de contração e do peristaltismo. O esfíncter inferior geralmente se torna hipotônico pelo mesmo mecanismo. O trânsito do bolo alimentar é retardado pela falha da contração esofágica. Geralmente é menos intensa da encontrada no megaesôfago porque o esfíncter inferior está relaxado (Fig. V-10).

SINTOMAS DE REFLUXO

Naturalmente há um gradiente de pressão entre o estômago e o esôfago que direciona o fluxo do conteúdo gástrico para o esôfago quando há relaxamento ou hipotonia do esfíncter inferior. O refluxo ocorre em qualquer idade, sendo mais intenso logo após o nascimento, diminui gradativamente até a adolescência, voltando a se intensificar na meia-idade. Dessa forma, o que caracteriza a doença do refluxo é a intensidade, as características do material refluído e o grau de resistência da mucosa esofágica.

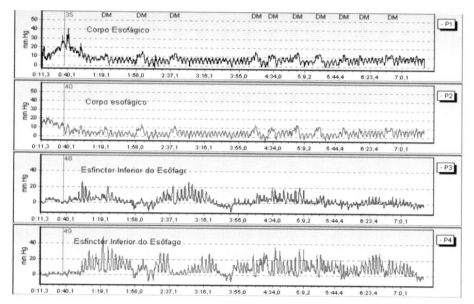

Figura V-10 – Estudo manométrico na esclerodermia.

Azia, regurgitação, eructação, odinofagia, dor torácica, tosse, aspiração e rouquidão são sintomas associados ao refluxo gastroesofágico, sendo a azia o mais importante. A presença de quimiorreceptores na mucosa do esôfago superior e inferior, sensíveis ao estímulo ácido, são estimulados pela queda do pH durante o refluxo gastroesofágico, gerando a sensação de azia ou pirose. O esôfago inferior é particularmente sensível à distensão (pressorreceptores) e sua distensão por gás (eructação) ou por material refluído não pode induzir a sensação de azia.

Doença do refluxo gastroesofágico é definida pela presença de sintomas ou de alterações morfológicas do esôfago decorrentes do refluxo. É consenso que seu diagnóstico seja feito pela história clínica detalhada, sendo reservados aos métodos de diagnóstico a avaliação da intensidade do refluxo, a identificação das lesões associadas ao refluxo e o estudo de sua fisiopatologia.

Acredita-se que cerca de 5 a 10% da população adulta apresente pirose diariamente e que 27% dos americanos usem antiácidos rotineiramente. A doença do refluxo gastroesofágico (DRGE) corresponde a 75% das patologias esofágicas e tem elevada prevalência na população adulta.

A endoscopia digestiva alta geralmente é o primeiro exame a ser realizado para a avaliação do grau da lesão esofágica e o diagnóstico das doenças associadas.

Diagnóstico clínico › Sintomas típicos › Endoscopia › Tratamento clínico

A recidiva do tratamento clínico ou presença de sintomas atípicos indicam a necessidade de exames complementares.

Diagnóstico clínico › Sintomas atípicos › Endoscopia › Manometria pHmetria

MANOMETRIA ESOFÁGICA PARA AVALIAÇÃO DO ESFÍNCTER INFERIOR DO ESÔFAGO

O esfíncter inferior do esôfago é isoladamente o mecanismo mais importante da barreira antirrefluxo. O estudo da sua função pela manometria esofágica tem valor preditivo do sucesso do tratamento clínico. A capacidade de continência do esfíncter inferior é a resistência oferecida pelo esfíncter ao fluxo do conteúdo gástrico para o esôfago, ou seja, é o somatório da resistência de todas as fibras musculares, que é gerada em todo seu comprimento.

O defeito mecânico do esfíncter inferior está relacionado com a intratabilidade clínica e com a presença de complicações. Valores pressóricos abaixo dos níveis normais estão associados a aumento da exposição ácida do esôfago distal. Parâmetros que sugerem esfíncter inferior insuficiente, pressão de repouso menor que 6mmHg, comprimento total menor que 2cm e comprimento do segmento abdominal menor que 1cm (Fig. V-11).

MANOMETRIA ESOFÁGICA PARA AVALIAÇÃO DO CORPO ESOFÁGICO

Azia associada a sintomas disfágicos indica dificuldade de esvaziamento esofágico devido à alteração motora do esôfago. As alterações motoras do corpo esofágico podem ser primária (neuromuscular) ou secundária ao processo inflamatório transmural na vigência de esofagite. Atualmente é mandatório realizar a manometria esofágica em

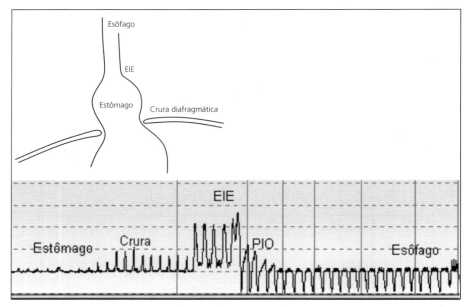

Figura V-11 – Representação manométrica da hérnia de hiato com esfíncter inferior insuficiente. EIE = esfíncter inferior do esôfago; PIO = ponto de inversão de onda.

todos os pacientes que têm indicação cirúrgica. Pacientes com alterações do peristaltismo ou da força de contração da musculatura esofágica podem ser assintomáticos no pré-operatório e após o tratamento cirúrgico, com a reconstrução da barreira antirrefluxo, apresentar disfagia persistente.

A hipocontratilidade esofágica e a alteração do peristaltismo pioram os mecanismos de clareamento esofágico ao refluxo ácido e estão correlacionadas com aumento do tempo de exposição ácida, portanto são mais frequentes as esofagites graves e o esôfago de Barrett.

O acometimento esofágico pela doença do colágeno na esclerodermia induz a uma hipocontratilidade do corpo com perda do peristaltismo e hipotonia do esfíncter inferior facilitando o refluxo ácido e dificultando o seu clareamento. No sentido contrário, nas esofagites graves, o processo inflamatório transmural está relacionado com os distúrbios inespecíficos da motilidade esofágica.

O refluxo ácido pode desencadear reflexamente o espasmo do esôfago e a dor torácica de origem não cardíaca.

pHMETRIA ESOFÁGICA DE 24 HORAS

A introdução dessa metodologia no final da década de 1980 permitiu quantificar e correlacionar a exposição ácida do esôfago com o grau de esofagite, com sintomas e atividades diárias do paciente. Atualmente reservamos a pHmetria esofágica de 24 horas para o estudo dos pacientes com o diagnóstico clínico de DRGE sem esofagite, para as recidivas clínicas e para quando há associação com sintomas extraesofágicos da DRGE.

pHMETRIA ESOFÁGICA COM UM CANAL

Este estudo é realizado em regime ambulatorial, posicionando um sensor de pH no esôfago distal, 5cm acima do esfíncter inferior, e o pH registrado durante 24 horas. O paciente deve ser orientado para manter a vida cotidiana durante o estudo. A análise é realizada quantificando a exposição ácida durante o período de jejum, o período pós-prandial, o período em que permaneceu na posição supina e na ortostática. O cálculo do índice de sintomas correlaciona sintomas com os episódios de refluxo ácido (Fig. V-12).

pHMETRIA ESOFÁGICA MULTICANAL

A relação causal entre o refluxo ácido e as manifestações extraesofágicas da DRGE pode ser estabelecida com a pHmetria multicanal, registrando simultaneamente o pH no esôfago distal, médio, proximal e na faringe. O uso de vários canais aumenta a sensibilidade do método e

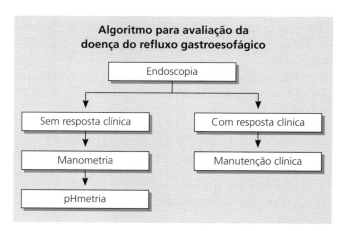

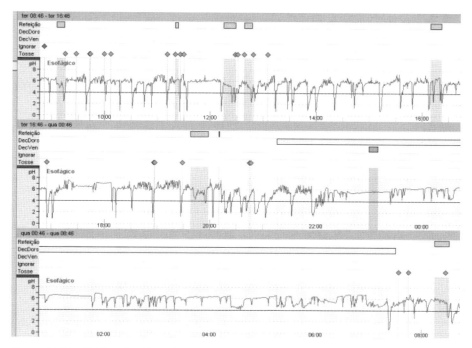

Figura V-12 – Gráfico de pHmetria com um canal.

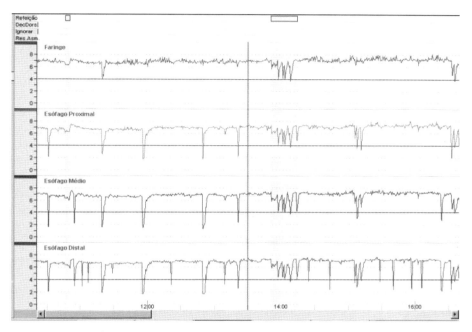

Figura V-13 – Gráfico de pHmetria com quatro canais.

registra o episódio de refluxo ascendente. A figura V-13 mostra o registro do estudo de pHmetria com quatro canais. Podemos observar os episódios de refluxo no esôfago distal, alguns foram ascendentes até o esôfago proximal e penetraram na faringe, confirmando o diagnóstico de refluxo esofagofaríngeo.

BIBLIOGRAFIA

Castell DO, Richter JE. The esophagus. Philadelphia: Lippincott Williams & Wilkins; 1999.

Domingues G. Esôfago. Rio de Janeiro: Rubio; 2005.

Nasi A, Michelsohen NH. Avaliação funcional do esôfago: manometria e pH-metria esofágicas. São Paulo: Roca; 2001.

CAPÍTULO 2
Diarreias

Sender J. Miszputen

INTRODUÇÃO

Diarreia é uma queixa gastroenterológica frequente. Na grande maioria dos casos agudos, o curso dessa enfermidade tende a ser benigno e sua importância pode ser considerada relativamente pequena, em razão da repercussão clínica praticamente insignificante. Ainda assim o acompanhamento dos pacientes exige alguma atenção, pois quadros aparentemente simples eventualmente fogem das expectativas iniciais na sua evolução, obrigando a uma intervenção médica mais agressiva. Certas apresentações, particularmente as de longa duração, exigem, por seu lado, múltiplos procedimentos complementares para o reconhecimento de sua etiologia, demandando tempo e custos maiores.

DEFINIÇÃO

O termo diarreia deve ser entendido como um sintoma e um sinal que refletem alterações na frequência das evacuações, aspecto e consistência das fezes, como manifestação de um grande e variado número de doenças digestivas ou extradigestivas. Dependendo de sua etiopatogenia, localização anatômica de origem e da resposta individualizada de cada paciente contra o agente causal, o quadro clínico chega a apresentar alguns aspectos particulares, tornando sua definição, em muitos dos casos, mais complexa do que o simples aumento do número de evacuações, parâmetro usualmente utilizado para seu diagnóstico, tanto por pacientes quanto por médicos, merecendo, assim, distintas abordagens, da investigação complementar à terapêutica.

Evacuações mais frequentes e fezes amolecidas ou aquosas efetivamente são as queixas mais presentes que sugerem a hipótese de um quadro diarreico, havendo boa correlação entre essa manifestação e o diagnóstico. Entretanto, para os especialistas, do ponto de vista conceitual e fisiopatológico, diarreia significa aumento no teor de água eliminada em conjunto com as fezes no período de 24 horas, independente do número de evacuações, podendo ocorrer associação com dores e distensão abdominais. A definição mais completa considera também a eventual eliminação no material evacuado, de muco e/ou sangue e/ou pus, macroscopicamente visíveis, e de restos alimentares íntegros que, em condições de normalidade fisiológica, seriam digeridos e absorvidos durante seu trânsito intestinal, portanto, habitualmente ausentes no material fecal. Além do número de evacuações e da consistência das fezes, urgência e incontinência fecal são sintomas que, isoladamente ou combinados, também pertencem ao conjunto das queixas de quadros diarreicos.

Assim, o diagnóstico sindrômico de diarreia é possível, mesmo diante de uma única dejeção diária, desde que seu conteúdo aquoso eliminado sugira um volume acima do normal, como, de outro lado, múltiplas evacuações nem sempre reúnem características que permitam enquadrá-las nessa definição. Justifica-se, assim, que as informações da história clínica sejam exploradas com detalhes, pela importância que representam no desenvolvimento do raciocínio clínico para o diagnóstico diferencial das doenças que cursam com alterações do funcionamento intestinal.

Por consenso, os especialistas definem diarreia aguda como sendo aquela que tem início abrupto e duração máxima de duas a três semanas, com sintomas contínuos ou intermitentes, e crônica aquela que ultrapassa este período. Este modelo de classificação, que utiliza exclusivamente o tempo de existência da queixa para separar os dois tipos, favorece, eventualmente, falsa interpretação no raciocínio de sua etiologia, o que ocorre nos casos de atendimento precoce, sugerindo uma forma aguda para quadros cuja evolução confirmará sua característica de cronicidade.

ABSORÇÃO ENTEROCOLÔNICA DA ÁGUA

O intestino delgado proximal entra em contato com grande quantidade de água, originada a partir de sua ingestão na forma de líquidos ou fazendo parte da composição dos alimentos, aos quais se somam àquela contida nas secreções salivar, gástrica, biliopancreática e intestinal. Seis a 8 litros iniciam seu trânsito a partir do jejuno. Como o bolo fecal de consistência normal, para uma dieta do tipo ocidental, com baixo teor de fibras, não elimina mais que 200mL/dia de água, é compreensível que sua absorção entérica e colônica seja extremamente eficaz, conferindo ao evento importante papel para o controle da homeostase.

Cabe ao jejuno remover cerca de 50% do volume inicial de água. Da quantidade que resta ao íleo, 70% é absorvido nesse segmento, e é no cólon direito que, praticamente, termina o processo de sua retenção (90% do volume que recebe).

Dessa forma, a presença de maior teor de água na composição das fezes ficará na dependência de dois distúrbios básicos: erros na sua absorção ou, quando já incorporada, resultar de secreção excessiva, que se originam em defeitos, inatos ou adquiridos, a partir de agressões aos segmentos digestórios envolvidos na sua manipulação, provenientes da ação de diversos agentes, químicos, físicos ou biológicos, que ocasionem mudanças na sua estrutura morfológica, bioquímica ou motricidade. Ainda que todos os recursos fisiológicos para recuperação da água venham a ser utilizados durante seu deslocamento pelo intestino delgado e cólon, para impedir perdas hídricas ou salinas anormais pelas fezes, algumas doenças conseguem superar este equilíbrio, desencadeando, aguda ou cronicamente, uma síndrome diarreica.

CLASSIFICAÇÃO FISIOPATOLÓGICA DAS DIARREIAS

Segundo seu mecanismo fisiopatológico, as diarreias são divididas em quatro tipos: osmóticas, secretória, exsudativa e motora.

OSMÓTICA

Decorre da presença na luz intestinal de substâncias pouco ou inabsorvíveis, que tenham poder osmótico para impedir a absorção adequada de água ou até transferi-la do meio interno, de volta para a luz, com a finalidade de promover a iso-osmolaridade entre os dois ambientes, uma exigência fisiológica do intestino delgado. A diarreia osmótica é intencional ou fortuitamente provocada por alguns laxativos minerais, como sais de sódio, potássio e magnésio e açucarados, contendo lactulose, sorbitol e polietilenoglicol, na dependência da dose utilizada.

Doenças que promovem quadros disabsortivos, pela incompleta digestão ou absorção de nutrientes, especialmente carboidratos e proteínas, mantêm a hiperosmolaridade do conteúdo luminar, com retenção de água, criando condições para sua eliminação através de fezes sem consistência. Insuficiência enzimática observada nas doenças pancreáticas crônicas, grandes ressecções da glândula, enterectomias extensas, particularmente da área jejunal, e doença celíaca são exemplos de má digestão e/ou absorção de nutrientes que se apresentam com diarreia osmótica.

SECRETÓRIA

Neste tipo, o intestino secreta água e eletrólitos já incorporados de volta para sua luz em quantidade suficientemente volumosa a ponto de superar sua absorção, cujos mecanismos permanecem funcionalmente mantidos, exteriorizando-se por evacuações liquefeitas. É o modelo observado nas infecções intestinais através do estímulo das toxinas de micro-organismos ao sistema bradicinina-adenilciclase-AMP cíclico-prostaglandinas, resultando em intensa secreção de água e sódio. Este evento toxigênico ocorre nas infecções pelo vibrião colérico e de algumas cepas da *E. coli*, *Shigella*, *Salmonella*, *Clostridium* e virais. Uma vez permanecendo normal a absorção de nutrientes, a hidratação por via oral, quando possível, deve ser estimulada, não havendo indicação para restrição dietética rigorosa, já que a diarreia por secreção não é interferida pelos alimentos e só estará terminada no momento em que o efeito tóxico que a provocou tenha minimizado ou cessado.

A passagem aumentada de sais biliares para o cólon, nas doenças em que ocorre sua perda intestinal por má absorção, como observado nas doenças ileais ou ressecções extensas deste segmento, bem como a ação de alguns dos hormônios ou neurotransmissores, produzidos por tumores neuroendócrinos, que interferem com a atividade motora e/ou secretora do intestino também são causas de diarreia secretória.

EXSUDATIVA

A diarreia exsudativa também é do tipo secretor, não mais de água e eletrólitos, mas constituída de material proteico, mucopolissacarídeo, restos celulares e sangue. Algumas infecções parasitárias e bacterianas com características invasivas promovem resposta tecidual inflamatória, tendo na exsudação uma de suas complicações. Outros exemplos que cursam com este tipo de diarreia correspondem aos tumores malignos do trato digestório e às doenças inflamatórias intestinais crônicas idiopáticas ou específicas. Algumas doenças que compõem as chamadas síndromes com perda proteica intestinal, como a gastrite hipertrófica hipersecretante ou doença de Menetrier e as linfangiectasias primárias ou bloqueios linfáticos secundários, manifestam-se por diarreias exsudativas.

MOTORA

Distúrbios que envolvem a motricidade do canal alimentar podem ser causas de diarreia. No trânsito rápido a absorção intestinal encontra-se prejudicada, pelo tempo reduzido para o contato do material a ser incorporado, com a mucosa que faria sua transferência para o interior das células e vasos, deslocando em direção ao cólon grandes volumes de nutrientes e de água. São exemplos o hipertireoidismo e os tumores neuroendócrinos digestivos. Ao contrário, a lentidão ou a retenção indevida do conteúdo luminar favorece o sobrecrescimento bacteriano em segmentos intestinais relativamente estéreis. A presença desta flora anômala, através de suas enzimas, promove a desconjugação dos sais biliares, necessários para a digestão das gorduras, além de competirem com as enzimas digestivas dos enterócitos – dissacaridases e peptidases – responsáveis pela divisão final de dissacarídeos e peptídeos, etapa que antecede sua absorção. Como consequência, configura-se uma má absorção dos diferentes nutrientes, originando um componente osmótico para a diarreia. Hipomotilidade ou estase podem acompanhar indivíduos com alça aferente longa, nas gastrectomias a Bilroth II, diverticulose do intestino delgado, neuropatias entéricas, como diabética, esclerose sistêmica, hipotireoidismo e quadros suboclusivos crônicos, observados na pseudo-obstrução e nas estenoses inflamatórias.

DIARREIAS AGUDAS

DIAGNÓSTICO CLÍNICO

As diarreias agudas são principalmente de origem infecciosa e permanecem com alta prevalência, não respeitando nem países de boas condições sanitárias. Respondem por razoáveis índices de hospitalização, morbidade e mortalidade naqueles em desenvolvimento. Seu diagnóstico é relativamente fácil, pelas características de sua apresentação clínica: início abrupto, antecedente epidemiológico sugestivo de intoxicação alimentar ou contato com pessoas portadoras do mesmo quadro, curso rápido, dificilmente ultrapassando 10 dias, viagens recentes para áreas suspeitas e, na maioria das vezes, sem maiores danos ao estado geral do doente, pelo menos entre adultos previamente sadios. Este comportamento evolutivo permite que sua avaliação seja exclusivamente clínica, sem utilizar nenhuma investigação complementar. Na maioria das vezes, os próprios pacientes, por meio de medidas caseiras, buscam o controle dos seus sintomas, nem procurando atendimento médico, cuja resolução espontânea acaba sendo a regra. Ocasionalmente, esses quadros, aparentemente benignos, que não interferem com as atividades habituais do paciente, já se iniciam ou evoluem com gravidade, seja pela maior agressividade do agente etiológico, seja por defesas insuficientes do hospedeiro, o que ocorre particularmente entre crianças, idosos e adultos portadores de doenças debilitantes, requerendo então mais cuidados e intervenção médica imediata.

A diarreia aguda, de acordo com sua apresentação clínica, é subdividida em quatro subtipos, que servem como referência para decisões da investigação complementar e do planejamento terapêutico.

Diarreia aguda com sangue e sintomas sistêmicos

O clássico quadro disentérico, chegando a associar-se com febre, sensação geral de mal-estar e vômitos, tendo como causas infecções produzidas por agentes invasivos: *E. coli* enteroinvasiva (EIEC), *E. coli* êntero-hemorrágica (EHEC), *Shigella, Salmonella, Campylobacter jejuni, Clostridium difficile, E. histolytica, Cryptosporidium* sp. e citomegalovírus. Os quadros mais frequentes surgem após 12 a 24 horas da contaminação e são indicativos de provável infecção por bactérias dos grupos das *Salmonellas* spp. ou *Shigellas* spp.

Outras entidades que cabem no diagnóstico diferencial: alterações hemodinâmicas do sistema mesentérico que podem facilitar o aparecimento da colite isquêmica e trombose mesentérica e na recorrência de atividade inflamatória da retocolite ulcerativa e colite de Crohn. À anamnese recomendam-se tentar identificar os alimentos suspeitos, indivíduos relacionados com sintomas semelhantes, viagens e, nos antecedentes, informações sobre doenças inflamatórias crônicas, aterosclerose, angina mesentérica etc.

Diarreia aguda com sangue e sem sintomas sistêmicos

Ocorre nas crises diverticulares, angiodisplasias do cólon, úlceras hemorrágicas, tumores colorretais, colite actínica ou durante utilização de anticoagulantes.

Diarreia aguda sem sangue e com sintomas sistêmicos

Com exceção dos agentes enteroinvasivos, neste tipo encontram-se incluídos vírus, bactérias e parasitas, responsáveis por infecções, também adquiridas por alimentos ou bebidas contaminados. Tentar reconhecer possíveis focos de transmissão, particularmente alimentos preparados em grandes quantidades e de difícil armazenagem, coexistência de outros indivíduos com repercussões semelhantes, viagens, utilização recente de antibióticos etc.

Os casos mais graves, com sintomas iniciados em horas e de grande intensidade, sugerem que a agressão seja devida às toxinas pré-formadas, como ocorre nas infecções por *Staphylococcus aureus* e *Bacillus cereus*.

Na maioria das vezes a diarreia induzida por antibióticos, a partir do desenvolvimento do *Clostridium diffi-*

cile, tem evolução benigna, com as características referidas para as infecções mais simples deste grupo. Porém, os pacientes nesta condição devem ser obrigatoriamente acompanhados, pois, eventualmente, ela adquire comportamento invasivo, com repercussões colônicas graves, através de úlceras disseminadas, sangramento e risco de evoluir para uma complicação séria como o megacólon tóxico.

A etiologia mais frequente neste grupo decorre da infecção por rotavírus e o quadro clínico tende a ser menos expressivo e de curta duração.

Infestações por *Giardia lamblia* e *Strongyloides stercoralis* podem ter caráter invasivo, mas pela localização do seu *habitat* preferencial não se acompanham de sangramento fecal.

Tireotoxicose deve ser lembrada no diagnóstico diferencial como uma das etiologias de diarreia de causa extradigestiva.

Diarreia aguda sem sangue e sem sintomas sistêmicos

É o tipo de diarreia observada durante utilização de medicamentos como colchicina, antiácidos, teofilina, tiazida, anti-inflamatórios não hormonais e abuso de laxativos.

Intolerâncias alimentares, especialmente de lacticínios ou da sensibilidade ao glúten, e forma diarreica da síndrome do intestino irritável tendem a manifestar-se como queixas crônicas quanto ao ritmo e à consistência das evacuações, mas podem trazer dúvidas quanto à definição de suas etiologias ao serem atendidas nos episódios agudos. Para todas essas causas relacionadas também uma anamnese detalhada deve esclarecer a origem correta da diarreia.

EXAME FÍSICO

O exame físico geral permite identificar a existência ou não de desidratação e os sinais de toxicidade serão, indiretamente, suspeitados pelo estado dinâmico respiratório e cardiovascular, além dos níveis da temperatura e da pressão arterial. Na propedêutica abdominal, lembrar de a possibilidade do quadro intestinal agudo ser secundária a processo inflamatório/infeccioso localizado como apendicite, diverticulite, anexite ou vascular como isquemia mesentérica. Na diarreia infecciosa, à palpação profunda do abdome, encontra-se sensibilidade dolorosa distribuída difusamente, sem sinais de comprometimento peritoneal, gargarejos, pela presença aumentada de líquidos no estômago e nas alças intestinais e, à ausculta, a presença de maior quantidade de ruídos, de timbre predominantemente normal, eventualmente alguns metálicos. O toque retal tem condições de confirmar a característica diarreica das fezes, assim como confirmar a presença de sangue, sendo, portanto, procedimento indispensável do exame clínico nesses quadros.

DIAGNÓSTICO COMPLEMENTAR

As diarreias agudas infecciosas habituais têm evolução rápida, autolimitada, não exigindo maior preocupação médica para investigação laboratorial. A coprocultura, colocada por muitos como um procedimento diagnóstico fundamental, traz mais dúvidas que certezas. Além da demora na sua execução, cujo resultado será conhecido quando o quadro, provavelmente, já estiver findando ou retardando eventuais medidas terapêuticas que possam ser necessárias empregar com maior brevidade, tem um índice de positividade muito baixo e, mesmo que micro-organismos venham a ser identificados, decidir por sua patogenicidade é muito difícil, motivo que não justifica esse teste complementar como rotina. Apenas observação e reposição hidroeletrolítica, quando necessário, serão suficientes para a condução desses casos. A pesquisa de rotavírus é um procedimento disponível e sua solicitação permite esclarecer casos suspeitos de infecção por esse agente.

Escapando da regra, diarreia grave, temperaturas elevadas, toxemia, dor abdominal importante, persistência de muco e sangue nas fezes ou quadro arrastado são sinais e sintomas que requerem melhor definição de sua etiologia, incluindo-se, nesses casos, a coprocultura como método para seu diagnóstico. A pesquisa em material fecal da toxina do *Clostridium difficile* deve ser solicitada nos pacientes com história de uso vigente ou recente de antimicrobianos ou quimioterápicos. Entre idosos residentes em instituições coletivas é uma das infecções intestinais prevalentes, por transmissão interindividual. Assim, a investigação microbiológica ficará na dependência das características evolutivas do quadro clínico, dos dados epidemiológicos e das implicações de saúde pública que possam estar envolvidos.

Uma das situações mais comuns, conhecida como "diarreia do viajante", compromete indivíduos oriundos de países mais desenvolvidos, durante viagens, especialmente para áreas tropicais com precárias condições sanitárias ou de preservação de alimentos. A gravidade dessas infecções fica na dependência da prevalência dos micro-organismos que se encontram endemicamente presentes no sítio que recebe o visitante, variando, portanto, conforme sua localização geográfica. Os patógenos predominantes são representados por cepas de *E. coli* enterotoxigênica e enteroagregante, porém pode ser devido a outros agentes, como *Salmonellas* e *Shigellas*. Eventualmente, o viajante retorna ao seu país contaminado por parasitas e dentre eles não deve ser esquecida a infecção por *Giardia lamblia*.

Embora no Brasil não tenha ocorrido, até hoje, um surto epidêmico verdadeiro produzido pelo vibrião colérico, esta etiologia merece ser lembrada entre nós, pois seus reservatórios são representados, principalmente, por produtos do mar, peixes e moluscos, fartamente encontrados e consumidos na extensa área litorânea do país. Esses dados devem ser considerados na história epidemiológica. Sua manifestação clínica decorre da grande secreção de água e potássio provocada pela toxina do micro-organismo, colocando o paciente sob risco de morte pelas complicações hemodinâmicas e metabólicas, se as perdas volumosas daqueles elementos não vierem a ser repostas na quantidade e velocidade adequadas. Nos casos suspeitos, testes sorológicos específicos devem ser providenciados, ao mesmo tempo que se inicia o tratamento recomendado para essa infecção.

Dosagem de eletrólitos, creatinina, hemoglobina e amostras para hemoculturas deverão ser procedimentos decididos individualmente e a indicação de retossigmoidoscopia ou colonoscopia nas diarreias agudas reservada para os sangramentos persistentes, sem etiologia definida.

Nos últimos anos, a crescente prevalência de indivíduos com imunodeficiência adquirida redirecionou a pesquisa laboratorial para micro-organismos até então pouco conhecidos, mas que, sabemos hoje, respondem por episódios diarreicos agudos nessa população. Diante dessa possibilidade, os antecedentes pessoais devem ser cuidadosamente investigados sobre hábitos que caracterizem risco para o vírus da AIDS, tratamentos com drogas de ação imunossupressora e sobre a presença de doenças autoimunes ou neoplásicas. Na suspeita de infecção pelo HIV, recomenda-se sua confirmação pela sorologia específica e a indicação de exames complementares para a identificação de agentes infectantes oportunistas.

CONDUTA TERAPÊUTICA

Como comentado, as diarreias infecciosas agudas habituais de leve intensidade devem ser acompanhadas apenas por observação. Ainda assim, o médico deve analisar a eventual necessidade de reposição de fluidos nos pacientes que possam estar sujeitos a complicações, mesmo com pequenas perdas hidrossalinas, como aqueles de idades extremas, crianças e idosos. De preferência pela via oral, ela pode ser feita com soluções hidratantes, ricas em sódio, glicose e potássio, que favorecem a absorção de água pela sua composição e osmolaridade, tanto as comercializadas quanto aquelas de preparo domiciliar, reservando-se a via endovenosa para as apresentações mais graves de desidratação e/ou toxemia ou quando a presença de vômitos limita sua oferta pela via natural. A utilização de antieméticos injetáveis tipo metoclopramida, bromoprida ou andosentron são úteis para o controle das náuseas e/ou vômitos, contribuindo para a continuidade da hidratação oral. Em alguns casos, o estado toxêmico requer a hospitalização do paciente, com controle rigoroso dos parâmetros clínicos vitais e monitorização laboratorial das funções renal, pulmonar e cardiocirculatória, constituindo-se no grupo de maior risco para complicações, incluindo alto índice de óbitos. Formas graves de toxemia são observadas na infecção estafilocócica e pelo *Bacillus cereus*.

Certas situações de diarreia aguda requerem atenção especial, em virtude das circunstâncias particulares dos indivíduos afetados ou do agente etiológico, modificando o comportamento expectante ou de intervenção médica menor. Imunodeficientes estão sujeitos a complicações sépticas, merecendo, portanto, tratamento imediato, independente da gravidade dos sintomas iniciais. Algumas vezes esses episódios se apresentam em surtos epidêmicos, alcançando parte de uma população; salmoneloses, shigueloses, cólera são alguns exemplos de infecções que podem ter caráter coletivo. Nessas eventualidades, indicam-se igualmente tratamentos com antimicrobianos sem considerar a intensidade das queixas clínicas, para deter a disseminação do processo, mantendo-o, tanto quanto possível, circunscrito à área da sua descoberta.

Isolamento e tratamento medicamentoso também devem ser prioritários quando quadros de gastroenterocolite aguda atingem pacientes hospitalizados ou residentes de clínicas especiais, pelo mesmo risco de sua disseminação. A infecção gastroentérica adquirida em ambiente hospitalar, conhecida como diarreia nosocomial infecciosa, é, em geral, produzida pelo *Clostridium difficile* por contágio interpessoal. Outras entidades clínicas, relacionadas a anormalidades imunológicas, predispõem os pacientes a evoluções graves durante as diarreias agudas infecciosas: diabéticos, urêmicos, portadores de próteses valvulares cardíacas, cirróticos, entre outros. Nesses grupos, também a sugestão de terapia antimicrobiana precoce poderá minimizar sua tendência para complicações sépticas.

De forma geral, a diarreia do viajante tem evolução benigna, mas alguns casos devem ser medicados, considerando-se a necessidade de hidratação e de antibióticos.

As drogas antidiarreicas, como tratamento sintomático, ainda que reduzam efetivamente a motilidade intestinal e contribuam para um número menor de evacuações, são contestadas por muitos, pois não interferem na secreção e na perda hidroeletrolítica promovida pela infecção, causando falsa impressão de melhora clínica. Esta inconveniência acentua-se quando a suspeita etiológica recair sobre micro-organismos invasivos. Os medicamentos que atuam na motilidade – loperamida, difenoxilato, codeína, elixir paregórico – encontram-se amplamente difundidos, inclusive entre leigos e, nas diarreias leves, podem favorecer alguma absorção do conteúdo aquoso intestinal, sem, entretanto, diminuírem o fluxo secretório. Quadros disentéricos febris, hospedeiros imunocomprometidos e os com tendência a sepse poderão ter sua evolução piorada com o uso desses agentes pela estase que provocam, criando condições para maior penetração dos micro-organismos com capacidade invasora. Não se tratando de diarreias infecciosas agudas com aquelas características clínicas, nem pacientes de risco, seu emprego é relativamente seguro.

Anticolinérgicos, como atropina, hioscina e diciclomina não interferem na frequência das evacuações nem na consistência das fezes, portanto isentos de qualquer ação sobre as perdas hidrossalinas. Como adjuvantes para o sintoma da dor, pode-se recomendar sua prescrição com as mesmas restrições referidas para os medicamentos que interferem na motilidade.

O racecadotril apresenta uma proposta farmacológica mais próxima do ideal, pois, sem modificar a motricidade intestinal, é um potente redutor da secreção de água e sódio pelas células da mucosa intestinal, uma das correções que mais rapidamente se pretende alcançar com o tratamento de diarreia aguda. Atua estimulando a ação das encefalinas, nossos opioides endógenos, impedindo sua degradação pelas encefalinases. Este efeito diminui de forma significativa o fluxo de água e sódio do meio interno para a luz intestinal, sem alterar a motilidade visceral.

Produtos com propriedades adsortivas – atapulgita, pectina, caolim, carvão, hidróxido de alumínio – adsorvem as toxinas do micro-organismo infectante, impedindo sua aderência às células da mucosa intestinal, o que ocorreria nas etapas iniciais da infecção. Uma vez instalado o mecanismo toxêmico, essas drogas, quando muito, auxiliam na diminuição do teor de água da evacuação, porém sem reduzir sua secreção.

Os probióticos, compostos de flora bacteriana não patogênica, largamente utilizados em nosso meio, inclusive de prescrição leiga, não têm sua eficácia comprovada nas infecções intestinais agudas de adultos, embora relatos sugiram esta terapêutica adjuvante em crianças infectadas por rotavírus. Os micro-organismos que compõem esses produtos, ao se reproduzirem no intestino, produzem metabólitos que promovem acidificação das fezes, fator que impediria o crescimento de patógenos e sua invasão tecidual, além de favorecerem a absorção de fluidos e sais. A eficácia dos probióticos estará diretamente relacionada com as cepas dos micro-organismos da sua composição, bem como de sua concentração.

A terapêutica antimicrobiana, de alguma forma empírica, aplica-se apenas aos casos acompanhados de maior toxicidade, com preferência pela associação sulfametoxazol-trimetoprima ou como, atualmente, drogas de espectro mais amplo, representadas pelas quinolonas. Terapias mais específicas dependerão de resultados da coprocultura. Um efeito adverso de qualquer antibiótico, para o qual o médico deve sempre estar atento, refere-se à interferência desses medicamentos sobre o desequilíbrio ecológico que produzem na flora intestinal normal, podendo desencadear o crescimento e a ativação de micro-organismos, em geral anaeróbios, que vivem nesse ambiente de forma controlada, originando infecções graves, que devem ser imediata e cuidadosamente tratadas. O principal micro-organismo desta infecção antibiótico-induzida, representado pelo *Clostridium difficile*, é sensível a nitroimidazólicos e vancomicina, com recomendação para uso em esquemas prolongados.

A tabela V-1 identifica os esquemas antibióticos recomendados para a maioria dos micro-organismos infectantes descritos anteriormente. Na figura V-14 sugere-se um algoritmo para a orientação do diagnóstico e tratamento dos pacientes com diarreia aguda.

DIARREIAS CRÔNICAS

As diarreias de evolução prolongada, intermitentes ou persistentes, constituem-se em desafio para o diagnóstico médico. A complexidade da interpretação dos dados clínicos, em muitos casos, leva a hipóteses diferenciais múltiplas e, como resultante, maior tempo na sua investigação complementar, desde que, nos antecedentes mórbidos, não se detectem causas que as justifiquem.

É sempre desejável que, por meio de detalhes da história, seja possível já fazer uma tentativa de localização anatômica da diarreia, a qual tende a ter comportamento diferente, caso se origine no intestino delgado ou no cólon. Nas entéricas, a frequência das evacuações é menor, com maior volume fecal, fezes menos aquosas, raramente com muco e sangue, com tendência ao reconhecimento de restos alimentares indevidos, não acompanhadas de puxo ou tenesmo e, se associadas com dor abdominal, não ser aliviada pela evacuação. Procura-se também uma relação dos sintomas com determinados alimentos (lácteos, trigo e gorduras). As diarreias decorrentes de alterações do intestino delgado podem ser acompanhadas de desnutrição, na dependência do sítio e da extensão da área comprometida da víscera. Nas colônicas, o número de evacuações é grande, com pequenos volumes, muco e sangue mais frequentes, odor pútrido, puxo, tenesmo e alívio da dor com o esvaziamento intestinal. Conforme a causa da diarreia crônica, pode associar-se ou não com comprometimento do estado geral. Obviamente, essas informações, facilmente obtidas durante a anamnese, devem sempre ser aceitas como sugestivas e não definitivas do diagnóstico anatômico, sendo complementadas pelos achados físicos, avaliação nutricional simples, aumento de vísceras abdominais, massas palpáveis etc., pretendendo apenas facilitar a orientação inicial da investigação complementar da sua etiologia.

Diarreia crônica com sangue

Tem por principal hipótese doença orgânica do cólon. No caso de eliminação de sangue vivo, líquido ou coa-

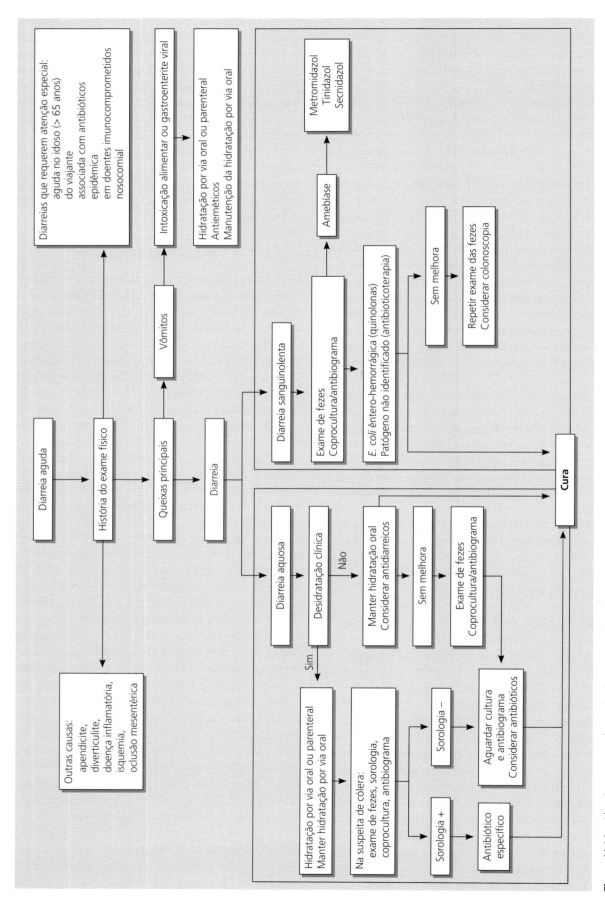

Figura V-14 – Algoritmo na condução da diarreia aguda do adulto.

Tabela V-1 – Antimicrobianos recomendados de acordo com o agente infeccioso.

Agente	Tratamento	Alternativas
Vibrio cholerae	Tetraciclina 500mg 4 vezes/dia – 3 dias	TMT-SMX 160/800mg 2 vezes/dia – 3 dias
Shigella	Ciprofloxacino 500mg 2 vezes/dia – 3 dias	TMT-SMX 160/800mg 2 vezes/dia – 5 dias Ampicilina 500mg 4 vezes/dia – 5 dias
Salmonella (formas graves)	Ciprofloxacino 500mg 2 vezes/dia – 10 dias (empírico)	Amoxicilina 1g 3 vezes/dia – 14 dias TMT-SMX 160/800mg 2 vezes/dia – 5 dias
E. coli enteroinvasiva	Ciprofloxacino 500mg 2 vezes/dia – 5 a 7 dias (empírico)	TMT-SMX 160/800mg 2 vezes/dia – 5 a 7 dias
E. coli êntero-hemorrágica	Ciprofloxacino 500mg 2 vezes/dia – 5 a 7 dias (empírico)	
E. coli enterotoxigênica	Ciprofloxacino 500mg 2 vezes/dia – 5 a 7 dias	Tetraciclina 500mg 4 vezes/dia – 5 a 7 dias
E. coli enteropatogênica	TMP-SMX 160/800mg 2 vezes/dia – 5 a 7 dias	
Clostridium difficile	Metronidazol 250mg 4 vezes/dia – 10 dias	Vancomicina 125/250mg 4 vezes/dia (VO) – 10 dias
Yersinia enterocolitica	Ciprofloxacino 500mg 2 vezes/dia – 3 dias	TMT-SMX 160/800mg 2 vezes/dia – 3 dias
Campylobacter jejuni	Eritromicina 250mg 4 vezes/dia – 5 dias	Ciprofloxacino 500mg 2 vezes/dia – 5 dias

gulado, provavelmente sua origem ocorre nos segmentos distais do intestino grosso. Sangramentos do cólon direito exteriorizam-se por um material vinhoso (hematoquesia), diferente da melena e da enterorragia. As causas mais comuns de diarreia crônica com sangue correspondem às doenças inflamatórias, retocolite ulcerativa e colite de Crohn. Etiologias menos frequentes: infecções por *Campylobacter jejuni*, *Yersinia enterolitica*, *Clostridium difficile*, citomegalovírus, *E. histolytica*, isquemias vasculares mesentéricas de repetição e tumores.

Diarreia crônica com eliminação de nutrientes

A presença de gordura em excesso nas fezes – esteatorreia – confere-lhe algumas características que podem ser informadas durante a realização da história clínica. São de maior volume, frequência normal ou pouco aumentada, em geral consistentes, brilhantes, com odor de gordura queimada (rançoso) e tendem a boiar na água do vaso sanitário, em razão do seu conteúdo em gases formados pela fermentação das gorduras não absorvidas. Restos alimentares incomuns acompanhando as fezes podem ser reconhecidos. Pancreatite crônica alcoólica é a etiologia mais comum desta diarreia. Doenças que comprometem estrutural ou funcionalmente os mecanismos de absorção relacionados à parede do intestino delgado, como a doença glúten-induzida, enterite de Crohn, parasitoses, giardíase e estrongiloidíase, síndrome do intestino curto após enterectomias extensas, deficiência de sais biliares por falta de síntese, excreção ou perda intestinal aumentada e sobrecrescimento bacteriano na luz intestinal são algumas causas de esteatorreia. A presença aumentada de sais biliares no cólon (colerese), hipertireoidismo, câncer medular da tireoide e tumores neuroendócrinos, produtores de serotonina (carcinoide), do peptídeo intestinal vasoativo (vipoma), de glucagon (glucagonoma) e gastrina (gastrinoma) promovem hipermotilidade intestinal e colônica e eliminação excessiva de água e nutrientes pela evacuação.

A perda fecal de proteínas – creatorreia –, além de produzir a liquefação das fezes, não traz mudanças macroscópicas ao bolo fecal. Sua suspeita ocorre quando a alteração do ritmo intestinal é acompanhada com sinais clínicos de hipoproteinemia, edemas e coleções líquidas cavitárias. Das doenças que cursam com obstrução linfática, as de natureza inflamatória e neoplásicas respondem como principais etiologias da perda patológica de proteínas pelas fezes.

Os portadores de AIDS podem apresentar na sua evolução diarreia persistente, com importante queda do estado geral, sem que se identifiquem agentes causais. Admite-se que o próprio HIV seja capaz de produzir esses quadros, em geral de grande intensidade e difícil controle medicamentoso.

Diarreia crônica aquosa

Neste grupo incluem-se doenças funcionais e orgânicas que, embora apresentem algumas semelhanças sintomáticas, têm evoluções inteiramente diferentes. Dado o grande número de pacientes portadores de distúrbios funcionais, eventualmente poderá ocorrer alguma dificuldade inicial para o diagnóstico diferencial. Na síndrome do intestino irritável, uma das mais frequentes disfunções do canal alimentar, as queixas da alteração do ritmo intestinal e da perda de consistência das fezes costumam ser de longa duração, inicialmente episódica, aumentando sua frequência até se tornar persistente, além da ausência de sangue nas fezes, manutenção do peso e estado geral, evacuações diurnas, com urgência fecal e sua relação próxima com o horário da alimentação, além de ser influenciada por situações emocionais. Diarreia aquosa é observada em intolerantes à lactose, na utilização de açúcares dietéticos em grande quantidade, alguns medicamentos como hipotensores, antiarrítmicos, AINH e infecções por *Cryptosporidium* e citomegalovírus.

DIAGNÓSTICO CLÍNICO

Considerando o tempo de evolução, aceita-se o diagnóstico de diarreia crônica como aquela com duração superior a três semanas. Na maioria dos casos ela tem outras causas que não a infecciosa, embora algumas, mesmo de curso prolongado, tenham origem em contaminações por micro-organismos patogênicos. Certos agentes podem determinar evoluções clínicas diferentes do padrão agudo observado na maioria dos casos de infecção gastrointestinal. Ainda que os sintomas básicos sejam semelhantes, eventualmente de menor intensidade ou intermitentes, a característica principal reside na sua duração. E, em geral, é somente por meio desse fato que se recomenda ao paciente procurar assistência médica. Entre os enterovírus, citam-se os dos grupos *Echo* e *Coxsackie* e das bactérias *Campylobacter jejuni* e *Yersinia enterocolitica*, principalmente todos acompanhados de diarreia secretória.

Em determinadas circunstâncias, a infecção produzida pela *Salmonella typhi* assume caráter de cronicidade, com manifestações atípicas, decorrentes de sua associação com outras doenças, como é referido quando da concomitância com a esquistossomose mansônica, ainda uma parasitose de prevalência alta em determinadas regiões do país. As duas contaminações combinadas são de alguma forma previsíveis, uma vez que seus focos de origem são semelhantes.

Também, entre nós, é relevante considerar, entre as infecções intestinais crônicas, aquela ocasionada pelo bacilo da tuberculose, *Mycobacterium tuberculosis*, que produz lesões inflamatórias ulcerativas ou estenosantes. Sua localização habitual é ileal ou ileocecal, áreas digestivas preferenciais para sua instalação. É classificada como primária quando a lesão inicial é exclusivamente do canal alimentar, desenvolvendo-se a partir da ingestão de alimentos contaminados, especialmente carnes bovinas e leite de animais doentes, havendo a tendência de a inflamação evoluir para a forma hipertrófica ou tumoral, chegando, inclusive, a comprometer a luz intestinal, criando áreas de subestenose. É classificada como secundária quando deriva de lesões pulmonares, à custa da deglutição do escarro contaminado pelo bacilo de Koch e sua apresentação morfológica é do tipo ulcerativa, a mais frequentemente observada e acompanhada de diarreia. A infecção respiratória tuberculosa encontra-se em franca recrudescência, justificando que esta etiologia deva ser lembrada entre os diagnósticos diferenciais das diarreias prolongadas.

De encontro mais raro, porém com característica de enterite infecciosa crônica, é a doença de Whipple que, além da alteração do ritmo intestinal, diarreia provocada por má absorção e perda proteica, apresenta-se com manifestações sistêmicas, febre, artralgias, linfoadenomegalia, perda de peso e sinais gerais de desnutrição. Tem como etiologia a bactéria *Tropheryma whipplelii*, reconhecida pela sua inclusão nos macrófagos da submucosa do intestino delgado, quando o material de biópsia é submetido à coloração pelo PAS.

Atualmente, há fortes indícios para se aceitar a participação de micro-organismos, como um dos fatores pelo aparecimento das doenças inflamatórias intestinais inespecíficas, principalmente a doença de Crohn. Ainda que ela dependa de uma predisposição genética para sua instalação efetiva, o fator ambiental que reúne maiores créditos no papel de agente desencadeante é, no momento, representado por estímulos antigênicos bacterianos ou virais, até o momento não identificados, provenientes do exterior ou da própria flora intestinal.

EXAME FÍSICO

Nas diarreias funcionais e na síndrome do intestino irritável, o exame clínico não apresenta anormalidades expressivas, quando muito apresenta certa sensibilidade à palpação abdominal e aumento dos ruídos hidroaéreos. Contrariamente, nos casos de doenças inflamatórias ou dietéticas relacionadas ou decorrentes de tumores, estados de desnutrição e anemias de graus variados serão identificados. Esses sinais de alarme orientarão o diagnóstico, buscando-se, no exame clínico, reconhecer alterações dos sistemas cardiocirculatório, respiratório, urinário, hematopoético, endócrino etc., além de alterações detectáveis na avaliação das vísceras abdominais, como massas palpáveis, aumento do volume dos órgãos, ruídos anormais, sempre complementados pelo toque retal.

DIAGNÓSTICO COMPLEMENTAR

Os exames gerais de laboratório permitem diagnosticar situações de anemia (Hb, Htc), hipoalbuminemia (proteinograma), sempre conferindo se não decorre de perdas pela via urinária (urina tipo I, proteinúria de 24 horas), distúrbios metabólicos (TSH, T_4 livre, glicemia, creatinina) e, nas fezes, a pesquisa de parasitas (protoparasitológico) e bactérias (coprocultura), sangue oculto, leucócitos e gorduras (Sudan III, esteatócrito ou dosagem quantitativa, pelo método de Van de Kamer). Há tendência, em uma primeira conduta em pacientes com diarreia sem diagnóstico presumido, para pesquisa unicamente parasitológica, quando o material fecal, na mesma coleta, poderia ser explorado para outras investigações importantes, o que contribuiria para estabelecer melhor posicionamento da sua etiologia e dos futuros procedimentos complementares. A ausência de sangue, leucócitos e gordura nas fezes dirigem a hipótese para diarreia aquosa, do tipo osmótico ou secretório. Para esta diferenciação, além do teste do jejum, pode-se chegar a seu modelo pelo cálculo das concentrações de sódio e potássio fecais, seguido da determinação do *gap* osmótico das fezes.

A presença anormal de gorduras nas fezes, sugerida em um teste qualitativo pelo método de Sudan III e na medida quantitativa acima de 6g/24 horas pelo método de Van de Kamer, recomenda distinguir se esta perda deve-se às falhas da sua digestão, por insuficiência de lipase pancreática na degradação dos triglicerídeos ou diminuição da quantidade ou qualidade dos sais biliares que colaboram na sua micelação e transporte, ou por erros na etapa da absorção intestinal. Esse estudo inicia-se pela dosagem sanguínea ou urinária da xilose após administração por via oral, um açúcar cuja absorção intestinal depende unicamente da integridade funcional entérica. Xilosemia ou xilosúria normais confirmam a adequação dos mecanismos de absorção. Caso contrário, o estudo radiológico contrastado do trânsito intestinal buscará identificar a existência de lesões do delgado, localizadas ou difusas, que justifiquem sua incapacidade absortiva. Nas doenças difusas, a análise de biópsias perorais, por meio de endoscopia, enteroscopia ou cápsula apropriada, deverão fornecer os recursos para o diagnóstico etiológico. Nas localizadas, dependendo da dificuldade do acesso, indica-se coleta de material para o estudo morfológico, por enteroscopia ou mesmo por microlaparotomia. Na segunda hipótese, de insuficiência pancreática, têm indicação os procedimentos de imagem, representados de início pela radiografia simples de abdome, para análise de eventuais calcificações da glândula, ultrassonografia, tomografia abdominal ou ressonância magnética e/ou colangiopancreatografia ou ecoendoscopia do abdome superior. Punções-biópsias do pâncreas ou citologia esfoliativa são recursos diagnósticos por vezes indispensáveis e realizadas durante os exames endoscópicos, quando indicadas.

Se houver sangue ou leucócitos no exame das fezes, a indicação é de colonoscopia na suspeita diagnóstica de doenças inflamatórias ou neoplásicas do cólon, acompanhada de coleta de fragmentos de sua mucosa para estudo anatomopatológico.

Certas pesquisas são mais específicas, como testes de sobrecarga com lactose e medida do hidrogênio em ar expirado, ou por meio de curva de tolerância oral (no estudo da insuficiência lactásica), sorologia para medida do anticorpo antiendomísio ou antitransglutaminase (doença celíaca) e medida fecal de alfa-1-antitripsina ou do Cromalbin (perda proteica digestiva). Todos esses complementos auxiliam na decisão de orientar o caso para biópsias do intestino delgado, pelos métodos descritos previamente. Na hipótese de sobrecrescimento bacteriano, utilizam-se também as medidas da curva de hidrogênio no ar expirado, após sobrecarga com lactulose.

A figura V-15 identifica as etapas para o diagnóstico clínico e complementar da diarreia crônica. Um guia mais elaborado poderá ser consultado na referência de Thomas et al. (2003).

CONDUTA TERAPÊUTICA

As diarreias crônicas têm terapêutica específica, relacionada com sua etiologia. Desde ajustes dietéticos para controle de deficiências específicas, como proibição de lácteos (hipolactasia) ou farináceos (doença celíaca), sugestão de triglicerídeos de cadeia média (perda proteica), até esquemas de suplementação, com produtos contendo enzimas pancreáticas, hormônio tireóideo, insulina etc. Antimicrobianos, antiparasitários, anti-inflamatórios, corticosteroides, imunossupressores, entre outros, também são medicamentos utilizados no tratamento de diversas doenças que cursam com diarreia repetitiva ou contínua de longa duração.

Manobras cirúrgicas não são indicações terapêuticas infrequentes para determinadas doenças acompanhadas de diarreia crônica. Derivações biliopancreáticas, ressecções viscerais por neoplasia ou doença inflamatória complicada, entre outras, poderão ser a única forma de correção da manifestação diarreica. Rigorosa análise do diagnóstico, da evolução, da resposta medicamentosa e dos benefícios e prejuízos inerentes à mudança da conduta médica servirão de sustentação para esta decisão.

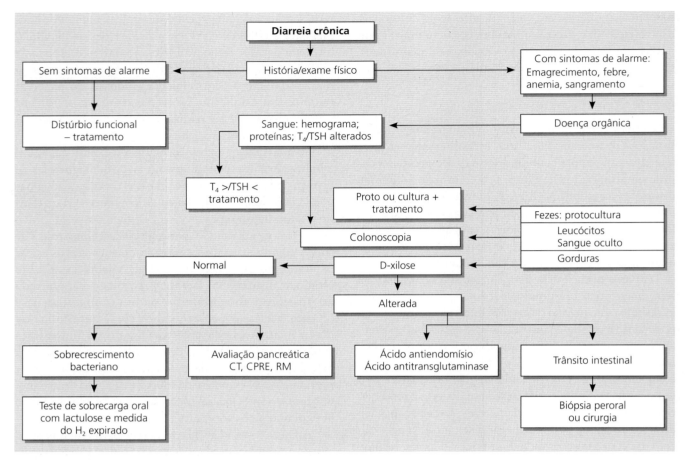

Figura V-15 – Algoritmo para o diagnóstico de diarreia crônica.

BIBLIOGRAFIA

Etienney I, et al. Non-steroidal anti-inflammatory drug as a risk factor for acute diarrhoea: a case crossover study. Gut. 2003;52(2):260-3.

Jansen D, et al. Aetiology of community-acquired acute gastroenteritis in hospitalized adults: a prospective coohort study. BMC Infectious Dis. 2008;8:1-7.

Manatsathit S, et al. Guideline for the management of acute diarrhea in adults. J Gastroenterol Hepatol. 2002;17(Suppl.):S54-2.

Pawlowski SW, et al. Diagnosis and treatment of acute or persistent diarrhea. Gastroenterology. 2009;136(6):1874-86.

Thomas PD, et al. Guidelines for the investigation of chronic diarrhea. Gut, 2003;52(Suppl. V):1-15.

CAPÍTULO 3
Diagnóstico e Tratamento das Doenças Gastroduodenais

Schlioma Zaterka

INTRODUÇÃO

As principais doenças não malignas que comprometem o estômago incluem as restritas à mucosa e as que a lesam, ultrapassando a *muscularis mucosae*. Na primeira categoria incluímos os processos inflamatórios do estômago e as gastrites. Na segunda categoria estão as úlceras gastroduodenais (UGD).

GASTRITE E ANTI-INFLAMATÓRIOS NÃO ESTEROIDES: HÁ RELAÇÃO?

Quando falamos em gastrite, nos referimos à presença de infiltrado inflamatório, seja polimorfonucler, seja linfomonocitário. A presença de infiltrado polimorfonuclear denota um processo agudo ou em atividade. O infiltrado linfomonocitário é indício de processo crônico. Sendo a gastrite uma entidade histológica, seu diagnóstico só é possível após biópsia e exame anatomopatológico. A inflamação aguda da mucosa tem nos vírus e bactérias seus principais fatores etiológicos.

As enterobactérias como *Shigella*, *Salmonella*, *Clostridium* e *coli* patogênicas são as principais causas da gastroenterocolite aguda. O quadro clínico clássico inclui sintomas dispépticos, como náuseas, vômitos, flatulência e diarreia. Em geral, é doença autolimitada, com duração de poucos dias, não sendo rotina a requisição de exames laboratoriais. No entanto, quando necessário, a cultura de fezes é o exame a ser requisitado, juntamente com o hemograma. A gastroenterocolite apresenta sua maior frequência no verão, estando relacionada com a ingestão de alimentos ou água contaminados. A infecção pelo *Clostridium* é mais comum em ambiente hospitalar. A gastrite aguda observada nesses casos é a responsável pelos sintomas dispépticos não cronificados.

A gastrite erosiva tem nos anti-inflamatórios não esteroides (AINEs) seu principal fator etiológico. Existem dois tipos de AINEs, os não seletivos (que bloqueiam principalmente a COX-1) e os seletivos (que bloqueiam a COX-2). Os AINEs, em razão de inibir a liberação das prostaglandinas endógenas (Pg), diminuem a capacidade de defesa da mucosa gastroduodenal, facilitando a agressão pelo HCl e pepsina. As erosões são lesões restritas à mucosa, não ultrapassando a *muscularis mucosae*. Em razão de a agressão resultante dos AINEs não se acompanhar de infiltrado inflamatório, é preferível denominá-la de gastropatia. É preciso lembrar que a aspirina (AAS) é uma droga pertencente ao grupo dos inibidores da COX-1 e, devido à sua ampla utilização não só como anti-inflamatória, mas principalmente como antiplaquetária, é uma das maiores responsáveis pelas complicações decorrentes do uso de AINEs. Estas complicações observadas ao exame endoscópico podem ser superficiais, decorrentes do efeito tópico (eritemas, estrias hiperêmicas e erosões) ou profundas (úlceras), decorrentes do efeito sistêmico (bloqueio da cascata das prostaglandinas). A úlcera gástrica (UG) ocorre em 15 a 20% dos usuários crônicos de AINEs e a úlcera duodenal em 5 a 8%. Sintomas dispépticos podem resultar do uso de AINEs, porém, infelizmente, em mais da metade dos pacientes que apresentam complicação ela ocorre silenciosamente. Por outro lado, a ocorrência de sintomas dispépticos é um indício de possível complicação ulcerosa em praticamente metade dos casos, portanto, a sua presença é indicação para exame endoscópico.

GASTRITE CRÔNICA: O QUE CAUSA E RISCOS POTENCIAIS

A gastrite crônica merece especial cuidado, particularmente em razão de ser um fator de risco para o adenocarcinoma do estômago. Até há aproximadamente 30 anos, a principal causa da gastrite crônica era desconhecida. O álcool, cigarro, condimentos como pimenta, estresse emocional estavam entre os possíveis fatores etiológicos lembrados. Com a descoberta do *Helicobacter pylori* (inicialmente denominado *Campylobacter pylori*), um conceito totalmente diferente se estabeleceu em relação às gastrites crônicas. O *Helicobacter pylori* (*H. pylori*, Hp) transformou-se no grande vilão responsável pela inflamação crônica da mucosa e o principal fator etiológico da UGD.

A bactéria está também relacionada ao linfoma MALT e é reconhecida como o maior fator ambiental de risco para o adenocarcinoma distal do estômago. Em 1994, o Hp foi considerado pelo IARC (*International Agency for Research on Cancer*) um carcinógeno do grupo 1, ou seja, definitivo. O *H. pylori* tem no antro gástrico seu nicho ecológico. Ele se localiza na camada profunda do muco em contato com a superfície epitelial. As citocinas produzidas pela bactéria são as principais responsáveis pelo processo inflamatório da mucosa. A persistência da inflamação compromete as células nobres do estômago. A seguinte sequência de eventos pode ocorrer:

- gastrite crônica ativa;
- gastrite atrófica multifocal (GA);
- metaplasia intestinal (MI);
- displasia;
- câncer.

A GA e a MI são consideradas lesões pré-neoplásicas. O comprometimento da função secretora do estômago traduz-se por uma queda na produção de HCl e pepsinogênio.

Nas décadas de 1960 e 1970, os testes secretórios para estudar a produção de HCl eram utilizados para avaliação da GA, pois existe uma correlação direta entre a produção de HCl e a população de células parietais após estímulo máximo. Em razão de serem métodos trabalhosos que requerem a intubação do paciente e coleta contínua da secreção gástrica por período variável de 2 a 4 horas, os testes para o estudo do perfil secretório do estômago nunca entraram na rotina clínica, sendo reservados somente para investigação médica. Nesses testes determinava-se a secreção basal por 1 hora (SB) e a produção máxima de ácido (PMA) após estímulo máximo. A droga inicialmente utilizada para estimular a secreção foi a histamina (0,04mg/kg de peso corporal) e o teste era conhecido como teste de Kay. O Histalog® (1,7mg/kg de peso corporal IM) e a pentagastrina (6µg/kg de peso corporal IM ou SC) substituíram posteriormente a histamina. O Histalog® é um isômero da histamina que apresenta a vantagem de dispensar o uso prévio de anti-histamínico e resultar em menos efeitos adversos (ruborização, taquicardia e cefaleia).

A pentagastrina é um derivado beta-alanínico da gastrina e mimetiza o estímulo fisiológico, sendo isenta de efeitos adversos. Os resultados dos testes são expressos como SB e PMA. A PMA corresponde à maior produção de ácido em 30min duas vezes, quando o estímulo for o Histalog® e, no caso da pentagastrina, a maior produção de ácido em 15min quatro vezes. Os valores médios normais da RM 30 observados no Brasil foram de 12mEq para os homens e 10 mEq para as mulheres. Em razão de a produção de pepsinogênio I se correlacionar com a do HCl e a disponibilidade atual de *kits* para a determinação de pepsinogênios I e II, sua dosagem tem sido utilizada para inferir o grau de comprometimento da mucosa oxíntica, ou seja, da intensidade da atrofia gástrica. Em 1995, Miki publicou a utilização pela primeira vez da determinação do pepsinogênio sérico para avaliação em massa do risco para câncer gástrico (*Kit Pepsinogen* I/II RIA BEAD). Foram avaliados 14.862 funcionários de uma empresa japonesa entre 1991 e 1993, encontrando-se 25 casos de câncer gástrico, 21 dos quais (84%) precoces e 10 casos de adenomas. Os resultados foram superiores aos obtidos com exame radiológico tradicional.

O pepsinogênio sérico tem sido utilizado como um marcador biológico da inflamação gástrica, incluindo alterações atróficas. Portanto, a gastrite atrófica crônica, considerada de alto risco para o desenvolvimento do câncer distal do estômago, pode ser diagnosticada pelos níveis de pepsinogênio sérico. Níveis de pepsinogênio I abaixo de 30µg/L ou a relação pepsinogênio I/II menor que 2,0 são considerados indicativos de alto risco para o adenocarcinoma gástrico. Yanaoka et al., em trabalho recente, confirmaram a eficácia do método em 5.209 japoneses assintomáticos de meia-idade acompanhados por 10 anos, diagnosticando 63 casos de câncer no período. Utilizaram como nível discriminativo para o risco de atrofia positivo os seguintes valores: pepsinogênio I menor ou igual a 70ng/mL, relação pepsinogênio I/II menor que 3,0 (sensibilidade = 58,7%; especificidade = 73%; valor preditivo positivo = 2,6%). Indivíduos mostrando os valores de risco devem ser submetidos, obrigatoriamente, ao exame endoscópico. A importância da GA e MI relacionadas com a infecção pelo *H. pylori* como fatores de risco para o adenocarcinoma foi objeto de interessante estudo por Wong et al. Os investigadores mostraram que a eficácia da erradicação da bactéria na prevenção do adenocarcinoma dependia da inexistência de lesões pré-cancerosas. Os avanços nos equipamentos endoscópicos são uma realidade irrefutável. Endoscópios de magnificação de alta resolução permitem estudo detalhado da mucosa, permitindo a visualização das estruturas vasculares (capilar e vênulas) e das fovéolas gástricas. A correlação com a histologia aumentou significativamente, permitindo o diagnóstico preciso da gastrite *H. pylori* induzida.

Com os endoscópios de magnificação de banda estreita é possível o diagnóstico de MI, observando-se alta correlação com o achado histológico (sensibilidade = 89%; especificidade = 93%). Tudo indica que a evolução contínua dos endoscópios nos trará a segurança necessária para, em um único exame, diagnosticarmos alterações microscópicas da mucosa, permitindo o diagnóstico de lesões malignas na sua fase mais precoce.

HELICOBACTER PYLORI: A BACTÉRIA QUE MUDOU OS CONCEITOS DAS PRINCIPAIS DOENÇAS DO APARELHO DIGESTÓRIO ALTO

A maioria dos indivíduos infectados pelo *H. pylori* não apresenta nenhum sintoma dispéptico, apesar do processo inflamatório crônico presente. É claro que a presença de sintomas dispépticos, que levam o paciente à consulta médica, em geral requer o exame adequado para o diagnóstico. A endoscopia digestiva alta (EDA) representa a melhor opção, pois permite não só o exame detalhado do esôfago, estômago e duodeno, como também a obtenção de fragmentos de áreas suspeitas para avaliação anatomopatológica e, para o mais simples método para o diagnóstico do *H. pylori*, o teste da urease.

Queixas como dor epigástrica aliviada pela refeição, que ocorre periodicamente (semanas de dor e semanas/meses assintomático), despertar noturno com dor (*clocking*) e salivação abundante (sialorreia) sugerem úlcera gastroduodenal. Outros sintomas como náuseas, vômitos, peso epigástrico pós-prandial (empachamento), azia etc. podem ocorrer. Estes sintomas podem também estar presentes na ausência de lesão gastroduodenal, constituindo o que chamamos de dispepsia funcional (DF). Segundo os critérios de Roma III a DF pode ser de dois tipos:

1. Síndrome do desconforto pós-prandial – flatulência, saciedade precoce e empachamento.
2. Síndrome da dor epigástrica.

Os sintomas devem estar presentes pelo menos nos últimos seis meses e ativos nos últimos três meses, não se observando nenhuma anormalidade orgânica ou metabólica.

A EDA é o principal exame para separar o sintoma dispéptico orgânico do de causa funcional.

Estando presente a UD ou UG, impõe-se a pesquisa de *H. pylori*, pois sua presença é a maior causa da doença e, não sendo erradicada, uma vez cicatrizada a úlcera, a recidiva em um ano é uma certeza em mais de 90% dos pacientes. No caso de se constatar UG, biópsias devem ser obtidas, mesmo que a lesão não apresente nenhuma suspeita de malignidade. O aspecto sujo do fundo da úlcera, extremidades de pregas que se interrompem a distâncias desiguais do nicho ulceroso, e o do infiltrado da borda da lesão são sinais de natureza maligna da ulceração.

A pesquisa do *H. pylori* pode ser feita por métodos invasivos e não invasivos. Os primeiros são os que necessitam de biópsia gástrica e, por extensão, a realização de EDA. Teste da urease, exame histológico e cultura são métodos invasivos. A sorologia, o teste respiratório (TR) e a pesquisa fecal do antígeno do Hp (HpSA) são testes não invasivos. C13 e C14 podem ser utilizados no teste respiratório. O C14 não deve ser utilizado em crianças, grávidas ou lactantes. O HpSA pode ser realizado com o antígeno policlonal ou monoclonal. A utilização deste último diminui o percentual de exames inconclusivos, razão pela qual tem recebido a preferência. TR e HpSA equivalem-se em termos de sensibilidade e especificidade (acima de 90%), sendo os de escolha para o diagnóstico da infecção e controle de erradicação quando não houver indicação de EDA. O teste da urease, em razão de sua simplicidade, baixo custo, sensibilidade e especificidade altas, tem sido o de escolha sempre que houver indicação para EDA. Um teste recente de leitura ultrarrápida (1min) mostrou ser bastante promissor, estando disponível na Itália (ABS, Cernusco, Milão, Itália). Perna et al. recentemente apresentaram os resultados em 357 pacientes com sintomas altos não tratados. A comparação foi feita com histologia, cultura e TR. Dos 171 positivos, 166 também o foram no teste ultrarrápido e todos os 186 negativos também mostraram resultado negativo no teste ultrarrápido (sensibilidade = 97%; especificidade = 100%). Em 160 dos 166 pacientes o teste ultrarrápido positivou-se em 1min e em um único paciente a positividade ocorreu em 30min.

Discute-se qual o número de biópsias a ser utilizado na rotina clínica. No II Consenso Brasileiro sobre *Helicobacter pylori* sugeriu-se que o ideal seria a obtenção de cinco fragmentos, dois do antro, um da incisura *angularis* e dois do corpo, a ser encaminhado para estudo histológico. Não houve menção em relação ao número para o teste da urease. No entanto, sugere-se que quanto maior o número de fragmentos menor será a possibilidade de um falso-negativo, devendo ser utilizado um mínimo de dois fragmentos do antro. Especial atenção deve ser dada ao uso de antissecretores (bloqueador do receptor da histamina, inibidor da bomba de prótons), pois são os grandes responsáveis por falso-negativos. Quando se solicitar um teste baseado na atividade urease da bactéria, os antissecretores devem ser suspensos no mínimo durante sete dias antes da realização do teste. É também preciso lembrar que, quando do uso crônico de IBP, a tendência do Hp é migrar para o corpo gástrico e, neste caso, a pesquisa somente no antro pode resultar em falso-negativo. Outra razão para falso-negativo é a escolha de local inadequado para a biópsia, como borda da úlcera e áreas de atrofia.

Quando houver necessidade da confirmação da erradicação da bactéria, um prazo mínimo de oito semanas deve decorrer entre o término do tratamento e a realização do teste.

ÚLCERA: UMA DOENÇA EM EXTINÇÃO?

As duas principais causas da UGD são o *Helicobacter pylori* e os AINEs. Outras causas raras são o gastrinoma (síndrome de Zollinger-Ellison), a doença de Crohn e a mastocitose. Em razão da prevalência decrescente da infecção pelo Hp observada nas últimas duas décadas (especialmente nos países ocidentais desenvolvidos), observou-se também queda da incidência da UGD. O reconhecimento de ser o Hp o principal fator etiológico da úlcera, bem como a eficácia significativa dos esquemas terapêuticos para sua erradicação são fatores que influenciaram na queda da prevalência da UGD. Os AINEs constituem a segunda maior causa das UGD, com a característica citada anteriormente de as causarem silenciosamente. As úlceras decorrentes dos AINEs apresentam cerca de cinco vezes mais a complicação hemorrágica. Mesmo a utilização de inibidores seletivos da COX-2 não impede a úlcera e suas complicações na população de alto risco (antecedente prévio de úlcera e/ou hemorragia, uso de anticoagulantes, associação com AAS etc.). A erradicação do Hp está sempre indicada em usuários crônicos de AINEs/AAS, pois diminui o risco da complicação ulcerosa. Nos pacientes de risco que necessitam de AINEs, indica-se o uso de IBP, mesmo se os AINEs a serem utilizados forem inibidores seletivos da COX-2.

Para o tratamento de erradicação do Hp, o esquema tríplice ainda é o de uso preferencial (IBP + amoxicilina + claritromicina). Nos países em que se observa alta prevalência de cepas resistentes à claritromicina, o uso alternativo de levofloxacino ou rifabutina tem sido advogado. No consenso de Maastricht III, o esquema quádruplo (IBP + tetraciclina + metronidazol + bismuto coloidal) foi sugerido como esquema de primeira linha. No Consenso Brasileiro, esquemas com furazolidona foram sugeridos como de primeira linha e, na Itália, esquema sequencial (IBP + amoxicilina durante cinco dias seguido por IBP + claritromicina + tinidazol durante cinco dias) tem sido utilizado como primeira opção de tratamento. É possível que nos países onde não se observa resistência primária à amoxicilina e onde a resistência à claritromicina seja alta, o esquema sequencial represente uma alternativa válida. Estudo recente de meta-análise de Jafri et al. mostrou que o tratamento sequencial foi superior ao tríplice clássico com claritromicina. O uso de probióticos demonstrou ter um efeito favorável, diminuindo os efeitos adversos decorrentes do uso de antibióticos (sabor metálico, diarreia e flatulência) e aumentando a eficácia do tratamento.

No retratamento, esquemas quádruplos com bi e os à base de levofloxacino têm mostrado bons resultados. Investigação recente de Eisig et al. mostrou alta eficácia do esquema tríplice IBP + furazolidona + levofloxacino em pacientes que não responderam a tratamentos prévios.

Evidentemente o que nós todos estamos esperando é que possamos contar com uma vacina eficaz para evitar a infecção pelo *H. pylori* e tratar a infecção quando presente. Quando esta almejada vacina estará disponível é uma incógnita. No entanto, observação recente de Malfertheiner et al., quanto à capacidade imunogênica de três antígenos testados, nos traz a esperança de que não estamos longe de conseguir a tão esperada vacina.

RESUMO

1. As gastrites agudas em geral acompanham a enterocolite, sendo de diagnóstico clínico e autolimitadas. A principal etiologia é bacteriana. Em geral, não há necessidade de solicitar exames laboratoriais.
2. A gastrite crônica tem na infecção pelo *Helicobacter pylori* o principal agente etiológico. O diagnóstico baseia-se fundamentalmente na atividade urease da bactéria. A maioria dos indivíduos infectados não apresenta sintomas. O fato de ser fator de risco para UGD e câncer gástrico faz com que em diferentes consensos se indique o tratamento de erradicação. Em algumas situações o tratamento é obrigatório:
   a) úlcera gastroduodenal;
   b) linfoma MALT;
   c) câncer gástrico;
   d) populações de risco para o câncer gástrico;
   e) em usuários de AINEs/AAS de risco para úlcera e suas complicações;
   f) na púrpura trombocitopênica idiopática;
   g) em indivíduos com anemia ferropriva de causa desconhecida.

Na DF é discutível o benefício da erradicação da bactéria:

1. A EDA é o exame de escolha em pacientes com sintomas dispépticos. Novas gerações de endoscópios prometem ser de grande utilidade no diagnóstico das lesões pré-cancerosas (GA, MI e displasia), permitindo um verdadeiro exame microscópico da mucosa.
2. A determinação do pepsinogênio sérico e da relação pepsinogênio I/II é de utilidade em diagnosticar o risco de atrofia positiva e, portanto, de indicar o paciente com risco para câncer gástrico. Havendo resultado indicativo de risco, o paciente deve ser submetido a exame endoscópico.

3. O diagnóstico da infecção pelo *H. pylori* deve ser preferencialmente feito pelo teste da urease quando houver indicação de EDA. O TR é o exame ideal para o diagnóstico na ausência da necessidade de EDA. É também o teste mais indicado para controle da erradicação. Um intervalo mínimo de oito semanas deve transcorrer entre o término do tratamento de erradicação e a realização do controle.
4. O esquema tríplice IBP + amoxicilina + claritromicina deve ser o de primeira escolha no tratamento de pacientes infectados pelo *H. pylori*. No Brasil, a furazolidona deve ser considerada alternativa ao uso da claritromicina.

BIBLIOGRAFIA

Armstrong CP, Blower AL. Non-steroidal anti-inflammatory drugs and life threatrening complications of peptic ulceration. Gut. 1987;28:527-32.

Chan FKL, Hung LCT, Suen BY, et al. Celecoxib versus diclofenac plusbomeprazole in high-risk atthritis patients: result of a randomized double-blind trial. Gastroenterology. 2004;127:1038-43.

Lichtenstein DR, Syngal S, Wolfe MM. Nonsteroisal antiinflammatory drugs and the gastrointestinal tract. The double-edge sword. Arthrit Rheum. 1995;38:5-18.

Marshall BJ, Warren JR. Unidentified curved bacilli in the stomach of patients with gastritis and peptic ulceration. Lancet 1984;1:1311-5.

Singh G, Ramey DR, Morfeld D, et al. Gastrointestinal complications of nonsteroidal anti-inflammatory drug treatment in rheumatoid arthritis. A prospective observational cohort study. Arch Intern Med. 1996;156:1530-6.

CAPÍTULO 4
Diagnóstico Laboratorial das Doenças Hepáticas

Andreia Silva Evangelista
Fernando Luis Pandullo
Guilherme Eduardo Gonçalves Felga

INTRODUÇÃO

Por desempenhar funções metabólicas de grande relevância para a manutenção da homeostase, o fígado pode ser considerado peça fundamental da economia orgânica. Suas doenças são multifacetadas, variando desde quadros graves e com risco de morte imediato até doenças assintomáticas detectadas apenas por anormalidades bioquímicas e de exames de imagem.

As hepatites virais são um grave problema de saúde em algumas partes do mundo, como no Egito, onde a prática das circuncisões rituais levou a hepatite C a afetar até 30% da população, e do Sudeste Asiático, onde o vírus da hepatite B assume grande relevância, afetando mais de 8% da população, implicando graves consequências, como hepatites crônicas e fulminantes, cirrose e carcinoma hepatocelular. No Ocidente há bolsões de maior prevalência dessa doença, porém uma das mais propaladas é a esteatose hepática não alcoólica, caracterizada pela infiltração gordurosa do parênquima hepático e anormalidades da bioquímica hepática em indivíduos obesos e/ou que apresentam outros componentes da síndrome plurimetabólica. Adicionalmente, o alcoolismo, que juntamente com a hepatite C representa a causa da doença hepática terminal da maior parte dos indivíduos submetidos ao transplante de fígado, é uma epidemia velada que acomete cerca de 7% da população brasileira.

A investigação das doenças hepáticas pressupõe uma entrevista e exame físico minuciosos, atentando para as características semiológicas dos sintomas (início, duração, intensidade, fatores de alívio/piora e sintomas associados) e sinais de doença hepática, como icterícia, edema periférico, ascite, telangiectasias, xantelasmas, ginecomastia, esplenomegalia e confusão mental.

A avaliação laboratorial deve refletir o entendimento de que o fígado é um órgão essencial à homeostase, sendo necessário não apenas proceder à sua avaliação específica, mas das suas consequências sistêmicas. Entre os exames que avaliam especificamente o fígado, temos as enzimas hepatocelulares, as canaliculares e as provas de função hepática. É interessante que se compreenda a diferença existente entre cada um desses tipos de lesão, pois a interpretação das anormalidades da bioquímica hepática pode sugerir padrões de lesão típicos de determinadas doenças, embora um número substancial de pacientes apresente um padrão misto. As provas de função hepática permitem estimar a gravidade da doença hepática crônica, encontrando-se tão prejudicadas quanto mais avançada for.

A aspartato aminotransferase (AST) e a alanina aminotransferase (ALT) catalisam a transferência de grupos amina para o ácido aspártico ou alanina durante a gliconeogênese. A ALT é específica dos hepatócitos, enquanto a AST pode ser encontrada em outros sítios, incluindo miocárdio, esqueleto, musculatura esquelética, rins, cérebro, pâncreas e eritrócitos. Níveis elevados de AST e ALT indicam lesão hepatocelular como resultado do extravasamento dessas enzimas dos hepatócitos para a corrente sanguínea em decorrência de uma série de mecanismos, incluindo a inflamação induzida pelas hepatites, lesão isquêmica ou tóxica. Elevações desproporcionais de AST em relação à ALT devem fazer com que se suspeite de lesões extra-hepáticas. Não há correlação precisa entre os níveis das aminotransferases e a gravidade da doença hepática, de modo que indivíduos com doença hepática terminal podem apresentar níveis séricos normais. Por outro lado, a intensidade da elevação enzimática pode sugerir o provável diagnóstico causal. Elevações discretas das aminotransferases (até 10 vezes o limite superior do normal) são encontradas em doenças como a hepática gordurosa não alcoólica, hepatites virais crônicas, hepatite autoimune e hepatotoxicidade induzida por drogas. Obstruções transitórias da via biliar podem levar ao aumento das enzimas hepatocelulares. As hepatites virais agudas caracterizam-se por níveis elevados de AST e ALT, geralmente superiores a 1.000UI/mL. A relação AST/ALT pode também fornecer dados adicionais para a elucidação diagnóstica, pois na hepatite alcoólica e na esteatose hepática não alcoólica geralmente ela é maior do que 1 e frequentemente maior do que 2. As hepatites isquêmicas respondem pelas elevações mais acentuadas das aminotransferases, sendo comum a observação de níveis em torno de 5.000UI/mL.

As enzimas canaliculares são representadas pela fosfatase alcalina (FA) e pela gamaglutamiltranspeptidase (GGT). Em geral refletem lesão biliar, quer seja microscópica, isto é, dos ductos biliares lobulares intra-hepáticos, quer seja macroscópica, isto é, da via biliar extra-hepática.

A FA é uma enzima distribuída em vários órgãos, incluindo tecido ósseo, intestino, rim e placenta. Em pacientes com obstrução biliar, a elevação da FA sérica é desencadeada pelo aumento de sua síntese e liberação na corrente sanguínea. O acúmulo de sais biliares nos hepatócitos solubiliza a membrana plasmática, facilitando a passagem da enzima para o sangue. Uma elevação de até três vezes em relação ao limite superior do normal é considerada inespecífica, podendo ocorrer em ampla gama de doenças hepáticas, mesmo aquelas sem lesão biliar direta. Elevações superiores a estes valores são típicas das colestases intra-hepáticas (exemplo: cirrose biliar primária, colangite esclerosante) ou extra-hepáticas (coledocolitíase, estenoses biliares, neoplasias da via biliar). De forma semelhante à observada para as enzimas hepatocelulares, os níveis de FA não guardam relação com a gravidade da doença hepática.

A GGT é uma enzima do sistema microssomal hepático que pode ser isolada em hepatócitos e no epitélio biliar. Níveis elevados podem ser provocados por indução desse sistema pelo álcool ou medicações como os anticonvulsivantes e a warfarina. É particularmente útil para confirmar a origem hepática de elevações de FA. Trata-se de um marcador adicional de doenças biliares, devendo ser interpretada em conjunto com a fosfatase alcalina.

A função de síntese do fígado é avaliada por meio dos níveis séricos de bilirrubina, albumina e do tempo de protrombina. Esses exames refletem a capacidade do fígado de exercer uma de suas principais funções, sendo que em indivíduos com doença hepática crônica e baixa reserva funcional existe tendência natural de redução da síntese de bilirrubina, albumina e dos fatores de coagulação, levando a manifestações previsíveis da cirrose, como edema, ascite e tendência hemorrágica.

A bilirrubina é um subproduto do metabolismo da hemoglobina. Pode ser fracionada em dois subtipos: não conjugada e conjugada. A primeira é altamente lipossolúvel, sendo transportada no plasma ligada à albumina, até o polo do hepatócito, onde é captada e, no interior desta célula, sofre ação da glicuroniltransferase, que é a enzima responsável pelo processo de conjugação. A bilirrubina conjugada é hidrossolúvel e acumula-se no hepatócito até ser excretada para o sistema biliar. Elevações da bilirrubina não conjugada devem-se a aumento de sua produção (anemias hemolíticas), défice de captação (síndrome de Crigler-Najjar) ou distúrbio da conjugação (síndrome de Gilbert). As elevações da bilirrubina conjugada habitualmente se devem à lesão biliar, seja ela macro ou microscópica.

Todos os fatores de coagulação, excetuando-se o fator VIII, são de produção hepática. O tempo de protrombina (TP) avalia a taxa de produção da trombina a partir da protrombina, o que depende de fatores da via extrínseca da coagulação (II, VII, IX e X), todos de síntese hepática. Dessa forma, pressupõe-se que o alargamento do TP reflete uma dificuldade de síntese dos fatores de coagulação pelo fígado, logo, uma doença hepática mais avançada. Por outro lado, deficiência de vitamina K também pode ser a etiologia dessa anormalidade e ser observada em síndromes de má absorção, colestases prolongadas ou mediante o uso de antagonistas da vitamina K. O TP é importante na avaliação de pacientes com insuficiência hepática aguda, pois o fator VII, um dos componentes da via extrínseca, possui meia-vida sérica curta, o que determina um alargamento do TP em pacientes com disfunções hepáticas agudas graves. Esse conceito é refletido na incorporação do TP a diversos escores prognósticos de doença hepática, como o critério do *King's College* para as hepatites fulminantes e o *Model for End-Stage Liver Disease*, ou MELD, atualmente utilizado pela maioria dos países para avaliação da gravidade de doença para fins de transplante hepático.

A quantificação sérica de albumina também pode refletir a capacidade sintética do fígado, uma vez que este é seu principal sítio de produção. Baixos níveis de albumina podem justificar-se por condições extra-hepáticas como anorexia, desnutrição, enteropatias, insuficiência renal e doenças hormonais, de modo que este não é um marcador específico de doença hepática e precisa ser interpretado dentro de um contexto clínico muito peculiar.

Considerando-se a magnitude das hepatites virais, é importante também que se conheça um pouco sobre o diagnóstico laboratorial de suas principais formas.

A hepatite A é uma doença autolimitada na maioria dos casos, caracterizada por sintomas constitucionais, febre e icterícia. Seu curso clínico é amplamente variável, desde quadros oligossintomáticos em crianças até hepatites agudas prolongadas observadas em adultos. Cursa com elevações significativas de AST e ALT e bilirrubinas, sendo a queda das enzimas acompanhada de queda das bilirrubinas nos casos de evolução favorável. O diagnóstico depende do contexto clínico epidemiológico e dos achados sorológicos. O anticorpo anti-HAV é detectável no soro no início da doença, em média uma a duas semanas após o aumento das transaminases. Na fase aguda observa-se positividade do anti-HAV IgM. O pico dos níveis de anti-HAV IgM ocorre em poucas semanas após o início dos sintomas, declinando, em seguida, de maneira progressiva. Cerca de quatro a cinco meses após o início da doença, metade dos pacientes não mais tem IgM detectável no soro. Ocasionalmente, o anticorpo pode persistir por um ano. O anti-HAV IgG pode ser detectável na fase aguda, todavia durante a fase de convalescença passa a ser o anticorpo predominante, alcançando níveis máximos 3 a 12 meses após o início da doença e persistindo ao longo da vida do indivíduo.

A hepatite B pode ter um curso agudo, autolimitado, mas cronifica-se com frequência, levando o indivíduo a complicações tardias, como cirrose hepática e carcinoma hepatocelular. Os pacientes podem apresentar bioquímica hepática normal, bem como marcadas elevações de AST/ALT. O diagnóstico sorológico é essencial e baseado na presença do antígeno de superfície do vírus (AgHBs). Ele aparece no início da hepatite aguda, antes mesmo da elevação das aminotransferases, entretanto não esclarece se a doença é aguda ou crônica. O diagnóstico de um quadro agudo é feito por meio da detecção do anticorpo IgM contra o antígeno do *core* do HBV (anti-HBc IgM). Ele se mantém em títulos elevados na infecção aguda, declinando após três meses, sendo pouco perceptível após seis meses. Em pacientes que desenvolvem infecção crônica, pode permanecer em baixos títulos, enquanto a replicação viral persistir. O anti-HBc da classe IgG, por sua vez, rapidamente alcança títulos elevados na hepatite aguda, permanecendo, ao que parece, por toda a vida, mesmo após a cura. O anti-HBc IgG, ao contrário do anti-HBc IgM, não tem indicação para diagnosticar hepatite aguda. O antígeno "e" (AgHBe) está relacionado com a replicação viral. Nos casos com evolução para cura desaparece antes de a infecção completar 10 semanas de elevação das aminotransferases. A presença do anticorpo contra o AgHBe (anti-HBe) é sugestiva de interrupção da replicação. O anticorpo contra o AgHBs (anti-HBs), por sua vez, indica a cura da infecção e imunização à reinfecção.

A hepatite C raramente provoca quadros agudos clinicamente relevantes, mas resulta em cronificação em boa parte dos casos. Por ser oligossintomática na maioria dos pacientes, o diagnóstico só é considerado quando se detecta alguma anormalidade da bioquímica hepática ou por meio da sorologia. O anticorpo anti-HCV pode ser detectado, atualmente, pelo ELISA de terceira geração, um teste altamente específico e sensível. A detecção do anti-HCV indica, na maioria dos casos, presença de infecção ativa pelo vírus, entretanto, pode corresponder também a uma infecção passada que evoluiu para cura. Portanto, o anti-HCV não distingue infecção aguda de infecção crônica. Até o momento não há um anticorpo da classe IgM com sensibilidade e especificidade suficientes para identificar infecção aguda pelo HCV. Na hepatite aguda, o anti-HCV sérico é detectado cerca de um a dois meses após a exposição ao vírus, sendo, portanto, negativo antes dela. É importante que, na suspeita de hepatite C aguda, o anti-HCV seja realizado no início do quadro e um a dois meses após. O RNA viral, por sua vez, pode ser identificado no soro poucas semanas após a exposição, por meio do método de reação em cadeia da polimerase, e sua presença indica replicação viral e infecção ativa. A persistência de viremia por dois a três meses após o início do quadro indica maior probabilidade de cronificação.

Naqueles casos em que a etiologia das hepatopatias não fica clara com base nos critérios clínicos, epidemiológicos e com as sorologias, podemos usar exames adicionais, que marcam doenças mais raras, como a hepatite autoimune, a doença de Wilson e a hemocromatose hereditária.

A hepatite autoimune (HAI) é uma entidade clínica rara e de amplo espectro de apresentação. Os indivíduos afetados podem ser oligossintomáticos, apenas com anormalidades bioquímicas e histológicas que caracterizam uma hepatite crônica, como também podem apresentar cirrose hepática compensada ou não ou terem a hepatite fulminante como primeira manifestação do quadro. Laboratorialmente, nota-se um padrão hepatítico na bioquímica hepática, ou seja, predomínio de enzimas hepatocelulares em relação às canaliculares, hipergamaglobulinemia e autoanticorpos circulantes. Com base no tipo de autoanticorpo circulante podemos definir três categorias de HAI:

Tipo 1 – mais comum; positividade para o anticorpo antinúcleo e para o anticorpo antimúsculo liso e com reatividade presumível para a actina polimerizada.

Tipo 2 – presença do anticorpo antimicrossomal de fígado e rim tipo 1.

Tipo 3 – caracterizado pela presença de anticorpos antiantígeno hepático solúvel.

Outras doenças autoimunes que cursam com anormalidades de bioquímica hepática incluem a cirrose biliar primária e a colangite esclerosante, ambas caracterizadas por colestase, ou seja, aumento dos níveis das enzimas canaliculares e bilirrubinas. O marcador sorológico da cirrose biliar primária é o anticorpo antimitocôndria que, embora bastante específico desta doença, não possui implicação direta em sua fisiopatologia. A colangite esclerosante primária não possui um marcador sérico fidedigno, porém é possível que seja notada positividade para o anticorpo anticitoplasma de neutrófilo em padrão perinuclear.

A doença de Wilson é um distúrbio do metabolismo do cobre de herança autossômica recessiva relacionada a mutações do gene ATP7B, que codifica uma proteína transportadora de cobre localizada na membrana canalicular do hepatócito. Leva à redução da excreção biliar de cobre, que se acumula no fígado. Quando a ceruloplasmina sérica se encontra saturada, há extravasamento do cobre hepatocitário para o sangue, causando lesão em outros órgãos, particularmente no sistema nervoso central, e aumento da excreção urinária. A idade de expressão clínica da doença é muito variável, embora raramente as primeiras manifestações aconteçam antes dos cinco anos de idade. A apresentação clínica mais comum é a doença hepática aguda ou crônica. Os sintomas neurológicos são mais tardios e compõem-se desde alterações discretas do comportamento até psicose franca ou manifestações similares às da doença de Parkinson. Outro sinal clínico importante é o anel de Kayser-Fleischer. O diagnóstico laboratorial fundamenta-se em baixos níveis de ceruloplasmina sérica e altos níveis de cobre urinário e tecidual.

Por último, a hemocromatose é caracterizada pelo acúmulo progressivo de ferro nos tecidos, particularmente fígado, pâncreas e miocárdio. O acúmulo de ferro pode ser causado por defeito genético que leva ao excesso de absorção intestinal do metal (hemocromatose primária), ou ser secundário a outras condições (anemias hemolíticas exigindo múltiplas transfusões sanguíneas, atividade eritroide aumentada devido à hematopoese ineficiente ou, mais raramente, ao excesso de ingestão de ferro – hemocromatose secundária). Nas formas primárias, o gene HFE mutado provoca um desequilíbrio do sistema de regulação do ferro orgânico, levando a uma absorção excessiva deste íon. A mutação mais comum é a C282Y, seguindo-se pela mutação H63D. Outras mutações podem condicionar quadros semelhantes à hemocromatose, porém não relacionados ao gene HFE, como aquelas relacionadas aos genes da ferroportina e do receptor de transferrina 2. Os indivíduos afetados podem não apresentar anormalidades da bioquímica hepática, porém nota-se acúmulo de ferritina e altos níveis de saturação de transferrina. Quando diagnosticada precocemente, a terapia de quelação do ferro pode interromper a evolução da doença, mas não raro se nota já cirrose hepática em muitos indivíduos afetados, graças ao enorme potencial hepatotóxico do ferro sérico livre.

BIBLIOGRAFIA

Czaja AJ, Freese DK. Diagnosis and treatment of autoimmune hepatitis. Hepatology. 2002;479-97.

Dufour DR, Lott JA, Nolte FS. Laboratory guidelines for screening, diagnosis and monitoring of hepatic injury. Clinical Chemsitry. 2000; 2027-68.

Ghany MG, Strader DB, Thomas DL, Seeff LB. Diagnosis, management, and treatment of hepatitis c: an update. Hepatology. 2009:1335-74.

Lok AS, McMahon BJ. Chronic Hepatitis B. Hepatology. 2007;507-39.

Roberts EA, Schilsky ML. Diagnosis and treatment of Wilson disease: An Update. Hepatology. 2008;2089-111.

Sanyal AJ. AGA Technical review on nonalcoholic fatty liver disease. Gastroenterology. 2002; 1705-25.

Tavill AS. Diagnosis and management of hemochromatosis. Hepatology. 2001;1321-8.

CAPÍTULO 5
Hemorragia Digestiva de Origem Obscura

Ricardo Leite Ganc
Arnaldo José Ganc

INTRODUÇÃO

Também chamada de hemorragia digestiva de origem indeterminada, a hemorragia digestiva de origem obscura (HDOO) pode ser definida como todo sangramento digestivo de origem indeterminada que persista ou recidive após uma avaliação endoscópica usual, que inclui a endoscopia digestiva alta e a colonoscopia.

A HDOO pode manifestar-se com sinais de sangramento evidente (melena ou enterorragia) ou com sinais indiretos, como anemia ferropriva refratária e pesquisa de sangue oculto nas fezes positiva, sem sintomas associados.

Quando a HDOO se apresenta por meio de sinais indiretos, sem sangramento visível, é chamada de hemorragia digestiva oculta (HDO), acreditando-se que pelo menos 10% da população americana seja portadora dessa doença.

Apesar de a HDO ser apenas uma faceta da HDOO, a maioria dos autores acaba por dividi-las como duas afecções diferentes, com algoritmos diagnósticos específicos.

Ao contrário da HDO, em que o paciente é óligo ou assintomático e a investigação pode ser feita com calma e em ambiente extra-hospitalar, na HDOO com sangramento evidente o paciente tem episódios, em geral dramáticos, de hemorragia, às vezes associada ao choque hipovolêmico, sem que se chegue ao diagnóstico definitivo, o que exige uma investigação diagnóstica ágil e eficiente.

O intuito deste capítulo é auxiliar o clínico ou cirurgião que se deparar com este tipo de paciente, por meio da descrição das causas, do diagnóstico e, finalmente, do tratamento da HDOO, levando em conta as principais inovações técnicas e seus potenciais impactos na conduta desses casos.

ETIOLOGIA

Apesar de que na própria definição da HDOO está explícito o fato de que todos os pacientes foram submetidos a exames endoscópicos tradicionais, não é raro que, durante a investigação secundária (enteroscopia e cápsula endoscópica), sejam encontradas lesões que poderiam ter sido observadas na endoscopia digestiva alta ou na colonoscopia (Fig. V-16).

Dentre as lesões que podem ser diagnosticadas pela endoscopia digestiva alta (EDA), chamam a atenção os pacientes com úlceras de Cameron, lesões pépticas, angiodisplasias e varizes duodenais. Há ainda os casos mais raros de fístulas aortoduodenais, tumores da terceira porção duodenal e *hemosuccus pancreaticus*.

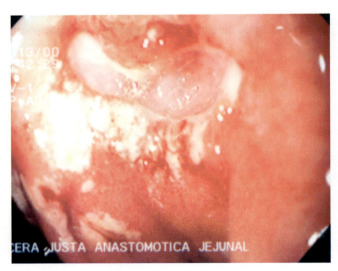

Figura V-16 – Úlcera na face jejunal de gastroenteroanastomose no pós-operatório de gastroplastia redutora, não diagnosticada por EDA anterior.

Da mesma forma, durante a investigação de uma hemorragia, a repetição da colonoscopia deve ser considerada, pois pode diagnosticar lesões negligenciadas previamente.

Em 1994 apresentamos no Congresso Brasileiro de Endoscopia Digestiva um caso de diagnóstico colonoscópico de um leiomioma ileal hemorrágico por colonoscopia, com três exames anteriores negativos.

Apesar desses relatos, a grande maioria dos casos de HDOO tem sua origem além do alcance da EDA e da colonoscopia e o diagnóstico deve ser guiado neste sentido. Acredita-se que cerca de 5% de todas as hemorragias digestivas têm sua origem no intestino delgado.

A causa de sangramento varia conforme a idade; nos pacientes mais jovens, o diagnóstico mais comum é o divertículo de Meckel (Fig. V-17); nos adultos com até 50 anos, os tumores (GIST, adenocarcinomas, linfomas etc.); e nos pacientes acima desta faixa etária, as angiodisplasias são mais prevalentes.

Nos pacientes com hipertensão portal, a enteropatia hipertensiva portal é muito frequente (Fig. V-18). Em nossos estudos, 100% dos pacientes com hipertensão portal de etiologia esquistossomótica tinham a enteropatia hipertensiva portal. Nos pacientes cirróticos a incidência é mais baixa.

Apesar disso, na população geral, as angiodisplasias representam, de longe, o diagnóstico mais comum (30 a 80% dos casos em que é possível se definir o diagnóstico da HDOO).

As outras causas de HDOO estão descritas no quadro V-2.

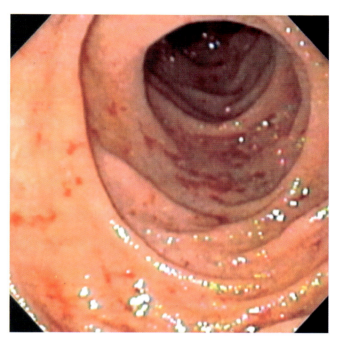

Figura V-18 – Enteropatia hipertensiva portal no jejuno proximal.

Quadro V-2 – Causas de hemorragia digestiva de origem obscura.

Angiodisplasia
Enteropatia congestiva portal
Varizes de intestino delgado (Figs. V-19 e V-20)
Lesão de Dieulafoy
Malformação arteriovenosa (MAV)
Vasculite
Fístulas aortoentéricas
Tumores do tipo GIST
Linfoma
Adenocarcinoma (Fig. V-21)
Divertículo jejunal
Úlceras de delgado por AINH
Divertículo de Meckel
Doença de Crohn
Doença celíaca
Parasitoses intestinais
Doenças genéticas (Osler-Weber-Rendu, Cronkhite-Canada e Peutz-Jeghers), dentre outras

AINH = anti-inflamatório não hormonal.

DIAGNÓSTICO

Como citado previamente, os pacientes com HDOO procuram ajuda médica por um longo período antes que seja feito o diagnóstico. Quadros que se arrastam por mais de 12 meses são a regra, assim como receber uma coleção de exames do paciente, que deve ser cuidadosamente verificada. Normalmente, os pacientes com HDOO já passaram por vários profissionais, o que aumenta a responsabilidade do médico e a desconfiança do paciente. É importante alertar o paciente que, muito provavelmente, o diagnóstico será difícil e que, uma vez firmado, não garantirá uma terapêutica infalível.

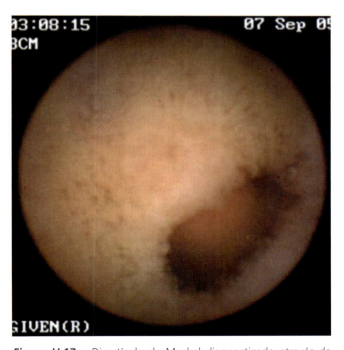

Figura V-17 – Divertículo de Meckel diagnosticado através da cápsula endoscópica.

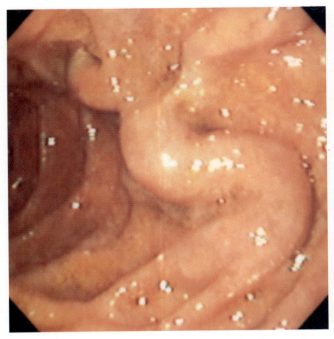

Figura V-19 – Varizes de terceira porção duodenal em paciente com hepatopatia.

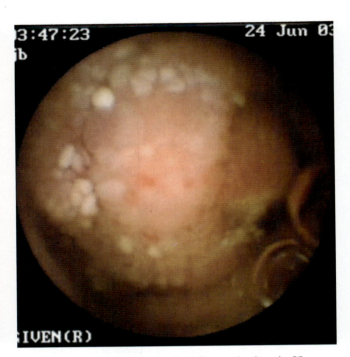

Figura V-21 – Adenocarcinoma ileal diagnosticado pela CE.

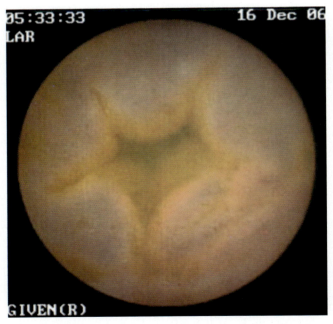

Figura V-20 – Varizes de íleo diagnosticadas através da cápsula endoscópica em paciente com hipertensão portal.

A anamnese é fundamental para o diagnóstico, havendo condições especiais que devem chamar a atenção do médico.

Heyde e, posteriormente, outros autores relataram a associação de estenose aórtica com a presença de malformação arteriovenosa (MAV) com hemorragia digestiva.

A síndrome de Peutz-Jeghers, assim como as outras citadas no quadro V-2, deve estar sempre presente nas hipóteses diagnósticas, ou seja, durante o exame físico deve-se procurar por sinais indiretos da fonte de hemorragia, como a presença de manchas café com leite, telangiectasias cutâneas etc.

A associação do uso de AAS ou de outros antiagregantes plaquetários com a HDOO é controversa. Segundo Greenberg et al., o uso dessas medicações parece não aumentar significativamente a positividade da pesquisa de sangue oculto nas fezes. Elas podem precipitar o sangramento, mas a lesão potencialmente hemorrágica deve estar presente. Outros autores referem que o uso de AAS diário em doses tão baixas, como 75mg/dia, dobra o risco de úlceras hemorrágicas, quando comparadas à população geral.

O uso de anti-inflamatório não hormonal (AINH) pode causar erosões e úlceras no intestino delgado, com consequente hemorragia. É sabido que a incidência de complicações gastrointestinais como estas diminuiu após o advento dos AINH inibidores da COX-2. Quanto aos efeitos no intestino delgado, isto parece se repetir.

A maneira como o sangramento se apresenta é importante, pois, dentro da sequência diagnóstica, um sangramento abundante requer medidas mais agressivas do que um sangramento mais discreto.

Como já discutido, repetir a endoscopia digestiva alta e a colonoscopia deve ser a regra, já que em uma porcentagem significativa as causas da HDOO podem ser diagnosticadas por meio desses exames. Além disso, são de fácil acesso, têm alta acurácia diagnóstica e permitem a terapêutica imediata.

Em relação à colonoscopia, o preparo intestinal constitui um aspecto importante a ser discutido. A maioria dos autores prefere realizar o preparo completo do cólon, o que retarda a investigação diagnóstica em várias horas, podendo custar o diagnóstico anatômico da hemorragia. Outros preferem a realização do preparo expresso. Há muitos anos temos realizado a colonoscopia sem preparo intestinal, na vigência de hemorragia. Em nossa experiência isto pode definir, por exemplo, se a hemorragia é proveniente do cólon ou do intestino delgado, pelo estudo do íleo terminal. A presença de sangue vivo neste local pode significar hemorragia cranial ao cólon.

Dentre os exames mais específicos para o estudo do intestino delgado, podem-se usar três tipos principais de exames (Quadro V-3):

a) Exames de medicina nuclear: cintilografia com hemácias marcadas.
b) Exames radiológicos: trânsito intestinal, arteriografia, angiotomografia helicoidal, angiorressonância.
c) Exames por visibilização direta (endoscópicos): enteroscopia tradicional ou intraoperatória, enteroscopia por sonda, enteroscopia com balões de silicone e cápsula endoscópica (CE).

Quadro V-3 – Exames diagnósticos na HDOO.

Cintilografia com hemácias marcadas
Exames radiológicos
Trânsito intestinal
Arteriografia
Angiotomografia helicoidal
Angiorressonância
Exames endoscópicos
Enteroscopia tradicional (*push enteroscopy*)
Enteroscopia intraoperatória
Enteroscopia com balão único
Enteroscopia com duplo-balão
Cápsula endoscópica
Laparotomia exploradora

CINTILOGRAFIA COM HEMÁCIAS MARCADAS

A cintilografia com hemácias marcadas (tecnécio-99m) é um exame não invasivo, com alta sensibilidade.

Com a necessidade de um fluxo sanguíneo baixo (menor que 0,5mL/min) para sua detecção, a cintilografia apresenta sensibilidade muito alta para o diagnóstico na vigência de hemorragia ativa, principalmente quando comparada com a arteriografia, que necessita de fluxo hemorrágico muito maior. No entanto, sua sabida incapacidade de localizar com precisão o foco de hemorragia, além da impossibilidade terapêutica, tornam-a subutilizada em nosso meio. Howarth et al., em um estudo com 137 pacientes com hemorragia digestiva, relataram acurácia por volta de 33% (7/21) nos casos de etiologia alta.

Hoje em dia, há modelos portáteis para a realização de cintilografia intraoperatória, mas não há grandes estudos neste sentido, e sim apenas relatos de casos.

Já no diagnóstico de divertículo de Meckel, a cintilografia é imbatível, valendo lembrar que ela é mais eficiente em demonstrar a presença de mucosa gástrica ectópica do que a presença de sangramento de íleo terminal.

De qualquer forma, a cintilografia deve fazer parte do arsenal diagnóstico da HDOO nos pacientes com hemorragia ativa, principalmente naqueles com arteriografia negativa. Infelizmente, na maioria dos pacientes a hemorragia cessa antes que haja a possibilidade de se realizar os dois exames, principalmente se optarmos pela realização da cintilografia com estudo de imagens tardias, em que a literatura é mais crítica ainda em relação aos resultados obtidos.

EXAMES RADIOLÓGICOS

O exame radiológico mais simples e menos invasivo no diagnóstico de HDOO é o trânsito intestinal. Por ser o de menor sensibilidade e especificidade, o trânsito só deve ser utilizado quando da inexistência de recursos para a realização dos outros exames diagnósticos. Quando comparado à CE para o diagnóstico de lesões hemorrágicas do intestino delgado, o trânsito intestinal teve um desempenho medíocre, com sensibilidade de apenas 5%, contra 31% da CE.

Rossini et al., em seus artigos, relatam que a segunda causa de sangramento digestivo de origem obscura ocorreu em decorrência de tumores de intestino delgado, como observado na figura V-21. Dos pacientes diagnosticados com a CE, apenas 25% tinham exames radiológicos positivos.

O exame radiológico mais utilizado na pesquisa da HDOO é a arteriografia. Apesar de necessitar de um fluxo relativamente alto para a detecção do foco hemorrágico (0,5-1,0mL/min) e de ser um exame invasivo, a alta especificidade e a possibilidade de terapêutica concomitante fazem deste um exame extremamente útil e importante na investigação da HDOO. Na vigência de hemorragia intensa, a sensibilidade da angiografia é relativamente alta, alcançando por volta de 70% nas melhores estatísticas. No entanto, com a diminuição ou parada do sangramento, a sensibilidade do método cai significativamente, apresentando índices pífios em alguns trabalhos. Em média, a angiografia pode obter um acréscimo diagnóstico de 35 a 45%. O uso de substâncias estimuladoras de sangramento, como a heparina e a morfina, entre outras, parece melhorar o índice diagnóstico em até 50%, mas esses dados ainda são questionados, principalmente pelo fato de se estimular a recidiva de uma hemorragia já cessada.

A possibilidade da terapêutica é o grande trunfo da angiografia. Se antes havia risco não desprezível de se causar necrose local da porção intestinal tratada, hoje, com as novas técnicas de embolização superseletiva e o uso de micromolas, esse risco é muito menor.

A eficácia do tratamento angiográfico é boa e varia conforme a experiência do serviço e da técnica utilizada. Gordon et al. publicaram, há alguns anos, sua série com 17 pacientes, sendo que 13 dos 14 pacientes, em que foi possível a realização da embolização superseletiva, pararam de sangrar (93%). Nos outros três pacientes, o grupo não foi capaz de realizar a embolização, o que determinou um sucesso terapêutico real de 13 em 17 pacientes (76%). Outros autores obtiveram índices similares. Assim como o sucesso terapêutico é alto, as taxas de recidiva também o são. Peck et al., em casuística de 21 casos, obtiveram o controle da hemorragia em 71% dos casos, mas ao final do estudo o controle sustentado da hemorragia foi possível em apenas 48% dos pacientes. Este autor vai mais além e alega que os sangramentos de jejuno e ceco são mais difíceis de ser controlados, com taxa de recidiva de até 75%.

Pelo fato de a angiografia requerer hemorragia ativa e relativamente volumosa, ela será sempre mais útil nos casos de urgência, ou seja, assim que o paciente chegar ao hospital. No entanto, como normalmente os algoritmos diagnósticos progridem de exames menos invasivos para os mais invasivos, a angiografia só é pedida após várias horas da chegada do paciente e após a realização da EDA e da colonoscopia, quando, normalmente, a hemorragia já se abrandou ou cessou. Nesses casos, a chance já foi perdida. A positividade da angiografia é muito baixa, restando culpa do seu insucesso ao método e não à sequência diagnóstica empregada pela equipe médica. Vale lembrar que a única maneira de a equipe médica mudar estas sequências empregadas é quando o paciente já é conhecido da equipe e tem exames endoscópicos prévios que fazem com que a suspeita diagnóstica recaia sobre uma hemorragia não diagnosticável pelos exames endoscópicos habituais.

Recentemente, tivemos dois casos em que mudamos a ordem da investigação diagnóstica, colocando a angiografia como o primeiro exame para o diagnóstico da HDOO. Obtivemos o diagnóstico em ambos os casos. Um dos pacientes tinha hemorragias intermitentes há oito anos. Já havia realizado duas angiografias anteriores, uma enteroscopia intraoperatória, três exames de cápsula endoscópica e inúmeras EDA, coloscopias e enteroscopias. Esse paciente foi submetido à angiografia de urgência (menos de 2h após a internação) sem a realização de nenhum outro exame diagnóstico. Conseguiu-se demonstrar uma área de 10cm em íleo distal com enovelados vasculares e com pontos de hemorragia ativa, que foram prontamente tratados com sucesso. Em outro paciente tinha ocorrido dois episódios de sangramento significativo, com investigações negativas em um curto intervalo de tempo. Após episódios de hematêmese com comprometimento hemodinâmico, o paciente foi levado à angiografia que mostrou grande fístula entre um enxerto arterial previamente inserido e o intestino delgado.

Há ainda relatos esporádicos da utilização de tomografia helicoidal com reconstrução tridimensional; a sensibilidade desse método ainda está em estudo, mas uma série pequena de pacientes demonstrou índices no mínimo interessantes, com 72% de sensibilidade em pacientes com HDOO.

Mais recentemente, Sabharwal et al., estudando sete pacientes com hemorragia digestiva baixa, apresentaram sensibilidade de 100%, a mesma que a colonoscopia nos seus pacientes. Esses resultados são extremamente animadores, porém devem ser confirmados por séries maiores e na HDOO.

Em um estudo experimental suíço com porcos, foram provocadas pequenas lesões hemorrágicas no trato gastrointestinal. Com a utilização da ressonância magnética com reconstrução tridimensional, os autores relataram 100% de sensibilidade e especificidade, contra 78 e 72% do SPECT.

Apesar dos relatos dos novos métodos radiológicos e do trânsito intestinal, a angiografia continua a ser o único exame radiológico imprescindível na investigação da HDOO, uma vez que aquele tem acurácia quase nula e não acresce nenhuma informação à CE, além de não permitir manobras terapêuticas. Fleischer admite, inclusive, que, em futuro próximo, o trânsito não seja mais utilizado com esta finalidade.

Já os métodos mais novos (angiorressonância e angioTC) necessitam de desenvolvimento de novos *softwares* para competir com a CE e a enteroscopia.

EXAMES ENDOSCÓPICOS

Representadas pela cápsula endoscópica (CE) (PillCamSB® – Given Imaging Ltd, Yoqneam, Israel, CE Olympus® e Mirocam®), além das várias técnicas de enteroscopia (tradicional, intraoperatória, de sonda e com balões de silicone), as técnicas endoscópicas são a grande arma no diagnóstico e tratamento da HDOO. A CE, desenvolvida no início deste milênio, já virou a grande vedete dos endoscopistas de todo o mundo. Trabalhos de todos os tipos têm sido publicados nos últimos cinco anos, exaltando sua superioridade em relação a todos os outros métodos diagnósticos.

No grupo das enteroscopias, há a tradicional que, por permitir manobras terapêuticas e ser capaz de diagnosticar com a mesma precisão da EDA as lesões do trato digestório alto, tem o seu lugar garantido como exame de primeira linha para a investigação da HDOO (Fig. V-22).

Já a enteroscopia intraoperatória, por ser um método muito invasivo, é sempre o último exame a ser realizado, apesar de oferecer os mais altos índices de sensibilidade e especificidade.

A enteroscopia por sonda, com o advento da CE, não faz mais parte do arsenal diagnóstico do endoscopista, não existindo trabalhos recentes na literatura com a utilização deste método.

Mais recentemente, foram desenvolvidos os enteroscópios com balão de silicone na sua extremidade. O enteroscópio de duplo-balão e de balão único. Trata-se de enteroscópios finos e longos, com um canal de biópsia que permite o estudo de todo o intestino delgado, sobre o qual discorreremos adiante.

Há outros protótipos de enteroscópios, como o enteroscópio com *over-tube* espiral etc., porém a experiência com estes aparatos é limitada, e seus reais resultados, desconhecidos.

ENTEROSCOPIA TRADICIONAL

A eficácia da enteroscopia para a pesquisa de hemorragia digestiva de origem obscura tem variado bastante, podendo ser tão baixa quanto 20% nas estatísticas mais pessimistas e tão alta quanto 59% nas estatísticas mais otimistas, como na experiência do grupo de Bruxelas. A grande maioria dos trabalhos, no entanto, relata eficácia de 35% e acréscimo diagnóstico aos outros exames de 40%.

Aliás, em 80% das vezes a causa encontrada para a hemorragia é a angiodisplasia. Frequentemente elas são múltiplas e, mais comumente, acometem o estômago, o duodeno e o jejuno proximal, podendo, inclusive, ser tratadas simultaneamente. Em geral, opta-se pelo uso do *heater-probe*, mas pode-se utilizar o bisturi de argônio ou o bisturi bipolar (Fig. V-23). Em nosso serviço damos preferência ao uso do bisturi de argônio com bons resultados.

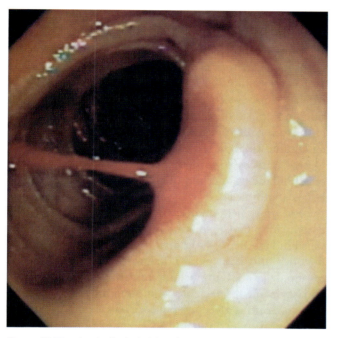

Figura V-22 – Angiodisplasia jejunal com hemorragia ativa durante a enteroscopia.

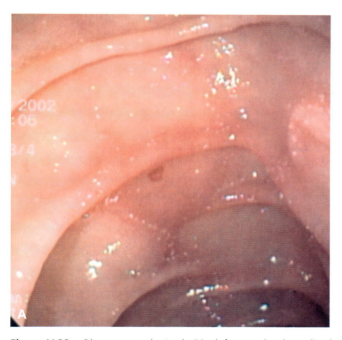
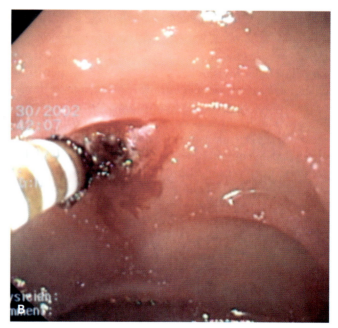

Figura V-23 – Observar esta lesão de Dieulafoy em duodeno distal, sendo tratada (**A**), em seguida, com o bisturi bipolar (**B**).

Landi et al., em um trabalho prospectivo com 152 pacientes, avaliaram o desempenho da enteroscopia conforme sua indicação. Em relação à investigação de pacientes com queixas de HDOO, a enteroscopia teve desempenho abaixo da média da literatura, encontrando a causa da hemorragia em apenas 20% dos casos.

Um fator que modifica o desempenho da enteroscopia é o aparelho utilizado. A técnica da enteroscopia, utilizando-se do colonoscópio adulto ou pediátrico, é similar à da endoscopia; no entanto, após a passagem do aparelho pelo ângulo de Treitz, deve-se retificá-lo, além de solicitar ao auxiliar para que comprima a grande curvatura gástrica, para evitar que o colonoscópio forme uma "alça" no estômago, impedindo sua progressão adequada.

A distância percorrida varia de 40 a 90cm, sendo sempre proporcional à capacidade de retificação do endoscopista. Com este método, a enteroscopia possibilita um incremento diagnóstico de 13 a 46%. A outra opção é a utilização de enteroscópios específicos, cujos comprimentos variam de 200 a 250cm, quando se pode ou não usar *over-tube*. É importante ressaltar que a maioria das complicações durante a enteroscopia ocorre pelo uso do *over-tube*. Com estes aparelhos é possível o estudo de 60 a 120cm além do ligamento de Treitz.

Vários autores relatam a melhoria do desempenho da enteroscopia com a utilização do enteroscópio específico, quando o incremento diagnóstico varia de 38 a 67%. Vale lembrar ainda que, pelo fato de o enteroscópio ser menos flexível que um colonoscópio convencional, o insucesso de entrar no íleo pode chegar a quase 35%, dimuindo a probabilidade de um estudo adequado do íleo distal.

CÁPSULA ENDOSCÓPICA (PILLCAMSB® – CE OLYMPUS® – MIROCAM®)

Dentre os métodos diagnósticos utilizados, a CE destaca-se pela pouca invisibilidade e alta acurácia, perdendo talvez para a enteroscopia intraoperatória, apesar de não haver estudos comparativos entre esses dois métodos. No entanto, não há dúvidas de que a enteroscopia intraoperatória seja extremamente invasiva, pouco prática e com um índice de complicações alto, principalmente quando comparado com os índices da CE.

A maioria dos trabalhos prospectivos e randomizados que envolvem a CE são os comparativos com a enteroscopia tradicional (*push enteroscopy*), apesar daquela possibilitar a terapêutica e os trabalhos serem unânimes em demonstrar a superioridade da CE.

Saurin et al. publicaram recentemente sua experiência comparando os dois métodos em 60 pacientes com HDOO. A CE demonstrou o ponto de sangramento em 69% das lesões do intestino delgado, enquanto a enteroscopia só o fez em 37,9%. A CE fez o diagnóstico em 21 lesões não observadas pela enteroscopia, enquanto o oposto só ocorreu em três casos, demonstrando decisivamente a superioridade da CE.

Além disso, o principal, senão da enteroscopia, é o fato de ela não atingir as porções mais distais do jejuno e íleo, o que não ocorre com a CE.

Em um de seus estudos, Swain observou que cinco de 14 pacientes com enteroscopia negativa apresentavam lesões ileais potencialmente hemorrágicas e que não poderiam ser diagnosticadas com o uso do enteroscópio.

Neste mesmo estudo, a sensibilidade da cápsula foi de 55% contra 30% da enteroscopia.

Mais recentemente, em um estudo prospectivo com 20 pacientes, Adler et al. confirmaram a superioridade da CE relatando 70% de sensibilidade contra 25% da enteroscopia. No entanto, ao reavaliar os achados, considerando positivo somente o estudo onde lesões anatômicas foram identificadas (excluiu-se o achado de sangue na luz intestinal), a sensibilidade da CE caiu para 30%. Outros autores confirmam esta tendência de queda na sensibilidade do método quando se exigiu o achado de lesões anatômicas.

Em uma meta-análise com quase 700 pacientes, o desempenho da CE foi ainda mais impressionante, com sensibilidade de 71% contra 41% de todos os outros métodos utilizados para o diagnóstico das lesões do intestino delgado. É importante ressaltar que neste estudo não havia apenas pacientes com sangramento, mas também com outras afecções. Foi com base nestes dados que o FDA passou a considerar a CE um exame de primeira linha para o estudo da mucosa do intestino delgado.

O grande problema da CE é o fato de não ser possível a terapêutica das doenças hemorrágicas, sendo, portanto, o melhor exame para o diagnóstico das hemorragias digestivas de origem indeterminada, mas servindo apenas para guiar o tratamento, e não para sua realização (Fig. V-24).

Em um estudo clássico com cães, Appleyard et al. e Swain suturaram marcadores radiopacos de forma randomizada na parede intestinal dos animais, realizando a enteroscopia clássica em nove cães e utilizando a cápsula em 23. Os resultados foram francamente animadores, uma vez que a cápsula teve sensibilidade de 64% contra 37% da enteroscopia. Mais uma vez, chamou a atenção o fato de até onde a enteroscopia alcançou ela foi capaz de localizar um número maior de marcadores, o que demonstra a superioridade da enteroscopia na qualidade das imagens e principalmente no fato de não se depender da peristalse.

Esses dados são úteis, principalmente, para demonstrar que os métodos não devem ser comparados, como a literatura vem pregando, e sim associados. Infelizmente, há muito pouco na literatura a esse respeito. Se a cápsula é mais sensível na detecção dos focos de hemorragia,

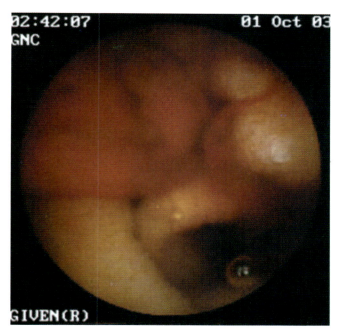

Figura V-24 – Hemorragia profusa proveniente de angiodisplasia, durante a cápsula endoscópica.

a enteroscopia permite a terapêutica. Ambos os métodos devem ser utilizados como exames de primeira linha. Quando o paciente procura auxílio médico com sangramento ativo, porque desperdiçar a chance de se tratar as lesões proximais. Fazer a enteroscopia é quase que mandatório, principalmente porque a maioria dos serviços em nosso meio o fazem com o colonoscópio e não utilizam equipamentos dedicados.

Já a CE aumenta a probabilidade de se encontrar lesões mais distais, podendo mudar a conduta a ser seguida.

ENTEROSCOPIA INTRAOPERATÓRIA

Na investigação da HDOO, a enteroscopia intraoperatória é imbatível. Ela é capaz de estudar todo o intestino delgado em praticamente 100% dos casos, independente do aparelho utilizado e com raros relatos de índices mais baixos. Com exceção para a enteroscopia auxiliada pela laparoscopia, quando essas taxas caem um pouco.

Sabe-se que a presença de sangue na luz intestinal pode atrapalhar a realização do exame, diminuindo sua eficácia, mas não há números precisos em relação a este aspecto. O trauma pela manipulação cirúrgica também prejudica o estudo de diminutas lesões da mucosa intestinal.

A grande maioria dos autores refere alta sensibilidade no diagnóstico das afecções jejunoileais, sendo capaz de fazer o diagnóstico correto em 70 a 100% dos casos, com um incremento diagnóstico de 80 a 100%.

Nos últimos oito anos, o uso da laparoscopia tem sido frequentemente relatado, mas sua capacidade de chegar na válvula ileocecal é, no mínimo, questionável e pode variar de 0% a quase 90%.

Por enquanto, não há nem grandes séries com o uso da laparoscopia, nem estudos comparativos, mas, com certeza, é uma técnica que, uma vez aprimorada, poderá ser muito útil para a realização da enteroscopia intraoperatória.

Apesar da sensibilidade na investigação das lesões do intestino delgado, a enteroscopia intraoperatória apresenta altíssimos índices de complicação, como o esgarçamento do mesentério e as lacerações da mucosa, que, juntas, podem ocorrer em até 50% dos casos. Outras complicações são "íleo adinâmico" prolongado, perfurações (5%), insuficiência cardíaca e até avulsão dos vasos mesentéricos (raro).

Mesmo avaliando todo o intestino delgado, fazendo o diagnóstico em uma porcentagem altíssima dos casos e tratando, simultaneamente, as lesões encontradas após o uso da enteroscopia intraoperatória, as taxas de recidiva hemorrágica são significativas, com média de 20 a 30%, mas podendo alcançar até 70% dos casos.

Por este motivo, praticamente todos os trabalhos sugerem que a enteroscopia intraoperatória só deve ser aplicada em um número restrito e selecionado de pacientes, não devendo ser utilizada indiscriminadamente. Sua indicação deve restringir-se aos casos em que todos os recursos não cirúrgicos já foram esgotados.

ENTEROSCOPIA COM BALÕES DE SILICONE

O primeiro desses enteroscópios foi o de duplo-balão. Idealizado por Yamamoto e desenvolvido pela Fujinon, este novo enteroscópio, mais fino e curto que o habitual, funciona com um sistema de dois balões. O primeiro, na ponta do enteroscópio, e o segundo, na ponta de um *over-tube* de silicone, especialmente desenvolvido para o aparelho. Com este sistema, o endoscopista acaba por "escalar" o intestino delgado, insuflando e desinsuflando os balões, quando necessário.

Esta nova técnica permite o estudo de uma porção significativa do intestino delgado em todos os pacientes e o estuda na sua totalidade em um número significativo de pacientes. Permite a terapêutica imediata e a obtenção de biópsias.

Os inconvenientes deste, no entanto, são o tempo prolongado de exame, a invasibilidade e a necessidade de sedação, nem sempre superficial, pelo tempo total do exame. Nos estudos iniciais, vários autores tentavam, por vezes com sucesso, estudar todo o intestino delgado, porém, para tanto, necessitavam utilizar uma combinação da via oral com a anal. Hoje em dia, a grande maioria dos endoscopistas opta por uma das vias. Geralmente, os ocidentais preferem a via oral, enquanto os japoneses preferem a via anal, porém isso não é uma regra.

Raros são os estudos comparativos entre esses dois métodos. Os resultados são controversos, com alguns estudos demonstrando a igualdade entre os métodos e um número maior de estudos mostra a superioridade da CE em relação ao enteroscópio de duplo-balão.

O que parece ser uma tendência é a utilização da CE para determinar a fonte de sangramento e, assim, orientar a via de introdução do enteroscópio de duplo-balão. Segundo Gay et al., a CE determina acertadamente o diagnóstico e a via de acesso para o duplo-balão em 94,7% dos casos. Esses dados são confirmados por outros autores.

Em nosso serviço, a exemplo destes trabalhos, os pacientes com suspeita de HDOO são submetidos inicialmente à CE, uma vez que se trata de um exame de alta sensibilidade e baixa invasibilidade e que estuda todo o intestino delgado em mais de 90% dos casos. Se a CE encontrar alguma lesão que justifique a hemorragia e que possa ser tratada por via endoscópica, optamos pela realização da enteroscopia de duplo-balão. A exceção é na vigência de hemorragia ativa, quando, então, o sangue atrapalha a visão da CE e o potencial terapêutico do enteroscópio de duplo-balão o torna a escolha inicial mais adequada.

Mais recentemente a Olympus desenvolveu um enteroscópio de balão único, com o argumento de que seria possível "escalar" o intestino delgado sem a necessidade do segundo balão na ponta do endoscópio. Por ter sido lançado no mercado muito recentemente, não há como provar até o momento a veracidade dessa afirmação. Ao utilizar este aparato, ele nos pareceu um pouco mais instável e de difícil progressão distal, porém não temos experiência suficiente para opinar com segurança a esse respeito. Os trabalhos publicados parecem promissores.

LAPAROTOMIA EXPLORADORA

É consenso na literatura que a laparotomia exploradora, como modalidade diagnóstica na HDOO, não deve ser realizada, a não ser nos casos em que se tem planejada a associação com outro método, seja cintilográfico, seja arteriográfico ou endoscópico.

TRATAMENTO

Obviamente, o tratamento da HDOO está diretamente ligado ao diagnóstico. Por esse motivo, no momento da escolha do método diagnóstico, a possibilidade terapêutica do método deve ser determinante.

Quando encontradas, normalmente as lesões neoplásicas requerem sua remoção (com exceção do linfoma), seja esta endoscópica ou cirúrgica. Nos casos em que há a existência de neoplasias múltiplas, como na síndrome de Peutz-Jeghers, a realização de enteroscopia de duplo-balão para a remoção dessas lesões é uma opção boa, assim como enteroscopia intraoperatória para guiar o cirurgião.

Nas lesões vasculares focais, a terapêutica deve ser realizada na mesma ocasião que o diagnóstico.

Se durante a angiografia faz-se a embolização superseletiva com *gel-foam*, micromolas ou outras substâncias, como já discutido, os resultados vão depender da localização da lesão, da possibilidade da cateterização seletiva dos vasos e do material empregado.

Durante a enteroscopia podem-se utilizar métodos químicos (álcool, Ethamolin®, adrenalina etc.), físicos (*heater-probe*, bipolar e argônio) ou mecânicos (ligadura elástica e clipes endoscópicos). O endoscopista deve utilizar o método com o qual está acostumado, pois os melhores métodos podem resultar em consequências trágicas se em mãos erradas. Em nosso serviço, utilizamos o argônio ou o bisturi bipolar para as angiodisplasias focais, com resultados satisfatórios e, nos casos de Dieulafoy, além destes, também utilizamos os clipes endoscópicos.

Apesar do sucesso terapêutico no tratamento desse tipo de lesão, o grande desafio é quando nos deparamos com as angiodisplasias difusas (Fig. V-25).

Se observadas durante a enteroscopia, tratamos todas as lesões encontradas. Contudo, sabemos que, com certeza, existem outras lesões distais e que, com a exceção da enteroscopia intraoperatória e da técnica com duplo-balão, o tratamento endoscópico é impossível, apesar de diminuir a quantidade de transfusões sanguíneas e de episódios de hemorragia.

Apesar de a enteroscopia intraoperatória permitir o tratamento imediato das lesões encontradas e da possibilidade de se estudar todo o intestino delgado, as taxas de recidiva hemorrágica são muito altas. Por este motivo, deve-se pesar o custo/benefício desta possibilidade diagnóstico-terapêutica nas angiodisplasias difusas do intestino delgado.

A enteroscopia com balões de silicone é a grande esperança endoscópica para enfrentar as lesões hemorrágicas difusas do intestino delgado. Por se tratar de um método novo, ainda não temos uma resposta definitiva neste sentido.

No entanto, por enquanto, o tratamento medicamentoso parece ser o mais eficiente nas lesões angiodisplásicas difusas.

Acredita-se que as angiodisplasias sejam fruto de um processo degenerativo, mas, associado a isto, a hipóxia local que ocorre no idoso aumenta a liberação local de fatores estimulantes da angiogênese.

O uso de terapia combinada com estrógeno e progesterona é controverso, com alguns autores relatando diminuição na necessidade de transfusões sanguíneas e até a parada completa da hemorragia.

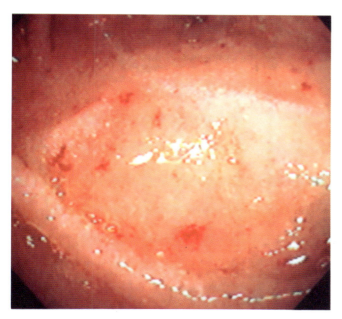

Figura V-25 – Angiodisplasias múltiplas durante enteroscopia intraoperatória.

Outros são mais críticos, não sugerindo esta terapêutica por ser ineficaz e por causar efeitos colaterais em um número significativo de pacientes.

Mais recentemente, os análogos da somatostatina vêm sendo utilizados com aparente sucesso. A teoria, atrás deste tratamento seria que o octreotídeo (análogo da somatostatina) diminuiria o fluxo arterial esplâncnico pela diminuição do tônus da musculatura lisa. Além disso, é um supressor da angiogênese e de fatores de crescimento endotelial.

Outro tratamento promissor para a HDOO é o uso da talidomida. Muito utilizada no meio do século passado e praticamente abandonada pelas graves complicações em fetos, este potente inibidor da angiogênese foi usado com sucesso absoluto em uma série com seis casos. A perda sanguínea cessou em todos os pacientes nas primeiras semanas, sem recidiva até o final do seguimento (33 meses). Durante o tratamento, um paciente desenvolveu neuropatia periférica e todos referiram fadiga. Dos seis pacientes, três tinham doença de Crohn, sendo este um viés importante no trabalho, já que esta droga tem sido utilizada nesses pacientes com algum sucesso.

Recentemente, tivemos três casos em que utilizamos a talidomida com sucesso. O primeiro paciente era um jovem, com diagnóstico recente de lúpus eritematoso sistêmico, que evoluiu com várias intercorrências, dentre as quais uma enterite hemorrágica grave. Após dois dias da instituição do tratamento, a hemorragia cessou. O segundo paciente apresentava colite ulcerativa e hemorrágica, que também só cessou após o uso da talidomida. Já o terceiro caso se tratava de um paciente com doença de Crohn em íleo distal com sangramento local.

A dose utilizada nos três casos foi de 300mg ao dia. Todos os pacientes apresentaram sonolência, enquanto um deles (o segundo) apresentou neuropatia periférica, que regrediu após a diminuição da dose.

Não há dúvidas de que este é um tratamento ainda em estudo, devendo ser utilizado apenas nas exceções; no entanto, sem dúvida alguma, este parece ser um tratamento bastante promissor e que merece nossa atenção.

COMENTÁRIOS FINAIS

Como pudemos observar neste capítulo, nos últimos anos muito se desenvolveu para o diagnóstico e tratamento da hemorragia digestiva de origem obscura. Novos métodos diagnósticos e medicações têm sido utilizados com algum sucesso, porém a HDOO continua sendo um desafio para todos que a estudam e lidam com aqueles por ela afetados.

BIBLIOGRAFIA

Adler DG, Knipschield M, Gostout C. A prospective comparison of capsule endoscopy and push enteroscopy in patients with GI bleeding of obscure origin. Gastrointest Endosc. 2004;59(4):492-8.

Adrian AL, Dabezies MA. Enteroscopy improves the clinical outcome in patients with obscure gastrointestinal bleeding. J Laparoendosc Adv Surg Techn. 1998;8(5):279-84.

American Gastroenterological Association medical position statement: evaluation and management of occult and obscure gastrointestinal bleeding. Gastroenterology. 2000;118(1):197-201.

Appleyard M, Fireman Z, Glukhovsky A, Jacob H, Shreiver R, Kadirkamanathan S, et al. A randomized trial comparing wireless capsule endoscopy with push enteroscopy for the detection of small-bowel lesions. Gastroenterology. 2000;119(6):1431-8.

Askin MP, Lewis BS. Push enteroscopic cauterization: long-term follow-up of 83 patients with bleeding small intestinal angiodysplasia. Gastrointest Endosc. 1996;43(6):580-3.

Barkin JS, Ross BS. Medical therapy for chronic gastrointestinal bleeding of obscure origin. Am J Gastroenterol. 1998;93(8):1250-4.

Batur P, Stewart WJ, Isaacson JH. Increased prevalence of aortic stenosis in patients with arteriovenous malformations of the gastrointestinal tract in Heyde syndrome. Arch Intern Med. 2003;11-25;163(15):1821-4.

Bauditz J, Schachschal G, Wedel S, Lochs H. Thalidomide for treatment of severe intestinal bleeding. Gut. 2004;53(4):609-12.

Bauditz J, Wedel S, Lochs H. Thalidomide reduces tumour necrosis factor alpha and interleukin 12 production in patients with chronic active Crohn's disease. Gut. 2002;50(2):196-200.

Beejay U, Haber GB, Rasul I, et al. A pilot trial comparing the diagnostic imaging and reproduceability of given diagnostic imaging system to conventional enteroscopy in the evaluation of chronic obscure gastrointestinal bleeding. American Congress of Gastroenterology. Seattle 2002.

Berkelhammer C, Radvany A, Lin A, Hopkins W, Principe J. Heparin provocation for endoscopic localization of recurrent obscure GI hemorrhage. Gastroint Endosc. 2000;52(4):555-6.

Blackshear JL, Baker VS, Holland A, et al. Fecal hemoglobin excretion in elderly patients with atrial fibrillation: combined aspirin and low-dose warfarin vs conventional warfarin therapy. Arch Intern Med. 1996;156(6):658-60.

Blich M, Fruchter O, Edelstein S, Edoute Y. Somatostatin therapy ameliorates chronic and refractory gastrointestinal bleeding caused by diffuse angiodysplasia in a patient on anticoagulation therapy. Scand J Gastroenterol. 2003;38(7):801-3.

Bloomfeld RS, Smith TP, Schneider AM, Rockey DC. Provocative angiography in patients with gastrointestinal hemorrhage of obscure origin. Am J Gastroenterol. 2000;95(10):2807-12.

Costamagna G, Shah SK, Riccioni ME, et al. A prospective trial comparing small bowel radiographs and video capsule endoscopy for suspected small bowel disease. Gastroenterology. 2002;123(4):999-1005.

Darcy M. Treatment of lower gastrointestinal bleeding: vasopressin infusion versus embolization. J Vasc Interv Radiol. 2003;14(5):535-43.

De Palma GD, Rega M, Masone S, et al. Mucosal abnormalities of the small bowel in patients with cirrhosis and portal hypertension: a capsule endoscopy study. Gastrointest Endosc. 2005;62(4):529-34.

Dolezal J, Vizda J. Experiences with detection of the ectopic gastric mucosa by means of Tc-99m pertechnetate disodium scintigraphy in children with lower gastrointestinal bleeding. Eur J Pediatr Surg. 2008;18(4):258-60.

Douard R, Wind P, Panis Y, et al. Intraoperative enteroscopy for diagnosis and management of unexplained gastrointestinal bleeding. Am J Surg. 2000;180(3):181-4.

Ell C, May A. Mid-gastrointestinal bleeding: capsule endoscopy and push-and-pull enteroscopy give rise to a new medical term. Endoscopy. 2006;38(1):73-5.

Fleischer DE. Capsule endoscopy: the voyage is fantastic--will it change what we do? Gastrointest Endosc. 2002;56(3):452-6.

Foutch P.G. Angiodysplasia of the gastrointestinal tract. Am J Gastroenterol. 1993;88(6):807-18.

Fukumoto A, Tanaka S, Shishido T, Takemura Y, Oka S, Chayama K. Comparison of detectability of small-bowel lesions between capsule endoscopy and double-balloon endoscopy for patients with suspected small-bowel disease. Gastrointest Endosc. 2009;69(4):857-65.

Ganc AJ, Ganc RL. Diagnóstico video-colonoscópico de leiomioma em íleo, durante episódio hemorrágico. IX Congresso Brasileiro de Endoscopia Digestiva. Porto Alegre; 1994.

Ganc AJ, Ganc RL. Enteroscopia. In: Castro LP, Coelho AR (eds.). Gastroenterologia. 1ª ed. Rio de Janeiro: Medsi; 2004. p. 2767-78.

Ganc RL, Ganc AJ. Hemorragia digestiva de origem obscura. Condutas Terapêuticas em Gastro. 2006;7:31-9.

Ganc RL, Ganc AJ. Hemorragia digestiva de origem obscura. In: Magalhães AF, Cordeiro F, Quilici FA, Al. E (eds.). Endoscopia digestiva (SOBED). Rio de Janeiro: Revinter; 2005. p 671-80.

Ganc RL. Contribuição para o estudo do intestino delgado, através da cápsula endoscópica, em pacientes com hipertensão portal de origem esquistossomótica. São Paulo: FCMSCSP; 2007.

Gay G, Delvaux M, Fassler I. Outcome of capsule endoscopy in determining indication and route for push-and-pull enteroscopy. Endoscopy. 2006;38(1):49-58.

Gerard PS, Gerczuk PZ, Idupuganti R, Patnana M. Massive gastrointestinal bleeding due to an aorto-enteric fistula seen by technetium-99m-labeled red blood cell scintigraphy. Clin Nucl Med. 2007;32(7):551-2.

Geschwind JF, Price DC, Laberge J, Mulvihill SJ. Intraoperative localization of jejunal bleeding due to Dieulafoy's disease using Tc-99m RBC. Clin Nucl Med. 1998;23(12):839-41.

Ghosh S, Watts D, Kinnear M. Management of gastrointestinal haemorrhage. Postgrad Med J. 2002;78(915):4-14.

Gordon RL, Ahl KL, Kerlan RK, et al. Selective arterial embolization for the control of lower gastrointestinal bleeding. Am J Surg. 1997;174(1):24-8.

Graham DY, Opekun AR, Willingham FF, Qureshi WA. Visible small-intestinal mucosal injury in chronic NSAID users. Clin Gastroenterol Hepatol. 2005;3(1):55-9.

Greenberg PD, Cello JP, Rockey DC. Asymptomatic chronic gastrointestinal blood loss in patients taking aspirin or warfarin for cardiovascular disease. Am J Med. 1996;100(6):598-604.

Hayat M, Axon AT, O'mahony S. Diagnostic yield and effect on clinical outcomes of push enteroscopy in suspected small-bowel bleeding. Endoscopy. 2000;32(5):369-72.

Hilfiker PR, Weishaupt D, Kacl GM, et al. Comparison of three dimensional magnetic resonance imaging in conjunction with a blood pool contrast agent and nuclear scintigraphy for the detection of experimentally induced gastrointestinal bleeding. Gut. 1999;45(4):581-7.

Howarth DM, Tang K, Lees W. The clinical utility of nuclear medicine imaging for the detection of occult gastrointestinal haemorrhage. Nucl Med Commun. 2002;23(6):591-4.

Junquera F, Feu F, Papo M, et al. A multicenter, randomized, clinical trial of hormonal therapy in the prevention of rebleeding from gastrointestinal angiodysplasia. Gastroenterology. 2001;121(5):1073-9.

Kameda N, Higuchi K, Shiba M, et al. A prospective, single-blind trial comparing wireless capsule endoscopy and double-balloon enteroscopy in patients with obscure gastrointestinal bleeding. J Gastroenterol. 2008;43(6):434-40.

Katz LB. The role of surgery in occult gastrointestinal bleeding. Semin Gastrointest Dis. 1999;10(2):78-81.

Kiratli PO, Aksoy T, Bozkurt MF, Orhan D. Detection of ectopic gastric mucosa using 99mTc pertechnetate: review of the literature. Ann Nucl Med. 2009;23(2):97-105.

Kopacova M, Bures J, Vykouril L, Hladik P, Simkovic D, Jon B, et al. Intraoperative enteroscopy: ten years' experience at a single tertiary center. Surg Endosc. 2007 Jul;21(7):1111-6.

Kwo PY, Tremaine WJ. Nonsteroidal anti-inflammatory drug-induced enteropathy: case discussion and review of the literature. Mayo Clinic Proc. 1995;70(1):55-61.

Landi B, Tkoub M, Gaudric M, et al. Diagnostic yield of push-type enteroscopy in relation to indication. Gut. 1998;42(3):421-5.

Langman MJ, Jensen DM, Watson DJ, et al. Adverse upper gastrointestinal effects of rofecoxib compared with NSAIDs. JAMA. 1999;24;282(20):1929-33.

Ledermann HP, Schoch E, Jost R, Decurtins M, Zollikofer CL. Superselective coil embolization in acute gastrointestinal hemorrhage: personal experience in 10 patients and review of the literature. J Vasc Interv Radiol. 1998;9(5):753-60.

Lewis BS, Eisen GM, Friedman S. A pooled analysis to evaluate results of capsule endoscopy trials. Endoscopy. 2005;37(10):960-5.

Lewis BS, Swain P. Capsule endoscopy in the evaluation of patients with suspected small intestinal bleeding: Results of a pilot study. Gastrointest Endosc. 2002;56(3):349-53.

Lewis MP, Khoo DE, Spencer J. Value of laparotomy in the diagnosis of obscure gastrointestinal haemorrhage. Gut. 1995;37(2):187-90.

Li X.B, Ge Z.Z, Dai J, et al. The role of capsule endoscopy combined with double-balloon enteroscopy in diagnosis of small bowel diseases. Chin Med J. 2007;120(1):30-5.

Lin S, Branch MS, Shetzline M. The importance of indication in the diagnostic value of push enteroscopy. Endoscopy. 2003;35(4):315-21.

Linder J, Cheruvattath R, Truss C, Wilcox CM. Diagnostic yield and clinical implications of push enteroscopy: results from a nonspecialized center. J Clin Gastroenterol. 2002;35(5):383-6.

Magnano A, Privitera A, Calogero G, et al. The role of capsule endoscopy in the work-up of obscure gastrointestinal bleeding. Eur J Gastroenterol Hepatol. 2004;16(4):403-6.

Miller FH, Kline MJ, Vanagunas AD. Detection of bleeding due to small bowel cholesterol emboli using helical CT examination in gastrointestinal bleeding of obscure origin. Am J Gastroenterol. 1999;94(12):3623-5.

Nakamura M, Niwa Y, Ohmiya N, et al. Preliminary comparison of capsule endoscopy and double-balloon enteroscopy in patients with suspected small-bowel bleeding. Endoscopy. 2006;38(1):59-66.

Natowitz L, Defraigne JO, Limet R. Association of aortic stenosis and gastrointestinal bleeding (Heyde's syndrome). Report of two cases. Acta Chir Bel. 1993;93(1):31-3.

Peck DJ, Mcloughlin RF, Hughson MN, Rankin RN. Percutaneous embolotherapy of lower gastrointestinal hemorrhage. J Vasc Interv Radiol. 1998;9(5):747-51.

Pennazio M. Small-bowel endoscopy. Endoscopy. 2004;36(1):32-41.

Rockey DC. Gastrointestinal bleeding. In: Feldman M, Friedman LS, Sleisenger MH (eds.). Sleisenger and Fortrand gastrointestinal and liver disease: pathophysiology/diagnosis/management. New York: Saunders; 2002.

Rossini FP, Arrigoni A, Pennazio M. Octreotide in the treatment of bleeding due to angiodysplasia of the small intestine. Am J Gastroenterol. 1993;88(9):1424-7.

Rossini FP, Risio M, Pennazio M. Small bowel tumors and polyposis syndromes. Gastrointest Endosc Clin North Am. 1999;9(1):93-114.

Ryan JM, Key SM, Dumbleton SA, Smith TP. Nonlocalized lower gastrointestinal bleeding: provocative bleeding studies with intraarterial tPA, heparin, and tolazoline. J Vasc Interv Radiol. 2001;12(11):1273-7.

Sabharwal R, Vladica P, Chou R, Law WP. Helical CT in the diagnosis of acute lower gastrointestinal haemorrhage. Eur J Radiol. 2006;58(2):273-9.

Saurin JC, Delvaux M, Gaudin JL, et al. Diagnostic value of endoscopic capsule in patients with obscure digestive bleeding: blinded comparison with video push-enteroscopy. Endoscopy. 2003;35(7):576-84.

Scheinberg M, Ganc RL. Vídeo Cápsula endoscópica: um novo método diagnóstico. Rev Paul Reumatol. 2004;3(2):14-5.

Schmit A, Gay F, Adler M, Cremer M, Van Gossum A. Diagnostic efficacy of push-enteroscopy and long-term follow-up of patients with small bowel angiodysplasias. Dig Dis Sci. 1996;41(12):2348-52.

Traina M, Tarantino I, Barresi L, Mocciaro F. Variceal bleeding from ileum identified and treated by single balloon enteroscopy. World J Gastroenterol. 2009;15(15):1904-5.

Tsujikawa T, Saitoh Y, Andoh A, et al. Novel single-balloon enteroscopy for diagnosis and treatment of the small intestine: preliminary experiences. Endoscopy. 2008;40(1):11-5.

Van Cutsem E, Rutgeerts P, Vantrappen G. Treatment of bleeding gastrointestinal vascular malformations with oestrogen-progesterone. Lancet. 1990;335(8695):953-5.

Voeller GR, Bunch G, Britt LG. Use of technetium-labeled red blood cell scintigraphy in the detection and management of gastrointestinal hemorrhage. Surgery. 1991;110(4):799-804.

Yamamoto H, Sekine Y, Sato Y, et al. Total enteroscopy with a nonsurgical steerable double-balloon method. Gastrointest Endosc. 2001;53(2):216-20.

Yamamoto H, Sugano K. A new method of enteroscopy – the double-balloon method. Canad J Gastroenterol. J Canad Gastroenterologie. 2003;17(4):273-4.

Zaman A, Katon RM. Push enteroscopy for obscure gastrointestinal bleeding yields a high incidence of proximal lesions within reach of a standard endoscope. Gastrointest Endosc. 1998;47(5):372-6.

Zaman A, Sheppard B, Katon RM. Total peroral intraoperative enteroscopy for obscure GI bleeding using a dedicated push enteroscope: diagnostic yield and patient outcome. Gastrointest Endosc. 1999;50(4):506-10.

Zuckerman GR, Prakash C, Askin MP, Lewis BS. AGA technical review on the evaluation and management of occult and obscure gastrointestinal bleeding. Gastroenterology. 2000;118(1):201-21.

CAPÍTULO 6
Diagnóstico das Doenças Biliares

Fernanda Prata Martins
Angelo Paulo Ferrari Jr.

INTRODUÇÃO

As principais doenças que acometem a via biliar incluem cálculos biliares, colecistite aguda, coledocolitíase, colangite, cirrose biliar primária, colangite esclerosante primária e neoplasias.

A colestase, detectada clinicamente pelo aparecimento de icterícia e bioquimicamente pela elevação na concentração sérica das bilirrubinas, é o principal sintoma associado às afecções da via biliar. Uma abordagem diagnóstica eficiente destes pacientes ajuda a minimizar testes desnecessários.

Quando a colestase se desenvolve agudamente, a alteração no fluxo da bile é geralmente associada a icterícia, prurido e anorexia. Náuseas e vômitos são sintomas inespecíficos, mas podem estar presentes. Na colestase prolongada, a estase da bile tem consequências metabólicas mais amplas, dentre as quais perda de peso e má absorção de gorduras, associadas a distúrbios na emulsificação de gorduras na luz intestinal; coagulopatia e sangramento decorrentes da má absorção de vitamina K ingerida na dieta e ostemalácia secundária à má absorção e alteração no metabolismo da vitamina D.

A avaliação diagnóstica visa determinar se a icterícia é resultante de alterações no metabolismo das bilirrubinas (colestase intra-hepática e hemólise) ou secundária a causas extra-hepáticas, como a obstrução dos ductos biliares.

A avaliação baseada em história clínica detalhada, exame físico e exames laboratoriais de triagem são uma ferramenta poderosa na diferenciação entre causas intra e extra-hepáticas de colestase.

Sinais clínicos e laboratoriais que sugerem obstrução extra-hepática incluem: febre, leucocitose, dor no hipocôndrio direito, elevações da fosfatase alcalina (FA) e antecedentes cirúrgicos na via biliar. Dados sugestivos de colestase intra-hepática são: antecedente de hepatite crônica, cirrose, hipertensão portal ou exposição a substâncias hepatotóxicas.

FISIOPATOLOGIA

Em condições normais, a bilirrubina sérica deve estar abaixo de 1,2mg/dL. A manutenção dessa normalidade demanda três passos básicos: 1. recaptação hepática da bilirrubina circulante, processo mediado por proteínas específicas da membrana basolateral; 2. conjugação intracelular da bilirrubina ao ácido glicurônico para alcançar solubilidade em água; e 3. secreção canalicular da bilirrubina no espaço canalicular entre os hepatócitos.

A bilirrubina conjugada é então levada diretamente, através dos ductos biliares, até o duodeno e posteriormente é desconjugada no interior do lúmen intestinal por bactérias. Finalmente é eliminada nas fezes. Este ciclo pode ser interrompido em diferentes níveis, resultando em acúmulo de bilirrubina sérica e consequentemente icterícia.

Elevação da bilirrubina não conjugada (indireta) pode ser encontrada em condições que alterem seu metabolismo intracelular, com aumento da produção ou defeito na conjugação, por exemplo, na doença de Gilbert ou doenças hemolíticas.

O aumento da bilirrubina conjugada (direta) resulta da deficiência no transporte canalicular com seu acúmulo no exterior do hepatócito, ou ainda de causas obstrutivas ao fluxo biliar. Uma vez que a secreção de bilirrubina direta através da membrana canalicular é limitada, a maioria dos pacientes com hepatite ou cirrose apresenta elevação da concentração sérica de bilirrubina direta.

Colestase, em seu senso estrito, faz referência às alterações na formação da bilirrubina. Contudo, a hiperbilirrubinemia está geralmente associada às elevações paralelas nos níveis séricos de sais biliares e outros solutos que podem contribuir para o aparecimento de sintomas clínicos de colestase.

DOENÇAS PRIMÁRIAS DA VIA BILIAR

As principais doenças primárias da via biliar e suas alterações mais significativas são descritas a seguir.

Colecistite aguda

Inflamação aguda da vesícula biliar, associada ou não à infecção. Geralmente é decorrente da obstrução do ducto cístico por cálculos que se deslocam do interior da vesícula, levando a processo de isquemia e translocação bacteriana. Pequena porcentagem de casos de colecistite alitiásica pode ser secundária apenas à isquemia da parede vesicular (pacientes críticos e diabéticos).

O quadro clínico típico inclui dor em epigástrio e hipocôndrio direito (ponto de Murphy), que pode ser acompanhado por náuseas e vômitos, icterícia, febre e até peritonite. Os exames laboratoriais podem revelar leucocitose e colestase bioquímica. A ultrassonografia de abdome é o exame de triagem e pode mostrar, além da presença dos cálculos, espessamento da parede vesicular, coleções ou líquido livre na cavidade abdominal.

Coledocolitíase

Define a presença de cálculos nos ductos biliares (ducto colédoco, hepático ou ductos intra-hepáticos). Eles podem ser classificados como primários, secundários (10 a 15% dos portadores de colecistolitíase) ou residuais (quando diagnosticados em até dois anos após a colecistectomia).

Cálculos do ducto biliar podem ser assintomáticos, porém geralmente os pacientes apresentam crises de dor, semelhantes às da cólica biliar, acompanhados de icterícia e colúria transitórias.

Esses pacientes podem apresentar duas formas graves de manifestação da presença dos cálculos: pancreatite aguda e colangite. Os exames laboratoriais estarão alterados na dependência da gravidade da infecção e da oclusão da drenagem biliar. A ultrassonografia de abdome pode identificar a presença de cálculo no ducto biliar, porém sua acurácia é bem menor quando comparado ao diagnóstico dos cálculos na vesícula, principalmente para aqueles localizados no terço distal do colédoco. A presença de dilatação da árvore biliar sugere fortemente a existência de obstrução distal. Outros métodos de imagem úteis são: a colangiografia por ressonância magnética (CRM) e a ultrassonografia endoscópica (USE). A CRM tem a vantagem de ser pouco invasiva, não utilizar contraste e ter preço mais acessível. A USE, embora mais sensível e específica para o diagnóstico de cálculos menores que 5mm, de difícil identificação por qualquer outro método, ainda é procedimento de custo elevado e pouco disponível.

Cirrose biliar primária

A cirrose biliar primária (CBP) é uma doença colestática crônica, caracterizada por inflamação e destruição do espaço interlobular e septal dos ductos biliares.

A apresentação clínica mais comum é a presença de episódios recorrentes de icterícia transitória e posteriormente a presença de prurido. Entretanto, a maior parte dos pacientes é assintomática, e por muito tempo apresenta apenas alterações laboratoriais. A elevação da FA é a alteração laboratorial mais comum em portadores de CBP, sendo que o valor atinge geralmente quatro a cinco vezes o limite superior de normalidade. As transaminases apresentam elevação discreta e a maioria dos pacientes tem níveis de bilirrubina inferiores a 2mg/dL no momento do diagnóstico. Os níveis séricos de imunoglobulina M (IgM) estão elevados em 95% dos casos. Hipercolesterolemia é encontrada em cerca de 80% dos pacientes. A função hepática, medida pelo nível de albumina e tempo de protrombina, é normal até o início do curso da fase cirrótica da doença. O anticorpo antimitocôndria é positivo em 95% dos pacientes, sendo o componente M2 deste anticorpo o mais específico para CBP. Aproximadamente 95% dos pacientes com anticorpo antimitocôndria negativo serão positivos para fator antinúcleo (FAN) ou anticorpo antimúsculo liso.

O estudo por exame de imagem é importante para excluir outras causas de obstrução biliar.

Colangite esclerosante primária

A colangite esclerosante primária (CEP) também é uma doença colestática crônica, caracterizada por inflamação, com fibrose obliterativa dos ductos biliares intra e extra-hepáticos. A apresentação clínica comum também mostra episódios de icterícia recorrentes e prurido em fases mais avançadas.

Alterações da FA são vistas em praticamente todos os pacientes em algum momento da doença, podendo, entretanto, flutuar ao longo do seu curso, apresentando-se normal em algumas ocasiões. As transaminases estão quase sempre elevadas, entre três e cinco vezes o limite de normalidade. Os níveis de bilirrubina elevam-se progressivamente conforme a doença progride. Anticorpo antinuclear e p-ANCA são frequentemente positivos. A positividade do anticorpo antimitocôndria é incomum.

Os achados radiológicos típicos da CEP incluem estenoses multifocais e irregularidade da via biliar, geralmente comprometendo a árvore intra e extra-hepática, ou uma ou outra isoladamente. As estenoses costumam ser difusas, curtas e anelares, intercaladas por segmentos de via biliar normal ou dilatada, dando a aparência típica de "contas de rosário". Piora súbita do quadro clínico, dilatações marcantes, massas polipoides ou estenoses progressivas são sugestivas de complicação da doença, sendo a mais temida o aparecimento de colangiocarcinoma. A CRM é capaz de mostrar estes achados radiológicos, corroborando para o diagnóstico, devendo a colangiografia endoscópica retrógrada ficar reservada apenas para realização de terapia, quando indicada.

AVALIAÇÃO DIAGNÓSTICA LABORATORIAL

COLESTASE

A avaliação da icterícia e da hiperbilirrubinemia tem início com uma história clínica detalhada, na qual possíveis fatores de risco para doença hepática devem ser investigados. O exame físico deve focar a palpação do fígado e a pesquisa de sinais de doença hepática crônica. Os testes da função hepática são utilizados na triagem do paciente. Os níveis de bilirrubina conjugada (direta) e não conjugada (indireta) devem ser quantificados, embora se observe aumento de ambas as frações, tanto na colestase intra quanto na extra-hepática.

Na ausência de anormalidades nos testes de função hepática, o diagnóstico diferencial de hiperbilirrubinemia não conjugada deve ser concentrado nas causas de aumento da bilirrubina por hemólise ou por alteração da sua conjugação como nas síndromes congênitas (Gilbert, Dubin-Jonhson e outras).

A exclusão da hiperbilirrubinemia não conjugada como causa da icterícia leva então à avaliação do aumento da bilirrubina conjugada provocado por doenças biliares, foco deste capítulo.

A hiperbilirrubinemia conjugada, com enzimas e teste de função hepática normais, é relativamente incomum e pode estar relacionada à exposição a inúmeros medicamentos, incluindo antibióticos, derivados de sulfa e azatioprina, sugerindo colestase medicamentosa. A suposta medicação deve ser descontínua e realizados novos exames para acompanhamento da resolução do quadro. Ocasionalmente, a hiperbilirrubinemia conjugada é a única alteração laboratorial na cirrose hepática compensada, casos nos quais os níveis normais de transaminases indicam baixa atividade de necrose hepatocelular. A hiperbilirrubinemia sustentada após hepatite aguda e outros eventos pode ocorrer por várias semanas, dependendo do grau e duração da sua elevação. Algumas síndromes genéticas podem resultar na hiperbilirrubinemia conjugada, porém são bastante incomuns.

Quando a elevação da bilirrubinemia direta está associada às elevações da fosfatase alcalina (FA), 5'-nucleotidase ou gamaglutamiltransferase (GGT), uma avaliação mais cuidadosa dos ductos biliares é necessária para excluir obstrução ou proliferação ductal.

A colestase crônica com elevação da FA apresenta-se indolente com prurido e má absorção. Apresentações agudas, geralmente associadas a dor abdominal, febre e leucocitose, devem levantar a suspeita de colangite. Cálculos biliares com ou sem colecistite são frequentemente causas de obstruções agudas. Por outro lado, elevações da bilirrubina acima de 5mg/dL são incomuns na doença calculosa não complicada e sugerem obstrução mais importante, resultante de estenoses ductais benignas (pós-cirúrgicas) ou malignas (colangiocarcinoma e neoplasia de pâncreas).

Alterações nas bilirrubinas em pacientes hospitalizados com outras condições clínicas ou cirúrgicas associadas são frequentemente multifatoriais, com componentes tanto de aumento da produção quanto de alteração da secreção. Nesses casos, a elevação da bilirrubina tende a ser desproporcional às demais enzimas canaliculares.

A visibilização dos ductos é importante durante a avaliação diagnóstica das doenças biliares para a determinação de obstruções, alterações anatômicas, neoplasias, entre outras. A ultrassonografia é o exame inicial de escolha para avaliação de obstrução ductal. Outros exames de imagem mais específicos, capazes de avaliar a lesão ductal e tecidual, são tomografia computadorizada, colangiografia por ressonância magnética e ecoendoscopia. A colangiopancreatografia retrógrada endoscópica (CPRE), pelo seu caráter invasivo e taxa não desprezível de complicações, não deve ser indicada como teste diagnóstico, mas apenas nos casos nos quais haja intenção e possibilidade de terapia.

ENZIMAS CANALICULARES

Além das bilirrubinas, outras enzimas têm sido utilizadas para complementar o diagnóstico das doenças hepáticas, aumentando a sensibilidade diagnóstica, dentre elas a gamaglutamiltransferase (GGT), FA e lactato desidrogenase (DLH). Entretanto, apresenta baixa especificidade no esclarecimento etiológico da colestase ou icterícia.

Fosfatase alcalina

As fosfatases alcalinas representam uma família de enzimas localizadas na região canalicular dos hepatócitos e dos ductos biliares. Obstruções ductais, lesão ou proliferação celular ductal e colestase levam ao aumento da produção de FA e sua liberação pelas células lesadas, caracterizando-a como um importante marcador sérico, ainda que inespecífico do ponto de vista etiológico, de colestase.

Elevações da FA quatro vezes acima do limite superior de normalidade são altamente sugestivas de lesão ductal, dentre elas, colestase intra-hepática, processo inflamatório, obstrução biliar extra-hepática, colangite esclerosante primária (CEP), cirrose biliar primária (CBP), doença maligna do fígado e rejeição do órgão no pós-transplante hepático. Elevações menores podem acompanhar um amplo espectro de doenças, incluindo hepatites virais, cirrose e hepatopatia congestiva.

A FA também está presente em outros tecidos como ossos, córtex adrenal, placenta, intestino, rim e pulmões. Assim, tais elevações não devem ser avaliadas isoladamente. A fração hepática da FA pode ser avaliada separadamente da isoenzima não hepática.

5'-Nucleotidase

A atividade da 5'-nucleotidase, marcador específico de colestase e lesão ductal, também pode ser utilizada. A atividade desta enzima é abundante na região canalicular e em geral se eleva paralelamente aos níveis de FA.

Gamaglutamiltransferase

Elevações de gamaglutamiltransferase (GGT) também podem acompanhar o aumento da FA em casos de lesão hepática. A GGT está frequentemente elevada em pacientes com consumo ativo de álcool, barbitúricos e outras drogas. Por isso, tornou-se o principal marcador para abuso de álcool não declarado pelo paciente e doença hepática.

Alterações isoladas de GGT são inespecíficas e, na maioria dos casos, não estão associadas à doença hepática clinicamente significante, o que limita seu uso como teste de rastreamento.

ENZIMAS HEPÁTICAS – AMINOTRANSFERASES

A aspartato aminotransferase (AST) e a alanina aminotransferase (ALT) são encontradas no interior dos hepatócitos, sendo detectáveis em concentrações séricas abaixo de 60UI/L, como resultado de *turnover* celular e regeneração. Qualquer agressão que leve à lesão ou à necrose hepatocítica libera as enzimas intracelulares resultando em aumento da concentração sérica e ALT e AST.

Consequentemente, as aminotransferases são uma medida sensível porém inespecífica da lesão celular e, portanto, sua elevação demanda uma avaliação mais específica para identificação do fator etiológico.

Algumas generalizações para interpretação de elevações de aminotransferases parecem consistentes e têm utilidade clínica. Primeiramente, uma relação AST/ALT superior a dois, com níveis de AST abaixo de 300UI/L são sugestivas de doença hepática alcoólica. Ao contrário, hepatites virais, isquemia e outras causas de lesão hepática resultam em aumentos mais equivalentes de AST e ALT e podem ainda produzir concentrações séricas mais elevadas. Elevações isoladas de AST podem ser decorrentes de lesões extra-hepáticas, uma vez que esta enzima está presente em outros órgãos (coração, tecido muscular, rim, cérebro, pâncreas e eritrócitos).

FUNÇÃO SINTÉTICA DO FÍGADO

A lesão celular dos hepatócitos pode levar a alterações na função de biossíntese hepática e refletir em sintomas como fadiga e perda de massa muscular. As medidas da albumina sérica e do tempo de protrombina podem traduzir uma avaliação mais precisa da função hepática.

Albumina

A redução da albumina sérica pode resultar, primariamente, de queda na produção e valores persistentes abaixo de 3g/dL indicam perdas persistentes. A meia-vida da albumina na circulação sanguínea é de 28 dias, portanto a queda na produção deve estar presente há algumas semanas para sua detecção na concentração sérica. O diagnóstico diferencial da hipoalbuminemia deve incluir síndromes nefróticas, enteropatias perdedoras de proteínas e desnutrição.

Tempo de protrombina

O prolongamento no tempo de protrombina é o indicador mais fiel da disfunção da síntese hepática. A manutenção da normalidade no tempo de protrombina depende da síntese de vários fatores de coagulação dependentes da vitamina K. Na presença de dano celular hepático, a redução dos níveis desses fatores leva à alteração de coagulação. Um decréscimo do fator VII abaixo de 30% da normalidade ou alargamento do tempo de protrombina acima de 3s indicam alteração da função hepática. Colestase, má absorção e desnutrição podem contribuir para deficiência da vitamina K, portanto é importante que os estoques da vitamina K estejam completos para que o tempo de protrombina reflita a capacidade sintética hepática.

A figura V-26 mostra um algoritmo resumido para o diagnóstico diferencial das doenças das vias biliares.

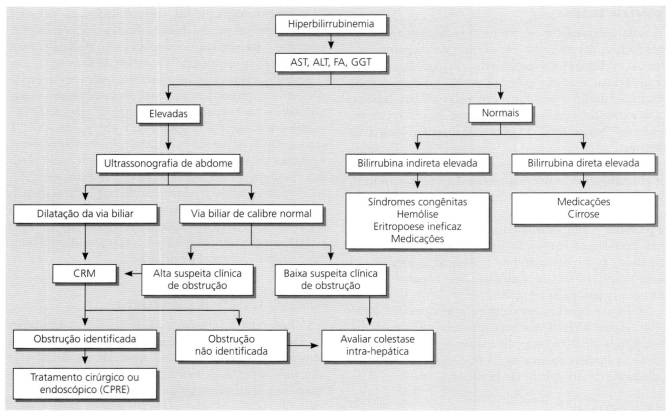

Figura V-26 – Algoritmo para avaliação da hiperbilirrubinemia.

BIBLIOGRAFIA

Coss A, Enns R. The investigation of unexplained biliary dilatation. Curr Gastroenterol Rep. 2009;11(2):155-9.

Crosignani A, Battezzati PM, Invernizzi P, Selmi C, Prina E, Podda M. Clinical features and management of primary biliary cirrhosis. World J Gastroenterol. 2008;14(21):3313-27.

Cullen SN, Chapman RW. Review article: current management of primary sclerosing cholangitis. Aliment Pharmacol Ther. 2005;21(8):933-48.

Ponsioen CI, Tytgat GN. Primary sclerosing cholangitis: a clinical review. Am J Gastroenterol. 1998;93(4):515-23.

Sargent S, Fullwood D. Diagnosing and treating a patient with primary biliary cirrhosis. Br J Nurs. 2008;17(9):566-70.

CAPÍTULO 7
Diagnóstico das Doenças Pancreáticas

Antonio Luiz de Vasconcellos Macedo
Jacques Matone
Marcos Belotto
Fernando Concílio Mauro
Wagner Marcondes

INTRODUÇÃO

O pâncreas ocupa uma posição retroperitoneal no abdome, situando-se posteriormente ao estômago e ao omento menor. Apresenta dois sistemas orgânicos distintos.

A função endócrina é desempenhada pelas ilhotas de Langerhans que contêm as células alfa (produtoras de glucagon), as células beta (produtoras de insulina), as células delta (produtoras de somatostatina), além de uma minoria de células produtoras de polipeptídeo pancreático (PP), gastrina e polipeptídeo intestinal vasoativo (VIP).

A função exócrina deriva do sistema acinar e ductal do pâncreas, com secreção de água, eletrólitos, além de compostos enzimáticos, que incluem tripsina, elastase, amilase, lipase, entre outros.

Neste capítulo, as doenças pancreáticas foram divididas didaticamente em três grupos: embriológicas, inflamatórias e neoplásicas.

EMBRIOLÓGICAS

PÂNCREAS HETEROTÓPICO

Desenvolvimento do tecido pancreático fora dos limites da glândula (mais frequentemente encontrado no estômago, duodeno, intestino delgado e no divertículo de Meckel). Em geral, o tecido pancreático heterotópico situa-se na submucosa, sob a forma de nódulos firmes e irregulares, de tamanho variável, desde poucos milímetros até alguns centímetros. Pode-se encontrar um ducto drenando as secreções exócrinas pancreáticas para a luz intestinal. O significado clínico do pâncreas heterotópico depende de suas possíveis complicações, como ulceração, hemorragia e intussuscepção intestinal, gerando quadro de obstrução intestinal.

O diagnóstico, em geral acidental, ocorre em exames de rotina. A endoscopia digestiva alta seguida de biópsia para histologia revela a presença do tecido anormal, muitas vezes de coloração amarelada e mucosa apresentando umbilicação central. Exames de imagem, como ultrassonografia e tomografia computadorizada, podem revelar a alteração, dependendo de seu tamanho. A excisão local do tecido heterotópico pancreático está indicada para tratamento das complicações, devendo-se realizar estudo histológico para excluir presença de neoplasia maligna.

PÂNCREAS *DIVISUM*

É uma variação anatômica decorrente da ausência de fusão dos sistemas ductais primordiais na embriologia. Neste caso, o ducto de Wirsung drena o pâncreas ventral, enquanto o ducto de Santorini drena a principal porção do pâncreas para a ampola duodenal menor. O diagnóstico é realizado após exame contrastado da via pancreática, seja pela via endoscópica retrógrada, seja com o uso de exame de ressonância magnética (colangiorressonância). Esta condição pode ser causa de quadro de pancreatite de repetição, sendo revelada em cerca de 10 a 25% de todos os pacientes submetidos à pancreatocolangiografia retrógrada endoscópica.

PÂNCREAS ANULAR

O tecido pancreático histologicamente normal circunda completa ou parcialmente a segunda porção duodenal, formando um anel completo ou incompleto, gerando graus variáveis de sintomatologia obstrutiva duodenal nesta condição. Muitas vezes, o diagnóstico somente é feito durante a vida adulta, próximo da quarta década. Dentre os diagnósticos diferenciais, os sintomas podem assemelhar-se aos da obstrução intestinal alta, da pancreatite crônica e da úlcera péptica. Em crianças, é comum a associação de outras anomalias congênitas graves, como síndrome de Down, defeitos intracardíacos e má rotação intestinal. O tratamento cirúrgico para os sintomas obstrutivos inclui uma derivação intestinal tipo gastro ou duodenojejunoanastomose, devido à alta incidência de fístula duodenal ou pancreática decorrente de secção ou ressecção do tecido de anel pancreático.

DOENÇA INFLAMATÓRIA – PANCREATITE

PANCREATITE AGUDA

A pancreatite aguda é uma doença caracterizada por um processo inflamatório da glândula pancreática, decorrente da ação de enzimas inadequadamente ativadas, resultando em edema, hemorragia e até necrose pancreática e peripancreática, associado a repercussões sistêmicas desde hipovolemia até comprometimento de múltiplos órgãos e sistemas e, finalmente, ao óbito.

É um processo inflamatório da porção exócrina do pâncreas, de aparecimento súbito, etiologia variada e geralmente acompanhada de importante comprometimento sistêmico.

Pode ser classificada em leve, moderada e grave, conforme o grau de comprometimento orgânico e complicações locais. As formas leve e moderada exibem comprometimento edematoso do pâncreas, com mínima disfunção, ocorrendo completa recuperação em 80% dos casos. No entanto, a forma grave apresenta, além de complicações locais, o comprometimento de múltiplos órgãos, com taxas de mortalidade de 80 a 100%.

Dentre as suas causas, podemos citar:
- Aproximadamente 80% são decorrentes de doença do trato biliar e álcool.
- 20% restantes atribuídos a:
  - uso de drogas (azatioprina, estrógenos, ácido valproico, furosemida, sulfassalazina e outras);
  - hipertrigliceridemia superior a 1.000mg/dL;
  - infecção (viral, bacteriana, fúngica e parasitológica);
  - obstrução do ducto pancreático:
    - tumor,
    - estenose ampular,
    - infestação por áscaris;
  - alterações estruturais do sistema ductal biliopancreático (como pâncreas bífido e pâncreas anular);
  - hiperparatireoidismo com hipercalcemia;
  - isquemia (vasculite, ateroembolismo e hipotensão);
  - hipotermia;
  - autoimune (lúpus eritematoso sistêmico);
  - traumáticas:
    - externas,
    - pós-pancreatografia endoscópica;
  - veneno de escorpião;
  - causas hereditária/familial;
  - idiopática.

As causas podem ser variadas, mas o evento inicial é o mesmo: ativação prematura e exacerbada de enzimas digestivas no interior da célula acinar pancreática, sendo as principais enzimas envolvidas na autodigestão do pâncreas tripsina, quimotripsina, elastase e fosfolipase A.

Essas enzimas proteolíticas ativadas escapam do grânulo de zimogênio lesando a célula acinar. Com isso, há liberação de mediadores inflamatórios pela célula acinar, substâncias vasoativas que aumentam a permeabilidade vascular e contribuem para a formação de edema. A resposta imediata dos fatores inflamatórios, como citocinas e complemento, estimula a migração de células inflamatórias, principalmente neutrófilos.

O comprometimento sistêmico da doença é resultado da indução de várias citocinas pró-inflamatórias, sendo as principais: interleucina-1, interleucina-6 e fator de necrose tumoral (TNF).

Atribui-se à esta cascata inflamatória papel crucial na alta mortalidade do quadro de pancreatite aguda grave.

Diagnóstico clínico

A manifestação clínica predominante na pancreatite aguda é a dor abdominal, em geral no epigástrio, progressiva, de natureza penetrante, com irradiação para o dorso. Pode ocorrer também dor abdominal generalizada, com frequência associada a náuseas e vômitos.

Dentre os achados típicos do exame físico inicial, incluem-se febre, taquicardia, hipersensibilidade epigástrica e distensão abdominal. A icterícia é um achado raro no quadro inicial da pancreatite aguda, presente somente quando ocorre obstrução do ducto biliar comum distal, em geral por cálculos biliares.

No caso da pancreatite aguda grave, dois sinais podem ser observados ao exame físico: sinal de Turner (pigmentação azulada do flanco esquerdo) e sinal de Cullen (pigmentação azulada periumbilical).

Dentre as alterações extrapancreáticas, citamos derrame pleural esquerdo, insuficiência pulmonar aguda, necrose gordurosa do tecido celular subcutâneo, confusão e coagulação intravascular disseminada.

Diagnóstico laboratorial

Não há sinal clínico ou marcador laboratorial patognomônico de pancreatite aguda. Com frequência, a suspeita de pancreatite aguda pelo quadro clínico pode ter o diagnóstico corroborado por exames laboratoriais e achados de imagem compatíveis. A abordagem inicial inclui:

- Amilase sérica (aumento de duas a três vezes o valor normal):
  - Eleva-se após 2-12h do início do quadro, com normalização no decorrer dos sete dias subsequentes ao aparecimento dos sintomas.
  - Apresenta índice de falso-negativo em até 10% dos casos.
  - A hiperamilasemia apresenta outras causas não relacionadas com inflamação pancreática, como úlcera péptica perfurada, apendicite aguda, caxumba, entre outras.
- Lipase:
  - Eleva-se entre 4 e 8h após o início do quadro.
  - Mais sensível e específica que a amilase no diagnóstico da pancreatite aguda, visto que a lipase é exclusivamente de origem pancreática.
  - Auxilia nos casos de pancreatite alcoólica, quando os níveis da amilase se elevam pouco.
  - O tempo de duração da hiperlipasemia quase sempre ultrapassa a da hiperamilasemia, sendo útil em pacientes com manifestações clínicas tardias.
  - Hiperlipasemia pode ser observada também em isquemia mesentérica, colecistite aguda e úlcera perfurada.
- Hemograma completo – por meio dele avaliam-se hemoconcentração e leucocitose.
- Provas inflamatórias:
  - Proteína C-reativa: eleva-se entre 24 e 48h após o início do quadro; marcador tardio da doença; preditivo de gravidade do quadro; altos níveis associados à necrose pancreática.
  - Velocidade de hemossedimentação.

Pesquisas recentes têm avaliado marcadores biológicos como preditivos da gravidade e prognóstico da pancreatite aguda. Dentre eles, as dosagens de tripsinogênio e proteases pancreáticas parecem promissoras. Outros marcadores séricos ainda em estudo sem aplicabilidade clínica comprovada incluem: peptídeo ativador do tripsinogênio, pró-calcitonina, fosfolipase A_2, interleucinas-6 e 8.

O diagnóstico precoce e a estratificação de risco dos pacientes com quadro de pancreatite aguda devem ser priorizados para diferenciar os quadros leves a moderados dos graves, pois estes necessitarão de suporte intensivo.

Os principais escores de gravidade são o *APACHE II* e o RANSON.

APACHE II (Acute Physiology and Chronic Health Evaluation) – equação inclui os seguintes fatores: idade, temperatura retal, pressão arterial média, frequência cardíaca, PaO_2, pH arterial, potássio sérico, sódio sérico, creatinina, hematócrito, leucócitos, escala de coma de Glasgow e presença de doença crônica. Pancreatite é considerada grave se maior ou igual a 8 pontos.

Pode ser calculado em http://www.sfar.org/scores2/apache22.html#calcul

Critérios de RANSON (1 ponto cada critério) – pancreatite grave superior a três critérios

Na admissão	Nas 48h iniciais
Idade acima de 55 anos	Queda do hematócrito > 10%
Leucócitos > 16.000cél./mm³	Elevação da ureia > 5mg/100mL
Glicemia > 200mg/dL	Cálcio < 8mg/100mL
DHL > 350UI/L	pO_2 < 60 e *base excess* > 4mEq/L
AST > 250U/100mL	Sequestro líquido > 6L

Diagnóstico por imagem

Os exames de imagem podem confirmar ou excluir o diagnóstico clínico, evidenciar a causa, estratificar a gravidade do quadro, detectar complicações e providenciar um guia para o tratamento.

Nos últimos anos, o arsenal de exames de imagem aumentou significativamente para o diagnóstico da pancreatite aguda.

Ultrassonografia abdominal – pode evidenciar colelitíase (sensibilidade de 87 a 98%); algumas vezes pode revelar edema peripancreático e coleções líquidas.

Tomografia computadorizada – deve ser reservada para quadros mais complicados, é hoje o principal exame utilizado no diagnóstico da doença (sensibilidade de 78% e especificidade de 86%). Os principais achados são:

- aumento pancreático focal ou difuso;
- edema parenquimatoso;
- necrose focal ou extensa;
- borramento dos planos gordurosos adjacentes;
- presença de coleções líquidas,
- edema mesentérico.

Ressonância magnética – pode ser indicada para melhor avaliação da inflamação peripancreática, necrose ou coleções líquidas. Muito útil quando há contraindicação para pancreatocolangiografia retrógrada endoscópica (PCRE). Sensibilidade de 81 a 100% para coledocolitíase; valor negativo preditivo igual a 98% para coledocolitíase; mesma acurácia que a tomografia na predição do grau de necrose e gravidade da pancreatite.

PCRE – tem possibilidade de intervenção, como retirar cálculos, posicionar *stents* e realizar biópsias; avalia causas menos comuns, como disfunção do esfíncter de Oddi, microlitíase, pâncreas bífido e estenoses de ducto pancreático (benigna ou maligna).

Ultrassonografia endoscópica – especialmente útil em pacientes muito obesos ou com distensão abdominal--íleo, com sensibilidade de 100% e especificidade de 91% para colelitíase, auxilia na detecção de quais pacientes com pancreatite aguda podem beneficiar-se de uma PCRE terapêutica. Pode também guiar uma drenagem transmural cística ou de abscesso.

PANCREATITE CRÔNICA

É caracterizada pela destruição progressiva e irreversível do parênquima pancreático, com perda de sua função endócrina e exócrina. Há evidência de perda acinar, retração glandular, fibrose proliferativa, calcificação e estreitamento ductal.

A causa mais comum é o consumo excessivo de álcool. No entanto, outras causas menos frequentes incluem: anormalidades congênitas do ducto pancreático (pâncreas bífido), hiperparatireoidismo, fibrose cística, doenças autoimune, genética e idiopática. A idade média do diagnóstico está entre 35 e 55 anos.

Diagnóstico (Fig. V-27)

O diagnóstico inicia-se com suspeita de pancreatite crônica com base nos achados clínicos.

Dor abdominal persistente ou recorrente, com maior incidência em epigástrio e mesogástrio, com irradiação para dorso; muitas vezes com melhora após mudança de postura.

Os pacientes podem também apresentar esteatorreia, má absorção, deficiência de vitaminas (A, D, E, K e B_{12}), diabetes e perda de peso. Cerca de 10 a 20% dos pacientes apresentam deficiência de função exócrina, sem dor abdominal.

Exames laboratoriais de rotina são raramente úteis. As enzimas pancreáticas podem estar até três vezes acima do valor normal, porém podem também permanecer inalteradas; icterícia com hiperbilirrubinemia e aumento de transaminases e enzimas canaliculares ocorrem quando há obstrução biliar.

Testes de função pancreática, como o da secretina, são raramente empregados devido à baixa especificidade para o diagnóstico.

Estudos de imagem auxiliam no diagnóstico, especialmente na doença avançada. Achados patognomônicos da tomografia computadorizada revelam calcificação no ducto pancreático. Outros achados como pseudocistos, dilatação intraductal, pseudoaneurisma, trombose, necrose e atrofia parenquimatosa podem ser observados. A PCRE diagnóstica apresenta altos riscos e não é recomendada para o diagnóstico.

A ultrassonografia endoscópica apresenta sensibilidade de 97% e especificdade de 60% no diagnóstico da pancreatite crônica e avaliação de lesões pancreáticas, com baixas taxas de complicações.

LESÕES NEOPLÁSICAS DO PÂNCREAS

As lesões neoplásicas do pâncreas podem ser classificadas em benignas e malignas. Podem também ser císticas, sólidas ou sólido-císticas. Quanto à função, dividem-se em neoplasias endócrinas e exócrinas.

O quadro V-4 mostra a distribuição das lesões císticas do pâncreas.

A incidência das lesões neoplásicas epiteliais pancreáticas está representada na Tabela V-2.

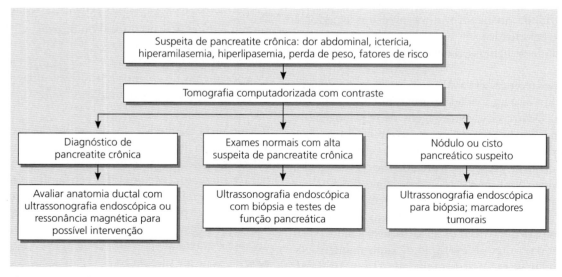

Figura V-27 – Algoritmo de diagnóstico da pancreatite crônica.

DIAGNÓSTICO DAS DOENÇAS PANCREÁTICAS

Quadro V-4 – Distribuição das lesões císticas do pâncreas.

Pseudocistos 75% de todas as lesões císticas do pâncreas	Tumores císticos do pâncreas				Cistos verdadeiros (von Hippel-Lindau, fibrose cística)
Epitelial	**Exócrino**	**Misto**		**Endócrino**	**Mesenquimal**
Tumor cístico mucinoso	Carcinoma de células acinares	Tumor pseudopapilar sólido		Tumor cístico neuroendócrino	Sarcoma
Tumor mucinoso intraductal papilar		Tumor de células gigantes			Linfoma
Adenocarcinoma cístico ductal		Pancreatoblastoma			Linfangioma cístico
Cistoadenoma seroso		Teratoma cístico			

Tabela V-2 – Incidência das lesões neoplásicas epiteliais pancreáticas.

Adenocarcinoma ductal	85%
Cistoadenoma seroso	1 a 2%
Neoplasia cística mucinosa	1 a 2%
Neoplasia papilar mucinosa intraductal	3 a 5%
Carcinoma de célula acinar	1 a 2%
Pancreatoblastoma	< 1%
Neoplasia endócrina pancreática	3 a 4%
Neoplasia sólida pseudopapilar	1 a 2%

DIAGNÓSTICO (Figs. V-28 e V-29)

As lesões pancreáticas podem, muitas vezes, apresentar sintomas associados como:

- Icterícia, dor, perda ponderal – adenocarcinoma ductal.
- Dor e insuficiência exócrina – neoplasia mucinosa papilar intraductal.
- Necrose gordurosa, poliartralgia (hipersecreção de lipase) – carcinoma de célula acinar.
- Síndrome endócrina paraneoplásica (hiperinsulinemia, Zollinger-Ellison, Verner-Morrison.
- Sintomas gastrointestinais inespecíficos, desconforto abdominal, massa palpável – cistoadenoma seroso e mucinoso, pancreatoblastoma e neoplasia sólida pseudopapilar.

No entanto, em muitos casos, são achados de exames de rotina, assintomáticos.

No arsenal diagnóstico de diferenciação das lesões neoplásicas pancreáticas, temos os seguintes exames:

- Séricos.
- Marcadores tumorais:
  – o CA19.9 tem sido utilizado como auxiliar no diagnóstico e acompanhamento de tumores pancreáticos.
- Análise do fluido mediante punção.
- Ultrassonografia do abdome.
- Tomografia computadorizada (possível punção).
- Ressonância magnética.
- Ultrassonografia endoscópica com biópsia.
- Ressonância magnética com técnica de difusão.
- Colangiografia trans-hepática percutânea.
- PCRE.
- Angiografia celíaca e mesentérica podem ser empregadas para avaliação da anatomia vascular para estadiamento em termos de ressecabilidade.
- Laparoscopia e estudo histológico.

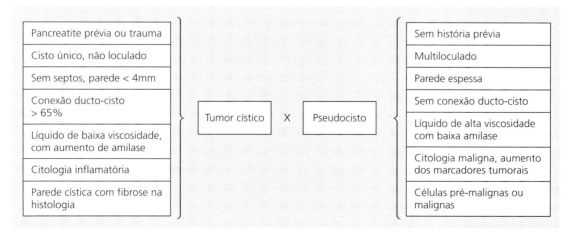

Figura V-28 – Diagnóstico diferencial de pseudocisto e neoplasia cística do pâncreas.

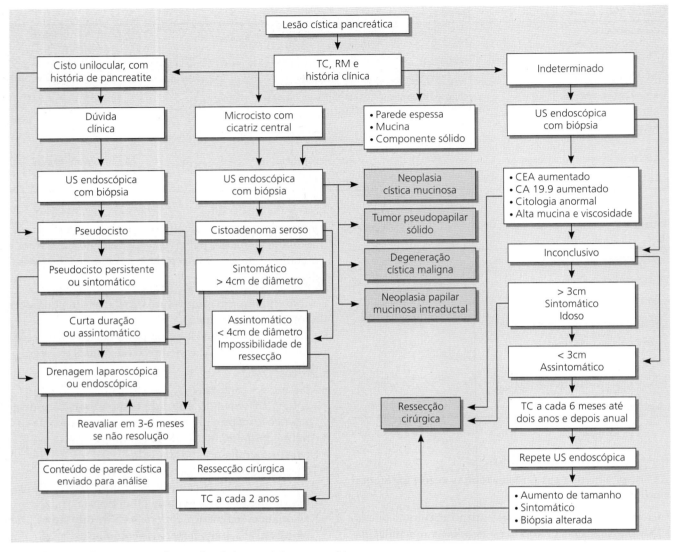

Figura V-29 – Algoritmo para diagnóstico de lesões císticas pancreáticas.

BIBLIOGRAFIA

Goh BKP, Yu-Meng TAN, Chung YA, et al. Pancreatic cysts: a proposed management algorithm based on current evidence. Am J Surg. 2007;193:749-55.

Klimstra DS, Pitman MB, Hruban RH. An algorithmic approach to the diagnosis of pancreatic neoplasms. Arch Pathol Lab Med. 2009;133:454-64.

Garcea G, Ong SL, Rajesh A, et al. Cystic lesions of the pancreas: a diagnostic and management dilemma. Pancreatology. 2008;8:236-51.

Mofidi R, Patil PV, Suttie SA, Parks RW. Risk assessment in acute pancreatitis. Br J Surg. 2009; 96(2):137-50.

CAPÍTULO 8
Diagnóstico de Afecções Proctológicas

Boris Barone

As afecções proctológicas são divididas em três tipos: de origem vascular, de origem muscular, e de pele, mucosa e tecido conjuntivo.

AFECÇÕES DE ORIGEM VASCULAR

Neste grupo encontramos a doença hemorroidária, comumente chamada de hemorroidas, sendo a doença mais frequente do canal anal.

São formações arteriolovenulares que dão origem a três ou quatro coxins no interior do canal anal, que com o tempo podem exteriorizar-se.

O diagnóstico é exclusivamente clínico e o paciente geralmente procura o médico em caso de complicações.

A mais frequente é o sangramento, com características de sangue arterial, observado no papel higiênico ou então referido por pingos ou esguicho nas paredes do vaso sanitário.

Outras complicações que podem ocorrer são:

- trombose de mamilos hemorroidários externos;
- pseudoestrangulamento de mamilos hemorroidários;
- prolapso dos mamilos hemorroidários durante e após evacuação.

O exame proctológico completo, inspeção, toque, anuscopia e retossigmoidoscopia são suficientes para o diagnóstico desta afecção. No entanto, pacientes com hereditariedade neoplásica ou acima de 50 anos devem ser submetidos preferencialmente a uma colonoscopia, ou então a um enema opaco ou ainda colonoscopia virtual para afastar a concomitância de neoplasia colônica.

AFECÇÕES COM ORIGEM NA MUSCULATURA ESFINCTERIANA

Aqui vamos encontrar as doenças da hipercontratura da musculatura esfincteriana e as decorrentes da sua hipocontratura.

A fissura anal é a mais comum destas afecções e ocasionada por uma solução de continuidade do epitélio de transição entre a pele e a mucosa do canal anal, decorrente de traumatismos do canal anal, principalmente por fezes endurecidas ou diarreias persistentes. A exposição do músculo esfíncter interno do ânus propicia sua contratura criando um círculo vicioso: dor, espasmo, dor.

A dor e eventualmente o sangramento fazem o paciente procurar o proctologista, e apenas pela inspeção e, eventualmente, pelo toque faz-se o diagnóstico.

Antes do tratamento clínico ou cirúrgico é norma não realizar o exame proctológico, em virtude da dor intensa referida pelo paciente. O exame proctológico é realizado após o tratamento.

O diagnóstico diferencial deverá ser feito com as fissuras atônicas, onde não existe contratura esfincteriana e são encontradas em doenças como a tuberculose, doenças granulomatosas, colorretais, câncer anal e doenças sexualmente transmissíveis, que serão abordadas mais adiante.

A incontinência anal é decorrente de hipotonia esfincteriana, principalmente do músculo esfíncter externo do ânus.

A maior incidência dessa doença ocorre em pacientes idosos, com debilidade geral, em que a hipotonia esfincteriana provoca perda não controlável de gases e/ou fezes. Graus variáveis de incontinência podem ser determinados por lesões congênitas, doenças neurológicas, traumatismos e atrogenia cirúrgica em operações proctológicas e ginecológicas.

O toque é fundamental na orientação do médico para o diagnóstico que tem na manometria anorretal e na ultrassonografia endorretal a confirmação exata do diagnóstico da lesão, permitindo orientação do tratamento, podendo ainda utilizar a videodefecografia, a eletromiografia e a medição de latência do nervo pudendo.

AFECÇÕES DA PELE, MUCOSA E TECIDO CONJUNTIVO

HIDRADENITE SUPURATIVA

Ocorre por infecção crônica das glândulas apócrinas da pele nas regiões perianal e perineal.

O diagnóstico é clínico e feito pela inspeção, quando se observam intensa fibrose e pústulas com cheiro fétido.

A cultura do pus mostra flora bacteriana mista, predominando a *Escherichia coli* e o *Staphylococcus epidermidis*.

HERPES

É causado pelo *Herpesvirus hominis*, tipos I e II, e doença recorrente.

Após um estado tipo gripal com duração de aproximadamente 24h, aparecem na pele perianal pequenas vesículas que se agrupam em base eritematosa. Devido ao prurido evoluem para úlceras e crostas.

O diagnóstico é feito pela inspeção e confirmado pela citologia e pelo isolamento do vírus, sempre feito no laboratório.

PAPILOMAVÍRUS (HPV)

São lesões verrucosas na pele perianal relacionadas ao contato sexual. No entanto, existem outras formas de apresentação desta doença em forma subclínica que podem ser observadas em citologia endoanal.

O diagnóstico é feito pela captura híbrida, que é realizada em laboratório, sendo este, no momento, o exame de escolha por apresentar maior sensibilidade, rapidez e detectar maior número de tipos do HPV.

A anuscopia também deve ser realizada e, se houver lesões verrucosas, estas devem ser ressecadas para estudo. Quando não encontradas, usa-se solução de ácido acético a 5% e havendo lesões suspeitas estas devem ser biopsiadas.

SÍFILIS

É uma doença sexualmente transmissível que pode apresentar alterações no canal anal.

O diagnóstico é feito pela inspeção, quando se observam, no ânus, fissuras atônicas ou lesões ulcerativas do cancro duro, geralmente indolores, com bordas endurecidas e fundo limpo.

Nas fases iniciais da sífilis primária, quando as reações sorológicas ainda são negativas, realizar em laboratório a pesquisa direta do *Treponema pallidum* em campo escuro, sendo este o método de escolha para a confirmação diagnóstica.

CANCRO MOLE

Esta doença é de transmissão exclusivamente sexual, ocasionada pelo bacilo *Haemophilus ducreyi*.

Notam-se, na região anal, úlceras atônicas, geralmente múltiplas, dolorosas, com fundo recoberto de exsudado purulento.

O diagnóstico é confirmado em laboratório pelo exame direto de material colhido das bordas das úlceras.

GONORREIA

Também é de transmissão exclusivamente sexual, causada pelo diplococo gram-negativo, a *Neisseria gonorrhoeae*. Ocasiona corrimento purulento proveniente do canal anal.

O diagnóstico é confirmado no laboratório em esfregaço da secreção ou colhido do canal anal, em que a coloração pelo método de Gram mostra os diplococos, mas é a cultura do material que vai dar o diagnóstico de certeza.

ABSCESSOS E FÍSTULAS PERIANAIS

Este processo infeccioso inespecífico tem origem nas criptas localizadas na linha pectínea da transição anorretal e daí parte para os tecidos vizinhos, como pele, mucosa e tecido conjuntivo, formando inicialmente os abscessos subcutâneos, submucosos e das fossas isquioanais.

Os abscessos subcutâneos e das fossas isquioanais exclusivamente se manifestam por dor, calor, rubor e aumento de volume local, já o abscesso submucoso se manifesta por dor anal. O estado geral pode estar acometido e o paciente geralmente apresenta febre.

O exame proctológico, principalmente o toque, é importante no diagnóstico do abscesso submucoso.

Com a evolução do diagnóstico por imagem, a tomografia computadorizada ou a ressonância magnética da pelve deve ser realizada, pois permite um tratamento mais adequado em virtude da perfeita localização da coleção purulenta.

Quando ocorre a drenagem espontânea ou na drenagem cirúrgica não se conseguir identificar a cripta de origem, forma-se um trajeto fistuloso entre a cripta e a pele. Para o tratamento deste trajeto, a não ser naqueles casos de fístulas baixas em que o exame proctológico pode identificar facilmente o orifício externo, trajeto e orifício interno, o estudo tomográfico ou a ressonância magnética são os imperativos, visto que a identificação correta do trajeto fistuloso e coleções secundárias são as bases para o sucesso do tratamento cirúrgico.

Temos como norma na drenagem desses abscessos enviar ao laboratório o pus para cultura e antibiograma.

AFECÇÕES PROCTOLÓGICAS DECORRENTES DE DOENÇAS SISTÊMICAS

As doenças inflamatórias intestinais podem apresentar afecções proctológicas semelhantes às descritas anteriormente, sendo elas: fissuras atônicas, abscessos e fístulas. No entanto, um histórico clínico bem feito e o exame proctológico corretamente realizado vão orientar o médico na realização de exames complementares, sendo que a colonoscopia com biópsia geralmente leva ao diagnóstico etiológico.

Nos casos de fissuras atônicas, as pesquisas clínica e laboratorial são fundamentais, pois podem ser manifestações da tuberculose, sífilis e câncer da margem anal.

Além do exame da secreção e biópsia do local, devemos realizar os testes sorológicos para sífilis, o teste tuberculínico (PPD) e a radiografia de tórax na suspeita de tuberculose.

AFECÇÕES PROCTOLÓGICAS NA AIDS

Na grande maioria das afecções proctológicas, devido à alta incidência da síndrome de imunodeficiência adquirida (AIDS), os testes são obrigatórios, principalmente quando os pacientes têm relações anais, múltiplos parceiros, consumo de drogas injetáveis e transfusões de sangue anteriores.

O exame é simples, realizado no soro com a pesquisa de anticorpos por Western blot, e a positividade é confirmatória da doença.

BIBLIOGRAFIA

Atualização terapêutica – 16ª edição.
Manual de exames Fleury – 2008/2009.
Manual de exames Einstein – 2009.

SEÇÃO VI — DIAGNÓSTICO EM PNEUMOLOGIA

Coordenador: Hélio Romaldini

Colaboradores: Hélio Romaldini
Marco Aurélio Scarpinella Bueno

CAPÍTULO 1
Gasometria Arterial Sanguínea e Trocas Gasosas Pulmonares

Hélio Romaldini
Marco Aurélio Scarpinella Bueno

VENTILAÇÃO PULMONAR

A ventilação pulmonar é o volume de ar atmosférico que entra ou sai dos pulmões na unidade de tempo, chama-se de volume minuto expirado (VE) em que:

$$VE = f \times VC$$

f = frequência respiratória
VC = volume corrente

A ventilação alveolar (VA) é o volume de ar que entra nos pulmões na unidade de tempo, mas realmente é efetiva em termos de trocas gasosas. Portanto, é a diferença entre o volume de ar que entra nos pulmões em cada minuto, exceto o ar que não participa das trocas gasosas (ventilação do espaço morto = VEM). Portanto:

$$VA = VE - VEM \text{ ou } VA = fVC - f(VC - VEM)$$

O volume de espaço morto fisiológico (VEM) pode ser dividido em dois componentes: anatômico e alveolar. O espaço morto anatômico compreende todo o ar desde a região nasal até unidades de bronquíolos terminais que não participam de trocas gasosas. O espaço morto alveolar compreende todos os alvéolos que recebem ar, mas não são perfundidos. Usualmente se expressa o espaço morto fisiológico como razão do volume do espaço morto pelo volume corrente, representando aproximadamente 30% deste (VEM/VC).

A ventilação alveolar é importante determinante das trocas gasosas porque, associada à taxa metabólica do indivíduo que leva a determinada produção de CO_2 (VCO_2), é o principal fator no estabelecimento dos níveis da pressão parcial do CO_2 arterial ($PaCO_2$). Dessa maneira, a $PaCO_2$ é função da produção tecidual de CO_2 e da ventilação alveolar.

$$PaCO_2 = a \frac{VCO_2}{VA}$$

A melhor expressão da ventilação alveolar é a medida da $PaCO_2$. Toda vez que a VCO_2 (produção de CO_2 tecidual) supera a ventilação alveolar, ocorre retenção de CO_2 e aumento da $PaCO_2$, isto é, hipoventilação alveolar. Toda vez que a ventilação alveolar (VA) supera a produção tecidual de CO_2 (VCO_2) ocorre eliminação de CO_2 em excesso, diminuição da $PaCO_2$, isto é, hiperventilação alveolar.

DIFUSÃO DE GASES NOS PULMÕES

Em indivíduos normais, em repouso, no nível do mar, o equilíbrio entre gás alveolar e sangue da mistura venosa se estabelece em 0,25 segundo, o que representa cerca de um terço do tempo de contato entre ar e sangue nos alvéolos.

Dessa maneira, problemas difusionais pouco representam como causas de alteração de trocas gasosas pulmonares em condições normais ou mesmo em condições patológicas em repouso. As alterações difusionais somente ganham importância sob condição de exercício intenso em grandes atitudes.

Quando há doença pulmonar, alterações difusionais importantes poderiam ocorrer somente com espessamento da membrana alveolocapilar de extrema magnitude. Quando isto ocorre na prática clínica, em geral já houve importantes alterações da estrutura pulmonar, a ponto de as alterações de ventilação e perfusão passarem a ser as causas fundamentais tanto da hipoxemia como da hipercapnia.

Dessa maneira, além de pouca importância na clínica, as alterações difusionais são muito difíceis de serem medidas isoladamente, pois as técnicas que as medem, em geral, não separam o componente da membrana do componente global de trocas gasosas que envolve a área total de troca, incluindo-se componentes ventilatório e circulatório.

RELAÇÕES ENTRE VENTILAÇÃO-PERFUSÃO

INTRODUÇÃO

Uma vez que a função dos pulmões é a de trocas gasosas, desnecessário se torna salientar a importância das relações entre ventilação e fluxo sanguíneo, tanto nos pulmões normais quanto em condições patológicas. Mais ainda, deve-se salientar que a causa mais comum de alterações de trocas gasosas é a desigualdade na relação entre ventilação e perfusão. Apesar disso, informações sobre as relações entre ventilação e perfusão são relativamente difíceis obtê-las. As razões para este fato são de variada natureza: a maioria das medidas de trocas gasosas necessita de punção arterial, e, embora este não seja um processo difícil, somente é efetivado quando existe indicação evidente.

Da mesma maneira, dados topográficos requerem uso de gases radiativos e equipamento oneroso, e informações sobre distribuição de razões ventilação-perfusão só podem ser mais bem obtidas por técnicas relativamente complicadas envolvendo infusão de gases inertes. Outro aspecto a ser salientado é que as informações sobre pulmões normais e com alterações mínimas são difíceis de serem obtidas em grandes populações devido à invasividade dos métodos usados para estudar trocas gasosas e relações entre ventilação e perfusão. Apesar disto há algumas informações na literatura sobre populações limitadas de voluntários normais estudados por meio destas metodologias mais sofisticadas.

Neste capítulo procuraremos salientar aspectos referentes à distribuição topográfica das relações ventilação-perfusão, sua influência nas trocas gasosas pulmonares e gases arteriais e fazer alguns comentários sobre técnicas de avaliação de trocas gasosas pulmonares, sobretudo ressaltando as distribuições de razões ventilação-perfusão.

DIFERENÇAS TOPOGRÁFICAS DO FLUXO SANGUÍNEO E DA VENTILAÇÃO (Fig. VI-1)

Fluxo sanguíneo

O fluxo sanguíneo decresce das bases para os ápices dos pulmões em posição vertical em indivíduos jovens normais. A postura tem efeito acentuado sobre a distribuição do fluxo sanguíneo. Na posição supina, os fluxos apical e basal tornam-se iguais, embora aumente o fluxo sanguíneo na região dorsal em relação à região ventral.

A região gravitacionalmente dependente é sempre mais bem perfundida nas posições lateral, prona e invertida com a cabeça para baixo. Essas mudanças posturais são explicadas pelo efeito gravitacional nas pressões hidrostáticas dos vasos sanguíneos pulmonares.

O volume pulmonar altera a distribuição do fluxo sanguíneo. Em volumes pulmonares pequenos, o fluxo sanguíneo reduz-se nas bases, chegando, em condições de volume residual, a ser maior no ápice do que nas bases. Mesmo na capacidade residual funcional, pequena região de redução de fluxo pode ser detectada próxima ao diafragma.

A inter-relação entre pressões arterial pulmonar, venosa e alveolar pode determinar alterações e desigualdades no fluxo de sangue. Em condições normais, pressão arterial pulmonar é suficiente para enviar sangue para os ápices, mas, em condições de baixa pressão arterial pulmonar e elevada pressão alveolar, pode-se evidenciar área de ausência de fluxo apical e podem ocorrer alterações de trocas gasosas.

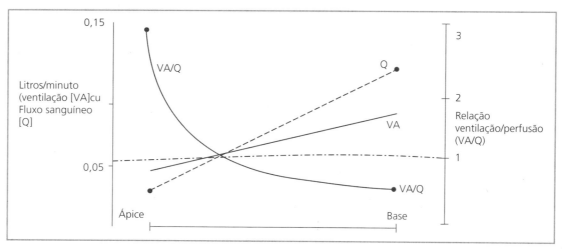

Figura VI-1 – Distribuições de fluxo sanguíneo (Q), ventilação alveolar (VA), relações ventilação-perfusão (VA/Q) da base ao ápice dos pulmões de indivíduos normais, em posição ereta.

Ventilação

Embora o mecanismo exato que leva à alteração da distribuição de ventilação em pulmões normais seja motivo de discussão, sabe-se que a ventilação decresce da base para o ápice, embora as alterações sejam menos acentuadas do que as da perfusão. Parece que distorção do parênquima pulmonar pelo seu próprio peso dentro da caixa torácica é um fator importante. Isto causaria compressão das porções inferiores do pulmão e diferenças topográficas nas pressões intrapleurais. Alterações na forma do gradeado costal e do diafragma, pela ação gravitacional, parecem, também, contribuir para a desigualdade na ventilação.

Volume pulmonar e postura também influenciam a distribuição de ventilação. Em geral a parte gravitacionalmente dependente do pulmão é relativamente comprimida e expande mais durante inspiração nas posições lateral, supina e prona. Sob volumes pulmonares pequenos, a distribuição de ventilação altera-se acentuadamente. As vias aéreas nas regiões inferiores dos pulmões fecham-se sob ação de compressão do parênquima, permanecendo essas áreas sem ventilação para volumes correntes pequenos. Em jovens normais esse fato ocorre, somente, abaixo da capacidade residual funcional.

RAZÃO VENTILAÇÃO-PERFUSÃO (VA/Q)

Consequentemente ao peso do pulmão, a pressão pleural é mais negativa no ápice do que na base, o que torna os alvéolos do ápice mais volumosos do que a base, porém para a mesma variação da pressão pleural (inspiração) varia menos o volume dos alvéolos apicais (ventilam menos) do que o volume dos alvéolos da base.

Efeito da postura (Fig. VI-2)

A razão entre ventilação e perfusão (VA/Q) determina as trocas gasosas em qualquer região do pulmão e, dessa maneira, representa importante variável. No pulmão em posição vertical, a razão aumenta a partir da base em direção ao ápice, a variação sendo entre 0,6 e 3. Isso decorre do fato de que a desigualdade do fluxo sanguíneo excede a da ventilação. Consequentemente, a PO_2 alveolar é cerca de 40mmHg maior no ápice do que na base e o oposto ocorre em relação à PCO_2 alveolar, embora em menor grau.

As mudanças de posição ou o volume pulmonar alteram a distribuição das relações ventilação-perfusão. As diferenças topográficas são bem menos acentuadas nas posições supina, lateral e prona. Este fato decorre de que a distribuição de fluxo sanguíneo é menos desuniforme nessas posições do que na posição vertical. Em volumes pulmonares pequenos, a razão entre ventilação e perfusão nas regiões mais inferiores pode chegar a zero como consequência de fechamento de vias aéreas. Embora ocorra certo grau de redução de fluxo sanguíneo nessas áreas, o *shunt* consequente pode levar a certo grau de hipoxemia.

Efeito da idade

As distribuições de fluxo sanguíneo, bem como de ventilação são alteradas pela ação da idade. Há uma distribuição mais uniforme do fluxo sanguíneo entre indivíduos normais com idade em torno de 70 anos do que em normais jovens. Não se sabe ao certo as causas desta distribuição mais uniforme, mas acredita-se ser consequência do aumento da pressão de artéria pulmonar que ocorre com a idade. A pressão média da artéria pulmonar aumenta aproximadamente 0,8mmHg para cada 10 anos de idade.

A distribuição da ventilação também muda com a idade, pois há maior tendência das regiões pulmonares inferiores a se tornarem mal ventiladas. Isto ocorre devido à perda do recolhimento elástico pulmonar com a idade, o que acarreta pressões intrapleurais menos negativas e fechamento de vias aéreas mais extenso.

Estas mudanças nas distribuições de fluxo de sangue e ar nos pulmões têm como resultante alterações nas relações VA/Q. Os valores elevados observados no ápice de jovens normais não são encontrados nos idosos, enquanto os valores nas bases são mais baixos. A hipoxemia

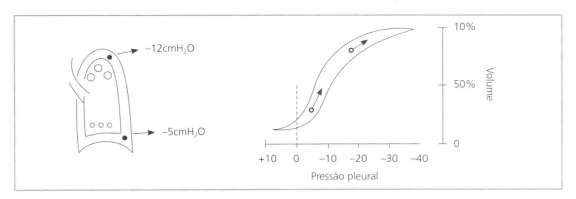

Figura VI-2 – Diferenças regionais de ventilação alveolar (posição ereta).

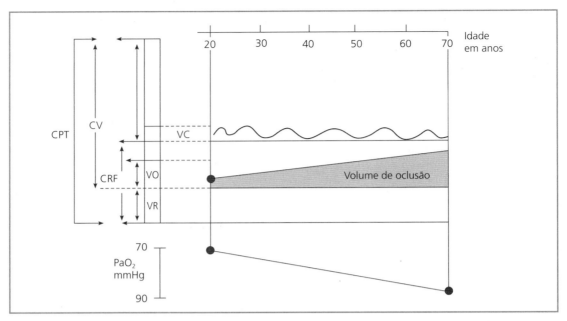

Figura VI-3 – Volume de oclusão (VO) das vias aéreas. Variação em função da idade. Variação paralela da pressão parcial arterial de O_2 (PaO_2). O volume de oclusão aumenta e a PaO_2 decresce com a idade. CV = capacidade vital; VC = volume corrente; CPT = capacidade pulmonar total; CRF = capacidade residual funcional; VO = volume de oclusão; VR = volume residual.

arterial observada com a idade pode ser parcialmente explicada pelas baixas relações VA/Q nas regiões mais inferiores dos pulmões dos idosos (Fig. V-3).

AVALIAÇÃO CLÍNICA E LABORATORIAL DAS ALTERAÇÕES NA RELAÇÃO ENTRE VENTILAÇÃO E PERFUSÃO

Quatro fatores principais determinam em qualquer unidade de trocas gasosas pulmonares a PO_2, PCO_2 e PN_2:

a) relação entre ventilação e perfusão;
b) ventilação alveolar;
c) composição do gás inspirado;
d) composição do sangue venoso misto.

Outro fatores secundários compreendem as curvas de dissociação e o estado acidobásico do sangue. Na realidade, de todos os fatores citados, a relação entre ventilação e perfusão é o mais importante, sendo que sua alteração é a causa mais comum de hipoxemia e hipercapnia em doenças pulmonares, podendo resultar em insuficiência respiratória e morte.

Qualquer pulmão, mesmo normal, apresenta certo grau de alteração na relação entre ventilação e fluxo sanguíneo, acentuando-se durante processos patológicos. Em condições normais, existe uma gama de distribuições de relação ventilação-perfusão que obedece a uma normal, em que entre poucas áreas extremas de ventilação-perfusão igual a zero (*shunt*) e ventilação-perfusão igual a infinito (espaço morto) existem diversos graus de alterações distributivas nas relações entre ventilação e perfusão (Fig. VI-4).

No entanto, um dos principais problemas para o médico é de como avaliar quantitativamente a desigualdade entre ventilação e perfusão. O ideal seria saber a distribuição real de razões ventilação-perfusão, tendo sido feito progressos neste sentido na última década. Porém, os métodos disponíveis para este tipo de avaliação são muito invasivos e complicados para que possam ser usados na prática clínica diária. Na maioria das vezes, dispõe-se unicamente da interpretação dos gases arteriais.

PO_2 arterial

A PO_2 arterial é, frequentemente, medida muito útil da quantidade de desigualdade entre ventilação e perfusão em pulmões doentes. Suas vantagens são simplicidade e facilidade para medir. Provavelmente, paciente com PaO_2 de 50mmHg tem mais desigualdade de ventilação-perfusão do que aquele cuja PaO_2 é de 80mmHg.

A grande desvantagem da PaO_2 como medida da desigualdade na relação ventilação é que seu valor é muito afetado tanto pelo nível de ventilação como pela presença de *shunts* intra ou extrapulmonares e alterações difusionais. Daí a necessidade de calcular a diferença alveoloarterial de oxigênio. Exemplo típico é o indivíduo que pode apresentar PaO_2 diminuída em 20 a 30mmHg em consequência da hipoventilação e sem nenhuma re-

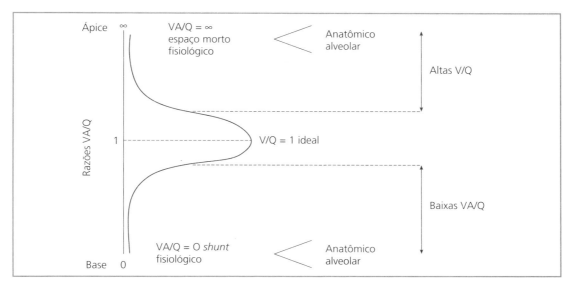

Figura VI-4 – Distribuição das razões ventilação-perfusão (VA/Q) em um pulmão normal em posição ereta. Conceitos de *shunt* e espaço morto fisiológico.

lação com o grau de alteração entre ventilação e perfusão. Este indivíduo manteria níveis normais da diferença alveoloarterial do oxigênio.

Há fórmulas que estabelecem faixas de normalidade da PaO_2, corrigindo-a para a idade.

PCO_2 arterial

Como o parâmetro para avaliar a desigualdade entre ventilação e perfusão é de pouquíssimo valor, é altamente sensível a variações de ventilação. Mesmo pulmões extremamente comprometidos, desde que haja aumento compensatório na ventilação alveolar, são capazes de levar a $PaCO_2$ a níveis normais ou até baixos. Serve como medida da ventilação alveolar: elevação da $PaCO_2$ significa hipoventilação alveolar e hiperventilação alveolar traduz-se por hipocapnia.

Diferença alveoloarterial de O_2 (P × A – a × O_2)

A diferença entre a PO_2 no gás alveolar e no sangue arterial é frequentemente útil para avaliar o grau de desigualdade na relação entre ventilação e perfusão. Este índice é menos sensível a variações de ventilação do que a PO_2 arterial.

Na figura VI-5 evidencia-se um diagrama PO_2 no eixo dos "x" e PCO_2 no eixo dos "y". Admitindo-se um indivíduo respirando ar ambiente ao nível do mar, o ponto

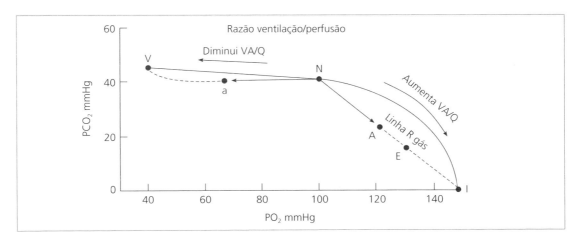

Figura VI-5 – Diagrama oxigênio-gás ideal (N); sangue arterial (a), gás alveolar (A), e gás expirado (E); ponto de sangue venoso misto (v); gás inspirado (I); VA/Q = razão ventilação-perfusão. I = ponto respiratório; V = ponto do sangue venoso misto; N = relação ventilação/perfusão ideal; V_A/Q = razão ventilação/perfusão; R = coeficiente de trocas respiratórias; E = pós-expirado; A = pós-alveolar; a = sangue arterial.

inspiratório (I) terá uma PO$_2$ de 149mmHg e uma PCO$_2$ de 0mmHg (PB = 760mmHg). A composição do sangue venoso misto (v) apresenta normalmente PO$_2$ de 40mmHg e PCO$_2$ de 45mmHg. Traçando-se uma linha que conecte o ponto inspiratório (I) ao ponto de sangue venoso misto (v), tem-se o diagrama O$_2$-CO$_2$ ou a linha de ventilação-perfusão que apresenta todas as combinações possíveis de PO$_2$ e PCO$_2$.

A razão ventilação-perfusão ideal, igual a 1, ponto N resulta em PO$_2$ de 100mmHg e PCO$_2$ de 40mmHg. À medida que decresce a relação ventilação-perfusão, a PO$_2$ decresce e a PCO$_2$ tende a aumentar muito discretamente, até alcançar valores correspondentes ao sangue venoso misto. Da mesma maneira, à medida que a razão entre ventilação e perfusão cresce, a PO$_2$ aumenta e a PCO$_2$ diminui, até que em grau extremo é alcançada a composição do gás inspirado. Para cada valor de PO$_2$, dessa maneira, haverá somente um valor de PCO$_2$. O diagrama oxigênio-gás carbônico era a única maneira de se estudar os fatores que determinam as trocas gasosas em unidades pulmonares até o advento dos computadores, quando se passou a aplicar a análise numérica como meio de avaliar quantitativamente as distribuições de relação ventilação-perfusão. Apesar de não ser mais utilizado para avaliações quantitativas, este diagrama é conceitualmente de grande valia. Com base no diagrama O$_2$-CO$_2$ vamos discutir como se comporta a diferença alveoloarterial de PO$_2$ na presença de desigualdades entre ventilação e perfusão.

Supondo-se um pulmão ideal, sem nenhuma desigualdade entre ventilação e perfusão, teríamos o ponto N que representa a intersecção das linhas do coeficiente de trocas respiratórias (R) para gás e sangue, isto é, as linhas que indicam as possíveis composições do gás alveolar e do sangue arterial que estejam em acordo com o coeficiente de trocas respiratórias (CO$_2$ eliminado/O$_2$ consumido) dos pulmões como um todo. Por exemplo, um pulmão cujo R fosse 0,8 teria seu ponto de gás alveolar misto em A, em algum local na linha que une os pontos N e I, e teria seu ponto arterial em "a", em algum local na linha que une os pontos N e v.

Se os pulmões passarem a apresentar desigualdade na relação entre ventilação e perfusão, tanto o ponto A como o ponto "a" vão divergir progressivamente do ponto ideal N. Quanto maior o grau de alteração na relação entre ventilação e perfusão tanto mais acentuada a distância entre os dois pontos "a" e A. Mais ainda, o tipo de desigualdade predominante na relação entre ventilação e perfusão determinará se o ponto "a" ou o ponto A é aquele que mais vai se distanciar do ponto ideal N. Por exemplo, uma distribuição apresentando predomínio de perfusão para áreas de baixa relação ventilação-perfusão afastará o ponto "a" de N, e o ponto A será afastado de N se houver grande volume de ventilação desviada para áreas de elevada relação entre ventilação e perfusão. Dessa maneira, fica evidente que a distância no eixo do "x" (PO$_2$) entre os pontos A (gás alveolar misto) e "a" (sangue arterial) nada mais é do que a diferença alveoloarterial de oxigênio, sendo medida bastante útil do grau de desigualdade entre ventilação e perfusão. A grande dificuldade prática para usar esta medida como descrita é representada pela impossibilidade de obter uma PO$_2$ alveolar mista expirada. Esta dificuldade decorre do fato de que a eliminação de gás a partir dos alvéolos pulmonares não é uniforme e, portanto, sempre haverá gás proveniente do espaço morto anatômico modificando a composição do gás alveolar, quando a amostra é obtida pós-espaço morto.

Dessa maneira, o que se passou a utilizar na prática foi o índice de diferença entre a PO$_2$ do gás alveolar "ideal" (ponto N) e a PO$_2$ do sangue arterial (a). A PO$_2$ alveolar ideal pode ser calculada a partir da equação do gás alveolar:

$$PAO_2 = (PB - PH_2O)\, FiO_2 - PACO_2 \left[FiO_2 + \left(\frac{1 - FiO_2}{R} \right) \right]$$

onde: a PCO$_2$ alveolar ideal é igual à PCO$_2$ arterial; PB = pressão barométrica; PH$_2$O = pressão de vapor de água; FiO$_2$ = fração inspirada de O$_2$; R = coeficiente respiratório.

Deve-se ressaltar que a diferença entre a PO$_2$ alveolar e a PO$_2$ arterial é causada somente por unidades com relações ventilação-perfusão muito baixas. A diferença entre a PO$_2$ ideal alveolar e a PO$_2$ arterial não mede alterações de relação entre ventilação e perfusão que caiam na faixa de relação ventilação-perfusão anormalmente elevada.

A diferença alveoloarterial de O$_2$, quando calculada em ar ambiente, abrange em sua medida de *shunt* intrapulmonar regiões de alterações de ventilação-perfusão, com predomínio de perfusão (baixa VA/Q), alterações difusionais e, eventualmente, sofre influências de alterações hemodinâmicas do débito cardíaco, que acabam por resultar em modificações da PO$_2$ e do conteúdo de O$_2$ do sangue venoso misto. Em determinadas circunstâncias, recomenda-se o cálculo da diferença alveoloarterial de O$_2$ com o indivíduo respirando O$_2$ a 100%, o que afastaria fatores como difusão, débito cardíaco e em grande proporção as áreas de baixa relação ventilação-perfusão como causas de aumento da P(A-a) O$_2$, restando apenas as áreas de *shunt* intrapulmonar. Entretanto, a utilização de frações elevadas de O$_2$ inspirado sofre críticas como técnica de medida de alterações de distribuição de ventilação-perfusão, superestimando os valores de *shunts* intrapulmonares. O mecanismo proposto para este fato é que elevadas concentrações de O$_2$ no ar inspirado favorecem a formação de microtelectasias em áreas de baixa VA/Q devido à rápida passagem de gases do alvéolo para o sangue em velocidade que supera sua reposição pela inspiração. Outro fator adicional seria a inibição da vasoconstrição hipóxica, devido à exagerada elevação da pressão parcial alveolar de O_2, aumentando o fluxo sanguíneo em áreas de baixa relação VA/Q.

Razão arterioalveolar de O_2 (PaO_2/PAO_2) e razão PaO_2/FiO_2 (pressão parcial arterial de O_2/fração inspirada de O_2)

Esses índices têm sido usados na prática médica na tentativa de evitar as influências da variação de fração inspirada de O_2 nos diversos índices de medida de trocas gasosas, principalmente a diferença alveoloarterial de O_2.

Embora simples de calcular e útil quando a principal causa de hipoxemia são alterações de relação ventilação/perfusão, entretanto, quando o principal componente da mistura venosa é o *shunt*, as razões PaO_2/PAO_2 e PaO_2/FIO_2 perdem sensibilidade ao longo da variação da fração inspirada de O_2.

Entretanto, tem sido usada com muita frequência a razão PaO_2/FiO_2 como critério para distinguir o grau de insuficiência respiratória e gravidade de trocas gasosas em pacientes em unidades de tratamento intensivo. Trata-se de um dos critérios para caracterizar "lesão pulmonar aguda" quando os valores de razão PaO_2/FiO_2 estão entre 200 e 300mmHg ou síndrome de desconforto respiratório agudo quando a razão PaO_2/FiO_2 fica abaixo de 200mmHg. Considera-se também a razão PaO_2/FiO_2 o critério para indicação de ventilação mecânica invasiva ou desmame, em pacientes com insuficiência respiratória aguda.

SHUNT FISIOLÓGICO E MISTURA VENOSA

O chamado *shunt* fisiológico engloba a porcentagem de sangue que passa por áreas de pulmão não ventiladas (VA/Q = O) e o chamado *shunt* anatômico, como anastomoses da circulação brônquica e vasos de Tebésios. Em condições normais, não deve exceder 5% do débito cardíaco (Qsfis/Q). Calcula-se administrando O_2 a 100% aos pacientes. A chamada mistura venosa (Qva/Q) inclui áreas pulmonares com fluxo sanguíneo para unidades pulmonares com razões ventilação-perfusão nulas ou acentuadamente baixas. Para seu cálculo não há necessidade de O_2 a 100%. O *shunt* fisiológico e a mistura venosa são menos sensíveis do que a diferença alveoloarterial de O_2, mantidos os níveis de ventilação do paciente, para dado grau de alteração na relação entre ventilação e perfusão. Em condições ideais, a mistura venosa equivale ao *shunt* fisiológico.

Para calcular o *shunt* fisiológico admite-se no diagrama O_2-CO_2 (Fig. VI-5) que todo o deslocamento do ponto arterial "a" (isto é, hipoxemia), distanciando-se do ponto ideal, N, seja causado pelo acréscimo de sangue venoso misto v ao sangue de composição ideal, N. Na prática, a fórmula usada para cálculo do *shunt* fisiológico é a mesma com a qual se calcula a mistura venosa:

$$\frac{Qva}{Q} = \frac{Qsfis}{Q} = \frac{CNO_2 - CaO_2}{CNO_2 - CvO_2}$$

Em que:

Qva = Qsfis = fluxo sanguíneo através das áreas de *shunt* fisiológico e/ou baixa VA/Q

Q = fluxo sanguíneo total através dos pulmões. Em condições normais equivale ao débito cardíaco

CaO_2 = conteúdo arterial de O_2

CvO_2 = conteúdo de O_2 no sangue venoso misto

CNO_2 = conteúdo ideal de O_2, que é calculado a partir de PO_2 alveolar ideal e da curva de dissociação do O_2

Comparando-se a diferença alveoloarterial do oxigênio com o *shunt* fisiológico, devemos salientar que enquanto a primeira mede predominantemente as alterações pulmonares, sofrendo pouca influência das variações do débito cardíaco, o *shunt* fisiológico varia inversamente com o débito cardíaco para uma mesma distribuição de ar nos pulmões. Assim, o *shunt* fisiológico bem como as áreas de baixa razão ventilação-perfusão aumentam à medida que se eleva o fluxo sanguíneo pulmonar total e vice-versa. Dessa maneira, o *shunt* fisiológico, além de sofrer alterações decorrentes das ventilações-perfusão pulmonares, sofre influência do fluxo sanguíneo através dos pulmões.

ESPAÇO MORTO FISIOLÓGICO

O espaço morto fisiológico mede a ventilação que vai para unidades pulmonares com razões ventilação-perfusão anormalmente elevadas e infinitas. Compreende espaço morto anatômico, de valor constante, e espaço morto alveolar, unidades ventiladas e não perfundidas. Em condições ideais, o espaço morto fisiológico iguala o espaço morto anatômico.

Na figura VI-5, para se obter o espaço morto fisiológico, admite-se que o ponto alveolar A se distancia do ponto ideal N, e que este afastamento seja causado pela adição de gás inspirado à mistura gasosa ideal. A grande dificuldade é a obtenção de amostra do gás alveolar A. Na prática coleta-se gás expirado misto e mede-se sua composição E. Esta contém um componente de espaço morto anatômico, que acaba por deslocar sua composição em direção ao ponto I. Assim, usa-se a equação de Bohr:

$$\frac{VEM}{VC} = \frac{PACO_2 - PECO_2}{PACO_2}$$

Em que:

VEM = volume do espaço morto fisiológico
VC = volume corrente
$PECO_2$ = PCO_2 da mistura gasosa expirada
$PACO_2$ = $PaCO_2$, assume-se que as $PaCO_2$ no gás alveolar ideal e no sangue arterial sejam as mesmas

O espaço morto anatômico e o alveolar são incluídos na medida do espaço morto fisiológico quando este é medido pela equação de Bohr. Pode-se, no entanto, subtraí-los. Em pulmões normais de indivíduos em repouso o valor do espaço morto fisiológico está próximo a 30% do volume corrente e consiste quase totalmente do espaço morto anatômico.

LIMITAÇÕES DOS PARÂMETROS PARA MEDIDA DE RELAÇÃO VENTILAÇÃO-PERFUSÃO

Tanto a medida do espaço morto fisiológico como a do *shunt* fisiológico sofrem críticas e limitações como parâmetros das alterações de relação ventilação-perfusão, pois são influenciadas por diversos fatores: fluxo sanguíneo pulmonar total, ventilação total, concentração de O_2 no gás inspirado, concentração de hemoglobina. Quando aumenta a ventilação total para um pulmão que não sofra variações de relação ventilação-perfusão, eleva o espaço morto fisiológico e diminui o *shunt* fisiológico. Exatamente o oposto ocorre quando aumenta o fluxo sanguíneo pulmonar nas mesmas circunstâncias citadas.

Outros modelos propostos usando dois ou três compartimentos, embora bastante engenhosos, também sofrem a crítica de serem extremamente simples ante a complexidade da estrutura pulmonar e por isto mesmo, muitas vezes, são ineficientes para explicar todas as variáveis e dados de que dispomos para determinada condição patológica.

Na última década, grandes avanços têm-se verificado para analisar as propriedades de distribuições contínuas de razões ventilação-perfusão em vez de se limitar a análises de dois ou três compartimentos individuais e estanques. A aplicação de análises numéricas, usando-se computadores, permitiu estudar o comportamento destas distribuições. Graças à aplicação desta nova metodologia que permite medir realmente os tipos de distribuição de ventilação-perfusão em normais e em pacientes, está sendo possível esclarecer diversos mecanismos de alterações nas trocas gasosas, que, até então, permaneciam obscuros.

Apesar de ser um método possível somente para investigação científica, parece abrir uma nova era na análise das relações entre ventilação e perfusão, sendo independente da análise exclusiva dos gases arteriais PO_2 e PCO_2 e permitindo a obtenção de informação sobre as alterações de distribuição de ventilação-perfusão até então não disponíveis.

Como técnica em fase experimental, deve-se salientar a tomografia computadorizada por emissão de pósitrons, que tem permitido de maneira pouco invasiva analisar com detalhes áreas de ventilação regional, comparando-as com fluxos sanguíneos regionais.

TRANSPORTE SANGUÍNEO DE GASES

Transporte de oxigênio (Fig. VI-6)

O oxigênio transportado aos tecidos é levado apenas em pequena quantidade, dissolvido no sangue. A maior parte do O_2 transportado é combinada à Hb, cromoproteína eritrocitária, que tem capacidade de fixar O_2 reversivelmente.

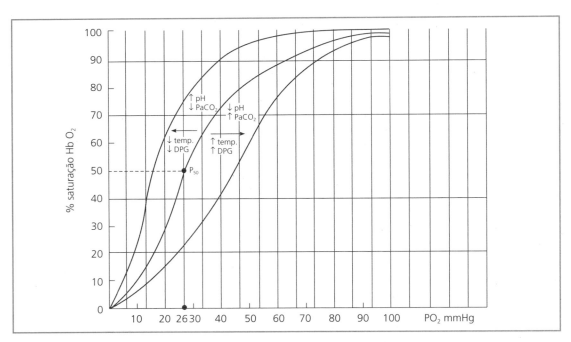

Figura VI-6 – Curva de dissociação da oxi-hemoglobina. Valores aplicáveis sob pH 7,40, PCO_2 40mmHg e temperatura de 37°C em indivíduos normais. Evidenciam-se deslocamentos da curva para a direita e para a esquerda e o ponto P_{50}.

A quantidade de O_2 transportado em solução no sangue é proporcional à pressão parcial de O_2, sendo o produto de sua pressão parcial pelo seu coeficiente de solubilidade. Assim a 37°C temos O_2 dissolvido = PaO_2 × 0,0031mL/mmHg/100mL de sangue. Para PaO_2, de 100mmHg, temos 0,3mL de O_2, dissolvido em 100mL de sangue.

Considerando o transporte de O_2 pela hemoglobina, sabemos que cada grama de Hb pode combinar-se com 1,39mL de O_2. O conteúdo de O_2 do sangue é a quantidade de O_2 ligada à Hb em uma dada PaO_2 em 100mL de sangue. A capacidade de O_2 da hemoglobina é a quantidade máxima de O_2 que pode combinar-se com a Hb, em excesso de O_2. Fazendo a relação percentual do conteúdo de O_2 da Hb e da capacidade de O_2 da Hb, temos a porcentagem de saturação de O_2 da Hb (SO_2). Sabendo-se a saturação de Hb O_2 (determinada em oxímetro) e a concentração de hemoglobina no sangue, podemos calcular o conteúdo de O_2 ligado à hemoglobina.

Assim para Sat Hb O_2 = 70% e Hb = 15g%:

Conteúdo Hb O_2 = SO_2 × (Hb × 1,39)

Conteúdo Hb O_2 = 0,70 × 15 × 1,39 = 14,6mL/100mL sangue

Para o cálculo do conteúdo total de O_2 do sangue, teremos de acrescentar, ao conteúdo de O_2 da hemoglobina, o O_2 dissolvido, calculado como já vimos, conhecendo-se a pressão parcial de O_2 na amostra considerada.

A relação entre PaO_2 e SaO_2 não é linear, sendo expressa por uma curva em forma de sigma, que é conhecida como curva de dissociação da oxi-hemoglobina. Temos na figura VI-6 a construção da curva para temperatura = 37°C, pH = 7,40, $PaCO_2$ = 40mmHg e Hb = 15g%.

Analisando a curva de dissociação da Hb O_2, temos:

a) o conteúdo total de O_2 do sangue com PO_2 de 100mmHg é de 19,8mL/100mL de sangue, sendo 19,5mL de O_2 ligados à hemoglobina, com SaO_2 de 97,5%. Apenas 0,3% de O_2 é transportado dissolvido;
b) aumentando-se a PO_2, acima de 100mmHg, ocorre apenas pequeno aumento da SO_2;
c) variações grandes de PO_2 na parte superior da curva, entre 100 e 70mmHg, apresentam pequena alteração de Hb O_2 e, portanto, do conteúdo de O_2 do sangue arterial. Isto ocorre nos pulmões, permitindo grande captação de O_2 pelos capilares pulmonares mesmo com pressões parciais de O_2 menores do gás alveolar;
d) a mesma variação de PaO_2 na parte média e inferior da curva, por exemplo, entre 40 e 10mmHg (nível tecidual), apresenta grande mudança da saturação de HbO_2 e, portanto, do conteúdo total de O_2 do sangue, favorecendo assim grande liberação de O_2 tecidual;
e) mudanças estruturais da Hb, assim como outros fatores físico-químicos, podem alterar a afinidade de O_2 pela Hb, deslocando a curva de dissociação para a direita ou esquerda, aumentando ou diminuindo, portanto, a liberação tecidual de oxigênio (ver Fig. VI-6). Aumento da temperatura e da $PaCO_2$ e diminuição do pH (efeito Bohr) tendem a deslocar a curva da Hb O_2 para a direita, da mesma forma que hipertireoidismo e hemoglobinopatias, aumento de fosfatos orgânicos eritrocitários, sendo o principal o 2,3-disfosfoglicerato (2,3-DPG). O aumento dos fosfatos orgânicos eritrocitários está relacionado principalmente às condições de hipoxemia.

Inversamente, aumento do pH, diminuição da temperatura, da $PaCO_2$ e da concentração de 2,3-DPG eritrocitário deslocam a curva de Hb O_2 para a esquerda. A acidose metabólica, mantida cronicamente, promovendo diminuição da produção de 2,3-DPG eritrocitário, também acarreta deslocamento da curva de Hb O_2 para a esquerda, assim como hipotireoidismo. A hemoglobina F desvia a curva para a esquerda, permitindo maior captação de O_2 pela Hb do feto em relação à Hb A materna.

Por meio da construção da curva de dissociação de Hb O_2, podemos determinar a PO_2 na qual há 50% de saturação de Hb O_2, ou seja, a P_{50}, que caracterizaria o posicionamento da curva de dissociação de Hb O_2, podendo-se detectar seu deslocamentos para a esquerda ou direita. A P_{50}, calculada *in vitro*, com pH 7,40, $PaCO_2$ 40mmHg a 37°C, em indivíduo normal é por volta de 27mmHg. Os desvios da curva para a esquerda são caracterizados por diminuição de P_{50} e vice-versa.

TRANSPORTE DE CO_2

O gás carbônico está em equilíbrio dinâmico com o ácido carbônico e deve ser excretado continuamente, para prevenir acidose. O equilíbrio acidobásico do meio interno depende da eliminação de CO_2 pela ventilação dos pulmões e do balanço renal na excreção do bicarbonato. Apesar da quantidade de CO_2 no sangue ser o dobro do oxigênio, sua pressão parcial é inferior à do O_2.

Como a inclinação da curva de dissociação para o CO_2 é muito abrupta, a diferença das pressões parciais no sangue arterial e venoso é pequena em contraste com a do oxigênio. Na realidade, apesar de a curva total de dissociação do CO_2 ser curvilínea em condições normais, a relação conteúdo-pressão é linear. Essa característica colabora na eficiência da eliminação do CO_2 na presença de alterações VA/Q.

O conteúdo de CO_2 é a soma de três formas de transporte: CO_2 em solução física, bicarbonato e composto carbamino. Em relação ao CO_2 em solução física, representa um mecanismo de ajuste rápido da homeostase do meio interno, graças a sua alta solubilidade no plasma e rápida difusibilidade através da membrana alveolocapilar.

A segunda forma de transporte do CO_2 é através do bicarbonato plasmático, proveniente da rápida conversão da maior parte do CO_2 (90%), por meio da anidrase carbônica (AC) intraeritrocitária.

$$CO_2 + H_2O \xrightarrow{AC} H_2CO_3 \rightarrow H^+ + H^+CO_3^-$$

O excesso de H^+ é tamponado pela união com prótons da hemoglobina.

A terceira forma de transporte do CO_2 é a formação de compostos carbamino, no qual em torno de 5% do CO_2 se une a grupos amina da hemoglobina.

Em resumo, análise dos gases arteriais está indicada quando há evidências clínicas de alterações no equilíbrio acidobásico, hipoxemia e/ou hipercapnia. A oximetria pode dar informação sobre a saturação da hemoglobina pelo oxigênio (SO_2) e não do nível de pressão parcial de oxigênio no sangue (PO_2). Como comentado na figura VI-6, a relação entre PO_2 e SO_2 não é linear. A precisão da oximetria de pulso (SpO_2) está reduzida em condições como anemia grave (Hb $\leq$ 5g/dL), hemoglobinas anormais (carboxi-hemoglobina, hemoglobina fetal, meta-hemoglobina), presença de corantes no sangue, problemas de contato do aparelho com a superfície do corpo, falta de fluxo sanguíneo pulsátil (hipotensão arterial, hipotermia, fatores que obstruam ou diminuam o fluxo sanguíneo para as extremidades). Dessa maneira, embora a oximetria de pulso seja técnica não invasiva, relativamente barata e possa fornecer informações clínicas relevantes, tem de ser usada com critério e apresenta limitações em relação à PO_2 obtida na gasometria arterial.

BIBLIOGRAFIA

Riley RL, Cournand A. "Ideal" alveolar air and the analysis of ventilation-perfusion relationship in the lungs. J Appl Physiol. 1949;1:825.

Romaldini H. Trocas gasosas e relação ventilação-perfusão. J Pneumol. 1982;8:50.

West JB, Wagner PH. Pulmonary gás exchange. In: West JB. Bioengineering aspects of the lung. New York: Marcel Deckker; 1977. p. 361-457.

West JB. Ventilation/blood flow and gás exchange. 3rd ed Oxford: Balckwell Scientific Publications; 1977.

West JB. Ventilation-perfusion relationship. Am Rev Resp Dis. 1977; 116:919.

CAPÍTULO 2
Análise do Líquido Pleural

Marco Aurélio Scarpinella Bueno
Hélio Romaldini

INTRODUÇÃO

A análise do líquido pleural tem por objetivo determinar a etiologia de um derrame pleural, podendo fornecer um diagnóstico preciso em até 75% das vezes, principalmente se forem identificadas células malignas ou micro-organismos no líquido. O líquido pleural pode ser facilmente coletado à beira do leito por meio de punção por agulha, procedimento conhecido por toracocentese.

CLASSIFICAÇÃO DO LÍQUIDO PLEURAL

Os derrames pleurais são classificados de acordo com os critérios propostos por Light et al. em 1972, baseando-se nas relações existentes entre os valores de proteína e de desidrogenase láctica (DHL) no líquido pleural e no soro.

De acordo com esses autores, se pelo menos um dos achados abaixo estiverem presentes, estamos diante de um líquido pleural exsudativo:

- relação proteína líquido pleural/proteína sérica maior que 0,5;
- relação DHL líquido pleural/sérico superior a 0,6;
- DHL líquido pleural superior a dois terço do limite superior validado pelo laboratório em questão do DHL sérico.

A presença dos três achados em conjunto apresenta alta sensibilidade, mas baixa especificidade, quando comparada com cada um deles individualmente. A grande crítica aos chamados critérios de Light reside no fato da inclusão da relação DHL líquido pleural/DHL sérico, visto que um é dependente do outro.

É mandatória a identificação de um líquido pleural exsudativo por ele representar uma afecção real da pleura. O exsudato pleural pode ser originado por diversos mecanismos, a saber: infecção, neoplasia, anormalidades linfáticas, mecanismos imunológicos ou iatrogenia. Seja qual for a causa, o mecanismo de formação de líquido dá-se por extravasamento de proteínas capilares (nos casos de inflamação) ou por dificuldade na drenagem linfática. Em alguns casos, o acúmulo de líquido pleural ocorre pela passagem de líquido peritoneal para o espaço pleural (ascite, pancreatite).

O quadro VI-1 sumariza as principais causas de derrames pleurais exsudativos.

Quadro VI-1 – Algumas causas de derrames pleurais exsudativos.

Infecção
Pneumonia bacteriana
Tuberculose
Doença fúngica
Abscessos subfrênicos
Neoplásicas
Carcinomas broncogênicos
Linfomas
Mesoteliomas
Metástases
Imunológicos
Pleurite lúpica
Doença reumatoide
Outros
Alterações esofágicas
Quilotórax
Embolia pulmonar
Pancreatite
Síndrome de Meigs

Os derrames pleurais transudativos formam-se fundamentalmente pelo desequilíbrio entre as pressões hidrostáticas e oncóticas no tórax. De forma geral, não representam afecções pleurais.

O quadro VI-2 sumariza algumas causas de derrames pleurais transudativos.

Além dos clássicos critérios de Light para a classificação dos derrames pleurais, existem pelo menos outros

Quadro VI-2 – Algumas causas de derrames pleurais transudativos.

Insuficiência cardíaca congestiva
Síndrome nefrótica
Hidrotórax hepático
Diálise peritoneal
Hipoalbuminemia

dois métodos com acurácia similar na identificação de exsudatos e que não levam em conta as dosagens de DHL ou de proteína sérica:

Regra de dois testes:
- colesterol do líquido pleural maior que 45mg/dL;
- DHL do líquido pleural superior a 0,45 do limite superior validado pelo laboratório em questão do DHL sérico.

Regra de três testes:
- proteína do líquido pleural maior que 2,9g/dL;
- colesterol do líquido pleural superior a 45mg/dL;
- DHL do líquido pleural superior a 0,45 do limite superior validado pelo laboratório em questão do DHL sérico.

Em ambos os testes a presença de apenas um dos itens identifica o líquido como exsudato. Como todo teste de laboratório, o julgamento clínico é essencial para sua interpretação adequada, principalmente quando os resultados obtidos estiverem próximos dos valores de referência.

ANÁLISE DO LÍQUIDO PLEURAL

A simples observação do líquido obtido pela toracocentese pode fornecer o diagnóstico definitivo do derrame pleural em algumas situações, tais como:

Empiema pleural – o aspecto do líquido é típico, isto é, purulento e fétido.

Quilotórax – o aspecto do líquido pleural é quiloso e a dosagem de triglicerídeos ultrapassa 110mg/dL. É possível identificar quilomícrons no líquido.

Hemotórax – o líquido é hemorrágico e a relação entre o hematócrito (Ht) do líquido pleural e do sangue é maior que 0,5.

Urinotórax – o aspecto do líquido lembra o de urina e a relação entre a creatinina do líquido pelural e a sérica é maior que 1.

Após a coleta do líquido pleural, dá-se início à sua análise celular e bioquímica, que inclui geralmente dosagens de proteína, DHL, glicose e pH. Dosagens de outras substâncias como amilase, colesterol, adenosina deaminase (ADA) e marcadores tumorais não são feitas rotineiramente, sendo realizadas apenas em situações específicas.

CELULARIDADE

Os mesoteliócitos aparecem em uma pequena proporção no líquido pleural normal, aumentando consideravelmente em derrames transudativos. Nos derrames exsudativos, o comportamento dos mesoteliócitos é inconstante, mas em geral não ultrapassam 5% nos casos de tuberculose pleural.

O líquido pleural não possui neutrófilos em situações normais, porém o aumento dessa população celular pode auxiliar no diagnóstico em determinadas situações como no caso de derrames pleurais parapneumônicos e no empiema, em que a contagem geralmente ultrapassa 50.000 células/mm^3. Como regra geral, os exsudatos pleurais crônicos costumam apresentar neutrófilos superiores a 5.000 células/mm^3.

Em contrapartida, líquidos pleurais com contagens de linfócitos superiores a 85% sugerem tuberculose, linfoma, doença reumatoide e eventualmente derrames neoplásicos, apesar de nesses casos a porcentagem de linfócitos estar geralmente entre 50 e 70%.

Eosinófilos também não são uma população celular comum no líquido pleural. Contagens acima de 10% do total de células nucleadas sugerem processos benignos relacionados à presença de ar ou sangue na cavidade pleural, ou ainda processos infecciosos parasitários ou fúngicos. Também já foram relatados derrames pleurais secundários a linfomas ou processos metastáticos com predomínio de eosinófilos.

BIOQUÍMICA

Proteína – em geral os transudatos possuem valores de proteína pleural menores que 3g/dL. Em contrapartida, a tuberculose pleural geralmente apresenta proteína superior a 4g/dL.

Desidrogenase láctica (DHL) – os maiores valores absolutos de DHL no líquido pleural (geralmente maior que 1.000UI/L) são encontrados nos casos de empiema pleural e em pacientes com doença reumatoide.

Glicose – valores absolutos de glicose pleural menores que 60mg/dL ou a relação glicose pleural/glicose sérica inferior a 0,5 indica a possibilidade de derrames pleurais exsudativos secundários a empiemas e/ou derrames parapneumônicos complicados (por consumo aumentado de glicose pelos neutrófilos), doença reumatoide (por diminuição do transporte de glicose do sangue para o líquido pleural), tuberculose pleural, pleurite lúpica ou malignidade. Nos transudatos os valores de glicose pleural são idênticos aos do soro.

pH – o pH normal do líquido pleural é 7,60. Valores inferiores a 7,30 (indicando grande acúmulo de íons hidrogênio) estão associados às mesmas causas que cursam com a queda de glicose no líquido pleural. Os transudatos costumam apresentar pH entre 7,40 e 7,50, enquanto os exsudatos costumam ter pH entre 7,40 e 7,30.

Os mecanismos responsáveis por acidificar o líquido pleural (pH < 7,30) incluem:

- Aumento na produção ácida por células do líquido pleural e por bactérias, como no caso do empiema.
- Diminuição no transporte de íons hidrogênio para o espaço pleural (doença reumatoide e derrames malignos).

O pH baixo do líquido pleural, geralmente menor que 7,15, tem indicações diagnósticas, prognósticas e terapêuticas em pacientes com derrames pleurais parapneumônicos, sendo um dos critérios a serem considerados quando da decisão pela drenagem pleural. Da mesma forma, indicações de pleurodese em derrames neoplásicos costumam ter menor eficácia quando o pH do líquido pleural estiver menor que 7,30.

Amilase – líquidos pleurais ricos em amilase são sugestivos de derrames relacionados a doenças pancreáticas, ruptura esofágica e eventualmente metástases. A determinação de qual isoenzima pancreática está presente pode ajudar no diagnóstico diferencial dessas entidades.

Adenosina deaminase (ADA) – exame fundamental em líquidos pleurais ricos em linfócitos, em que o diagnóstico de tuberculose for suspeito. Nesses casos, os valores de ADA costumam ultrapassar as 50U/L. Derrames pleurais relacionados a linfomas também costumam cursar com valores elevados de ADA.

Exceto pela pesquisa do fator antinúcleo (FAN) no líquido pleural, que eventualmente tem utilidade no diagnóstico da pleurite lúpica, outras dosagens ainda podem ser feitas, apesar de necessitarem de mais estudos clínicos para assegurar sua sensibilidade e especificidade:

Marcadores tumorais – nenhum marcador tumoral dosado no líquido pleural se mostrou suficientemente acurado para o diagnóstico de neoplasias no líquido pleural, mesmo quando foram realizadas dosagens de painéis envolvendo CEA, CA-125, CA 15-3 e CYFRA-21 (fragmento de citoqueratina), cuja sensibilidade foi menor que 30%.

NT-Pró-BNP (terminal N, fração pró, peptídeo natriurético cerebral) – parece estar aumentado em derrames pleurais secundários à insuficiência cardíaca congestiva, mas faltam estudos sistemáticos quanto à metodologia de dosagem e seu valor diagnóstico.

Mesotelina – glicoproteína fortemente expressa por mesoteliomas malignos. Parece ser uma ferramenta promissora, mas que ainda necessita de padronização adequada e maior número de ensaios clínicos.

BIBLIOGRAFIA

Gonlugur U, Gonlugur TE. The distinction between transudates and exudates. J Biomed Sci. 2005;12:985.

Heffner JE, Highland K, Brown LK. A meta-analysis derivation of continuous likelihood ratios for diagnosing pleural fluid exudates. Am J Respir Crit Care Med. 2003;167:1591.

Jimenez Castro D, Diaz Nuevo G, Sueiro A, et al. Pleural fluid parameters identifying complicated parapneumonic effusions. Respiration. 2005;72:357.

Light RW, Macgregor MI, Luchsinger PC, Ball WC Jr. Pleural effusions: the diagnostic separation of transudates and exudates. Ann Intern Med. 1972;77:507.

Light RW. Pleural diseases. 3rd ed., Baltimore: Williams & Wilkins; 1995.

Marchevsky AM. Application of immunohistochemistry to the diagnosis of malignant mesothelioma. Arch Pathol Lab Med. 2008;132:397.

CAPÍTULO 3
Medicina Laboratorial e Pneumologia

Marco Aurélio Scarpinella Bueno
Hélio Romaldini

INTRODUÇÃO

A gasometria arterial é, sem dúvida, o exame laboratorial mais importante para o pneumologista, tendo implicações diagnósticas e prognósticas importantes, de tal forma que será analisada detalhadamente em capítulo específico.

Em geral exames laboratoriais inespecíficos como velocidade de hemossedimentação (VHS), proteína C-reativa (PCR) e desidrogenase láctica (DHL) são de pouca utilidade no diagnóstico específico de doenças pulmonares. Mesmo o clássico achado de leucocitose com elevação de DHL ou de AST com bilirrubinas normais nos casos de tromboembolismo pulmonar se mostrou pouco sensível e caiu em desuso após o aparecimento de novos métodos diagnósticos, como a tomografia computadorizada helicoidal de tórax.

Em situações específicas, como as pneumopatias intersticiais relacionadas às colagenoses, a dosagem de marcadores como FAN, ANCA, anti-SCL e assim por diante assume papel importante e serão analisados em capítulos específicos.

Por se tratar de exames mais recentes e que têm demonstrado certa aplicabilidade na área da pneumologia, optamos por nos ater neste capítulo na aplicação do dímero-D, do peptídeo natriurético cerebral (BNP) e da troponina em três entidades distintas da alçada do pneumologista: a avaliação da dispneia aguda e no diagnóstico do tromboembolismo pulmonar e da hipertensão arterial pulmonar.

DÍMERO-D E TROMBOEMBOLISMO PULMONAR AGUDO

O dímero-D é um produto de degradação da fibrina que pode ser detectado em laboratório por meio de dois métodos: ELISA (melhor acurácia) ou aglutinação por látex. Em geral, aceitam-se valores de corte superiores a 500ng/mL como anormais.

Para o diagnóstico de tromboembolismo pulmonar (TEP) agudo no paciente não hospitalizado, a dosagem do dímero-D apresenta sensibilidade alta e alto valor preditivo negativo, mas especificidade baixa, assim como baixo valor preditivo negativo. Os dados clássicos indicam sensibilidade por volta de 95% em pacientes com TEP sintomático, caindo para 50% nos casos de TEP subsegmentar. Em contrapartida, o valor preditivo negativo chega a 95% em pacientes que não apresentam TEP.

Importante ressaltar que todos esses valores são reprodutíveis quando o dímero-D é dosado através de ELISA, já sendo demonstrado que dosagens feitas por látex apresentam valores algo mais baixos.

De qualquer forma, pacientes não hospitalizados, com baixa probabilidade clínica de terem TEP agudo e que apresentam valores normais de dímero-D, parecem ter entre 98 e 99% de chance de não terem TEP mesmo. Em contrapartida, o dímero-D se apresenta em valores normais em apenas um quarto dos pacientes sem TEP, o que demonstra sua baixa especificidade.

O quadro VI-3 lista situações em que o dímero-D aumenta, restringindo sua aplicação em pacientes internados.

Uma meta-análise recente sobre o uso do dímero-D no diagnóstico de pacientes não hospitalizados com probabilidade pré-teste alta de TEP e baixa prevalência de doença tromboembólica venosa (entenda-se pacientes não oncológicos e não usuários de serviços de pronto-socorro) concluiu que:

- As sensibilidades mais altas (até 95%) são obtidas com dosagens através de ELISA.

Quadro VI-3 – Situações de elevação do dímero-D.

Neoplasias
Cirurgias recentes
Trauma
Síndromes coronarianas agudas
Acidente vascular cerebral
Doença tromboembólica venosa e arterial (TVP, TEP, insuficiência arterial periférica)
Síndrome da resposta inflamatória sistêmica
Insuficiência renal aguda e crônica
Insuficiência hepática
Gravidez – principalmente após o segundo trimestre
Idade avançada

TVP = trombose venosa profunda; TEP = tromboembolismo pulmonar.

- Resultados negativos com ELISA (inferior a 500ng/mL) são úteis para a exclusão de TEP, principalmente se houver Doppler venoso de membros inferiores que não mostre quadro de trombose venosa profunda.
- Se o método utilizado para a dosagem do dímero-D for látex, valores inferiores a 500ng/mL só são aceitáveis para excluir TEP se a probabilidade pré-teste for baixa.

BNP E AVALIAÇÃO DA DISPNEIA AGUDA

O NT-pró-BNP (terminal N pró-BNP) é o precursor do peptídeo natriurético cerebral (BNP), um hormônio que, tal qual o peptídeo natriurético atrial (ANP), é liberado em resposta a sobrecargas de volume e aumento na tensão da parede cardíaca. Identificado inicialmente no cérebro, também é encontrado nos miócitos dos ventrículos.

Já está bem definido que o BNP se encontra elevado em casos de insuficiência cardíaca congestiva (ICC) – com disfunção sistólica ou diastólica – em decorrência das altas pressões de enchimento ventricular, mesmo em pacientes assintomáticos, o que permite sua aplicação como ferramenta diagnóstica. Em situações normais, os níveis de BNP não ultrapassam 20% aos de ANP em indivíduos sadios, porém em pacientes com ICC esta relação se inverte, fazendo com que a experiência clínica com o BNP seja bem maior.

A aplicação do BNP em serviços de emergência para excluir o diagnóstico de ICC em pacientes com dispneia aguda e que não apresentem sintomas clássicos de descompensação cardíaca tem-se mostrado bastante útil a partir do estudo clínico *Breathing Not Properly* (BNP), que estudou 1.586 pacientes que procuraram um serviço de emergência por dispneia. O diagnóstico de ICC foi confirmado em 47% das vezes, excluído em 49% e chegou-se a uma causa não cardiológica em 5% das vezes, mesmo havendo disfunção ventricular esquerda.

Este estudo definiu que valores de BNP superiores a 100pg/mL apresentam sensibilidade de 90%, especificidade de 76% e acurácia de 83%, sendo que a acurácia preditiva do BNP foi equivalente (ou melhor) à de estertores subcrepitantes ao exame físico, cardiomegalia à radiografia de tórax ou história pregressa de ICC.

Aceitam-se valores de BNP superiores a 400pg/mL para pacientes com ICC bastante dispneicos e que eventualmente apresentam algum fator de descompensação, como TEP ou *cor pulmonale*. Valores intermediários foram identificados em pacientes com disfunção limítrofe do ventrículo esquerdo. A presença de fibrilação atrial aguda é um fator importante para a interpretação do BNP, pois pode reduzir bastante a especificidade do método, sendo necessário, então, aumentar os valores de corte para 200pg/mL.

Já há evidências na literatura mostrando que a incorporação do BNP na avaliação diagnóstica de pacientes nos serviços de emergência com dispneia reduz a necessidade de internação hospitalar, assim como o custo do tratamento. Da mesma forma, medidas seriadas de BNP podem ser úteis como guia terapêutico, denotando resposta ao tratamento instituído.

BNP E TROMBOEMBOLISMO PULMONAR AGUDO

Pacientes com TEP apresentam valores aumentados de BNP quando comparados a pacientes sem TEP. No entanto, grande parte de portadores de TEP não têm elevação do BNP, o que torna o exame inespecífico nessa população de pacientes. Da mesma forma, há outras causas para o aumento do BNP, o que o torna também pouco específico nesses pacientes.

Aparentemente, os valores de BNP são maiores em pacientes com TEP que apresentam risco de complicações subsequentes ou hospitalização prolongada, sugerindo uma importância maior como fator prognóstico do que diagnóstico. Estudos observacionais indicam que valores elevados de BNP se correlacionam com parada cardiorrespiratória, necessidade de ventilação mecânica, uso de vasopressores, necessidade de trombólise e morte em pacientes com TEP agudo.

BNP E HIPERTENSÃO ARTERIAL PULMONAR

As concentrações séricas de NT-pró-BNP e BNP também estão aumentadas em pacientes com hipertensão pulmonar primária e secundária, correlacionando-se de forma diretamente proporcional com os valores de pressão em átrio direito e inversamente proporcional com o índice cardíaco. Os resultados preliminares até agora são promissores, apesar de algumas situações, envolvendo a disfunção renal, reduzirem a acurácia do método, de tal forma que a dosagem de BNP ainda não deve ser empregada rotineiramente na avaliação diagnóstica de pacientes com suspeita de hipertensão pulmonar até que estudos clínicos maiores sejam realizados.

De qualquer forma, valores elevados de BNP são capazes de predizer disfunção do ventrículo direito e mortalidade, como já foi demonstrado por meta-análises, inclusive.

TROPONINA E TROMBOEMBOLISMO PULMONAR AGUDO

A troponina cardíaca I e T são proteínas reguladoras cardíacas que controlam a interação entre a actina e a amiosina mediada pelo cálcio. Enquanto a troponina I é expressa exclusivamente no coração, a T pode ser expressa em concentrações menores no músculo esquelético, sem, contudo, ser detectada nos ensaios laboratoriais existentes até o momento. Logo, por sua especificidade em relação ao músculo cardíaco, a dosagem de troponina é o marcador de lesão miocárdica de escolha para o diagnóstico de infarto agudo.

Cerca de 50% dos pacientes com TEP agudo sintomático apresentam elevações dos valores das troponinas I e T, provavelmente por sobrecarga volumétrica do ventrículo direito. Classicamente, os valores de troponina decaem após 40h do início dos sintomas, em contrapartida aos casos de infarto agudo do miocárdio, em que a troponina permanece elevada por mais tempo.

Tal qual o BNP, a dosagem de troponina nos pacientes com TEP não tem implicação diagnóstica e sim prognóstica, estando aumentada em pacientes com maior risco de óbito.

TROPONINA E HIPERTENSÃO ARTERIAL PULMONAR

Valores de troponina podem estar elevados em até 50% dos pacientes com hipertensão arterial pulmonar, geralmente em decorrência de sobrecarga ventricular. Mais frequentemente, são os pacientes com taquicardia, baixa saturação venosa de O_2 e altos valores de BNP que apresentam elevações de troponina.

BIBLIOGRAFIA

Becattini C, Vedovati MC, Agnelli G. Prognostic value of troponins in acute pulmonary embolism: a meta-analysis. Circulation. 2007;116: 427-33.

Cavallazzi R, Nair A Vasu T, et al. Natriuretic peptides in acute pulmonary embolism: a systematic review. Intensive Care Med. 2008; 34(12):2147-56.

Leuchette HH, Baumgartner RA, Nounou ME, et al. Brain natriuretic peptide is a prognostic parameter in chronic lung disease. Am J Respir Crit Care Med. 2006;173:744-50.

Maisel AS, Krishnaswamy P, Nowak RM, et al. Rapid measurement of B-type natriuretic peptide in the emergency diagnosis of heart failure. N Engl J Med. 2002;347:161-7.

Mueller C, Laule-Kilian K, Schindler C, et al. Cost-effectiveness of B-type natriuretic peptide testing in patients with acute dyspnea. Arch Intern Med. 2006;166:1081-7.

Rathbun SW, Whitsett TL, Vesely SK, et al. Clinical utility of D-dimer in patients with suspected pulmonary embolism and nondiagnostic lung scans or negative CT findings. Chest. 2004;125:851-5.

Stein PD, Hull RD, Patel KC, et al. D-dimer for the exclusion of acute venous thrombosis and pulmonary embolism: a systematic review. Ann Intern Med. 2004;140:589-602.

CAPÍTULO 4
Provas de Função Pulmonar

Hélio Romaldini
Marco Aurélio Scarpinella Bueno

INTRODUÇÃO

Os testes de função pulmonar mais comuns compreendem espirometria e medidas de volumes e capacidade pulmonares, bem como medidas de fluxos aéreos e transferência de gases através da membrana alveolocapilar. As indicações para testes de função pulmonar incluem:
- avaliação do tipo e extensão da disfunção pulmonar;
- diagnóstico de causas de dispneia e tosse;
- avaliação de invalidez;
- avaliação pré-operatória;
- avaliação de resposta terapêutica;
- detecção precoce de disfunção pulmonar;
- acompanhamento de doenças ocupacionais.

As principais contraindicações para a realização dos testes de função pulmonar incluem:
- hemoptise;
- pneumotórax,
- crise de asma;
- dispneia acentuada;
- isquemia coronariana recente;
- tuberculose ativa.

A maior parte dos testes depende da capacidade de entendimento dos pacientes e são dependentes de esforço. Causa comum de interpretação errada dos testes é a realização inadequada como esforço submáximo e dificuldade de compreensão.

A quase totalidade dos valores absolutos dos testes de função pulmonar é comparada a valores-padrão (previstos) obtidos a partir de estudos em grandes populações de indivíduos saudáveis. Os chamados valores previstos são baseados em sexo, idade, altura, peso e raça.

A espirometria e a medida dos volumes pulmonares permitem avaliação da presença e do grau de limitação funcional restritiva ou obstrutiva.

INSUFICIÊNCIA PULMONAR RESTRITIVA

A disfunção restritiva é caracterizada pela redução nos volumes e capacidades pulmonares com fluxos aéreos normais ou até aumentados.

A insuficiência pulmonar restritiva caracteriza-se por redução da capacidade vital (CV), da capacidade pulmonar total (CPT) e manutenção do volume expiratório forçado no primeiro segundo (VEF_1) e até eventual elevação da relação entre VEF_1 e CV ou CVF (capacidade vital forçada) (VEF_1/CVF).

As causas de restrição passam pela diminuição da complacência pulmonar ou da caixa torácica, como fibrose pulmonar, doenças pleurais (derrames e *paquipleuris*), ressecções pulmonares e doenças neuromusculares, lesões de nervo frênico levando à paralisia diafragmática, disfunções diafragmáticas ou até eventualmente causas extratorácicas como ascite volumosa.

INSUFICIÊNCIA PULMONAR OBSTRUTIVA

A disfunção obstrutiva é caracterizada pela redução dos fluxos aéreos com aumento da resistência das vias aéreas intra e/ou extratorácicas, caracterizada pela diminuição do volume expiratório forçado no primeiro segundo (VEF_1) e da relação VEF_1/CVF.

As causas de insuficiência pulmonar obstrutiva incluem DPOC (doença pulmonar obstrutiva crônica – bronquite crônica e enfisema), asma e obstrução de vias aéreas altas.

A espirometria é adequada para a avaliação da maioria dos pacientes com suspeita de doença respiratória.

TESTE PÓS-BRONCODILATADOR

Quando são pacientes com asma ou DPOC e as provas de função pulmonar evidenciam disfunção obstrutiva, podem-se usar broncodilatadores de ação rápida e repetir a espirometria 15min após. A finalidade do teste pós-broncodilatador é verificar a reversibilidade da obstrução das vias aéreas. Critérios para a reversibilidade é a variação de 12% ou 200mL no valor do VEF_1 pós-broncodilatador em relação ao valor pré.

O fato de não haver resposta ao broncodilatador no teste pós-broncodilatador não afasta a indicação de usar este tipo de medicação para o tratamento da doença obstrutiva do paciente.

A medida de volumes pulmonares e da capacidade de difusão pulmonar pode ser útil em grupo selecionado de pacientes, mas esses testes são caros e não há necessidade de pedi-los rotineiramente com a espirometria.

CAPACIDADE DE DIFUSÃO

A capacidade de difusão pulmonar para o monóxido de carbono (DLCO) traduz a habilidade dos pulmões em transferir gás através da interface alveolocapilar. Este teste é útil na avaliação tanto da capacidade de transferir gases pela membrana alveolocapilar, como para avaliar área de contato entre ar e sangue nos pulmões, portanto, área de trocas gasosas.

Dessa maneira, a medida da DLCO é útil tanto para estudar pacientes com doenças infiltrativas pulmonares difusas como para pacientes com enfisema. A capacidade de difusão pulmonar deve ser corrigida para o volume alveolar (DLCO/VA), pois a redução da DLCO pode refletir apenas a diminuição do volume pulmonar. Em enfisema, a DLCO é baixa; o volume alveolar, normal ou elevado; e a relação DLCO/VA, baixa. Em paciente com doenças pulmonares infiltrativas difusas tanto a DLCO como o volume alveolar são baixos, e a razão DLCO/VA, normal ou baixa.

ESPIROMETRIA NORMAL: VOLUMES E CAPACIDADES PULMONARES

O volume gasoso nos pulmões é dividido em volumes e capacidades.

Os volumes pulmonares são (Fig. VI-7):

- VC* (volume corrente): quantidade de ar inspirada e expirada dos pulmões em cada respiração.
- VR** (volume residual): gás que fica nos pulmões após expiração forçada.

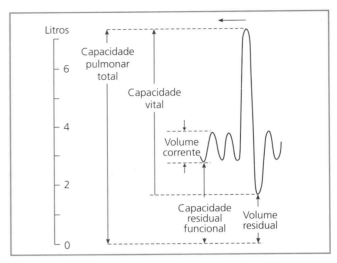

Figura VI-7 – Volumes pulmonares. Notar que a capacidade residual funcional, o volume residual e a capacidade pulmonar total não podem ser medidos com o espirômetro.

- VRE* (volume de reserva expiratória): quantidade de gás eliminado dos pulmões após expiração normal, através de expiração forçada.
- VRI* (volume de reserva inspiratória): volume de gás que pode entrar nos pulmões através de inspiração profunda, após inspiração normal.
- CPT** (capacidade pulmonar total): volume total de gás que fica nos pulmões após inspiração forçada.
- CV* (capacidade vital): quantidade de gás expelido dos pulmões através de expiração forçada, após inspiração forçada.
- CRF** (capacidade residual funcional): quantidade de ar que sobra nos pulmões após expiração normal em repouso (ao final do volume corrente).
- CI* (capacidade inspiratória): quantidade de ar que permanece nos pulmões através de inspiração forçada após expiração normal (volume corrente).
- CVF* (capacidade vital forçada): a manobra inicia-se com inspiração profunda a partir da CRF até CPT (em 1s) seguida de expiração forçada da CPT até VR (em 5s).
- VEF_1*: o volume de gás expirado durante o primeiro segundo desta manobra é o volume expiratório forçado no primeiro segundo. A razão VEF_1/CVF é habitualmente reduzida em pacientes com disfunção obstrutiva e normal ou até aumentada em disfunção restritiva.

TESTES DE BRONCOPROVOCAÇÃO

Testes de broncoprovocação não específicos podem auxiliar na avaliação diagnóstica de asma atípica ou de tosse de origem indeterminada, quando os testes de fun-

---

* Obtidos por meio de espirometria.

** Obtidos por meio de outras técnicas, mas não pela espirometria simples. Necessita-se de diluição de gases ou pletismografia.

ção pulmonar são normais. O paciente inala solução nebulizada contendo metacolina ou histamina. Essas substâncias causam broncoconstrição em pacientes com hipersensibilidade brônquica (por exemplo, asmático) em doses muito abaixo do que as que provocam broncoconstrição em não asmáticos.

Se o VEF_1 decresce mais que 20% em dose de 16mg/mL ou menos, o teste é positivo. O teste de broncoprovocação tem sensibilidade de 95% para o diagnóstico de hiper-reatividade brônquica (asma brônquica). Resultado negativo praticamente afasta hiper-reatividade brônquica (asma brônquica). Porém, a especificidade é baixa – ao redor de 70%, ocorrendo muitos testes falso-positivos: DPOC, insuficiência cardíaca congestiva, infecções virais recentes de vias aéreas, sarcoidose, fibrose cística.

BIBLIOGRAFIA

Agostini E, Mead J. Statics of respiratory system. In: Fenn WO, Rahn M. ed. Handbook of physiology, respiration. Washington DC: AM Physiol Society; 1964. p 387-409.

Bates DV, Macklem PT, Chiristie RV. Respiratory function in disease. 2nd. ed. Philadelphia: Saunders; 1971.

Cherniack RM, Cherniack L, Naimar KA. Respiration in health and disease. 2nd. ed., Philadelphia: Saunders; 1972.

Comroe JH, Forster RE, Dubois AB, Briscoe A, Carlsen E. The lung: clinical physiology and pulmonary function tests, 2nd ed., Chicago: Year Book Med Pub, 1962.

Capro RO. Pulmonary – function testing. N Engl J Med. 1994;331:25.

Ferguson GT. Office spirometry for lung health assessment in adults: a consensus statement from the National Lung Health Education Program. Chest. 2000;117:1146.

Mead J. Mechanical properties of lungs. Physiol Rev. 1961;41:281.

Pereira CA. Espirometria. J Pneumol. 2002;28(Suppl 3):S82.

Rahn H, Otis AB, Chadwick E. The pressure-volume diagram of the thorax and lung. Am J Physiol. 1946;146:161.

SEÇÃO VII: DIAGNÓSTICO EM ENDOCRINOLOGIA

Coordenador: Simão Augusto Lottenberg

Colaboradores: Alfredo Halpern
Andrea Glezer
Cintia Cercato
Domingos Malerbi
Léa Lederer Diamant
Luiz Turatti
Marcello D. Bronstein
Mirta Knoepfelmacher
Priscilla Cukier
Simão Augusto Lottenberg
Tatiana Goldbaun
Tatiana Hotimsky Millner

CAPÍTULO 1

Diabetes Mellitus – Diagnóstico Clínico e Laboratorial

Luiz Turatti
Domingos Malerbi

INTRODUÇÃO

O *diabetes mellitus* (DM) é uma doença crônica, conhecida pelo homem há mais de 3.500 anos. Sua denominação atual foi dada pelo grego Arataeus da Capadócia nos primórdios da Era Cristã (diabetes significa "fluir através") e, posteriormente, acrescida do termo latino *mellitus* (doce), representando a manifestação clínica mais característica da doença – a ingestão de grandes quantidades de líquidos e sua correspondente eliminação por meio de urina adocicada.

Nas últimas décadas, a doença tem se tornado um grande e desafiador problema de saúde pública, tanto nos países desenvolvidos quanto em países em desenvolvimento. Dados da Organização Mundial da Saúde (OMS) projetam um expressivo aumento do número de indivíduos com a doença até o ano de 2030. Estima-se que por volta dessa data existirão cerca de 366 milhões de indivíduos portadores de diabetes, sendo que aproximadamente 90% desses apresentarão *diabetes mellitus* tipo 2 (DM2), estarão na faixa etária de 45 a 64 anos e residindo em locais onde a assistência especializada muitas vezes é insatisfatória.

O DM é atualmente a principal causa de perda da visão e de amputações não traumáticas dos membros inferiores (pés e pernas) nos países desenvolvidos. É também responsável por um aumento de quase três vezes no risco de morte por infarto agudo do miocárdio e problemas cardiovasculares em geral.

Considerando seu potencial para causar doenças e o grande número de pessoas acometidas, o diabetes constitui-se atualmente um dos mais importantes problemas de saúde mundial, revestindo-se, portanto, de grande morbimortalidade e importância social.

CLASSIFICAÇÃO ETIOLÓGICA

Diabetes tipo 1 – destruição das células beta, geralmente cursando com deficiência absoluta na produção de insulina.
  a) Autoimune: clássico ou "LADA" (diabetes autoimune latente do adulto).
  b) Idiopático.

Diabetes tipo 2 – amplo espectro, variando desde um predomínio de resistência à insulina com deficiência insulínica relativa, até um quadro com predomínio de deficiência insulínica com resistência associada.

***Diabetes mellitus* gestacional**

Outros tipos de Diabetes
  a) Defeitos genéticos da função da célula beta.
  b) Defeitos genéticos na ação da insulina.
  c) Doenças do pâncreas exócrino.
  d) Causas endocrinológicas.
  e) Induzido por drogas ou tóxica.
  f) Infecções.
  g) Causas raras de diabetes autoimune.
  h) Outras síndromes genéticas.

DIAGNÓSTICO CLÍNICO

A hiperglicemia é o denominador comum a todas as formas de diabetes, sendo por ela produzidos os sintomas iniciais da doença. Devido à impossibilidade de a glicose entrar adequadamente nas células, duas alterações metabólicas principais se estabelecem:

1. elevação dos níveis de glicose no sangue (hiperglicemia);

2. utilização de fontes alternativas de energia (gorduras e proteínas).

A hiperglicemia crônica leva à desidratação do organismo, devido ao escape de glicose pela urina (glicosúria), cuja eliminação necessariamente estará ligada à eliminação concomitante e em excesso de água (poliúria) e sais minerais (principalmente sódio e potássio). A sede excessiva (polidipsia) deriva da tentativa de o organismo procurar compensar o excesso de perda de líquidos. Essa compensação, porém, não consegue ser total, e secundariamente ocorre a desidratação, com consequente fraqueza e perda de peso do indivíduo portador da doença.

A segunda alteração metabólica enunciada acima pode levar ao quadro de acidose metabólica, por acúmulo de cetonas, substâncias estas produzidas sempre que o organismo utiliza gorduras como fonte alternativa de energia. Os sintomas da acidose são náuseas, vômitos, dor abdominal, cansaço, rubor na face e respiração rápida.

No DM1 essa sequência ocorre muito rapidamente, em um intervalo de poucos dias. Muitas vezes, devido à rapidez com que o quadro se instala, não é incomum que esses pacientes venham a ser atendidos em caráter de urgência, com quadro grave de cetoacidose diabética.

Já no DM2, o quadro muitas vezes é assintomático. Basta dizer que aproximadamente metade dos indivíduos que apresentam a doença desconhece sua condição. Isso ocorre porque as alterações da glicemia se desenvolvem lentamente nesses casos, em um intervalo de meses ou até anos.

Embora mais raras, as descompensações graves também podem surgir no DM2. Devido à presença de alguma secreção residual de insulina, a utilização de gorduras como fonte de energia não ocorre (ou ocorre em menor intensidade), e a propensão para desenvolver cetoacidose diabética é bem menor. Contudo, a glicemia pode subir progressivamente até atingir níveis bastante elevados (ao redor de 800mg/dL), provocando o estado hiperosmolar não cetótico.

No diabetes gestacional, os sintomas são semelhantes ao DM2, mas as alterações mais importantes nesses casos são para o feto. Existe maior risco de abortamento no início da gestação, ou óbito fetal no seu final. A probabilidade de malformações congênitas aumenta consideravelmente, assim como problemas clínicos com o recém-nascido, em decorrência da maior fragilidade de seu organismo. Em vista disso, deve-se fazer o *screening* mais detalhado nas gestantes quando houver um maior risco do desenvolvimento da doença: antecedentes (pessoais ou familiares) da doença, ganho de peso exagerado durante a gestação, hipertensão arterial, idade acima de 35 anos, histórico de abortamentos anteriores ou de filhos com peso maior que 4kg ao nascimento. Um bom acompanhamento pré-natal é capaz de detectar todos esses sinais e definir a necessidade de exames para verificar a presença do DM antes que ele se manifeste.

DIAGNÓSTICO LABORATORIAL

A evolução para o DM2 geralmente acontece durante um período de tempo variável, passando por estágios intermediários denominados glicemia de jejum alterada e tolerância à glicose diminuída. Essas alterações seriam decorrentes da combinação de resistência à insulina e alteração secretória da célula beta.

O critério diagnóstico utilizado atualmente foi modificado em 1997 pela *American Diabetes Association* (ADA) e posteriormente aceito pela Organização Mundial da Saúde (OMS) e pela Sociedade Brasileira de Diabetes (SBD). Tais modificações foram realizadas com a finalidade de prevenir as complicações micro e macrovasculares relacionadas à doença.

O diagnóstico do DM pode ser confirmado das seguintes formas:

a) na presença de um quadro agudo de descompensação diabética, com hiperglicemia inequívoca;
b) sintomas típicos de hiperglicemia (poliúria, polidipsia e perda ponderal) e glicemia ao acaso (mesmo sem jejum) acima de 200mg/dL;
c) no indivíduo sem sintomas, presença de glicemia de jejum maior ou igual a 126mg/dL, em duas ocasiões distintas;
d) glicemia superior ou igual a 200mg/dL, 2h após a ingestão oral de uma dose padronizada de glicose – chamado de "teste de tolerância oral à glicose".

Qualquer um desses critérios, quando preenchidos, confirma o diagnóstico de DM. O teste de tolerância oral à glicose permite ainda definir uma situação intermediária entre o DM e a normalidade, chamada tolerância diminuída à glicose. Isso ocorre quando, 2h após a ingestão do estímulo de glicose, a glicemia se encontra entre 140 e 199mg/dL. A tolerância diminuída à glicose é uma situação de risco para o desenvolvimento do DM e também para o aparecimento de doenças cardiovasculares. A "glicemia de jejum alterada", definida como uma glicemia de jejum entre 100 e 125mg/dL, tem a mesma conotação e importância. Esses critérios estão resumidos na tabela VII-1.

O método de escolha para a determinação da glicemia é a sua aferição no plasma. O sangue deverá ser coletado em um tubo com fluoreto de sódio, centrifugado, com separação do plasma, que deverá ser congelado para posterior utilização. Caso não haja esse reagente, a determinação da glicemia deverá ser imediata ou o tubo mantido por 4°C durante no máximo 2h.

Tabela VII-1 – Critérios diagnósticos de DM de acordo com a glicemia plasmática (mg/dL).

Categoria	Jejum	2h após 75g de glicose	Casual
Normal	< 100	< 140	–
Glicemia de jejum alterada	100-125	–	–
Tolerância diminuída à glicose	–	140-199	–
Diabetes mellitus	≥ 126	≥ 200	≥ 200 (com sintomas clássicos)

Tabela VII-2 – Anticorpos e DM1/LADA.

Anticorpos	Descrição
ICA – Anticorpo anti-ilhota	Presente em 60-90% dos pacientes com DM1 recém-diagnosticados
Anti-GAD – Anticorpo antidescarboxilase do ácido glutâmico	Presente em 80% dos pacientes com DM1, mantendo-se positivo em até 50% dos pacientes após 10 anos do diagnóstico
Anti IA2 – Anticorpo antitirosina fosfatase	Presente em 60% dos pacientes com DM1 recém-diagnosticados
IAA – Anticorpo anti-insulina	Presente em 50% dos pacientes com DM1 menores de 5 anos recém-diagnosticados. Deve ser realizado antes da terapia insulínica e tem pouco valor após os 10 anos de idade

Em relação ao teste oral de tolerância à glicose, existem algumas considerações importantes:
- jejum entre 10 e 16h;
- ingestão mínima de 150g de carboidratos nos três dias anteriores ao teste;
- atividade física normal;
- comunicar a presença de infecções, uso de medicamentos ou inatividade;
- utilizar 1,75g de glicose por quilograma de peso, até o máximo de 75g;
- não fumar durante o teste.

A hemoglobina glicada (HbA1c) não deve ser utilizada como parâmetro diagnóstico, sendo recomendada apenas para monitorização do tratamento. Entretanto, em casos de hiperglicemia observada em ambiente hospitalar, pode ser útil na identificação de DM prévio desconhecido.

EXAMES ADICIONAIS ÚTEIS NO DIAGNÓSTICO

A dosagem de autoanticorpos pode ser útil em algumas circunstâncias, principalmente nas seguintes condições:
- diferenciação do DM1 de origem autoimune ou idiopática;
- diferenciação entre DM1/LADA (diabetes autoimune latente do adulto) e DM2;
- eventualmente, para se estimar o risco de DM1 em crianças.

A dosagem de anti-GAD + anti-IA2 ou anti-GAD + IAA identifica cerca de 85% dos pacientes com DM1, prevendo o desenvolvimento futuro da doença com mais de 95% de especificidade. O IAA geralmente precede os outros anticorpos, devendo ser realizado juntamente com os demais em crianças menores de 10 anos de idade (Tabela VII-2).

BIBLIOGRAFIA

Bennet PH. Definition, diagnosis and classification of diabetes mellitus and impaired glucose tolerance. In: Kahn CR, Weir GC, eds. Joslin's diabetes mellitus. 13. ed. Philadelphia: Lea and Febiger; 1994. p. 193-215.

Eisenbarth GS. Type 1 diabetes. In: Joslin's diabetes cellitus. 14. ed. Boston, 2005.

Report of Expert Committee on the Diagnosis and Classification of Diabetes Mellitus. Diabetes Care. 1997;20:1183-97.

Wild S, Roglic G, Green A, Sicree R, King H. Global prevalence of diabetes. Estimates for the year 2000 and projections for 2030. Diabetes Care. 2004;27(5):1047-53.

CAPÍTULO 2
Diagnóstico Clínico e Laboratorial dos Principais Distúrbios da Glândula Tireoide

Tatiana Goldbaun
Simão Augusto Lottenberg

TIREOTOXICOSE

A *tireotoxicose* é uma síndrome de hipermetabolismo caracterizada por sinais e sintomas decorrentes do excesso de hormônio tireóideo circulante, independentemente da sua causa. O termo *hipertireoidismo* é empregado para designar condições que cursam com tireotoxicose decorrente do aumento sustentado da produção de hormônios pela tireoide. A ingestão de doses excessivas de hormônios tireóideos e as tireoidites são exemplos de situações em que ocorre tireotoxicose sem hiperfunção da glândula tireoide. Alguns autores, no entanto, utilizam os termos hipertireoidismo e tireotoxicose como sinônimos.

CAUSAS

A doença de Graves é a causa mais comum de hipertireoidismo, seguida do bócio multinodular tóxico e do adenoma tóxico. Outras causas menos comuns incluem adenoma hipofisário produtor de TSH, hipertireoidismo induzido por sobrecarga de iodo, *struma ovarii* (teratoma de ovário com tecido tireóideo), carcinoma folicular de tireoide com metástases funcionantes e hipertireoidismo secundário à produção de gonadotrofina coriônica humana (hCG), presente em pacientes com coriocarcinoma e mulheres grávidas. As causas mais comuns de tireotoxicose sem hiperfunção da tireoide incluem tireoidites, uso de doses excessivas de reposição de hormônio tireóideo e tireotoxicose factícia (Fig. VII-1).

QUADRO CLÍNICO

As manifestações clínicas mais comuns da tireotoxicose decorrem do aumento do metabolismo e da hiperestimulação simpática e incluem fadiga, nervosismo, insônia, palpitação e perda de peso apesar do aumento da ingestão alimentar.

A pele é geralmente quente e úmida e pode haver intolerância ao calor devido ao aumento da termogênese e do fluxo sanguíneo. Os cabelos tornam-se mais finos e as unhas quebradiças, com tendência a descolamento do leito ungueal (onicólise – unhas de Plummer).

A retração palpebral e a presença de *lid-lag* são características de pacientes com tireotoxicose independentemente da sua causa e decorrem provavelmente de hiperestimulação simpática por aumento de receptores alfa em alguns tecidos. O *lid-lag* é definido como a visualização da esclera acima da íris quando o paciente olha para baixo.

A taquicardia é a manifestação cardiovascular mais encontrada na tireotoxicose. A pressão de pulso está geralmente aumentada devido ao aumento da pressão sistólica e redução da pressão diastólica com diminuição da resistência periférica. Fibrilação atrial está presente em 2 a 20% dos pacientes.

A manifestação gastrointestinal mais comum da tireotoxicose é o aumento da frequência de evacuações devido ao aumento do peristaltismo, mas raramente ocorre diarreia. Hepatomegalia e icterícia podem ocorrer em casos mais graves e prolongados.

Mulheres podem apresentar irregularidade menstrual e diminuição da fertilidade, em consequência da alteração da amplitude e frequência dos pulsos de LH/FSH. Além disso, na tireotoxicose ocorre aumento da SHBG (*sex hormone binding globulin*), com aumento do estradiol total e da conversão extragonadal de andrógenos em estrógenos. Essas alterações parecem ser o mecanismo

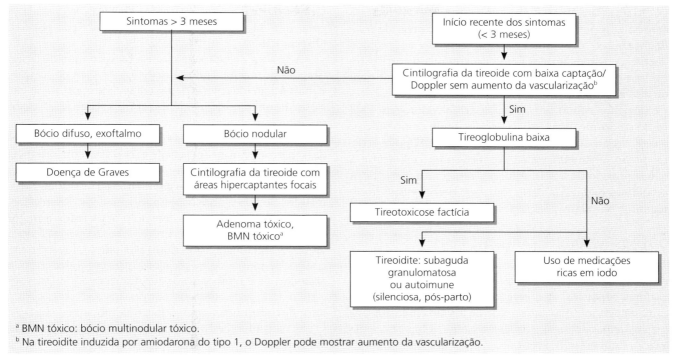

Figura VII-1 – Pacientes com sinais e sintomas de tireotoxicose. TSH diminuído, T_4 livre ou T_3 elevados.

[a] BMN tóxico: bócio multinodular tóxico.
[b] Na tireoidite induzida por amiodarona do tipo 1, o Doppler pode mostrar aumento da vascularização.

responsável pela redução da libido e aparecimento de ginecomastia e *spiders* em cerca de 10% dos homens.

Indivíduos idosos podem apresentar sintomas atípicos, como perda de peso, fraqueza e sintomas depressivos, com poucas manifestações hiperadrenérgicas (como agitação e ansiedade). Ao exame físico, observa-se frequentemente taquicardia sinusal, fibrilação atrial ou sinais de insuficiência cardíaca. O bócio é geralmente pequeno ou ausente. Esta forma de tireotoxicose tem sido denominada *hipertireoidismo apatético*.

DIAGNÓSTICO LABORATORIAL

O diagnóstico laboratorial da tireotoxicose é feito, na maioria dos casos, pelo aumento da concentração de tiroxina total e livre (T_4 total e T_4 livre) e de tri-iodotironina (T_3), com supressão dos níveis de TSH. A dosagem do T_4 livre é preferível à do T_4 total para evitar dificuldades diagnósticas causadas por alteração dos níveis das proteínas transportadoras dos hormônios tireóideos (Quadro VII-1).

Cerca de 2% dos pacientes apresentam um aumento do T_3 livre com T_4 normal. Esta forma de tireotoxicose é denominada T_3 *tireotoxicose*, cursa com uma razão T_3/T_4 maior que 20 e ocorre mais frequentemente em casos de adenoma tóxico ou doença de Graves. Na tireotoxicose induzida por tireoidite, exposição a iodo ou ingestão de levotiroxina exógena, a forma de hormônio predominante é o T_4.

Alguns indivíduos podem apresentar forma de hipertireoidismo mais leve, em que o valor de TSH é diminuído, mas os hormônios tireóideos ainda são normais. Esta condição é denominada *hipertireoidismo subclínico*.

Quadro VII-1 – Medicações que produzem alterações na capacidade de ligação dos hormônios tireóideos às proteínas transportadoras.

TBG sérica baixa	T_4 total baixo/T_4 livre normal	Andrógenos, glicocorticoides, ácido nicotínico, danazol
TBG sérica alta	T_4 total alto/T_4 livre normal	Estrógenos*, tamoxifeno, raloxifeno, clofibrato, heroína, metadona, mitotano
Diminuição da ligação do T_4 à TBG	T_4 total baixo	Furosemida, salicilatos
	T_4 livre aumentado	Heparina

TBG = *thyroxin binding globulin*.
* O uso de estrógeno pode aumentar a necessidade de hormônio tireóideo em pacientes com hipotireoidismo.
Adaptado de Uptodate 2009 – *Drug interactions with thyroid hormones*.

Mais raramente, a diminuição dos níveis de TSH está associada a outras condições como a presença de uma doença grave concomitante (síndrome do eutireóideo doente), o uso de drogas como dopamina ou corticosteroides e o hipotireoidismo secundário. Se o TSH é normal ou alto na presença de valores altos de T_3 e T_4 livre, deve-se suspeitar de um tumor hipofisário produtor de TSH ou da síndrome de resistência aos hormônios tireóideos. Neste último caso, a resistência à ação do T_3 pode ocorrer predominantemente na hipófise (o que explicaria a não supressão do TSH). A menor resistência nos tecidos periféricos explicaria os sintomas de tireotoxicose apresentados por alguns pacientes.

OUTROS ACHADOS LABORATORIAIS

Tireotoxicose pode causar hiperglicemia, hipercalcemia, elevação da fosfatase alcalina, leucocitose e elevação de enzimas hepáticas. A hiperglicemia é geralmente leve e causada pela inibição da secreção de insulina induzida por catecolaminas e aumento da glicogenólise. A hipercalcemia leve e o aumento da fosfatase alcalina decorrem da estimulação da reabsorção óssea pelos hormônios tireóideos.

Doença de Graves

A doença de Graves é uma doença de etiologia autoimune, causada pela presença de autoanticorpos estimuladores do receptor de TSH. Esses anticorpos ligam-se ao receptor de TSH, ativam a adenilciclase, causando aumento da produção de hormônios tireóideos, bem como aumento do tamanho e vascularização da tireoide. Anticorpos inibitórios contra o receptor de TSH também podem ser encontrados em menor quantidade na doença de Graves. Ocasionalmente pode ocorrer modificação do tipo de anticorpo predominante, o que faz com que os pacientes possam alternar entre períodos de hiper ou hipotireoidismo.

A pesquisa do Trab (TSH receptor *antibody*) permite identificar autoanticorpos estimuladores e inibitórios do receptor de TSH, que são detectados em cerca de 90% dos pacientes com a doença. Uma vez que a doença de Graves e a tireoidite de Hashimoto são doenças autoimunes inter-relacionadas que compartilham alguns mecanismos fisiopatológicos, é possível encontrar marcadores da tireoidite, como o anticorpo antitireoperoxidase e o anticorpo antitireoglobulina também na doença de Graves. Da mesma forma, cerca de 15% dos pacientes com tireoidite de Hashimoto apresentam Trab positivo (Tabela VII-3).

A doença de Graves é a causa mais comum de hipertireoidismo, acometendo cerca de 0,4 a 1% da população. É mais frequente em mulheres, em uma proporção de sete a 10:1 e com pico de incidência entre a segunda e a quarta décadas.

Há inúmeras evidências de que exista susceptibilidade genética para a doença de Graves: a concordância entre gêmeos monozigóticos varia nos estudos entre 20 e 40% e cerca de 50% dos familiares de indivíduos acometidos possuem anticorpos antitireóideos. Além disso, alguns fatores ambientais têm sido associados à maior susceptibilidade à doença. Entre esses fatores estão gravidez (especialmente o período pós-parto), ingestão excessiva de iodo e de medicações ricas em iodo, como a amiodarona e o tabagismo, que aumenta em duas vezes o risco do hipertireoidismo por doença de Graves e é um fator de risco ainda maior para a oftalmopatia de Graves. O papel de infecções virais e bacterianas na predisposição à doença de Graves ainda é controverso.

Os sintomas típicos da tireotoxicose estão presentes na maioria dos pacientes. O bócio é caracteristicamente difuso e simétrico, com consistência amolecida, mas pode também ser assimétrico e bocelado. Em alguns pacientes é possível auscultar um sopro sobre a glândula decorrente do aumento do fluxo sanguíneo.

Quando solicitada, a cintilografia de tireoide revela um padrão de hipercaptação difusa do radiotraçador.

Algumas manifestações como a oftalmopatia e a dermopatia são relacionadas ao processo autoimune da doença, não ocorrendo em outras formas de tireotoxicose.

A oftalmopatia manifesta-se clinicamente em 20 a 40% dos pacientes, mas quando são utilizados exames de imagem, como tomografia ou ressonância magnética, pode ser observada na maioria dos indivíduos. Decorre da presença de um infiltrado inflamatório que produz aumento do volume da gordura retrobulbar e dos músculos extraoculares. A elevação da pressão intraorbitária pode levar à protrusão do globo ocular (proptose ou exoftalmia) e à diminuição da drenagem venosa, resultando em edema periorbital, edema da conjuntiva (quemose) e hiperemia conjuntival. Nos casos mais graves, pode ocorrer comprometimento da musculatura ocular extrínseca, causando diplopia e compressão do nervo óptico com perda da visão (Quadro VII-2).

Tabela VII-3 – Prevalência de autoanticorpos em diferentes populações.

Anticorpo	População geral	Doença de Graves	Tireoidite de Hashimoto
Anti-Tg	5-20%	50-70%	80-90%
Anti-TPO	8-27%	50-80%	90-100%
Trab	0%	80-95%	10-20%

Adaptado de Williams Textbook of Endocrinology.

Quadro VII-2 – Classificação das alterações oculares da doença de Graves pela Associação Americana de Tireoide.

0 – Ausência de sintomas e sinais
1 – Apenas sinais, sem sintomas (sinais limitados à retração palpebral, olhar fixo, *lid-lag*)
2 – Acometimento de partes moles (quemose, edema palpebral)
3 – Proptose > 22mm
4 – Acometimento da musculatura ocular extrínseca
5 – Acometimento da córnea
6 – Perda da visão (acometimento do nervo óptico)

A exoftalmia na doença de Graves é geralmente bilateral, mas pode ser unilateral. Nessa situação, precisa ser diferenciada de um tumor retrobulbar ou malformação arteriovenosa através de tomografia computadorizada ou ressonância magnética.

A dermopatia (mixedema pré-tibial) acomete cerca de 1 a 2% dos pacientes e corresponde a áreas de edema não depressível localizado principalmente na região pré-tibial, nos pés ou em regiões de trauma.

Bócio multinodular tóxico

Geralmente ocorre em indivíduos com mais de 50 anos com história de bócio multinodular atóxico de longa data e é mais frequente em regiões com deficiência de iodo. A causa do bócio multinodular tóxico (BMT) não é completamente conhecida, mas acredita-se que algumas mutações (como mutações no receptor de TSH ou na proteína G de membrana) podem conferir autonomia a alguns nódulos, que passam a produzir hormônios independentemente do estímulo do TSH. Em pacientes com bócio multinodular atóxico, doses farmacológicas de iodo (contrastes iodados, por exemplo) podem causar hipertireoidismo (fenômeno de Jod-Basedow).

A apresentação clínica do hipertireoidismo é geralmente leve, mas, como os pacientes são frequentemente idosos, as manifestações cardiovasculares, como taquicardia, insuficiência cardíaca e fibrilação atrial, podem predominar. Sintomas compressivos como disfagia, dispneia e tosse são comuns.

A cintilografia de tireoide mostra captação heterogênea do radiotraçador, com áreas de hipercaptação que correspondem aos nódulos hiperfuncionantes.

Bócio uninodular tóxico (adenoma tóxico)

Ao contrário do BMT, costuma incidir entre a terceira e quarta décadas de vida. Geralmente se manifesta com tireotoxicose quando o nódulo atinge 3cm de diâmetro. O nódulo é normalmente visível e é geralmente liso, firme com bordas bem definidas à palpação e móvel à deglutição.

O adenoma tóxico solitário é uma das causas mais frequentes de T_3 tireotoxicose. A cintilografia de tireoide mostra aumento da captação na região do nódulo e captação reduzida no restante da glândula.

Tireoidites

A tireoidite é um processo inflamatório em que os folículos tireoidianos são destruídos e ocorre liberação dos hormônios tireóideos estocados para a circulação.

Tireoidite subaguda de De Quervain (tireoidite granulomatosa de células gigantes)

É geralmente precedida por uma infecção viral. Vírus implicados na sua patogênese incluem adenovírus, influenza, Coxsackie e vírus da caxumba. A característica clínica mais frequente é a dor na região anterior do pescoço, que pode irradiar para a mandíbula ou orelha. Febre pode acompanhar o quadro, assim como disfagia e rouquidão. Palpitação e labilidade emocional podem ocorrer em até 50% dos pacientes. Ao exame físico, a tireoide apresenta-se aumentada de tamanho e dolorosa à palpação. Os exames laboratoriais revelam TSH diminuído, com T_3 e T_4 livre aumentados, elevação da velocidade de hemossedimentação (VHS), leucocitose e tireoglobulina aumentada.

A apresentação clínica inicia-se com uma fase tireotóxica que corresponde à liberação do hormônio tireóideo estocado, seguida de uma fase breve de eutireoidismo e, finalmente, uma fase de hipotireoidismo, quando os estoques de hormônio são depletados. A duração total do ciclo varia de seis a 12 meses, sendo que a maioria dos pacientes apresenta normalização dos hormônios ao final do processo. No entanto, hipotireoidismo permanente pode ocorrer em 5 a 15% dos casos.

Tireoidite linfocítica subaguda (tireoidite silenciosa ou tireoidite esporádica)

Corresponde à exacerbação de uma doença autoimune subjacente. Ao contrário da tireoidite granulomatosa, é geralmente indolor e não tem sido associada a desencadeantes infecciosos. O achado histopatológico característico da doença é um infiltrado linfocitário.

Ocorre normalmente entre a terceira e a sexta décadas de vida e incide mais frequentemente no sexo feminino, em uma proporção de 2:1. Manifesta-se inicialmente com tireotoxicose, seguida de uma fase de eutireoidismo e hipotireoidismo. Hipotireoidismo permanente ocorre imediatamente após o quadro em 5 a 20% dos casos. Ao exame físico, 50 a 60% dos pacientes apresentam aumento do volume tireóideo. O TSH está suprimido durante a fase de tireotoxicose e anticorpos antitireoperoxidase estão presentes.

Tireoidite pós-parto

Também corresponde à exacerbação de uma doença autoimune preexistente. Os achados histopatológicos são muito semelhantes aos encontrados na tireoidite silenciosa, demonstrando provável fisiopatologia comum entre as duas doenças. Ocorre após cerca de 7% das gestações normais, mas pode ocorrer também após abortamentos. A fase de hipertireoidismo costuma se iniciar dois a 12 meses após o parto. A maior parte das pacientes é assintomática ou atribui os sintomas às alterações do puerpério. Apenas 20% das pacientes desenvolvem hipotireoidismo permanente imediatamente após a resolução da tireoidite. No entanto, até 60% desenvolverão hipotireoidismo permanente após três a 10 anos e 70% apresentarão recorrência do quadro em gestações subsequentes.

Tireotoxicose induzida por amiodarona

A amiodarona é uma droga antiarrítmica que contém aproximadamente 37% de iodo. Duas formas de tireotoxicose induzida por amiodarona já foram descritas: a tipo 1, causada pela administração de quantidades excessivas de iodo em pacientes com antecedente de bócio multinodular (fenômeno de Jod-Basedow), e a tipo 2, uma tireoidite causada pelo efeito tóxico direto da amiodarona sobre as células foliculares da tireoide, com liberação do hormônio tireóideo previamente estocado. A cintilografia com iodo costuma mostrar baixa captação nas duas situações, enquanto o Doppler pode mostrar um padrão de hipervascularização na tireotoxicose tipo 1 e captação normal ou baixa na tipo 2. Devido ao bloqueio da conversão de T_4 em T_3 pela amiodarona, a magnitude de elevação do T_4 livre é geralmente maior do que a elevação do T_3.

HIPOTIREOIDISMO

Decorre da diminuição da ação dos hormônios tireóideos nos tecidos periféricos. Na maior parte dos casos, resulta de uma alteração da tireoide, que passa a sintetizar e secretar quantidades insuficientes de hormônios. Em casos mais raros, o hipotireoidismo pode ser secundário a doenças da hipófise ou do hipotálamo (hipotireoidismo central) ou ainda a um estado de resistência à ação dos hormônios tireóideos.

Causas de hipotireoidismo

- Hipotireoidismo central:
  – Tumores de hipófise.
  – Metástases para a hipófise.
  – Cirurgia, trauma, hemorragia.
  – Doenças infecciosas ou infiltrativas (tuberculose, sarcoidose, outras doenças granulomatosas).
  – Hipofisite linfocítica.
  – Tumores cerebrais.

- Hipotireoidismo primário:
  – Tireoidite crônica autoimune.
  – Tireoidite granulomatosa, linfocítica silenciosa e pós-parto.
  – Cirurgia de tireoide, tratamento com I^{131}.
  – Radioterapia na região cervical.
  – Deficiência ou excesso de iodo.
  – Drogas.
  – Agenesia ou disgenesia da tireoide.

Tireoidite crônica autoimune (tireoidite de Hashimoto)

É a causa mais frequente de hipotireoidismo em regiões em que não há deficiência de iodo. Acredita-se que a destruição do tecido tireoidiano seja mediada por linfócitos CD4 e autoanticorpos, sendo o achado histopatológico mais comum a infiltração linfocitária difusa da glândula.

Hipotireoidismo clínico secundário à tireoidite de Hashimoto está presente em 0,1 a 2% da população e é mais comum em mulheres em uma razão de 20:1.

Os pacientes podem ou não apresentar bócio, que é geralmente firme e irregular.

Os anticorpos antireoperoxidase (anti-TPO) são encontrados em 95% dos pacientes e os anticorpos antitireoglobulina em cerca de 80% (Tabela VII-3). Ocasionalmente, os pacientes podem se apresentar com sintomas de tireotoxicose devido à presença de autoanticorpos estimuladores da tireoide (hashitoxicose).

A tireoidite de Hashimoto pode fazer parte de uma síndrome poliglandular autoimune que inclui insuficiência adrenal, diabetes tipo 1, hipogonadismo, anemia perniciosa e vitiligo.

OUTRAS CAUSAS DE HIPOTIREOIDISMO

Pacientes com hipotireoidismo causado por deficiência de iodo costumam apresentar grandes bócios. Por outro lado, o excesso de iodo pode também ser a causa de hipotireoidismo transitório. Este fenômeno é conhecido como efeito Wolff-Chaikoff e pode ocorrer após a realização de exames com contrastes iodados ou após o uso de amiodarona.

O tratamento da doença de Graves ou bócio multinodular tóxico com iodo radioativo também é causa comum de hipotireoidismo. Seu aparecimento está relacionado à dose de iodo utilizada e os sintomas podem aparecer imediatamente ou vários anos após o tratamento.

A remoção de grande quantidade de tecido tireóideo e o diagnóstico prévio de tireoidite de Hashimoto são fatores de risco para o desenvolvimento de hipotireoidismo pós-tireoidectomia.

Tireoidites autoimunes ou pós-virais podem ser causa de hipotireoidismo transitório ou permanente.

QUADRO CLÍNICO

A apresentação clínica dos pacientes depende da gravidade da deficiência hormonal, mas também da sensibilidade individual. As principais manifestações incluem fraqueza, sonolência, intolerância ao frio, além de mialgias e câimbras.

A pele pode ser seca e descamativa e ficar amarelada devido ao acúmulo de caroteno. Outros achados comuns incluem edema facial, edema de membros inferiores ou edema generalizado.

As manifestações cardiovasculares mais encontradas são bradicardia, hipofonese de bulhas, hipertensão arterial diastólica e baixa tolerância ao exercício devido à diminuição do débito cardíaco. Derrame pericárdico pode ser encontrado em casos mais graves.

A maioria dos pacientes relata anorexia e constipação intestinal decorrente do retardo do esvaziamento gástrico e do trânsito intestinal.

Mulheres podem apresentar irregularidade menstrual, como oligomenorreia ou amenorreia primária ou secundária e infertilidade. Em homens, o hipotireoidismo pode se acompanhar de redução da libido, disfunção erétil e oligospermia.

Hipotireoidismo subclínico

É o termo usado para definir uma condição em que ocorre disfunção tireóidea leve manifestada por níveis de T_3 e T_4 normais e TSH elevado. A etiologia do hipotireoidismo subclínico é semelhante à do hipotireoidismo clínico, sendo a tireoidite de Hashimoto sua causa mais comum.

Estima-se que de 4 a 18% dos pacientes com hipotireoidismo subclínico progridam para hipotireoidismo clínico a cada ano. O risco de progressão aumenta quando os valores de TSH são maiores que 10mU/L e quando os autoanticorpos são positivos.

Os pacientes são geralmente assintomáticos, mas podem apresentar fraqueza, sintomas depressivos e perda de memória.

DIAGNÓSTICO LABORATORIAL

Pacientes com hipotireoidismo primário apresentam TSH alto e T_3 e T_4 livre baixos. Anticorpos antitireoperoxidase são encontrados na maior parte dos doentes com tireoidite de Hashimoto (Tabela VII-3).

Pacientes com hipotireoidismo central apresentam T_3 e T_4 livre baixos, com TSH baixo, normal ou discretamente aumentado. Em caso de suspeita de hipotireoidismo central é fundamental solicitar uma ressonância magnética de sela túrcica, bem como a dosagem dos demais hormônios do eixo hipotálamo-hipofisário.

OUTROS ACHADOS LABORATORIAIS

Anemia leve a moderada é um achado comum. A anemia causada pelo hipotireoidismo é geralmente normocítica ou macrocítica, mas pode ser microcítica se houver deficiência de ferro associada aos ciclos menstruais hipermenorrágicos.

A redução do *clearance* de água livre explica a presença de hiponatremia em muitos pacientes.

A hipercolesterolemia e a hipertrigliceridemia leve também são comuns. O aumento do LDL-c parece estar relacionado à redução da expressão de receptores de LDL na membrana dos hepatócitos.

As transaminases e a enzima creatinofosfatase (CPK) podem estar aumentadas.

A elevação da prolactina (valores geralmente inferiores a 100mg/dL) ocorre em cerca de 40% dos pacientes e é secundária ao aumento da secreção e maior sensibilidade à ação do TRH, um fator estimulador da produção de prolactina.

SÍNDROME DO EUTIREÓIDEO DOENTE (SÍNDROME DO T_3 BAIXO)

Acomete indivíduos que apresentam doenças sistêmicas graves não tireóideas, como neoplasias, infarto agudo do miocárdio, acidente vascular cerebral ou doenças infecciosas. Observa-se redução da conversão de T_4 em T_3 e aumento da conversão de T_4 em T_3 reverso. Desta forma, os pacientes apresentam níveis de T_3 baixos não acompanhados de aumento do TSH e elevação do T_3 reverso. Em casos de doenças mais graves, os níveis de T_4, T_3 e TSH podem estar diminuídos. A diminuição da conversão de T_4 em T_3 parece ser um mecanismo de adaptação do organismo que reduz sua atividade metabólica durante a doença. Além disso, há evidências de que a diminuição da secreção de TRH tenha papel importante na patogênese da síndrome.

Na fase de recuperação da doença, o nível de TSH pode elevar-se, mas raramente ultrapassa valores superiores a 20mU/L.

Devido às alterações descritas acima e uma vez que não existe evidência de que o tratamento desses pacientes com levotiroxina melhore o seu prognóstico, não se recomenda dosar hormônios tireoidianos em pacientes hospitalizados, a menos que exista forte suspeita da presença de doença tireóidea.

NÓDULOS TIREÓIDEOS

Nódulos tireóideos são um achado muito comum. Cerca de 3 a 7% da população geral apresenta um nódulo tireóideo palpável. Esta prevalência aumenta quando se utiliza a ultrassonografia de tireoide (em estudos mais recentes, a prevalência varia de 20 a 76% da população e é maior mulheres, idosos e em regiões com carência de iodo).

As causas de nódulos tireóideos incluem:

- Nódulos coloides.

- Tireoidite de Hashimoto.
- Tireoidites subagudas.
- Adenomas foliculares.
- Lesões malignas: carcinomas (papilífero, folicular, anaplásico ou medular), linfoma ou mais raramente metástases para a tireoide.

A grande preocupação em relação aos nódulos de tireoide relaciona-se ao seu risco de malignidade. De forma geral, 5% dos nódulos são malignos e este risco parece independer do tamanho ou do número de nódulos existentes.

À anamnese e exame físico de indivíduos com nódulos tireóideos deve-se atentar para algumas características que aumentam o risco de malignidade, a saber: 1. sexo masculino (nódulos são mais comuns em mulheres, mas o risco de malignidade é duas a três vezes maior em homens); 2. extremos de idade: o risco de câncer é maior em crianças e idosos com mais de 70 anos; 3. história de irradiação na região de cabeça e pescoço; 4. história familiar de câncer de tireoide; 5. nódulos de crescimento rápido, com sintomas compressivos associados, como rouquidão, disfagia ou dor.

INVESTIGAÇÃO LABORATORIAL E DE IMAGEM

A investigação laboratorial em casos de nódulos de tireoide deve incluir a dosagem dos hormônios tireoidianos e a pesquisa de anticorpo antitireoperoxidase, especialmente em pacientes com TSH alto. A cintilografia de tireoide com radioiodo pode ser útil na investigação de nódulos em casos de pacientes com TSH diminuído. Nesses casos, o achado de um nódulo hipercaptante à cintilografia permite dispensar a realização da punção por agulha fina, uma vez que o risco de malignidade em nódulos hipercaptantes é muito pequeno (cerca de 1%).

A dosagem de rotina de calcitonina para pesquisa de carcinoma medular ainda é motivo de controvérsia na literatura. Alguns autores a recomendam para estabelecer o diagnóstico precoce de carcinoma medular, o que permitiria maiores taxas de cura e menores taxas de mortalidade. Por outro lado, outros autores não a recomendam devido ao seu alto custo e baixa especificidade.

Embora a ultrassonografia não possa distinguir nódulos benignos de malignos, algumas características ultrassonográficas parecem aumentar o risco de malignidade: nódulos sólidos hipoecoicos com contornos irregulares e microcalcificações têm risco aumentado de malignidade, especialmente de carcinoma papilífero. Ao Doppler, lesões benignas foliculares apresentam frequentemente um padrão de vascularização periférica, diferindo dos carcinomas, que se apresentam com vascularização central e periférica.

Embora os critérios para indicação de punção aspirativa por agulha fina ainda sejam controversos, recomenda-se a punção de nódulos maiores que 1cm, nódulos em pacientes com alto risco para malignidade e nódulos com características ultrassonográficas sugestivas de malignidade. Em casos de tireoide com múltiplos nódulos, aqueles a serem puncionados deverão ser escolhidos em função de suas características ultrassonográficas e não de seu tamanho. Os possíveis diagnósticos citopatológicos incluem:

- Padrão citológico benigno (bócio coloide e tireoidite), encontrado em cerca de 70% dos casos.
- Padrão citológico suspeito (neoplasias foliculares, neoplasias de células de Hurtle, carcinoma papilífero atípico e linfoma), encontrado em 10% dos casos.
- Padrão maligno (carcinoma papilífero, medular ou anaplásico), encontrado em cerca de 5% dos casos.
- Aspirado não diagnóstico, presente em 15% dos casos, quando não há quantidade suficiente de material para ser avaliado.

Pacientes com achados benignos podem ser puncionados novamente após seis meses a um ano. A cirurgia é geralmente recomendada para pacientes com achados suspeitos ou malignos.

BIBLIOGRAFIA

Cooper DS, Doherty GM. Management guidelines for patients with thyroid nodules and differentiated thyroid câncer. Thyroid. 2006;16:109-42.

Kahaly GJ, Dillman WH. Thyroid hormone action in the heart. Endocr Rev. 2005;26:704-728.

Larsen PR, Davies TF. Thyroid physiology and diagnostic evaluation of patients with thyroid disorders. In Williams Textbook of Endocrinology. 11ª ed. 2008.

Pacini F, Schlumberger M. European consensus for the management of patients with differentiated thyroid carcinoma of the follicular epithelium. Eur J Endocrinol. 2006;154:787-803.

Stagnaro-Green A. Postpartum thyroiditis. J Clin Endocrinol Metab. 2002;87(9):4042-7.

Surks MI, Ross DS. Drug interactions with thyroid hormones. Uptodate 2009.

CAPÍTULO 3 — Distúrbios do Crescimento

Tatiana Hotimsky Millner
Léa Lederer Diamant

INTRODUÇÃO

O crescimento normal consiste na progressão da altura e peso compatíveis com padrões estabelecidos para uma dada população e é interpretado de acordo com o potencial genético de cada criança. A compreensão dos padrões normais de crescimento pode prevenir pesquisas desnecessárias em crianças com variações aceitáveis no crescimento.

Recomendamos as curvas de referência de peso e altura para idade e sexo, elaboradas a partir do estudo epidemiológico populacional, publicado no ano de 2000, pelo *National Center for Health Statistics* (NCHS) (Figs. VII-2 A, B, C e D), que por ser multirracial é aplicável a todas as populações, inclusive a brasileira.

A previsão da estatura final pode ser feita acompanhando o canal de crescimento ou percentil no qual a criança se encontra, até a idade de 18 a 20 anos. Para crianças com puberdade atrasada ou acelerada, deve-se utilizar a idade óssea (IO) para estimar o canal de crescimento adequado, em vez da idade cronológica (IC).

A estatura prevista deve ser comparada com a estatura alvo, obtida através da média da altura dos pais, acrescentando-se 13cm à estatura da mãe, em meninos, e subtraindo-se 13cm à estatura do pai, em meninas.

A estatura prevista, quando o crescimento é adequado, é compatível com a estatura alvo. Como todos os parâmetros biológicos, a estatura alvo também possui um desvio-padrão (DP) aceitável de pelo menos ± 7cm, que representa o percentil três e 97 para a estatura alvo.

QUANDO AVALIAR BAIXA ESTATURA

1. Estatura prevista menor que 2 desvio-padrão abaixo da estatura alvo.
2. Velocidade de crescimento (VC) menor que o percentil 25 por mais de seis meses.
3. Idade óssea menor do que dois anos em relação à idade cronológica.
4. Mudança de curva de percentil no gráfico de crescimento, passando para uma curva inferior, após os 18 meses de idade.

VELOCIDADE DE CRESCIMENTO POR FAIXA ETÁRIA

- Primeiro ano de vida: 22 a 25cm/ano.
- Um a dois anos: 8 a 13cm/ano.
- Dois a três anos: 7 a 10cm/ano.
- Quatro anos até a puberdade: 5 a 7cm/ano.
- Estirão puberal: VC 8-10 cm/ano na menina e 10-12 cm/ano no menino.

ETIOPATOGENIA

As causas não endócrinas da baixa estatura (BE) (Quadro VII-3) são muito mais prevalentes do que as endócrinas. A deficiência de crescimento pode ser classificada em proporcional ou não proporcional, de acordo com a relação entre a distância púbis-chão e púbis-vértex. A BE não proporcional sugere o diagnóstico de doenças ósseas de causa genética ou metabólica que afetam preferencialmente o crescimento dos ossos longos ou hipotireoidismo.

Em primeiro lugar, devemos excluir doenças crônicas, que são muito mais frequentes do que a deficiência de GH (DGH). A avaliação inicial da criança com BE requer história clínica detalhada, por meio da qual se coletam dados como peso e comprimento ao nascer. As crianças prematuras são avaliadas conforme tabelas de peso e comprimento adequados para cada idade gestacional, permitindo que se faça o diagnóstico de PIG (pequeno para a idade gestacional). Essas crianças, quando não apresentam *catch up growth* até dois anos de idade, devem ser tratadas, fazendo com que este diagnóstico seja importante.

Estatura para a idade. Homens: nascimento aos 36 meses

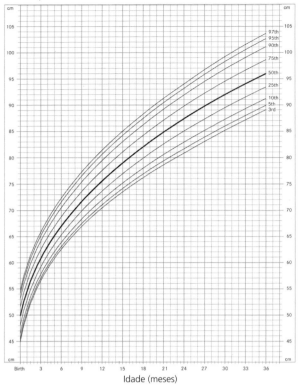

From National Health Center for Health Statistics in collaboration with the National Center for Chronic Disease Prevention and Health Promotion (2000).

Estatura para a idade. Mulheres: nascimento aos 36 meses

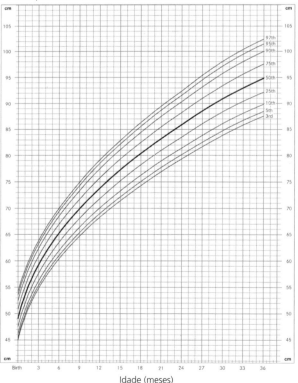

From National Health Center for Health Statistics in collaboration with the National Center for Chronic Disease Prevention and Health Promotion (2000).

Altura para a idade. Homens: 2 a 20 anos

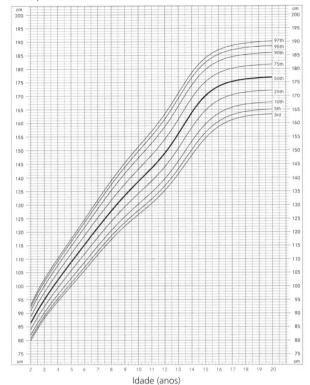

From National Health Center for Health Statistics in collaboration with the National Center for Chronic Disease Prevention and Health Promotion (2000).

Altura para a idade. Mulheres: 2 a 20 anos

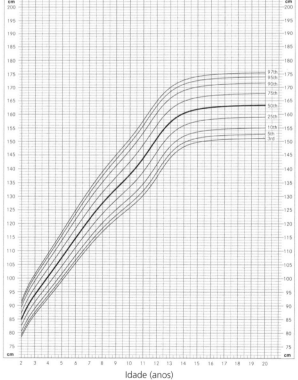

From National Health Center for Health Statistics in collaboration with the National Center for Chronic Disease Prevention and Health Promotion (2000).

Figura VII-2 – Curvas de referência de peso e altura para idade e sexo, elaboradas a partir do estudo epidemiológico populacional, publicado em 2000, pelo *National Center for Health Statistics* (NCHS).

Quadro VII-3 – Causas não endócrinas de baixa estatura.

Variantes do crescimento normal
   Baixa estatura familial
   Atraso constitucional do crescimento e puberdade
Doenças crônicas
   Desnutrição
   Doenças renais
      Rins hipoplásticos
      Acidose tubular renal
      Nefrite crônica
   Doenças cardíacas
      Cardiopatias congênitas
      Insuficiência cardíaca congestiva
   Doenças hematológicas
      Talassemia
      Anemia falciforme
   Doenças gastrointestinais
      Doença inflamatória intestinal
      Doenças hepáticas crônicas
      Doença celíaca
      Fibrose cística
   Doenças respiratórias
      Asma
      Fibrose cística
   Distúrbios imunológicos
      Doenças do tecido conjuntivo
      Artrite reumatoide juvenil
      Infecções crônicas
Doenças congênitas
   Restrição do crescimento intrauterino
   Síndrome de Down
   Síndrome de Turner
   Síndrome de Noonan
   Síndrome de Russell-Silver
   Síndrome de Prader-Willi
   Displasias esqueléticas
Baixa estatura psicossocial
Baixa estatura idiopática

Adaptado de Reiter EO, Rosenfeld RG. Normal and aberrant growth. In: Larsen PR et al. (eds.). Williams textbook ok endocrinology.10. ed. Philadelphia: W.B. Saunders, 2003. p 1003-14.

A história deve incluir intercorrências na gestação e parto, doenças crônicas nos primeiros anos de vida (respiratórias, cardiológicas, intestinais, hematológicas e outras), utilização frequente de corticosteroides, além da história alimentar, pois a baixa ingestão proteico-calórica afeta a VC.

O primeiro exame a ser feito é uma radiografia de mãos e punhos, para avaliação da IO, que quando compatível, ou com pequeno atraso em relação à IC, sugere baixa estatura idiopática ou familiar. As doenças crônicas e as causas endócrinas de déficit estatural geralmente cursam com grande atraso de IO (maior que dois anos), o que faz com que este exame preceda a decisão de efetuar uma pesquisa laboratorial completa. Quando a IO é compatível com a IC, ou levemente atrasada, apenas acompanhamos a VC a cada seis meses, pesquisando a causa se esta for menor que o percentil 25.

VARIANTES DO CRESCIMENTO NORMAL

Baixa estatura familiar ou genética (BEF)

Trata-se da causa mais comum de déficit de crescimento em nosso meio. Caracteriza-se por estatura abaixo do percentil três, porém dentro do alvo familiar; o desenvolvimento puberal é apropriado para a idade e a IO compatível com a IC, a VC é normal, porém geralmente abaixo do percentil 50.

A secreção de GH, após testes de estímulo, geralmente é normal, enquanto a secreção integrada de GH em 24h pode ser menor do que em crianças sem BE. É provável que essas crianças apresentem alguma alteração no eixo GH/receptor de GH/IGF-1, alterações ósseas ou na placa de crescimento.

Atraso constitucional de crescimento e desenvolvimento (ACCD)

O ACCD, também chamado BE constitucional, deve ser suspeitado em crianças com estatura abaixo do potencial genético, atraso de IO, início tardio da puberdade, história familiar de atraso puberal, na ausência de sinais ou sintomas de doenças sistêmicas. A IO, ao contrário da BEF, pode estar atrasada dois anos ou mais, fazendo com que a previsão de estatura final seja adequada ao padrão familiar, e a VC costuma estar abaixo do percentil 25. Não é incomum a associação de BEF e ACCD.

A secreção hormonal é normal, mas pode ocorrer uma deficiência transitória de GH devido à falta de esteroides sexuais. O diagnóstico diferencial com DGH é feito através de testes de secreção de GH, após estímulo com esteroides sexuais (*priming*).

DOENÇAS CRÔNICAS

Desnutrição

A deficiência na ingestão proteico-calórica é a causa mais frequente de crescimento inadequado, resultando em BE. Pode ser decorrente de doenças crônicas na infância que provocam anorexia. Na desnutrição o GH é elevado e o IGF-1 e IGF-BP-3 são baixos, por insensibilidade ao GH, como mecanismo de proteção.

Doença renal

Uremia e acidose tubular renal podem causar défice de crescimento por perda proteica, anemia crônica, osteopenia por défice na produção de 1,25 $(OH)_2D$, inapetência, perda de eletrólitos, acidose metabólica, resistência à insulina e ao GH. Dependendo do grau de insuficiência renal, o GH circulante pode ser normal ou elevado, a IGF-1 pode ser normal, mas as IGFBPs elevadas podem inibir a ação da IGF-1.

Na síndrome nefrótica, IGF-1 e IGF-BP-3 são baixas devido à perda urinária destes complexos.

Doença cardiovascular
A doença cardiovascular pode ser congênita ou adquirida. Provoca baixa ingestão e má absorção. O grau de cianose ou hipóxia correlaciona-se com o défice estatural.

Doenças hematológicas
A deficiência de oxigenação dos tecidos e nutrição deficiente causam BE.

Doenças gastrointestinais
Doença celíaca, doença de Crohn (DC), retocolite ulcerativa (RCU) e intolerância à lactose devem ser consideradas no diagnóstico de BE, por interferir na absorção de nutrientes.

Para afastar doença celíaca, devem-se pesquisar anticorpos antigliadina, antiendomísio ou antitransglutaminase. Às vezes os anticorpos são negativos e apenas uma biópsia de intestino delgado fará o diagnóstico. A colonoscopia deve ser realizada para afastar doenças inflamatórias intestinais, quando houver suspeita clínica. A RCU e a DC cursam com anemia, disproteinemia e atividade inflamatória. O hemograma acompanha-se de VHS elevada, além de plaquetose. A dosagem da proteína total e frações confirma a hipoalbuminemia, o ferro sérico está diminuído e a elevação da proteína C-reativa e α-glicoproteína ácida reflete a atividade da doença. A pesquisa sorológica do anticorpo anti-*Saccharomyces cerevisae* tem sido sugerida para diagnóstico diferencial de colites indeterminadas, apresentando 60 a 70% de positividade em DC. Na RCU, o anticorpo anticitoplasma de neutrófilo (ANCA) está presente em 60 a 80% dos pacientes.

As doenças hepáticas crônicas geram má absorção de gorduras e vitaminas lipossolúveis, levando à desnutrição.

Doenças respiratórias
Asmáticos apresentam baixa ingestão alimentar e produção endógena aumentada de glicocorticoides. O uso frequente de glicocorticoides exógenos piora ainda mais o crescimento linear.

Displasia broncopulmonar (sequela de membrana hialina e prematuridade), fibrose cística, bronquiectasias e infecções crônicas também se acompanham de BE decorrente de hipoxemia, má nutrição, infecções pulmonares crônicas e broncoespasmo.

Distúrbios imunológicos
Incluem doenças do tecido conjuntivo, artrite reumatoide juvenil, síndrome da imunodeficiência adquirida, outras infecções crônicas e infestações crônicas por parasitas intestinais. Nas doenças inflamatórias crônicas há diminuição na produção de IGF-1, decorrente da cascata de citocinas.

DOENÇAS CONGÊNITAS

Restrição de crescimento intrauterino
Trata-se de causa importante de BE, podendo ser idiopática ou resultado de infecções como toxoplasmose, rubéola, citomegalovirose e AIDS, desnutrição materna, hipertensão na gravidez, insuficiência placentária, tabagismo, uso de álcool, drogas ilícitas (por exemplo, cocaína), uso de fenitoína e distúrbios genéticos como a baixa estatura de Russell-Silver.

Síndrome de Down
A trissomia do cromossomo 21 é a anormalidade cromossômica mais prevalente na BE. Os recém-nascidos já apresentam menor comprimento e peso, provavelmente por alteração na placa epifisária.

Síndrome de Turner
É a anormalidade cromossômica mais comum em meninas com BE (1:2.500), devendo ser pesquisada mesmo na ausência de estigmas como pescoço curto e alado, *nevus*, micrognatia, ptose palpebral, baixa implantação das orelhas e do cabelo na nuca, aumento da distância intermamilar e cúbito valgo. Associa-se a atraso puberal e amenorreia primária. O diagnóstico é feito através de cariótipo por banda G, diagnosticando-se formas completas (45X0) ou mosaicos. A BE é causada por haploinsuficiência do *gene baixa estatura homeobox* (SHOX).

Síndrome de Noonan
Ocorre em ambos os sexos por transmissão autossômica dominante, caracterizando-se por BE, além de vários aspectos fenotípicos da síndrome de Turner, embora o cariótipo seja normal.

Síndrome de Russell-Silver
Os achados mais comuns são restrição do crescimento intrauterino, falha de crescimento pós-natal, hemi-hipertrofia congênita e fácies característica (pequena e triangular, podendo ser assimétrica).

Síndrome de Prader-Willi
Doença rara de herança autossômica dominante, caracterizada por retardo mental discreto, baixa estatura, hipotonia muscular, hiperfagia intensa e obesidade.

Displasias esqueléticas
A osteocondrodisplasia engloba mais de 100 doenças diferentes, de transmissão genética, que afetam cartilagens, ossos ou ambos. As mais frequentes são acondroplasia e hipocondroplasia. Em geral o défice estatural só é percebido após os dois anos.

O diagnóstico é feito pelo exame clínico: aumento da cabeça, encurtamento de membros superiores e inferiores, lordose lombar, fronte proeminente e ponte nasal achatada. À radiografia os corpos vertebrais são pequenos, em forma de cubo. A secreção de GH é normal.

A hipocondroplasia é menos acentuada do que a acondroplasia.

BAIXA ESTATURA PSICOSSOCIAL

Distúrbios emocionais decorrentes de problemas familiares como rejeição, punições excessivas, separação dos pais, habitualmente associados à nutrição inadequada, causam deficiência transitória de GH, inclusive com baixa resposta de GH aos testes de estímulo. Essas crianças voltam a crescer normalmente ao deixar o ambiente hostil.

BAIXA ESTATURA IDIOPÁTICA (BEI)

Trata-se de condição heterogênea onde não se encontram causas óbvias para BE. BEF e ACCD não se enquadram neste grupo. Entre os casos de BEI estão incluídos deficiência parcial de GH, deficiência primária de IGF-1 e outras doenças ainda desconhecidas. Este diagnóstico é feito em crianças abaixo do percentil 3, com tamanho normal ao nascimento, proporções corporais normais, sem evidência de doenças sistêmicas crônicas, sem alterações psicossociais e com nutrição adequada. A resposta do GH aos testes de estímulo geralmente é normal (Fig. VII-3).

CAUSAS ENDÓCRINAS DE BAIXA ESTATURA

As causas endócrinas mais frequentes são o hipotireoidismo primário, congênito ou adquirido, o excesso de glicocorticoide exógeno e a deficiência de GH (Quadro VII-4). Essas crianças apresentam excesso de peso em relação à altura, permitindo o diagnóstico diferencial com a BE associada a causas não endócrinas.

Hipotireoidismo primário (congênito ou adquirido)

Tem efeito muito importante no crescimento, causando cessação do crescimento pós-natal em casos graves. O hipotireoidismo adquirido, como a tireoidite autoimune, pode afetar o crescimento durante um longo período, antes do aparecimento de outros sinais e sintomas. Essas crianças sempre apresentam grande atraso na IO. Com frequência pode haver atraso puberal e, raramente, puberdade precoce incompleta. A avaliação deve incluir dosagem de TSH (hormônio tireoestimulante) em conjunto com tiroxina livre (T_4 livre), para permitir o diagnóstico diferencial entre o hipotireoidismo primário e

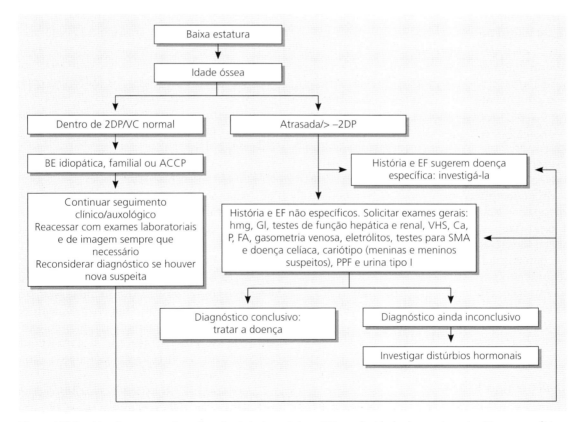

Figura VII-3 – Algoritmo para a investigação de baixa estatura. VC = velocidade de crescimento; EF = exame físico; VHS = velocidade de hemossedimentação; Ca = cálcio; P = fósforo; SMA = síndrome da má absorção; hmg = hemograma; Gl = glicose; FA = fosfatase alcalina; PPF = protoparasitológico de fezes.

Quadro VII-4 – Causas endócrinas de baixa estatura.

Hipotireoidismo primário (congênito ou adquirido)
Síndrome de Cushing (endógena ou exógena)
Deficiência congênita de GH (isolada ou associada a outras deficiências de hormônios hipofisários)
Deficiência adquirida de GH
Tumores hipotalâmico-hipofisários
Histiocitose X
Infecções do sistema nervoso central
Traumatismo craniano
Irradiação craniana
Acidentes vasculares cerebrais
Hidrocefalia
Síndrome da sela vazia
Distúrbios do metabolismo da vitamina D
Diabetes mellitus tipo 1 (mal controlado)
Diabetes insipidus (não tratado)
Resistência ao GH
Deficiência de IGF-1

Adaptado de Reiter EO, Rosenfeld RG. Normal and aberrant growth. In: Larsen PR *et al.* (eds.). Williams textbook ok endocrinology.10. ed. Philadelphia: W.B. Saunders, 2003. p 1003-14.

secundário (central). Representa uma causa importante de baixa resposta do GH aos testes de estímulo, devendo ser pesquisado e tratado antes do teste.

Síndrome de Cushing (endógena ou exógena)

O excesso de cortisol devido à síndrome de Cushing ou terapia indiscriminada com glicocorticoide (GC), tanto oral quanto inalatória, nasal ou tópica, podem atrasar gravemente o crescimento. Os GC têm efeito inibitório sobre o eixo hipotálamo-hipofisário, além de um antagonismo à ação da IGF-1 na placa de crescimento. Ocorre diminuição do crescimento linear e obesidade em 80% das crianças, sendo a idade óssea geralmente normal.

Algumas medidas podem ser úteis no caso de crianças que necessitem de terapia crônica com GC, visando minimizar seus efeitos deletérios: utilizar GC durante o menor tempo possível, utilizar drogas de ação curta e se possível em dias alternados (prednisona ou prednisolona em vez de dexametasona), utilizar corticoide inalatório, que tem menor efeito sistêmico.

Para uma triagem dos casos suspeitos é muito útil a dosagem do cortisol salivar às 24h e cortisol livre urinário em urina de 24h. No emprego exógeno de GC o eixo hipotálamo-hipofisário encontra-se suprimido, com níveis muito baixos de cortisol.

Diabetes mellitus tipo 1 (DM1)

O DM1 cronicamente mal controlado provoca BE, associando-se, com frequência, à tireoidite autoimune, que também compromete o crescimento, devido ao hipotireoidismo.

No DM1 ocorre resistência hepática ao GH, comprometendo a geração de IGF-1. Observam-se, portanto, níveis elevados de GH e IGF-BP-3 e deficiência de IGF-1.

Diabetes insipidus (DI)

Tanto DI central quanto nefrogênico, quando não adequadamente tratados, provocam BE. Poliúria e polidipsia acarretam baixa ingestão calórica.

Pseudo-hipoparatireoidismo

Caracteriza-se por BE, fenótipo dismórfico, hipocalcemia e hiperfosfatemia por resistência ao paratormônio (PTH). As crianças apresentam obesidade central com encurtamento de metacarpos, calcificações subcutâneas, fácies arredondada e retardo mental.

Distúrbios do metabolismo da vitamina D

A deficiência de vitamina D provoca raquitismo, caracterizado por BE, arqueamento de membros inferiores, deformidades torácicas (rosário raquítico) e alterações radiológicas características nas extremidades, como alargamento das epífises, metáfises alargadas e em taça. Caracteriza-se pela diminuição dos níveis séricos de cálcio e fósforo e aumento da fosfatase alcalina.

Pode ser decorrente de ingestão inadequada ou má absorção de vitamina D, baixa exposição solar, uso de anticonvulsivantes e doenças renais ou hepáticas. Outras causas de raquitismo são resistência periférica à vitamina D, por mutações em seu receptor, anormalidades no metabolismo da vitamina D, como deficiências da 25-hidroxilase hepática ou 1α-hidroxilase renal, distúrbios genéticos de reabsorção renal de fósforo (raquitismo hipofosfatêmico ligado ao X) e outras doenças que cursam com hipofosfatemia como síndrome de Fanconi e acidose tubular renal.

Deficiência de GH (DGH)

Pode ser congênita ou adquirida. De acordo com o KIGS de 2006 (*Kabi International Growth Study*) 67% de 7.137 crianças com DGH tinham deficiência adquirida, e 33%, etiologia congênita.

A DGH congênita é relativamente pouco frequente e pode ser isolada ou associada à deficiência de outros hormônios hipofisários. Anormalidades anatômicas são detectadas à ressonância magnética somente em cerca de 12% dos pacientes, sugerindo um predomínio de fatores genéticos sobre os estruturais. A deficiência de GHRH provavelmente representa a causa mais comum de DGH idiopática isolada.

No estudo KIGS as malformações congênitas mais prevalentes em DGH foram sela túrcica vazia (34,4%) e displasia septo-óptica (27,7%).

Recentemente foi descrito hipopituitarismo secundário a mutações nos genes responsáveis pela síntese dos fatores de transcrição PIT-1 e PROP-1. Nesses casos, a DGH está associada à deficiência de outros hormônios hipofisários:

- PROP-1: GH, TSH, gonadotrofinas e ACTH.
- PIT-1: GH, TSH e prolactina.

De acordo com o KIGS, as principais etiologias na DGH adquirida foram: craniofaringioma 23,8%, outros tumores do SNC 39,9%, leucemia 14,5%, histiocitose 3,3%, trauma 2,5% e infecções do SNC 0,9%.

Quadro clínico da deficiência de GH

Depende da idade de início, etiologia e gravidade da deficiência hormonal. A redução da VC é um sinal precoce. A IO encontra-se atrasada, sendo o atraso maior quando a DGH é associada à deficiência de TSH e, portanto, dos hormônios tireóideos. A BE é proporcional.

Apresenta características faciais típicas: fronte olímpica, base nasal achatada, maxilares pequenos (fácies de boneca), voz de timbre elevado, pele e cabelos finos, predomínio de obesidade troncular, mãos e pés pequenos. Em recém-nascidos e lactentes com DGH, hipoglicemia, nistagmo e micropênis podem estar presentes. A hipoglicemia é mais acentuada se houver défice de ACTH associado. Restrição no crescimento intrauterino, icterícia prolongada, parto pélvico ou defeitos da linha média facial podem sugerir DGH congênita.

Laboratório

Quando a VC estiver abaixo do normal, a IO for atrasada e o quadro clínico não sugerir nenhuma doença, testes laboratoriais iniciais deverão ser solicitados para excluir patologias ocultas. Os exames devem incluir: hemograma, velocidade de hemossedimentação (VHS), testes de função renal e hepática, glicemia de jejum, cálcio iônico, fósforo, fosfatase alcalina, anticorpos antigliadina, endomísio ou transglutaminase, gasometria venosa, pesquisa de má absorção intestinal, cariótipo (especialmente em meninas, mas também em meninos com suspeita de anomalias cromossômicas), protoparasitológico de fezes, urina tipo I. Quando a suspeita for de baixa estatura psicossocial, deverá ser solicitada avaliação psicológica e da dinâmica familar.

Se após os exames iniciais o diagnóstico continuar não conclusivo, a investigação deverá prosseguir na direção de doenças mais raras, como os distúrbios hormonais (hipotireoidismo, hipercortisolismo, DGH). Deverão ser solicitados testes hormonais específicos e ressonância magnética da região selar.

As IGFs são peptídeos insulino-símiles que mediam as ações promotoras de crescimento do GH, e a IGF-BP-3 é a proteína carreadora mais importante das IGFs.

Níveis baixos de IGF-1 e IGF-BP-3 ocorrem na deficiência de GH, mas também em outras causas de BE, como desnutrição, principalmente em crianças menores de cinco anos de idade. Os níveis de IGF-BP-3 são menos dependentes do *status* nutricional do que o IGF-1. Níveis anormais de IGF-1 e IGF-BP-3 necessitam ser confirmados por testes de estímulo à secreção de GH.

A secreção de GH é pulsátil, sendo os pulsos mais acentuados durante o sono. Portanto, uma única dosagem de GH não permite o diagnóstico de DGH, sendo útil apenas para a exclusão de insensibilidade ao GH, situação em que está elevada. A secreção integrada de GH de 24h é trabalhosa e cara. Portanto, o diagnóstico de DGH é feito através de uma combinação de avaliação clínica, auxológica, IGF-1, IGF-BP-3 e testes de estímulo à secreção de GH (Tabela VII-4).

As concentrações de IGF-1 e IGF-BP-3 refletem a concentração integrada do GH secretado e são estáveis durante o dia (meia-vida de 12 a 16h). São utilizadas como *screening* para DGH, estando normais na maior parte das crianças com BEF ou BEI. Se os valores forem próximos ou acima do percentil 50, a DGH é extremamente improvável e nenhum outro teste será necessário. Se o IGF-1 e IGF-BP-3 estiverem muito baixos, a DGH deve ser excluída através de testes de estímulo à secreção de GH.

Esses testes apresentam várias limitações: não são fisiológicos, o nível de corte normal é arbitrário, são dependentes da idade, o papel da administração de esteroides sexuais não está bem definido (um *priming* pré e peripuberal com estrógeno aumenta a possibilidade de uma criança normal ter uma resposta adequada aos estímulos), são caros, desconfortáveis e trazem riscos, principalmente na hipoglicemia induzida por insulina.

Os estímulos fisiológicos à secreção de GH incluem sono, jejum e exercício, e os estímulos farmacológicos, L-dopa, clonidina, propranolol, glucagon, arginina, GHRH e hipoglicemia induzida por insulina. Existe um consenso de que o diagnóstico de DGH deveria ser confirmado por ausência de resposta a dois testes diferentes de estímulo, sendo os de arginina e glucagon os mais empregados. Entretanto, em pacientes com doença do SNC, outros défices hormonais hipofisários ou defeito genético, um teste não responsivo é suficiente para o diagnóstico.

A maior parte dos endocrinopediatras define uma resposta "normal" a um teste de estímulo como a concentração de GH superior a 10μg/L. Com ensaios mais sensíveis (IRMA e IFMA) um pico de GH maior que 5 a 7μg/L tem sido considerado normal.

É importante lembrar que no hipotireoidismo os testes de secreção de GH só devem ser realizados após a reposição adequada de tiroxina.

Imagem

A ressonância magnética do SNC permite uma excelente visualização do trato hipotálamo-hipofisário, com nítida

Tabela VII-4 – Testes de estímulo à secreção de GH.

Estímulo	Mecanismo de ação	Procedimento	Tempo de coleta	Comentários
Exercício	Desconhecido (mecanismo adrenérgico?)	Subir escadas, ergometria (10 a 20min)	0 e 15 a 20min após início do exercício	• Baixo valor preditivo • Seguro e barato • Teste de *screening* • Um terço das crianças normais não responde
Arginina	Receptores α-adrenérgicos (liberação de GHRH)	0,5g/kg (máx: 30g), infusão EV de arginina a 10% em solução salina isotônica, em 30min	0, 15, 30, 45 e 60min	
Insulina	Supressão da somatostatina – receptores α-adrenérgicos	0,05 a 0,1UI/kg de insulina regular, EV	0, 15, 30, 60, 75, 90 e 120min	• Risco de hipoglicemia grave • Inadequada em pacientes com epilepsia, doença cardíaca ou isquêmica e idosos
Clonidina	Receptores α-adrenérgicos	0,15mg/m^2 de área corporal, VO	0, 30, 60 e 90min	• Sem valor diagnóstico na população adulta • Pode causar sonolência, astenia e hipotensão postural
Glucagon	Receptores α-adrenérgicos	0,1mg/kg, IM (máximo de 1mg)	0, 30, 60, 90, 120, 150 e 180min	• Podem ocorrer náuseas e ocasionalmente vômitos
L-dopa	Receptores α-adrenérgicos	< 15kg: 125mg, VO 10-30kg: 250mg, VO > 30kg: 500mg, VO	0, 60 e 90min	• Baixa sensibilidade • Melhor em combinação com outros estímulos • Podem ocorrer náuseas e ocasionalmente vômitos
GHRH	Receptores do GHRH	1µg/kg, EV	0, 15, 30, 45, 60, 90 e 120min	• Podem ocorrer rubor facial e gosto metálico
GHRP-6 (hexarelina)	Receptores específicos na hipófise e hipotálamo	2µg/kg, EV	0, 15, 30, 45, 60, 90 e 120min	• Pico de GH geralmente maior do que com outros estímulos

Adaptado de Rosenbloom A, Vilar, L. Investigação da criança com baixa estatura. In: Vilar L et al. (eds.). Endocrinologia Clínica. 3a.ed. Rio de Janeiro: Guanabara Koogan, 2006. p 155-77.

distinção entre adeno e neuro-hipófise, que aparece hiperintensa em T1. Uma ressonância magnética do cérebro com cortes finos na área hipotálamo-hipofisária permite visualizar anormalidades morfológicas como hipoplasia da hipófise anterior, agenesia ou interrupção da haste hipofisária ou ectopia da neuro-hipófise, sendo útil ao diagnóstico das DGHs definitivas.

Quando a deficiência de GH é congênita e completa, o diagnóstico é relativamente fácil de confirmar, pois as crianças apresentam défice estatural importante, atraso de idade óssea e concentrações muito baixas de IGF-1 e IGF-BP-3.

Em crianças com défice menos importante, que ainda se encontram dentro de um canal de crescimento normal, a decisão de realizar testes de secreção de GH depende de uma avaliação da velocidade de crescimento, através de medidas de estatura obtidas em visitas sucessivas. Qualquer doença do SNC como tumores cerebrais, deficiências hormonais da hipófise anterior, displasia septo-óptica, irradiação craniana, trauma, hipoglicemia neonatal e/ou *microfalus* e formas hereditárias de deficiência de GH indicam a realização de testes de secreção de GH e geração de IGF-1. Esses testes não estabelecem um diagnóstico definitivo, mas são úteis quando associados aos dados auxológicos e dosagens de IGF-1 e IGF-BP-3.

Existem casos raros de insensibilidade ao GH que se caracterizam por concentrações séricas elevadas de GH associadas a baixas concentrações de IGF-1 e IGF-BP-3. Na sua forma completa esta condição é conhecida como baixa estatura de Laron (insensibilidade completa ao GH).

BIBLIOGRAFIA

Fujieda K, Tanaka T. Diagnosis of children with short stature: Insights from KIGS. In: Ranke MB et al. (eds.). Growth hormone therapy in pediatrics – 20 years of KIGS. Basel: Karger, 2007. p 16-22.

Reiter EO, Rosenfeld RG. Normal and aberrant growth. In: Larsen PR et al. (eds.). Williams textbook ok endocrinology.10. ed. Philadelphia: W.B. Saunders, 2003. p 1003-14.

Rosenbloom A, Vilar, L. Investigação da criança com baixa estatura. In: Vilar L et al. (eds.). Endocrinologia clínica. 3a.ed. Rio de Janeiro: Guanabara Koogan, 2006. p 155-77.

Vieira, TCA. Crescimento normal e baixa estatura (BE). In: Chacra, AR et al. (eds.). Endocrinologia – Guias de medicina ambulatorial e hospitalar da Unifesp – EPM (1ª ed.). São Paulo: Manole, 2009. p 53-68.

www.cdc.gov/growthcharts. From National Health Center for Health Statistics in collaboration with the National Center for Chronic Disease Prevention and Health Promotion (2000).

CAPÍTULO 4
Distúrbios Gonadais Femininos e Masculinos

Priscilla Cukier
Mirta Knoepfelmacher

PUBERDADE PRECOCE

INTRODUÇÃO

O início da puberdade é desencadeado pelo aumento da secreção pulsátil do hormônio hipotalâmico estimulador da secreção de gonadotrofinas (GnRH) que atua na hipófise anterior, estimulando a síntese e a secreção das gonadotrofinas, hormônio luteinizante (LH) e hormônio folículo-estimulante (FSH). As gonadotrofinas, por sua vez, atuam nas gônadas, levando à produção de esteroides sexuais: estradiol, no sexo feminino, e testosterona, no sexo masculino. A puberdade compreende o período de transição entre a infância e a vida adulta e é caracterizada pelo desenvolvimento gonadal (ovários e testículos), aparecimento dos caracteres sexuais secundários e pela aquisição das funções reprodutivas.

O início do processo puberal normal geralmente se dá entre os oito e 13 anos nas meninas e entre 9,5 e 14,5 anos nos meninos. A puberdade é considerada precoce quando se inicia antes dos oitos anos nas meninas e dos 9,5 anos nos meninos. A menarca antes dos nove anos no sexo feminino pode servir como um critério adicional. Os distúrbios puberais causam frequentemente danos físicos e psicológicos que afetam as crianças e suas famílias.

A puberdade precoce pode ser dependente ou independente de gonadotrofinas. Denomina-se puberdade precoce dependente de gonadotrofinas (PPDG) ou puberdade precoce verdadeira quando o desenvolvimento dos caracteres sexuais secundários é consequência da ativação prematura do eixo hipotálamo-hipófise-gonadal, e puberdade precoce independente de gonadotrofinas (PPIG) ou pseudopuberdade precoce quando decorre de produção autônoma dos esteroides sexuais. Além destas duas formas de precocidade sexual, as variantes do desenvolvimento puberal caracterizadas pelo aparecimento isolado e prematuro dos caracteres sexuais secundários podem ocorrer: telarca precoce, pubarca precoce e menarca precoce isolada.

TELARCA PRECOCE

É o aumento isolado uni ou bilateral das mamas, sem aparecimento de outros sinais de maturação sexual. É mais frequente nos dois primeiros anos de vida, quando o eixo gonadotrófico ainda está ativado, podendo, raramente, ocorrer mais tarde.

DIAGNÓSTICO CLÍNICO

A velocidade de crescimento e a idade óssea estão compatíveis com a idade cronológica. É uma condição clínica benigna, autolimitada, podendo desaparecer em poucos meses ou persistir por um ou dois anos, sem comprometimento da estatura final, nem da idade de instalação da puberdade normal.

DIAGNÓSTICO LABORATORIAL

As dosagens basais de gonadotrofinas e esteróides sexuais estão em níveis pré-puberais. Não há indicação de realização de teste de estímulo com GnRH exógeno, exceto se outros sinais de puberdade estiverem presentes. A ultrassonografia pélvica pode revelar cistos ovarianos pequenos ou um cisto maior produtor de estradiol, que regridem espontaneamente.

PUBARCA PRECOCE

Consiste no aparecimento dos pelos pubianos antes dos oito anos nas meninas e dos nove anos nos meninos.

DIAGNÓSTICO CLÍNICO E LABORATORIAL

O termo adrenarca precoce é utilizado para definir a elevação precoce dos andrógenos adrenais, principalmente do DHEAS, resultando na pubarca precoce. Pode ser também observado o aparecimento de pelos axilares, aumento da velocidade de crescimento e discreto avanço da idade óssea. Porém, o quadro não é progressivo, não requer tratamento e a puberdade geralmente ocorre em idade normal. As gonadotrofinas (LH e FSH) e os esteroides sexuais estão em níveis pré-puberais. Deve ser diferenciado do quadro de pubarca patológica decorrente da hiperplasia adrenal congênita virilizante, forma não clássica, e de tumor adrenal.

MENARCA PRECOCE ISOLADA

DIAGNÓSTICO CLÍNICO E LABORATORIAL

Caracterizada por sangramento vaginal isolado, pode ocorrer antes dos oito anos, sem outros sinais puberais e sem anormalidades dos genitais. Tais episódios são mais frequentes no inverno e não apresentam cárater cíclico. Não há avanço da idade óssea. Os níveis de gonadotrofinas e de estradiol são iguais aos das crianças pré-púberes normais. A etiologia desse processo não é plenamente conhecida. Recomenda-se que seja realizada a investigação clínica, incluindo uma história detalhada, bem como exame da genitália externa, para afastar possíveis traumatismos e abuso sexual.

PUBERDADE PRECOCE DEPENDENTE DE GONADOTROFINAS (PPDG)

A incidência estimada da PPDG é de 1:5.000 a 1:10.000, sendo mais frequente no sexo feminino (3-23x), principalmente a forma idiopática. Diversas causas neurológicas, incluindo tumores do SNC, hamartomas hipotalâmicos, malformações congênitas, inflamações e traumatismos, podem determinar precocidade sexual. Nos meninos ocorre, em geral, primeiro o aumento do volume testicular, e nas meninas, o aumento da velocidade de crescimento e a telarca são as primeiras manifestações.

PUBERDADE PRECOCE INDEPENDENTE DE GONADOTROFINAS (PPIG)

A puberdade precoce independente de gonadotrofinas (PPIG) é o resultado da secreção autônoma de esteroides sexuais, independente da ativação do eixo gonadotrófico.

As principais causas são: uso de esteroides sexuais exógenos, tumores testiculares, tumores adrenais, cistos foliculares autônomos, tumores ovarianos, tumores produtores de hCG, puberdade precoce familial limitada ao sexo masculino (testotoxicose), hiperplasia adrenal congênita, hipotireoidismo, síndrome de McCune-Albright.

DIAGNÓSTICO CLÍNICO

A história clínica cuidadosa pode inferir dados relevantes no diagnóstico diferencial. O tempo de aparecimento e o ritmo de evolução dos caracteres sexuais secundários, uso de medicamentos que contenham esteroides, relatos de traumas, infecções do SNC e história familiar são informações valiosas. O exame físico inclui a avaliação dos caracteres sexuais secundários, incluindo a medida dos testículos nos meninos e o desenvolvimento mamário nas meninas, classificando-os de acordo com os critérios de Tanner (estádios de 1 a 5). O volume testicular superior a 3mL ou a medida de seu maior diâmetro acima de 2,5cm indica estímulo gonadal. Os pelos pubianos devem ser avaliados em ambos os sexos e classificados de acordo com os critérios de Tanner. Peso, altura, idade estatural e desvio-padrão (DP) da altura e do peso para a idade cronológica devem ser avaliados usando tabelas apropriadas. Devem ser pesquisados também outros aspectos físicos, como a presença de acne, oleosidade excessiva da pele e do cabelo, pelos axilares, odor corporal, desenvolvimento muscular, massas abdominais e pélvicas. A presença de manchas café com leite sugere o diagnóstico da síndrome de McCune-Albright.

DIAGNÓSTICO LABORATORIAL

O diagnóstico diferencial entre puberdade precoce dependente e independente de gonadotrofinas tem implicação direta na opção terapêutica, devendo constituir o primeiro passo diante do quadro clínico de precocidade sexual. No sexo masculino, um valor pré-puberal de testosterona descarta o diagnóstico de puberdade precoce. No entanto, no sexo feminino, as concentrações de estradiol não discriminam com segurança valores puberais de pré-puberais. A dosagem de LH basal em nível puberal (> 0,6U/L) avaliada pelo método imunofluorométrico (IFMA) confirma o diagnóstico de puberdade dependente de gonadotrofinas. Se a dosagem basal de LH for pré-púbere, deve-se então realizar o teste de estímulo com GnRH exógeno (administração de 100µg de GnRH, via endovenosa) com coletas de LH e FSH nos tempos 0, 15, 30, 45 e 60min. Concentrações de pico de LH acima de 9,6UI/L nos meninos e acima de 6,9UI/L nas meninas indicam o diagnóstico de PPDG. Alternativamente, uma dosagem de LH após 120min da primeira aplicação do análogo de GnRH de ação prolongada, acetato de leuprolida (Lupron® 3,75mg ou Lectrum® 3,75mg), pode substituir o teste de estímulo clássico com GnRH. Neste caso, valores de LH superiores a 10UI/L são indicativos de PPDG.

Na puberdade precoce independente de gonadotrofinas, são encontrados valores elevados de estradiol ou testosterona, mas com concentrações de LH baixas, tanto basal quanto após estímulo com GnRH. Os valores de FSH, tanto em condição basal quanto após estímulo com

GnRH não são úteis para o diagnóstico diferencial das formas de precocidade sexual, exceto quando estão suprimidos, indicando puberdade precoce independente de gonadotrofinas. A dosagem das concentrações da gonadotrofina coriônica humana (hCG) deve ser realizada para diagnosticar tumores gonadais e extragonadais produtores de hCG. Outras dosagens importantes incluem TSH, T_4 livre e precursores dos andrógenos adrenais.

IMAGENS

Devem ser realizadas radiografias de punho e mão esquerdos para a avaliação da idade óssea. Nos casos de precocidade sexual, independente da etiologia, a idade óssea mostra-se avançada em relação à idade cronológica, exceto no hipotireoidismo.

No sexo feminino, a ultrassonografia pélvica permite a verificação das dimensões ovarianas e a detecção de cistos e processos neoplásicos.

Deve-se realizar ressonância magnética de SNC em todos os pacientes com PPDG, para se pesquisar possíveis lesões, e na PPIG para afastar tumores em SNC produtores de hCG.

Ultrassonografia testicular deve ser realizada na suspeita de tumores desta região. Ultrassonografia ou tomografia computadorizada abdominal deve ser realizada na suspeita de tumores adrenais. Na suspeita de síndrome de McCune-Albright, deve-se realizar cintilografia óssea.

PUBERDADE ATRASADA

Puberdade atrasada é a ausência dos caracteres sexuais secundários após 13 anos nas meninas e 14 anos nos meninos. O início da puberdade com idade normal, porém com parada do desenvolvimento sexual, é também considerada puberdade retardada. Pode ter como etiologia as seguintes condições: atraso constitucional do crescimento e desenvolvimento e hipogonadismo primário ou secundário.

ATRASO CONSTITUCIONAL DO CRESCIMENTO E DESENVOLVIMENTO

O atraso constitucional do crescimento e desenvolvimento (ACCD) é uma variação fisiológica do normal e ocorre quando indivíduos saudáveis entram espontaneamente na puberdade após os 13 anos para as meninas e 14,5 anos para os meninos. Ocorre devido ao atraso na reativação do pulso gerador de GnRH.

DIAGNÓSTICO CLÍNICO

Mais comum no sexo masculino, os pacientes apresentam baixa estatura, porém com velocidade de crescimento e idade estatural compatíveis com a idade óssea, que é atrasada, atraso do desenvolvimento sexual, adrenarca tardia e estirão puberal tardio e atenuado. Em geral, os pacientes não atingem a sua estatura alvo. Atraso puberal em outros familiares é comum. O início da puberdade correlaciona-se melhor com a idade óssea do que com a cronológica: nos meninos, os primeiros caracteres sexuais tornam-se evidentes com a idade óssea de 12 a 14 anos, e nas meninas, com 11 a 13 anos.

DIAGNÓSTICO LABORATORIAL

Os níveis dos hormônios gonadais (estradiol nas meninas e testosterona nos meninos) e das gonadotrofinas (LH e FSH) estão baixos para a idade cronológica. A ausência de resposta das gonadotrofinas no teste de estímulo com GnRH não contribui para o diagnóstico diferencial entre hipogonadismo hipogonadotrófico (HH) e ACCD. Em contrapartida, a resposta puberal do LH após estímulo com GnRH pode ser indicativo de ACCD. No entanto, nenhum teste é capaz de distinguir completamente o ACCD do HH e o seguimento clínico torna-se fundamental.

HIPOGONADISMO HIPOGONADOTRÓFICO SECUNDÁRIO

O hipogonadismo hipogonadotrófico (HH) caracteriza-se pela deficiência da secreção de GnRH ou LH e FSH. A deficiência das gonadotrofinas pode ser isolada ou associada a outras deficiências hormonais hipofisárias e de origem genética ou adquirida (Quadro VII-5).

Quadro VII-5 – Causas de hipogonadismo hipogonadotrófico secundário.

Congênitas
- Deficiência isolada de gonadotrofinas: síndrome de Kallmann, hipogonadismo hipogonadotrófico isolado idiopático, mutações (GPR54, DAX1, leptina ou receptor de leptina), síndromes de Prader-Willi, Laurence-Moon e Bardet-Biedl
- Deficiência isolada de LH (síndrome do eunuco fértil): idiopática ou secundária a tumores hipotalâmicos, secundária a mutações no gene da subunidade β do LH
- Deficiência isolada de FSH: mutações na subunidade β do FSH
- Associado a outras deficiências hipofisárias: mutações em genes responsáveis pela organogênese hipofisária como *HESX-1*, *PROP-1* e *LHX3*

Adquiridas
- Hiperprolactinemia, doença de Cushing, hipotireoidismo
- Medicamentos: administração exógena de esteroides sexuais, glicocorticoides, análogos de GnRH, opiáceos
- Doenças crônicas: fibrose cística, doença de Crohn, *diabetes mellitus* descompensado, doença inflamatória crônica, AIDS
- Lesões do sistema nervoso central: tumores hipofisários, craniofaringioma, germinomas, malformações congênitas, radioterapia, apoplexia hipofisária, cirurgia hipofisária, inflamações e infecções (meningite, tuberculose), doenças granulomatosas (sarcoidose, doença de Hand-Schüller-Christian ou histiocitose X), hidrocefalia, lesões vasculares, traumas
- Outras: exercício extenuante, anorexia nervosa, distúrbios psicossociais, estresse

HIPOGONADISMO HIPERGONADOTRÓFICO PRIMÁRIO

A insuficiência gonadal primária é caracterizada pela elevação das gonadotrofinas (LH e/ou FSH) em consequência da deficiência primária dos esteroides sexuais gonadais. Pode ser congênita ou adquirida (Quadro VII-6).

Quadro VII-6 – Causas de hipogonadismo hipergonadotrófico primário.

Congênitas
Síndrome de Turner, síndrome de Klinefelter, mutações nos genes dos receptores do LH (*LHR*) e do FSH (*FSHR*), criptorquidia, varicocele, disfunções da síntese de andrógenos
Adquiridas
Infecções (caxumba), radiação testicular, medicações e toxinas, glicocorticoides, falência ovariana prematura, trauma ou torção testicular, doença autoimune, doenças sistêmicas (cirrose hepática, insuficiência renal crônica, AIDS) e idiopática

DIAGNÓSTICO CLÍNICO

O fenótipo dos pacientes é heterogêneo, variando de hipogonadismo completo a parcial. No hipogonadismo secundário, quando a deficiência é limitada ao setor gonadotrófico, os pacientes geralmente possuem estatura normal ou elevada para a idade, ao contrário daqueles com atraso constitucional do crescimento e da puberdade, com idade óssea atrasada. As mulheres apresentam amenorreia primária, pode haver telarca espontânea ou ausente e os volumes uterino e ovariano são reduzidos para a idade cronológica. Os homens apresentam micropênis (≤ -2 DP), ausência de pelos faciais e pubarca tardia. Os testículos são reduzidos para idade adulta, podendo ser compatíveis com o diâmetro pré-puberal (1,2 a 2,4cm) ou intrapuberal (2,5 a 3,9cm), dependendo do grau da deficiência de GnRH. A ginecomastia e a criptorquidia são incomuns. A anosmia ou hiposmia está presente em todos os pacientes com síndrome de Kallmann, porém nem sempre é referida pelo paciente, portanto a avaliação objetiva do olfato através do teste específico (*The Smell Identification Test* – www.smelltest.com) é necessária para caracterizar a presença de alterações olfatórias.

DIAGNÓSTICO LABORATORIAL

À avaliação inicial deve-se incluir: hemograma completo, exames bioquímicos, TSH, LH, FSH, testosterona, estradiol, DHEAS, prolactina, IGF-1, idade óssea e espermograma (sexo masculino). Os níveis baixos de testosterona e o achado de redução do número de espermatozoides confirmam o diagnóstico de hipogonadismo no sexo masculino. No sexo feminino, a dosagem de estradiol está abaixo do nível adulto normal.

AVALIAÇÃO POR IMAGEM

A ressonância magnética da região selar e dos bulbos olfatórios é importante no diagnóstico diferencial entre síndrome de Kallmann e hipogonadismo hipogonadotrófico isolado. Na suspeita de lesões em SNC, deve-se realizar ressonância magnética.

DIAGNÓSTICO LABORATORIAL

No hipogonadismo primário, as dosagens basais de gonadotrofinas são elevadas e os níveis de testosterona e/ou estradiol são baixos. O cariótipo deve ser sempre solicitado.

HIRSUTISMO E VIRILIZAÇÃO (SÍNDROMES HIPERANDROGÊNICAS)

As síndromes hiperandrogênicas englobam doenças que se manifestam através do aumento da atividade biológica dos andrógenos. Na mulher, estas manifestações incluem hirsutismo, acne, alopecia androgênica, disfunção menstrual, infertilidade, abortamento precoce e sinais de virilização (atrofia do parênquima mamário, alteração da tonalidade da voz, redistribuição de massa muscular e clitoromegalia).

Hirsutismo é o aumento de pelos terminais (grosso e pigmentado) em distribuição de padrão masculino (face, tórax, abdome, dorso), afeta aproximadamente 5 a 10% das mulheres e pode ser acompanhado de acne e alopecia de padrão androgênico. O hirsutismo é avaliado usando a escala modificada de Ferriman e Gallwey, sendo que mais de 95% das mulheres têm escore menor que 8. Na avaliação de hirsutismo, deve-se levar em conta a raça e a etnia. Deve-se diferenciar hirsutismo de lanugo (pelo tipo *velus* que cobre todo o corpo em recém-nascido) e hipertricose (pelos que cobrem todo o corpo). O hirsutismo resulta do excesso de andrógenos ou aumento da sensibilidade dos folículos aos andrógenos e pode estar associado à anovulação e à virilização. Os andrógenos podem ser produzidos pela adrenal (SDHEA e androstenediona) ou pelo ovário (testosterona e androstenediona).

CAUSAS DE HIRSUTISMO

Síndrome dos ovários policísticos

A síndrome dos ovários policísticos (SOP) é uma importante causa de irregularidade menstrual e excesso de andrógenos em mulheres. Seu diagnóstico, no entanto, é controverso, sendo que vários grupos já propuseram critérios diagnósticos para SOP, levando em consideração a disfunção ovulatória, hiperandrogenismo, presença de ovários policísticos e exclusão de outra doença causadora de excesso de andrógenos ou ovulatória (iatrogenia, forma não clássica de hiperplasia adrenal congênita, tumores virilizantes, síndrome de Cushing e disfunção tireóidea).

Diagnóstico clínico e laboratorial

Podem ocorrer, além da irregularidade menstrual, hirsutismo, acne e alopecia androgênica. Cerca de 50 a 90% das mulheres com SOP apresentam hiperandrogenemia, que pode ser de origem ovariana, adrenal ou de ambas, e os principais andrógenos elevados são a testosterona e o sulfato de deidroepiandrosterona (DHEAS). Pode ainda ocorrer aumento da concentração de LH ou da relação LH/FSH, quando dosados por radioimunoensaio, em até 70% das pacientes. A concentração de globulina ligadora de hormônio sexual (SHBG) em pacientes portadoras da síndrome tende a ser baixa. A ultrassonografia de ovários não estabelece o diagnóstico, uma vez que cerca de 33% das mulheres jovens normais podem ter ovários policísticos, além de que na SOP o aspecto dos ovários pode ser normal. Esse exame é importante no diagnóstico diferencial de outras causas de hiperandrogenismo, como tumores ovarianos ou adrenais.

Na SOP pode haver ainda distúrbios metabólicos, como dislipidemia (HDL-c baixo e triglicerídeos e LDL-c elevados), resistência à insulina e hiperinsulinemia (em mulheres obesas e magras com SOP), sendo que até 45% das mulheres obesas com SOP podem apresentar intolerância oral à glicose ou diabetes tipo 2. A realização de perfil lipídico e GTTO de 2h deve ser feita em todas as mulheres com SOP.

Hirsutismo idiopático – diagnóstico de exclusão, quando há hirsutismo, sem alteração menstrual e níveis normais de andrógenos. Provavelmente o hirsutismo ocorre por alteração na sensibilidade folicular aos andrógenos.

Hiperplasia adrenal congênita forma não clássica (HAC-NC) – cerca de 1 a 15% das mulheres hirsutas apresenta HAC-NC, geralmente devido à deficiência da 21-hidroxilase que leva a aumento na produção de 17-hidroxiprogesterona e androstenediona. O diagnóstico é feito pela dosagem de 17-hidroxiprogesterona basal ou após estímulo com ACTH sintético.

Tumores ovarianos (Sertoli, Leydig e das células da teca e granulosa) – hirsutismo de instalação rápida, com níveis muito elevados de testosterona, em geral acima de 150ng/dL. O diagnóstico é feito pela dosagem de testosterona e localização do tumor por método de imagem, em geral ultrassonografia.

Tumores adrenais (adenomas e carcinomas) – são uma causa rara de hirsutismo, podendo ser adenomas ou carcinomas. O tumores adrenais virilizantes puros são raros, sendo, em geral, de produção mista de andrógenos e cortisol, levando a quadro clínico acompanhado de sinais e sintomas de hipercortisolismo. O início do hirsutismo em geral é súbito e de progressão rápida associado à virilização. Os tumores são unilaterais, em geral não palpáveis, exceto em crianças, nas quais aproximadamente 50% dos carcinomas são detectados à palpação do abdome. A concentração de DHEAS em geral está elevada.

A tomografia computadorizada é o método principal de diagnóstico, mas em crianças a ultrassonografia pode ser suficiente.

Hipertecose ovariana – doença benigna manifesta por síndrome virilizante, em que há aumento de produção de testosterona pelas células da teca. A concentração de testosterona é elevada e os ovários aumentados, em geral bilateralmente. A hipertecose pode ser encontrada em adolescentes, mulheres adultas jovens ou mulheres na pós-menopausa. A aparência ultrassonográfica do ovário em pacientes com suspeita de hipertecose pode auxiliar no diagnóstico diferencial com a síndrome dos ovários policísticos. Enquanto nesta última o aspecto ultrassonográfico predominante é a presença de cistos dispostos perifericamente, na hipertecose são identificados poucos cistos, predominando uma hiperecogenicidade do estroma.

Síndromes com resistência grave à insulina – podem levar a hirsutismo e hiperandrogenismo.

Medicações – uso de medicamentos com ação androgênica, andrógenos exógenos, corticosteroides e danazol.

GINECOMASTIA

A ginecomastia é definida como a presença uni ou bilateral de tecido mamário palpável em homens, causada pelo aumento da razão da atividade de estrógenos em relação a andrógenos. A ginecomastia pode ser fisiológica ou patológica (Quadro VII-7).

Quadro VII-7 – Causas endócrinas de ginecomastia.

Fisiológica
Neonatal, puberal e do idoso
Patológica
Secundária ao aumento de estrógenos por causas tumorais
Secundária ao aumento de estrógenos por causas não tumorais
Síndrome de excesso de aromatase
Redução dos níveis de testosterona e resistência aos andrógenos
Secundária a outras doenças
Induzida por drogas (ver detalhes no Quadro VII-8)

GINECOMASTIA FISIOLÓGICA

É a forma mais frequente de ginecomastia, podendo ocorrer durante três fases da vida: neonatal, puberdade, idade avançada. A ginecomastia neonatal é causada pelos altos níveis de estrógenos e progesterona produzidos pela mãe durante a gestação. Durante a puberdade até 60% dos meninos apresentam ginecomastia, que, embora mais comumente seja bilateral, pode ser unilateral. Em todas essas condições, a ginecomastia costuma apresentar curso autolimitado e caráter involutivo assim que seu estímulo desaparece.

GINECOMASTIA PATOLÓGICA

A ginecomastia patológica pode ser a primeira manifestação de um tumor ou de doenças sistêmicas e defeitos hormonais, além de poder ser resultante do uso de medicamentos e várias outras substâncias. Pode ser classificada em três grupos, de acordo com a etiopatogenia: 1. *aumento de estrógenos por causas tumorais* – tumores de células de Leydig, de Sertoli, de células germinativas, adrenais e carcinoma hepatocelular; 2. *aumento de estrógenos por causas não tumorais* – hermafroditismo verdadeiro, síndrome de excesso de aromatase (AES); 3. *redução dos níveis de testosterona e resistência aos andrógenos*.

O equilíbrio entre a produção de estrógenos e andrógenos previne o crescimento do tecido mamário no homem adulto. Qualquer aumento na produção de estrógenos ou redução da produção de andrógenos pode levar ao surgimento da ginecomastia. A redução dos níveis de testosterona por si só, como ocorre no hipogonadismo primário, aumenta a relação estrógenos-andrógenos, levando à ginecomastia. É o que acontece na síndrome de Klinefelter, na anorquia congênita e em doenças testiculares adquiridas como orquites virais e bacterianas, traumas, castração, doenças granulomatosas, radiação testicular e em doenças que levam a defeitos enzimáticos que comprometem a produção de testosterona. Na síndrome de Klinefelter, uma das mais frequentes causas de ginecomastia no homem, a ginecomastia ocorre em 50% dos casos. Esses pacientes apresentam níveis elevados de gonadotrofinas, principalmente de FSH, e de testosterona geralmente abaixo do normal. No hipogonadismo hipogonadotrófico, a ginecomastia decorre dos baixos níveis de testosterona e produção estrogênica normal, resultante da aromatização periférica de andrógenos adrenais. Outro grupo de pacientes sujeitos à ginecomastia é aquele em que a produção androgênica não está comprometida, mas sim sua ação através de seu receptor, como ocorre na insensibilidade androgênica. Receptores defeituosos impedem a ação androgênica disponibilizando andrógenos para a formação de estrógenos. Na insensibilidade completa aos andrógenos (CAIS), o desenvolvimento das mamas é completo e está presente em 100% dos casos. Na insensibilidade parcial aos andrógenos (PAIS), a ginecomastia está geralmente presente.

OUTRAS DOENÇAS ASSOCIADAS À GINECOMASTIA

Insuficiência renal terminal, doença hepática avançada, particularmente a cirrose, doenças que comprometem a medula espinhal, hipertireoidismo, obesidade, realimentação de indivíduos gravemente desnutridos, infecção pelo vírus HIV, lesões na parede torácica e estresse psicológico podem ser desencadeantes de ginecomastia.

DROGAS INDUTORAS DE GINECOMASTIA

Uma boa porcentagem das ginecomastias é causada por medicamentos ou substâncias químicas com efeito estrogênico (Quadro VII-8).

Quadro VII-8 – Drogas que induzem a ginecomastia.

Drogas que induzem ginecomastia por meio de mecanismos conhecidos
A) Drogas que mimetizam estrógenos ou se ligam aos receptores de estrógenos e os próprios estrógenos: • Cremes vaginais à base de estrógenos • Cremes contendo conservantes à base de estrógenos • Digital, clomifeno, maconha, fitoestrógenos, estrógenos sob as mais diversas apresentações
B) Drogas que estimulam a síntese de estrógenos: • Gonadotrofinas e hCG
C) Suplementos precursores de estrógenos aromatizáveis: • Andrógenos exógenos (esteroides anabolizantes); androstenediona e DHEA
D) Drogas que causam dano testicular: • Alguns agentes quimioterápicos (nitrosureia, vincristina), álcool
E) Bloqueadores da síntese de testosterona: • Cetoconazol, espironolactona, metronidazol, etomidato
F) Bloqueadores da ação androgênica: • Flutamida, finasterida, ciproterona, cimetidina, ranitidina, espironolactona
G) Drogas que promovem deslocamento da ligação estrógenos-SHBG: • Espironolactona, álcool
Drogas que induzem ginecomastia por meio de mecanismos desconhecidos
A) Medicações cardíacas e anti-hipertensivos: • Bloqueadores de canal de cálcio (verapamil, nifedipina, diltiazem) • Inibidores da ECA (captopril, enalapril) • β-bloqueadores, amiodarona, metildopa, reserpina, nitratos
B) Drogas psicoativas: neurolépticos, diazepam, fenitoína, antidepressivos tricíclicos, haloperidol, anfetaminas
C) Antiobióticos e retrovirais: isoniazida, etionamida, griseofulvina, indinavir
D) Outras: teofilina, omeprazol, dietilpropiona, domperidona, penicilamina, heparina

DIAGNÓSTICO LABORATORIAL

Dosagens séricas basais de testosterona, estradiol, gonadotrofinas, prolactina e β-hCG permitem situar a etiologia da ginecomastia. Dependendo da história e exame físico, outros exames deverão ser solicitados. Níveis elevados de β-hCG ou de estradiol sugerem neoplasia e a realização de ultrassonografia testicular para a identi-

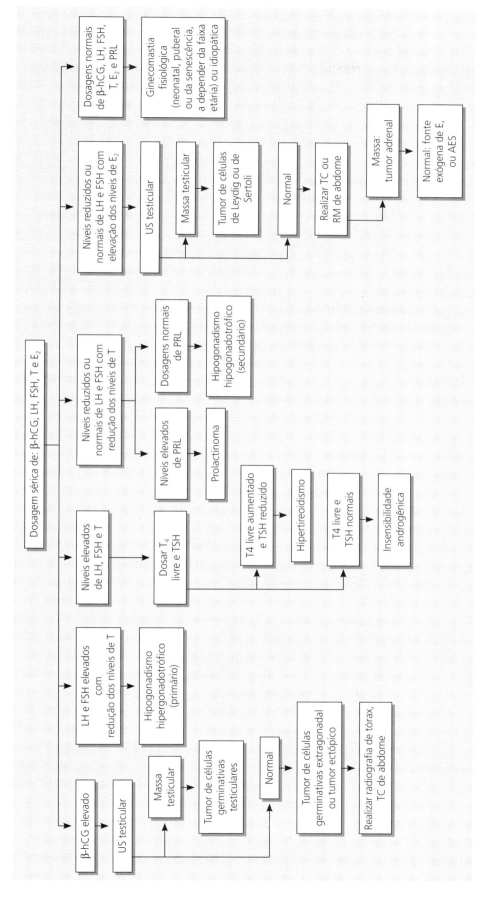

Figura VII-4 – Propedêutica complementar na investigação diagnóstica da ginecomastia.

ficação de massas testiculares torna-se necessária. Como tumores extratesticulares também podem secretar β-hCG, assim como tumores adrenais podem ser fonte de secreção de estrógenos, a investigação por métodos de imagem deve prosseguir quando a imagem testicular é normal. Níveis reduzidos de testosterona e estrógenos desproporcionalmente elevados com níveis elevados de gonadotrofinas indicam hipogonadismo primário; se a história sugere síndrome de Klinefelter, um cariótipo deve ser realizado para confirmação diagnóstica. Níveis reduzidos de testosterona e de gonadotrofinas sugerem hipogonadismo secundário direcionando a investigação para a pesquisa de doenças hipotálamo-hipofisárias. A presença de testosterona, gonadotrofinas e estradiol elevados sugere quadro de resistência androgênica. Funções hepática, renal e tireoidiana devem ser solicitadas na suspeita de envolvimento de falência desses órgãos. Os níveis de prolactina são geralmente normais em homens com ginecomastia de etiologia variada, assim como homens que apresentam hiperprolactenemia induzida por psicotrópicos raramente apresentam ginecomastia (Fig. VII-4).

DIAGNÓSTICO DIFERENCIAL

Deve ser feito com a lipomastia e o câncer de mama. O câncer de mama em homens é raro e representa aproximadamente 0,2% de todas as causas de câncer masculino. São condições de risco: síndrome de Klinefelter, exposição exógena a estrógenos, história familial e doenças testiculares. Na avaliação entre lipomastia, ginecomastia ou câncer de mama, a ultrassonografia mamária e também a mamografia são bastante empregadas, sendo muitas vezes exames que se complementam. Além do mais, se o exame das mamas sugere malignidade, uma biópsia deve ser realizada. Este procedimento é de particular importância em pacientes com síndrome de Klinefelter por terem risco aumentado para câncer de mama.

BIBLIOGRAFIA

Carel JC, Léger J. Clinical practice. Precocious puberty. N Engl J Med 2008;29;358(22):2366-77.

Brito VN, Latronico AC, Arnhold IJ, Mendonça BB. Update on the etiology, diagnosis and therapeutic management of sexual precocity. Arq Bras Endocrinol Metabol. 2008;52(1):18-31.

Bulun SE, Adashi EY. The physiology and pathology of the female reproductive system. In: Kronenberg HM, Melmed S, Kenneth S, Larsen PPR (eds.). Williams textbook of endocrinology. 11. ed., 2008. p. 541-605.

Braunstein GD. Causes and evaluation of gynecomastia. In: UpToDate version 16.3, 2008. Section Editor: Matsumoto AM. Deputy Editor: Martin, KA.

Snyder, PJ. Clinical features and diagnosis of male hypogonadism. In: UpToDate version 16.3, 2008. Section Editor: Matsumoto AM & Kirkland JL. Deputy Editor: Martin, KA.

CAPÍTULO 5
Diagnóstico e Classificação da Obesidade e Síndrome Metabólica

Cintia Cercato
Alfredo Halpern

INTRODUÇÃO

A obesidade cresce de forma exponencial e é considerada hoje uma epidemia mundial. Cerca de 30% da população americana apresenta obesidade e 60% tem sobrepeso. No Brasil, o excesso de peso supera em oito vezes o défice de peso, com cerca de 40% da população com sobrepeso. Tal situação faz com que aumente a morbimortalidade por doenças relacionadas como hipertensão arterial, *diabetes mellitus*, doença coronariana, esteato-hepatite não alcoólica, neoplasias, entre outras. Isso se associa a aumento dos custos sociais e econômicos tanto pessoais quanto relacionados à saúde publica.

A obesidade está intimamente relacionada à síndrome metabólica, um conjunto de várias anormalidades que aumenta o risco de doenças cardiometabólicas. Essas alterações, como resistência insulina, dislipidemia, aumento da pressão arterial, são comuns nas duas doenças e elevam o risco de aterosclerose nesses pacientes.

Em geral seu reconhecimento não é difícil, mas o diagnóstico correto requer que os níveis de risco sejam identificados e isso exige uma quantificação adequada do excesso de peso.

DIAGNÓSTICO

Métodos para avaliar a composição corporal têm aumentado nos últimos 20 anos. Isso pela necessidade de descrever a deficiência ou o excesso de um componente e a sua relação com os fatores de risco. Na obesidade, o aumento da gordura corporal e sua distribuição permitem avaliar o risco do paciente e ajudam a considerar a melhora das intervenções efetuadas.

DISTRIBUIÇÃO DA GORDURA CORPORAL

Existe uma ampla variação entre a distribuição da gordura corporal tanto em magros quanto em obesos. Vários fatores ambientais podem ajudar na alteração dessa distribuição, como ingestão de álcool, tabagismo e início da obesidade na infância. Além disso, fatores genéticos também exercem um papel no ganho e perda de gordura regional.

Uma predominante distribuição de gordura central ou superior, geralmente associada a aumento da gordura visceral, está associada com um perfil metabólico alterado, independente do índice de massa corporal (IMC). Isto está diretamente relacionado ao risco cardiovascular.

Esta distribuição pode ser classificada de algumas maneiras:

- Central ou androide: aumento do depósito de gordura em região abdominal e consequentemente visceral.
- Periférica ou ginecoide: mais localizada na região gluteofemoral.
- Mista: distribuição difusa da gordura sem predomínio de alguma região.

A relação entre gordura corporal superior e visceral está relacionada ao aumento de dislipidemia, hipertensão, diabetes tipo 2, entre outros fatores de risco.

ANTROPOMETRIA

Método mais amplamente utilizado devido a praticidade, custo, universalmente aplicável e não invasivo. É indireto na avaliação do estado nutricional e composição corporal. São instrumentos na mensuração da gordura corporal, e sua distribuição, central e periférica.

As medidas antropométricas mais utilizadas são:

Índice de massa corporal (IMC), circunferência abdominal, relação cintura-quadril.

Índice de massa corporal (IMC)

Primeiro passo para determinar o grau da obesidade, e, é de fácil obtenção. Seu cálculo é feito pela divisão do peso em quilogramas (kg) sobre a altura em metros ao quadrado (m^2). Seus pontos de corte foram definidos a partir de estudos observacionais e têm relação com a mortalidade relacionada com fatores de risco e a própria obesidade, isto é, quanto maior o IMC, maior o risco de doenças relacionadas à obesidade. Apresenta melhor acurácia que o peso corporal sozinho para avaliação de risco.

Devemos sempre lembrar que o IMC pode superestimar o grau de obesidade em pacientes que apresentam massa muscular aumentada, como atletas profissionais e halterofilistas. Do mesmo modo, deve-se ter cuidado com paciente que tem pouca gordura corporal, particularmente baixo IMC em relação ao seu *status* nutricional (Tabela VII-5).

Deve-se ter em mente que os pontos de corte foram baseados em caucasianos e que diferentes grupos étnicos apresentam relação entre a porcentagem de gordura corporal e o IMC distintas entre si. Em um estudo comparando asiáticos e europeus, a média do IMC com desenvolvimento de perfil metabólico alterado foi de 21 e 30kg/m^2, respectivamente. Isto é, o risco da população asiática é subestimado pelo IMC.

Circunferência abdominal

Sabe-se que a distribuição de gordura é um dos mais fortes preditores de saúde e que o aumento da obesidade central está relacionado ao aumento da mortalidade e morbidade. A circunferência abdominal é o método de avaliação de gordura regional mais amplamente utilizado. Tem boa correlação com a gordura visceral e, por conseguinte, com o risco metabólico e cardiovascular. Assim como o IMC, é barato, prático e reprodutível quando feito de forma correta e padronizada.

A circunferência abdominal deve ser mensurada entre o rebordo costal inferior da última costela e a crista ilíaca superior. Fazer a medida com o paciente em expiração e com os membros superiores levemente fletidos utilizando uma fita flexível.

Os pontos de corte utilizados de circunferência abdominal para avaliar risco devem considerar a etnia do indivíduo. Pontos de corte para asiáticos para o mesmo nível de risco são considerados menores (Tabela VII-6).

Além disso, a medida da circunferência abdominal altera o risco metabólico quando somado ao IMC, conforme a tabela VII-7.

Relação cintura-quadril (RCQ)

É um método utilizado para avaliar a distribuição de gordura e não o excesso de peso. Avalia tanto a presença de gordura abdominal como periférica, tendo a seu favor a possibilidade de detecção da presença de risco aumentado em pacientes sem excesso de peso significativo. A cintura é avaliada no menor diâmetro abdominal e o quadril deve ser avaliado na altura dos trocanteres maiores.

Tabela VII-5 – Classificação do IMC.

Classificação	IMC (kg/m^2)	Risco
Baixo peso	< 18,5	Outros
Normal	18,5 a 24,9	Ausente
Sobrepeso	25,0 a 29,9	Aumentado
Obesidade grau I	30,0 a 34,9	Moderado
Obesidade grau II	35,0 a 39,9	Grave
Obesidade grau III	> 40	Muito grave

Tabela VII-6 – Medidas de circunferência abdominal para avaliação de risco, de acordo com sexo e etnia.

Região, etnia	Instituição	Circunferência abdominal
EUA	AHA; NHLBI	≥ 102cm em homem e ≥ 88cm em mulheres
Europa	IDF	≥ 94cm em homem e ≥ 80cm em mulheres
Sul-americanos/Africanos	IDF	≥ 90cm em homens e ≥ 80cm em mulheres
Sul-asiáticos/chineses	AHA, NHLBI, IDF	≥ 90cm em homens e ≥ 80cm em mulheres
Japão	IDF	≥ 85cm em homens e ≥ 90cm em mulheres

AHA = American Heart Association; IDF = International Diabetes Federation; NHLBI = Natinal Heart, Lung and Blood Institute.

Tabela VII-7 – Medida da circunferência abdominal.

	IMC kg/m²	Classe da obesidade	Risco de doença relativo ao peso e cintura abdominal	
Normal	18,5 a 24,9		♂ < 102cm	♂ ≥ 102cm
			♀ < 88cm	♀ ≥ 88cm
Sobrepeso	25,0 a 29,9		Aumentado	Alto
Obesidade	30,0 a 34,9	I	Alto	Muito alto
	35,0 a 39,9	II	Muito alto	Muito alto
Obesidade mórbida	≥ 40	III	Extremamente alto	Extremamente alto

Quando a RCQ está aumentada, há desproporção entre as gorduras visceral e periférica e nesses pacientes observa-se pior perfil metabólico. Esta avaliação tem menor valor após perda de peso, pois os pacientes podem perder tanto gordura central quanto periférica não alterando a RCQ. Para evitar esta limitação, a RCQ não deve ser utilizada como marcador de resposta ao tratamento clínico, preferindo neste caso a avaliação da circunferência abdominal isolada.

Para risco cardiovascular considera-se uma relação acima de 0,9 para homens e 0,85 para mulheres.

OUTRAS AFERIÇÕES DA COMPOSIÇÃO CORPORAL (Tabela VII-8)

Utilizamos classicamente a antropometria para a avaliação no dia a dia, pela praticidade e custo que esse método proporciona. Mas existem técnicas utilizadas que possuem maior acurácia e que podem ser usadas quando a distribuição de gordura se apresenta duvidosa ou para acompanhamento da perda de peso. O padrão-ouro para aferição do peso é a medida hidrostática. Apesar disso, existem outros métodos utilizados como alternativa para avaliação da composição corporal. Alguns com alto custo que impossibilita sua utilização corriqueira e outros mais baratos usados habitualmente.

Bioimpedância corporal

Método fácil, seguro, não invasivo, conveniente e seguro (não utilizar em pacientes com marca-passo) para determinar a massa magra e de gordura corporal. Seu princípio indica que a impedância da gordura é maior que a dos outros componentes do corpo. Assim, a partir de equações validadas previamente, conseguimos aferir a quantidade de massa gordurosa *vs.* massa livre de gordura.

Alteração no balanço hídrico corporal permanece um importante limitador desse método. Dessa forma, recomenda-se não utilizar em pacientes que por algum motivo apresentem alteração na hidratação. Por exemplo, após ingestão de bebidas alcoólicas, café, uso de diuréticos, assim como pacientes em diálise, insuficiência cardíaca, entre outros. Perda da água corporal reduzirá a medida da impedância, acarretando um nível de gordura mais baixo que o real. Ocorre o inverso na hiper-hidratação ou estados edematosos.

Ultrassonografia

Utilizada principalmente para avaliar o tecido subcutâneo, assim como para aferir a gordura intra-abdominal. Menos custosa que a TC e a RM. Desvantagens em relação aos outros é o fato de ser examinador-dependente. Nosso grupo estabeleceu valores de medida de gordura intra-abdominal que predizem risco. O valor de 7cm foi preditor de risco moderado para ambos os sexos, enquanto valores de 9cm predizem alto risco para homens e 8cm para mulheres.

DEXA (absorciometria)

Considerada o melhor método de avaliação da composição corporal por alguns autores, a absorciometria de radiografia de dupla energia apresenta diversas vantagens,

Tabela VII-8 – Métodos de composição corporal.

Método	Custo	Facilidade	Acurácia	Gordura regional	Radiação
Hidrodensitometria	$$$	Fácil	Alta	Não avalia	
DEXA	$$$$	Fácil	Alta	Avalia	Pouca
Bioimpedância	$$	Fácil	Alta	Avalia	
TC	$$$$	Difícil	Alta	Avalia	+++
RM	$$$$	Difícil	Alta	Avalia	
US	$$	Moderada	Moderada	Avalia	

Adaptado do Up to Date. $ = barato; $$ = custoso; $$$ = caro; $$$ = muito caro.

como boa acurácia e reprodutibilidade, além de ser útil na avaliação da composição corporal regional e estado nutricional, como em doenças e distúrbios de crescimento. Suas desvantagens são a pequena quantidade de radiação (10% da radiação de uma radiografia de tórax) e a impossibilidade de ser feita em obesos mórbidos. Também é influenciada quando o paciente apresenta gordura truncal mais acentuada, podendo ocasionar erro nesses casos. Apesar disso, hoje vem sendo cada vez mais utilizada nos países desenvolvidos pela facilidade de uso, quando disponível o equipamento adequado e técnico especializado para operar o aparelho.

Tomografia computadorizada

A tomografia computadorizada do abdome é considerada o método "padrão-ouro" para determinação da gordura visceral, permitindo a diferenciação da adiposidade subcutânea e visceral nessa região. A área de gordura visceral mensurada em um único corte tomográfico na altura de L4-L5 mostra-se fortemente correlacionada ao volume total de gordura visceral. Pode ser calculada a razão entre as áreas visceral e subcutânea da gordura abdominal, tendo sido demonstrada associação da razão maior ou igual a 0,4 ou de uma área de gordura intra-abdominal maior ou igual a 130cm com distúrbios do metabolismo glicolipídico. Entretanto, a necessidade de equipamento sofisticado e pessoal especializado, seu alto custo e a exposição do indivíduo à irradiação limitam seu uso na rotina clínica e em grandes estudos epidemiológicos.

Ressonância magnética

Está entre os métodos mais acurados para a quantificação *in vivo* da composição corporal. Permite a quantificação da distribuição de gordura entre visceral, subcutânea e recentemente de depósitos intramusculares. Para a avaliação deste último, é necessário utilizar espectroscopia com ressonância magnética, já que a convencional não possibilita a separação de água e gordura no músculo esquelético. A desvantagem principal é o alto custo dessa técnica, ainda mais utilizada em protocolos de pesquisa.

SÍNDROME METABÓLICA

Existe hoje forte evidência que pacientes que desenvolvem doenças cardiovasculares e *diabetes mellitus* tipo 2 têm antecedentes metabólicos comuns. Tem-se definido atualmente risco metabólico como reflexo do risco individual para doença cardiovascular e DM tipo 2. Em geral, indivíduos com alto risco metabólico apresentam elevados níveis de APOB-lipoproteínas (LDL-c e VLDL-c) com elevado triglicerídeos, redução do HDL-c, aumento dos níveis plasmáticos de glicose, hipertensão, circunferência abdominal aumentada e estado pró-trombótico e pró-inflamatório.

Duas definições da síndrome metabólica são mais amplamente utilizadas pela classe médica. A primeira utilizada pela *American Heart Association* (AHA) e mais recentemente a *International Diabetes Federation* (IDF). A única diferença entre as duas classificações é que na última a presença de obesidade central é obrigatória, enquanto na AHA bastam três dos fatores de risco com presença ou não do aumento da circunferência abdominal.

Critérios diagnósticos para síndrome metabólica segundo a AHA

Presença de três ou mais dos seguintes critérios:

1. Circunferência abdominal: $\geq$ 102cm em homem ou $\geq$ 88cm em mulheres (origem não asiática). Maior ou igual a 90cm em homem e 80cm em mulheres (asiáticos do leste ou sul).
2. Triglicerídeos: $\geq$ 150mg/dL ou em terapia farmacológica para hipertrigliceridemia.
3. HDL-c: < 40mg/dL em homens e < 50mg/dL em mulheres ou em terapia farmacológica para HDL-c baixo.
4. Pressão arterial: $\geq$ 130mmHg sistólica ou $\geq$ 85mmHg diastólica ou em tratamento para hipertensão arterial sistêmica (HAS).
5. Glicemia: $\geq$ 100mg/dL ou em tratamento pata hiperglicemia.

Critérios diagnósticos para síndrome metabólica segundo IDF

Obrigatória a presença de obesidade central definida como:

- $\geq$ 94cm em homem ou $\geq$ 80cm em mulheres (europeus, africanos subsaarianos e habitantes do Oriente Médio).
- $\geq$ 90cm em homens e 80cm em mulheres (asiáticos e habitantes da América Central e Sul).
- $\geq$ 85cm em homens e 90cm em mulheres (japoneses).

Além de dois dos seguintes fatores:

1. Triglicérides: $\geq$ 150mg/dL ou em terapia farmacológica para hipertrigliceridemia.
2. HDL-c: < 40mg/dL em homens e < 50mg/dL em mulheres ou em terapia farmacológica para HDL-c baixo.
3. Pressão arterial: $\geq$ 130mmHg sistólica ou $\geq$ 85mmHg diastólica ou em tratamento para HAS.
4. Glicemia: $\geq$ 100mg/dL ou em tratamento pata hiperglicemia.

Independente do critério escolhido é de suma importância o reconhecimento precoce desses fatores de risco para que possam ser tratados agressivamente. A síndrome metabólica está associada com outros fatores de risco metabólicos como níveis aumentados de apolipoproteína B, partículas de LDL-c pequenas e densas, que apresentam ainda maior potencial aterogênico, aumento dos níveis de PAI-1 e consequente alteração fibrinolítica, além de aumento dos níveis circulantes de diversas citocinas pró-inflamatórias e pró-trombóticas, como IL-1, IL-6, TNF-α, entre outras. Essas alterações fazem parte da fisiopatologia da aterosclerose acelerada e, associadas a outros fatores de risco supracitados, contribuem para o risco e mortalidade cardiovascular destes pacientes.

Outro ponto que vale a pena ser ressaltado é que não apenas indivíduos francamente obesos e com grandes circunferências abdominais estão sujeitos ao diagnóstico de síndrome metabólica e seus riscos. É conhecida a possibilidade de os indivíduos com peso normal virem a apresentar os critérios característicos da síndrome, talvez por terem maior proporção de gordura visceral.

FISIOPATOLOGIA DA SÍNDROME METABÓLICA

Os mecanismos fisiopatológicos pelos quais a gordura visceral associa-se à síndrome metabólica são motivo de controvérsia. O comportamento metabólico da gordura intra-abdominal difere do tecido adiposo subcutâneo periférico ou gluteofemoral, sendo o primeiro mais sujeito à lipólise, expressando maior número de receptores de glicocorticoides e maior sensibilidade às catecolaminas. Acredita-se que os ácidos graxos livres provenientes da lipólise na gordura visceral, liberados em grande quantidade na circulação portal, tenham papel importante na gênese da resistência tecidual à ação insulínica, tanto em nível hepático como periférico. Além disso, outros fatores têm sido associados à resistência à insulina (RI) relacionada à adiposidade intra-abdominal, entre eles a secreção de citocinas pelo adipócito. O adipócito visceral é capaz de secretar maiores quantidades de IL-6 e TNF-α, que interferem na sinalização intracelular da insulina, comprometem a função endotelial e o metabolismo pós-prandial de glicose. Todavia, parece que não só a gordura visceral apresenta comportamento metabólico desfavorável, mas também a gordura subcutânea localizada na região abdominal, principalmente abaixo da fáscia abdominal, a qual contribuiria para a piora da ação da insulina, estando metabolicamente em uma posição intermediária entre a gordura visceral e gluteofemoral. Apesar do papel central da gordura visceral na RI, deve-se ressaltar a participação do tecido adiposo depositado em outros locais. O depósito ectópico dos triglicerídeos vem ganhando destaque na fisiopatologia da RI, principalmente o tecido adiposo intramuscular e o depósito de gordura hepática. Estudos recentes demonstram que o conteúdo intramuscular de gordura está diretamente associado à redução na captação periférica de glicose.

Portanto, diante do exposto, fica clara a necessidade do reconhecimento e melhor estratificação de risco de pacientes com excesso de peso e síndrome metabólica para o estabelecimento de estratégias de tratamento adequadas de acordo com o risco particular de cada indivíduo.

BIBLIOGRAFIA

Halpern A, Mancini MC. Obesidade e síndrome metabólica para o clínico, 2008.

Rosenzweig JL, Ferrannini E, Grundy SM, et al. Primary prevention of cardiovascular disease and type 2 diabetes in patients at metabolic risk: An Endocrine Society Clinical Practice Guideline. J Clin Endocrinol Metab. 2008;93(10):3671-89.

Lee SY, et al. Assessment methods in human body composition. Curr Opin Clin Nutr Metab Care 2008,11:566-72.

Jensen MD, et al. Role of body fat distribution and the metabolic complications of obesity. J Clin Endocrinol Metab. 2008;93(11): S57-S63.

Ribeiro Filho FF, Mariosa LS, Ferreira SRG, Zanella MT. Gordura visceral e síndrome metabólica: mais que uma simples associação. Arq Bras Endocrinol Metab. 2006;50(2):230-8.

CAPÍTULO 6
Distúrbios Hipotálamo--Hipofisários e Adrenais

Andrea Glezer
Marcello D. Bronstein

DISTÚRBIOS HIPOTÁLAMO-HIPOFISÁRIOS

O hipotálamo e a hipófise constituem a principal forma de controle da função de diversas glândulas endócrinas e são o paradigma das interações cérebro-glândulas endócrinas. A hipófise, ou glândula pituitária, é composta por dois lobos, com origens embrionárias diferentes: o lobo anterior ou adeno-hipófise e o lobo posterior ou neuro-hipófise. O hipotálamo regula a secreção hormonal da adeno-hipófise por fatores estimuladores ou inibidores que atingem a adeno-hipófise através da circulação portal-hipofisária. A neuro-hipófise, por sua vez, representa apenas o prolongamento de células neuroendócrinas de origem hipotalâmica, secretando na circulação sanguínea o hormônio antidiurético (ADH) e a ocitocina. A perfeita função da hipófise depende, portanto, da integridade anatômica do eixo hipotálamo-hipófise.

A adeno-hipófise representa 80% do volume hipofisário total e é constituída quase que exclusivamente por células secretoras, classificadas de acordo com sua produção hormonal e sob o controle de hormônios hipotalâmicos específicos, como mostra o quadro VII-9.

A secreção hipotalâmica hormonal basal é determinada por um ritmo de origem central, em geral pulsátil, cuja amplitude e frequência dependem de uma série de outros fatores, principalmente o ciclo sono-vigília. Os ritmos de secreção hormonal podem ser descritos como ultradianos (menores que um dia), circadianos (de aproximadamente 24h) e infradianos (mais longos que 24h).

O eixo hipotálamo-hipófise-glândula-alvo encontra-se sob controle de retroalimentação negativa em cada um dos seus níveis, ou seja:

- hormônios liberados pelas glândulas periféricas regulam a secreção hipofisária, através da chamada alça regulatória curta;
- hormônios liberados pelas glândulas periféricas regulam a secreção hipotalâmica, através da chamada alça regulatória longa;
- a secreção hipofisária pode interferir em sua função, através da alça regulatória ultracurta.

Portanto, distúrbios em qualquer nível desse eixo podem causar hiper ou hipossecreção das glândulas-alvo. As doenças que acometem o hipotálamo são raras, mas

Quadro VII-9 – Tipos celulares da adeno-hipófise e fatores hipotalâmicos estimuladores e inibidores.

Tipo celular	Hormônio secretado	Fator hipotalâmico estimulador	Fator hipotalâmico inibidor
Somatotrofos	GH	GHRH	Somatostatina
Gonadotrofos	FSH e LH	GnRH	
Corticotrofos	ACTH	CRH	
Tireotrofos	TSH	TRH	Somatostatina
Lactotrofos	PRL		Dopamina

GH = hormônio de crescimento; FSH = hormônio folículo-estimulante; LH = hormônio luteotrófico; ACTH = hormônio adrenocorticotrófico; TSH = hormônio tireotrófico; PRL = prolactina.

podem causar, além de disfunção hipofisária, distúrbios de comportamento, de controle autonômico e do metabolismo. A disfunção hipotalâmica pode causar hipopituitarismo e/ou hipersecreção hormonal hipofisária, levando, por exemplo, à hiperprolactinemia e à puberdade precoce. Doenças hipotalâmicas podem causar ainda prejuízo da função da neuro-hipófise, como o *diabetes insipidus* central, por hipossecreção do ADH. Com relação aos distúrbios hipofisários, os mais comuns são os adenomas, que representam 10% de todas as neoplasias intracranianas e 90% de todas as massas selares. O quadro VII-10 representa as doenças que podem acometer o eixo hipotálamo-hipofisário.

DIAGNÓSTICO CLÍNICO E LABORATORIAL

O quadro clínico das lesões hipotálamo-hipofisárias pode ser caracterizado por:

• Efeito de massa – lesões selares ou suprasselares podem causar cefaleia, hidrocefalia, defeitos no campo visual e paresias de pares cranianos, dependendo de sua extensão.

• Hipersecreção hormonal – os adenomas hipofisários podem ser clinicamente funcionantes e secretarem autonomamente PRL (prolactinomas), GH (somatotrofinomas), ACTH (corticotrofinomas), TSH (tireotrofinomas) e LH e/ou FSH (gonadotrofinomas). Raramente outros lesões selares causam quadro de hipersecreção hormonal.

• Hipossecreção hormonal – hipossecreção de um ou mais hormônios da hipófise anterior e/ou posterior.

Para avaliar a extensão da lesão, deve-se proceder a exames de imagem, em especial a ressonância magnética, enquanto para a avaliação da função hipofisária os testes laboratoriais são fundamentais.

Hormônio corticotrófico (ACTH)

A função do ACTH é estimular a secreção de cortisol, mineralocorticoides e andrógenos no córtex adrenal. A secreção de ACTH e de cortisol apresentam ritmo circadiano, com valores mais altos entre 6 e 9h da manhã e queda progressiva ao longo do dia. Além do CRH, há outros fatores estimulatórios para o ACTH, tais como a vasopressina, o estresse, a hipoglicemia aguda e a depressão. A regulação da secreção de ACTH ocorre através de alças de retroalimentação negativa ultracurta, curta e longa, ou seja, o próprio ACTH inibe sua secreção, o ACTH inibe a secreção de CRH e os glicocorticoides inibem a secreção de ACTH induzida por CRH.

Deficiência de ACTH

Na insuficiência adrenal secundária os sintomas de hipotensão postural e choque raramente ocorrem porque a secreção adrenal de mineralocorticoide é preservada. Os achados laboratoriais gerais são hiponatremia, raramente hipercalemia, hipoglicemia e níveis de TSH um pouco elevados. O diagnóstico laboratorial de insuficiência adrenal secundária caracteriza-se por cortisol sérico baixo e ACTH sérico inadequadamente normal ou baixo.

• Cortisol – a dosagem de cortisol deve ser realizada entre 6 e 9h da manhã. Os valores normais variam de 5 a 25µg/dL. Níveis séricos menores que 3µg/dL são diagnósticos de hipocortisolismo e maiores que 18µg/dL excluem o diagnóstico. Em pacientes criticamente doentes, o eixo hipotálamo-hipófise-adrenal encontra-se mais ativado e o nível de corte para excluir insuficiência adrenal para um valor sérico randômico de cortisol é 25µg/dL. No entanto, quando houver suspeita clínica de insuficiência adrenal e o valor de cortisol estiver entre 3 e

Quadro VII-10 – Doenças que acometem o eixo hipotálamo-hipofisário.

Tumores	**Doenças inflamatórias**
Adenomas hipofisários	Sarcoidose
Tumores de restos celulares	Granulomatose de Wegener
Craniofaringioma	Mucocele
Remanescente de cisto de Rathke	Histiocitose de células de Langerhans
Cisto dermoide e epidermoide	Hipofisite
Cordoma	**Doenças infecciosas**
Cisto coloide	Abscesso hipofisário
Tumores de células germinativas	Tuberculose
Germinoma	**Lesões vasculares**
Teratoma e disgerminoma	Aneurisma de carótida
Outros tumores	Apoplexia
Meningioma	**Miscelânea**
Glioma	Cisto aracnoide
Ependimoma	Hiperplasia hipofisária secundária
Astrocitoma	Hipófise dupla
Linfoma	**Radioterapia**
Tumores metastáticos	**Pós-trauma**
Alterações genéticas	**Doenças metabólicas**

18μg/dL, ou menor que 25μg/dL em indivíduos gravemente doentes, deve-se realizar um teste estimulatório que avalie a reserva funcional adrenal.

• ACTH – deve ser dosado concomitantemente à dosagem de cortisol e os cuidados na coleta são fundamentais para a credibilidade do valor dosado. Os valores normais de ACTH variam entre 20 e 80pg/mL, dosado por ensaio imunorradiométrico com duplo anticorpo. O cortisol e o ACTH devem ser dosados antes do início da reposição de glicocorticoides. Níveis elevados de ACTH sugerem insuficiência adrenal primária, enquanto níveis reduzidos ou próximos do limite inferior do normal sugerem insuficiência secundária ou terciária. Em pacientes com insuficiência adrenal primária, os níveis séricos de ACTH frequentemente se encontram acima de 100pg/mL.

• Teste de tolerância à insulina (TTI) – a hipoglicemia induzida pela administração da insulina é um potente estímulo para secreção de ACTH. Administra-se 0,1U de insulina regular por quilograma de peso (0,05 se hipopituitarismo e 0,15 se resistência à insulina), por via endovenosa, e coleta-se sangue para dosagem de glicemia e cortisol plasmático nos tempos –15, zero, 60, 90 e 120min. O teste é considerado efetivo se forem obtidos níveis de glicemia menores que 40mg/dL e neste momento a hipoglicemia deve ser corrigida com aplicação de glicose por via endovenosa, sem prejuízo do teste. Na vigência de hipoglicemia, considera-se resposta adequada se o pico de cortisol for maior que 18μg/dL. Resposta menor que 10μg/dL indica insuficiência adrenal completa, e resposta máxima entre 10 e 18μg/dL, insuficiência adrenal parcial. Este teste é considerado o padrão-ouro para o diagnóstico de insuficiência adrenal, porém, pela possibilidade de causar sintomas neuroglicopênicos graves, é imprescindível a presença de um médico, e ele está contraindicado em portadores de cardiopatia isquêmica, isquemia cerebral prévia e epilepsia. O TTI deve ser reservado para avaliação simultânea de deficiência de ACTH e GH, e no período pós-operatório imediato de cirurgia hipofisária, quando apenas este teste identifica resposta deficitária do ACTH.

• Teste agudo da cortrosina – na ausência de CRH ou ACTH por algumas semanas, as glândulas adrenais tornam-se atróficas e não respondem ao estímulo agudo do ACTH. A cortrosina é o ACTH sintético, que pode ser adiministrada em bolo por via intramuscular ou endovenosa, na dose de 1 ou 250μg. Dosa-se o cortisol nos tempos 0 e 60min e considera-se resposta positiva se o valor máximo obtido for maior que 20μg/dL. A contraindicação para o teste é a alergia à droga. Dados recentes demonstram que o teste com 250μg é adequado para o diagnóstico de insuficiência adrenal primária ou central e preferível ao teste com 1μg, que não se mostrou superior, podendo ainda apresentar problemas com relação a seu preparo e diluição.

• Teste do CRH – este teste tem por objetivo diagnosticar a insuficiência adrenal e localizá-la como primária, secundária ou terciária. O teste apresenta alto custo e raramente é realizado na prática clínica. Administra-se CRH ovino sintético por via endovenosa, na dose de 1μg/kg de peso, e procede-se a dosagem de cortisol e ACTH nas amostras de sangue dos tempos -15, 0, 5, 10, 15, 30, 45 e 60min. Para alguns autores, 95% dos normais apresentam incremento de ACTH em duas a quatro vezes, atingindo pico entre 20 e 100 pg/mL entre os tempos 10 e 30 min, enquanto o pico de cortisol se situa entre 20 e 25μg/dL, nos tempos 30 e 60min. Este teste pode causar leve rubor, encurtamento da respiração, taquicardia e hipotensão.

Excesso de ACTH (síndrome de Cushing)

A hipersecreção de ACTH em geral é causada por adenoma hipofisário secretor de ACTH (doença de Cushing) e mais raramente por secreção ectópica de ACTH ou de CRH. Nessas situações, deve-se demonstrar a presença do hipercortisolismo, a perda do ritmo circadiano de secreção do cortisol e a ausência da alça de retroalimentação negativa, ou seja, a não supressão da secreção endógena do cortisol com o uso de corticoides como a dexametasona.

Dosagens de cortisol sérico randômico não auxiliam no diagnóstico. Na suspeita clínica de síndrome de Cushing, deve-se proceder inicialmente a duas dosagens de cortisol urinário em 24h, duas dosagens de cortisol salivar à meia-noite, teste de supressão com dexametasona 1mg (uso de dexametasona por via oral às 23h e dosagem de cortisol sérico na manhã seguinte) ou teste prolongado com dexametasona 2mg (48h). Os valores de cortisol salivar são considerados alterados se maiores que 145ng/dL. Para o cortisol sérico após dexametasona, valores acima de 1,8μg/dL são considerados positivos, com sensibilidade diagnóstica de 95%. Falso-positivos podem ocorrer pelo uso de drogas que reduzam o metabolismo da dexametasona (fluoxetina, diltiazem, cimetidina, ritonavir, itraconazol) ou que aumentem a *cortisol binding protein* (CBG) (contraceptivos orais) e falso-negativos com o uso de drogas que aceleram o metabolismo da dexametasona (pioglitazona, anticonvulsivantes).

Certas condições como doenças psiquiátricas, obesidade mórbida, alcoolismo e *diabetes mellitus* mal controlado causam ativação do eixo hipotálamo-hipófise-adrenal, com hipercortisolismo (estados de pseudo-Cushing), confirmado por dosagens de cortisol urinário elevadas (embora geralmente com valores inferiores aos verificados na síndrome de Cushing), porém o aumento da secreção de cortisol não é autônoma e respeita o ritmo circadiano. Nesses casos, deve-se realizar o teste de supressão com a dexametasona. Em outras populações, deve-se lembrar a utilidade maior ou menor de cada um desses exames: em gestantes, devem-se utilizar preferencialmente as dosagens de cortisol urinário; em indivíduos que utilizam anticonvulsivantes cronicamente, evitar o teste de supressão com dexametasona; em indivíduos com insuficiência renal, evitar as dosagens urinárias; e em portadores de incidentaloma de adrenal: utilizar preferencialmente a depressão com 1mg de dexametasona.

Após confirmação bioquímica da hipersecreção de cortisol, é preciso diferenciar o quadro entre ACTH dependente (doença de Cushing ou tumores ectópicos) e ACTH independente (tumores adrenais), pela presença de níveis séricos de ACTH elevados ou inadequadamente normais ou suprimidos, respectivamente. No Brasil, utilizamos o teste do DDAVP, no qual administra-se 10µg dessa substância por via endovenosa e coleta-se sangue para dosagem de ACTH nos tempos 0, 10, 20 e 30min. A elevação do ACTH ocorre na doença de Cushing e raramente nos quadros de secreção ectópica, principalmente nos carcinoides pulmonares, com sensibilidade entre 63 e 75% e especificidade entre 85 e 91%.

Hormônio tireotrófico (TSH)

O TSH regula a síntese e secreção dos hormônios tireóideos, aumenta o volume da glândula tireoide e sua vascularização. A secreção de TSH é pulsátil, caracterizada por pico noturno e nadir vespertino, e regulada pelo estímulo do TRH e pela inibição dos hormônios tireóideos. Na hipófise, a enzima 5´-deiodinase do tipo II converte T_4 em T_3, principal fator regulador da secreção de TSH. Outros fatores inibidores do TSH são a somatostatina, a dopamina e o hipercortisolismo. O estresse estimula a secreção de somatostatina, inibindo, portanto, a secreção de TSH, mecanismo que pode explicar as alterações dos níveis de hormônios tireotróficos e tireóideos encontradas nos pacientes gravemente doentes. A exposição ao frio e a ativação do sistema adrenérgico estimulam a secreção de TRH, enquanto a desnutrição e a anorexia nervosa inibem o eixo hipófise-tireoide.

O TSH é formado pelas subunidades α e β, assim como os hormônios gonadotróficos. A subunidade β confere a especificidade para cada um deles. Nas disfunções de secreção de TSH, a dosagem de TSH e T4 livre é suficiente para avaliar o eixo hipotálamo-hipófise-tireoide na maior parte dos indivíduos. As dosagens séricas de T_4 e T_3 livres demonstram a situação de eutireoidismo, hipo ou hipertireoidismo. Em pacientes com hipotireoidismo, o TSH sérico elevado diagnostica a origem tireóidea e o TSH normal ou baixo indica origem hipofisária ou hipotalâmica. Em pacientes com hipertireoidismo, o TSH sérico suprimido indica origem tireóidea, enquanto o TSH normal ou elevado levanta as hipóteses de resistência aos hormônios tireóideos ou adenoma hipofisário secretor de TSH, ambas as situações pouco frequentes. A partir dos ensaios de terceira geração para dosagens de TSH, o teste do TRH tornou-se de pouca utilidade.

Teste do TRH – administra-se 200µg por via endovenosa e dosa-se o TSH nos tempos 0, 30 e 60min. É considerado resposta normal o incremento do TSH em ao menos duas vezes e meia. Náuseas, rubor facial e urgência miccional são efeitos colaterais. Atualmente, este teste é útil quando os hormônios tireóideos estão elevados e o TSH encontra-se em nível normal ou elevado. A presença de resposta é compatível com resistência aos hormônios tireoidianos e a ausência de resposta é compatível com adenoma hipofisário secretor de TSH. Este teste é pouco útil na diferenciação entre hipotireoidismo hipofisário e hipotalâmico. Ver capítulo *Tireoidopatias*.

Hormônio de crescimento (GH)

O hormônio de crescimento (GH) promove crescimento linear, aumento da síntese proteica, redução do catabolismo proteico, mobiliza a gordura como a principal fonte energética e em excesso dificulta a ação da insulina. Muitas das ações do GH ocorrem indiretamente via fator de crescimento insulina-símile tipo I (IGF-I), produzido principalmente no fígado. A secreção de GH apresenta ritmo ultradiano, com poucos pulsos de baixa amplitude durante o dia e maior frequência e amplitude durante o sono. Sua secreção está sob duplo controle hipotalâmico: estimulatório do GHRH e inibitório da somatostatina. Outro fator estimulador, a grelina, foi descoberto recentemente e apresenta efeito sinérgico ao do GHRH. O estresse e o exercício também promovem a liberação de GH. O GH inibe a secreção de GHRH e estimula a somatostatina. O IGF-I também faz uma alça de retroalimentação negativa em nível hipofisário e hipotalâmico. Como a secreção do GH é pulsátil e noturna, sua dosagem sérica randômica apresenta pouco valor diagnóstico, e a dosagem sérica de IGF-I e os testes de estímulo e supressão de GH são fundamentais para o diagnóstico de deficiência ou excesso de secreção de GH.

Testes de estímulo na avaliação da suspeita de deficiência de GH – testes de estímulo estão descritos no capítulo Distúrbios do crescimento. Apenas ressaltamos que o TTI é o padrão-ouro, mas que os testes de GHRH-arginina e GHRH-GHRP6 são úteis para o diagnóstico, porém muito custosos. Em geral, nas crianças com deficiência de GH, os níveis séricos de IGF-I e de uma de suas proteínas de ligação, a IGFBP-3, estão abaixo de 2DP dos valores normais considerados para sexo e idade. O diagnóstico de deficiência de GH não se baseia em apenas um teste, mas na combinação de quadro clínico com o teste de estímulo. Na ausência de outras deficiências hipofisárias, dois testes provocativos são necessários para o diagnóstico de deficiência de GH em crianças. Naquelas com doença conhecida do sistema nervoso central, antecedente de radioterapia, defeito genético conhecido ou deficiência hipofisária múltipla, apenas um teste é necessário para o diagnóstico. Ver capítulo *Distúrbios do crescimento*.

Em adultos, o nível sérico de IGF-I é normal em cerca de 50% dos casos com deficiência de GH e frequentemente os testes estimulatórios são necessários para o diagnóstico. O teste da clonidina não foi padronizado em adultos e, portanto, não deve ser usado nessa faixa etária. Admite-se que indivíduos, com pico de GH no teste estimulatório menor que 3ng/mL, devam beneficiar-se do tratamento de reposição com GH, salvo contraindicações.

Testes de supressão na avaliação da suspeita de excesso de GH – se houver suspeita de acromegalia e/ou gigantismo deve-se colher amostra de sangue para dosagem de GH (jejum ou randômico) e de IGF-I. O diagnóstico de acromegalia é excluído quando o GH basal for menor que 0,4mg/L e o IGF-I for normal para idade e sexo. Nos pacientes em que o diagnóstico de acromegalia não pode ser afastado, está indicada a realização do teste de tolerância à glicose oral.

• Teste de tolerância à glicose oral (TTGO) – após jejum de 8h e punção venosa, administra-se 75g de glicose por via oral e são realizadas coletas de amostras de sangue a cada 30min, até o tempo 120, para dosagem de glicose e GH. Na acromegalia, não há supressão para valores menores que 1mg/L, como o verificado em indivíduos normais.

Algumas situações interferem com a secreção de GH e IGF-I. Por exemplo, a gestação e a puberdade são causas de elevação de IGF-I, enquanto a desnutrição e o *diabetes mellitus* mal controlado causam sua redução. A obesidade causa redução na secreção de GH e menos resposta aos testes estimulatórios.

Prolactina (PRL)

A principal função da PRL no ser humano é promover o desenvolvimento adicional da glândula mamária e garantir a galactopoese. Em oposição aos outros hormônios hipofisários, a secreção da PRL é principalmente controlada por um tônus inibitório dopaminérgico. Situações que causem desconexão entre o hipotálamo e a hipófise, como cirurgia ou a presença de tumores, promovem a liberação da secreção de PRL por impedirem a ação da dopamina sobre os lactotrofos. Dentre os principais estímulos para a liberação da PRL estão o estrógeno, o estresse, a sucção mamária, a serotonina, o TRH e o VIP (*vasoactive intestinal peptide*). Cerca de 75% da PRL é metabolizada pelo fígado e 25% pelos rins, portanto, insuficiência hepática e renal são causas de hiperprolactinemia. O hipotireoidismo primário também causa hiperprolactinemia por aumento do TRH. A hiperprolactinemia causa hipogonadismo hipogonadotrófico, infertilidade, perda da libido e galactorreia. A hipoprolactinemia causa agalactia e em geral ocorre no pan-hipopituitarismo.

Os valores normais de PRL dependem do método empregado e utilizando-se imunoensaio por quimioluminescência, como no Laboratório do Hospital Israelita Albert Einstein, os valores normais máximos são 17,7ng/mL em homens e 29,2ng/mL em mulheres. Níveis de prolactina entre 20 e 200ng/mL podem ser encontrados em qualquer causa de hiperprolactinemia, enquanto níveis acima de 200 ng/mL sugerem macroadenoma hipofisário produtor de PRL. A PRL apresenta diversas isoformas, que podem ser classificadas, de acordo com seu peso molecular, em monomérica, dimérica e macroprolactina. Em geral, a isoforma predominante é a monomérica, biologicamente ativa. No entanto, cerca de 25% dos pacientes com hiperprolactinemia apresentam como isoforma predominante a macroprolactina, situação denominada macroprolactinemia. A maior parte desses pacientes são pauci ou assintomáticos e em situações como esta de dissociação clínico-laboratorial a investigação de macroprolactinemia é necessária.

• Pesquisa de macroprolactina – o exame de rastreamento para pesquisa de macroprolactina é a precipitação com polietilenoglicol (PEG). Procede-se à dosagem de PRL sérica e no sobrenadante do soro tratado com PEG, que precipita inespecificamente substâncias de alto peso molecular, como a macroprolactina. Quanto maior a presença de macroprolactina no soro, maior a precipitação e, portanto, menor a recuperação de PRL no sobrenadante. Valores de recuperação menores que 40% são diagnósticos de macroprolactinemia como valor de referência utilizado no Laboratório do Hospital Israelita Albert Einstein. A cromatografia, método padrão-ouro, pode diferenciar a contribuição de cada isoforma para o total de PRL, no entanto é um método trabalhoso e custoso.

• Efeito gancho – os níveis séricos de PRL muito elevados, acima de 5.000ng/mL, podem estar subestimados, por saturação de anticorpos de captura utilizados nos ensaios. Denomina-se este fenômeno de "efeito gancho". É fundamental o reconhecimento dessa possibilidade porque esta armadilha laboratorial pode mascarar um macroadenoma hipofisário produtor de PRL, modificando a conduta terapêutica a ser adotada.

Hormônios luteinizante (LH) e folículo-estimulante (FSH)

O LH estimula a síntese de testosterona nos homens e a ruptura folicular e síntese de progesterona nas mulheres, enquanto o FSH estimula o desenvolvimento folicular nas mulheres e o crescimento testicular e a maturação dos espermatozoides nos homens. A secreção do LH e FSH ocorre de forma pulsátil e varia de acordo com o sexo e a faixa etária. Durante o ciclo menstrual, a secreção de LH aumenta gradualmente na fase folicular, com pico no meio do ciclo e queda da secreção durante a fase lútea, enquanto a secreção de FSH aumenta progressivamente. Do final da fase lútea ao início da fase folicular do próximo ciclo, ela diminui, apresentando um pico no meio do ciclo de menor intensidade que a de LH, e reduz novamente durante o início da fase lútea. A secreção do LH e FSH é controlada pelo GnRH e pela retroalimentação dos esteroides gonadais e inibina. Os esteroides sexuais e a inibina são secretados pelas gônadas. A secreção do GnRH, por sua vez, depende da idade e sexo do indivíduo. Na infância, a pulsatilidade do hormônio hipotalâmico liberador das gonadotrofinas (GnRH ou LHRH) é ativa até os seis a 12 meses. A secreção dos hormônios gonadotróficos decresce após os dois anos de vida e permanece baixa até o início da puberdade, quando o eixo hipotálamo-hipófise-gônada é reativado. Os mecanismos que causam essa ativação não são totalmente conhecidos, porém acredita-se que a diminuição de neurotransmissores inibidores dos neurônios produtores de GnRH, como ácido gama-aminobutírico, e o aumento de neurotransmissores estimuladores, como o glutamato e a metsatina (*kisspeptina*), juntamente com a ação da leptina, possam estar implicados. Nas mulheres, após a menopausa, há nova elevação das gonadotrofinas, estabelecendo um estado de hipogonadismo hipergonadotrófico. Nas mulheres, as variações de LH e FSH durante o ciclo menstrual são grandes e devem ser interpretadas de acordo com a fase do ciclo. Em mulheres usando contraceptivos orais ou que apresentem ciclos menstruais regulares, as dosagens de LH e FSH não trazem nenhuma informação. A documentação de ciclos menstruais regulares e de níveis séricos de progesterona compatíveis com a fase ovulatória e lútea excluem qualquer disfunção gonadal.

• Dosagem de LH e FSH – o quadro clínico decorrente da deficiência de gonadotrofinas é o mesmo da deficiência de esteroides gonadais – oligo ou amenorreia em mulheres, disfunção erétil nos homens, perda da libido e infertilidade. Nos homens, são necessárias pelo menos duas dosagens de testosterona séricas reduzidas (menor que 300ng/dL) para caracterizar hipogonadismo, enquanto nas mulheres os níveis séricos de estradiol podem estar normais ou baixos nessa situação. Os valores de referência de testosterona séricos são de 300 a 1.000ng/dL (valores matinais). A dosagem basal de LH e FSH pode auxiliar no diagnóstico diferencial entre o hipogonadismo hipergonadotrófico e o hipogonadotrófico. No hipogonadismo hipergonadotrófico, a origem do problema é a disfunção gonadal e, por falta da retroalimentação negativa dos esteroides sexuais, os níveis de LH e FSH estão elevados. No hipogonadismo hipogonadotrófico, a origem do problema é hipofisária ou hipotalâmica e os níveis de LH e FSH estão normais ou baixos. É importante lembrar que a hiperprolactinemia é causa de hipogonadismo hipogonadotrófico.

Em crianças com puberdade precoce, a dosagem basal de gonadotrofinas também auxilia no diagnóstico, uma vez que valores indosáveis ocorrem nos casos de hiperfunção gonadal, enquanto valores normais ocorrem nas doenças de origem central. Porém, a sobreposição dos valores de LH e FSH entre os casos de puberdade precoce periférica e central e no caso de valores dosáveis, mais baixos de LH e FSH, o teste estimulatório com GnRH pode diferenciar os dois grupos. Nos casos de origem central, o eixo hipotálamo-hipófise-gônada está maduro e encontraremos resposta puberal do LH no teste do GnRH. Ver capítulo *Distúrbios hormonais femininos*.

• Teste do GnRH – administra-se 100µg de GnRH por via endovenosa e faz-se a coleta de amostras de sangue para dosagem de LH e FSH nos tempos 15, 30 e 60min. Se os níveis de LH forem maiores que 6,9UI/L nas mulheres e 9,6UI/L nos homens, pelo método imunofluorimétrico, nos picos de resposta deve-se considerar a resposta puberal.

• Teste do clomifeno – o clomifeno tem ação estrogênica fraca e age como antagonista estrogênico, liberando os gonadotrofos da alça de retroalimentação negativa que o esteroide endógeno exerce; assim, o aumento de secreção de gonadotrofinas e esteroides sexuais após a administração de clomifeno indica integridade do eixo hipotálamo-hipofisário. O teste do clomifeno é pouco utilizado na prática clínica e consiste na administração de 100mg de clomifeno por dia, por via oral, durante cinco dias nas mulheres e sete dias nos homens. Nas mulheres, a administração deve ser iniciada no quinto dia do ciclo menstrual ou em qualquer dia nas mulheres amenorreicas. Nas mulheres, a coleta de sangue para dosagem de LH, FSH e estradiol é feita cinco, sete, 10 e 13 dias após o início da medicação e a coleta para dosagem de progesterona é realizada 21 dias após o início da medicação. Nos homens, as dosagens de LH, FSH e testosterona são feitas três e sete dias após o início da medicação. Considera-se resposta normal se houver pico de LH maior que 28UI/L, FSH acima de 20UI/L, estradiol compatível com a fase do ciclo menstrual relacionada e progesterona na fase lútea compatível com níveis ovulatórios nas mulheres; e pico de LH acima de 20UI/L e testosterona 30 a 200% maior que o basal nos homens.

• Teste da progesterona – este teste está indicado para mulheres com oligo ou amenorreia e a positividade da resposta apresenta correlação com níveis normais de estradiol (maior que 50pg/mL). Administra-se 10mg de acetato de medroxiprogesterona, por via oral, por cinco a 10 dias e considera-se resposta positiva se houver período menstrual 10 dias após a administração.

Hormônio antidiurético (ADH)

O ADH promove a reabsorção renal de água livre através da estimulação da expressão da aquaporina 2, presentes nos túbulos coletores renais. Os distúrbios na secreção ou ação do ADH são clinicamente importantes, podendo causar desequilíbrios na osmolalidade (Osm) plasmática, volemia e diurese. Variações no volume e pressão sanguíneos, e especialmente na osmolalidade plasmática, determinam mudanças na secreção de ADH. A Osm plasmática normal varia de 280 a 295mOsm/kg e os valores normais de ADH estão entre 0,5 e 2pg/mL. Na ausência de ADH, a diurese pode chegar a 20L/dia.

Diabetes insipidus (DI)

O aumento da diurese com baixa osmolalidade pode ocorrer por falta de secreção do ADH (DI central), resistência à ação do ADH (DI nefrogênico), aumento da degradação do ADH na gestação (DI gestacional) ou por polidipsia primária. As causas de DI central são: cirurgia, trauma, metástases, doenças granulomatosas, tumores com invasão hipotalâmica (excepcionalmente adenomas hipofisários), hipofisite com infiltração da haste hipofisária ou hipotálamo e idiopática. A ressonância magnética é obrigatória na investigação. O DI nefrogênico pode ser hereditário ou causado por medicações.

Se o indivíduo apresentar aumento da diurese, hipernatremia, aumento da osmolalidade plasmática (maior que 295mOsm/L), com osmolalidade urinária inapropriadamente normal ou baixa, o diagnóstico de DI está estabelecido. Se os parâmetros acima citados não forem encontrados e houver suspeita clínica, o indivíduo deve ser submetido à prova de restrição hídrica. O objetivo da restrição hídrica é promover aumento da osmolalidade plasmática. O indivíduo, em jejum para líquidos, deve ser pesado, ter sua pressão arterial e pulso aferidos e dosam-se a osmolalidade plasmática, urinária, sódio sérico e, se possível, o ADH plasmático. A cada diurese, verificam-se peso, pressão arterial, pulso, osmolalidade e volume urinários e sódio sérico. O teste é interrompido se não houver mudança maior que 10% entre duas e três osmolaridades urinárias consecutivas ou quando houver perda de peso superior a 3% do peso inicial acompanhada ou não de sintomas de desidratação. Neste momento, espera-se que a urina esteja concentrada. Se a osmolaridade urinária estiver hipotônica em relação ao plasma ou pouco concentrada (menor que 600mOsm/L), o diagnóstico de DI, total ou parcial, respectivamente, está estabelecido. Pode-se administrar desmopressina (análogo de ADH sintético), 10mg por via endovenosa, e dosar a osmolaridade urinária em 60 e 120min. Se houver correção dos distúrbios hidroeletrolíticos (aumento da osmolalidade urinária superior a 50%), o diagnóstico é de DI central, caso contrário, é de DI nefrogênico. A dosagem de ADH plasmático também pode auxiliar na origem do DI: se menor que 5pg/mL, central, e se maior, nefrogênico.

Outra opção é realizar o teste de infusão salina, no qual se administra solução salina a 3%, a 0,1mL/kg/min, até que a Osm plasmática atinja valores maiores que 295mOsm/L. Ao final da infusão, a determinação do ADH plasmático pode indicar a origem do DI, da mesma forma que a descrita para o teste de restrição hídrica.

Síndrome de secreção inapropriada de ADH (SSIADH)

A SSIADH caracteriza-se pelo aumento inapropriado da secreção de ADH em determinada situação e, consequentemente, redução da Osm plasmática (menor que 275mOsm/kg), urina inapropriadamente concentrada (Osm urinária maior que 100mOsm/kg), euvolemia, excreção urinária de sódio elevada; e a exclusão de hipotireoidismo, hipocortisolismo, uso de diuréticos, situações de hipo ou hipervolemia. As causas de SSIADH são: tumores, distúrbios do sistema nervoso central, distúrbios pulmonares e drogas. A SSIADH tem diagnóstico diferencial com a hiponatremia verificada na hipersecreção do fator natriurético, que ocorre principalmente nas hemorragias meníngeas.

Testes combinados ou megateste

Podemos combinar os testes de GnRH, TRH e TTI concomitantemente para avaliar a secreção de LH, FSH, TSH e prolactina, GH e ACTH/cortisol, respectivamente. O teste pode ser indicado para pacientes submetidos à cirurgia ou radioterapia da região hipofisária e que apresentem suspeita de pan-hipopituitarismo. Muitas vezes, com as dosagens hormonais basais podemos confirmar ou excluir o diagnóstico de deficiência hormonal, e a realização do teste combinado, custoso e invasivo, é desnecessária.

DISTÚRBIOS ADRENAIS

As glândulas adrenais são estruturas piramidais, medindo aproximadamente 5cm no maior eixo, que repousam sob a superfície posteromedial dos rins. Abaixo de sua cápsula encontra-se o córtex, que se subdivide em zona glomerulosa, fasciculada e reticular. A camada mais interna da adrenal é conhecida como medula e representa 10% do volume adrenal total. A diferença na síntese hormonal ocorre pela presença de diferentes enzimas em cada região. No córtex, são sintetizados os glicocorticoides (cortisol, corticosterona), mineralocorticoides (aldosterona, desoxicorticosterona) e os hormônios sexuais, principalmente androgênicos. O substrato inicial para a esteroidogênese é o colesterol. A figura VII-5 resume os passos da esteroidogênese adrenal. Na medula, as catecolaminas são sintetizadas e secretadas: dopamina, adrenalina e noradrenalina. As catecolaminas são metabolizadas em metanefrinas e posteriormente em ácido vanilmandélico.

O ACTH é o principal estímulo para síntese e secreção de glicocorticoides que ocorrem principalmente na zona fasciculada, enquanto a síntese e secreção de mineralocorticoides ocorrem principalmente na zona glomerulosa e são controladas pelos níveis de angiotensina II, potássio e, em menor intensidade, pelo ACTH. O ACTH também é o principal estímulo para a secreção dos andrógenos adrenais.

As doenças adrenais de maior importância em endocrinologia são:

• Defeitos de síntese – menor ação das enzimas envolvidas na esteroidogênese adrenal pode levar ao aumento da síntese de alguns metabólitos e menor síntese de outros. O excesso de andrógenos pode causar virilização no sexo feminino e puberdade precoce no sexo masculino. O excesso de mineralocorticoides pode causar o aparecimento de hipertensão secundária. A falta de glicocorticoides e/ou mineralocorticoides leva à insuficiência adrenal com hiponatremia e hipercalemia. Esses defeitos enzimáticos são herdados e devem ser reconhecidos o mais precocemente possível. Pela menor ação da alça de retroalimentação negativa, há hipersecreção de ACTH, o que ocasiona hiperplasia das adrenais. No capítulo Distúrbios gonadais feminino e masculino há mais detalhes sobre os principais defeitos de síntese causadores da hiperplasia adrenal congênita.

• Hipoaldosteronismo hiporreninêmico – lesões renais, por uso de anti-inflamatórios não hormonais, amiloidose, mieloma múltiplo, lúpus eritematoso sistêmico e principalmente pelo *diabete mellitus* podem causar bloqueio do sistema renina-angiotensina, levando à deficiência de mineralocorticoides.

• Tumores com hipersecreção hormonal – a hipersecreção de cortisol por adenomas adrenais pode causar síndrome de Cushing. A hipersecreção de aldosterona é causa de hipertensão arterial secundária, assim como a hipersecreção de catecolaminas. Esses tumores podem ser adenomas e, mais raramente, carcinomas. Outra entidade rara é um tumor adrenal secretor de ACTH, causando síndrome de Cushing ACTH dependente ectópica.

• Tumores encontrados incidentalmente – os incidentalomas adrenais são encontrados em até 10% da população, dependendo da faixa etária avaliada. Com a melhoria dos métodos de imagem, os incidentalomas tornaram-se cada vez mais frequentes e a decisão sobre o acompanhamento clínico ou a intervenção cirúrgica depende da natureza da lesão, se há hipersecreção hormonal, de seu tamanho ao diagnóstico e se há crescimento na evolução.

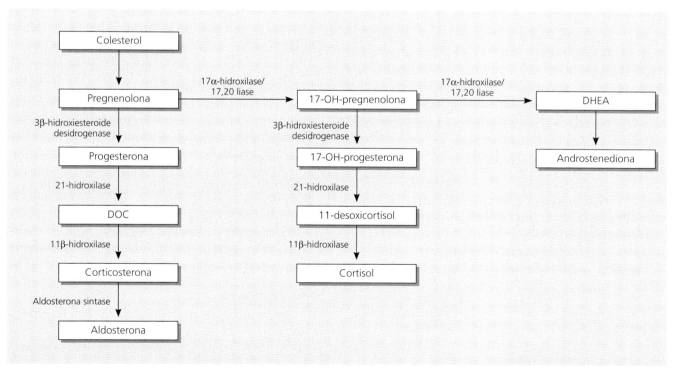

Figura VII-5 – Esteroidogênese adrenal. STAR = proteína reguladora da esteroidogênese aguda; DHEA = deidroepiandrostenediona; DOC = desoxicorticosterona.

DIAGNÓSTICO CLÍNICO E LABORATORIAL

Síndrome de Cushing ACTH-independente

Excluindo a iatrogenia, os adenomas adrenais causam 10 a 15% dos casos de síndrome de Cushing, enquanto os carcinomas adrenais representam menos de 5% dos casos em adultos. Em crianças, 65% das causas de síndrome de Cushing têm origem adrenal e os carcinomas são muito mais frequentes. Dentre as causas adrenais de síndrome de Cushing devemos também citar a hiperplasia adrenal nodular primária pigmentada (PPNAD) e a hiperplasia macronodular. A PPNAD é caracterizada pela presença de múltiplos nódulos bilaterais, em geral de até 4mm, que apresentam coloração acastanhada ao exame macroscópico É uma condição rara, que acomete em geral indivíduos com menos de 30 anos, e pode estar associada ao complexo de Carney (doença genética caracterizada por mixomas, pigmentação cutânea, lesões mamárias, testiculares, entre outros). A hiperplasia adrenal macronodular é caracterizada por múltiplos nódulos, bilaterais, maiores que 5mm, sem pigmentação. Por vezes, esses tumores apresentam receptores anômalos e a secreção de cortisol é anormalmente estimulada por ingestão alimentar, catecolaminas, LH, serotonina etc. Esta condição deve ser diferenciada da hiperplasia adrenal bilateral que pode ocorrer nas síndromes de Cushing ACTH dependentes.

O diagnóstico de síndrome de Cushing segue o mesmo roteiro anterior: dosagens de cortisol urinário em 24h, cortisol sérico e salivar às 23h e teste de depressão com dexametasona. Nos casos de síndrome de Cushing ACTH independente, a dosagem de ACTH plasmático é fundamental: caracteristicamente, os níveis de ACTH encontram-se abaixo de 5pg/mL; nos casos de doença de Cushing, metade apresenta ACTH normal (2 a 11pmol/L ou 9 a 52pg/mL), e o restante, níveis discretamente elevados; enquanto nos casos ACTH dependentes ectópicos os níveis estão frequentemente muito elevados.

A tomografia computadorizada de adrenais pode revelar um nódulo único, com baixa intensidade e captação homogênea, nos casos de adenomas; nódulos grandes, bocelados, heterogêneos e com áreas de necrose nos casos de carcinomas, nódulos bilaterais de comportamento semelhante aos adenomas nos casos de hiperplasia macronodular, e ainda adrenais normais ou pouco aumentadas no PPNAD.

Nos casos duvidosos, nos quais os níveis de ACTH são normais, mas próximos do limite inferior, com a presença de imagem hipofisária, o cateterismo de seios petrosos está indicado na tentativa de diferenciar um caso de doença de Cushing com hiperplasia adrenal secundária de um caso de Cushing ACTH independente.

Hipoaldosteronismo hiporreninêmico

Neste distúrbio, a atividade plasmática da renina e a aldosterona sérica são baixas e não há aumento na presença da postura ereta, depleção de sódio ou administração de furosemida. O indivíduo pode apresentar tonturas, hipotensão postural, hipercalemia e acidose.

Hiperaldosteronismo primário

Hipertensão arterial por aumento da secreção de aldosterona e supressão da atividade plasmática da renina caracterizam o hiperaldosteronismo primário, cujas principais causas são adenoma produtor de aldosterona e hiperaldosteronismo primário bilateral. Pacientes com hipertensão arterial e hipocalemia, hipertensão resistente ou grave ou de aparecimento antes dos 20 anos devem ser investigados para essa entidade. Como rastreamento, deve-se solicitar coleta simultânea, entre 8 e 10h da manhã, de aldosterona e atividade plasmática da renina (APR) no soro. Os antagonistas de receptores de aldosterona, como a espironolactona, são as drogas que interferem na interpretação dos resultados, e devem ser suspensas pelo menos seis semanas antes dessa avaliação laboratorial. A relação aldosterona sobre a APR acima de 30 e níveis de aldosterona maiores que 20ng/dL apresentam 90% de sensibilidade e 91% de especificidade para o diagnóstico de adenoma produtor de aldosterona. Após esse exame de triagem, a secreção inapropriada de aldosterona deve ser demonstrada através do teste de infusão salina, por exemplo, no qual se infunde 2L de cloreto de sódio a 0,9% em 4h e dosa-se a aldosterona sérica após. Em indivíduos normais, os valores ficam menores que 5ng/dL, enquanto nos indivíduos com hiperaldosteronismo primário, em geral, os valores são maiores que 10ng/dL. A tomografia computadorizada de adrenal pode demonstrar a presença de um nódulo único, maior que 1cm. Nesses casos e em indivíduos com menos de 40 anos, o diagnóstico mais provável é de adenoma produtor de aldosterona. Esse mesmo achado em indivíduos com mais de 40 anos pode ser compatível com incidentaloma adrenal e hiperaldosteronismo idiopático, ou com adenoma produtor de aldosterona. Como a conduta terapêutica é completamente distinta, recomenda-se a cateterização de veias adrenais. Se houver concentração de aldosterona/cortisol quatro vezes maior de um dos lados (lateralização) e gradiente centro-periferia, o diagnóstico mais provável é o de adenoma produtor de aldosterona. Por outro lado, se a tomografia revelar adrenais normais ou com micronódulos bilateralmente, o diagnóstico mais provável é de hiperaldosteronismo primário idiopático.

Feocromocitoma

Os tumores advindos das células da medula da adrenal causam hipersecreção de catecolaminas e são denominados feocromocitomas. Os principais sintomas associados são: hipertensão arterial sustentada (50% dos casos), hipertensão arterial paroxística (33% dos casos), síncope ou pré-síncope, hipotensão ortostática, palpitações.

Em casos pouco suspeitos, deve-se solicitar a dosagem de metanefrinas em urina de 24h. A dosagem de catecolaminas e metanefrinas urinárias chega a apresentar sensibilidade e especificidade de até 98%. A dosagem de metanefrinas plasmáticas apresenta alta sensibilidade (96 a 100%), mas especificidade não tão elevada (85 a 89%). Portanto, pela possibilidade de falso-positivos se for usado como triagem, é o exame mais indicado para casos suspeitos. Se as dosagens urinárias estiverem elevadas acima de duas vezes do valor de referência e se houver dosagens plasmáticas elevadas, devem-se realizar exames de imagem para a localização tumoral. Nos casos com elevação hormonal discreta, pode-se realizar o teste de supressão da clonidina. A clonidina, por ser agonista do receptor α2-adrenérgico, causa redução de secreção de catecolaminas em indivíduos normais, mas não interfere na secreção do feocromocitoma. Dosam-se catecolaminas e metanefrinas séricas antes e 3h após a administração de 0,3mg de clonidina, por via oral. Nos indivíduos normais, há redução de catecolaminas em mais de 50% e aumento de metanefrinas em mais de 40%, enquanto no feocromocitoma não há alteração com a medicação.

Após o diagnóstico bioquímico, deve-se proceder à realização de tomografia computadorizada ou ressonância magnética de abdome. Os feocromocitomas localizam-se na adrenal em 85% dos casos e no abdome em 95%, podendo acometer ambas as adrenais em cerca de 10% dos casos. Os feocromocitomas caracteristicamente captam bem contraste, são heterogêneos, com áreas de necrose e áreas císticas, e apresentam hipersinal na aquisição T2 da ressonância magnética. Se a avaliação abdominal for negativa, deve-se realizar cintilografia com metaiodobenzilguanidina marcada com iodo-123.

Incidentalomas de adrenal

A prevalência de incidentalomas adrenais varia de 0,7 a 4,3% na população geral, sem diferença entre os sexos, porém aumentando com a faixa etária e chegando a 10% entre indivíduos com mais de 70 anos. Mais da metade dos incidentalomas são adenomas não secretores e, dentre os secretores, em ordem decrescente de frequência, há os produtores de cortisol, feocromocitomas e aldosteronomas. Mielolipomas, cistos, ganglioneuromas e metástases são causas mais raras de nódulos adrenais. Pacientes assintomáticos devem ser investigados para síndrome de Cushing subclínica e feocromocitoma. Indivíduos com hipertensão arterial devem ser investigados para aldosteronismo primário também. A investigação deve ser feita como descrito anteriormente. À tomografia computadorizada sem contraste, lesões com até 10 Unidades Hounsfields (UH) são muito sugestivas de adenomas. Outra característica dos adenomas é o rápido *wash out* do contraste iodado, ou seja, adenomas em geral apresentam menor que 37UH aos 30 min e menor que 30UH aos 60 min.

BIBLIOGRAFIA

Agha A, Tomlinson JW, Clark PM, Holder G, Stewart PM. The long-term predictive accuracy of the short synacthen (corticotrophin) stimulation test for assessment of the hypothalamic-pituitary-adrenal-axis. J Clin Endocrinol Metab. 2006;91(1):43-7.

Batista MC, Borges MF, Latronico AC, Kohek MBF, Thirone ACP, et al. Diagnostic value of fluorometric assays in the evaluation of precovious puberty. J Clin Endocrinol Metab. 1999;84(10):3539-44.

Giustina A, Barkan A, Casanueva FF, et al. Criteria of cure of acromegaly: a consensus statement. J Clin Endocrinol Metab. 2000;85: 526-29.

Glazer HZ, Weyman PJ, Sagel SS, Levitt RG, McClennan BL. Non-functioning adrenal masses: incidental discovery on computed tomography. Am J Roentgenol. 1982;139:81-5.

Glezer A, Soares CR, Vieira JG, et al. Human macroprolactin displays low biological activity via its homglezer human macroprolactin displays low biological activity via its homologous receptor in a new sensitive bioassay. J Clin Endocrinol Metab. 2006;91(3):1048-55.

Mantero F, Terzolo M, Arnaldi G, et al. A survey on adrenal incidentalomain Italy. J Clin Endocrinol Metab. 2000;85:637-44.

Melmed S, Kleinberg D. Anterior pituiray. In: Krononberg HM, Melmed S, Polonsky KS, Larsen PR (eds.). Williams Textbook of Endocrinology. 11. ed. Philadelphia: Saunders Elsevier; 2008. p 155-262.

Nieman LK, Biller BMK, Finding JW, et al. The diagnosis of Cushing's syndrome: an endocrine society clinical practice guideline. J Clin Endocrinol Metab. 2008;93(5):1526-40.

Robinson AG, Verbalis JG. Posterior pituiray. In: Krononberg HM, Melmed S, Polonsky KS, Larsen PR (eds.). Williams Textbook of Endocrinology. 11. ed. Philadelphia: Saunders Elsevier; 2008. p 262-91.

Stewart PM. The adrenal cortex. In: Krononberg HM, Melmed S, Polonsky KS, Larsen PR (eds.). Williams Textbook of Endocrinology. 11. ed. Philadelphia: Saunders Elsevier; 2008. p 445-503.

The Endocrine Society's Clinical Guideline. Evaluation and treatment of adult growth hormone deficiency: an endocrine society clinical practice guideline [serial on line]. 2006 Available from: URL http://www.endo-society.org/quickcontent/clinicalpractice/clinical-guidelines/upload/042506_CG_HormoneBook.pdf

Utz A, Biller BM. The role of bilateral inferior petrosal sinus sampling in the diagnosis of Cushing's syndrome. Arq Bras Endocrinol Metabol. 2007;51(8):1329-38.

Young WF. Endocrine hypertension. In: Krononberg HM, Melmed S, Polonsky KS, Larsen PR (eds.). Williams Textbook of Endocrinology. 11. ed. Philadelphia: Saunders Elsevier; 2008. p 505-37.

SEÇÃO VIII — DIAGNÓSTICO EM ONCOLOGIA

Coordenadores/Colaboradores: Auro Del Giglio
Rafael Kaliks

CAPÍTULO 1

Marcadores Tumorais

Rafael Kaliks
Auro Del Giglio

Historicamente, marcadores tumorais eram proteínas cuja quantificação no sangue de um paciente com câncer poderia indicar ou sugerir recidiva de doença (por exemplo caso de elevação do PSA após prostatectomia curativa), progressão ou resposta de doença metastática ao tratamento (por exemplo aumento ou diminuição de CA-125 em vigência de tratamento de câncer de ovário). Alguns marcadores podiam, além disso, ajudar no diagnóstico de determinados tumores (por exemplo no caso de alfafetoproteína acima de 400ng/mL em vigência de imagem sugestiva de hepatocarcinoma), especialmente em populações de alto risco. Com o maior conhecimento quanto a características moleculares dos tumores e de suas consequências do ponto de vista de expressão de proteínas, alguns marcadores tumorais passaram a ser não só indicativos de diagnóstico e evolução em resposta a tratamento, mas passaram também a ser identificados como prognósticos e até como alvos terapêuticos. Assim, nos dias atuais, podemos dizer que marcadores tumorais podem encaixar-se em uma ou mais das várias categorias de utilidade: rastreamento, diagnóstico, prognóstico, parte de estadiamento, preditor de resposta, alvo terapêutico e monitorização de resposta, como exemplificado na tabela VIII-1.

Alguns marcadores tumorais são mensurados no sangue, outros são identificados em amostra de tumor através da imuno-histoquímica ou ensaio imunoenzimático (ELISA) e alguns podem ser aferidos tanto em testes no sangue quanto no tecido tumoral. Um aspecto importante é que um marcador é tanto melhor quanto mais sensível e mais específico ele for. Assim, quanto mais típico de um tumor (especificidade) e quanto mais fácil sua

Tabela VIII-1 – Categorias de utilidade de marcadores.

Doença	Rastreamento	Diagnóstico	Prognóstico e/ou estadiamento	Preditor de resposta/alvo terapêutico	Monitorização de resposta
Câncer de próstata	PSA	PSA Fração livre de PSA Velocidade de PSA	PSA total Velocidade de PSA		PSA
Hepatocarcinoma	AFP (em população de alto risco)	AFP > 400ng/mL			AFP
Câncer de testículo			AFP, β-hCG, DHL		AFP, β-hCG, DHL
Câncer de cólon			CEA	K-ras (estado mutacional)	CEA
Câncer de mama			RE, RP, Her-2	RE, RP, Her-2	CA-15.3 (ou CA-27.29), CEA
Câncer de ovário	CA-125 (apenas populações de alto risco)				CA-125

PSA = antígeno prostático específico; AFP = alfafetoproteína; CEA = antígeno carcinoembriônico; β-hCG = gonadotrofina coriônica humana; DHL = desidrogenase láctica; RE = receptor de estrógeno; RP = receptor de progesterona; Her-2 = fator epidérmico de crescimento-2; K-ras = gene cuja mutação implica refratariedade a determinada medicação.

Tabela VIII-2 – Marcadores tumorais e sua utilidade.

	Neoplasia	Diagnósticos não neoplásicos	Utilidade em câncer	Recomendação ASCO/ESMO	Teste em	Disponibilidade comercial no Brasil
Alfafetoproteína	Testículo não seminomatoso, Hepatocarcinoma	Cirrose, hepatite viral, gravidez	Diagnóstico Estadiamento (testículo) Monitoramento	Sim/Sim	Sangue	Sim
β-hCG	Testículo Doença trofoblástica	Hipogonadismo Uso de maconha Gravidez	Diagnóstico (doença trofoblástica) Estadiamento Monitoramento	Sim/Sim	Sangue	Sim
CA-125	Ovário Raramente: mama, pulmão, esôfago, estômago, pâncreas	Cisto ovariano, peritonite, cirrose, ascite, derrame pleural, endometriose, menstruação	Monitoramento	Sim/Sim	Sangue	Sim
CA-15.3 (ou CA-27.29)	Mama Raramente: cólon, estômago, fígado, pâncreas, ovário	Cisto ovariano, disfunção renal, doenças benignas da mama	Monitoramento	Sim/Sim	Sangue	Sim
CA-19.9	Pâncreas, trato biliar	Pancreatite, cirrose	Monitoramento	Não/Não	Sangue	Sim
CEA	Colorretal Menos frequentemente vários outros tumores	Tabagismo, doença inflamatória intestinal, pancreatite, cirrose, obstrução biliar	Prognóstico (em colorretal) Monitoramento	Sim/Sim	Sangue	Sim
DHL	Linfomas, tumores de testículo, tumores com alta taxa de crescimento	Hemólise, trauma	Prognóstico (linfomas), estadiamento (testículo), monitoramento	Sim/Sim	Sangue	Sim
EGFR (mutação ou amplificação)	Adenocarcinoma de pulmão		Preditor de resposta e alvo terapêutico de erlotinibe, gefitinibe	Não/Não	Sangue	Sim
Ki-67	Linfomas, câncer de mama		Prognóstico	Não/Não	Tecido tumoral	Sim
K-ras (estado mutacional)	Câncer de cólon		Preditor de resposta a cetuximabe, panitumomabe	Sim/Sim	Tecido tumoral	Sim

detecção em pacientes com um tipo de tumor (sensibilidade), melhor o marcador. Embora possamos usar um determinado marcador sérico para o seguimento de tumores, devemos sempre manter em mente a possibilidade de outra doença concomitante que possa também elevar o mesmo marcador.

A tabela VIII-2 mostra os diversos marcadores de acordo com a categoria de utilidade e com a doença para a qual está indicado o uso. Indicamos também diagnósticos alternativos que podem elevar o marcador em questão, abordando assim a falta de especificidade que caracteriza a maioria dos marcadores.

A tabela VIII-2 lista apenas marcadores que estão em uso em nossa prática diária. Recentemente o foco da pesquisa nesta área vem sendo a identificação de marcadores específicos que possam constituir alvos moleculares de tratamento ou marcadores prognósticos de resposta a tratamentos específicos, o que propiciará cada vez mais

	Neoplasia	Diagnósticos não neoplásicos	Utilidade em câncer	Recomendação ASCO/ESMO	Teste em	Disponibilidade comercial no Brasil
PSA	Câncer de próstata	Prostatite, idade avançada	Rastreamento (discutível) Diagnóstico, monitoramento	Sim/Sim	Sangue	Sim
RE e RP	Câncer de mama	Carcinoma in situ	Prognóstico Alvo terapêutico Preditor de resposta à hormonioterapia	Sim/Sim	Tecido tumoral	Sim
Her-2	Câncer de mama	Carcinoma in situ	Prognóstico Alvo terapêutico e preditor de resposta a trastuzumabe, lapatinibe	Sim/Sim	Tecido tumoral	Sim
uPA e PAI-1	Câncer de mama		Prognóstico Níveis baixos associados com melhor prognóstico	Sim	Tecido tumoral	Não
OncoType Dx	Câncer de mama		Prognóstico e preditor de resposta	Sim/Não	Tecido tumoral	Não
CD20	Linfomas de células B (linfoma folicular e linfoma difuso de grandes células B)		Alvo terapêutico e preditor de resposta	Sim/Sim	Tecido tumoral	Sim

Tabela VIII-3 – Novos marcadores.

Marcador	Doença	Utilidade	Principais resultados
Mutação de K-ras	Câncer de cólon e reto metastáticos	Preditor de resposta a cetuximabe, panitumomabe	Identificação de K-ras selvagem (wild type) prediz que cetuximabe aumenta de 4,8 para 9,5 meses a mediana de sobrevida de pacientes cuja doença não mais responde à quimioterapia convencional
Oncotype DX	Câncer de mama	Classifica pacientes com tumores que expressam RE/RP em categorias de risco	Pacientes com risco elevado (recurrence score alto) têm aumento significativo na sobrevida livre de recidiva quando recebem quimioterapia
Mutação de EGFR	Câncer de pulmão	Preditor de resposta a gefitinibe e erlotinibe	A presença de algumas mutações somáticas no gene do EGFR mantém correlação com resposta a inibidor da tirosina quinase do EGFR
uPA e PAI-1	Câncer de mama	Prognóstico	Níveis baixos associados com melhor prognóstico possivelmente permitem a não indicação de quimioterapia em pacientes sem gânglios comprometidos
Fusão EML4-ALK	Câncer de pulmão	Preditor de resposta a crizotinibe	Presença da fusão dos genes EML4 e ALK, presente em 2-7% dos tumores não pequenas células de pulmão, têm alta taxa de resposta quando tratados com crizotinige

uma abordagem terapêutica individualizada. Identificamos na tabela VIII-3 alguns destes novos marcadores que já estão ou poderão entrar em uso rotineiro em futuro próximo, ressaltando que listamos apenas alguns deles.

Além da utilização de marcadores tumorais como alvos terapêuticos e preditores de resposta, utilizamos cada vez mais marcadores indiretos para avaliar precocemente o resultado do tratamento. Enquanto tradicionalmente se espera dois ciclos de quimioterapia para repetir testes radiológicos e graduar a resposta baseada em medidas tumorais, recentemente tem sido introduzido o conceito de avaliação precoce de resposta e determinação de continuidade ou troca de tratamento na dependência desta avaliação precoce. A tomografia computadorizada por emissão de pósitrons (PET Scan) pode dar uma indicação quantitativa de diminuição da atividade metabólica em tumores, mesmo antes da diminuição do tamanho do tumor. Da mesma forma, a aferição de células tumorais circulantes por método sensível antes e depois de um tratamento pode dar uma ideia precoce da resposta ao tratamento. A utilização destas técnicas de mensuração precoce na determinação da continuidade ou não de um tratamento ainda não faz parte de nossa rotina diária, mas muito possivelmente será mais e mais utilizada em futuro próximo.

É muito provável que com o tempo as proteínas inespecíficas que hoje utilizamos como marcadores tumorais caiam em desuso, em favor de marcadores proteicos ou moleculares específicos e com propriedade de constituir alvos terapêuticos. A grande dificuldade passa a ser a validação prospectiva destes novos marcadores, já que grandes estudos randomizados são caros e demorados, e a descoberta de novos marcadores excede em muito a nossa capacidade de avaliá-los adequadamente.

BIBLIOGRAFIA

Lynch TJ, Bell DW, Sordella R, et al. Activating mutations in the epidermal growth factor receptor underlying responsiveness of non-small-cell lung cancer to gefitinib. N Engl J Med. 2004;350:2129-39.

Karapetis CS, Khambata-Ford S, Jonker DJ, O'Callaghan CJ, Tu D, Tebbutt NC, et al. K-ras mutations and benefit from cetuximab in advanced colon cancer. N Engl J Med. 2008;359:1757-65.

Sauter G, Lee J, Bartlett JMS, Slamon DJ, Press MF. Guidelines for Human Epidermal Growth Factor Receptor 2 Testing. Biologic and methodologic considerations. J Clin Oncol. 2009;27:1323-33.

Paik S, Tang G, Shak S, Kim C, Baker J, Kim W, et al. Gene expression and benefit of chemotherapy in women with node-negative, estrogen receptor-positive breast cancer. J Clin Oncol. 2005;24:3726-34.

Coiffier B, Lepage E, Briere J, Herbrecht R, Tilly H, Bouabdallah R, et al. CHOP chemotherapy plus rituximab compared with CHOP alone in elderly patients with diffuse large-B-cell lymphoma. N Engl J Med. 2002;346:235-42.

Kwan EL, Bang YJ, Camidge DR, Shaw A, Solomon B, Maki RG, et al. Anaplastic lymphomakinase inhibitor in non-small cell lung cancer. N Engl J Med. 2010;363:1693-703.

SEÇÃO IX
DIAGNÓSTICO EM DOENÇAS INFECCIOSAS

Coordenador: Jacyr Pasternak

Colaboradores: Arnaldo Lopes Colombo
Celso Granato
Marinês Dalla Valle Martino
Pedro Paulo Chieffi
Susana Zevallos Lescano

CAPÍTULO 1
Diagnóstico Laboratorial de Doenças Infecciosas Causadas por Vírus

Celso Granato

Como todas as demais áreas do laboratório, o diagnóstico laboratorial das doenças causadas por vírus inicia-se com uma série de exames gerais, de cujo resultado depende o encaminhamento para a área do diagnóstico virológico, para a autoimune, a bacteriana, a fúngica etc.

Vamos nos restringir neste capítulo unicamente ao diagnóstico específico das doenças causadas por vírus.

Existem fundamentalmente duas abordagens conceituais:

1. Aquelas metodologias que fazem o *diagnóstico direto*, isto é, que detectam algum componente próprio da partícula viral, seja uma proteína, seja o ácido nucleico (RNA ou DNA).
2. Aquelas metodologias que fazem o *diagnóstico indireto*, por detectar um componente da resposta imune dirigida contra o vírus, habitualmente um anticorpo.

DIAGNÓSTICO DIRETO

DETECÇÃO DE PROTEÍNAS OU PARTÍCULAS VIRAIS CONTENDO COMPONENTES PROTEICOS

Existem várias técnicas que permitem a detecção de componentes proteicos dos vírus, com diferentes sensibilidades e especificidades e que, dependendo de cada situação, podem adequar-se de forma melhor aos objetivos pretendidos pelo clínico ou laboratório.

Atualmente, a maior parte das técnicas emprega uma superfície inerte, também denominada "fase sólida" (microesfera de látex, hemácia e placa de plástico), que é recoberta por anticorpos dirigidos contra esse componente proteico viral. Esses anticorpos podem ser mono ou policlonais e produzidos em uma variedade de animais (camundongos, coelhos, cavalos carneiros etc.). Na presença do antígeno viral, vai haver uma reação entre esse anticorpo ligado à fase inerte da reação. Dependendo do tipo de ensaio, a reação se completa com a formação de uma hemaglutinação ou a aglutinação de partículas de látex, que será visível a olho nu ou empregando-se um microscópio. Outras técnicas necessitarão de uma etapa suplementar na qual outro anticorpo marcado com enzima ou substância radiativa (ou fluorescente) e dirigido contra o mesmo antígeno reagirá contra ele, formando-se um complexo (fase inerte – anticorpo – antígeno – anticorpo marcado) que emitirá um sinal (aglutinação, cor, luminescência, radiação) que será captado por um sensor (olho humano, espectrofotômetro, contador de luminescência ou radiatividade) e se definirá pela positividade (ou reatividade) ou não (negatividade ou não reatividade) do teste em questão.

Exemplos desse tipo de técnica são a aglutinação de partículas de látex (rotavírus, pneumococo, gonococo, hemófilo), o ensaio imunoenzimático, também conhecido como EIE ou ELISA (AgHBs, rotavírus), o radioimunoensaio, a quimiluminescência, o ensaio luminométrico etc.

DETECÇÃO DE ÁCIDOS NUCLEICOS (RNA OU DNA)

As técnicas de detecção de ácidos nucleicos passaram por um processo de aprimoramento, seja para sensibilidade e especificidade, seja como de reprodutibilidade, poucas vezes vistas em outras áreas do laboratório clínico. As primeiras técnicas para detecção de DNA ou RNA eram baseadas na hibridização pura e simples de hélices de DNA ou RNA (mais raramente) e na homologia das sequências de bases complementares. Uma das hélices era conhecida, produzida em laboratório e marcada com um produto que emite sinal, seja radiação (sondas com ^{35}S), seja peroxidade ou ainda avidina. Sempre que houvesse homologia entre as hélices, existiria um pareamento, maior ou menor, dependendo de uma série de variáveis, dos componentes da reação, e era possível se detectar 10^4 ou 10^5 partículas virais contendo esse ácido nucleico. Exemplo dessa reação era a hibridização para detecção de DNA do vírus da hepatite B.

Essa reação era baseada inicialmente na emissão de radiatividade e tinha inconvenientes para sua realização rotineira em laboratório. Embora a radiatividade tenha sido substituída por emissão de fluorescência ou cor, a sensibilidade reduzida limitava sua aplicação e elas acabaram sendo substituídas por outras reações mais sensíveis, como a amplificação do sinal, que se tornou mais conhecida por sua comercialização para detecção de DNA do vírus da hepatite B.

Uma reação de amplificação do sinal permitiu maior sensibilidade da técnica, sem incorrer nos riscos ligados ao manuseio de material genético. Múltiplas sondas hibridizavam com diferentes regiões do DNA alvo e essas variadas sondas enviavam o sinal que era capturado pelo leitor (espectrofotômetro).

Entretanto, o grande salto de sensibilidade foi dado a partir do início da década de 1990, quando se passou a aplicar mais intensamente a reação em cadeia da polimerase ou *polymerase chain reaction* (PCR) ou suas variantes (LCR – *ligase chain reaction* etc.).

Nessa técnica, é feita uma amplificação do material genético milhares, e até milhões de vezes, e, ao final, o produto dessa amplificação pode ser revelado em uma eletroforese, uma reação do tipo ELISA ou mesmo de hibridização. O processo inicia-se com o pareamento de duas pequenas sequências de pares de bases que têm complementariedade com a sequência do DNA que se quer identificar (*primers*). Forma-se um pequeno intervalo entre essas duas sequências de DNA. Após esse pareamento, uma enzima do tipo DNA polimerase (existem inúmeras variações delas) catalisa um processo de amplificação do intervalo que existe entre as duas sequências de *primers*, de forma que se forma um trecho mais longo com duas hélices de DNA. A seguir, essas hélices são aquecidas e, como se mantêm unidas por pontes de hidrogênio, passíveis de dissociação pelo calor, elas se separam e permitem a ligação dos dois novos pares de *primers* usados no início da reação. Novamente essas duas hélices são amplificadas e, ao se formarem quatro hélices, novamente se aquece a solução, de forma a dissociar as quatro hélices entre si. Esse processo continua, amplificando em progressão geométrica, a cada vez que se duplica o DNA, o material presente.

Esse tipo de reação permite uma sensibilidade muito elevada (10^6 a 10^7 vezes o material presente originalmente) e é relativamente rápida (5 a 6h).

Caso o material genético presente na amostra seja do tipo RNA, haverá necessidade de transcrever reversamente o material para DNA e, a seguir, amplificá-lo da forma descrita anteriormente. Trata-se da reação de polimerização em cadeia pós-transcrição reversa (RT-PCR).

Apesar da enorme sensibilidade, existem alguns inconvenientes dessa metodologia que se ligam exatamente ao excesso de sensibilidade, uma vez que podem ocorrer resultados falso-positivos em função de contaminações por manipulação inadequada das amostras. Outra desvantagem é que ela apresenta intrinsecamente um coeficiente de variação muito elevado (da ordem de 20 a 30%) e os resultados quantitativos devem ser interpretados sob a forma de log de base 10 para se atribuir valor a diferenças numéricas observadas ao longo do seguimento de tratamento antiviral, por exemplo.

Outra variante dessa reação é a de PCR em tempo real *(realtime PC* ou qPCR). Nessa variante, o *primer* é formulado de maneira em que haverá a emissão de um sinal cada vez que se duplicar a hélice de DNA. Esses sinais vão sendo somados e uma curva de acompanhamento da reação vai sendo formada; quando se atingir certo sinal, que pode ocorrer depois de cinco, 10 ou 20 ciclos de amplificação, dependendo da quantidade de DNA presente na amostra original, revela-se a positividade, sem necessidade de reações adicionais. Além de muito sensível e específica, essa reação tem coeficiente de variação bem menor do que a PCR convencional (1 a 2%) e permite avaliação de números absolutos.

O grande problema desse tipo de reação de amplificação de DNA ou RNA, volto a enfatizar, é a contaminação, exigindo do laboratorista muito cuidado no manuseio das amostras e durante todo o processo de reação, para minimizar a contaminação, bem como muita prudência do clínico ao analisar os resultados e a pertinência clínica dos resultados com relação a seus pacientes.

Existem técnicas disponíveis em diferentes serviços para quantificação de ácidos nucleicos para grande variedade de agentes (HIV, HCV, HBV, HTLV, dengue, entre outros).

DIAGNÓSTICO INDIRETO OU PESQUISA DE ANTICORPOS OU SOROLOGIA

O diagnóstico laboratorial das doenças causadas por vírus frequentemente é feito de forma indireta, isto é, pela pesquisa de anticorpos.

Como todos se recordam, logo nos primeiros dias de uma doença causada por vírus, com pequenas variações entre um vírus e outro, podem-se detectar anticorpos, particularmente, mas não exclusivamente da classe IgM. Esses anticorpos são produzidos para tentar conter a infecção quando a reposta imune inata já deixa passar alguns agentes que tentarão entrar na célula para completar seu ciclo biológico. Os anticorpos da classe IgM vão tentar bloquear essa entrada e contarão com a ajuda de complemento, de células mononucleares para eliminar esses agentes e, dessa forma, pode-se documentar uma infecção aguda pela presença de IgM dirigida contra um determinado agente. Essa molécula ainda não é muito elaborada e pode apresentar reatividade cruzada contra uma série de agentes, confundindo o clínico. Dessa forma, não se recomenda fazer o diagnóstico sorológico baseado apenas na leitura de IgM isoladamente. Os níveis de IgG serão crescentes ao longo das primeiras semanas pós-infecção e pode-se monitorar esses valores para confirmar a presença de IgM positiva específica.

Para a detecção de IgM existem vários desenhos de técnicas. Uma das mais difundidas é a captura de moléculas mi a partir do soro diluído. A seguir, adiciona-se o antígeno contra o qual aquela IgM é dirigida. Na fase seguinte acrescenta-se nova IgG dirigida contra o antígeno, porém dessa vez marcada com uma enzima ou algum outro emissor de sinal (luminescência, cor, radiatividade etc.).

Outra possibilidade frequentemente empregada é a diluição inicial do soro em solução com um quelante de IgG, visando diminuir a concentração dessa molécula que, habitualmente, está presente em maiores concentrações e tem maior avidez pelo antígeno do que a IgM. Dessa forma, existe a possibilidade de se detectar a IgM, mesmo que o organismo já esteja produzindo IgG em níveis um pouco mais elevados.

A questão dessas técnicas de elevada sensibilidade para detecção de IgM é que elas são capazes de detectar essa molécula por tempos prolongados após a fase aguda da doença e, dessa maneira, o valor clínico da presença de IgM ficou comprometido. Para esclarecer essa situação, passou-se a avaliar os níveis de avidez de IgG, que são mais baixos nos primeiros três meses após a doença aguda e aumentam progressivamente até atingir níveis acima de 60 a 70% cerca de quatro a cinco meses após a fase aguda.

Como variável biológica, existe certa diferença nesses valores de avidez entre os indivíduos. Existem mesmo pessoas que jamais atingirão níveis elevados de avidez para determinados anticorpos e, por essa razão, exige-se certo conhecimento e bom senso na avaliação dos níveis de avidez de IgG, antes de se tomar medidas mais impulsivas.

A detecção de IgG faz uso de um desenho de teste, no qual o antígeno contra o qual se deseja detectar a IgG é colocado na fase inerte da reação. A seguir, incuba-se o soro (ou liquor, ou urina, ou saliva) e deixa-se reagir por certo tempo. A seguir, adiciona-se um complexo molecular denominado conjugado, formado por uma anti-IgG humana produzido em alguma outra espécie animal e acoplado a uma enzima ou emissor de sinal, que será capturado na etapa seguinte (espectrofotômetro, luminômetro etc.).

Essa reação pode ser feita e seus resultados expressos qualitativa ou quantitativamente, em diluição ou unidades internacionais, dependendo do controle de que se disponha.

Finalmente, embora não seja amplamente difundido, podem-se detectar também moléculas da classe IgA. Habitualmente, as IgA têm um curso paralelo ao das IgM, com a vantagem de, aparentemente, não terem aquela sobrevida prolongada já descrita para as IgM. Por outro lado, dependendo do agente em questão, a sensibilidade da técnica também pode ser ligeiramente inferior em relação à da IgM. De qualquer maneira, a disponibilidade de técnicas para detecção de IgA comercializadas é bastante restrita e a maior parte dos laboratórios não terá condições de oferecer esse teste na rotina.

BIBLIOGRAFIA

Ellis JS, Sadler CJ, Leidler P, de Andrade HR, Zambm MC. Analysis of influenza A H3N2 strain isolated in England during 1995-96 using polymerase chain reaction restriction. J Med Virol. 1997;51:234-41.

Goldstein LC, Corey L, McDougall JK, Tolentino E, Nowinski RC. Monoclonal antibodies to herpes sismplex virus: use in antigenic typing and rapid diagnosis.

Hwuang SJ, Lee SD, Lu RH, Chan CY, Lai L, Co RL, Tong MJ. Comparison of three different hybridization methods in the quantitative measurement of serum hepatite B virus DNA. J Virol Methods. 1994; 62:123-9.

Mulders MN, Reimerink JHJ, Koopmans MPG, van Loon AM, van der Avoort HGAM. Genetic analysis of wild type poliovirus importations in the Netherlands (197501995). J Infect Dis. 1997;176:617-24.

Paya CV, Wold AD, Smith TF. Detectin of CMV infections in specimens other than urine by the shell-vial assay and conventional tube cultures. J Clin Microbiol. 1987;25:755-7.

Shimomura S, Komatsu N, Frickhofen N, Anderson S, Kajigaya S, Young NS. First continuous passage of parvovirus B19 in a cell line. Blod. 1992;79:18-24.

Standring-Cox R, Bacon JH, Howard BA. Comparison of a DNA probe assay with the plaque reduction assay for measuring the sensitivity of herpes simplex and varicela-zoster viruses to gancyclovir and acyclovir. J Virol Methods. 1996;39:179-86.

Stirk PR, Griffiths PD. Use of monoclonal antibodies for the diagnosis of cytomagalovirus infection by the detection of early antigen fluorescent foci (DEAFF). J Med Virol. 1987;21:329-37.

CAPÍTULO 2
Diagnóstico Laboratorial em Bacteriologia

Marinês Dalla Valle Martino

Os recursos empregados no diagnóstico laboratorial em bacteriologia têm duas finalidades: deteção do micro-organismo e determinação do perfil de sensibilidade. Esses procedimentos podem ser realizados por meio de diferentes metodologias que serão apresentadas a seguir.

DETECÇÃO DO PATÓGENO

BACTERIOSCOPIA

Pode ser realizada e interpretada em um período curto de tempo, com TAT (*turn around time*) inferior a 1h; permite o diagnóstico presuntivo de alguns agentes ou, pelo menos, classifica-os de acordo com as características morfotintoriais. Dessa forma, orienta a antibioticoterapia.

A coloração pelo método de Gram é a mais usual e classifica os micro-organismos em gram-positivos (*Staphylococcus* spp., *Streptococcus* spp., *Listeria monocytogenes*, *Bacillus* spp., corinebactérias) e gram-negativos (*Neisseria* spp., enterobactérias, *Pseudomonas* spp., *Acinetobacter* spp.).

As micobactérias, apesar de serem consideradas bacilos gram-positivos, coram-se mal pela coloração de Gram; para esses agentes, utiliza-se a coloração de Zhiel-Neelsen, portanto, a solicitação médica nesta suspeita deve ser a pesquisa de bacilos álcool-ácido resistentes (BAAR).

MÉTODOS DE CULTURA

A cultura aeróbia é capaz de identificar grande parte dos patógenos envolvidos nos processos infecciosos diagnosticados com maior frequência como os *Staphylococcus* spp., *Streptococcus* spp., enterobactérias, *Pseudomonas* spp., *Acinetobacter* spp. e outros bacilos gram-negativos não fermentadores.

Alguns micro-organismos como *Neisseria* spp., *Campylobacter* spp., *Legionella* spp. e micobactérias precisam de meios especiais que podem ser seletivos e/ou enriquecidos. Portanto, a suspeita desses agentes deve estar incluída de forma específica na solicitação médica da cultura.

Uma vez crescidos, os agentes podem ser identificados por meio de metodologias manuais e automatizadas.

Manuais

Incluem uma série de reações que se baseiam em testes de fermentação, oxidação, degradação e hidrólise de vários substratos, motilidade e detecção de enzimas. Muitas dessas provas podem fazer parte de *kits* comerciais de identificação como da linha API (bioMérieux), KIT NF, EPM MILI, Kit de identificação de enterococos, ENTEROKIT B, ENTEROKIT C, painel de enterobactérias e ANAEROKIT (PROBAC do Brasil) e BD BBL™ Crystal™ (Becton Dickinson).

Automatizados

Existem três equipamentos no mercado cujas principais características estão apresentadas a seguir:

Vitek system® (bioMérieux) – com os modelos Vitek® legacy e Vitek® 2 e o Vitek® 2 Compact. O sistema baseia-se no uso de cartões preparados com diferentes substratos liofilizados. A linha Vitek® 2 é ainda mais automatizada. Possui cartões de identificação e sensibilidade isoladamente.

Phoenix® (Becton Dickinson) – o sistema utiliza diversos indicadores colorimétricos e fluorométricos para identificação. Os painéis estão disponíveis como identificação somente, teste de sensibilidade apenas e combinação de identificação e sensibilidade (painel combo).

Microscan® (Siemens) – possui um equipamento semiautomatizado autoScan®-4 e realiza automaticamente a leitura de um painel inoculado com uma suspensão bacteriana com o uso de fibras ópticas que permite a leitura espectofotométrica do painel. As versões automatizadas do sistema incluem os equipamentos WalkAway® 40/96 e WalkAway® SI com incubação automática e dispensação de substratos e óleo mineral, dependendo da versão. Os painéis disponíveis também podem ou não combinar a identificação e o teste de suscetibilidade.

OUTROS RECURSOS

Alguns métodos rápidos com princípios imunocromatográficos e aglutinação em látex têm bastante aplicabilidade em bacteriologia, destacando-se:

Detecção do *Streptococcus pyogenes* em orofaringe – possui alta sensibilidade e especificidade. Resultados falso-negativos podem ser atribuídos a pequena quantidade de *S. pyogenes* na orofaringe e, consequentemente, baixa quantidade de antígeno presente. Falso-positivos podem ser explicados pela presença de *Streptococcus milleri* (micro-organismo da microbiota da orofaringe) que expressam o carboidrato do grupo A. Alguns testes positivos não confirmados pela cultura são atribuídos por *S. pyogenes* dependentes de piridoxina para o seu crescimento e formas não hemolíticas de *S. pyogenes*; esses testes, portanto, são verdadeiro-positivos.

Antígeno urinário para *Legionella pneumophila* – somente detecta a *Legionella pneumophila* sorogrupo 1, por outro lado este é o sorogrupo mais importante.

Detecção de antígenos bacterianos no liquor para *H. influenzae* tipo b, *Streptococcus pneumoniae*, *Neisseria meningitidis* grupos A, B, C, Y ou W135 e *Escherichia coli* K1 – dependendo do *kit*, podem também ser utilizados em outras amostras como líquido pleural, soro e urina.

DETECÇÃO DO PERFIL DE SUSCETIBILIDADE

As metodologias manuais utilizadas podem ser qualitativas ou quantitativas. O método de disco-difusão é representativo da metodologia qualitativa e tem como vantagens, além do baixo custo, poder testar vários antimicrobianos de uma só vez. Apesar de ser bem padronizado, não pode ser utilizado para algumas combinações agente *versus* antimicrobiano; nessa situação deve-se optar por métodos quantitativos que determinam a concentração inibitória mínima (CIM), como diluição em caldo ou ágar. Para laboratórios clínicos, a utilização de fitas incorporadas com diferentes concentrações de antimicrobianos e baseadas na metodologia de difusão tem bastante aplicabilidade (Etest®-bioMérieux e MIC EVALUATORS®/OXOID), apesar do custo.

Os laboratórios brasileiros baseiam-se nos padrões estabelecidos pelo *Clinical Laboratory Standards Institute* (CLSI) para realização e interpretação dos testes de sensibilidade. Estão bem estabelecidos e revisados anualmente os padrões para Enterobacteriaceae, *Pseudomonas aeruginosa*, *Acinetobacter* spp., *Burkholderia cepacia*, *Stenotrophomonas maltophilia* e outros bacilos gram-negativos não fermentadores, *Staphylococcus* spp., *Enterococcus* spp., *Haemophilus influenzae* e *H. parainfluenzae*, *Neisseria gonorrhoeae*, *Streptococcus pneumoniae*, *Streptococcus* beta-hemolítico, *Streptococcus* do grupo *viridans*, *Vibrio cholerae*, *Neisseria meningitidis*, *Helicobacter pylori* e ainda agentes relacionados ao bioterrorismo (*Bacillus anthracis*, *Yersinia pestis*, *Burkholderia mallei* e *B. pseudomallei*, *Francisella tularensis* e *Brucella* spp.).

Alguns padrões de resistência merecem maior atenção, como *Enterococcus* resistentes à vancomicina (VRE), *Staphylococcus aureus* intermediários à vancomicina (VISA), *Staphylococcus aureus* resistentes à vancomicina (VRSA) ainda não descrito no Brasil, bacilos gram-negativos produtores de betalactamase de espectro estendido (ESBL), que conferem resistência a todos o betalactâmicos com exceção dos carbapenens, ampC, metalobetalactamase e mais recentemente *Klebsiella pneumoniae* produtora de carbapenemase (KPC).

ASPECTOS RELEVANTES NO DIAGNÓSTICO BACTERIOLÓGICO DAS PRINCIPAIS SÍNDROMES INFECCIOSAS

INFECÇÃO DA CORRENTE SANGUÍNEA

Para este diagnóstico utiliza-se o procedimento mais nobre da bacteriologia, que é a hemocultura.

Neste procedimento, existem muitos aspectos discutíveis relacionados à fase pré-analítica e que são fundamentais para a positividade da amostra. De acordo com o documento M47-A publicado pelo CLSI em 2007, as principais recomendações são:

Momento da coleta

- O pico febril (uma vez que o momento do maior influxo de bactérias para a corrente sanguínea se faz 1h antes dos calafrios e aparecimento da febre) e o espaçamento entre as amostras (a menos que se deseja documentar bacteriemia contínua) não mostram aumento da recuperação de micro-organismos.
- De maneira prática, as amostras podem ser colhidas sequencialmente ou entre curtos períodos de tempo.

Número de amostras

- Duas a três amostras (com dois frascos por amostra e, portanto, colhendo-se 20mL em cada punção).
- Não colher uma só amostra em adultos, pois resulta em volume inadaquado e é de difícil interpretação.

Volume
- É a variável mais importante associada à determinação do agente de bacteriemia.
- Recomenda-se 20 a 30 por punção.

Frasco
- Há muita discussão em relação ao uso rotineiro do frasco anaeróbio, já que a bacteriemia por anaeróbios é rara e tem focos de origem bem determinados. Por outro lado, alguns anaeróbios facultativos crescem melhor e mais rapidamente em frascos anaeróbios.
- Portanto, a recomendação ainda é utilizar frascos aeróbio e anaeróbio, preenchendo inicialmente o frasco aeróbio e depois o anaeróbio.

Coleta
- Colher de veia e não de artéria, já que a coleta de artéria não acrescenta no diagnóstico e não é recomendada.
- Quando a amostra é colhida através do cateter, não é necessário descartar a porção inicial ou fazer *flush* com solução salina para eliminar a atividade do anticoagulante.

Metodologias
- Manuais: baseada no uso de caldos convencionais de cultura ou no método de lisecentrifugação.
- Monitoramento contínuo automatizado: a detecção da positividade se dá de acordo com o equipamento utilizado, sendo:
  – Sistema Bactec®: fluorimétrico
  – Sistema Bactalert®: fotométrico
  – Sistema Versatrek®: por meio da variação de pressão.
- Inoculação automatizada
  – Sistema Hemobac trifásico.

Outro aspecto importante no diagnóstico da infecção da corrente sanguínea em pacientes que usam de cateter vascular é relacioná-la ou não com a presença do cateter.

Para tanto, existem metodologias que necessitam ou não da remoção do cateter.

Metodologias conservadoras (mantêm o cateter)
- Na hemocultura quantitativa, um número de UFC com um diferencial de cinco vezes ou mais no crescimento da amostra obtida do cateter em relação àquela colhida de um ponto periférico **ou**
- Na hemocultura automatizada, um diferencial de tempo de 2h na positividade da amostra obtida do cateter em relação àquela colhida de um ponto periférico.

Metodologias não conservadoras (retiram o cateter)
- Cultura da ponta de cateter com crescimento maior ou igual a 15UFC (semiquantitativa) **ou** maior ou igual a 10^3UFC e
- Presença do mesmo agente do segmento do cateter no sangue periférico.

A sensibilidade varia de 70 a 100% e a especificidade de 85 a 96,4%, de acordo com o método e tempo de uso do cateter. Porém, a utilização adequada de um método laboratorial de técnicas conservadoras para pacientes em que a presença do cateter é de suma importância é vital, já que 71% dos cateteres com suspeita de infecção da corrente sanguínea associada ao cateter resultam em cultura negativa quando submetidos à análise laboratorial.

INFECCÇÃO DO TRATO RESPIRATÓRIO
O grande problema no diagnóstico bacteriológico dessas infecções é a interpretação dos resultados, uma vez que para a coleta das amostras muitas vezes há interferência da microbiota do trato respiratório.

Essa situação é ainda mais complicada no diagnóstico das pneumonias e principalmente nas de origem relacionadas à assistência à saúde.

- As amostras para cultura do trato respiratório inferior podem ser obtidas broncoscopicamente ou não e cultivadas com técnicas quantitativas ou não.
- As culturas quantitativas aumentam a especificidade no diagnóstico das pneumonias.

Amostras aceitáveis – escarro, aspirado traqueal ou transtraqueal, lavado broncoalveolar, escovado brônquico, biópsia brônquica, punção pulmonar e biópsia pulmonar.

Amostras inaceitáveis – saliva (enviada como escarro), escarro coletado por 24h, *swab* endotraqueal, cânula ou tubo endotraqueal.

Pode-se avaliar a qualidade do escarro por meio de diferentes metodologias que determinam a proporção entre leucócitos e células epiteliais. São mais valorizadas as amostras que apresentam maior quantidade de leucócitos em relação às células epiteliais.

O escarro pode ser obtido por meio da amostra expectorada ou induzida após nebulização com solução salina.

A remoção de próteses e gargarejo com água imediatamente antes da coleta pode reduzir substancialmente a contaminação da amostra. O único cuidado é impedir o uso de substâncias com conteúdo bactericida.

Prefere-se colher a primeira amostra de escarro da manhã, por ser um material mais concentrado, utilizando-se para análise a porção mais purulenta. A coleta por um período de 24h é inadequada, já que durante o dia passa a ocorrer diluição da amostra e morte de alguns agentes fastidiosos, em contrapartida ao supercrescimento bacteriano de outros micro-organismos.

Quando agentes como *Mycobacterium tuberculosis* e *Legionella* spp., são encontrados no escarro, devem ser considerados patogênicos, independente da avaliação de qualidade do escarro.

Estudo em nosso meio (Camargo et al., 2004) demonstrou que as culturas quantitativas de aspirado traqueal com valores de corte de 10^5UFC/mL e 10^6UFC/mL mostraram aumento da especificidade (48 e 78%, respectivamente) em relação às culturas qualitativas (23%), mas diminuíram a sensibilidade (26 e 65%, respectivamente) quando comparadas aos achados qualitativos (81%).

São referidos valores de sensibilidade e especificidade para o lavado broncoalveolar variando de 80 a 100% e 75 a 100%, respectivamente, e para o escovado de 65 a 100% e 60 a 100%.

Os agentes mais frequentemente isolados nas pneumonias hospitalares são:

- Bacilos gram-negativos.
- Enterobactérias: *Klebsiella* spp., *E. coli*, *Enterobacter* spp.
- Bacilos gram-negativos não fermentadores: *P. aeruginosa*, *Acinetobacter baumannii* e outras espécies etc.
- Cocos gram-positivos, principalmente *Staphylococcus aureus*.

INFECÇÃO DO TRATO URINÁRIO

O critério de diagnóstico tradicional de Kass (1956) determina a contagem maior ou igual a 10^5UFC/mL como limite indicativo de infecção urinária. Apesar de ainda considerado, este valor pode ser alterado na dependência de sintomatologia clínica, agente isolado, forma de coleta ou uso prévio de antimicrobiano principalmente.

Uroculturas positivas também podem ocorrer em indivíduos que não apresentam sintomatologia, caracterizando-se a bacteriúria assintomática. Considera-se importante reconhecer este quadro, uma vez que na maior parte das situações não requer tratamento. Estão incluídos no grupo que não requer tratamento pacientes diabéticos, indivíduos institucionalizadas e com cateteres vesicais, com exceção de mulheres grávidas.

Existe preferência pela primeira urina da manhã e, quando isto não é possível, que haja o maior tempo entre a coleta e a última micção. Este tempo, segundo a *American Society for Microbiology* (ASM), é de 2h.

Em crianças sem controle esfincteriano, a sondagem vesical e a punção suprapúbica são indicadas. A coleta obtida através de saco coletor, apesar de bastante difundida, é a que tem maior taxa de contaminação e resultados falso-positivos. Os resultados reportados por este método têm maior significado quando negativos do que quando positivos. De qualquer forma, se o saco coletor for utilizado, deve ser trocado a cada 30min.

A assepsia recomendada ainda é com água e sabão. O uso de antissépticos é discutido, já que podem causar irritação local, diminuir as contagens bacterianas e, no caso do polivinil pirrolidona iodo (PVPI), pode haver reação falso-positiva na pesquisa da presença de sangue oculto.

As amostras que não são imediatamente semeadas devem ficar refrigeradas, e por um período não superior a 24h; é ainda aceitável amostras à temperatura ambiente por até 2h.

Existem muitas formas de se processar amostras de urina utilizando-se meios básicos como ágar Cled, ágar MacConkey e laminocultivos com composição variada de meios. Atualmente os meios cromogênicos também têm ganhado destaque, pois diminuem o tempo de liberação do resultado para a maior parte das espécies identificadas.

Deve-se lembrar também que, apesar de as infecções do trato urinário cursarem com aumento do número de leucócitos, o inverso não é verdadeiro. São situações em que ocorre piúria: a presença de febre, doença tubulointersticial (nefropatia por analgésicos e betalactâmicos), cálculos e corpos estranhos, terapia com ciclofosfamida, rejeição de transplante renal, trauma genitourinário, neoplasias e glomerulonefrite.

BIBLIOGRAFIA

Camargo LF, De Marco FV, Barbas CS, et al. Ventilatos associeted pneumonia: comparison between quantitative and qualitative cultures of tracheal aspirates. Crit Care. 2004;8(6):R422-30.

Isenberg HD. Upper respiratory tract culture procedure. In: Clinical Microbiology Proceduces Handbook. Washington: ASM Press; 2006.

MURRAY PR (ed.). ASM Pocket Guide to Clinical Microbiology. Washington: ASM Press; 1996.

Sharp SE, Robinson A, Saubolle M, et al. Lower respiratory tract infections. Sharp SE (coord). ASM Press: Washington; 2004.

CAPÍTULO 3
Diagnóstico de Doenças Fúngicas Oportunísticas: Grande Desafio Para os Laboratórios de Hospitais Terciários

Arnaldo Lopes Colombo

Os fungos, entre os agentes oportunistas, são aqueles de maior distribuição na natureza. Estão presentes no ar, nas superfícies inanimadas de hospitais e dos domicílios, nas plantas, no solo, na água, nos alimentos e nos animais domésticos. Colonizam pele, mucosas do trato gastrointestinal, genitais e também do trato respiratório no hospedeiro humano. Sendo assim, é esperado que pacientes portadores de imunodeficiências adquiridas ou induzidas apresentem alto risco para o desenvolvimento de infecções fúngicas invasivas, localizadas ou disseminadas.

Neste contexto, nos últimos 30 anos, assistimos a um aumento muito significativo da ocorrência de micoses oportunísticas em hospitais terciários do mundo todo. Importante observar que, além do aumento de infecções oportunísticas envolvendo diferentes órgãos e sistemas, houve uma ampliação muito substancial do número de gêneros e espécies de fungos capazes de se adaptar e infectar o hospedeiro humano imunocomprometido, submetido a múltiplos procedimentos médicos invasivos. Entre as leveduras de interesse médico, isolados do gênero *Candida* spp., *Cryptococcus* spp., *Trichosporon* spp., *Rhodotorula* spp. e *Pichia* spp. constituem o principal elenco de patógenos causadores de doenças fúngicas sistêmicas. Em relação aos fungos filamentosos hialinos, agentes causadores de hialo-hifomicoses, temos o *Aspergillus* spp., *Acremonium* spp., *Fusarium* spp., *Scedosporium* spp., *Paecilomyces* spp. e *Scopulariopsis* spp. Os fungos filamentosos produtores de melanina (demácios), os agentes de feo-hifomicose, constituem um universo muito grande de diferentes espécies, sendo que doenças sistêmicas são mais frequentemente associadas ao isolamento de *Alternaria* spp., *Bipolaris* spp., *Curvularia* spp., *Dactylaria* spp., *Exophiala* spp., *Phialophora* spp. e *Wangiella* spp. Os agentes de zigomicose (mucormicose) também constituem fungos de grande interesse na área médica, particularmente representados por *Absidia* spp., *Mucor* spp., *Rhizopus* spp., *Rhizomucor* spp., *Cunninghamella* spp. e *Saksenaea* spp. Finalizando esta imensa lista, temos os agentes causadores de micoses endêmicas que podem também causar doença em pacientes imunodeprimidos, particularmente representados no Brasil por *Histoplasma capsulatum*, *Coccidioides immitis*, *Sporothrix schenckii* e *Paracoccidioides brasiliensis*.

Pacientes portadores de diferentes modalidades de imunodepressão e que evoluem com micoses oportunísticas representam um grande desafio para o diagnóstico. A redução da resposta inflamatória do hospedeiro faz com que sinais e sintomas da infecção, assim como suas alterações laboratoriais, apresentem-se de forma muito discreta ao longo do quadro infeccioso, dificultando sobremaneira a suspeita diagnóstica. Soma-se a isso a dificuldade de obtenção de espécimes biológicos por biópsia, uma vez que esses pacientes, com frequência, são plaquetopênicos e/ou neutropênicos, ou mesmo têm instabilidade de parâmetros vitais que contraindicam a realização de procedimentos médicos invasivos. Outro aspecto relevante a ser considerado é que a sensibilidade de culturas é baixa (muitas vezes menor ou igual a 50%) para muitos dos agentes causadores de infecções oportunísticas, além de a curva de crescimento ser bastante lenta para muitos patógenos, aspecto que retarda o resultado do diagnóstico.

Consequentemente, o diagnóstico de micoses invasivas por métodos convencionais, baseados na pesquisa direta de elementos fúngicos à microscopia de material biológico suspeito, cultura e exame anatomopatológico de amostras de tecido, constitui ferramenta de limitada aplicabilidade, sensibilidade e especificidade em muitas das micoses oportunísticas. Na população de pacientes imunocomprometidos, o diagnóstico precoce de micoses só é possível havendo uma interação muito estreita entre médicos de diferentes especialidades que assistem a esses pacientes, assim como sua integração com os profissionais de laboratório clínico e patologistas.

Para obter-se diagnóstico precoce de micoses oportunísticas sistêmicas, particularmente entre pacientes hematológicos e/ou submetidos a transplantes de órgãos, a perspectiva que se coloca para o futuro próximo é a monitorização contínua de biomarcadores moleculares (detecção de antígenos específicos ou sequências de DNA) em pacientes de alto risco para o desenvolvimento dessas micoses. Esta estratégia de monitorização contínua de parâmetros epidemiológicos, clínicos e laboratoriais de populações de alto risco só terá sucesso no momento em que tivermos disponíveis:

1. Métodos moleculares (pesquisa de antígenos, sequências específicas de DNA) com padronização internacional que apresentem boa sensibilidade, especificidade e poder preditivo positivo/negativo para as infecções fúngicas mais frequentes, recursos esses validados em diferentes populações.
2. Remuneração adequada desses métodos diagnósticos moleculares pelos sistemas públicos e privados, de forma a permitir o uso de ferramentas moleculares para o diagnóstico de micoses na "rotina da vida real", e não apenas em protocolos e estudos clínicos.
3. Disponibilidade de profissionais da área técnica com experiência consolidada no manuseio de métodos diagnósticos micológicos convencionais e moleculares.

No atual estágio de desenvolvimento de assistência médica, é possível dizer que nenhum dos três itens acima mencionados estão plenamente contemplados, seja por limitações do conhecimento disponível na área diagnóstica, seja pela falta de métodos moleculares comerciais que apresentem bom desempenho para o diagnóstico de diferentes infecções fúngicas, assim como pela dificuldade dos sistemas público e privado em absorver novas tecnologias diagnósticas em saúde. A questão do financiamento em saúde na área diagnóstica, sobretudo no que diz respeito ao diagnóstico microbiológico, tem merecido atenção muito superficial das autoridades de saúde, apesar de constituir elemento fundamental para o êxito de estratégias de controle e prevenção de diferentes doenças infecciosas.

Apesar dessas dificuldades e carências, muitos grupos de pesquisa estão dedicando-se e obtendo avanços substanciais no desenvolvimento de ferramentas diagnósticas para micoses oportunísticas. No último congresso da ISHAM (*International Society for Human and Animal Mycoses*), foi constituído um grupo de alto nível de pesquisadores de centros de referência da Europa, cuja tarefa será trabalhar pela padronização internacional e viabilidade comercial de métodos diagnósticos em Micologia Médica.

Este artigo visa apresentar uma panorâmica crítica sobre os métodos diagnósticos disponíveis, incluindo ferramentas para o diagnóstico clássico e molecular das micoses oportunísticas.

RECURSOS DIAGNÓSTICOS BASEADOS EM METODOLOGIA CONVENCIONAL

O diagnóstico convencional das micoses de interesse médico é classicamente baseado em três recursos:

1. Pesquisa direta de elementos fúngicos em fluido biológico suspeito.
2. Pesquisa de elementos fúngicos em exame anatomopatológico de amostras de tecido (biópsia ou necrópsia).
3. Cultura de material biológico.

A pesquisa direta de elementos fúngicos em material biológico é geralmente realizada pela coloração de Gram, em que estruturas fúngicas se apresentam como gram-positivas. Quando a pesquisa de fungos é realizada em material de pele, pelo, unha ou secreção respiratória, prefere-se a utilização de reagente digestor e clarificante (potassa), complementado por tinta Parker® que impregna em azul a parede de elementos fúngicos. Em amostra de líquido cefalorraquidiano (LCR), a pesquisa de elementos fúngicos deve ser feita com tinta-da-China, para permitir a visualização de imagem negativa de leveduras capsuladas, imagem esta característica de apenas dois agentes causadores de micose: *Cryptococcus neoformans* ou *C. gattii*.

Com exceção da pesquisa direta de *Cryptococcus* spp. em amostras de LCR com tinta-da-China e a identificação de elementos fúngicos característicos de *P. brasiliensis* em secreções coradas com potassa e tinta Parker® (presença de roda de leme ou imagem em Mickey mouse), a caracterização de estruturas fúngicas em exame direto não permite a identificação de gênero/espécie do agente colonizante ou infectante. Da mesma forma, para efeito de pesquisa de agentes de micoses oportunísticas (excluindo-se *Cryptococcus neoformans*), quando a pesquisa direta de fungos é realizada em material biológico não estéril e urina, seu resultado positivo não permite discriminar entre pacientes apenas colonizados ou infectados pelo respectivo fungo.

Apesar de apresentar baixa sensibilidade, a pesquisa de elementos fúngicos em material biológico normalmente estéril, em punções de órgãos internos ou coleções fechadas, permite o diagnóstico de micose invasiva, sendo recurso de utilidade por apresentar baixo custo e rapidez de resultados. Importante mencionar que todo material biológico suspeito de infecção fúngica deve ser simultaneamente processado para pesquisa direta e cultura. A cultura aumenta a sensibilidade da pesquisa de fungos em material biológico, além de permitir a identificação da espécie e a realização de provas de sensibilidade a antifúngicos, caso necessário.

A cultura de material biológico para a pesquisa de fungos pode ser realizada em diversos meios, a saber: Sabouraud dextrose ágar (universalmente utilizado), *brain heart infusion* (BHI) com sangue (pesquisa de *Histoplasma capsulatum*) e meios cromogênicos seletivos para isolamento de leveduras (por exemplo, ChromAgar Candida®, Albicans ID®). A utilização de meios cromogênicos seletivos tem importância não apenas para inibir o crescimento de bactérias, propiciando maior suporte à recuperação de fungos, mas também permitir a identificação de episódios de infecção mista, envolvendo diferentes espécies de leveduras. Neste caso, o meio cromogênico permite o reconhecimento de mais de uma espécie pelo crescimento em placa de culturas com cores ou tonalidades diferentes. Finalizando, meios cromogênicos constituem mecanismo eficaz na triagem de *C. albicans*, entre outras leveduras, sendo que alguns sistemas comerciais permitem ainda a triagem de *C. glabrata*, *C. tropicalis* e *C. krusei*.

Importante lembrar que para a recuperação de fungos em meios não seletivos a partir de material potencialmente contaminado com bactérias, a exemplo de raspados de mucosa oral, pele e escarro, deve-se, obrigatoriamente, adicionar ao meio cloranfenicol ou outro antibiótico de amplo espectro para inibir o crescimento bacteriano.

O processamento de hemoculturas merece consideração à parte das demais culturas para fungo. Em adultos, recomenda-se colher 20 a 30mL de sangue, realizando-se duas a três coletas em sítios diferentes, preferencialmente por venóclise periférica, para cada episódio de sepse em investigação. As culturas devem ser processadas em sistemas automatizados próprios para hemoculturas, em frascos aeróbios para bactérias ou aqueles com meio seletivo para isolamento de fungos. Outra opção é a utilização de métodos de hemocultura baseados em lise-centrifugação, a exemplo do Isolator®. Hemoculturas processadas por sistemas automatizados constituem ainda hoje o principal recurso diagnóstico para a identificação de pacientes com candidíase hematogênica, bem como de fungiemias por agentes emergentes de micoses oportunísticas, como *Trichosporon* spp., *Pichia* spp., *Rhodotorula* spp. e *Fusarium* spp. A vantagem do processamento de hemoculturas com o sistema lisecentrifugação sobre as culturas automatizadas é basicamente quando se pretende o isolamento de *C. neoformans*, *C. gattii* e *Histoplasma capsulatum*.

Uma vez havendo suspeita de infecção fúngica invasiva, fragmentos de biópsia obtidos de pacientes devem ser processados, simultaneamente, para cultura e exame anatomopatológico. Importante lembrar que, muitas vezes, há dúvida na interpretação do achado de fungos isolados em cultivo de material biológico proveniente de sítio não estéril. Neste sentido, a presença de *Aspergillus* spp. ou *Candida* spp. em secreções de trato respiratório pode ocorrer em pacientes colonizados, sem infecção invasiva. Neste cenário, além do resultado de cultura, é requerida a biópsia de órgão para ilustrar a presença de elementos fúngicos na intimidade do tecido. Infelizmente, muitas vezes, biópsias são contraindicadas pelas condições clínicas do hospedeiro, dificultando a confirmação diagnóstica.

No exame anatomopatológico da peça cirúrgica, a caracterização de resposta do hospedeiro e a pesquisa de elementos fúngicos podem ser feitas com o auxílio das seguintes colorações:

Hematoxilina-eosina (HE) – coloração versátil e útil na caracterização da resposta inflamatória do hospedeiro, bem como da caracterização de atipias celulares e presença de malignidade. Apesar de permitir a visualização de elementos fúngicos, em casos onde a presença de patógenos ocorre em pequena quantidade, o diagnóstico histológico das doenças micóticas pode ser difícil. Da mesma forma, alguns fungos podem ser corados muito fracamente por HE, sendo difícil diferenciá-los de componentes teciduais do hospedeiro. Consequentemente, sugere-se que todo material de histopatológico de pacientes com suspeita de micose seja corado por ao menos duas colorações: HE e uma coloração específica para fungos.

Ácido periódico de Schiff (PAS) – nessa coloração, os aldeídos reagem com o reativo de Schiff corando as estruturas fúngicas em róseo-vermelho. Esta coloração permite a visualização de paredes dos vasos sanguíneos, permitindo ao observador descrever se elementos fúngicos se encontram no interior de grandes vasos.

Gomori – nesse método os aldeídos reduzem o complexo nitrato de prata-metenamina, resultando na coloração marrom-negra de paredes celulares de elementos fúngicos presentes no tecido. A intensidade da cor produzida guarda relação com a quantidade de aldeídos presentes nas estruturas fúngicas coradas. Nessa coloração, não há nenhuma possibilidade de detalhamento de elementos teciduais do hospedeiro. Uma vez que todo elemento fúngico se cora de negro, a técnica de Gomori não permite a diferenciação entre fungos hialinos e demáceos.

Mucicarmim – esta coloração é usada para corar material polissacarídico contido na cápsula de *Cryptococcus* spp. em vermelho, sendo utilizada exclusivamente no diagnóstico de criptococose, corando leveduras de *C. neoformans* e *C. gattii*.

A sensibilidade do exame anatomopatológico no diagnóstico de micoses é geralmente bastante satisfatória, desde que o material colhido pela biópsia, seja bem representativo da lesão fúngica e processado de forma adequada. A cultura do fragmento de biópsia é fundamental para permitir o diagnóstico de espécie, pois a análise morfológica de elementos fúngicos em corte histológico geralmente não permite este diagnóstico. Na suspeita de infecções invasivas por fungos, tendo em vista auxiliar o clínico no diagnóstico da micose em investigação, o patologista deve ser requisitado a descrever em laudo as características do micélio do agente em tecido, assim como o tipo de resposta inflamatória e de alterações estruturais que a infecção desencadeou no hospedeiro. Nesta caracterização dos elementos fúngicos em tecido, deve-se procurar incluir o detalhamento da presença de leveduras, blastoconídios, cápsula e pseudo-hifas, assim como a descrição de hifas em relação à coloração (hialinas ou escuras), presença ou não de ramificação e sua angulação (45° ou 90°).

Um erro comum na "vida real" de atendimento aos pacientes com suspeita de infecção fúngica é a realização exclusiva de exame anatomopatológico em amostras de biópsias. Este problema geralmente ocorre por solicitação incompleta do exame, em que a requisição de cultura para fungos foi omitida pelo clínico do paciente, ou por acondicionamento errado do material de biópsia, situação em que todo material biológico é colocado em solução de formol antes de ser encaminhado ao laboratório. Para que seja possível a realização de cultura a partir de peça cirúrgica, é importante que um dos fragmentos do material de biópsia seja acondicionado em solução salina, em vez de formol, quando preparado para transporte até o local de seu processamento.

Apesar de avanços no desenvolvimento de técnicas moleculares para processamento diagnóstico em tecido, pesquisa de agentes fúngicos por técnicas de imunofluorescência direta ou métodos de PCR não são realizadas em nosso meio, na maioria dos serviços.

MÉTODOS DE IDENTIFICAÇÃO DE FUNGOS EM CULTURA

Uma vez recuperado o fungo em cultura, independentemente do material biológico processado, este isolado deve ser identificado na espécie. Infelizmente, há um número reduzido de laboratórios e centros médicos no Brasil com recursos humanos e materiais necessários para concluir este diagnóstico final. Neste sentido, mesmo em hospitais de grande porte, um número muito grande de isolados clínicos não recebe o diagnóstico completo de espécie, particularmente quando são isolados fungos filamentosos hialinos ou demácios.

Esta deficiência do sistema de saúde representa uma grave limitação ao atendimento de pacientes portadores de infecções fúngicas invasivas, uma vez que o diagnóstico de espécie é requisito necessário e fundamental para o estabelecimento de políticas de prevenção e controle dessas infecções, assim como para a escolha correta do medicamento antifúngico a ser prescrito aos pacientes.

IDENTIFICAÇÃO DE LEVEDURAS

O diagnóstico de espécie de leveduras é obtido a partir da análise de aspectos micromorfológicos da cultura, assim como de seu perfil metabólico avaliado por testes bioquímicos, em que se incluem testes de assimilação de nutrientes, fermentação de açúcares e/ou análise do perfil das enzimas.

As provas bioquímicas para caracterização do perfil metabólico dos isolados fúngicos podem ser realizadas pelo método clássico, a partir de testes preparados *in house*, ou por meio de métodos comerciais, sejam eles manuais ou automatizados. Para a maior facilidade de laboratórios de rotina, há inúmeros sistemas comerciais disponíveis para a identificação de leveduras, sendo que na maioria desses sistemas o resultado é liberado após 12 a 72h de processamento. Os sistemas comerciais podem ser completamente manuais ou semiautomatizados. Os sistemas manuais utilizam baterias de testes, acondicionadas em pequenas galerias, onde o único trabalho do técnico é preparar o inóculo padrão, dispensar alíquotas corretas nos reagentes, incubar o sistema e realizar a leitura. Sistemas automatizados permitem a incubação e leitura automatizada dos testes, oferecendo um relatório padrão com a leitura final dos testes. Esses sistemas são os mesmos utilizados para a identificação de bactérias em grandes rotinas de laboratórios de microbiologia (por exemplo, Microscan e Vitek). No geral, apresentam bom desempenho para a identificação acurada das principais leveduras de interesse médico, particularmente espécies de *Candida* spp. e *Cryptococcus neoformans*. A identificação de isolados de *Pichia* spp., *Trichosporon* spp. e espécies incomuns de *Candida* spp. pode ser problemática.

Tendo em vista as limitações na acurácia de identificação por métodos fenotípicos para algumas espécies de leveduras emergentes, técnicas moleculares de identificação passam a constituir a ferramenta diagnóstica mais acurada. Como exemplo temos a identificação de *Candida dubliniensis*, *Candida orthopsilosis*, *Candida metapsilosis* e isolados de *Trichosporon* spp., em que métodos baseados em PCR ou sequenciamento de região conservada de DNA da levedura constituem os métodos de eleição para sua confirmação de espécie.

Vale mencionar que, por questões de custo e disponibilidade de pessoal qualificado para a realização desses ensaios, provas moleculares não constituem ferramenta diagnóstica na rotina da maioria absoluta dos centros médicos e laboratórios no Brasil.

IDENTIFICAÇÃO DE FUNGOS FILAMENTOSOS

O diagnóstico de espécie de fungos filamentosos é procedimento absolutamente artesanal nos dias de hoje, requerendo a participação de profissionais de grande experiência na área, cuja formação em taxonomia de fungos é extremamente longa. O critério de identificação de fungos filamentosos é basicamente morfológico, sendo que as chaves de identificação são compostas por elementos caracterizados a partir da análise micromorfológica do micélio reprodutivo desses agentes. Não há sistemas comerciais disponíveis para a identificação de espécie de fungos filamentosos. De forma geral, no Brasil, exceto pelos agentes de dermatofitoses, fungos filamentosos hialinos e demácios são identificados na espécie em poucos centros de referência.

Tendo em vista a grande variabilidade de gêneros e espécies de fungos filamentosos potencialmente causadores de doenças em humanos, assim como pela recente introdução de ferramentas moleculares na taxonomia de fungos, há muita dificuldade no desenvolvimento e validação de métodos moleculares para este diagnóstico. Mesmo em países desenvolvidos, poucos gêneros de fungos são hoje diagnosticados por métodos moleculares, sendo que a maioria dos centros médicos utiliza esta ferramenta exclusivamente em projetos de pesquisa.

DIAGNÓSTICO DE INFECÇÃO FÚNGICA POR SOROLOGIAS E MÉTODOS MOLECULARES

Métodos sorológicos e moleculares sensíveis e específicos constituem ferramentas laboratoriais desejáveis, não apenas para o diagnóstico precoce de infecções fúngicas, mas também para monitorização da resposta terapêutica ao antifúngico. Infelizmente, apesar do grande interesse no desenvolvimento desses métodos, poucos são os recursos diagnósticos disponíveis comercialmente e com acurado desempenho.

PESQUISA DE ANTÍGENOS ESPECÍFICOS

Atualmente, apenas quatro métodos de pesquisa de antígeno específico têm padronização adequada, bons níveis de reprodutibilidade, sensibilidade, especificidade, aceitação pela comunidade científica e foram aprovados pelo FDA-USA para utilização comercial naquele país, sendo suas principais características abordadas no texto a seguir.

No Brasil, apenas *kits* comerciais para a pesquisa de antígeno específico de *Cryptococcus* spp. têm aprovação pela ANVISA para uso clínico e são disponíveis comercialmente. Os demais testes não são disponíveis nos centros médicos brasileiros.

TESTE DE ANTÍGENO ESPECÍFICO PARA CRIPTOCOCOSE

Trata-se de pesquisa de antígeno capsular específico de *Cryptococcus* spp., com a utilização de anticorpos monoclonais ligados a partículas de látex. Este ensaio pode ser realizado com amostras de sangue ou liquor, apresentando sensibilidade e especificidade em torno de 95%. Trata-se de ensaio de simples execução, baseando-se em prova de aglutinação em lâmina de antígeno específico com partículas de látex.

A maior indicação desse teste é para o *screening* diagnóstico em populações de risco, particularmente na abordagem de febre de origem indeterminada em pacientes com AIDS e baixa contagem de linfócitos T-CD4, assim como no diagnóstico diferencial de meningites linfomonocitárias crônicas.

Há alguns relatos de resultados falso-positivos em portadores de doenças autoimunes, entre outras causas, mas esses pacientes geralmente apresentam títulos menores ou iguais a 4.

TESTE DE ANTÍGENO ESPECÍFICO PARA HISTOPLASMOSE

Trata-se de teste comercial para a pesquisa de antígeno específico presente na parede celular de *Histoplasma capsulatum*, dosado por ELISA, método este aprovado pelo FDA, mas realizado em um único laboratório no mundo, o Laboratório Miravista, em Indianápolis, sob coordenação do Dr. J. Wheat. A dosagem desse antígeno pode ser realizada no sangue ou urina, em que tem sensibilidade superior a 80% na identificação de pacientes com histoplasmose disseminada. Trata-se de instrumento diagnóstico de utilidade no seguimento e caracterização da resposta terapêutica ao antifúngico, sendo que os títulos de antígenos costumam cair em pacientes com bons resultados terapêuticos e aumentos de títulos são observados em pacientes com má resposta e/ou recidivas.

Tendo em vista a restrita disponibilidade desse ensaio, nenhum centro médico fora dos EUA tem experiência com este teste, incluindo os serviços no Brasil.

PESQUISA DE GALACTOMANANA

A galactomanana (GLM) é um polissacarídeo constituinte da parede celular majoritariamente de *Aspergillus* spp., sendo rara ou escassa sua presença na parede celular de outros gêneros de fungos. A detecção de antígeno GLM é realizada por meio de técnica de ELISA duplo-sanduíche, sendo o *kit* comercial produzido pela Biorad e já disponível comercialmente no Brasil.

Sua presença pode ser detectada em sangue, lavado broncoalveolar e liquor, mas a maior parte da literatura disponível refere-se à validação da cinética de produção e *clearance* desse antígeno dosado no sangue de pacientes de risco para infecção por *Aspergillus* spp., particularmente pacientes portadores de leucemias agudas ou aqueles receptores de transplante de célula-tronco hematopoética. Há poucos estudos sobre o desempenho da dosagem de GLM no diagnóstico de aspergilose invasiva em pacientes submetidos a transplantes de órgãos sólidos, particularmente fígado e pulmões, onde a sensibilidade do teste parece menor que em portadores de doenças hematológicas.

O melhor desempenho deste teste ocorre quando ele é usado na monitorização de pacientes neutropênicos de alto risco para infecções fúngicas, em que são realizadas duas a três coletas semanais de sangue para dosagem de GLM, ao longo do período de risco. Neste contexto, duas dosagens positivas de GLM, na ausência de fatores interferentes com o teste, são altamente preditivas de infecção invasiva por *Aspergillus* spp. Vários são os fatores que podem interferir com os resultados do teste, em especial idade do paciente, doença de base, uso prévio de antifúngicos, uso prévio de antibióticos (piperacilina-tazobactam ou amoxicilina-clavulanato), sítio da infecção, número de coletas realizadas, critério de leitura do ensaio (*cut-off* de densidade óptica considerada para teste positivo) e critérios utilizados em cada estudo de validação do método para diagnóstico da aspergilose. Esses fatores explicam a grande variabilidade encontrada na sensibilidade do teste, em torno de 30 a 100%, com especificidade em adultos acima de 90%, na maioria dos estudos. Em pacientes hematológicos, a especificidade do teste varia entre 80 e 90% e o poder preditivo negativo do teste é da ordem de 92 a 96%.

Uma estratégia que vem sendo utilizada por alguns centros médicos que assistem a pacientes hematológicos, incluindo casos de leucemia aguda, mielodisplasia e transplante de medula óssea, é a monitorização contínua naqueles de risco para infecção fúngica com a utilização conjunta de dosagem de GLM e β1,3-glucana ou PCR para aspergilose e GLM. Pacientes que apresentam febre e testes consistentemente negativos não são elegíveis para terapêutica antifúngica empírica, com base no alto valor preditivo negativo de resultados sequenciais negativos por duas entre estas três metodologias mencionadas.

PESQUISA DE β1,3-GLICANA

A β1,3-glicana (BG) é constituinte da parede celular de muitos gêneros de fungos patogênicos, podendo sua presença ser detectada no soro de pacientes infectados por diferentes agentes de micoses oportunísticas, incluindo *Candida* spp., *Aspergillus* spp., *Fusarium* spp., *Trichosporon* spp. e *Acremonium* spp. Importante mencionar que o teste não é capaz de detectar pacientes infectados por *Cryptococcus* spp. e zigomicetos. Trata-se de sistema comercial produzido nos EUA pela *Associates of Cape*, sendo o *kit* comercial conhecido como Glucatell®, bem como no Japão pela Seikagaku, cujo *kit* comercial chama-se Fungitec-G Test MK®.

Os estudos de validação clínica do uso desta ferramenta diagnóstica ainda são poucos, mas os resultados iniciais são bastante animadores. Estudo realizado com a monitorização de 283 pacientes com leucemia mieloide aguda ou mielodisplasia que recebiam profilaxia com antifúngicos mostrou que 100% dos pacientes que evoluíram com infecção fúngica invasiva apresentaram ao menos um teste de BG positivo em média de 10 dias antes do diagnóstico convencional de infecção fúngica comprovada ou provável. Mais recentemente, foram encontrados casos de testes falso-positivos com BG em pacientes submetidos à diálise, com bacteriemia por gram-positivos, naqueles submetidos a cirurgias de grande porte e manuseio de vísceras com compressas e os tratados com imunoglobulinas.

SOROLOGIAS COM PESQUISA DE ANTICORPOS ESPECÍFICOS

Na prática clínica, são poucas as sorologias utilizadas no diagnóstico de micoses invasivas, sendo sua maior aplicação o diagnóstico de micoses endêmicas causadas por *Histoplasma capsulatum e Paracoccidioides brasiliensis*. Nessas micoses, várias técnicas de dosagem de anticorpos específicos estão disponíveis, sendo as mais utilizadas a imunodifusão em gel de agarose e o ELISA.

No caso da histoplasmose, havendo comprometimento de pacientes imunocomprometidos, a exemplo de AIDS, sua sensibilidade cai a níveis de 50%. Em pacientes imunocompetentes, expostos a grande carga de propágulos infectantes e que evoluem com a forma pulmonar aguda, mais de 80% das vezes há aumento de títulos de anticorpos acima de 1/16. Este método diagnóstico é também de grande valia no reconhecimento de portadores de histoplasmose pulmonar crônica.

A sensibilidade e especificidade das provas de imunodifusão e ELISA para o diagnóstico de paracoccidioidomicose (PCM) são da ordem de 80%, sendo a grande maioria dos casos vistos em pacientes sem alterações de imunidade. Eventualmente, na presença de PCM em pacientes com doenças de base associadas à imunodepressão, a sensibilidade das técnicas de diagnóstico sorológicas cai substancialmente (inferior ou igual a 50%).

A pesquisa de anticorpos específicos anti-*Aspergillus* é de pouca ou nenhuma utilidade no diagnóstico de aspergilose invasiva em pacientes imunodeprimidos. Entretanto, esta prova é de grande utilidade no reconhecimento de portadores de formas cavitárias crônicas de aspergilose, incluindo casos de aspergiloma.

DIAGNÓSTICO DE INFECÇÃO FÚNGICA POR TÉCNICAS DE PCR

A padronização de ensaios baseados em PCR para o diagnóstico de infecção fúngica é ainda muito limitada, não havendo métodos comerciais disponíveis em nenhum país do mundo. Estas técnicas estão disponíveis em vários centros médicos em países desenvolvidos, mas baseiam-se em tecnologia desenvolvida *in house*, com validação clínica limitada.

No diagnóstico de aspergilose e candidíase invasivas, há grande variação do desempenho desses testes, dependendo da metodologia utilizada, alvo de amplificação para a reação de PCR, população de pacientes estudada e, sobretudo, critérios estabelecidos para o diagnóstico dessas micoses. De forma geral, a sensibilidade varia de 60 a 100% nos casos de candidíase e de 30 a 100% nos estudos com aspergilose.

UTILIDADE DE MÉTODOS DE DIAGNÓSTICO POR IMAGEM EM MICOSES SISTÊMICAS

Métodos de imagem são de grande auxílio na investigação de micoses invasivas, tendo em vista que muitos dos fungos oportunistas apresentam tropismo pelo trato respiratório e sistema nervoso central. De forma geral, o encontro de alterações de imagem em exames radiológicos não permite por si só o esclarecimento da etiologia do processo, sendo necessária a complementação da investigação com exames microbiológicos e/ou sorológicos para a comprovação de sua etiologia.

Nesse sentido, o diagnóstico de imagem constitui ferramenta de utilidade no estadiamento de envolvimento de diferentes órgãos em pacientes com infecções fúngicas sistêmicas. A avaliação radiológica e tomográfica de pulmões é hoje exame fundamental na investigação de pacientes com suspeita de infecção fúngica sistêmica por agentes de micose endêmica, como paracoccidioidomicose e histoplasmose ou mesmo de infecções fúngicas oportunísticas, particularmente por *Cryptococcus neoformans*, *Aspergillus* spp. e *Fusarium* spp.

Em pacientes com neutropenia prolongada (superior a 15 dias), o encontro de lesão nodular (opacidade circular com mais de 1cm) e halo circundando ao menos dois terços desta lesão consiste no chamado "sinal do halo", presente em cerca de 60% dos pacientes neutropênicos com aspergilose invasiva e doenças hematológicas malignas, quando se utiliza triagem de lesão pulmonar com tomografia seriada (uma vez a cada cinco a sete dias). Este achado radiológico é muito sugestivo de aspergilose invasiva, sendo um dos principais critérios (ao lado de evidências microbiológicas) utilizados no reconhecimento de doença fúngica provável/definitiva.

A ultrassonografia abdominal é de utilidade na identificação de pacientes com suspeita de candidíase crônica hepatoesplênica, quadro caracterizado pela presença de múltiplos abscessos e aumento de volume do órgão acometido. Este achado radiológico tem relação com candidose crônica apenas quando observado em pacientes com doenças hematológicas malignas, pós-quimioterapia e neutropenia, que evoluem com febre e dor abdominal após a recuperação do número de neutrófilos em circulação.

Outras situações em que o exame de ultrassonografia abdominal é relevante é na caracterização do envolvimento de linfáticos abdominais e hepatoesplenomegalia em portadores de paracoccidioidomicose (forma juvenil) e histoplasmose disseminada.

RELEVÂNCIA CLÍNICA DE TESTES DE SUSCETIBILIDADE PARA LEVEDURAS

Apesar de a padronização de testes de suscetibilidade a antifúngicos ainda ser objeto de algumas controvérsias, avanços importantes foram obtidos no desenvolvimento de testes *in vitro* com boa reprodutibilidade e correlação clínico-laboratorial. Neste sentido, particularmente na avaliação da atividade antifúngica *in vitro* de derivados triazólicos contra isolados de *Candida* spp., temos hoje ferramentas laboratoriais de utilidade clínica. A despeito dos progressos obtidos na padronização de testes de suscetibilidade com formulações de anfotericina B e equinocandinas, ainda há muita controvérsia sobre os *breakpoints* a serem utilizados com esses medicamentos.

Em relação à utilidade clínica de testes de suscetibilidade a antifúngicos, é importante mencionar que inúmeros fatores do hospedeiro corroboram para o desfecho final da terapêutica específica, além da suscetibilidade do agente infectante ao antimicrobiano utilizado. Neste contexto, a existência de diferentes comorbidades, alterações profundas da capacidade de resposta imunitária do hospedeiro em questão, formação de biofilme em cateteres ou próteses não removidos, formação de abscesso são exemplos de condições que podem levar à falha do tratamento, independentemente da boa atividade *in vitro* do medicamento antifúngico utilizado. Ainda que fatores do hospedeiro sejam relevantes para o resultado final do tratamento, a utilização de antifúngico para controle de infecção por agente infeccioso resistente ao medicamento reduz substancialmente a probabilidade de sucesso da terapêutica.

De forma prática e mais conservadora, a principal indicação hoje de testes de suscetibilidade de leveduras a antifúngicos é a avaliação da sensibilidade *in vitro* de cepas de *Candida* spp. em relação a três drogas: fluconazol, itraconazol e voriconazol. Apesar da existência de valores de *breakpoints* para ensaios envolvendo a 5-fluorocitosina, esta droga é cada vez mais difícil de ser encontrada no mercado, aspecto que limita a relevância clínica dos ensaios com este medicamento. Em relação à anfotericina B e às equinocandinas, apesar da disponibilidade de ensaios padronizados e reprodutíveis, ainda há controvérsias sobre a correlação clínico-laboratorial dos *breakpoints* sugeridos para estes medicamentos.

A padronização de testes de suscetibilidade com azólicos pelo CLSI permite que esta metodologia seja utilizada com leveduras do gênero *Cryptococcus* spp., além de isolados de *Candida* spp. Contudo, há controvérsias sobre a interpretação dos valores de MICs gerados com diferentes antifúngicos e amostras clínicas de leveduras "não *Candida* spp.". Neste sentido, a realização de testes de suscetibilidade a antifúngicos com isolados de *Cryptococcus* spp. é de indicação discutível. Em relação a este agente, uma abordagem sugerida por alguns autores é a avaliação de MICs de isolados sequenciais de um mesmo paciente, no qual se procura avaliar possível ocorrência de redução da atividade *in vitro* do medicamento em amostras isoladas ao longo de períodos diferentes de exposição ao antifúngico.

Apresentando de forma sumária uma proposta de utilização de testes de suscetibilidade a antifúngicos, podemos dizer que a consistência e a relevância clínica dos resultados destes ensaios são maiores quando utilizamos metodologias de padronização internacional para testar isolados clínicos de *Candida* spp. em relação aos triazólicos: fluconazol, itraconazol e voriconazol. Resultados de testes de suscetibilidade com anfotericina B e equinocandinas ainda devem ser interpretados com cautela.

EPIDEMIOLOGIA DA RESISTÊNCIA DE *CANDIDA* SPP. A TRIAZÓLICOS E MECANISMOS ENVOLVIDOS

A ocorrência de resistência entre isolados de *Candida* spp. a triazólicos, em especial a fluconazol, tem sido descrita basicamente em três cenários clínicos:

a) Amostras de *Candida* spp. isoladas de pacientes com AIDS e quadro de candidíase oroesofágica ou orofaríngea de repetição, com baixas contagens de linfócitos T-CD4 e múltiplos tratamentos com derivados azólicos. Este cenário, muito frequente antes da terapêutica antirretroviral combinada, restringe-se hoje a pacientes com várias falhas de tratamento ou não aderentes à terapêutica antiviral.
b) Amostras de *Candida* spp. isoladas de portadores de doenças malignas hematológicas e/ou submetidos a transplantes de órgãos sólidos, com exposição prolongada à terapêutica com derivados azólicos.
c) Pacientes hospitalizados em unidades de terapia intensiva em que há prática de profilaxia/terapêutica empírica com fluconazol.

No caso de portadores de AIDS, tem sido observada a ocorrência de infecções refratárias a azólicos, particularmente a fluconazol, associadas a *C. albicans*, *C. glabrata* e *C. krusei*. No caso de pacientes hematológicos, transplantados de órgãos e de unidade de terapia intensiva com longos períodos de exposição ao fluconazol, o achado mais comum é o isolamento de *C. glabrata* ou *C. krusei* com menor suscetibilidade ou resistência aos azólicos, sendo mais rara a ocorrência de resistência em amostras de *C. albicans*.

Os mecanismos de resistência mais descritos em relação à ação dos derivados azólicos são: a) ativação e aumento de expressão de bombas de efluxo com consequente diminuição no acúmulo dos antifúngicos no meio intracelular; b) alteração da molécula-alvo ou outras enzimas envolvidas na via de biossíntese do ergosterol; c) expressão aumentada de *ERG*11, gene que codifica a enzima 14α-lanosterol demetilase; e d) alteração na via de biossíntese de ergosterol.

Diante desses mecanismos de resistência, percebe-se que há um grande potencial de resistência cruzada entre triazólicos, fenômeno este particularmente observado com amostras de *C. glabrata* e *C. albicans*. Em relação a *C. krusei*, aparentemente, amostras resistentes a fluconazol e itraconazol costumam ser suscetíveis ao voriconazol.

MÉTODOS DISPONÍVEIS

São considerados métodos de aceitação internacional para a realização de testes de suscetibilidade a antifúngicos com leveduras do gênero *Candida* as seguintes metodologias:

Métodos baseados em ágar-difusão de antifúngicos – são disponíveis comercialmente dois sistemas: E-Test (AB Biodisk Solna, Suécia) com fitas para fluconazol, itraconazol e voriconazol e disco-difusão, esta apenas para discos com fluconazol ou voriconazol (Becton Dickinson Microbiology Systems, Cockeysville – EUA).

Testes de diluição em caldo – são aceitáveis as metodologias de macrodiluição e microdiluição propostas pelo CLSI e microdiluição conforme padrões estabelecidos pelo EUCAST.

É importante que os testes de suscetibilidade sejam realizados exatamente como preconizados pelo fabricante dos sistemas comerciais ou, no caso de métodos de diluição em caldo, segundo as normas técnicas estabelecidas pelo CLSI ou EUCAST em suas diretrizes. Esta orientação inclui a escolha do meio a ser utilizado nos ensaios, tipo de tampão, técnica de preparo e tamanho do inóculo, tempo e temperatura de incubação dos ensaios e critério de leitura dos testes. Vale lembrar que é obrigatória a inclusão de micro-organismos controle nos ensaios de suscetibilidade a antifúngicos para efeito de monitorização de acurácia da diluição de drogas, controle de qualidade e reprodutibilidade da metodologia.

Ensaios de disco-difusão devem ser realizados em meio Mueller-Hinton ágar, suplementado com 2% de glicose (para melhor crescimento) e 0,5g/mL de azul de metileno (melhora definição de zona de inibição). Os discos contêm 25mg de fluconazol e 1mg de voriconazol, conforme padronização da Becton Dickinson, Sparks, USA. Importante mencionar que os discos da B-D são os únicos com padronização internacional, comprovada estabilidade e boa acurácia em estudos comparativos com metodologia do CLSI. Entretanto, esses discos ainda estão disponíveis comercialmente no Brasil.

VALORES DE *BREAKPOINTS* SUGERIDOS PELO CLSI

Os valores de interpretação de MICs para drogas antifúngicas testadas por métodos de diluição em caldo do CLSI ou E-TEST são:

- Fluconazol: (S) $\leq$ 8µg/mL, (SDD) 16 a 32µg/mL, (R) $\geq$ 64µg/mL.
- Itraconazol: (S) $\leq$ 0,125µg/mL, (SDD) 0,25 a 0,5µg/mL, (R) $\geq$ 1µg/mL.
- Voriconazol: (S) $\leq$ 1µg/mL, (SDD) 2µg/mL, (R) $\geq$ 4µg/mL.
- 5-fluorocitosina: (S) $\leq$ 4µg/mL, (I) 8 a 16µg/mL, (R) $\geq$ 32µg/mL.
- Anfotericina B: (S) $\leq$ 1µg/mL, (R) $\geq$ 2µg/mL.
- Caspofungina: (S) $\leq$ 2µg/mL, (R) $\geq$ 4µg/mL.

No texto acima foram utilizadas as seguintes categorias, de acordo com o documento M27-A2 DO CLSI-EUA (2002): suscetível (S), intermediário (I), suscetibilidade dose-dependente (SDD) e resistente (R).

Vale lembrar que estes valores de *breakpoints* sugeridos pelo CLSI não devem ser utilizados na interpretação de ensaios envolvendo a metodologia do EUCAST. Está em andamento um processo de discussão na comunidade europeia para melhor definir esses *breakpoints*.

Os valores de interpretação de zonas de inibição geradas em ensaios de disco-difusão utilizando-se a metodologia do CLSI-Documento M44A são:

- Fluconazol: (S) $\geq$ 19mm, (SDD) 15 a 18mm, (R) $\leq$ 14mm.
- Voriconazol: (S) $\geq$ 17mm, (SDD) 14 a 16mm, (R) $\leq$ 13mm.

Padrão de suscetibilidade esperado para as principais espécies de *Candida* spp. – de forma geral, isolados de *C. albicans*, *C. topicalis* e *C. parapsilosis* apresentam alta suscetibilidade aos triazólicos. Isolados de *C. glabrata* e *C. krusei* apresentam menor suscetibilidade ou resistência ao fluconazol. Isolados de *C. glabrata* fluco-R podem também ser resistentes ao voriconazol, enquanto as amostras de *C. krusei* são geralmente sensíveis ao voriconazol.

BIBLIOGRAFIA

Alexander BD, Pfaller MA. Contemporary tools for the diagnosis and management of invasive mycoses. Clin Infect Dis. 2006;43:S15-S27.

De Pauw B, Walsh TJ, Donnelly JP, et al. Revised definitions of invasive fungal disease from the european organization for research and treatment of cancer/invasive fungal infections Cooperative Group and the National Institute of Allergy and Infectious Diseases Mycoses Study Group (EORTC/MSG) Consensus Group. Clin Infect Dis. 2008;46:1813-21.

Department of Blood Transfusion Service and Transplant Immunology, Radboud University Nijmegen Medical Centre, Nijmegen, The Netherlands.

Ellepola ANB, Morrison CJ. Laboratory diagnosis of invasive candidiasis. J Microbiol. 2005;43:65-84.

Forrest G. Role of antifungal suscetibility testing in patient management. Curr Opin Infect Dis. 2006;19:538-43.

Greene RE, Schlamm HT, Oestmann JW, et al. Imaging findings in acute pulmonary aspergillosis: clinical significance of the halo sign. Clin Infect Dis. 2007;44:373-9.

Hope WW, Walsh T, Denning D. Laboratory diagnosis of invasive aspergillosis. Lancet Infect Dis. 2005;5:609-622.

Hospenthala DR, Murraya C, Rinaldi MG. The role of antifungal suscetibility testing in the therapy of candidiasis. Diag Microbiol Infect Dis. 2004;48:153-60.

Odabasi Z, Mattiuzzi G, Estey E, et al. β-D Glucan as a diagnostic adjunct for invasive fungal infections. Clin Infect Dis. 2004;39(2):199-206.

Pfeiffer CD, Fine FP, Safdar N. Diagnosis of invasive aspergillosis using a gallactomannan assay: a meta-analysis. Clin Infect Dis. 2006;42: 1417-27.

Pincus DH, Orenga S, Chatellier S. Yeast identification past, present, and future methods. Medical Mycol. 2007;45: 97-121.

CAPÍTULO 4
Diagnóstico das Parasitoses

Susana Zevallos Lescano
Pedro Paulo Chieffi

PARASITOSES INTESTINAIS

TÉCNICAS PARASITOLÓGICAS DE EXAME DE FEZES

Colheita do material

As amostras devem ser colhidas, transportadas e armazenadas de modo a garantir os melhores resultados possíveis após os testes parasitológicos.

Amostras de fezes recém-emitidas e evacuadas de forma espontânea devem ser colhidas em recipiente limpo, seco e com tampa hermética, sem mistura de urina, água ou solo, pois esses elementos poderiam deteriorar a estrutura dos parasitas ou, no caso do solo, acrescentar elementos estranhos à amostra fecal, falseando o resultado. Em lactentes, a amostra pode ser colhida diretamente da fralda, desde que não se deixe passar muito tempo.

Não é recomendável o uso de laxantes salinos ou oleosos para estimular a evacuação.

Devido à eliminação irregular dos elementos parasitários, o exame de uma única amostra de fezes é considerado insuficiente, sendo recomendáveis três amostras colhidas em dias alternados; este número de espécimes também é considerado adequado no caso de exames para controle pós-tratamento. Na suspeita de amebíase intestinal alguns autores aconselham a coleta de seis amostras (Garcia, 1997).

Exame e preservação das amostras

É importante ressaltar que em todos os procedimentos o técnico de laboratório deverá utilizar os equipamentos de proteção individual e coletiva adequados.

Amostras líquidas deverão ser analisadas no máximo após 30min depois de evacuadas, ou deverão ser misturadas com compostos fixadores (fixador de Schaudinn ou solução de mertiolato-iodo-formalina [MIF] até o momento do exame), uma vez que podem conter trofozoítos.

Amostras semipastosas deverão ser examinadas dentro da primeira hora depois de evacuadas ou, então, devem-se adicionar substâncias conservantes, permitindo recuperação de cistos e trofozoítos. Já as fezes formadas podem ser examinadas até várias horas após a coleta, mesmo mantidas à temperatura ambiente; quando conservadas em soluções adequadas ou refrigeradas a 3 a 5°C poderão ser examinadas em um período de tempo maior; neste tipo de amostras podem-se observar cistos de protozoários e, às vezes, trofozoítos de *Dientamoeba fragilis*; também são encontrados ovos de helmintos.

Amostras de fezes não devem ser incubadas ou congeladas antes de serem examinadas; uma exceção é o caso de amostras com suspeita de parasitismo por *Cyclospora cayetanensis*, que podem ser armazenadas a –20°C para posterior processamento por técnica de biologia molecular.

Exame a fresco – é importante determinar a consistência da matéria fecal e classificá-la em líquida, pastosa e formada; observar a cor e a presença de muco e sangue, bem como restos de alimentos e estruturas de helmintos como proglotes de tênias.

Exame microscópico direto com e sem coloração – fezes frescas ou conteúdo intestinal obtido por meio de sonda retal ou retossigmoidoscopia podem ser observadas ao microscópio em preparações sem coloração. Uma porção da amostra (2mg) é colocada na lâmina com uma gota de solução fisiológica (0,9%), cobre-se com lamínula de $22mm^2$ e examina-se ao microscópio. A leitura deverá ser imediata; se existirem trofozoítos de protozoários, estes podem ser observados vivos com os movimentos ameboides característicos; no entanto, não é possível identificar a espécie de ameba somente por sua movimentação.

A diferenciação das espécies é feita mediante a observação dos núcleos dos trofozoítos e cistos, sendo necessária a coloração das amostras com lugol e outros corantes específicos para este fim. O lugol tem a propriedade de ressaltar algumas estruturas como núcleo, nucléolo e membrana dos estágios de protozoários e escurecer os ovos e larvas de helmintos para observar as membranas e outras estruturas.

Colorações para pesquisa de protozoários intestinais

Estes métodos permitem obter detalhes mais exatos da morfologia do parasita, fornecendo maior segurança no diagnóstico.

Coloração pela hematoxilina férrica segundo Heidenhain – é uma técnica clássica para coloração de protozoários intestinais, amebas em particular, pois destaca a morfologia do núcleo, característica importante na classificação de gênero e espécie. Utilizando esta técnica as estruturas citoplasmáticas apresentam cor azul ou cinzenta com núcleos, corpos cromatoides, eritrócitos e bactérias assumindo cor preta. As formas císticas e trofozoítas da maior parte de protozoários geralmente permanece sem distorção; já no caso de *Chilomastix* e *Trichomonas* as estruturas apresentam-se arredondadas e com forma atípica. O tipo de fixador e o tempo utilizado no processo de fixação influenciam nos resultados da coloração.

Coloração pelo tricrômico – esta técnica é utilizada com a mesma finalidade que a hematoxilina férrica, porém é mais rápida, sendo recomendada na rotina laboratorial. O citoplasma dos protozoários cora-se de azul-esverdeado, com um matiz purpúreo; já a cromatina, os corpos cromatoides, os eritrócitos e bactérias coram-se de vermelho ou púrpura; a preparação de fundo fica verde, e partículas como leveduras e fungos também assumem coloração verde. Em alguns casos os cistos de *E. coli* podem apresentar coloração mais levemente púrpura quando comparados aos de outras espécies.

Método de coloração ácido-rápida modificada – esta técnica é útil para diagnóstico de *Cryptosporidium*, *Cyclospora*, *Isospora* e microsporídios. É aplicada em sedimento concentrado de fezes frescas ou fixadas com formalina a 10%. São utilizados como corantes carbofucsina de Kinyoun e verde de malaquita a 3%. Por este método os oocistos de *Cryptosporidium* coram-se de rosa-avermelhado e o fundo fica da cor verde de forma uniforme.

Coloração rápida a quente pelo gram-*chromotrope* – desenvolvido por Moura et al. (1997), esta técnica permite a detecção de microsporídios em amostras de fezes, urina e saliva. Utiliza corantes como *Chromotrope*, *Fast Green* e cristal violeta.

Nas amostras fecais os esporos dos microsporídios aparecem como estruturas ovoides de coloração violeta-escura em fundo verde-pálido; no caso da presença de leveduras estas manifestam cor violeta ou rosa-avermelhada e são facilmente diferenciadas dos esporos desses parasitas.

TÉCNICAS DE ENRIQUECIMENTO OU CONCENTRAÇÃO

Têm por finalidade aumentar o número de parasitas no volume da matéria fecal a ser examinada microscopicamente. As técnicas mais utilizadas são descritas a seguir:

Sedimentação

Descrita por Lutz em 1919, é recomendada para concentrar ovos de *Fasciola hepatica* e de *Schistosoma mansoni*. Baseia-se na força da gravidade para a concentração dos ovos no fundo do cálice cônico, após coar as fezes através de gaze e sua suspensão em água filtrada. Decorrida 1 hora colhe-se, com ajuda da pipeta de Pasteur, uma gota do sedimento para ser observada em lâmina com a ajuda do microscópio. Aumentando o tempo de sedimentação, outras estruturas, de menos peso específico, são igualmente observadas, como ovos e larvas de outros helmintos e mesmo cistos de protozoários. A adição de algumas gotas de lugol na preparação, no momento do exame microscópico facilita a identificação de larvas ou cistos de protozoários.

Método de Faust et al. ou de flutuação com sulfato de zinco

Este é um método no qual a matéria fecal é diluída em uma substância de alta densidade e as estruturas parasitárias, que são mais leves, migram para a superfície. O sulfato de zinco utilizado nesta técnica é preparado em solução a 33% com densidade 1.180. Depois da centrifugação com esta solução, preparam-se lâminas com alíquotas do sobrenadante, seja com solução salina, seja com lugol para serem observadas ao microscópio. Esta técnica é mais adequada para pesquisa de cistos de protozoários do que para ovos de helmintos. Quando a amostra estiver fixada em formol a 5 ou 10%, deverá ser utilizado sulfato de zinco com densidade de 1.200.

Método de Willis

A aplicação dessa técnica dispensa o uso de centrífuga, pois dissolve as fezes a serem analisadas em solução saturada de cloreto de sódio, cuja elevada densidade permite a flutuação de ovos de helmintos com baixo peso específico, como é o caso de ancilostomídeos e *Hymenolepis nana*. Pode, eventualmente, detectar outras espécies de helmintos. Alíquotas são retiradas da superfície com alça de platina e colocadas em lâminas para sua observação ao microscópio.

Pesquisa de larvas de *Strongyloides*

As fezes não devem ser submetidas à refrigeração, a qual mata ou paralisa as larvas. Várias técnicas podem ser utilizadas.

Técnica de Baermann-Moraes – é utilizada para concentrar as larvas a partir de material fecal, culturas ou amostras de solo. Aproveita-se o termo hidrotropismo característico das larvas que migram para água aquecida a 45°C em aparelho adaptado para essa técnica. Com esse método podem ser pesquisadas larvas de *Strongyloides* e ancilostomídeos. Para facilitar a observação e a identificação das larvas ao microscópio, faz-se necessário imobilizá-las utilizando uma gota de solução de lugol.

Com esta técnica é possível o isolamento de larvas parasitas e de vida livre de nematoides; no caso de a matéria fecal ter sido contaminada com solo ou água contendo larvas de vida livre, a diferenciação desses organismos, quando o aspecto morfológico suscitar dúvidas, pode ser feita pela sobrevivência, por até 24h, das larvas parasitas em soluções levemente ácidas (0,3mL de ácido clorídrico para cada 10mL de água contendo as larvas), nas quais larvas de vida livre morrem.

Técnica de Rugai, Matos e Brizola – é uma simplificação da técnica de Baermann e baseia-se no mesmo princípio do termo hidrotropismo exercido pelas larvas em água morna; no lugar do funil utilizado na técnica anterior é utilizado um cálice de sedimentação com água aquecida a 45°C no qual é introduzida a amostra de fezes coberta com gaze. Por esta técnica são recuperadas larvas de *Strongyloides* e ancilostomídeos.

Técnica de Harada-Mori – este procedimento permite, a partir de cultivo, a evolução das larvas rabditoides para filarioides, especialmente de *Strongyloides*, ancilostomídeos e *Trichostrongylus*.

A cultura das fezes é realizada em tiras de papel-filtro, de 2cm de largura, dentro de tubos de ensaio ce 16cm × 15mm contendo 2mL de água destilada ou solução tamponada de fosfatos, por um período de três dias, à temperatura de 28°C. Decorrido este tempo, retira-se o papel filtro, a preparação é centrifugada, e o sedimento, após adição de formol a 10%, é examinado ao microscópio para identificação das larvas por meio de chaves específicas.

Cultura em ágar – este método foi descrito inicialmente no Japão por Arakaki, em 1990, e posteriormente modificado por outros pesquisadores. Consiste em semear 2g de fezes frescas, sem conservantes, em placa de Petri com ágar nutritivo e, depois de dois dias à temperatura ambiente, observar a movimentação das larvas através deste meio, pela identificação de seu trajeto, carreando em sua superfície bactérias cujas colônias se desenvolverão na placa de ágar. As larvas são retiradas da superfície da placa com solução de formalina a 10%, em cujo sedimento são encontradas após centrifugação desta solução.

Técnica de tamisação

Apropriada para recuperação nas fezes de exemplares adultos de helmintos e, especialmente, de proglotes de *Taenia*, permitindo a identificação específica desse cestódio por meio de características morfológicas do escólex, anéis maduros ou grávidos.

Deve-se fazer com que o paciente evacue todas as fezes, as quais serão diluídas e emulsionadas em água corrente e coadas através de peneira metálica, na qual ficam retidos elementos particulados não solúveis. Exemplares adultos de helmintos e proglotes de *Taenia* são, assim, separados, podendo ser adequadamente identificados.

Swab anal ou método da fita adesiva de celofane

Idealizado por Graham em 1941, trata-se de técnica específica para pesquisar a presença de ovos de *Enterobius vermicularis* na região perianal, onde são normalmente liberados pelas fêmeas grávidas do helminto. Eventualmente, encontram-se na mesma região ovos de *Taenia* spp.

Preferentemente no período da manhã, antes de banhar-se, deve-se submeter o paciente com suspeita de infecção por *E. vermicularis* ao processo do *swab* ou raspagem anal, pressionando levemente a fita adesiva transparente em sua região perianal. A seguir, transfere-se a fita para a lâmina de microscopia que deverá ser examinada ao microscópio óptico.

TÉCNICAS QUANTITATIVAS

Kato-Katz

Este é o método mais recomendado atualmente, tanto para estudos diagnósticos individuais quanto para pesquisas epidemiológicas e testes de eficácia de medicamentos, quando é necessário avaliar quantitativamente a presença de ovos de helmintos nas fezes para determinar a intensidade da infecção. Sua principal vantagem é que são examinados 50mg de matéria fecal no lugar dos 2mg utilizados na rotina. A amostra de fezes é passada através de uma tela metálica (60 malhas) ou de náilon (105 malhas); posteriormente, retiram-se as fezes da tela e enche-se o orifício de 6mm de uma placa plástica montada sobre uma lâmina de microscopia; retira-se, então, a placa pressionando sobre a lâmina e lamínula de celofane embebida em uma solução aquosa glicerinada de verde de malaquita. Após repouso durante 2h à temperatura ambiente para obter-se clarificação do material fecal, a lâmina é examinada ao microscópio óptico para contagem dos ovos de helmintos. O número de ovos achados, multiplicado pelo fator 24, indica, de modo aproximado, o número total de ovos por grama de fezes. Trata-se de técnica mais adequada para a quantificação de ovos, cuja casca é resistente, como os de *A. lumbricoides*, *T. trichiura* e *S. mansoni*. Não é adequada para a identificação ou contagem de ovos de ancilostomídeos, larvas de helmintos ou cistos de protozoários cujas paredes tendem a ser destruídas pela glicerina que embebe a lamínula de celofane.

Stoll e Hausheer

Este procedimento baseia-se no estudo de uma quantidade previamente definida de material fecal (fresco, não preservado), diluído em volume determinado de solução de hidróxido de sódio 0,1M, com a finalidade de saponificar as gorduras e separar os ovos de helmintos dos detritos fecais, deixando a suspensão clara. Utilizam-se com esta finalidade frasco de Erlenmeyer graduado em 56 e 60mL, para facilitar a adição do NaOH, e pipetas de Stoll (com bulbo de borracha) graduadas em 0,075 e 1,5mL para colher a suspensão final.

O número de ovos encontrados, multiplicado por 100, indica o total de ovos por grama de fezes. O resultado, conforme a consistência das fezes, deverá ser ajustado da seguinte forma: diarreicas multiplicar pelo fator 4,0; pastoso-diarreicas por 3,0; pastosas por 2,0; e semipastosas por 1,5.

TÉCNICAS IMUNOLÓGICAS

O diagnóstico de certeza de uma infecção por parasitas é dado, na maioria dos casos, pela observação do parasita de forma macro ou microscópica, o que é considerado o "padrão-ouro"; entretanto, nem sempre é possível comprovar a existência do agente etiológico. Nesses casos, o diagnóstico sorológico (identificação de antígenos parasitários ou anticorpos no soro) se torna um valioso recurso para o diagnóstico.

Alguns autores associam o termo imunoparasitologia com a aplicação de métodos imunológicos para o diagnóstico laboratorial das infecções parasitárias. Essas técnicas caracterizam-se pela simplicidade e brevidade na execução, possibilidade de automação e, em alguns casos, baixo custo operacional quando padronizado adequadamente. Podem ser aplicadas na elucidação diagnóstica de casos suspeitos, bem como em inquéritos epidemiológicos.

Os resultados imunológicos devem ser interpretados levando em consideração o quadro clínico do paciente e confirmados pelo achado do parasita ou seu genoma, mesmo utilizando métodos de biologia molecular. Deve-se considerar que a presença de anticorpos específicos pode revelar infecção adquirida, porém não necessariamente a doença, requerendo-se titulação do soro mesmo na decisão do tratamento. Em algumas situações após a recuperação, cai o nível de anticorpos, os quais podem persistir por longos períodos, não ajudando na avaliação da eficácia do tratamento. Mais ainda, o exame do soro pode revelar-se falso-negativo no caso de indivíduos imunocomprometidos (transplantados, HIV-positivos, prematuros, diabéticos etc.). Outra dificuldade observada nesses testes é a variação de sensibilidade e especificidade entre um laboratório e outro ou entre os métodos utilizados, sendo necessário consultar laboratórios de referência para validar a técnica.

Diversas técnicas utilizando antígenos totais, de excreção/secreção, recombinantes ou sintéticos são aplicadas atualmente em ensaios para pesquisa de anticorpos, tais como hemaglutinação indireta (IHA), imunofluorescência indireta, ensaio imunoenzimático (ELISA) e *immunoblotting* em doenças como amebíase invasiva, giardíase, criptosporidíase, estrongiloidíase, equinococose, esquistossomose, cisticercose, toxocaríase, fascioliáse, entre outras.

TÉCNICAS DE BIOLOGIA MOLECULAR

No diagnóstico das doenças parasitárias a identificação do agente etiológico por meio de exame microscópico ainda é considerada padrão-ouro; não obstante, em alguns casos, seja pela intermitência na eliminação das estruturas parasitárias (ovos, larvas ou cistos), seja pela dificuldade na diferenciação morfológica das espécies, como no caso de algumas amebas, faz-se necessário o uso de técnicas moleculares, como a reação em cadeia de polimerase (PCR).

Esta técnica baseia-se na amplificação *in vitro* de fragmentos de ácidos nucleicos. Fragmentos de DNA, assim amplificados, são posteriormente detectados pelas técnicas de eletroforese em gel de agarose. No início foram utilizadas polimerases termolábeis nesse processo, mais tarde a introdução do uso das polimerases termoestáveis conferiu estabilidade a essa técnica para seu uso no diagnóstico. Uma das polimerases termoestáveis mais empregadas neste processo é a Taq DNA polimerase recombinante, que é uma forma modificada da polimerase inicialmente isolada da bactéria *Thermus aquaticus*.

Pela extração do DNA parasitário da amostra clínica podem ser detectados patógenos em liquor, sangue, urina, tecidos e fezes; este último material constitui o meio mais complexo para a extração do DNA, pois contém elementos que podem inibir o processo de amplificação e que devem ser removidos completamente. Outro fator que dificulta a amplificação são os complexos envoltórios que protegem estágios dos parasitas como ovos, cistos, oocistos ou esporos que não são facilmente degradados pelos processos de digestão química.

A amostra de fezes a ser processada pela técnica de PCR deverá ser colhida sem conservantes, mantida e transportada a 4°C ou congelada (transporte em gelo seco). Também poderá ser conservada em solução de dicromato de potássio a 2,5% (diluição 1:1) e transportada sob refrigeração.

Técnicas de biologia molecular permitem atualmente o diagnóstico de algumas parasitoses intestinais, como criptosporidiose, ciclosporose, amebíase, giardíase e doenças causadas por microsporídios. Um ensaio de PCR em tempo real utilizando TaqMan tem sido desenvolvido e validado pelo CDC (*Centers for Disease Control and Prevention*) para o diagnóstico e diferenciação de espécie de *Cryptosporidium parvum* e *C. hominis*. Cada amostra de DNA é corrida em duas reações paralelas, a primeira detecta o gene *Cryptosporidium* 18S rRNA e efetua a detecção espécie-específica de *C. parvum*, a outra reação detecta *C. hominis* na espécie.

Cyclospora pode ser diferenciada de *Eimeria* através do *nested* PCR, porém a sensibilidade desse teste ainda é baixa. O DNA de *Giardia lamblia* também pode ser detectado em amostras de fezes utilizando PCR em tempo real, mas ainda existe o inconveniente da eliminação intermitente dos cistos. Muitos investigadores têm aplicado com sucesso esta técnica no diagnóstico da amebíase intestinal e também no diagnóstico da amebíase hepática. Em casos de suspeita de amebíase intestinal, permite diferenciação entre *Entamoeba histolytica* e *E. dispar*.

O diagnóstico molecular de microsporídios utilizando *primers* PCR espécie-específicos para diferenciar espécies de *Encephalitozoon* (*E. hellem*, *E. cuniculi* e *E. intestinalis*), bem como distinguir *Enterocytozoon bieneusi* de *Vittaforma corneae* (syn. *Nosema corneum*) é considerado atualmente o "padrão-ouro" para a identificação e diferenciação destas espécies.

PARASITOSES SANGUÍNEAS

Alguns parasitas podem ser isolados de amostras de sangue quando seu ciclo biológico inclui sua presença, temporária ou permanente, nesse fluido corporal. Entre eles se incluem espécies de *Plasmodium*, *Trypanosoma*, *Leishmania donovani* e microfilárias. Embora alguns micro-organismos se movimentem no sangue fresco, a identificação das espécies é feita principalmente em lâminas com amostras de sangue fixadas e coradas. Entre os métodos de coloração mais utilizados estão os derivados de Romanovsky; no caso de microfilárias, usa-se também a coloração de hematoxilina de Delafield para observação mais detalhada dos núcleos e da bainha dessas larvas.

DOENÇA DE CHAGAS – FASE AGUDA

Métodos diretos

Na fase aguda, o nível da parasitemia é elevado e os tripomastigotas móveis são com frequência detectados em preparados a fresco de sangue não coagulado observados ao microscópio. Estes estágios também podem ser visualizados após concentração pelas técnicas de Strout, micro-hematócrito e QBC (*quantitative buffy coat* – também utilizada no diagnóstico da malária).

O exame de gota espessa permite a concentração dos parasitas pela desfibrinação e posterior coloração da amostra sanguínea. No entanto, podem ocorrer modificações na morfologia do parasita com esta técnica que dificultem a identificação.

Para observação de parasitas em lâminas coradas, utilizando os corantes de hematologia (Giemsa, Leishman e Wright), faz-se necessário que a parasitemia seja elevada, pelo que não se aconselha seu uso na rotina.

Métodos indiretos

Xenodiagnóstico – baseia-se na procura de formas tripomastigotas nas dejeções de ninfas de triatomíneos que foram alimentadas com sangue de pacientes suspeitos. Utilizam-se para este fim ninfas de insetos livres de infecção. É uma técnica útil em todas as etapas da doença, com sensibilidade de 98 a 100% na fase aguda e de 50 a 70% na fase crônica.

Hemocultura – o meio mais utilizado atualmente é o LIT (*liver infusion tryptose*), por fornecer melhores resultados e apresentar alta sensibilidade na fase aguda da doença. O volume de sangue colhido não deve ser menor que 20 a 30mL. Este sangue adicionado de anticoagulante (heparina) deve ser centrifugado a 4°C para separar o plasma (que contém anticorpos contra o parasita). O sedimento, incluindo o creme leucocitário, deve ser semeado em, no mínimo, seis tubos desse meio que serão mantidos a 28°C. O exame desses tubos deve ser feito mensalmente, por no mínimo quatro meses; as formas epimastigotas são as mais frequentemente encontradas, no entanto tripomastigotas e amastigotas também podem ser observadas.

Inoculação em animais – hoje em dia, é um método pouco utilizado devido à dificuldade em se manter animais isogênicos suscetíveis a *T. cruzi*, tais como camundongos Balb/c e A/Sn. Esses animais (machos, com idade inferior a um mês) são inoculados intraperitonealmente com 0,5 a 1mL de sangue venoso citratado. Depois de três a cinco dias inicia-se o estudo da parasitemia, observando o sangue da cauda dos animais diariamente, pelo menos durante 30 dias. Este método é pouco sensível e é mais aplicado no estudo da virulência das cepas de *Trypanosoma*.

Reação em cadeia da polimerase (PCR)

Neste método é realizada a amplificação de algumas sequências de DNA do parasita (kDNA ou DNA nuclear). Esse procedimento pode ser aplicado em amostras de sangue ou fezes de triatomíneos ou de outros materiais biológicos, é altamente sensível na fase aguda e apresenta especificidade entre 85 e 95%.

DOENÇA DE CHAGAS – FASE CRÔNICA

Nesta fase, em que os parasitas são achados com dificuldade no sangue circulante, são utilizados métodos imunodiagnósticos, mais comumente o ensaio imunoenzimático (ELISA) e imunofluorescência indireta (IFA); também é aplicada a técnica de hemaglutinação indireta (IHA). Essas técnicas estão baseadas no emprego da mistura de antígenos parasitários, IHA e ELISA ou parasitas íntegros (IFA). Para o diagnóstico definitivo da doença de Chagas é recomendável utilizar pelo menos dois desses testes.

O teste IHA permite obter resultados em até 2h e não precisa de equipamento sofisticado, nem de técnicos especializados; no entanto, sua sensibilidade é menor quando comparado com ELISA ou IFA. O teste ELISA tem duas vantagens sobre o IFA: seus resultados devem ser lidos com um espectrofotômetro, o que elimina a subjetividade do técnico e permite a automação, bem como seu uso para a análise de várias amostras de forma simultânea. Quando se aplicam as três técnicas (ELISA, IFA e IHA), 95% dos soros estudados produzem resultados concordantes entre elas.

A identificação do *T. cruzi*, seja por técnicas de microscopia, seja por hemocultura ou técnicas baseadas na PCR, pode fornecer o diagnóstico definitivo da doença de Chagas; contudo, a sensibilidade desses métodos é determinada pelo nível da parasitemia e um resultado negativo não fecha o diagnóstico. A identificação da transmissão congênita se baseia no diagnóstico sorológico das mães infectadas, seguido do exame do cordão umbilical, sangue periférico ou ambos em seus recém-nascidos, usando técnicas de microscopia e PCR durante os dois primeiros meses de vida. No caso de os testes resultarem negativos, a criança deverá ser examinada pelo teste de ELISA e IFA dos 9 aos 12 meses de idade, época em que os anticorpos maternos sofreram decréscimo significativo.

LEISHMANIOSE VISCERAL

A confirmação microscópica de formas amastigotas de *Leishmania* em aspirados ou biópsias de medula óssea, baço, linfonodos, fígado ou no sangue periférico fecha o diagnóstico no caso dessa doença. Estas amostras podem ser coradas com hematoxilina-eosina, Giemsa ou pela técnica da imunoperoxidase. No entanto, amastigotas raramente podem ser observadas na camada leucocitária do sangue periférico; esta parasitemia é notada em indivíduos imunocomprometidos como pacientes HIV-AIDS e aqueles submetidos à terapia imunossupressora.

As formas promastigotas podem ser isoladas por meio de cultura dessas amostras em meio sólido de NNN (*Novy-MacNeal-Nicolle*), contendo 20 a 30% de sangue de coelho; a transformação dos promastigotas inicia-se usualmente após três dias de incubação a 22 a 26°C em estufa BOD. Outros meios utilizados são o M199, e o de Tobies suplementado com soro bovino.

Uma característica da leishmaniose visceral (LV) é a hiperimunoglobulinemia, o que levou ao desenvolvimento de técnicas imunológicas para a detecção de anticorpos contra esse parasita; entre os testes se incluem:

Imunofluorescência indireta

Pesquisa anticorpos anti-*Leishmania* utilizando promastigotas fixados como antígeno. Os anticorpos são detectados nas primeiras etapas da infecção e desaparecem aos seis ou nove meses após a cura. A sensibilidade do teste varia de forma extrema (28,5 a 86,5%) e pode ser melhorada utilizando formas amastigotas de *Leishmania*, no lugar dos promastigotas, como antígeno.

Aglutinação direta

É um teste altamente sensível e específico; é de baixo custo e fácil de executar, o que o torna ideal para uso em campo e no laboratório. Vários estudos demonstraram 91 a 100% de sensibilidade e 72 a 100% de especificidade. O método utiliza formas promastigotas em suspensão ou congelados; apresenta como desvantagem o tempo de incubação longo (18h) e a necessidade de diluições seriadas do sangue ou soro. Este teste não serve para avaliar a cura parasitológica, pois permanece positivo por vários anos após a cura.

ELISA

É altamente sensível, porém sua especificidade varia amplamente conforme o antígeno utilizado. O antígeno mais usado é o extrato solúvel de formas promastigotas que apresenta 80 a 100% de sensibilidade; atualmente, tem-se dado preferência ao antígeno recombinante K39, de *Leishmania chagasi*, que se mostrou mais sensível e específico para o diagnóstico da LV.

Immunoblotting

O uso de antígenos solúveis deste parasita no *immunoblotting* tem-se mostrado altamente sensível e específico; o padrão de bandas pode ser correlacionado com os estágios da doença.

Detecção de antígenos

Um teste de aglutinação em látex (Katex), para a detecção de antígenos de *Leishmania* na urina de pacientes com LV, foi desenvolvido recentemente; aplicado em indivíduos de diversas localidades, mostrou-se eficiente, independentemente da origem geográfica da amostra testada.

Métodos moleculares

Vários ensaios têm relatado que a técnica de PCR pode detectar a parasitemia poucas semanas antes do aparecimento dos sinais e sintomas clínicos. Martin-Sanchez et al. (2004), usando PCR-ELISA, encontraram 24% de indivíduos assintomáticos portando kDNA de *Leishmania* no sangue, o que os tornaria fonte de transmissão potencial na comunidade. A técnica de PCR também pode ser muito útil para evitar o risco de transmissão de calazar por meio de transfusão sanguínea. O emprego desta metodologia evita a aplicação de métodos invasivos como biópsia de medula óssea, fígado ou linfonodos, punção de baço ou a colheita de grande volume de sangue, uma vez que são suficientes poucas gotas de sangue colhidas em papel de filtro.

MALÁRIA

A procura dos parasitas no sangue circulante pode ser feita a qualquer momento, no entanto alguns especialistas recomendam efetuá-la no período febril, quando ocorre a ruptura das hemácias. No caso de *Plasmodium falciparum*, o momento mais oportuno para colher sangue é logo após o paroxismo febril, para localizar os trofozoítas jovens, dado que a esquizogônia tem lugar dentro dos capilares sanguíneos.

Exame microscópico

É feito por meio de gota espessa e esfregaço de sangue em lâmina, corados com os derivados de Romanovsky (Giemsa, Wright, Leishman e Delafield). No sangue circulante podem ser observadas todas as formas do ciclo eritrocítico, incluindo gametócitos, menos os esquizontes de *P. falciparum* que comumente ficam sequestrados em capilares viscerais e só passam a circular no caso de malária grave.

A contagem de parasitas por mililitro é importante para determinar o grau de infecção, acompanhar a evolução do paciente e avaliar a eficácia da quimioterapia. Recomenda-se ler a gota espessa na objetiva de imersão e procurar os parasitas em 100 campos microscópicos, o que equivale a examinar 2,5mL de sangue. O diagnóstico só é fechado quando se identifica a espécie de *Plasmodium*, pois o prognóstico, bem como a escolha do tratamento dependem, de certa forma, da espécie causal da doença.

Testes de diagnóstico rápido

Desenvolvidos nos últimos 20 anos, baseiam-se na detecção de antígenos parasitários no sangue, utilizando métodos imunocromatográficos com anticorpos monoclonais. Esses testes são rápidos, de fácil execução e não requerem o uso de eletricidade ou equipamento específico, nem de pessoal especializado, sendo ideais para ser aplicados no campo.

Alguns testes são comercializados em *kits*, como, por exemplo, o Para SIGHT®, que realiza a detecção imunológica da proteína II rica em histidina (HRP-II) derivada de trofozoítas e gametócitos imaturos de *P. falciparum*; consiste em fitas reagentes que detectam até 60 parasitas por microlitro de sangue. O antígeno é detectado no início da infecção e até 14 dias após o tratamento; é considerada uma prova com alta sensibilidade e especificidade.

Outro teste, comercializado como OptiMAL®, detecta a enzima lactato desidrogenase (pLDH) produzida pelas formas assexuadas e sexuadas dos parasitas. Os *kits* disponíveis detectam a pLDH das quatro espécies de plasmódios humanos.

Reações imunológicas

Demonstram a presença de anticorpos no soro, mas têm pouco valor na rotina diagnóstica, principalmente em regiões endêmicas onde o indivíduo é exposto durante a vida toda. Hoje em dia dispõe-se de parasitas e antígenos obtidos de culturas de *P. falciparum* para as diferentes provas sorológicas. As mais utilizadas são: imunofluorescência indireta, ELISA e hemaglutinação indireta que utilizam como antígeno extratos de parasitas livres de células.

Detecção de DNA e RNA do parasita

Na técnica de QBC (*Quantitative Buffy Coat*) utilizam-se, para a colheita de sangue por punção digital, capilares revestidos com anticoagulante e o fluorocromo laranja de acridina para corar o DNA ou o RNA dos parasitas. A separação das células sanguíneas é feita com a ajuda de microcentrífuga para capilares e a leitura é realizada em microscópio de luz ultravioleta, o que limita seu uso no diagnóstico por ser de alto custo. Outro fator limitante é que a técnica não permite quantificação nem diferenciação de espécies de plasmódios.

Técnicas moleculares

A aplicação de sondas de DNA e da PCR foi introduzida na década de 1980. Os ensaios baseados na PCR têm superado os esfregaços de sangue na detecção da malária no que se refere à sensibilidade e especificidade, porém carecem da habilidade para quantificar a intensidade da infecção. Os testes que utilizam a *Nested*-PCR incluem várias etapas que aumentam o risco de contaminação, já a PCR em *tempo real* tem o potencial de superar essas limitações tornando-se uma opção rápida, simples, sensível e quantitativa. Esses ensaios usam corantes que se ligam ao DNA, tais como o SYBR *green* ou sondas moleculares marcadas com substâncias fluorescentes. Por meio de medição do sinal emitido é possível quantificar-se os *amplicons* após cada ciclo de PCR. Resultados quantitativos podem ser gerados em menos de 3h, em várias amostras, de forma simultânea e a probabilidade de contaminação fica muito reduzida. A PCR é uma técnica sensível e específica para detectar os parasitas da malária, apresenta valor significativo em estudos epidemiológicos na detecção de portadores assintomáticos, na diferenciação entre reinfecções, recaídas e recrudescências, na avaliação genética da resistência às drogas antimaláricas e no estudo da variabilidade genética do *P. falciparum*. No entanto, devido ao seu elevado custo operacional, é uma técnica restrita a laboratórios de complexa infraestrutura.

FILARIOSE

Os testes laboratoriais que comprovam o diagnóstico da infecção causada por *Wuchereria bancrofti*, isto é, a presença de larvas ou microfilárias no sangue, utilizam sangue capilar a fresco (com lâmina e lamínula) e o exame de gota espessa corada com derivados de Romanowsky.

A detecção de microfilárias também pode ser feita empregando sangue venoso pela técnica de Knott e filtração em membrana de policarbonato que, além de facilitar a detecção das larvas, possibilita a quantificação da carga parasitária. Esses testes devem ser realizados levando em consideração o horário de maior densidade parasitária no sangue periférico, que nas áreas endêmicas do Brasil ocorre entre 23:00 e 01:00h da manhã. Os parasitas são observados nos primeiros estágios da doença, antes mesmo dos sinais clínicos.

Testes imunocromatográficos ou diagnósticos indiretos, tais como o teste rápido do cartão ICT-AD12 ou o Og4C3, no formato de teste ELISA, permitem a pesquisa de antígeno circulante a qualquer hora do dia; altamente sensíveis e específicos esses ensaios ficam positivos nos primeiros estágios da doença quando os vermes adultos estão vivos e tornam-se negativos na morte do verme.

A ultrassonografia é outro recurso diagnóstico para localizar e identificar vermes adultos vivos nos vasos linfáticos do escroto de indivíduos infectados, dado que estes efetuam movimentos característicos denominados a "dança das filárias".

A aplicação de técnicas de biologia molecular também permite detectar DNA parasitário em seres humanos e vetores, por meio de sondas de DNA, usando a técnica de PCR; seu uso ainda é restrito por serem técnicas laboriosas e de alto custo.

BIBLIOGRAFIA

Brooker S, Bethony J, Hotez PJ. Human hookworm infection in the 21st Century. Adv Parasitol. 2004;58:197-288.

Bruschi F, Castagna B. The serodiagnosis of parasitic infections. Parassitologia. 2004;46(1-2):141-4.

Chieffi PP, Gryschek RCB, Amato Neto V. Parasitoses intestinais – diagnóstico e tratamento. São Paulo: Lemos Editorial; 2001.

Dreyer G, Lins R, Norões J, Rizzo JA, Figueredo-Silva J. Sensivity of the Immunochromatographic Card Test Relative to Detection of Adult *Wuchereria bancrofti* worms by Ultrasound. Am J Trop Med Hyg. 2008;78(1):28-34.

Francis J, Barrett SP, Chiodini PL. Best practice guidelines for the examination of specimens for the diagnosis of parasitic infections in routine diagnostic laboratories. J Clin Pathol. 2003;56:888-91.

Malhotra I, Dent A, Mungai P, Muchiri E, King CL. Real time quantitative PCR for determining the burden of *Plasmodium falciparum* parasites during pregnancy and infancy. J Clin Microbiol. 2005;43(8):3630-5.

Marcos LA, Terashima A, Dupont Hl, Gotuzzo E. Strongyloides hyperinfection syndrome: an emerging global infectious disease. Trans R Soc Trop Med Hyg. 2008;102(4):314-8.

Martin-Sanchez J, Pineda JA, Morillas-Márquez F, Garcia-Garcia JA, Acedo C, Macias J. Detection of *Leishmania infantum* kinetoplast DNA in peripheral blood from asymptomatic individuals at risk for parenterally transmitted infections: relationship between polymerase chain reaction results and other *Leishmania* infection markers. Am J Trop Med Hyg. 2004;70(5):545-8.

Ministériod da Saúde. Manual de Diagnóstico Laboratorial da Malária, Série A. Normas e Manuais Técnicos; 1ª ed. 2005. Home Page: www.saude.gov.br/svs. Acessado em 12/01/2009.

Moncayo A, Ortiz Yanine MI. An update on Chagas disease (human American trypanosomiasis). Ann Trop Med Parasitol. 2006;100(8): 663-77.

Palumbo E. Filariasis: diagnosis, treatment and prevention. Acta Biomed. 2008;79:106-9.

Pedras MJ, Gouvea Viana L, Oliveira EJ, Rabello A. Comparative evaluation of direct agglutination test, rK39 and soluble antigen ELISA and IFAT for the diagnosis of visceral leishmaniasis. Trans Roy Soc Trop Med Hyg. 2008;102:172-8.

Portal da Saúde – Filariose – www.Saude.gov.br – acessado em 13/01/2009.

Rodrigues RM, De Oliveira MC, Sopelete MC, et al. IgG1, IgG4, and IgE antibody responses in human strongyloidiasis by ELISA using *Strongyloides ratti* saline extract as heterologous antigen. Parasitol Res. 2007;101:1209-14.

Singh S. New developments in diagnosis of leishmaniasis. Indian J Med Res. 2006;123:311-30.

Stuart K, Brun R, Croft S, et al. Kinetoplastids: related protozoan pathogens, different diseases. J Clin Invest. 2008;118(4):1301-10.

TAN KSW. New insights on classification, identification and clinical relevance of *Blastocystis* spp. Clin Microbiol Rev. 2008;21(4):639-65.

Tanyuksel M, Petri Jr. WA. Laboratory diagnosis of amebiasis. Clin Microbiol Rev. 2003;16(4):713-29.

www.dpd.cdc.gov/dpdx/HTML/Frames/DiagnosticProcedures. Site do CDC com informações atualizadas sobre parasitoses. Acessado em 26/11/2008.

SEÇÃO X | DIAGNÓSTICO EM DOENÇAS RENAIS

Coordenador: Bento Fortunato Cardoso dos Santos

Colaboradores: Adriano Luiz Ammirati
Ana Cristina Carvalho de Matos
Bento Fortunato Cardoso dos Santos
Maria Claudia Cruz Andreoli
Miguel Ângelo de Góes Júnior

CAPÍTULO 1
Avaliação Laboratorial da Função Renal

Bento Fortunato Cardoso dos Santos
Adriano Luiz Ammirati
Ana Cristina Carvalho de Matos
Maria Claudia Cruz Andreoli
Miguel Ângelo de Góes Júnior

CREATININA, UREIA, DEPURAÇÃO DE CREATININA E UREIA E CISTATINA C

As dosagens da creatinina e ureia séricas bem como de suas depurações fazem parte importante da prática clínica, principalmente em relação à estimativa da função renal. Mais recentemente, a cistatina C também vem sendo utilizada como ferramenta para avaliar a função renal. Alguns aspectos práticos do uso da dosagem dessas substâncias são discutidos a seguir e os valores de referências, os métodos de dosagens e os pontos positivos e negativos das substâncias estão resumidos na tabela X-1.

CREATININA SÉRICA

A creatinina sérica é a medida indireta da função renal mais largamente utilizada devido à sua conveniência e baixo custo (Fig. X-1). A creatinina é um composto de aminoácido derivado do metabolismo da creatina do músculo esquelético e da ingestão de dieta à base de carne. Ela tem um peso molecular de 113 dáltons, é liberada do plasma em uma taxa relativamente constante, é livremente filtrada no glomérulo e não é reabsorvida ou metabolizada no rim. Portanto, a produção de creatinina é proporcional à massa muscular e varia pouco ao longo

Tabela X-1 – Valores de referências, métodos e vantagens e desvantagens da creatinina, ureia e cistatina C.

Variável	Valores de referência	Método	Vantagens	Desvantagens
Creatinina sérica (mg/dL)	Até 6 anos: 0,3 a 0,7 7 a 12 anos: 0,5 a 1,0 > 12 anos: Homens: 0,7 a 1,3 Mulheres: 0,6 a 1,1	Cinético colorimétrico	Liberada com taxa constante livremente filtrada e não reabsorvida ou metabolizada	Secreção tubular Efeitos de medicações Produção variável
Depuração de creatinina (mL/min/1,73m^2)	Crianças: 70 a 140 Homens: 85 a 125 Mulheres: 75 a 115	Cinético Dep = Ucreat × Vmin sobre Screat	Estima a filtração glomerular	Problemas na coleta Superestima o RFG
Ureia (mg/dL)	10 a 50	Cinético	Marcador de retenção de solutos urêmicos	Reabsorção tubular Produção não constante
Depuração de ureia (mL/min)	64 a 99	Cinético Dep = Ureia × Vmin sobre Sureia	Estima o RFG junto com a Dep e Creat	Subestima a função renal
Cistatina C (mg/dL)	1 a 17 anos: 0,50 a 1,27 > 18 anos: 0,59 a 0,91	Imunonefelometria	Filtrada e não secretada Produção constante	Influenciada por fatores clínicos e demográficos

Dep = depuração; Creat = creatinina; Ucreat = creatinina urinária; Screat = creatinina sérica; Vmin = volume por minuto; RFG = ritmo de filtração glomerular; Uureia = ureia urinária; Sureia = ureia sérica.

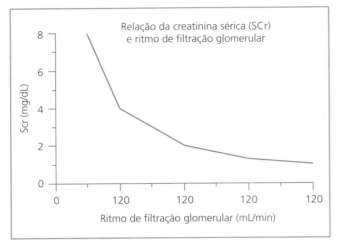

Figura X-1 – Curva da relação dos níveis séricos de creatinina e taxa de filtração glomerular.

Quadro X-1 – Fatores que afetam a geração de creatinina (Stevens et al. N Engl J Med 2006;354:2473-83).

Fator	Efeito na creatinina sérica
Idade	Reduz
Sexo feminino	Reduz
Raça ou grupo étnico	
Negra	Aumenta
Espânico	Reduz
Asiático	Reduz
Conformação corporal	
Musculação	Aumenta
Amputação	Reduz
Obesidade	Não altera
Doenças crônicas	
Má nutrição, inflamação, consumptivas	Reduz
Doenças neuromusculares	Reduz
Hepatopatia	Reduz
Dieta	
Vegetariano	Reduz
Ingestão de carne cozida	Aumenta

dos dias e, como a produção é constante, seus níveis dependem da velocidade de sua depuração, refletindo indiretamente o ritmo de filtração glomerular (RFG). Assim, o aumento dos níveis de creatinina sérica está associado com redução correspondente na função renal e vice-versa.

Apesar dos pontos positivos apresentados acima, o uso da creatinina sérica como forma de estimar a função renal apresenta algumas limitações (Tabela X-1). Primeiro, ela apresenta baixa sensibilidade às diminuições importantes da função renal no início da doença renal, já que há aumento da secreção tubular de creatinina para manter seus níveis dentro de uma faixa normal. De fato, ao redor de 10 a 40% da depuração a creatinina pode ocorrer por secreção através das células tubulares proximais. Na medida em que a creatinina ultrapassa os valores de 1,5 a 2mg/dL, o processo de secreção é efetivamente saturado e um valor estável de creatinina geralmente representa um RFG estável. Segundo, algumas medicações, como por exemplo cimetidina e trimetoprima, diminuem a secreção de creatinina, o que pode levar a um aumento reversível e transitório da creatinina sérica. Terceiro, a produção e a disponibilidade da creatinina no sangue podem apresentar variações (Quadro X-1). Algumas diferenças na dieta, como vegetariana ou uso de suplementos de creatina, podem resultar em variações significativas dos valores da creatinina sérica. Por fim, certos fatores podem reduzir a acurácia dos ensaios de dosagem da creatinina sérica e levar a um aumento não real dos seus níveis. Por exemplo, na cetoacidose diabética, o aumento da concentração de acetato acético pode interferir com a dosagem da creatinina pelo método picrato alcalino e levar a valores falsamente elevados. Algumas drogas podem ter efeitos semelhantes, como a flucitosina e a cefoxitina.

DEPURAÇÃO DE CREATININA

O RFG, que representa a função renal, tradicionalmente é medido como a depuração de uma determinada substância. Quando o efeito da secreção tubular da creatinina é ignorado, toda a creatinina filtrada será excretada e, portanto, o RFG equivale à quantidade removida de creatinina (creatinina urinária × volume de urina) dividida pela creatinina sérica durante o tempo de medição, ou seja, o RFG = [creatinina urinária/creatinina sérica × (volume/tempo)]. Esta fórmula é chamada de depuração de creatinina e tende a superestimar o RFG real de 10 a 20% devido à secreção tubular de creatinina. Esta depuração é normalmente determinada a partir da coleta de urina de 24h, já que coletas de volumes menores geralmente apresentam menor acurácia.

Há duas maiores limitações que podem prejudicar a acurácia da depuração da creatinina, quais sejam: uma coleta de urina inadequada e um aumento da secreção tubular de creatinina. Em estudos clínicos, a cimetidina, que bloqueia a secreção tubular de creatinina, melhora de forma importante a estimativa do RFG pela depuração de creatinina em pacientes com disfunção renal leve a moderada. Entretanto, na prática clínica o uso de cimetidina requer uma participação maior do paciente na coleta do material. Outro aspecto importante é que o armazenamento prolongado da amostra de urina pode também levar a erro de resultado porque a alta temperatura e o pH baixo podem levar à conversão da creatina em creatinina na urina estocada.

Dadas as limitações do uso da depuração de creatinina, algumas equações para estimar o RFG foram desenvolvidas e validadas. As equações mais comuns são a desenvolvida por Cockcroft-Gault e pelo estudo MDRD (*Modification of Diet in Renal Disease*). Essas equações estimam o RFG baseadas na creatinina sérica e em fatores clínicos e demográficos que podem, de forma independente, influenciar a concentração da creatinina sérica, tais como idade, sexo, raça e peso corporal. Entretanto, o uso dessas equações parece ser menos acurado em indivíduos obesos e naqueles com função renal próximo ao normal. Além disso, em alguns casos, como indivíduos em dietas vegetarianas, uso de suplementos de creatina, amputados, extremos de idade e tamanho corporal e paraplegia, as equações têm seu uso limitado e a estimativa da função glomerular pela depuração de creatinina com urina de 24h é recomendado (Fig. X-2).

Fórmula de Cockcroft-Gault:

$$RFG = \frac{(140 - idade) \times (peso)}{(72 \times Cr\ sérica) \times (0{,}85\ se\ mulher)}$$

Fórmula MDRD:

$$RFG = 186{,}3 \times (Cr\ sérica/88{,}4)^{-1{,}154} \times (idade)^{-0{,}203} \times (0{,}742\ se\ mulher) \times (1{,}21\ se\ raça\ negra)$$

UREIA PLASMÁTICA E DEPURAÇÃO DE UREIA

A ureia plasmática é uma molécula de baixo peso molecular, solúvel em água, derivada do metabolismo proteico e pode ser utilizada como um marcador sérico de retenção e eliminação de solutos urêmicos. Entretanto, isoladamente não é um marcador ideal do RFG. Isto se deve ao fato de que, apesar de ser livremente filtrada no glomérulo, ela pode ser reabsorvida no túbulo proximal em quantidades variáveis. Além disso, sua produção não é constante, já que sua concentração pode elevar-se com ingestão proteica aumentada, em situações agudas graves como sepse, queimaduras e trauma, hemorragias gastrointestinais ou uso de medicações como corticoide e tetraciclina. Por outro lado, pacientes com doença hepática crônica e baixa ingestão proteica podem ter níveis de ureia reduzidos sem ser acompanhados de alterações no RFG.

A dosagem da ureia plasmática pode ser útil no diagnóstico de quadros de insuficiência renal aguda, já que uma relação ureia/creatinina maior que 20:1 é sugestiva de doença aguda pré-renal, devido à elevação da reabsorção passiva de ureia que acompanha o aumento da reabsorção tubular proximal de água e sódio, comuns em situações de hipovolemia e hipotensão.

Devido à reabsorção tubular de ureia, sua depuração geralmente subestima o RFG. Dado que a depuração de creatinina superestima o RFG, como foi mencionado anteriormente, tem sido sugerido que a média da depuração da ureia e da creatinina represente uma estimativa razoável do RFG nos pacientes com doença renal crônica avançada.

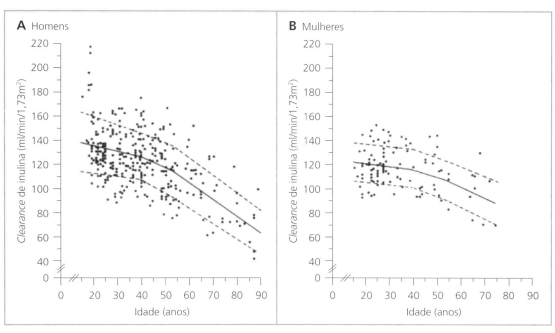

Figura X-2 – Ritmo de filtração glomerular em homens e mulheres, usando o método padrão *clearance* de inulina (Stevens et al. N Engl J Med. 2006;354:2473-83).

CISTATINA C

A cistatina C é uma molécula endógena de baixo peso molecular pertencente à família dos inibidores de cisteína que apresenta alguns aspectos positivos em relação ao uso como marcadora da função renal e de estimativa do RFG. Ela é sintetizada em uma taxa relativamente constante e liberada no plasma por todas as células nucleadas. Foi proposto que esta substância não é afetada pela idade e massa muscular. Porém, em alguns casos podem ocorrer elevações associadas ao sexo masculino e superfície corporal elevada. Além disso, ela pode ser influenciada por uma função tireóidea anormal, uso de terapia imunossupressora e presença de inflamação sistêmica.

O principal sítio de catabolismo da cistatina C é o rim, sendo que esta molécula é 99% livremente filtrada pelo glomérulo. Além disso, ela não é secretada nem reabsorvida, mas é quase que totalmente metabolizada no túbulo proximal. Como consequência, em condições normais, não é detectada na urina.

Alguns estudos têm mostrado que as concentrações de cistatina C podem correlacionar-se de forma mais próxima com o RFG que a concentração de creatinina. De fato, dados da literatura mostram que a cistatina C tinha maior sensibilidade em identificar reduções leves a moderadas da função renal que a creatinina. Utilizando o *clearance* de itolamato como "padrão-ouro" da função renal, foi observado que os níveis de cistatina C começam a se elevar com valores de RFG ao redor de 90mL/min por 1,73m², enquanto a creatinina começava a se elevar com valores de 70mL/min por 1,73m².

Algumas equações baseadas na cistatina C foram elaboradas, sendo que foi proposto que essas equações poderiam ser mais acuradas em populações com menor produção de creatinina, tais como idosos, crianças e pacientes com cirrose. Entretanto, apesar de que a cistatina C pareça ser mais acurada para avaliar o RFG que a creatinina sérica, não está totalmente claro se a medida dessa substância melhora o cuidado e o seguimento dos pacientes com doença renal.

Diagnóstico de doença renal crônica

Resultados laboratoriais constituem-se em elementos importantes para o diagnóstico e estadiamento da doença renal crônica. Assim tem temos:

Definição de doença renal crônica

Lesão renal pelo período maior ou igual a três meses, com ou sem redução do ritmo de filtração glomerular (RFG).

- Anormalidades patológicas.
- Marcadores de lesão renal:
  - anormalidades urinárias (proteinúria);
  - anormalidades sanguíneas (síndromes tubulares renais);
  - anormalidades anatômicas (imagem).
- Transplante renal.

RFG inferior a 60mL/min/1,73m² pelo período maior ou igual a três meses pode apresentar-se com ou sem sinais de lesão renal.

Estadiamento e classificação da doença renal crônica (Tabela X-2).

Tabela X-2 – Estadiamento e classificação da doença renal crônica.

Estágio	Filtração glomerular (mL/min)	Grau de insuficiência renal
0	> 90	Grupos de risco para DRC Ausência de lesão renal
1	> 90	Lesão renal com função renal normal
2	60 a 89	IR leve ou funcional
3	30 a 59	IR moderada ou laboratorial
4	15 a 29	IR grave ou clínica
5	< 15	IR terminal ou dialítica

DRC = doença renal crônica; IR = insuficiência renal.

ANÁLISE DA URINA

A análise da urina é uma oportunidade única para o estudo de características morfológicas e funcionais do sistema urinário-renal. Assim, o exame de urina pode ser influenciado pela forma de coleta e manipulação no laboratório. Portanto, algumas recomendações devem ser seguidas ao se obter a amostra:

- higiene do meato uretral após retração do prepúcio ou dos grandes lábios;
- coleta da urina após desprezar o jato inicial, para evitar contaminação por secreção ou células vaginais ou uretrais, deve-se salientar que na pesquisa de hematúria macroscópica o primeiro jato de urina deve ser coletado;
- sempre que possível, coleta da primeira urina da manhã, para obtenção de uma urina concentrada e ácida;
- exercícios físicos extenuantes previamente à coleta devem ser evitados, pois podem causar proteinúria, hematúria ou cilindrúria. Da mesma forma, coleta durante o período menstrual pode levar à identificação errônea de hematúria;
- análise da amostra em até 2 a 4h após a coleta, pois as partículas urinárias podem sofrer lise, especialmente em amostras com pH alcalino e densidade baixa. Excepcionalmente, pode ser mantida refrigerada até 24h.

PARÂMETROS AVALIADOS NA ANÁLISE DE URINA

Cor

Em condições normais, a cor da urina varia de quase incolor a amarelo-escura, dependendo de sua concentração. Alterações de cor podem ser causadas por condições patológicas (por exemplo, avermelhada ou marrom na hematúria, hemoglobinúria ou mioglobinúria; cor amarela-amarronzada em icterícia; urina enegrecida na alcaptonúria) ou por drogas (por exemplo, cor alaranjada para vermelha com rifampicina; avermelhada com fenitoína). A urina normal é transparente; quando turva, pode ser resultado do aumento da concentração de eritrócitos, leucócitos, bactérias ou cristais.

pH
É determinado geralmente por fitas reagentes e seu valor varia de 4,5 a 8,0. Tem importância em pacientes com acidose metabólica, a fim de acessar a excreção urinária adequada de ácidos. Infecções do trato urinário por bactérias que cindem a ureia (por exemplo, *Proteus mirabilis*) podem ser a causa de urina altamente alcalina (pH maior que 7,0).

Densidade
É definida como o peso de uma solução comparada ao igual volume de água destilada. Pode ser determinada por refratômetros ou por fitas reagentes e tem boa correlação com a osmolaridade urinária. Seu valor normal varia de 1.003 a 1.030. A densidade é proporcional ao peso e ao número de partículas na solução, enquanto a osmolaridade é proporcional apenas ao número de partículas na solução. Portanto, sua relação com a osmolaridade é dependente do peso molecular dos solutos (por exemplo, quando moléculas maiores como a glicose estão presentes em alta concentração, há aumento desproporcional na densidade em relação à osmolaridade).

Glicose
A detecção de glicose na urina pode significar excesso de filtração glomerular devido a elevados níveis séricos de glicose ou disfunção na reabsorção pelas células do túbulo renal proximal. Com uma fita reagente, a glicose primeiramente é oxidada em ácido glucônico e peróxido de hidrogênio. O peróxido de hidrogênio, por sua vez, reage com cromógeno incolor reduzido para formar um produto colorido. Este teste usualmente detecta níveis de glicose acima de 50mg/dL. Como o limiar renal para glicose é de 160 a 180mg/dL, sua detecção na urina em geral indica altos níveis de glicemia. Resultados falso-negativos podem ocorrer na presença de ácido ascórbico e bactérias e falso-positivos, na contaminação da urina por peróxido.

Cetonas
Corpos cetônicos (acetoacetato, β-hidroxibutirato e acetona) são excretados na urina na cetoacidose diabética, durante exercício físico extenuante, jejum, inflamações entéricas ou vômitos. São detectados por fitas reagentes pela reação de nitroprussiato com acetoacetato e acetona (o β-hidroxibutirato não é detectado nesta reação).

Bilirrubina e urobilinogênio
Sua determinação perdeu significância clínica após a introdução da determinação das enzimas hepáticas no sangue. Como somente a bilirrubina conjugada é excretada pelos rins, sua presença na urina indica doença hepatobiliar. Nos casos de hemólise, a bilirrubina urinária em geral é negativa; nessas situações, porém, o urobilinogênio pode estar aumentado.

Hemoglobina e mioglobina
A presença de hemácias, hemoglobina ou mioglobina na urina é detectada por fita reagente, baseando-se na atividade pseudoperoxidase do grupo heme da hemoglobina e da mioglobina. Hemácias refletem doenças pré-renais, renais ou pós-renais, mas também podem ocorrer por contaminação com sangue menstrual. Hemólise é a principal causa do aumento de hemoglobina livre e rabdomiólise de mioglobina na urina. A ausência de hemácias no sedimento urinário associada a um teste positivo pela fita reagente sugere hemólise ou rabdomiólise.

Esterase leucocitária e nitritos
Esterase leucocitária é detectada por fitas reagentes e indica presença de leucócitos, com base no fato de que granulócitos lisados liberam esterases. Isso explica por que, em urina com pH alcalino e/ou densidade relativamente baixa, que favorece a lise de leucócitos, ocorre resultado positivo com achados negativos à microscopia. Embora seja um teste simples e barato para triagem de infecção urinária, pode detectar também piúria não associada à infecção bacteriana, como nos casos de nefrite intersticial, tuberculose renal e nefrolitíase. Resultados falso-negativos podem ocorrer na presença de altas concentrações de glicose ou proteína, ou na presença de cefalotina, tetraciclina, cefalexina ou tobramicina. A detecção de nitritos por fitas reagentes indica a presença de bactérias que têm a capacidade de reduzir nitratos em nitritos pela atividade nitrato redutase, o que ocorre na maioria das bactérias uropatogênicas gram-negativas, mas não em outras como *Pseudomonas* spp., *Staphylococcus* spp. e *Enterococcus* spp. A positividade do teste requer, ainda, dieta rica em nitratos (vegetais), que fornece substrato para a produção de nitritos e tempo suficiente de incubação na bexiga, já que podem ser necessárias até 4h para que os nitratos sejam convertidos em nitritos. A realização combinada dos testes tanto para esterase quanto para nitrito parece ser a abordagem mais adequada. Entretanto, em pacientes com alta probabilidade de infecção urinária, resultados negativos para ambos os testes não devem ser suficientes para excluir infecção.

Proteinúria

Em indivíduos normais, pequenas quantidades de albumina e de proteínas de baixo peso molecular (*proteínas de baixo peso molecular*) são filtradas. Essas proteínas são quase que completamente reabsorvidas pelo túbulo proximal e catabolizadas pelas células do túbulo proximal. O resultado final é a excreção normal diária de menos de 150mg de proteína (em geral entre 40 e 80mg), sendo aproximadamente 10mg de albumina. A maior parte da proteína urinária consiste da proteína de Tamm-Horsfall, uma glicoproteína formada na superfície epitelial da parte espessa da alça de Henle e no início dos túbulos contorcidos distais.

A maioria dos casos de proteinúria isolada é assintomática e, em geral, é um achado incidental de um exame de urina de rotina. Em outros casos, os pacientes podem apresentar-se com quadro clínico característico de doença glomerular, com proteinúria maior que 3g/dia, lipidúria, edema e, por vezes, com sedimento urinário ativo, contendo hemácias dismórficas e cilindros hemáticos.

Taxas maiores de proteinúria que persistem além de uma única medida devem ser avaliadas. Porém, é importante saber diferenciar entre condições benignas como a proteinúria ortostática e as condições patológicas como a nefropatia diabética, síndrome nefrótica idiopática etc.

Existem três tipos de proteinúria consideradas anormais: glomerular, tubular e aquela secundária à produção em excesso de uma proteína em particular.

A proteinúria glomerular é devido ao aumento da filtração de macromoléculas (principalmente albumina) através da parede capilar glomerular e é um marcador sensível da presença de doença glomerular. Este tipo de proteinúria está associado com a nefropatia diabética e com outras doenças glomerulares, e também em situações clínicas benignas como no caso da proteinúria ortostática ou induzida pelo exercício. A maioria dos pacientes com proteinúria benigna excreta menos que 1 a 2g/dia de proteína na urina.

A proteinúria tubular ocorre devido a qualquer interferência no processo de reabsorção tubular proximal, como é visto principalmente nas doenças tubulointersticiais, nas quais há excreção aumentada de proteínas de baixo peso molecular (como a β2-microglobulina, proteína transportadora do retinol, cadeia leve das imunoglobulinas etc.). A proteinúria tubular frequentemente não é diagnosticada, desde que o exame de urina usual, com a fita reagente padrão, não detecta esse tipo de proteína, somente a albumina, e também porque em geral sua quantidade é pequena.

Existe uma terceira condição na qual há proteinúria anormal, secundária à produção em excesso de uma determinada proteína, como ocorre no mieloma múltiplo, em que há a produção de cadeias leves de imunoglobulinas, na rabdomiólise (excesso de mioglobina) e na hemólise intravascular (excesso de hemoglobina). Nessas situações a carga filtrada está acima da capacidade reabsortiva normal do túbulo, tanto a barreira de filtração quanto o túbulo renal estão intactos e a proteinúria deve-se à presença de quantidade aumentada de proteínas de baixo peso molecular presentes no plasma. Vale ressaltar que pacientes com mieloma múltiplo podem desenvolver proteinúria tubular, pois a cadeia leve pode lesar o túbulo proximal diretamente.

A avaliação da excreção de proteína é útil em uma variedade de situações clínicas, mas tem seu principal valor no estabelecimento do diagnóstico e no seguimento de pacientes com doença glomerular. O tipo de proteinúria pode ser facilmente determinado por meio da eletroforese ou imunoeletroforese da urina.

Atualmente existem facilmente disponíveis testes tanto quantitativos como qualitativos para a avaliação da proteína na urina:

Exame de urina com fita reagente padrão

Este exame detecta albumina por meio de uma reação colorimétrica entre a albumina e o azul de tetrabromofenol, o que produz diferentes tonalidades de verde, conforme a concentração de albumina na amostra de urina. Esse teste não detecta a presença de proteína que não seja albumina na urina. Portanto, quando positivo indica a presença de proteinúria glomerular. A proteinúria tubular ou aquela secundária à produção em excesso de uma determinada proteína, como no mieloma, não são identificadas por esse teste. Nesse teste, a proteinúria é graduada de 0 a 4+, o que significa aumentos progressivos na concentração de albumina na urina, respectivamente:

- Negativo.
- Traços: entre 15 e 30mg/dL.
- 1+: entre 30 e 100mg/dL.
- 2+: entre 100 e 300mg/dL.
- 3+: entre 300 e 1.000mg/dL.
- 4+: > 1.000mg/dL.

Este é um teste semiquantitativo e fortemente influenciado pelo volume de urina; portanto, um alto fluxo urinário devido à grande ingestão hídrica pode reduzir a concentração de proteína na urina por diluição. Este teste é altamente específico para proteinúria glomerular, porém mesmo nesses casos é pouco sensível quando a proteinúria glomerular é leve e não excede 300 a 500mg por dia. Portanto, este é um teste pouco sensível para detectar microalbuminúria definida como a excreção persistente de albumina entre 30 e 300mg/dia (20 a 200µg/min), ou seja, a manifestação mais precoce da nefropatia diabética e em pacientes sem *diabetes mellitus*, sendo importante marcador de risco cardiovascular.

Limitações – além do fator dilucional, este teste pode mostrar resultados falso-positivos em pacientes que foram submetidos a exames contrastados à base de iodo. Esses pacientes devem ser orientados a aguardar 24h após a realização do exame para realizar este teste. Contaminação da urina com sangue e pH urinário maior que 7,0 também podem levar a resultados falso-positivos.

Teste com ácido sulfossalicílico (ASS)

Ao contrário do exame anterior, que detecta essencialmente a albumina, o teste com ASS detecta todas as proteínas. O teste ASS é reconhecidamente útil em pacientes de mais idade com insuficiência renal aguda, com sedimento urinário benigno cuja fita reagente padrão se mostrou negativa para proteína, cenário que ocorre frequentemente em pacientes com mieloma múltiplo. Nesses pacientes, o teste da fita reagente padrão negativo associado ao teste ASS positivo indica proteinúria (não albumina), ou seja, sugere a presença de cadeia leve de imunoglobulina.

O teste com ASS é realizado a partir da mistura de uma parte do sobrenadante da urina com três partes de ácido sulfossalicílico a 3%, a turbidez resultante (consequente à presença de proteína) é graduada de zero a 4+, ou seja, sem turbidez até a presença de um precipitado floculento (grau máximo de turbidez) e quantifica-se, dessa forma, a concentração aproximada de proteína, de zero a acima de 500mg/dL, respectivamente.

Limitações – como no teste com fita reagente padrão, o teste com ASS pode ter resultados falso-positivos em pacientes que realizaram exames com contraste iodado e também pode subestimar a proteinúria em casos de urinas diluídas.

Medidas quantitativas de excreção de proteinúria

Os testes mencionados acima são qualitativos, contudo a quantificação da excreção de proteína na urina é importante para o diagnóstico diferencial das proteinúrias, desde que a maioria das formas benignas de proteinúria isolada não exceda mais que 1 a 2g/dia. Além disso, o grau de proteinúria tem um valor prognóstico em pacientes com doença glomerular primária, principalmente nas formas membranosa e glomerulosclerose segmentar e focal, em que a proteinúria na faixa nefrótica representa uma situação de pior prognóstico. A quantificação da proteinúria também é usada como um meio para monitorar a resposta à terapia em pacientes com doença glomerular primária em uso de imunossupressores e naqueles com doença renal crônica em uso de inibidores do sistema renina-angiotensina-aldosterona, comumente utilizados para retardar a progressão da doença renal.

Portanto, pacientes que apresentam proteinúria persistente devem realizar um teste quantitativo para sua melhor avaliação, o qual pode ser feito por meio da coleta da urina de 24h, que é o teste "padrão-ouro". Porém, é imprescindível que sua coleta seja adequada, o que muitas vezes não ocorre. Para saber se a urina foi colhida de forma correta, recomenda-se a medição simultânea da excreção urinária da creatinina. Para homens com idade entre 20 e 50 anos, a variação normal da excreção de creatinina é de 20 a 25mg/kg/dia, e para mulheres da mesma idade, de 15 a 20mg/kg/dia.

Como alternativa, existe a determinação da proteinúria em amostra isolada de urina (Fig. X-3). Entretanto, como a diluição de urina pode variar muito de uma amostra para outra, é recomendável que alguma correção para tais variações seja feita. O que tem sido recomendado mais frequentemente para contornar este problema é a determinação da creatinina na mesma amostra de urina. Calcula-se, portanto, a relação proteína total/creatinina total na amostra de urina (mg/mg). Esta relação apresenta boa correlação com a excreção urinária de proteína na urina de 24h. Este método, além de ser muito mais fácil para o paciente e correlacionar-se a vários níveis de proteinúria, é de particular importância para aqueles pacientes que necessitam de monitoração frequente dos seus níveis de proteinúria.

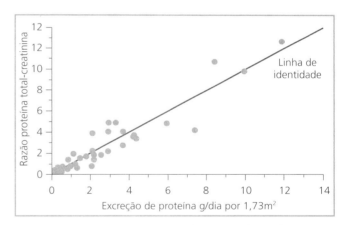

Figura X-3 – Estimativa da excreção de proteína baseada na razão. Este gráfico ilustra a relação entre a excreção total diária de proteína e a razão proteína total para creatinina (mg/mg) determinada em amostra randômica de urina (dados de Ginsberg, Chang, Matarese, Garella. Engl J Med. 1983;309:1543.

Determinação da microalbuminúria

A taxa normal de excreção de albumina é menor que 20mg/dia (15μg/min). Microalbuminúria é definida como a excreção persistente de albumina entre 30 e 300mg/dia (20 a 200μg/min). Macroalbuminúria é definida como a excreção de valores acima de 300mg/dia, nível que é detectado pela fita reagente padrão.

Para o diagnóstico de microalbuminúria, é necessária sua demonstração persistente durante três a seis meses. Febre, exercício, insuficiência cardíaca, controle glicêmico inadequado são causas de microalbuminúria transitória. A fita reagente padrão é bastante específica, porém só se torna positiva a partir de um nível de albuminúria maior que 300 a 500mg/dia. Níveis mais baixos, que ocorrem em fase inicial da nefropatia diabética, por exemplo, não são detectados por este método. Existem fitas reagentes disponíveis capazes de detectar concentrações de albumina nessa faixa, e a microalbuminúria também pode ser medida diretamente por meio de imunoensaios, como imunonefelometria, imunoturbidimetria, radioimunoensaio e ELISA, porém a mesma amostra de urina pode ter resultados de proteinúria que variam consideravelmente entre esses métodos. Esses métodos também podem estar associados a resultados falso-negativos, desde que alguns componentes da albumina não sejam imunologicamente reativos. A cromatografia líquida de alto desempenho é uma técnica promissora, desde que tem mostrado sensibilidade e especificidade maior na detecção de microalbuminúria.

Idealmente para a quantificação da microalbuminúria seria necessária a coleta de urina de 24h, mas, devido às dificuldades e à propensão ao erro na coleta, o método diagnóstico, quantificação e monitoramento preferencial é a relação albumina/creatinina (como descrito anteriormente com a proteína/creatinina, em que o fator dilucional é corrigido) em amostra isolada de urina. Existem algumas limitações que devem ser consideradas quando se colhe a amostra isolada de albumina/creatinina urinária:

- Exercícios vigorosos podem aumentar transitoriamente a microalbuminúria. Portanto, devem ser evitados 24h antes deste exame.
- Amostras do meio da manhã e do meio da tarde correlacionam-se melhor com a microalbuminúria de 24h.
- Se a taxa de excreção de creatinina for muito diferente do que é esperado em uma amostra, a acurácia da relação microalbumina/creatinina na urina em estimar o valor da microalbuminúria de 24h pode ser comprometida. Por exemplo, atletas com alta excreção de creatinina na urina ou indivíduos caquéticos com baixos valores de creatinina na urina podem ter seus valores de microalbuminúria diminuídos e aumentados, respectivamente.

Algoritmo recomendado para o paciente com proteinúria

A avaliação inicial de um paciente com proteinúria requer história clínica e exame físico cuidadoso. Proteinúrias secundárias a doenças sistêmicas ou renais podem ser descobertas a partir desta avaliação, como *diabetes mellitus*, insuficiência cardíaca, doença autoimune, doença renal prévia etc. A avaliação do sedimento urinário é obrigatória em todo paciente com proteinúria. A presença, por exemplo, de hemácias, cilindros hemáticos, lipidúria pode ser indicativa de doença glomerular. Se o sedimento urinário não trouxer grandes informações, o diagnóstico diferencial de proteinúria deverá incluir: transitória, ortostática e persistente. A proteinúria persistente está presente na posição ortostática e em repouso e, como mencionado previamente, deve sempre ser investigada. Se o exame de urina com a fita reagente padrão for repetido e não se apresentar positivo em uma amostra posterior, trata-se provavelmente de proteinúria transitória. Este tipo de proteinúria ocorre em 4 a 7% das pessoas em uma única amostra de urina e não se repete nas amostras posteriores. As possíveis causas de proteinúria transitória são febre, exercícios físicos e infecção do trato urinário, por exemplo. No caso dos exercícios físicos, pode ocorrer aumento tanto da excreção de albumina como da excreção de proteínas de baixo peso molecular.

A proteinúria ortostática é uma condição benigna que precisa ser descartada quando há proteinúria. Ocorre em pacientes jovens, não necessita de tratamento, resolve-se com o tempo e a excreção total de proteína dificilmente excede 1g/dia. Para o seu diagnóstico, idealmente duas amostras de urina de 12h deveriam ser colhidas, uma em repouso e outra em deambulação. O valor da excreção proteica em repouso deve ser menor que 50mg para o diagnóstico de proteinúria ortostática. Como alternativa mais prática e cômoda, a coleta da amostra isolada de urina com a medida da relação proteína/creatinina pode ser usada. Neste caso, o paciente é orientado a colher uma amostra antes de se deitar à noite (representativa da posição ortostática) e outra, primeira da manhã (representativa do período em que esteve em repouso). Como resultado esperado, a amostra da manhã deve apresentar relação proteína/creatinina normal, e a outra amostra, esta relação aumentada.

Proteinúria tubular

As proteínas de baixo peso molecular têm sido utilizadas como marcadores precoces de lesão renal, pois são capazes de detectar pequenas alterações funcionais e morfológicas que ocorrem na célula epitelial tubular, em diferentes condições patológicas. O que as torna especialmente interessantes para estudo é o fato de que a excreção dessas proteínas aumenta antes da elevação de outros marcadores da função renal, como a creatinina, e que o aumento de sua excreção na urina está relacionado à principal alteração morfológica associada à perda da função renal, que é o dano tubulointersticial.

As proteínas de baixo peso molecular são livremente filtradas pelos glomérulos e quase totalmente absorvidas pelas células tubulares proximais. Em situações de sobrecarga reabsortiva (quando há aumento importante de proteínas no lúmen tubular) ou quando há dano estrutural ou funcional (efeito tóxico de substâncias que atingem o lúmen tubular, por exemplo), ocorre redução na reabsorção dessas proteínas pelas células tubulares proximais, levando a aumento na sua excreção. As proteínas de baixo peso molecular são aquelas que apresentam peso molecular menor que 40kD e um raio menor que 30Å. Neste grupo está a α1-microglobulina, β2-microglobulina, cadeias leves de imunoglobulinas, proteína transportadora do retinol (*retinol binding protein* – RBP), entre outras.

A reabsorção de proteínas ocorre principalmente no segmento S1 e S2 e em menor extensão na *pars reta* (segmento S2 e S3) do túbulo proximal. A célula epitelial desses segmentos contém um extenso aparato endocítico. Atualmente, sabe-se que a absorção dessas proteínas pelo túbulo proximal é mediada por receptores, a megalina e a cubilina. As proteínas ao atingirem a porção luminal da célula tubular são endocitadas (via receptores e aparato endocítico), em seguida as proteínas se dissociam de seus receptores por meio da acidificação endossomal e dirigem-se aos lisossomos onde as proteínas são degradadas por enzimas específicas e os aminoácidos e as vitaminas resultantes cruzam a membrana contraluminal e retornam à circulação. Os receptores, megalina e cubilina, retornam à membrana apical por meio dos túbulos densos apicais. A endocitose de pequenas proteínas é um processo muito complexo, dependente de cálcio, e demanda grande gasto energético e, por isso, pode estar comprometida precocemente em lesões onde ocorre lesão ou sofrimento celular tubular. A falta desses receptores, sua disfunção ou alterações em qualquer uma das etapas envolvidas na reabsorção das proteínas podem estar associadas à importante proteinúria tubular. Portanto, diante de uma lesão, o túbulo renal pode sofrer alterações funcionais sem alterações morfológicas correspondentes.

Em doenças glomerulares, como a nefropatia membranosa, a glomerulosclerose segmentar e focal, a glomerulonefrite membranoproliferativa e a nefropatia por IgA, existe uma correlação significativa entre a gravidade da lesão tubulointersticial e a excreção de proteínas de baixo peso molecular. A presença dessas proteínas na urina mostrou-se melhor indicador de progressão da doença renal crônica, do curso clínico da doença e da resposta à terapêutica com corticoide, do que a quantidade total de proteína glomerular na urina. Desde que se relacionam à integridade do compartimento tubulointersticial, da mesma forma que nas doenças glomerulares, as proteínas de baixo peso molecular podem ser utilizadas no manejo do paciente transplantado, tanto para a identificação de disfunção tubular proximal aguda como para a detecção precoce de pacientes com risco elevado para o desenvolvimento de nefropatia crônica.

A RBP urinária oferece vantagens em relação às outras proteínas de baixo peso molecular, como a β2-microglobulina, pois, além de ser muito estável na faixa de pH encontrado na urina, sua produção é relativamente constante e não existe uma condição clínica relacionada à produção em excesso desta proteína, levando a aumento de sua excreção na urina. Imunoensaios têm sido utilizados para a determinação da RBP urinária.

Entre os pacientes transplantados cardíacos com função renal adequada e estável, aqueles que tinham níveis elevados de RBP urinária apresentaram risco três vezes maior para o desenvolvimento de insuficiência renal crônica (IRC) após um período de seguimento de cinco anos. Neste estudo, a RBP urinária identificou precocemente os pacientes transplantados cardíacos que apresentavam nefrotoxicidade pela ciclosporina e risco de IRC. Em transplantados renais com função renal normal e estável foi demonstrado que a presença de níveis elevados de RBP urinária a partir do terceiro mês do transplante está associada a um risco seis vezes maior (quando comparado a pacientes com RBP urinária normal) para o desenvolvimento de nefropatia crônica do enxerto e para perda do enxerto em um período de cinco anos. No transplante renal, especificamente, as agressões ao epitélio tubular, que justificariam a elevação na urina das proteínas de baixo peso molecular, estão relacionadas à lesão isquêmica (secundária ao estado hemodinâmico do doador, aos tempos de isquemia fria e quente prolongados e à lesão da isquemia-reperfusão), às anormalidades do receptor e do doador, aos episódios de rejeição aguda, à exposição prolongada às drogas nefrotóxicas (inibidores de calcineurina, por exemplo) e às infecções, como citomegalovírus e poliomavírus. A proteinúria, *per se*, que pode ocorrer secundariamente a várias condições após o transplante, pode lesar diretamente o epitélio tubular.

Como o achado de disfunção da célula tubular proximal, por meio do aumento das proteínas de baixo peso molecular na urina, pode refletir tanto um dano de caráter funcional e possivelmente reversível, como pode estar relacionado a uma alteração morfológica irreversível da célula tubular epitelial, sugerimos sua utilização no acompanhamento rotineiro de pacientes com doenças glomerulares e no período pós-transplante renal e de outros órgãos sólidos.

Sumário e recomendações finais sobre proteinúria

1. Proteinúria maior que 150mg/dia que persiste por mais de uma amostra deve ser investigada.
2. A proteinúria glomerular geralmente é a responsável pelos casos de proteinúria persistente e é o único tipo de proteinúria identificável pela fita reagente padrão. Proteinúria maior que 3g/dia geralmente é indicativa de doença glomerular.

3. Testes qualitativos para proteinúria incluem as fitas reagentes padrão e o teste com ácido sulfossalicílico. Esses testes quantificam de forma aproximada o grau de proteinúria.
4. As fitas reagentes padrão detectam somente albumina e não são sensíveis para a detecção de microalbuminúria.
5. A avaliação quantitativa da proteinúria pode ser feita por meio da coleta de urina de 24h, porém, devido à possibilidade de erro na coleta e ao incômodo que causa, propõe-se como alternativa a coleta de amostra isolada de urina e avaliação da relação proteína/creatinina, cujo resultado se aproxima bastante do valor obtido na urina de 24h.
6. Proteinúria persistente precisa ser investigada e esses pacientes devem ser encaminhados ao nefrologista.
7. A medida da proteinúria é usada tanto para auxiliar no diagnóstico de doença renal, para avaliar a progressão da doença renal e a resposta ao tratamento, como para método de triagem de doença renal.
8. Recomenda-se como método de triagem para quantificação inicial da proteinúria a relação proteína total/creatinina em amostra isolada de urina em pacientes de risco (como diabéticos, hipertensos e indivíduos com mais de 18 anos com história familiar de doença renal crônica, diabetes e hipertensão).
9. A determinação da proteinúria tubular é uma ferramenta útil no acompanhamento de pacientes com doenças glomerulares (prognóstico e monitoramento do tratamento) e em pacientes transplantados (como preditor de nefropatia crônica do enxerto e nefrotoxicidade pelos inibidores de calcineurina).

Microscopia

Hemácias – achado frequente em pacientes com doença renal ou do trato urinário. Também podem refletir tendência a sangramento. O preparo adequado do paciente para a coleta da amostra evita o achado de hematúria por razões fisiológicas (exercício extenuante) ou contaminação vaginal (menstruação). A hematúria pode ser francamente visível ou identificável apenas microscopicamente. Hematúria microscópica é comumente definida pela presença de mais de duas hemácias por campo de grande aumento. A aparência das hemácias na urina é útil na determinação da origem do sangramento: hemácias ditas isomórficas, ou seja, que são similares às encontradas na corrente sanguínea, geralmente se originam do trato urinário baixo, enquanto as hemácias com dismorfismo (forma e contorno irregulares) são sugestivas de doenças glomerulares. Um subgrupo de hemácias dismórficas denominadas acantócitos (ou células G1), com sua forma característica, é útil na definição de hematúria glomerular.

Leucócitos – os granulócitos são os leucócitos mais frequentemente detectados na urina de pacientes com infecção urinária por micro-organismos comuns, mas também podem ser vistos em outras condições como glomerulonefrite, nefrite intersticial e cistite asséptica. Sua presença associada à proteinúria ou aos cilindros pode significar origem glomerular. Eosinófilos, que já foram considerados marcadores de nefrite intersticial aguda causada por antibióticos, não são mais considerados tão específicos, já que podem ser encontrados em condições tão diversas quanto glomerulonefrite rapidamente progressiva, prostatite, pielonefrite crônica e ateroembolismo.

Células epiteliais – as células epiteliais podem aparecer na urina após desprender-se de qualquer ponto do trato genitourinário. As células do epitélio transicional (urotélio) derivam-se do epitélio multicamadas que reveste o trato urinário dos cálices da pelve renal à bexiga nas mulheres e à uretra proximal nos homens; podem estar presentes em infecções urinárias ou em condições urológicas não infecciosas; a detecção de células atípicas é difícil e deve ser feita por patologistas experientes. Células epiteliais tubulares renais são encontradas principalmente na necrose tubular aguda, nefrite intersticial aguda e rejeição aguda celular de enxerto renal. As células do epitélio escamoso, provenientes da bexiga ou da uretra, são provavelmente as mais comuns e raramente patológicas.

Cilindros – são elementos de forma cilíndrica, de origem renal, que se formam da agregação de fibrilas da glicoproteína de Tamm-Horsfall, secretadas por células da alça ascendente espessa de Henle em uma série de circunstâncias fisiológicas e patológicas. O englobamento de várias partículas (células, lisossomos, lipídios, pigmentos, cristais, micro-organismos) na matriz dos cilindros, assim como o processo degenerativo, resultam em cilindros de aparência e significado clínico diferentes:

- Cilindros hialinos: não são indicativos de doença e são observados primariamente em pequenos volumes de urina concentrada ou com o uso de diuréticos.
- Cilindros hemáticos: seu achado é virtualmente diagnóstico de glomerulonefrite ou vasculite.
- Cilindros leucocitários: sua presença associada à leucocitúria é mais consistente com doença tubulointersticial ou pielonefrite aguda. Também podem ser observados em doenças glomerulares.
- Cilindros de células epiteliais: são indicativos de necrose tubular aguda ou glomerulonefrites.
- Cilindros gordurosos: observados em pacientes com proteinúria significativa, têm composição lipídica.
- Cilindros granulares: representam cilindros celulares degenerados ou agregados de proteínas; têm significado patológico, mas não são específicos.
- Cilindros céreos: acredita-se que sejam o último estágio de degeneração de um cilindro granular. Como este pro-

cesso degenerativo é provavelmente lento, é mais provavelmente observado em néfrons com fluxo diminuído, como nos casos de insuficiência renal aguda ou crônica.
- Cilindros pigmentados: cilindros com cor específica da bilirrubina são encontrados na hiperbilirrubinemia, e os com a cor da hemoglobina, na hemoglobinúria.

Cristais – na maioria dos casos, o achado de cristais não é relevante clinicamente, já que podem ser consequência de uma supersaturação transitória causada, por exemplo, por dieta rica em urato ou oxalato, ou por alterações *in vitro* na temperatura ou no pH urinário. Entretanto, sua detecção torna-se importante em algumas situações. A persistência de cristais de oxalato de cálcio ou de ácido úrico em repetidas amostras de um mesmo indivíduo pode levantar a hipótese de distúrbios metabólicos como hipercalciúria, hiperoxalúria ou hiperuricosúria. Cristais de cistina fazem o diagnóstico de cistinúria. A combinação de insuficiência renal aguda e cristais de oxalato de cálcio sugerem ingestão de etilenoglicol e insuficiência renal aguda e um grande número de cristais de ácido úrico pode ocorrer na síndrome de lise tumoral. Cristais atípicos podem ser encontrados em cristalúria por drogas, como sulfadiazina, aciclovir, indinavir, e vitamina C. Quando a cristalúria é causada por drogas, esta pode ser a única anormalidade urinária ou acompanhar-se de hematúria, uropatia obstrutiva causada por cálculos ou necrose tubular aguda pela precipitação dos cristais nos túbulos renais.

Gordura – lipídios são encontrados na urina quando lipoproteínas plasmáticas passam pela membrana basal glomerular danificada. Como as partículas de lipoproteínas são maiores que as moléculas de proteínas, lipidúria é típica de pacientes com proteinúria franca. São geralmente detectados como gotas de gordura livres, como corpos gordurosos ovais ou como cristais gordurosos. Sob luz polarizada, aparecem como "cruzes de Malta".

Micro-organismos – achados frequentes, causados por infecção ou contaminação por secreção genital. A presença concomitante de leucocitúria é sugestiva de infecção. *Candida* spp., *Trichomonas vaginalis* e *Enterobius vermicularis* significam principalmente contaminação oriunda de secreção vaginal. O exame do sedimento urinário pode identificar *Schistosoma hematobium*. A microscopia urinária não é sensível o suficiente para excluir infecções do trato urinário.

NOVOS BIOMARCADORES PARA A IDENTIFICAÇÃO PRECOCE DE INSUFICIÊNCIA RENAL AGUDA

A insuficiência renal aguda (IRA), atualmente denominada de lesão renal aguda, é caracterizada pela redução abrupta na função renal e potencialmente reversível. As principais causas de IRA são hipovolemia, hipotensão, estados edematosos, isquemia renal e nefrotoxinas, como mioglobina, hemoglobina, antibiótico, anfotericina B e radiocontrastes iodados. Uma anamnese e exame físico cuidadosos são partes integrantes e frequentemente identificam essas lesões renais, mas para a sua confirmação são necessários exames complementares. O diagnóstico de IRA é geralmente baseado na elevação da creatinina sérica ou na detecção de oligúria.

O método clássico para avaliar a função renal pela mensuração da creatinina sérica é pouco sensível e específica, especialmente na IRA. A creatinina sérica pode não se elevar até quando 50% da função renal apresentar redução e a elevação tornar-se aparente após diversos dias de a IRA ter se estabelecido. Além disto, o nível sérico da creatinina é um fraco marcador de disfunção renal precoce, por que a sua concentração sérica sofre influência de diversos fatores não renais, tais como idade, gênero, raça, massa corporal, volume corporal total, drogas, ingestão proteica, massa e metabolismo muscular. Na IRA a utilidade da creatinina sérica é pior, pois os pacientes não estão estáveis do ponto de vista metabólico, consequentemente a elevação da creatinina sérica ocorre após 48 a 72h do início do dano renal, assim, quando a elevação nos níveis de creatinina sérica é observada, uma janela terapêutica foi perdida. O desenvolvimento recente de novos biomarcadores urinários e séricos para identificar a IRA tem como objetivo principal permitir a intervenção terapêutica precoce. Atualmente, o conhecimento de uma lesão renal aguda precocemente ainda não traduz em intervenções que podem abortar desenvolvimento ou alterar o seu curso clínico, mas o diagnóstico tardio impede o sucesso de intervenções essenciais.

NOVOS BIOMARCADORES

Um biomarcador ideal seria um no qual os níveis estão elevados na urina em minutos a poucas horas, permanecem elevados enquanto a lesão renal persiste e diminui com a recuperação da função renal. Alguns pesquisadores argumentam que marcadores urinários são preferíveis em relação a marcadores séricos, pois estes podem não ser específicos de lesão renal. Diferentes proteínas séricas e urinárias apresentam investigação intensiva como possíveis biomarcadores para o diagnóstico precoce de IRA. Esses candidatos a biomarcadores precisam apresentar as seguintes características antes de ser utilizados clinicamente:

- Proteínas de alto peso molecular indicam lesão glomerular (por exemplo, albumina).
- Proteínas de baixo peso molecular (por exemplo, *retinol-binding protein*, fosfatase alcalina intestinal, *N*-acetilglicosaminidase) indicam lesão a segmentos tubulares.

- Validação em diferentes ambientes de IRA (por exemplo, cirurgia cardíaca, sepse) e em diferentes centros clínicos.
- Desenvolvimento de métodos laboratoriais para teste rápido.
- Desenvolvimento de um painel de biomarcadores. É improvável que um simples biomarcador seja suficiente, assim um painel de biomarcadores seria necessário.

BIOMARCADORES SÉRICOS

Cistatina C – é uma protease endógena sintetizada e secretada por todas as células nucleadas; é livremente filtrada pelos glomérulos e metabolizada pelas células tubulares proximais e está sendo demonstrado como um marcador de filtração glomerular melhor do que a creatinina e pode elevar-se um a dois dias antes desta, especialmente em doença renal precoce, quando a creatinina permanece baixa mesmo com perda significativa da função renal. Os dois estudos de cistatina C com boa qualidade metodológica demonstraram excelente acurácia para o diagnóstico precoce de IRA em 24 a 48h antes do diagnóstico clínico. Assim, é possível que os níveis de cistatina C nos permita fazer uma estimativa precoce da filtração glomerular na IRA, mas isto ainda está incerto até o momento.

Neutrophil gelatinase-associated lipocalin (NGAL) – é um polipeptídio pequeno expressado em diversos tecidos e que apresenta maior expressão nas células tubulares proximais após lesão isquêmica. Seu valor na avaliação do risco de desenvolvimento da lesão renal aguda foi observado em crianças com IRA submetidas à cirurgia cardíaca para a correção de doença congênita que apresentaram níveis séricos maiores do que os controles. Esse teste forneceu uma excelente especificidade, mas a sua sensibilidade para o diagnóstico precoce de IRA foi baixa.

CD 11b – é um marcador inflamatório. Em estudo com 75 pacientes adultos submetidos à cirurgia cardíaca, apresentou elevações séricas que se correlacionaram com as alterações com os níveis de creatinina e teve um alto *odds* para o desenvolvimento de IRA.

BIOMARCADORES URINÁRIOS (Tabela X-3)

Os dois biomarcadores urinários para o diagnóstico precoce de IRA mais estudados são NGAL e IL-18.

Neutrophil gelatinase-associated lipocalin (NGAL) – é um pequeno polipeptídio, como anteriormente descrito. Sua expressão é induzida em IRA isquêmica e nefrotóxica de modelo experimental. NGAL é reabsorvido pelas células epiteliais tubulares e participa da recuperação na IRA. O NGAL é detectável na urina após 3h de lesão isquêmica ou um dia após administração de cisplatina em modelos experimentais. NGAL urinário foi detectável mais precocemente do que os outros biomarcadores urinários. Em pacientes submetidos à cirurgia cardíaca, Demonstrou-se que o NGAL urinário apresentou alta sensibilidade como biomarcador de IRA pós-operatória, aumentado seu nível 2h após a cirurgia, mas a melhor área sob curva (AUC) de concentração de NGAL foi 0,80 após 18h da cirurgia. Contudo, o NGAL urinário parece ser um biomarcador bem sensível e sua expressão é proporcional à gravidade da IRA.

Interleucina-18 (IL-18) – é uma citocina pró-inflamatória ativada pelas células tubulares proximais após lesão. A IL-18 urinária apresenta-se elevada na IRA e no enxerto renal com função retardada, quando comparados com infecção do trato urinário, síndrome nefrótica, doença renal crônica e hipovolemia, tendo sensibilidade e especificidade maior que 90% para IRA estabelecida. Quatro estudos de IL-18 como biomarcador apresentaram grandes variações de AUC (0,54 a 0,9). Parikh et al. demonstraram que a elevação no nível de IL-18 urinária foi 73% preditivo do diagnóstico de IRA em 24h antes da elevação do nível da creatinina sérica.

Kidney injury molecular (KIM-1) – é uma proteína de adesão transmembrana da célula epitelial submetida à replicação após a IRA e que apresenta sua expressão aumentada em células tubulares proximais desdiferenciadas após lesão. KIM-1 tem um papel na adesão de células epiteliais em regeneração, como também na proteção da lesão pela formação de uma barreira apical

Tabela X-3 – Biomarcadores urinários.

Marcador	Afetado por proteinúria	Tempo de detecção	Lesão renal
NGAL	Não	2h após isquemia e 1 dia depois de nefrotoxina	Elevado após isquemia/nefrotoxina
IL-18	Improvável	4 a 6h após lesão	Elevada na IRA e preditora de mortalidade na função retardada do enxerto renal
KIM-1	Não	3 a 6h após isquemia	Elevada na isquemia/nefrotoxina e na sobrecarga proteica
NHE3	Não	?	Elevado na isquemia/nefrotoxina

mucinosa. Existe uma forma solúvel de KIM-1 proveniente do descolamento e consequentemente seus níveis urinários foram maiores na presença de IRA isquêmica quando comparados com outros tipos de IRA, doença renal crônica e controles com função renal normal. Os níveis de KIM-1 urinários não são afetados por proteinúria e são biomarcadores reproduzíveis e altamente sensíveis, mesmo após leve lesão renal em modelos experimentais. Há ainda uma pesquisa sobre a utilidade de um teste rápido de urina (*dipstick*), o qual demonstrou fornecer uma detecção acurada e sensível do KIM-1.

Outros biomarcadores urinários

Isoforma 3 do contratransportador sódio-hidrogênio (NH_3) é expressa na membrana apical de célula tubuloproximal e da alça ascendente espessa de Henle. Foi demonstrado que os níveis de NHE3 urinário estavam seis vezes maiores nos pacientes com IRA.

Fator de crescimento de hepatócito (HGF) apresenta importante papel na organogênese e regeneração tecidual em diversos órgãos. Foi demonstrada que a expressão do HGF está elevada na IRA e apresentou associação com oligúria e seus níveis foram maiores nos pacientes com IRA do que nos controles saudáveis e naqueles com doença renal crônica.

BIBLIOGRAFIA

Ahlstrom A, Tallgren M, Peltonen S, Pettila V. Evolution and predictive power of serum cystatin C in acute renal failure. Clin Nephrol. 2004; 62:344-50.

Biancofiore G, Pucci L, Cerutti E, et al. Cystatin C as a marker of renal function immediately after liver transplantation. Liver Transpl. 2006; 12:285-91.

Bjornsson TD. Use of serum creatinine concentrations to determine renal function. Clin Pharmacokinet. 1979;4:200-22.

Busby DE, Bakris GL. Comparison of commonly used assays for the detection of microalbuminuria. J Clin Hypertens (Greenwich). 2004;6:8-12.

Camara NO, Matos AC, Rodrigues DA, Pereira AB, Pacheco-Silva A. Urinary retinol binding protein is a good marker of progressive cyclosporine nephrotoxicity after heart transplant. Transplant Proc. 2001;33:2129-31.

Camara NO, Matos AC, Rodrigues DA, Pereira AB, Pacheco-Silva A. Early detection of heart transplant patients with increased risk of ciclosporin nephrotoxicity. Lancet. 2001;357:856-7.

Camara NO, Silva MS, Nishida S, Pereira AB, Pacheco-Silva A. Proximal tubular dysfunction is associated with chronic allograft nephropathy and decreased long-term renal-graft survival. Transplantation. 2004;78:269-75.

Camara NO, Williams WW Jr., Pacheco-Silva A. Proximal tubular dysfunction as an indicator of chronic graft dysfunction. Braz J Med Biol Res. 2009;42:229-36.

Clarkson MR, Brenner BM. Laboratory Assessment of Kidney Disease: Clearance, Urinalysis, and Kidney Biopsy. In: Clarkson MR, Brenner BM (ed.). Pocket Companion to Brenner and Rector's The Kidney. 7th ed. Philadelphia: Elsevier Saunders; 2005. p 21-41.

Cockcroft DW, Gault MH. Prediction of creatinine clearance from serum creatinine. Nephron. 1976;16:31-41.

Coll E, Botey A, Alvarez L, et al. Serum cystatin C as a new marker for noninvasive estimation of glomerular filtration rate and as a marker for early renal impairment. Am J Kidney Dis. 2000;36:29-34.

Comper WD, Jerums G, Osicka TM. Differences in urinary albumin detected by four immunoassays and high-performance liquid chromatography. Clin Biochem. 2004;37:105-11.

Deinum J, Derkx FH. Cystatin for estimation of glomerular filtration rate? Lancet. 2000;356:1624-5.

Doolan PD, Alpen EL, Theil GB. A clinical appraisal of the plasma concentration and endogenous clearance of creatinine. Am J Med. 1962;32:65-79.

du Cheyron D, Daubin C, Poggioli J, et al. Urinary measurement of Na^+/H^+ exchanger isoform 3 (NHE3) protein as new marker of tubule injury in critically ill patients with ARF. Am J Kidney Dis. 2003;42:497-506.

European Urinalysis Guidelines. Scand J Clin Lab Invest Suppl. 2000; 231:1-86.

Fogazzi GB, Verdesca S, Garigali G. Urinalysis: core curriculum 2008. Am J Kidney Dis. 2008;51:1052-67.

Froissart M, Rossert J, Jacquot C, Paillard M, Houillier P. Predictive performance of the modification of diet in renal disease and Cockcroft-Gault equations for estimating renal function. J Am Soc Nephrol. 2005;16:763-73.

Ginsberg JM, Chang BS, Matarese RA, Garella S. Use of single voided urine samples to estimate quantitative proteinuria. N Engl J Med. 1983;309:1543-6.

Groesbeck D, Kottgen A, Parekh R, et al. Age, gender, and race effects on cystatin C levels in US adolescents. Clin J Am Soc Nephrol. 2008; 3:1777-85.

Grubb A, Nyman U, Bjork J, et al. Simple cystatin C-based prediction equations for glomerular filtration rate compared with the modification of diet in renal disease prediction equation for adults and the Schwartz and the Counahan-Barratt prediction equations for children. Clin Chem. 2005;51:1420-31.

Han WK, Bailly V, Abichandani R, Thadhani R, Bonventre JV. Kidney Injury Molecule-1 (KIM-1): a novel biomarker for human renal proximal tubule injury. Kidney Int. 2002;62:237-44.

Han WK, Bonventre JV. Biologic markers for the early detection of acute kidney injury. Curr Opin Crit Care. 2004;10:476-82.

Herget-Rosenthal S, Marggraf G, Husing J, et al. Early detection of acute renal failure by serum cystatin C. Kidney Int. 2004;66:1115-22.

Hoek FJ, Kemperman FA, Krediet RT. A comparison between cystatin C, plasma creatinine and the Cockcroft and Gault formula for the estimation of glomerular filtration rate. Nephrol Dial Transplant. 2003;18:2024-31.

Hoste EA, Clermont G, Kersten A, et al. RIFLE criteria for acute kidney injury are associated with hospital mortality in critically ill patients: a cohort analysis. Crit Care. 2006;10:R73.

K/DOQI Clinical Practice Guidelines for Chronic Kidney Disease: evaluation, classification, and stratification. Am J Kidney Dis. 2002; 39:S1-266.

Knight EL, Verhave JC, Spiegelman D, et al. Factors influencing serum cystatin C levels other than renal function and the impact on renal function measurement. Kidney Int. 2004;65:1416-21.

Levey AS, Bosch JP, Lewis JB, Greene T, Rogers N, Roth D. A more accurate method to estimate glomerular filtration rate from serum creatinine: a new prediction equation. Modification of Diet in Renal Disease Study Group. Ann Intern Med. 1999;130:461-70.

Liangos O, Perianayagam MC, Vaidya VS, et al. Urinary N-acetyl-beta-(D)-glucosaminidase activity and kidney injury molecule-1 level are associated with adverse outcomes in acute renal failure. J Am Soc Nephrol. 2007;18:904-12.

Manetti L, Pardini E, Genovesi M, et al. Thyroid function differently affects serum cystatin C and creatinine concentrations. J Endocrinol Invest. 2005;28:346-9.

Mehta RL, Chertow GM. Acute renal failure definitions and classification: time for change? J Am Soc Nephrol. 2003;14:2178-87.

Mishra J, Dent C, Tarabishi R, et al. Neutrophil gelatinase-associated lipocalin (NGAL) as a biomarker for acute renal injury after cardiac surgery. Lancet. 2005;365:1231-8.

Mishra J, Ma Q, Prada A, et al. Identification of neutrophil gelatinase-associated lipocalin as a novel early urinary biomarker for ischemic renal injury. J Am Soc Nephrol. 2003;14:2534-43.

Mishra J, Mori K, Ma Q, Kelly C, Barasch J, Devarajan P. Neutrophil gelatinase-associated lipocalin: a novel early urinary biomarker for cisplatin nephrotoxicity. Am J Nephrol. 2004;24:307-15.

Molitch ME, Rodman E, Hirsch CA, Dubinsky E. Spurious serum creatinine elevations in ketoacidosis. Ann Intern Med. 1980;93:280-1.

Morcos SK, el-Nahas AM, Brown P, Haylor J. Effect of iodinated water soluble contrast media on urinary protein assays. BMJ. 1992; 305:29.

Parikh CR, Abraham E, Ancukiewicz M, Edelstein CL. Urine IL-18 is an early diagnostic marker for acute kidney injury and predicts mortality in the intensive care unit. J Am Soc Nephrol. 2005;16:3046-52.

Parikh CR, Devarajan P. New biomarkers of acute kidney injury. Crit Care Med. 2008;36:S159-65.

Parikh CR, Jani A, Melnikov VY, Faubel S, Edelstein CL. Urinary interleukin-18 is a marker of human acute tubular necrosis. Am J Kidney Dis. 2004;43:405-14.

Parikh CR, Jani A, Mishra J, et al. Urine NGAL and IL-18 are predictive biomarkers for delayed graft function following kidney transplantation. Am J Transplant 2006;6:1639-45.

Parikh CR, Mishra J, Thiessen-Philbrook H, et al. Urinary IL-18 is an early predictive biomarker of acute kidney injury after cardiac surgery. Kidney Int 2006;70:199-203.

Poge U, Gerhardt T, Stoffel-Wagner B, Klehr HU, Sauerbruch T, Woitas RP. Calculation of glomerular filtration rate based on cystatin C in cirrhotic patients. Nephrol Dial Transplant. 2006;21:660-4.

Redon J. Measurement of microalbuminuria--what the nephrologist should know. Nephrol Dial Transplant. 2006;21:573-6.

Rinder CS, Fontes M, Mathew JP, Rinder HM, Smith BR. Neutrophil CD11b upregulation during cardiopulmonary bypass is associated with postoperative renal injury. Ann Thorac Surg. 2003;75:899-905.

Rose B. Pathophysiology of renal disease. 2nd ed. New York;1987.

Schwab SJ, Christensen RL, Dougherty K, Klahr S. Quantitation of proteinuria by the use of protein-to-creatinine ratios in single urine samples. Arch Intern Med. 1987;147:943-4.

Sesso R, Santos AP, Nishida SK, et al. Prediction of steroid responsiveness in the idiopathic nephrotic syndrome using urinary retinol-binding protein and beta-2-microglobulin. Ann Intern Med. 1992; 116:905-9.

Shidham G, Hebert LA. Timed urine collections are not needed to measure urine protein excretion in clinical practice. Am J Kidney Dis. 2006;47:8-14.

Shemesh O, Golbetz H, Kriss JP, Myers BD. Limitations of creatinine as a filtration marker in glomerulopathic patients. Kidney Int. 1985; 28:830-8.

Stevens LA, Coresh J, Schmid CH, et al. Estimating GFR using serum cystatin C alone and in combination with serum creatinine: a pooled analysis of 3,418 individuals with CKD. Am J Kidney Dis. 2008;51:395-406.

Taman M, Liu Y, Tolbert E, Dworkin LD. Increase urinary hepatocyte growth factor excretion in human acute renal failure. Clin Nephrol. 1997;48:241-5.

Vaidya VS, Ford GM, Waikar SS, et al. A rapid urine test for early detection of kidney injury. Kidney Int. 2009;76:108-14.

Wagener G, Jan M, Kim M, et al. Association between increases in urinary neutrophil gelatinase-associated lipocalin and acute renal dysfunction after adult cardiac surgery. Anesthesiology. 2006;105:485-91.

Walser M. Assessing renal function from creatinine measurements in adults with chronic renal failure. Am J Kidney Dis. 1998;32:23-31.

White C, Akbari A, Hussain N, et al. Estimating glomerular filtration rate in kidney transplantation: a comparison between serum creatinine and cystatin C-based methods. J Am Soc Nephrol. 2005;16:3763-70.

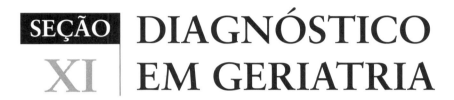

SEÇÃO XI — DIAGNÓSTICO EM GERIATRIA

Coordenador: João Toniolo Neto

Colaboradores: João Toniolo Neto
Renata Maceu Salhab
Renato Laks

CAPÍTULO 1

Geriatria Preventiva

João Toniolo Neto
Renato Laks
Renata Maceu Salhab

INTRODUÇÃO

O aumento da expectativa de vida da população decorrente da melhora das condições sociais e do desenvolvimento da medicina exige, paralelamente a esse processo, o igual aumento da qualidade desses anos vividos.

A geriatria preventiva tem como finalidade o diagnóstico precoce de doenças que causam impacto na qualidade de vida, por meio da busca ativa de casos. Nesse aspecto, a avaliação geriátrica ampla (AGA) assume seu papel de destaque, conforme já comentado no capítulo anterior. Tal estratégia preventiva é individual e estabelece um perfil de risco para cada paciente, compreendendo história clínica e exame físico detalhados, além de exames complementares, de acordo com o histórico pessoal, os antecedentes familiares e os hábitos de vida.

Por outro lado, a consulta preventiva periódica, popularmente denominada de *check up*, também pode ser uma oportunidade para fornecer orientações ao paciente sobre promoção à saúde como alimentação, atividade física e abandono de vícios.

O parâmetro mais essencial para definir condutas e solicitar testes de *screening* em geriatria preventiva é a expectativa de vida do indivíduo e, mais precisamente, sua funcionalidade. Analisam-se variáveis como demência, fragilidade, múltiplas comorbidades e condições clínicas compatíveis para intervenção terapêutica, ponderando-se o risco *versus* benefício.

Para se individualizar um teste de rastreamento, os seguintes itens devem ser considerados:

- estimar a expectativa de vida do indivíduo;
- estimar o risco de morte pelo agravo em questão;
- determinar o potencial benefício do rastreamento;
- ponderar os prejuízos diretos e indiretos do procedimento;
- respeitar as preferências do paciente.

Para fazer parte de um rastreamento, as doenças ou estado mórbido devem obedecer aos seguintes critérios:

- ter epidemiologia frequente na população;
- ter efeito significativo na qualidade de vida;
- ter um período assintomático em que o diagnóstico e o tratamento nas fases iniciais culminem com redução da morbimortalidade;
- existir disponibilidade de testes aceitáveis, inclusive economicamente.

Por sua vez, os testes diagnósticos de *screening* devem ter boa efetividade, ou seja, devem detectar a doença a ser investigada sem produzir resultados falso-negativos ou falso-positivos, que podem causar, respectivamente, atraso no diagnóstico e intervenções desnecessárias.

As abordagens preventivas podem ser classificadas em primárias, secundárias e terciárias. A prevenção primária visa evitar o aparecimento de agravos à saúde diante de um indivíduo assintomático, citando-se como exemplo os programas de imunização. A prevenção secundária corresponde ao diagnóstico precoce de determinada doença em fases iniciais, antes de se tornar sintomática ou mesmo em indivíduos com fatores de risco, como, por exemplo, a realização de mamografia e exame de colpocitologia oncótica. A prevenção terciária refere-se às medidas para otimizar o tratamento de doenças já instaladas, a fim de evitar complicações, como, por exemplo, a meta alvo de LDL-c para os pacientes diabéticos e coronariopatas.

Doenças cardiovasculares

Hipertensão arterial – medida da pressão arterial em idosos em todas as consultas em ambos os membros superiores e nas posições deitada e supina para a pesquisa de hipotensão ortostática.

Dislipidemia – dosagem de lipídeos plasmáticos para todos os pacientes idosos com razoável expectativa de vida e funcionalidade. A frequência depende dos fatores de risco e da monitorização do tratamento, mas deve ser no mínimo a cada três a cinco anos. Deve haver pelo menos dois resultados laboratoriais para iniciar o tratamento, cujo alvo mínimo e ideal de LDL-c é, respectivamente, 100mg/dL e 70mg/dL para os pacientes de alto risco com *diabetes mellitus* ou doença aterosclerótica clínica.

Obesidade – medida de peso e altura com cálculo do índice de massa corporal (peso/altura^2 em kg/m^2) e da circunferência abdominal em todas as consultas.

Diabetes mellitus – dosagem de glicemia de jejum no mínimo a cada três a cinco anos, dependendo dos fatores de risco e teste oral de tolerância à glicose com 75g de glicose para aqueles pacientes com glicemia de jejum alterada. Urina tipo I, fundo de olho e teste do monofilamento anual para pacientes diabéticos.

Doença coronariana – teste ergométrico para indivíduos com um ou mais fatores de risco cardiovascular.

Aneurisma de aorta abdominal – ausculta e palpação de aorta abdominal em todos os pacientes. Ultrassonografia de abdome para indivíduos do sexo masculino que são ou já foram tabagistas, uma vez entre os 65 e 75 anos ou antecedente familiar de aneurisma da aorta abdominal.

Estenose de carótidas – ausculta e palpação de carótidas em todos os pacientes. Ultrassonografia Doppler de carótidas em indivíduos com um ou mais fatores de risco cardiovascular ou antecedente familiar de acidente vascular encefálico ou ataque isquêmico temporário.

Proteína C-reativa (PCR) – dosagem sérica de PCR no mínimo uma vez em indivíduos com pelo menos um fator de risco cardiovascular.

Hiper-homocisteinemia – dosagem de homocisteína sérica em pacientes com história familiar de hiper-homocisteinemia.

Neoplasias

Câncer de mama – exame clínico e mamografia anual a partir dos 40 anos de idade ou antes, a partir da idade do diagnóstico de familiar para mulheres que tenham expectativa de vida mínima de cinco anos. Mulheres com antecedente pessoal de câncer de mama com três ou mais comorbidades associadas têm 20 vezes mais risco de morrer por outra causa que não seja câncer.

Câncer de colo de útero – colpocitologia oncótica (exame de Papanicolaou) anual em todas as mulheres que tenham colo de útero, a partir do início da vida sexual.

Screening pode ser descontinuado a partir dos 70 anos de idade se houver três testes negativos nos últimos 10 anos. Se a idosa nunca colheu Papanicolaou, ela deve fazê-lo até obter duas amostras normais no intervalo de um ano.

No entanto, idosas com história de múltiplos parceiros sexuais, antecedente de DST ou HIV, ou que estejam começando um novo relacionamento devem continuar com o rastreamento.

Câncer colorretal – a partir de 50 anos pesquisa de sangue oculto nas fezes (três amostras) anual mais retossigmoidoscopia flexível a cada cinco anos, ou enema baritado a cada cinco anos ou colonoscopia a cada 10 anos.

Indivíduos com antecedente familiar de câncer colorretal devem realizar colonoscopia a cada cinco anos a partir dos 40 anos ou antes, dependendo da idade do diagnóstico do familiar.

Pacientes com antecedente pessoal de câncer de endométrio devem realizar colonoscopia a cada cinco anos a partir dos 40 anos ou da idade do diagnóstico.

Pacientes com antecedente pessoal de doença inflamatória intestinal devem realizar colonoscopia 8 a 10 anos após o diagnóstico a cada um ou dois anos.

Câncer de próstata – PSA e toque retal a partir dos 40 anos de idade. Existem controvérsias quanto ao rastreamento do câncer de próstata em idosos, principalmente após os 75 anos, pela alta prevalência de neoplasia histológica com o avançar da idade em contrapartida com a indolência e baixo grau de agressividade do tumor na maioria dos casos. A cada 100 exames de PSA solicitados para idosos, 10 têm resultado alterado, porém, desses, apenas três têm o diagnóstico confirmado de câncer, cujo tratamento pode ocasionar complicações em 50% dos casos com grande comprometimento da qualidade de vida (como, por exemplo, incontinência urinária e impotência sexual) sem haver aumento da sobrevida.

Dessa forma, recomenda-se que o médico converse com seu paciente e decidam juntos a necessidade de *screening*, analisando seu real benefício. Como bom senso, recomenda-se descontinuar o rastreamento quando a expectativa de vida do paciente for inferior a 10 anos.

Câncer de pele – exame dermatológico de todo o corpo a cada três anos entre 20 e 40 anos e anual após.

Câncer de cavidade oral – inspeção da cavidade oral em todos os pacientes periodicamente, principalmente os tabagistas atuais ou pregressos.

Câncer de tireoide – palpação da tireoide em todos os pacientes periodicamente.

Não há evidências para se recomendar rastreamento com radiografia ou tomografia de tórax ou citologia isoladas ou associadas, mesmo em fumantes, para câncer de pulmão; CA-125, ultrassonografia pélvica transvaginal ou exame pélvico para câncer de ovário; ultrassonografia ou tomografia de abdome ou CA-19,9 para câncer de pâncreas.

Disfunções tireóideas

TSH ultrassensível anual em todas as mulheres a partir dos 50 anos de idade. Solicitar T_4 livre se TSH maior que 10uM/L ou indetectável.

Osteoporose

Densitometria óssea para todas as mulheres a partir dos 65 anos ou antes em caso de fatores de risco (raça branca, baixo peso, antecedente familiar, fratura prévia, menopausa precoce, uso crônico de corticoide, história de doença reumática, etilismo, tabagismo e sedentarismo) e homens a partir dos 70 anos de idade.

Alterações sensoriais

Otoscopia e audiometria tonal para indivíduos com idade superior a 65 anos com queixas auditivas. Teste com a tabela de Snellen periodicamente para idosos acima de 65 anos de idade.

Depressão

Rastreamento com duas questões preliminares:
- Nas duas últimas semanas, você tem se sentido deprimido, sem esperanças?
- Você perdeu o interesse ou prazer nas coisas?

Demência

Miniexame do Estado Mental (MEEM) e escalas de funcionalidade (atividades de vida diária e atividades instrumentais de vida diária) em todos os idosos anualmente.

Distúrbios do equilíbrio e risco de quedas

Testes *Get up and Go* e *Funtional Reach* periodicamente em todos os idosos.

Doenças sexualmente transmissíveis (DST)

Para idosos com fatores de risco como múltiplos parceiros sexuais, relacionamentos com profissionais do sexo, abuso de álcool e drogas ilícitas:
- reações sorológicas para sífilis;
- bacterioscopia e cultura para gonococo e clamídia;
- sorologias para HIV;
- sorologias para hepatites B e C.

Tuberculose (TB)

PPD para portadores de HIV ou outras condições imunodepressoras, contato íntimo com portadores de TB, profissionais da saúde, alcoólatras e usuários de droga.

Abuso de álcool

Questionário CAGE:

C *(cut)* – você já pensou em parar de beber?

A *(annoyed)* – as pessoas têm te aborrecido ou te criticado por beber?

G *(guilty)* – você já se sentiu culpado pelo tanto que está bebendo?

E *(eye-opener)* – você já teve que ingerir bebida alcoólica logo cedo para "acalmar os nervos ou a ressaca"?

CONCLUSÃO

A geriatria preventiva é um instrumento de redução da morbimortalidade.

CHECK-UP E PREVENÇÃO

O valor da prevenção como instrumento de redução da morbidade e da mortalidade nas populações é aceito por todos. A incorporação desse conceito na prática clínica resultou em benefícios inestimáveis ao longo dos últimos 40 anos. A prevenção pode se dar em vários níveis e é classificada em primária, secundária e terciária.

A prevenção primária constitui os cuidados tomados diante de um indivíduo assintomático, visando evitar o aparecimento de uma determinada condição (por exemplo, a vacinação de crianças e idosos). A prevenção secundária consiste na identificação e tratamento de pessoas assintomáticas já portadoras de fatores de risco para determinada condição ou que já apresentem doença em fase pré-clínica (por exemplo, a realização da colpocitologia oncótica para a prevenção do câncer de colo do útero ou a detecção da hipertensão arterial). O acompanhamento e tratamento de indivíduos já portadores de doença clínica para evitar complicações (por exemplo, a redução de colesterol em indivíduos sabidamente coronariopatas) constituem a prevenção terciária.

O *check-up*, referido na literatura como exame periódico de saúde (*Periodic Health Examination*), inscreve-se dentro das medidas de prevenção secundária. Ele consiste em um conjunto de testes diagnósticos aplicados de maneira racional para se fazer o rastreamento de doenças ou condições mórbidas em indivíduos assintomáticos.

Histórico

Ao longo da história, os objetivos e o conteúdo das avaliações periódicas de saúde se modificaram. Essa evolução se deu como consequência do progresso dos conhecimentos médicos, mas também como adaptação aos objetivos dos grupos interessados neste procedimento.

A paternidade das avaliações periódicas de saúde é atribuída ao médico inglês Horace Dobell que, em 1861,

Quadro XI-1 – Doenças a investigar e teste.

Doença/condição	Quem investigar	Teste
Doença coronariana	Indivíduos com um ou mais fatores de risco cardiovascular	Teste ergométrico
Dislipidemia	Todos	Colesterol total e HDL-c
Hipertensão arterial	Todos	Medida da PA
Estenose de carótidas	Todos	Ausculta e palpação das carótidas. US em indivíduos com um ou mais fatores de risco CV ou antecedente pessoal de AVC ou TIA
Aneurisma de aorta abdominal	Todos	Ausculta e palpação da aorta abdominal. US em indivíduos com um ou mais fatores de risco CV de antecedente familiar de AAA
Câncer de mama	Todas as mulheres	Exame clínico e mamografia
Câncer colorretal	Todos	Retossigmoidoscopia (a cada 3 anos) + pesquisa de sangue oculto nas fezes em 3 amostras (anual) ou colonoscopia a cada 10 anos
Câncer de colo do útero	Todas as mulheres	Colpocitologia oncótica
Câncer de pele	Todos	Inspeção da pele
Câncer da cavidade oral	Todos	Inspeção da cavidade oral
Câncer da tireoide	Todos	Palpação
Câncer de próstata	Todos os homens	Toque retal + PSA anuais
Diabetes	Todos	Glicemia de jejum
Obesidade	Todos	Índice de massa corporal + circunferência abdominal
Distireoidias	Todas as mulheres	TSH
Hepatites B e C	Grupos de risco	Sorologia
Tuberculose	Contato com doente	PPD
Clamídia, gonorréia, sífilis, HIV	Grupo de risco	Testes específicos
Deficiência visual e glaucoma	Todos	Avaliação oftalmológica
Deficiência auditiva	Todos	Audiometria
Osteoporose	Todas as mulheres e homens de grupos de risco	Densitometria óssea
Depressão	Todos	*Self Reporting Questionnaire* (SRQ-20)
Deficiência funcional e demência	Todos	Escala de atividades de vida diária e *Mini Mental State*
Hiper-homocisteinemia	História familiar	Homocisteína sérica
Alcoolismo	Todos	Questionário CAGE
Distúrbio de equilíbrio e risco de quedas	Todos	Teste *Get Up and Go* e *Functional Reach*

PA = pressão arterial; US = ultrassonografia; CV = cardiovascular; AVC = acidente vascular cerebral; TIA = ataque isquêmico transitório; AAA = aorta abdominal.

propôs a base conceitual para justificar o exame periódico em indivíduos saudáveis. Segundo ele, as doenças são precedidas de um período assintomático, um "estado prévio de má saúde", sobre o qual os esforços terapêuticos seriam mais eficazes.

Dobell propôs o exame periódico de saúde como uma maneira de se detectar esse momento anterior à doença clínica. Tal procedimento compreendia uma história clínica extensa, um exame físico meticuloso e o uso de testes laboratoriais. A extensão desse exame atendia à convicção – hegemônica nessa época – de que qualquer desvio da normalidade teria relevância patogênica e que sua detecção teria impacto na terapêutica.

Outras versões iniciais do exame periódico de saúde, apesar de extensas, contemplavam especialmente uma doença. Exemplos disso são os exames realizados no início do século visando o diagnóstico da tuberculose e do câncer.

Devemos em grande parte às companhias de seguro o desenvolvimento do conceito de *check-up*. Não por razões humanitárias e científicas, mas por motivos econômicos essas companhias estimularam, desde meados do século XIX, a prática dos exames periódicos de saúde. A razão desse interesse é de fácil compreensão: um cliente que pleiteava um seguro de vida deveria ter sua saúde examinada para que fosse calculado o risco da seguradora. Por outro lado, a manutenção da saúde do segurado também era de fundamental importância: quanto mais tempo o cliente permanece vivo, maior a lucratividade da empresa. Diante desse grande mercado, já em 1910 empresas médicas se organizavam para fazer os *check-ups* dos clientes dessas seguradoras.

Em meados da década de 1920 surgiram os primeiros resultados do impacto econômico das avaliações periódicas de saúde. Segundo A. S. Knight, diretor médico da *Metropolitan Life Insurance Company*, a mortalidade dos detentores de apólices de seguro examinados entre 1914 e 1915 foi reduzida de 28% em relação ao esperado. Ademais, esse procedimento gerava um retorno financeiro de 120.000 dólares em cinco anos. A prática dos exames periódicos de saúde também contagiou a indústria que, a partir do início do século, começou a promover a avaliação de seus empregados e de seus executivos, visando à maior produtividade. Para esses últimos foram criadas, nas décadas de 1940 e 1950 nos EUA, as primeiras clínicas de *check-up*, cuja vocação era proceder um vasto e dispendioso procedimento diagnóstico.

A Associação Médica Americana (AMA) desde o início se posicionou a respeito dessa matéria. Em 1922, a AMA avaliza e estimula oficialmente a prática dos exames periódicos de saúde, publicando um manual dirigido aos médicos (*Periodic Health Examination: A Manual for Physicians*). Essa posição contemplava a importância do diagnóstico precoce, da detecção de fatores ambientais e hábitos de vida desfavoráveis e a promoção da saúde.

Além disso, essa prática estimulava a inserção do médico na comunidade e intensificava a relação médico-paciente. A conduta preconizada nessa ocasião pela AMA era a realização de um exame clínico minucioso e de poucos exames complementares (hemograma e exame de urina).

Paradigma atual

No início da década de 1960 a prática do *check-up* estava totalmente difundida nos EUA. Uma grande pesquisa realizada em 1960 (*National Health Survey*) mostrou que uma porcentagem significativa das visitas aos médicos era motivada pela vontade de se fazer um *check-up*.

Diante disso, dois grandes estudos, um no Canadá e outro nos EUA, foram realizados com a finalidade de a partir de uma vasta revisão da literatura:

1. Distinguir as doenças ou condições passíveis de investigação.
2. Determinar se a detecção precoce altera sua evolução.
3. Determinar a acurácia (sensibilidade, especificidade e valores preditivos) dos testes de *screening* disponíveis.

Desses estudos resultaram dois documentos essenciais para a compreensão do conceito contemporâneo de exame periódico de saúde: o *Canadian Task Force On The Periodic Health Examination* (1979 e 1986) e o *United States Preventive Services Task Force* (1989 e 1996). Desenhou-se a partir daí o que se entende hoje por *check-up*.

Para ser passível de *screening*, uma doença ou condição mórbida precisa obedecer alguns critérios, a saber:

a) Ter uma prevalência e uma incidência dignas de nota.
b) Ter um efeito significativo na qualidade ou na quantidade de vida.
c) Ter uma período assintomático durante o qual a detecção e o tratamento reduzam significativamente a morbidade e/ou a mortalidade.
d) Disponibilidade de testes aceitáveis (inclusive quanto ao custo) para a detecção da condição em seu período assintomático.

Os dados necessários para a realização do *screening* de determinada doença ou condição são oriundos da história clínica, do exame físico e dos exames complementares.

Os testes diagnósticos aplicados em um *check-up* devem ter uma boa efetividade, ou seja, devem ser capazes de detectar a doença ou a condição mórbida sem produzir muitos resultados falso-positivos ou falso-negativos.

Um resultado falso-negativo produz falsa sensação de segurança e demora no diagnóstico de doenças, perdendo-se a oportunidade de realizar um diagnóstico precoce. O resultado falso-positivo pode levar a um aprofundamento indesejável e desnecessário do procedimento diagnóstico, obrigando o paciente a se submeter a testes mais invasivos e dispendiosos.

Segundo o paradigma atual, está descartada a ideia de um conjunto único de testes diagnósticos para todos os clientes em favor de testes indicados individualmente de acordo com os fatores de risco do paciente.

As condutas diagnósticas são tomadas a partir de dados fornecidos por estudos clínicos bem conduzidos e referendados por sociedades médicas.

BIBLIOGRAFIA

American Medical Association. Medical evaluations of healthy persons. Council of Scientific Affairs. JAMA. 1983;249:1626-33.

Canadian Task Force on the Periodic Health Examination. Canadian Guide to Clinical Preventive Health Care. Otawa: Canada Communication Group, 1994.http://www.ctfphc.org/

Goldberg TH, Chavin SI. Preventive medicine and screning in older adults. J Am Geriatr Soc. 1997;45:344-54.

Han PKJ. Historical changes in the objectives of the periodic health examination. Ann Intern Med. 1997;127:910-7.

MacLean CD. Principles of cancer screening. Med Clin North Am. 1996;80:1-14.

U.S. Preventive Services Task Force. Guide to Clinical Preventive Services. 2nd ed. Baltimore: Williams and Wilkins; 1996.

CAPÍTULO 2
Avaliação Geriátrica Ampla

João Toniolo Neto
Renato Laks
Renata Maceu Salhab

INTRODUÇÃO

O envelhecimento populacional é um fenômeno mundial que pode ser explicado principalmente pela redução das taxas de fecundidade, mas também pelo aumento da expectativa de vida. Segundo projeções, em 2050 em cada grupo de cinco habitantes no mundo haverá um idoso e o número de centenários aumentará 15 vezes. De modo geral, observa-se um crescimento mais acentuado da população idosa nos países em desenvolvimento, embora esse contingente seja proporcionalmente inferior ao encontrado nos países desenvolvidos. O Brasil assume uma posição intermediária, com uma população de idosos correspondendo a 8,6% da população total. Estima-se que dentro dos próximos 20 anos a população idosa brasileira poderá exceder 30 milhões de pessoas e o País será o sexto no mundo em número de idosos.

Define-se como idoso as pessoas com idade superior a 60 anos em países em desenvolvimento ou 65 anos em países desenvolvidos, segundo os critérios da OMS. Do ponto de vista demográfico, então, envelhecer significa aumentar o número de anos vividos, porém fenômenos biopsicossociais levam a um processo de envelhecimento individualizado e como consequência uma população de idosos heterogênea.

A prevalência aumentada de doenças crônico-degenerativas nessa faixa etária requer abordagem especial e acompanhamento cuidadoso por parte do profissional de saúde a fim de identificar problemas adjacentes à queixa principal e controlar as comorbidades. Em um estudo populacional em São Paulo com idosos da comunidade, 80% apresentavam pelo menos uma doença crônica, e 10%, cinco ou mais.

Nesse contexto, a avaliação geriátrica ampla analisa os fatores relacionados à saúde do idoso, visando à redução do risco de incapacidade e melhora da qualidade de vida, tendo como principal parâmetro a funcionalidade, o que permite o desenvolvimento de metas de intervenção e tratamento.

A abordagem do paciente geriátrico deve incluir os "gigantes da geriatria" – atualmente 10 "Is":

1. Imobilidade.
2. Instabilidade (quedas).
3. Incontinência.
4. Intelecto comprometido (demência).
5. Iatrogenia.
6. Isolamento (depressão).
7. Incoerência (*delirium*).
8. Insulina – resistência.
9. Inanição (desnutrição).
10. *Impoverishment* (empobrecimento).

Este capítulo tem como objetivo introduzir conceitos básicos a respeito da avaliação inicial do paciente idoso, que, de acordo com os diagnósticos efetuados, guiará a solicitação de exames laboratoriais complementares, tema detalhado nos capítulos seguintes: "Geriatria Preventiva", "Diagnóstico Diferencial de *Delirium*" e "Diagnóstico Diferencial das Demências".

CONCEITO

A avaliação geriátrica ampla (AGA) é um processo diagnóstico multidimensional, interdisciplinar, que possibilita a determinação de deficiências, incapacidades e desvantagens apresentadas pelo idoso, objetivando o planejamento do cuidado (preventivo, terapêutico e reabilitador) e o acompanhamento a longo prazo. Ela difere do exame clínico padrão por enfatizar a avaliação da capacidade funcional e da qualidade de vida, identificando os pacientes frágeis e com múltiplas comorbidades e por basear-se em escalas e testes quantitativos.

Os benefícios da AGA são confirmados por diversos estudos que mostram melhora do estado funcional e mental, diminuição dos índices de mortalidade, internação hospitalar e institucionalização, bem como maior satisfação do paciente com o atendimento. A sistematização da avaliação do paciente idoso através da AGA também proporciona melhor precisão diagnóstica – detecta inicialmente pelo menos um diagnóstico adicional que não fora antes reconhecido em 76,6% dos casos e um problema adicional a cada ano de acompanhamento em um terço dos casos.

ANAMNESE

Frequentemete os idosos apresentam manifestações clínicas atípicas quando acometidos por alguma doença, por meio de queixas vagas e mal caracterizadas, sendo necessária muita atenção na avaliação de sintomas inespecíficos. Por outro lado, sintomas importantes são muitas vezes atribuídos à idade pelos familiares e pelos próprios idosos. Na maioria das vezes os sinais e sintomas relatados pelo idoso não podem ser explicados por uma única doença, haja vista a grande prevalência de comorbidades associadas em que doenças agudas se inter-relacionam com doenças crônicas, podendo, inclusive, descompensá-las.

É importante a presença de um familiar ou cuidador para facilitar a comunicação e complementar as informações, no entanto, este não deve impedir o idoso de responder se ele puder fazê-lo.

Recomenda-se que o profissional fale devagar, com tom de voz adequado, gesticulando e olhando para o paciente, a fim de facilitar a leitura labial; deve-se tomar o devido cuidado, porém, para não gritar com aqueles pacientes que não possuem défice auditivo.

Apesar de o paciente ter liberdade em expressar suas queixas, a anamnese deve ser conduzida para evitar confusões de ordem cronológica.

Itens fundamentais na anamnese incluem:

- história das doenças atual e pregressa;
- interrogatório sobre diversos aparelhos – deve ser completo;
- história medicamentosa e medicações atuais – trazer receita médica e caixas de remédios;
- história de alergias;
- internações, cirurgias e fraturas prévias;
- antecedentes familiares;
- quedas;
- uso de próteses (inclusive dentária) e dispositivos para marcha;
- vícios – etilismo e tabagismo;
- alimentação;
- atividade física;
- atividade sexual;
- vacinação.

Diversos estudos demonstraram a utilidade de escalas de autoavaliação de saúde em que o idoso que denomina seu estado de saúde como ruim tem realmente pior prognóstico.

EXAME FÍSICO

Uma das peculiaridades do exame físico do idoso é que as alterações físicas decorrentes do envelhecimento normal devem ser distinguidas daquelas motivadas por doenças. Ressaltam-se algumas observações importantes:

- Alterações na pele e mucosas para diagnóstico de desidratação e anemia, recomenda-se inspeção preferencial da mucosa jugal.
- Palpação de tireoide e linfonodos, palpação e ausculta de carótidas.
- Aferição da pressão arterial nos dois braços em virtude de possíveis alterações vasculares e diferentes posições para diagnóstico de hipotensão ortostática, muito frequente pelo uso de medicamentos. Exigem atenção especial à ocorrência de pseudo-hipertensão (medidas falsamente aumentadas devido à rigidez arterial), hiato auscultatório (subestimação da pressão sistólica ou superestimação da pressão diastólica) e efeito do avental branco.
- Achados pulmonares têm o mesmo significado que em adultos.
- Sopro sistólico em foco aórtico e mitral ocorre em mais da metade dos idosos, não correspondendo necessariamente à valvopatia com repercussão clínica, assim como estalido de abertura aórtico. A quarta bulha também pode não ser patológica.
- Palpação de pulsos periféricos – a presença de doença arterial periférica é marcador de aterosclerose, com maior risco de doença coronariana e cerebrovascular.
- Toque retal – permite avaliação de próstata, tumores e fecaloma.

AVALIAÇÃO FUNCIONAL

A condição funcional é um dos parâmetros mais importantes da AGA, uma vez que a evidência de declínio funcional faz pressupor a existência de doença relacionada. A capacidade do idoso para executar atividades que lhe permitem cuidar de si próprio e viver independentemente em seu meio é medida por meio de instrumentos que avaliam a capacidade para executar as atividades de vida diária (AVDs) e as atividades instrumentais de vida diária (AIVDs), respectivamente. Aproximadamente 25% dos pacientes acima de 65 anos e 50% dos acima de 85 anos necessitam de ajuda de outra pessoa para realizar AVDs (Quadros XI-2 e XI-3).

O índice de Katz é baseado na premissa de que o declínio funcional e a perda da capacidade para executar

Quadro XI-2 – Atividades de vida diária (AVDs) – índice de Katz.

Atividades		Sim	Não
1. Banho	Não recebe ajuda ou apenas para uma parte do corpo		
2. Vestir-se	Veste-se sem ajuda, exceto para amarrar sapatos		
3. Higiene pessoal	Usa o banheiro e veste-se sem nenhuma ajuda		
4. Transferência	Deita na cama, senta na cadeira, levanta sem ajuda		
5. Continência	Controla completamente urina e fezes		
6. Alimentação	Come sem ajuda (exceto cortar carne ou passar manteiga no pão)		

Quadro IX-3 – Atividades instrumentais de vida diária (AIVDs) – índice de Lawton.

Atividades	Sem ajuda 3	Ajuda parcial 2	Não consegue 1
1. Usar o telefone			
2. Deslocar-se para lugares distantes			
3. Fazer compras			
4. Preparar refeições			
5. Arrumar a casa			
6. Fazer trabalhos manuais e domésticos			
7. Lavar e passar roupa			
8. Tomar os remédios no horário			
9. Cuidar das finanças			

as atividades de vida diária nos pacientes idosos seguem um mesmo padrão de evolução, ou seja, perde-se primeiramente a capacidade para banhar-se, a seguir para vestir-se, transferir-se e alimentar-se. A recuperação dá-se na ordem inversa. Em caso de o paciente necessitar de supervisão e/ou ajuda de outra pessoa, ele não é independente. No entanto, se algum dispositivo, como bengala ou andador, for utilizado, porém sem a necessidade de ajuda ou supervisão, o paciente é independente.

Ao aplicar o índice de Lawton, é interessante lembrar que muitas vezes o paciente é capaz de executar as atividades, mas não as faz por opção, proteção excessiva dos familiares ou até mesmo devido aos papéis sociais assumidos ao longo da vida, como, por exemplo, indivíduos do sexo masculino em relação às tarefas domésticas.

AVALIAÇÃO COGNITIVA

As síndromes demenciais implicam comprometimento das atividades sociais e ocupacionais e constituem uma das principais causas de limitação funcional e dependência em idosos. Faz-se necessário o rastreamento dos casos, principalmente nas fases iniciais, uma vez que há a possibilidade de prevenção, controlando os fatores de risco ou o tratamento, nos casos de demência já instalada, a fim de retardar sua progressão.

O teste mais utilizado é o Miniexame do Estado Mental (MEEM) porque avalia as principais funções cognitivas e é de fácil e rápida aplicação. O teste do relógio, em que é solicitado ao paciente desenhar um relógio, e o da fluência verbal, em que o paciente deve falar o maior número de animais possível que lembrar em um minuto cronometrado, acrescentam informações na avaliação cognitiva. Entretanto, vale lembrar que os resultados dos instrumentos de avaliação mental são influenciados pelo grau de escolaridade do paciente (Quadro XI-4).

AVALIAÇÃO AFETIVA

Os transtornos depressivos são bastante prevalentes na população idosa e frequentemente subtratados em virtude de que muitos sintomas são confundidos com características próprias dessa fase da vida, além das queixas somáticas. A depressão é preditor de declínio cognitivo e está associada a alterações da imunidade, doenças cardiovasculares, comprometimento da funcionalidade e qualidade de vida e aumento da mortalidade.

A escala de depressão geriátrica é o instrumento de avaliação mais utilizado e suspeita-se de depressão com pontuação maior que cinco, porém o diagnóstico deve ser individualizado e não depender de números (Quadro XI-5).

Quadro XI-4 – Miniexame do estado mental (MEEM).

1. **Orientação temporal (0-5):** ANO – HORA APROXIMADA – MÊS – DIA – DIA DA SEMANA
2. **Orientação espacial (0-5):** ESTADO – RUA – CIDADE – LOCAL – ANDAR
3. **Memória imediata (0-3):** nomear CANECA – TIJOLO – TAPETE
4. **Atenção e cálculo (0-5):** subtrair 7 – 100-93-86-79-65...
5. **Memória de evocação (0-3):** três palavras anteriores CANECA – TIJOLO – TAPETE
6. **Nomeação (0-2):** nomear um RELÓGIO e uma CANETA
7. **Repetição (0-1):** repetir: NEM AQUI, NEM ALI, NEM LÁ
8. **Comando verbal (0-3):** siga o comando – pegue o papel com a mão direita, dobre-o ao meio, coloque-o em cima da mesa
9. **Comando escrito (0-1):** ler e obedecer – FECHE OS OLHOS
10. **Frase (0-1):** escreva uma frase completa
11. **Desenho:** copiar o desenho. 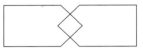
TOTAL

Quadro XI-5 – Escala de depressão geriátrica.

1. Está satisfeito com a vida?	S	N
2. Interrompeu suas atividades e perdeu o interesse?	S	N
3. Sente que sua vida está vazia?	S	N
4. Fica aborrecido com frequência?	S	N
5. Sente-se de bom humor a maior parte do tempo?	S	N
6. Tem medo que algo ruim lhe aconteça?	S	N
7. Sente-se alegre a maior parte do tempo?	S	N
8. Sente-se desamparado com frequência?	S	N
9. Prefere ficar em casa a sair e fazer coisas novas?	S	N
10. Acha que sua memória é pior do que a das outras pessoas?	S	N
11. Acha que é maravilhoso estar vivo?	S	N
12. Vale a pena viver como agora?	S	N
13. Sente-se cheio de energia?	S	N
14. Acha que os seus problemas têm solução?	S	N
15. Acha que a maioria das pessoas está em uma situação melhor que a sua?	S	N

AVALIAÇÃO DO EQUILÍBRIO E MOBILIDADE

A maior tendência do idoso à instabilidade postural e alterações da marcha leva ao aumento do risco de quedas, que são a principal causa de morte por trauma nessa faixa etária. Um em cada cinco idosos apresenta dificuldade na capacidade de locomoção e 30% dos residentes na comunidade caem a cada ano.

O teste *get up and go* é realizado cronometrando o tempo em que o paciente se levanta de uma cadeira sem braços, caminha 3m, faz a volta e retorna a sentar-se. Permite a avaliação de itens como força, transferência, marcha, balanço, estabilidade, equilíbrio e uso de dispositivos. Tempos a partir de 15s correlacionam-se a maior risco de quedas.

A escala de avaliação do equilíbrio e da marcha de Tinetti é um instrumento capaz de avaliar componentes da marcha e mobilidade de forma mais específica por meio de uma série de testes e manobras.

AVALIAÇÃO SENSORIAL

As deficiências sensoriais acometem aproximadamente 50% dos idosos e são fatores de risco para isolamento social, quadros confusionais e quedas, causando impacto negativo na capacidade funcional e na qualidade de vida.

A escala optométrica de Snellen e a escala de Jaeger são utilizadas para o pré-diagnóstico da condição visual para longe e para perto, respectivamente.

O teste do sussurro é simples de ser realizado e consiste em sussurrar de 10 a 12 palavras em tom baixo de voz e questionar o paciente sobre a percepção do som. É importante proceder à meatoscopia para verificar a presença de rolha de cerume, causa de perda condutiva.

AVALIAÇÃO NUTRICIONAL

Desnutrição e perda de peso podem ser indicadores de doença clínica e declínio funcional. Idosos do sexo masculino, que vivem sozinhos e com condições sociais desfavoráveis, são mais suscetíveis a deficiências nutricionais. Emagrecimento maior que 5% do peso habitual requer investigação adicional. Emagrecimento de 5% do peso habitual em um mês ou 10% em seis meses está relacionado à morbimortalidade aumentada.

A miniavaliação nutricional é o instrumento validado para avaliação nutricional no idoso.

AVALIAÇÃO SOCIAL

O suporte social e familiar do idoso é fundamental para a manutenção do convívio saudável na comunidade e evitar a institucionalização. É recomendável que o profissional da saúde dê oportunidade para conversar a sós com o paciente idoso e questionar sobre negligência e violência, bem como tenha sensibilidade de observar mudanças de comportamento na presença do cuidador, lesões mal explicadas compatíveis com maus-tratos, roupas sujas e falta de asseio. É igualmente importante questionar a respeito dos recursos financeiros, o que influi diretamente na proposta terapêutica.

O bem-estar do paciente está intrinsecamente relacionado ao do cuidador e neste aspecto não se pode esquecer de avaliar o estresse do cuidador, que não raramente também é idoso e necessita de acompanhamento especializado.

AVALIAÇÃO AMBIENTAL

Adaptações no ambiente residencial do idoso adequadas às suas limitações têm a função de preservar ou mesmo reabilitar sua independência funcional e manter sua autonomia, além de, logicamente, prevenir quedas.

CONCLUSÃO

O processo de envelhecimento envolve múltiplas facetas e no contexto da saúde do idoso a AGA aborda sua promoção, definindo-se como um método diagnóstico multidimensional e interdisciplinar dos problemas médicos, psicossociais e funcionais do paciente, e estabelecendo-se como alicerce da consulta geriátrica.

BIBLIOGRAFIA

Costa EF de A, Monego ET. Avaliação geriátrica ampla. Revista da UFG. 2003:5(2).

Freitas EV, Miranda RD. Parâmetros clínicos do envelhecimento e avaliação geriátrica ampla. In: Freitas EV, Py L, Cançado FAX, et al. (eds.) Tratado de geriatria e gerontologia. Rio de Janeiro: Guanabara Koogan; 2006. p 900-09.

Johnston B. Geriatric assessment. In: Landefeld CS, Palmer RM, Johnson MA, et al. Current geriatric – diagnosis & treatment. McGraw-Hill; 2005. p 16-21.

Reuben D.B, Herr KA, Pacala JT, et al. Geriatrics at your fingertips. American Geriatrics Society, 2009.

Stuck AE, et al. A controlled trial of geriatric evaluation. N Engl J Med. 2002;347:371.

CAPÍTULO 3
Diagnóstico Diferencial de *Delirium*

João Toniolo Neto
Renato Laks
Renata Maceu Salhab

INTRODUÇÃO

Delirium é definido como uma síndrome cerebral orgânica com início agudo de défice de atenção, alteração da cognição e do nível de consciência. Consiste em uma síndrome grave e potencialmente prevenível.

EPIDEMIOLOGIA

A ocorrência de *delirium* é variável conforme a população, local e métodos diagnósticos utilizados, sendo mais frequente em idosos hospitalizados. Estima-se prevalência nos idosos da comunidade de apenas 1%, aumentando para 14% nos maiores de 85 anos. Em hospitais gerais, a prevalência de *delirium* à admissão é de 14 a 24%, e 6 a 56% desenvolvem *delirium* durante a internação hospitalar. Esses números são mais altos em idosos no pós-operatório (15 a 53%), nas unidades de terapia intensiva (70 a 87%), em instituições de longa permanência (até 60%) e na fase final de vida (até 83%).

O *delirium* está relacionado com aumento do tempo de internação, da necessidade de institucionalização e de serviços de reabilitação, levando ao aumento expressivo dos gastos com saúde. A mortalidade também aumenta, sendo a taxa de mortalidade intra-hospitalar de pacientes com *delirium* entre 22 e 76%, e a taxa de mortalidade após um ano entre 35 e 40%. O estado confusional agudo pode ser o único sintoma de doenças graves.

ETIOLOGIA

O desenvolvimento do *delirium* envolve a complexa relação entre a vulnerabilidade individual e a exposição a fatores precipitantes (Quadros XI-6 e XI-7), dessa forma, quanto mais fatores predisponentes tiver o paciente, menos fatores precipitantes são necessários para o desenvolvimento da síndrome.

A causa tipicamente é multifatorial, sendo prudente, portanto, sempre investigar todas as principais etiologias (Fig. XI-I).

PATOGÊNESE

A fisiopatologia da síndrome permanece pouco compreendida. Envolve neurotransmissão, inflamação e estresse crônico. Existem evidências de que a diminuição dos níveis de acetilcolina exerce função importante na patogênese, assim como o excesso de dopamina, este, provavelmente, por influenciar a regulação da acetilcolina. Outros neurotransmissores e citocinas também podem ser importantes, porém as evidências são menores.

Quadro XI-6 – Fatores predisponentes.

Idade maior que 65 anos	Polifarmácia
Gênero masculino	Uso de drogas psicoativas
Demência	Etilismo
Antecedente pessoal de *delirium*	Comorbidade grave
Depressão	Múltiplas comorbidades
Dependência funcional	Insuficiência renal crônica
Imobilidade	Hepatopatia
Sedentarismo	Acidente vascular cerebral prévio
História de quedas	Neuropatia
Défice visual	Distúrbios metabólicos
Défice auditivo	Fratura ou trauma
Desidratação	Doença terminal
Desnutrição	HIV

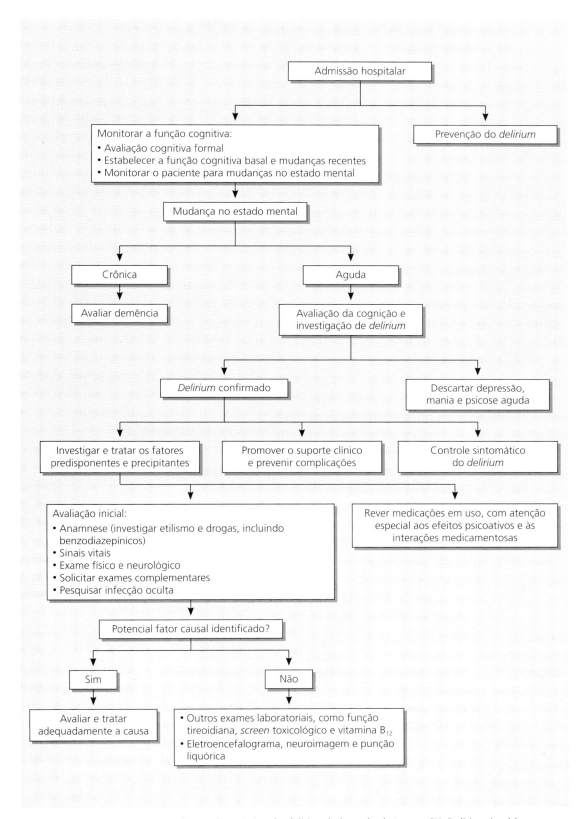

Figura XI-1 – Algoritmo para avaliação diagnóstica do *delirium* (adaptado de Inouye SK. Delirium in older persons. N Engl J Med. 2006;354:1157-65).

Quadro XI-7 – Fatores precipitantes.

Medicamentos (psicofármacos, narcóticos e drogas anticolinérgicas)	Desnutrição
Intoxicação, álcool e abstinência a drogas	Admissão na unidade de terapia intensiva
Doenças neurológicas (AVC, meningite, encefalite)	Restrição física
Infecções (principalmente ITU e BCP)	Uso de sonda vesical
Iatrogenias	Múltiplos procedimentos
Doenças graves agudas	Dor
Hipóxia	Estresse emocional
Choque	Privação do sono
Febre ou hipotermia	Cirurgias
Anemia	Distúrbios metabólicos
Desidratação	Distúrbios hidroeletrolíticos
	Hipoalbuminemia

AVC = acidente vascular cerebral; ITU = infecção do trato urinário; BCP = broncopneumonia.

QUADRO CLÍNICO

As manifestações clínicas têm início agudo, curso flutuante, com sintomas, principalmente durante o período noturno, caracterizados por distúrbios da atenção, da consciência, da cognição, do ciclo sono-vigília, da percepção (ilusão ou alucinação ocorrem em 30% dos casos) e do comportamento psicomotor, que pode apresentar-se em dois estados: hiperativo e hipoativo. O estado hipoativo consiste na alteração psicomotora mais comum em idosos, o que, associado à flutuação dos sintomas, à sobreposição com demência e à falta de uma avaliação formal da cognição leva a frequente subdiagnóstico da síndrome. Deve-se, portanto, avaliar o paciente diariamente.

DIAGNÓSTICO CLÍNICO

Inicialmente é estabelecido o diagnóstico sindrômico, o qual é eminentemente clínico baseado na anamnese, exame físico e aplicação dos critérios diagnósticos, podendo ser utilizado para isso instrumentos de avaliação. O critério diagnóstico mais utilizado é o do *Diagnostic and Statistical Manual* (DSM-IV). O *Confusion Assessment Method* (CAM) é um instrumento de avaliação prático e validado no Brasil, com sensibilidade de 94% e especificidade de 96% (Quadros XI-8 e XI-9).

Após o diagnóstico sindrômico, deve-se investigar o diagnóstico etiológico, sendo fundamentais nesta etapa os exames complementares, além da revisão dos medicamentos em uso.

DIAGNÓSTICO LABORATORIAL

A principal etapa no manejo do *delirium* é a identificação e o tratamento da causa subjacente, para isso serão des-

Quadro IX-8 – Critérios diagnósticos para *delirium* do DSM-IV.

Alteração da consciência
Redução da clareza da consciência em relação ao ambiente, com redução da capacidade de direcionar, focar, manter ou deslocar a atenção
Alteração cognitiva
Défice de memória, desorientação, distúrbio de linguagem, ou desenvolvimento de uma alteração da percepção que não é mais bem explicada por demência preexistente, estabelecida ou em evolução
Início agudo e curso flutuante
Desenvolvimento em curto período de tempo (em geral de horas a dias), com tendência a flutuações no decorrer do dia
Etiologia orgânica
Evidências, a partir da história, exame físico ou achados laboratoriais, de que o distúrbio é causado por consequências fisiológicas diretas de uma condição médica

Quadro XI-9 – *Confusion Assessment Method* – CAM.

1. Início agudo
Há evidência de uma mudança aguda do estado mental de base do paciente?
2. Distúrbio da atenção
A) O paciente teve dificuldade em focalizar sua atenção, por exemplo, distraiu-se facilmente ou teve dificuldade em acompanhar o que estava sendo dito?
B) Se presente ou anormal, este comportamento variou durante a entrevista, isto é, tendeu a surgir e desaparecer ou aumentar e diminuir de gravidade?
C) Se presente ou anormal, descreva o comportamento
3. Pensamento desorganizado
O pensamento do paciente era desorganizado ou incoerente, com a conversação dispersiva ou irrelevante, fluxo de ideias pouco claro ou ilógico, ou mudança imprevisível do assunto?
4. Alteração do nível de consciência
Em geral, como você classificaria o nível de consciência do paciente?
Alerta/vigilante/letárgico/estupor/coma/incerto

Quadro XI-10 – Principais exames laboratoriais para investigação etiológica do *delirium*.

Glicemia	Cálcio	Hemograma	Urina tipo I e urocultura
Sódio	Ureia	Albumina	Gasometria arterial
Potássio	Creatinina	Enzimas hepáticas	

critos a seguir os principais exames complementares a serem solicitados na prática clínica, quando não houver sinais localizatórios ou quadro específico de determinada doença (Quadro XI-10):

Glicemia capilar

Consiste em um exame de fácil aplicabilidade e baixo custo. Pode diagnosticar um estado de hipoglicemia ou hiperglicemia, ambos podendo levar ao *delirium*.

Hemograma completo

Permite o diagnóstico de anemia e pode sugerir quadro infeccioso caso mostre leucocitose e/ou desvio à esquerda.

Sódio

A água corporal total diminui progressivamente com o envelhecimento. Apesar disso, o organismo mantém a osmolalidade sérica e seu principal determinante, o sódio plasmático, em um intervalo estreito, entre 285 e 295mOsm/kg e 135 e 145mEq/kg, respectivamente.

Hiponatremia clinicamente significativa é definida como sódio sérico abaixo de 130mEq/L, trata-se de um dos distúrbios hidroeletrolíticos mais comuns em idosos, ocorrendo em aproximadamente 25% dos idosos hospitalizados, aumentando em duas vezes a mortalidade e sendo importante causa de *delirium*.

Hipernatremia clinicamente significativa é definida como sódio sérico acima de 150mEq/L, apresentando prevalência de aproximadamente 1% nos pacientes com mais de 60 anos de idade hospitalizados ou moradores de instituição de longa permanência, associando-se a uma mortalidade de aproximadamente 40% dos casos e sendo também uma importante causa de *delirium*.

Potássio

Idosos saudáveis apresentam potássio sérico normal, embora o potássio corporal esteja diminuído devido à perda de massa muscular e ao menor volume eritrocitário.

Hipopotassemia geralmente indica perda de potássio, cuja causa mais comum é o uso de drogas, principalmente diuréticos e laxativos, outras etiologias incluem diarreia, vômitos e desnutrição.

Hiperpotassemia ocorre com o uso de fármacos, como anti-inflamatórios não hormonais, betabloqueadores, espironolactona e inibidores da enzima conversora da angiotensina; outras causas incluem insuficiência renal e hemorragia digestiva.

Ambas as alterações do potássio sérico podem cursar com *delirium* e arritmias potencialmente letais, necessitando de diagnóstico e tratamento precoces.

Cálcio

Consiste em importante causa de *delirium*, podendo ser avaliado através do cálcio total ou do cálcio iônico, sendo este menos influenciado pela albumina ou pelo pH.

Hipocalcemia – as principais causas em idosos são baixa ingestão de leite e derivados, deficiência de vitamina D e drogas, entre elas estão os diuréticos de alça e os anticonvulsivantes.

Hipercalcemia – em idosos, as principais causas de hipercalcemia são as malignidades (mieloma múltiplo e câncer de mama metastático), podendo ser causada também por hiperparatireoidismo ou doença de Paget. Uma forma hereditária benigna é a hipercalcemia hipocalciúrica familiar.

Ureia e creatinina

A insuficiência renal crônica aumenta muito a vulnerabilidade individual ao *delirium* alterando a farmacocinética de drogas e predispondo aos distúrbios hidroeletrolíticos, entre outros fatores. A uremia pode precipitar o estado confusional.

Albumina

Parâmetro útil para avaliar o estado nutricional e a função hepática. Além disso, a própria hipoalbuminemia pode desencadear o *delirium*.

AST, ALT e atividade de protrombina

Solicitar se houver suspeita de hepatopatia.

Oximetria e gasometria arterial

Solicitar na suspeita de hipóxia ou, no caso da gasometria, distúrbio acidobásico.

Urina tipo I e urocultura

O trato urinário é um dos principais sítios de infecção em idosos, consistindo na infecção hospitalar mais prevalente. A sua ocorrência aumenta com a idade devido à diminuição dos mecanismos de defesa e, nos homens, como consequência do aumento do volume prostático. Os sintomas são frequentemente atípicos, podendo cursar somente com estado confusional.

Radiografia de tórax

A incidência e a gravidade da pneumonia aumentam com a idade, sendo que, da mesma forma que as infecções do trato urinário, podem apresentar sintomas atípicos em idosos, inclusive confusão mental.

Eletrocardiograma

A doença arterial coronariana em idosos pode não ser acompanhada por sintomas típicos, como precordialgia. O *delirium* é uma apresentação possível e deve ser lembrada.

Neuroimagem

A tomografia computadorizada ou a ressonância magnética do crânio são indicadas para pacientes com *delirium* em casos com suspeita clínica de etiologia no sistema nervoso central (como no acidente vascular encefálico ou no hematoma subdural crônico) ou em casos sem etiologia definida.

Outros

Conforme a suspeita clínica ou em pacientes sem etiologia definida após a investigação inicial, podem ser necessários outros exames, como função tireóidea, vitamina B_{12}, dosagem sérica de medicações, *screen* toxicológico, eletroencefalograma e análise do líquido cefalorraquidiano.

O CAM deve ser posteriormente complementado por uma avaliação cognitiva simples, como o "miniexame do estado mental". O diagnóstico de *delirium* é estabelecido quando os itens *1* e *2* estão presentes, associados com o item *3* ou *4* (ver Quadro XI-10).

BIBLIOGRAFIA

American Psychiatric Association. Diagnostic and Statistical Manual of Mental Disorders. 4th ed. Washington; 1994.

Fabri RMA, Moreira MA, Garrido R, Almeida OP. Validity and reliability of the portuguese version of the confusion assessment method (CAM) for the detection of delirium in the elderly. Arq Neuropsiquiatr. 2001;59(2-A):175-179.

Fabri RMA. Delirium. In: Tratado de geriatria e gerontologia. 2ª ed. Rio de Janeiro: Guanabara Koogan; 2006. p 325-32.

Inouye SK. Delirium in older persons. N Engl J Med. 2006;354:1157-65.

Tareen N, Martins D, Nagami G, et al. Sodium disorders in the elderly. J Nat Med Assoc. 2005;97(2):217-24.

CAPÍTULO 4
Diagnóstico Diferencial de Demências

João Toniolo Neto
Renato Laks
Renata Maceu Salhab

INTRODUÇÃO

Nas últimas décadas, a população brasileira vem apresentando redução da fecundidade associada a aumento da expectativa de vida, levando ao envelhecimento populacional com consequente aumento da prevalência das demências.

Segundo os critérios diagnósticos do *Diagnostic and Statistical Manual of Mental Disorders*, 4ª edição (DSM-IV), as síndromes demenciais são definidas por défices cognitivos múltiplos, afetando a memória e pelo menos outro domínio cognitivo (afasia, apraxia, agnosia ou função executiva) com gravidade suficiente para interferir nas atividades sociais e ocupacionais, representando piora significativa da funcionalidade prévia, não ocorrendo exclusivamente durante um episódio de *delirium*.

São muito prevalentes em idosos, estima-se que 7% da população acima de 65 anos e até 40% da população acima de 85 anos apresente demência. Clarfield, por meio de meta-análise que incluiu 39 estudos, mostrou que a doença de Alzheimer é a principal causa de demência, respondendo por 56,3% dos casos, seguida pela demência vascular, com 20,3%. As demências potencialmente reversíveis foram responsáveis por 9% dos casos, com predomínio em indivíduos mais jovens ou com história mais recente. No entanto, apesar de raras, as demências potencialmente reversíveis sempre devem ser investigadas, devido à possibilidade de melhora do estado mental.

CLASSIFICAÇÃO

As demências podem ser didaticamente divididas em dois grandes grupos: demências potencialmente reversíveis e demências irreversíveis (degenerativas ou sequelares). As principais doenças incluídas em ambos os grupos encontram-se resumidamente assinaladas nos quadros XI-11 e XI-12, respectivamente.

DEMÊNCIAS POTENCIALMENTE REVERSÍVEIS

Encefalopatias tóxicas

São a causa mais comum de demência potencialmente reversível, podendo o quadro ser consequência direta do efeito da droga, ou essa pode estar exacerbando um declínio cognitivo prévio. Entre as encefalopatias tóxicas, a causa mais frequente é o uso crônico de medicamentos.

Os principais medicamentos que podem piorar a função cognitiva são os sedativo-hipnóticos, anticolinérgicos, antipsicóticos, antidepressivos, os corticosteroides e alguns antibióticos, como as quinolonas, sendo que a polifarmácia aumenta em muito a probabilidade dos efeitos adversos.

Quadro XI-11 – Causas de demência irreversível.

Neurodegenerativas
Doença de Alzheimer
Demência por corpúsculos de Lewy
Demência frontotemporal
Demência na doença de Parkinson
Paralisia supranuclear progressiva
Atrofia de múltiplos sistemas
Doença de Huntington
Comprometimento cognitivo vascular
Demência mista

Quadro XI-12 – Causas potencialmente reversíveis de demência.

Drogas	Hipoxemia
Depressão	Insuficiência renal
Tireoidopatias	Insuficiência hepática
Distúrbios hidroeletrolíticos	Desidratação
Hidocefalia de pressão normal	Deficiência de tiamina
Lesão expansiva cerebral (hematoma subdural e tumor)	Alcoolismo crônico
Meningite crônica	Síndrome da apneia do sono
AIDS	Défice de vitamina B_{12}
Neurossífilis	Pelagra

Hidrocefalia de pressão normal (HPN)

Condição responsável por aproximadamente 2% de todos os casos de demência, é caracterizada pelo aumento patológico dos ventrículos e punção liquórica lombar com pressão de abertura normal. Associa-se a uma tríade clássica de demência, ataxia e incontinência urinária. A fisiopatologia permanece desconhecida nas formas idiopáticas, podendo também ser secundária às condições que interfiram na absorção liquórica, como meningite ou hemorragia subaracnóidea.

O défice cognitivo costuma ser tardio na evolução da doença. Apresenta predomínio subcortical e frontal, consistindo em lentidão psicomotora, défice de atenção, dificuldade de concentração e apatia. A função executiva é alterada no inicio do quadro, sendo as funções corticais menos atingidas (agnosia, afasia e apraxia). A neuroimagem mostra alargamento dos ventrículos e o teste de punção indica benefício do procedimento cirúrgico.

Depressão

Pode cursar com lentificação psíquica, défice de memória, concentração e alterações do comportamento, o que muitas vezes torna o diagnóstico diferencial com demência difícil, podendo, inclusive, ser um sintoma da demência.

Outras etiologias

As síndromes demenciais diagnosticadas por meio de exames laboratoriais serão descritas no item Diagnóstico laboratorial.

DEMÊNCIAS IRREVERSÍVEIS

Doença de Alzheimer

É a principal causa de demência, respondendo por 60% de todas as demências. Apresenta evolução lenta e progressiva, iniciando com défice de memória e desenvolvendo gradualmente prejuízo das outras funções cognitivas. A etiologia do Alzheimer permanece desconhecida. Os fatores genéticos são muito importantes, sendo a idade e o antecedente familiar os dois principais fatores de risco. Não há marcadores específicos para o diagnóstico de Alzheimer, contudo os exames laboratoriais são fundamentais para a exclusão de demências potencialmente reversíveis. Os exames de imagem, principalmente ressonância magnética do crânio, podem sugerir a doença, por exemplo, mostrando alterações hipocampais e temporais mesiais.

Demência vascular

As doenças vasculares constituem a segunda causa mais frequente de demência. Entretanto, a definição de demência do DSM-IV enfatiza a necessidade de déficit de memória, o que nem sempre está presente no comprometimento cognitivo vascular. Nesses, o quadro clínico depende da causa e localização do infarto cerebral, com apresentação típica córtico-subcortical, cujos principais sintomas são da função executiva. O diagnóstico da demência vascular depende de três elementos principais: demência, doença cerebrovascular e relação temporal adequada entre ambas. Outros elementos que sugerem a etiologia vascular são: deterioração em degraus, défices neurológicos focais e antecedente de hipertensão arterial sistêmica ou acidente vascular encefálico.

Demência por corpúsculos de Lewy

Responde por 20% dos casos de demência. A característica histopatológica principal desta doença é a presença dos corpúsculos de Lewy que são inclusões intracitoplasmáticas eosinofílicas hialinas, encontradas geralmente no córtex cerebral e no tronco encefálico.

O diagnóstico é baseado na apresentação clínica de défice cognitivo flutuante, acompanhado por alucinações visuais e sintomas extrapiramidais.

DIAGNÓSTICO CLÍNICO

O sintoma inicial das demências costuma ser dificuldade de memória, porém o diagnóstico diferencial entre envelhecimento normal e défice cognitivo nem sempre é fácil, sendo que as novas medicações para seu tratamento (como os inibidores da acetilcolinesterase e a memantina) aumentaram a importância do diagnóstico precoce.

O diagnóstico definitivo da maioria das síndromes demenciais é histopatológico, contudo, a avaliação clínica cuidadosa apresenta boa acurácia. Essa deve ser obtida por meio de anamnese completa, exame físico, com atenção especial ao exame neurológico, documentada por testes de rastreio para a função cognitiva global (miniexame do estado mental, teste de informação-memória-concentração de Blessed ou o CASI-S) e, particularmente, nos pacientes com suspeita de demência leve ou incipiente, confirmada por avaliação neuropsicológica.

Depois de confirmada a demência, a próxima etapa é investigar sua etiologia, inicialmente por meio da anamnese e exame físico, incluindo antecedentes pessoais, familiares e uso de medicamentos, exames laboratoriais e de neuroimagem. Pesquisam-se, primeiramente, as demências potencialmente reversíveis, embora o diagnóstico etiológico das demências degenerativas ou sequelares também seja de grande importância, com implicações terapêuticas e prognósticas. A escolha dos exames laboratoriais indicados ainda é controversa; a seguir comentaremos sobre os principais exames segundo a Academia Brasileira de Neurologia (ABN) (Quadro IX-13).

Quadro XI-13 – Exames laboratoriais recomendados pela ABN.

Hemograma completo	ALT
Ureia	AST
Creatinina	Gamaglutamiltransferase
Tiroxina livre (T_4)	Vitamina B_{12}
TSH	Cálcio
Albumina	Reações sorológicas para sífilis
Sorologia para HIV (em pacientes com idade inferior a 60 anos)	

DIAGNÓSTICO LABORATORIAL

Hemograma completo
Exame de baixo custo que permite o diagnóstico de anemia e pode sugerir quadros infecciosos, os quais consistem em fatores precipitantes para *delirium*.

Hormônio estimulante da tireoide (TSH) e tiroxina livre (T_4)
As tireoidopatias (hipo e hipertireoidismo) são as principais endocrinopatias que causam défice cognitivo. O quadro clínico pode incluir lentidão do pensamento, apatia, alterações súbitas do estado mental e alucinações.

Eletrólitos
Os distúrbios hidroeletrolíticos, principalmente do cálcio e sódio, são causas importantes de *delirium*, sendo esse um diagnóstico diferencial das síndromes demenciais. Este assunto foi detalhado no capítulo 4, Diagnóstico diferencial do *delirium*. Embora a análise dos eletrólitos não conste nas recomendações práticas sugeridas pela ABN, acreditamos que essa deve ser realizada de modo sistemático devido à dificuldade do diagnóstico diferencial entre alguns casos de *delirium* e demência e ao baixo custo, com alta probabilidade de melhora desses distúrbios.

Ureia e creatinina
A uremia pode causar sintomas neurológicos, apresentando-se geralmente como estado confusional agudo. O alumínio presente nas diálises também pode causar encefalopatia crônica, condição essa cada vez mais rara devido às modernas técnicas de purificação da água para a diálise. A insuficiência renal também aumenta a incidência das reações adversas a medicamentos e dos distúrbios hidroeletrolíticos.

Glicemia
Pacientes com *diabetes mellitus* sem controle glicêmico adequado, ou com hipoglicemia recorrente, podem cursar com piora da função cognitiva.

Cianocobalamina (vitamina B_{12})
A prevalência de deficiência de vitamina B_{12} aumenta com a idade. Pode ser causada por anemia perniciosa, que consiste em uma doença autoimune que cursa com ausência da secreção gástrica de fator intrínseco, gastrectomia, ilectomia, drogas e distúrbios nutricionais. O quadro clínico pode incluir anemia megaloblástica, neuropatia periférica, alterações do estado mental e demência.

Enzimas hepáticas e albumina
A insuficiência hepática pode manifestar-se com predomínio de alterações do estado mental. Além disso, de modo semelhante à insuficiência renal, pode aumentar a incidência de reações adversas a medicamento.

Reações sorológicas para sífilis (VDRL e FTA Abs)
Apesar de rara, a neurossífilis ainda é importante no Brasil, principalmente com o aumento da prevalência de idosos portadores de HIV. Pode cursar com défice de memória, concentração e alterações do comportamento. Caso a sorologia seja positiva, deve-se prosseguir a investigação por meio do VDRL do líquido cefalorraquidiano (LCR).

Exames de neuroimagem estrutural e funcional
Recomendado para todos os pacientes para investigar alterações estruturais, vasculares, desmielinizantes ou

inflamatórias. Não existe consenso na escolha entre a tomografia computadorizada ou a ressonância magnética de crânio (RM), embora a RM tenha melhor resolução, e, portanto, melhor sensibilidade e especificidade.

A utilização da cintilografia cerebral associada à avaliação cognitiva prévia e de exames de imagem estruturais são ótimas ferramentas de auxílio na prospecção na doença de Alzheimer ou no auxílio para afastá-la.

OUTROS EXAMES COM INDICAÇÃO ESPECÍFICA

Líquido cefalorraquidiano

Recomendada na demência pré-senil (antes dos 65 anos de idade), quadro clínico atípico, hidrocefalia de pressão normal ou qualquer suspeita de infecção ou inflamação do sistema nervoso central.

Eletroencefalograma

Pode ser útil quando a etiologia da síndrome demencial permanece incerta após avaliação inicial. Permite o diagnóstico diferencial entre *delirium*, atividade epileptogênica subclínica e doença de Creutzfeldt-Jakob.

BIBLIOGRAFIA

Barbosa MT, Machado JCB. Outras causas de demência. Demências "potencialmente reversíveis". In: Tratado de geriatria e gerontologia. 2ª ed. Rio de Janeiro: Guanabara Koogan; 2006. p 309-20.

Clarfield AM. The Decreasing prevalence of reversible dementias – an updated meta-analysis. Arch Intern Med. 2003;163:2219-29.

Neto G, Tamelini MG, Forlenza OV. Diagnóstico diferencial das demências. Rev Psiq Clín. 2005;32(3):119-30.

Nitrini R, Caramelli P, Bottino CMC, et al. Diagnóstico de doença de Alzheimer no Brasil- Critérios diagnósticos e exames complementares. Arq Neuropsiquiatr. 2005;63(3-A):713-9.

Scott KR, Barrett AM. Dementia syndromes: evaluation and treatment. Expert Rev Neurother. 2007;7(4):407-22.

SEÇÃO XII — DIAGNÓSTICO EM PEDIATRIA

Coordenador: Victor Nudelman

Colaboradores: Cecília Micheletti
Eliane Aparecida Rosseto
Joice Meneguel
Victor Nudelman

CAPÍTULO 1
Laboratório em Neonatologia

Joice Meneguel
Victor Nudelman

Nos últimos anos, os avanços tecnológicos e os cuidados intensivos neonatais têm permitido a sobrevida de crianças que antes não teriam a chance de sobrevivência. O motivo mais comum de admissão e de internação prolongada nas unidades de terapia intensiva neonatal (UTIN) é a prematuridade. Outras condições de admissão nas UTIN seriam asfixia perinatal, malformações congênitas, infecções perinatais, desconfortos respiratórios, distúrbios metabólicos, doenças hemolíticas como as por incompatibilidade Rh e ABO, entre outras.

Uma unidade neonatal deve ter condições mínimas para seu funcionamento, com equipamentos adequados, recursos humanos, equipes de apoio (pessoal administrativo, cirurgia pediátrica, anestesia, radiologia, farmácia, nutrição e serviço social), além dos recursos de apoio diagnóstico e terapêutico. O laboratório disponível por 24h no hospital é imprescindível para o funcionamento adequado da unidade neonatal, e os exames mais requisitados são: gasometria arterial, coagulograma, pesquisa de reticulócitos e esferócitos, hemograma completo, PCR quantitativo, hemocultura, sorologias, liquor (bioquímica, citologia, bacterioscopia e cultura com antibiograma), urina tipo I e urocultura, sódio e potássio, cálcio total e ionizável, magnésio, bilirrubina total e frações, ALT/AST e gamaglutamiltransferase, ureia e creatinina, proteína total e albumina, colesterol e triglicerídeos, fosfatase alcalina e fósforo, T_3/T_4/TSH, dosagem de G-6-PD, cariótipo e triagem para erro inato do metabolismo.

ALTERAÇÕES BIOQUÍMICAS QUE OCORREM NO PERÍODO NEONATAL

O processo de nascimento é uma adaptação do recém-nascido para o ambiente extrauterino, em que há independência do organismo materno, e essa adaptação leva a consequências na produção, metabolismo e excreção de substâncias metabólicas, hormônios e enzimas. O rápido crescimento e a maturação, principalmente do fígado e rins, produzem modificações desses parâmetros bioquímicos no decorrer das primeiras semanas de vida. Consequentemente, os valores de referência dos exames laboratoriais de recém-nascidos não somente diferem dos valores de exames de crianças maiores e adultos, como também têm valores diferentes nas primeiras quatro semanas de vida extrauterina e essa variação deve ser considerada na interpretação dos resultados laboratoriais.

PROCESSO DE NASCIMENTO

O estresse do nascimento é o estímulo necessário para que o processo de adaptação se inicie. Essa resposta ao estresse leva a importantes alterações na secreção hormonal: há aumento considerável na concentração plasmática de TSH, tiroxina e cortisol nas primeiras 24h de vida. Em resposta a esse processo de estresse, o recém-nascido a termo mobiliza seus estoques de energia e regula seu metabolismo para manter a homeostase. Contrariamente, os prematuros ou os recém-nascidos com restrição de crescimento intrauterino não conseguem regular o processo metabólico para a produção de energia, podendo surgir os distúrbios metabólicos mais frequentes, como a hipoglicemia.

CONTRIBUIÇÃO MATERNA

Ao nascimento, a bioquímica plasmática do recém-nascido reflete a materna em muitos aspectos, com modificações devido ao metabolismo placentário. Qualquer anormalidade do organismo materno, como, por exemplo, aumento dos valores de bilirrubina ou creatinina secundários a doenças maternas, leva dias para reverter para valores normais no RN. A concentração plasmática de hormônios, metabólicos e proteínas de origem materna cai rapidamente após o nascimento, como a 17-hidroxiprogesterona e o cortisol. Portanto, o diagnóstico de condições como a hiperplasia adrenal congênita pode ser difícil nos primeiros dias de vida. A placenta transporta ativamente cálcio para o feto (150mg/kg/dia no último trimestre) e, portanto, a concentração plasmática antes e ao nascimento pode ser maior que a materna, caindo após 24 a 48h. A atividade da enzima fosfatase alcalina está elevada ao nascimento devido à presença da enzima na placenta, e somente tem valor como marcador de avaliação nutricional após a primeira semana de vida.

INFLUÊNCIA DO REGIME ALIMENTAR DO RECÉM-NASCIDO

A ureia plasmática é mais elevada em crianças alimentadas com fórmula quando comparadas àquelas amamentadas no seio e a concentração sérica de alguns aminoácidos pode variar conforme a composição da fórmula utilizada. A osmolaridade plasmática e urinária também varia com a carga de soluto, sendo clássica a referência histórica de osmolaridade elevada que ocorria em recém-nascidos alimentados com fórmulas com alto teor proteico.

MATURAÇÃO DO FUNCIONAMENTO DOS ÓRGÃOS

As alterações na função renal têm importante efeito na concentração da creatinina plasmática, sendo mais importante a idade gestacional do que a idade cronológica nessa maturação renal. A função tubular renal também sofre amadurecimento nos primeiros seis meses de vida, resultando em diferentes valores nas taxas de excreção de aminoácidos e fosfato urinários.

Há algumas proteínas (por exemplo, alfafetoproteína) e enzimas que são específicas do feto e não são produzidas pelo RN. A deficiência do sistema do citocromo C oxidase do feto pode produzir acidose láctica transitória na infância. O mesmo fenômeno pode explicar outras anormalidades transitórias que se resolvem espontaneamente com a maturação da criança. A imaturidade relativa do sistema enzimático pode causar um perfil metabólico diferente para as diversas idades da criança, por exemplo, o prematuro estressado terá aumento na concentração de precursores do cortisol, mas não do cortisol, devido à imaturidade da via de síntese dos esteroides.

Características especiais das amostras colhidas no período neonatal

O volume sanguíneo do RN a termo é de cerca de 275mL, enquanto um RN prematuro de 1.000g terá volemia de apenas 80mL. Ao nascimento, os neonatos têm valores de hemoglobina e de hematócritos relativamente altos, que aumenta nas primeiras 12h de vida, refletindo a redistribuição do líquido do plasma para os espaços intersticiais. O valor médio de hemoglobina do sangue de cordão de RN a termo é de 16,8g/dL, aumentando para 18,4g/dL após 24h de vida e o hematócrito sobe de uma média de 53% no sangue de cordão para 58% após 24h. O volume plasmático mantém-se constante em 50mL/kg e assim esse alto valor de hematócrito neonatal diminui o volume plasmático para um dado volume sanguíneo em cerca de 30%, comparado com uma criança maior ou adulto.

O volume extracelular, que é cerca de 40% do peso ao nascimento, cai para 35% nos primeiros cinco dias de vida, contribuindo para a perda de peso normal que ocorre no período pós-natal. Esses valores têm implicações no número e volume das amostras que podem ser colhidas com segurança, particularmente nos prematuros com peso inferior a 1.500g.

O volume de sangue retirado para a realização de exames laboratoriais no adulto corresponde a uma parcela ínfima da sua volemia; entretanto, a coleta de 1mL de sangue de um RN que pesa 1.000g corresponde à retirada de 70mL de sangue de um adulto. Em alguns casos, a quantidade de sangue retirada do prematuro doente atinge valores superiores a uma volemia e há correlação direta entre o volume de sangue retirado para a realização de exames subsidiários e o volume de sangue transfundido.

Cerca de 40% dos exames solicitados em RN internados em unidades de cuidados intensivos referem-se à análise dos gases sanguíneos e eletrólitos, daí a dedução de que o uso de oxímetros de pulso, monitores transcutâneos de gás carbônico e capnógrafos possam minimizar a espoliação sanguínea. Aproximadamente 25% do volume de sangue colhido para exames subsidiários em RN de muito baixo peso é desprezado no laboratório, mostrando a necessidade de melhor controle técnico na coleta, acondicionamento e fluxo de encaminhamento do sangue para análise. O desenvolvimento de técnicas laboratoriais que requerem mínima quantidade de sangue para a realização dos exames tem contribuído para reduzir a espoliação sanguínea. Sendo assim, é possível dizer que a espoliação sanguínea pode ser atenuada pela indicação criteriosa de exames subsidiários, do uso de monitores não invasivos, da utilização de técnicas adequadas de hemostasia, da coleta de sangue em quantidade e materiais adequados, do desenvolvimento de microtécnicas para análises laboratoriais, com o emprego de menor quantidade de sangue do que as técnicas habituais. Na figura XII-1 mostramos uma orientação para otimizar a amostra e a coleta de sangue de RN prematuros, de acordo com o tipo de seringa para a coleta e aproveitamento da amostra conforme os volumes mínimos utilizados nos diversos equipamentos.

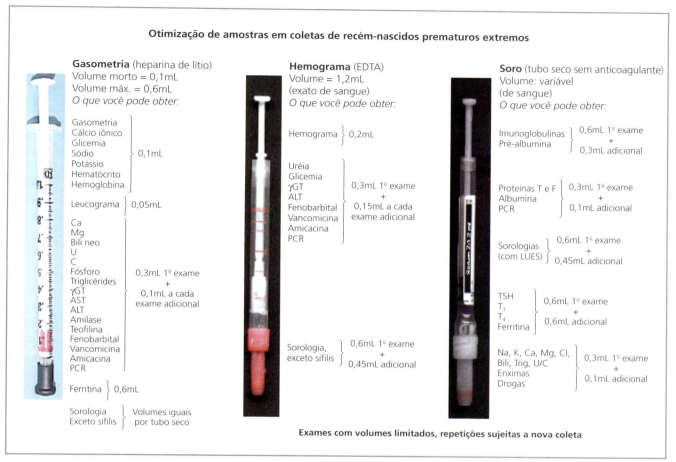

Figura XII-1 – Cartaz distribuído para as unidades neonatais para otimizar a coleta e o aproveitamento de amostras de recém-nascidos prematuros, desenvolvido no Laboratório de Patologia Clínica do Hospital Israelita Albert Einstein em 2004. Bilineo = bilirrubina neonatal; γGT = gamaglutamiltransferase; PCR = proteína C-reativa.

INFLUÊNCIA DO LOCAL DE COLETA DA AMOSTRA

Há possibilidade de variação nos resultados de exames obtidos por punções venosa, arterial, capilar e na amostra sanguínea coletada de cateteres arterial ou venoso.

A punção capilar é um processo que requer habilidades. O aquecimento do calcanhar para a coleta e a fricção do tubo na pele é doloroso para o recém-nascido e produz uma amostra grosseiramente hemolisada, possivelmente contaminada com líquido tecidual, e os resultados podem conter elevada concentração de potássio e magnésio, sódio e albumina falsamente mais baixos e valores de amônia ou aminoácidos elevados.

Quando as amostras forem colhidas de cateteres, deve-se tomar cuidado especial para aspirar o fluido que está sendo infundido no cateter e então preencher o cateter com o sangue e coletar a amostra, evitando resultados errados por diluição sanguínea.

EXAMES LABORATORIAIS

Avaliação do sistema respiratório do recém-nascido

Nos primeiros 5min após o nascimento, há modificações nas trocas gasosas e na adaptação cardiocirculatória e dificuldades nessa adaptação, especialmente em prematuros, e recém-nascidos criticamente doentes podem apresentar complicações na função cardiorrespiratória. A avaliação da oxigenação (PO_2), da ventilação alveolar (PCO_2) e do estado acidobásico (pH, HCO_3^-) são fundamentais para determinação da gravidade do comprometimento cardiorrespiratório e da resposta à terapêutica instituída.

Oxigenação – a oferta de oxigênio aos tecidos depende da capacidade de transporte do oxigênio pela hemoglobina e da saturação de oxigênio da hemoglobina, além da adequação das funções cardíaca e respiratória. A hipóxia no RN pode ser causada por baixo débito cardíaco (choque), cardiopatias congênitas cianóticas, doenças respiratórias (síndrome do desconforto respiratório do recém-nascido), anemia e hemoglobinopatias que alteram a oxigenação e o transporte do oxigênio. Embora a gasometria seja um instrumento necessário para o diagnóstico da hipóxia, os resultados devem ser interpretados em conjunto com dados clínicos e há o auxílio de instrumentos, como o oxímetro de pulso e o monitor de oxigenação transcutâneo. Os oxímetros de pulso são amplamente utilizados nas unidades neonatais, no entanto, deve-se lembrar que a hemoglobina fetal, presente do nascimento até o sexto mês de vida, tem maior afinidade pelo oxigênio, e a PO_2 para atingir uma saturação adequada pode ser menor para a hemoglobina fetal que a de adulto.

Recomenda-se que os valores de saturação obtidos pela oximetria de pulso sejam validados por meio da gasometria e a frequência da realização da gasometria depende da gravidade do recém-nascido.

Ventilação alveolar – a pressão parcial de dióxido de carbono no sangue arterial (PCO_2) reflete o balanço entre a produção e a excreção do CO_2. O manejo clínico da hipercapnia deve envolver o aumento da ventilação alveolar e do volume corrente, o que pode ser realizado diminuindo-se o espaço morto, reduzindo-se a resistência das vias aéreas ou melhorando a complacência com a administração surfactante. Os instrumentos utilizados na avaliação da PCO_2 são os monitores de CO_2 transcutâneos e os capnógrafos.

Recomenda-se que os valores de PCO_2 obtidos por meios não invasivos sejam validados através da medidas da PCO_2 pela gasometria, e a frequência da realização da gasometria depende da gravidade do recém-nascido.

Estado acidobásico – a acidose metabólica está associada com insuficiência renal, choque, sepse, hemorragia intraventricular, diarreia e hipoxemia. A acidose respiratória está associada com doenças pulmonares, obstrução das vias aéreas, depressão do sistema nervoso central e doenças neuromusculares. A alcalose metabólica é uma complicação comum da terapia com diuréticos, infusão de bicarbonato e está associada com algumas doenças como estenose hipertrófica do piloro, aspirações gástricas frequentes e vômitos. A ventilação mecânica inadequada ou excessiva pode causar acidose ou alcalose respiratória, respectivamente.

Considerações sobre os modos de coleta da gasometria

Cateteres – no período neonatal é frequente a colocação de cateteres arteriais para medidas invasivas da pressão arterial e obtenção de exames laboratoriais. As medidas de PO_2 obtidas são as mais acuradas, no entanto, há desvantagens como o risco de complicações infecciosas, tromboses e a necessidade de se desprezar uma pequena quantidade de sangue para evitar a contaminação do sangue obtido para os exames laboratoriais pelo fluido que perfunde o cateter.

Punção arterial – geralmente é obtida por punção da artéria radial. O sangue colhido da artéria radial direita é sempre pré-ductal, que reflete melhor a oxigenação quando há persistência da circulação fetal e *shunt* direita-esquerda pelo canal arterial. Geralmente a punção arterial é dolorosa, resulta em choro do recém-nascido, o que pode alterar significativamente a PO_2.

As soluções de heparina utilizadas em excesso falsamente diminuem a PCO_2 e os valores de bicarbonato, em proporção direta com a quantidade de sangue diluída pela heparina.

Gasometria com resultado confiável requer a obtenção de uma amostra de sangue adequada, com documentação do sítio onde foi coletada, se pré ou pós-ductal, venosa ou arterial, e do estado do paciente, se quieto ou agitado. A seringa não pode estar preenchida com bolhas e o material não pode estar diluído com anticoagulantes ou fluidos de cateteres. Recomenda-se que o sangue colhido em seringas plásticas seja analisado em 10min e que os resultados sejam fornecidos em menos de 15min, principalmente em pacientes graves.

Interpretação da gasometria do recém-nascido

Oxigenação – o objetivo terapêutico é adequar a oferta de oxigênio aos tecidos, minimizando o estresse oxidativo aos órgãos em desenvolvimento (retina e pulmões). A saturação da hemoglobina deve se manter na faixa de 88 a 92%, monitorada continuamente pela oximetria de pulso e análise intermitente dos gases sanguíneos.

Ventilação alveolar – embora a variação normal de PCO_2 seja de 35 a 45mmHg, em crianças com displasia broncopulmonar esses valores podem ser tão altos como 50 a 60mmHg. Deve-se evitar a hipocapnia abaixo de 30mmHg, para evitar a leucomalácia periventricular.

Estado acidobásico – a alcalose metabólica é comum em prematuros com doença pulmonar crônica, que são frequentemente tratados com diuréticos.

Função respiratória perinatal – a análise dos gases sanguíneos fornece informações importantes sobre o estado do feto, que geralmente está em ambiente hipoxêmico, não acidótico e normocárbico. Durante o parto, a hipóxia tecidual e a insuficiência placentária podem ocorrer, levando à acidose respiratória ou mista. A análise dos gases de cordão dará uma noção sobre o estado acidobásico do feto no momento do nascimento e pode ser útil para o diagnóstico de recém-nascido com depressão respiratória ao nascer ou para aqueles recém-nascido que têm um comportamento atípico após o nascimento, em que a asfixia perinatal pode ser uma hipótese diagnóstica. A acidose ao nascimento é somente um reflexo da situação naquele momento e a duração e a gravidade do problema não podem ser deduzidas somente com essa medida isolada. Há correlação entre pH menor que 7,0 na gasometria arterial do cordão e da necessidade de reanimação do recém-nascido, mas a acidose no sangue de cordão não é indicadora de sequelas a longo prazo, a não ser que esteja associada com boletim de Apgar baixo no quinto minuto de vida.

Os valores de referencia para a gasometria de cordão são:

Veia umbilical – pH superior a 7,14; PO_2 maior que 12mmHg; PCO_2 menor que 56mmHg; défice de bases inferior a 13.

Artéria umbilical – pH superior a 7,06; PO_2 maior que 10mmHg; PCO_2 menor que 70mmHg; défice de bases inferior a 15.

Avaliação do estado hidroeletrolítico do recém-nascido

Durante a transição do período fetal para o neonatal ocorrem alterações significativas no balanço de água e eletrólitos. O objetivo do neonatologista não é de manter esses valores dentro da normalidade, mas de permitir que essas mudanças ocorram naturalmente. A dosagem laboratorial dos eletrólitos nessa fase de transição é necessária em prematuros de muito baixo peso ou em recém-nascidos criticamente doentes, porque pequenas infusões de líquidos ou eletrólitos ou perdas excessivas podem refletir em grandes alterações no conteúdo hidroeletrolítico corporal. Além disso, a superfície corporal grande e a permeabilidade da pele do recém-nascido resultam em grandes perdas insensíveis de água, especialmente no prematuro de muito baixo peso.

Análise dos eletrólitos

Sódio – a perda de líquido extracelular leva à perda de 10 a 15% do peso de nascimento nos recém-nascidos a termo e 10 a 20% nos prematuros. A perda insensível de água pode ser grande e amplamente variável, especialmente em prematuros. Essas perdas excessivas levam à hipernatremia nos primeiros dias após o nascimento. A hiponatremia pode ocorrer quando há oligúria ou quando o prematuro está em fase de ganho de peso.

A dosagem de sódio deve ser realizada a cada 12 a 24h, dependendo da gravidade do recém-nascido, até que se obtenha estabilidade ou valores próximos à normalidade, ou seja, 135 a 145mmol/L. Os valores fora dessa média devem ser interpretados, dependendo da maturidade e do ambiente do prematuro e da oferta de fluidos e eletrólitos.

Potássio – nas primeiras 24 a 48h após o nascimento, o potássio sai do intra para o espaço extracelular, o que pode resultar em hipercalemia importante, principalmente em prematuros extremos. A monitorização, como no sódio, dever ser realizada a cada 8 a 12h, até que se obtenha estabilidade. Quando há hemólise visível, os resultados não devem ser liberados e sempre deve haver confirmação quando os resultados são maiores que 6,5mmol/L ou quando houver aumento de mais 0,5mmol/L. Os valores de referência no plasma são 3,6 a 6,7mmol/L e os valores séricos são 0,2 a 0,3mmol/L mais elevados, pela liberação de potássio das plaquetas durante o processo de coagulação. Recomenda-se que a amostra de sangue seja obtida por punção venosa ou por cateter intravascular, para minimizar hemólise quando há necessidade de confirmação diante de um resultado duvidoso.

Cloro – as alterações no cloro ocorrem em paralelo ao sódio. Entretanto, a concentração sérica de cloro estará desproporcionalmente elevada na presença de acidose metabólica e diminuída em situações de hipocalemia, alcalose metabólica, perda excessiva de fluido gástrico ou quando foi feita reposição de sódio com outros sais de sódio. A dosagem de cloro é solicitada menos comumente que dos outros eletrólitos e os valores de referência são 95 a 111mmol/L. Entretanto, valores fora dessa faixa de normalidade devem ser interpretados juntamente com a maturidade do paciente, estado acidobásico e oferta de fluidos e eletrólitos.

Cálcio – o cálcio atinge seu nadir com 24 a 48h de vida, o que provoca a liberação do paratormônio, que eleva a calcemia. Clinicamente, hipocalcemias mais significativas ocorrem em prematuros, recém-nascidos que sofreram asfixia ao nascimento e recém-nascidos de mães diabéticas. O melhor indicativo do cálcio fisiologicamente ativo é o cálcio ionizado, uma vez que, na presença de acidose ou hipoalbuminemia, a concentração de cálcio total estará diminuída, subestimando o cálcio fisiologicamente ativo. As dosagens laboratoriais do cálcio devem ser solicitadas a cada 8 a 12h até que o nadir e depois a cada 24h até que os valores se normalizem sem reposição. Os valores de referência para o cálcio ionizado são 4,4 a 5,6mg/dL (1,1 a 1,4mmol/L) e para o cálcio total 7 a 11mg/dL (1,75 a 2,75mmol/L), mas há variação dependendo do instrumento utilizado para análise.

Glicose – os recém-nascidos de modo geral têm risco de hipoglicemia após o nascimento, particularmente se sofreram estresse no momento do parto, aqueles com restrição de crescimento intrauterino ou recém-nascidos filhos de mães diabéticas. Os prematuros também podem apresentar hipoglicemia por diminuição dos estoques de glicogênio hepático. A hiperglicemia é mais rara e ocorre especialmente em prematuros extremos recebendo infusão de glicose, pela dificuldade na regulação da insulina. Geralmente o controle da glicemia é realizado à beira do leito utilizando monitores de glicemia ou, mais raramente, fitas reagentes. Há uma diferença de 11% entre os valores da glicemia capilar (sangue total) obtida pelos monitores e da glicemia sérica ou plasmática. Recomenda-se que valores muito anormais de glicemia capilar sejam confirmados com a dosagem laboratorial da glicemia. Os valores de referência são de 40 a 150mg/dL (2,2 a 8,3mmol/L). Nos recém-nascidos define-se hipoglicemia quando os valores estão abaixo de 40mg/dL.

Creatinina – a avaliação da função renal no RN é complicada por alterações rápidas no volume extracelular e na taxa de filtração glomerular durante os primeiros dias de vida. A magnitude dessas alterações varia com a idade gestacional. No mais, os valores absolutos da creatinina nos primeiros dias de vida refletem a função renal materna e não servem para estimar o ritmo de filtração glomerular. No RN a termo, a creatinina cai logo após o nascimento; no prematuro, a queda é mais lenta e imprevisível. Portanto, os valores de referência para a creatinina são de valor questionável, varia com a creatinina materna ao nascimento, com a idade gestacional e pós-natal. A ausência da queda dos valores da creatinina no RN a termo ou o aumento nos valores da creatinina nos prematuros indicam comprometimento da função renal.

Ureia – a medida da ureia sérica fornece pouca informação sobre o manejo de líquidos e eletrólitos nos RN, porque o catabolismo e a reabsorção de sangue pelo trato gastrointestinal podem causar elevação da ureia, apesar do estado hidroeletrolítico normal. Portanto, não se recomenda a medida rotineira da ureia.

Fósforo e fosfatase alcalina – durante o terceiro trimestre de gestação o cálcio e o fósforo são incorporados na matriz óssea. Portanto, o prematuro tem necessidade maior desses minerais que o RN a termo. Nas soluções parenterais, a interação do cálcio e fósforo é complexa e influenciada por muitos fatores e a necessidade pode exceder a solubilidade desses dois minerais e ocorrer precipitação. Devido à inabilidade de suprir as necessidades aumentadas de cálcio e fósforo, seja por meio da nutrição parenteral, seja por meio das fórmulas lácteas, o prematuro tem risco de desenvolver a doença metabólica óssea ou osteopenia da prematuridade. Rotineiramente, devem-se avaliar os níveis de fósforo, cálcio e fosfatase alcalina. Os valores de fosfatase alcalina estarão mais elevados e os valores de fósforo mais baixos, e o cálcio pode estar normal à custa de perda óssea.

Avaliação da função hepática e hiperbilirrubinemia

Albumina – a meia-vida da albumina sérica é de 19 a 21 dias e sua dosagem pode ser útil como marcador da capacidade de síntese do fígado. A albumina não se altera em lesões hepáticas leves, porém os níveis estão diminuídos em necrose maciça, em situações de perda proteica por enteropatia ou nefropatia ou por oferta proteico-calórica inadequada. Os valores abaixo de 2g/dL são preocupantes, uma vez que podem estar associados a edema e ascite, e os valores de referência da albumina séricos em RN a termo ou prematuros aumentam com o progredir da idade gestacional.

Fatores de coagulação – todos os fatores de coagulação, com exceção do VIII, são sintetizados no fígado e as deficiências dos fatores dependentes da vitamina K (medidos através do tempo de protrombina – TP – e tempo de tromboplastina parcial ativada – TTPA – são indicadores sensíveis da capacidade de síntese do fígado e expressam lesão aguda. Os intervalos de referência para o TP e TTPA são geralmente mais elevados para prematuros quando comparados com crianças maiores ou adultos.

Aminotransferases – os níveis de aspartato aminotransferase (AST) e alanina aminotransferase (ALT) são indicadores sensíveis de lesão de tecidos que contenham essas enzimas, especialmente o fígado. A atividade plasmática dessas enzimas está aumentada (cerca de duas vezes) nos primeiros meses de vida, comparada com crianças maiores, e aumentos mais pronunciados (20 vezes) podem ocorrer em situações de hipóxia tecidual ou trauma importante, como na asfixia perinatal.

Marcadores de colestase – fosfatase alcalina e gamaglutamiltransferase (GGT). A atividade da fosfatase alcalina é utilizada em adultos para avaliar icterícia obstrutiva, mas não serve para diferenciar obstrução intra ou extra-hepática. Em recém-nascidos, a especificidade da fosfatase alcalina como marcador de colestase é baixa, principalmente em prematuros, devido aos possíveis valores elevados da fosfatase alcalina por causa da doença metabólica óssea. Até um mês de idade, os valores de referência da fosfatase alcalina podem estar 5 a 6 vezes acima dos valores de adultos. A GGT não aumenta em situações de doença óssea ou crescimento ativo e elevações nos seus valores podem ser mais específicos de lesão hepática do que a dosagem da fosfatase alcalina isoladamente. Em crianças com menos de 6 meses os valores de GGT podem estar cinco a oito vezes maiores do que os de adultos, e prematuros podem ter valores ainda maiores nos primeiros dias de vida.

Hiperbilirrubinemia – icterícia fisiológica: na vida fetal a bilirrubina não conjugada é metabolizada pela placenta e os níveis de bilirrubina no sangue de cordão geralmente são inferiores a 1,5mg/dL. Nos primeiros três dias de vida, os níveis de bilirrubina elevam-se e a icterícia manifesta-se quando essa é depositada na pele e mucosas, geralmente quando os valores de bilirrubina atingem 5mg/

dL. A icterícia ocorre em 60% dos recém-nascidos a termo e 80% dos prematuros durante a primeira semana de vida, devido a diversos fatores: aumento no número e menor meia-vida dos glóbulos vermelhos nos recém-nascidos, levando à produção de duas vezes mais bilirrubina do que adultos normais; deficiência transitória da captação e conjugação hepáticas da bilirrubina, além de aumento da absorção da bilirrubina desconjugada no intestino delgado (circulação êntero-hepática da bilirrubina). Por todos esses fatores, o aumento nos valores de bilirrubina (níveis inferiores a 13mg/dL) não é associado com condições patológicas e é chamada de icterícia fisiológica. Tipicamente, ocorre um pico da bilirrubina no terceiro dia de vida nos recém-nascidos a termo e no quinto ao sétimo dia nos prematuros, com diminuição dos valores da bilirrubina nos dias subsequentes, até a resolução da icterícia por volta do 7 a 10 dias de vida nos recém-nascidos a termo e de 14 a 21 dias nos prematuros.

A icterícia deve ser considerada patológica diante desses fatores:

- *Níveis de bilirrubina acima de 5mg/dL no primeiro dia de vida:*
  - Valores de bilirrubina que aumentam mais que 5mg/dL/dia.
  - Valores de bilirrubina superiores a 12 a 13mg/dL para recém-nascido a termo após o segundo dia de vida e bilirrubina superior a 15mg/dL para prematuros.
  - Valores de bilirrubina conjugada acima de 1,5mg/dL ou acima de 10% do valor da bilirrubina total.
  - Icterícia que se prolonga por mais de uma semana nos RN a termo ou duas semanas nos prematuros.

As possíveis causas de icterícia patológica são:

- *Situações que levam ao aumento da produção da bilirrubina:*
  - Doença hemolítica por incompatibilidade sanguínea maternofetal (Rh, ABO, entre outras).
  - Defeitos metabólicos genéticos dos eritrócitos: esferocitose hereditária, deficiência de glicose-6-fosfato-desidrogenase, hemoglobinopatias como a talassemia menor. A anemia falciforme não é causa de icterícia no período neonatal.
  - Coleções sanguíneas: hematomas, hemorragias intracranianas etc.
  - Policitemia.
- *Situações que levam à deficiência da conjugação e da excreção da bilirrubina:*
  - Icterícia familiar não hemolítica: síndrome de Crigler-Najjar.
  - Síndrome de Down e trissomia do 13.
  - Hipotireoidismo congênito.
  - Hiperbilirrubinemia neonatal familial transitória.
- *Situações que causam reabsorção intestinal exagerada de bilirrubina:*
  - Retardo na eliminação de mecônio: prematuridade extrema, demora no início da alimentação, estenose hipertrófica do piloro, íleo paralítico, obstrução intestinal.
  - Exames a serem solicitados diante de icterícia patológica: eritrograma e contagem de reticulócitos, dosagem de bilirrubina total e frações, tipagem sanguínea e teste de Coombs direto. Se houver aumento da bilirrubina direta, solicitar função hepática.
  - Tratamento da icterícia: quando a hiperbilirrubinemia por qualquer causa atinge um pico em que há risco de neurotoxicidade e kernicterus, deve-se indicar o tratamento. O tratamento primário para a hiperbilirrubinemia, ou para prevenir que os níveis de bilirrubina indireta atinjam os níveis tóxicos, é a fototerapia, em que feixes de luz no comprimento de 425 a 475nm convertem a bilirrubina em fotoisômeros que podem ser excretados na bile e urina sem a necessidade de conjugação hepática. A fototerapia é um procedimento rápido para reduzir os níveis de bilirrubina não conjugada. Entretanto, quando a fototerapia não é efetiva, a terapia com exsanguineotransfusão deve ser realizada. As dosagens laboratoriais da bilirrubina sérica desempenham um papel importante no processo de decisão de como e quando tratar a icterícia neonatal. Os níveis séricos de bilirrubina para a indicação da fototerapia não são considerados de maneira uniforme, em âmbito mundial. Assim, os serviços de neonatologia determinam sua própria conduta em relação ao uso da fototerapia. De modo geral, indica-se fototerapia com bilirrubina total acima de 13mg/dL com 48 horas de vida e com bilirrubina acima de 15mg/dL com 72 horas de vida, em recém-nascido com mais de 35 semanas de idade gestacional, segundo a Academia Americana de Pediatria. Com relação à exsanguineotransfusão, geralmente é indicada quando a bilirrubina se encontra acima de 18 a 20mg/dL em recém-nascido com peso superior a 2.500g. As indicações de fototerapia e exsanguineotransfusão seguem curvas de valores de bilirrubinas ajustadas para horas de vida do RN, adaptadas à idade gestacional atingida pelo recém-nascido e a presença de algum fator de risco: doença hemolítica, sepse, asfixia, acidose, letargia significativa, instabilidade térmica ou hipoalbuminemia (3g/dL).

A dosagem da bilirrubina transcutânea pode ser usada como método de rastreamento ou como substituta da dosagem plasmática em muitas circunstâncias, sobretudo no recém-nascido com idade superior a 35 semanas e para valores de bilirrubina inferiores a 15mg/dL, porque o fator de erro destes aparelhos está dentro dos 2 a 3mg/dL, com tendência à subestimação. Seu uso está contraindicado em recém-nascido em fototerapia, uma vez que esta branqueia a pele, e os resultados não são confiáveis.

Avaliação do recém-nascido com distúrbios hematológicos e infecciosos

Distúrbios hematológicos

A hematopoese inicia-se precocemente na vida embrionária, inicialmente no saco vitelino, posteriormente no fígado e somente após o sexto mês de idade gestacional passa a ocorrer na medula óssea. Há uma transição gradual da hemoglobina fetal para o tipo adulto. No recém-nascido a termo, cerca de 20% da hemoglobina é do tipo adulto, chegando a 1% aos seis meses de vida. A eritropoetina é um potente estimulador da produção de glóbulos vermelhos e está inibida logo após o nascimento, a eritropoese diminui e o hematócrito cai lentamente. Com seis a oito semanas de vida, a queda do hematócrito é de cerca de 30%, o que provoca estímulo da produção da eritropoetina e a eritropoese inicia-se novamente. Nos prematuros, essa anemia pode atingir níveis de hemoglobina de 7g/dL ou menos, sendo mais intensa e mais precoce quanto menor a idade gestacional e o peso ao nascer, a ponto de necessitar de transfusão sanguínea. Geralmente é uma anemia normocrômica normocítica. Há outros fatores que contribuem para a anemia da prematuridade, como: menor vida média das hemácias, crescimento intenso com considerável ganho de peso e aumento da volemia, menor produção de eritropoetina, maior oxigenação tecidual associada a alterações na curva de dissociação do oxigênio, défice de ferro, entre outros. O tratamento de prematuros extremos com eritropoetina recombinante pode estimular a produção de glóbulos vermelhos se o tratamento for instituído precoce e continuadamente, reduzindo a necessidade de transfusões sanguíneas. O critério de custo-efetividade tem limitado o uso disseminado da eritropoetina nas unidades neonatais, uma vez que os cuidados com a flebotomia, juntamente com os critérios de transfusões mais restritos, têm o mesmo impacto na redução do número de transfusões de prematuros.

Há diversas variáveis que influenciam na interpretação dos valores de hemoglobina, hematócrito, índices eritrocitários e contagem de reticulócitos ao nascimento ou durante as primeiras semanas de vida. Os ajustes pós-natais no volume de sangue total e do hematócrito iniciam-se após 15min do nascimento até 4 a 6h. Durante a gestação, o número de glóbulos vermelhos aumenta gradativamente até 32 a 33 semanas e permanecem constantes até o termo, enquanto o volume corpuscular médio e a contagem de reticulócitos caem lentamente.

A anemia aguda ao nascimento, usualmente, é definida com concentração de hemoglobina menor que 12mg/dL e pode ocorrer por diversos fatores: perda aguda de sangue no parto, interna ou externa; hemorragia fetomaterna, transfusão fetofetal em caso de gemelares, hemólise intrauterina, infecção por parvovírus, hemoglobinopatias, entre outros. Os exames para investigação de anemia no RN incluem: hemograma e reticulócitos, tipagem sanguínea e teste de Coombs, teste de Kleihauer no sangue materno (para quantificar anemia fetomaterna recente), triagem de infecções congênitas, testes de coagulação e eletroforese de hemoglobina.

Uma outra situação comum em unidades neonatais é o diagnóstico diferencial de sangramento pós-natal, por exemplo, hematêmese ou melena, para diferenciar entre sangramento de origem materna (sangue deglutido) ou próprio do recém-nascido. Nestes casos, pode-se realizar o teste do Apt. O teste de Apt consiste na centrifugação de uma parte de fezes ou de conteúdo gástrico com cinco partes de água; em 5mL desse sobrenadante adiciona-se 1mL da solução de hidróxido de sódio a 1%. Se o sangue for materno, a solução torna-se marrom-amarelada e se for do recém-nascido permanece róseo.

Policitemia – é definida como hematócrito venoso acima de 65% no RN. Ocorre em RN com restrição de crescimento intrauterino, filhos de mães diabéticas, trissomia do 21 e em recém-nascido que nasceram em parto domiciliar, com atraso do clampeamento do cordão umbilical. A policitemia também pode ocorrer em casos de transfusão fetofetal, com um gemelar anêmico e o outro policitêmico. Geralmente, indica-se tratamento quando o hematócrito for acima de 75% ou quando houver sintomas de policitemia. O tratamento consiste na troca de sangue por solução salina.

Alterações das plaquetas – a contagem das plaquetas aumenta com a gestação até atingir uma média de 275.000 com 40 semanas, sendo os valores de referência o mesmo para prematuros e a termo (150 a 450.000/mm^3). A trombocitopenia (plaquetas inferior A 150.000/mm^3) pode ocorrer em até 35% dos RN em estado grave admitidos nas unidades neonatais, devido à incapacidade de elevar a produção de plaquetas diante de situações de aumento do consumo. As principais causas de trombocitopenia no recém-nascido são:

- Imunes: trombocitopenia aloimune, devido à púrpura trombocitopênica materna.
- Infecciosas: acompanham quadro de sepse neonatal.
- Genéticas: trombocitopenia e ausência de rádio, anemia de Fanconi, trissomias e alguma doenças metabólicas hereditárias.
- Relacionada ao uso de drogas: ingestão materna de hidralazina, quinina, tolbutamida e tiazídicos.
- Outras: secundária à intravascular disseminada, tromboses, hipertensão durante a gestação, asfixia e restrição do crescimento intrauterino.

Neutropenia – a causa mais comum de neutropenia é a infecção e outras causas seriam a doenças hipertensiva materna, neutropenia aloimune e restrição de crescimento intrauterino.

Infecções neonatais

A infecção neonatal, particularmente nos primeiros dias de vida, é uma situação comum e grave. No entanto, o diagnóstico precoce e o início da antibioticoterapia no recém-nascido geralmente são retardados devido aos sinais e sintomas muitas vezes inespecíficos e o atraso no tratamento está associado à morbidade e mortalidade significantes.

Não há critérios hematológicos uniformemente aceitos para distinguir entre RNs infectados e não infectados. A contagem global de leucócitos pode estar normal, aumentada ou diminuída. O total de neutrófilos também pode estar aumentado ou diminuído e o aumento dos neutrófilos imaturos e do índice neutrofílico (número de neutrófilos imaturos/número de neutrófilos totais) podem auxiliar no diagnóstico. A plaquetopenia também pode ser observada em infecções graves.

As proteínas de fase aguda são proteínas lábeis que surgem na fase inicial da infecção e são representadas pela proteína C-reativa (PCR), velocidade de hemossedimentação, fibrinogênio e glicoproteína α_1-glicoproteína ácida. A procalcitonina é um pró-hormônio da calcitonina, sintetizada pelas células C da medula tireóidea, e eleva-se em processos infecciosos sem aumento em processos inflamatórios. A utilização em neonatologia é limitada, pois nos primeiros dias de vida ocorre aumento natural de seu nível sérico, dificultando sua interpretação na suspeita de infecção neonatal precoce. A PCR é a mais utilizada na prática clínica e aumenta com 24h da infecção, com um pico máximo em dois a três dias, retornando ao normal com cinco a 10 dias de tratamento. Nenhum dos testes diagnósticos atuais é sensível e específico o suficiente para influenciar na decisão clínica de aguardar a antibioticoterapia no início de suspeita de infecção.

As limitações dos exames inespecíficos levaram à elaboração de escores obtidos pela avaliação desses exames em conjunto e de forma seriada, o que favorece o diagnóstico da sepse neonatal, mas cujo maior valor está na exclusão deste diagnóstico. Dentre os escores propostos, o de Rodwell et al. (1988) tem sido bastante utilizado. Neste escore atribui-se um ponto para cada alteração em sete parâmetros do hemograma:

- Número anormal de leucócitos – $\leq$ 5.000/mm^3 ou $\geq$ 25.000mm^3 ao nascimento; $\geq$ 30.000/mm^3 entre 12 e 24h de vida; > 21.000/mm^3 a partir de 48h de vida ou leucopenia < 5.000/mm^3.
- Aumento do índice neutrofílico – > a 0,16 ao nascimento e maior que 0,12 desde 72h até 30 dias de vida.
- Aumento ou diminuição do número de neutrófilos – neutrofilia (> 5.400/mm^3 ao nascimento, > 14.000/mm^3 com 12h de vida, > 12.000/mm^3 com 24h, > 7.000/mm^3 com 72h e > 5.400/mm^3 até 30 dias de vida) ou neutropenia (< 1.800/mm^3 ao nascimento, < 7.200/mm^3 com 12h de vida, < 1.800/mm^3 desde 72h até 30 dias de vida).
- Aumento dos neutrófilos imaturos – > 1.000/mm^3 ao nascimento, >1.400/mm^3 com 12h de vida e > 600/mm^3 desde 60h até 30 dias de vida.
- Neutrófilos imaturos/maduros $\geq$ 0,3.
- Presença de alterações degenerativas em neutrófilos (vacuolizações, granulações tóxicas).
- Plaquetas $\leq$ 150.000/mm^3.
- Pontuação maior ou igual a três apresenta 96% de sensibilidade e 78% de especificidade; quando menor que três apresenta 99% de chance de não haver infecção (valor preditivo negativo).

BIBLIOGRAFIA

American Academy of Pediatrics. Subcommittee on Hyperbilirrubinemia. Management of Hyperbilirrubinemia in the newborn infant 36 or more weeks of gestation. Pediatrics. 2004;114:297-316.

Bifano EM. Traditional and nontradictional approaches to the prevention and treatment of neonatal anemia. NeoReviews. 2000;1:e69-e73.

Green A, Morgan I, Gray J. Neonatology & Laboratory Medicine. London: ACB Venture Publications; 2003.

Lin JC, Strauss RG, Kulhary JC, et al. Phlebotomy overdraw in the neonatal intensive care nursery. Pediatrics. 2000;106:pe19. Disponível em: http://www.pediatrics.org/cgi/content/full/106/2/e19.

Madsen LP, Rasmussen MK, Bjerregaard LL, Nohr SB, Ebbesen F. Impact of blood sampling in very preterm infants. Scand J Clin Lab Invest 2000;60:125-32.

Nexo E, Christensen N, Olesen H. Volume of blood removed for analytical purposes during hospitalization of low-birthweight infants. Clin Chem.1981;27:759-61.

Segre CAM, Santoro Júnior M, Rugolo LMSS. Regionalização da assistência e recomendações do Departamento de Neonatologia da SPSP. In: Rugolo LMSS (ed.) Manual de neonatologia. Sociedade de Pediatria de São Paulo. 2ª ed. Rev. e atual. Rio de Janeiro: Revinter; 2000. p 3-5.

The National Academy of Clinical Biochemistry. Guidelines for the evaluation & management of the Newborn infant. Kaplan LA, Tange SM (eds.); 1998. p. 84.

CAPÍTULO 2
Investigação Laboratorial de Imunodeficiências Primárias

Victor Nudelman

As imunodeficiências primárias (IDP) são doenças do sistema imune de ocorrência natural, quase sempre relacionadas a um defeito genético e que geralmente se expressam na criança como suscetibilidade aumentada às infecções. Atualmente, conta-se mais de 140 doenças primárias que afetam o sistema imune em quase cada uma de suas funções ou estruturas conhecidas.

O diagnóstico de IDP passa necessariamente por uma investigação laboratorial e para tanto critérios diagnósticos estabelecidos em consensos ou por comitês de experientes profissionais são usados para o diagnóstico e registro de cada caso novo de IDP (referência *site* ESID e AAAAI). Mesmo quando marcadores fenotípicos encontrados ao exame físico apontem para o diagnóstico de IDP, como a presença de teleangiectasias e marcha atáxica; em lactente sugerindo o diagnóstico de ataxia-teleangiectasia, este só será definitivo com um exame laboratorial (a análise genética para a mutação em ambos os alelos no gene ATM). Assim, o laboratório de patologia clínica tem grande importância e coparticipação no diagnóstico de imunodeficiências primárias, devendo o patologista clínico estar familiarizado com essas doenças para assessorar o pediatra ou o clínico para uma investigação pelo menos inicial de IDP e garantir que os exames laboratoriais disponíveis preencham os critérios de qualidade (CLIA ou CAP) e seus resultados possam ser interpretados com valores de referência correspondentes à faixa etária da criança, ao método empregado e preferencialmente obtidos da população local.

O marcador clínico mais frequentemente encontrado dentre os pacientes com IDP é a suscetibilidade às infecções. Isto implica que, mesmo em serviços especializados na atenção ao IDP o número de crianças com infecções de repetição, submetidas à investigação laboratorial para IDP supera o número de crianças que têm seu diagnóstico confirmado de IDP; em serviços não especializados essa proporção é de cerca 60 casos avaliados para cada caso confirmado, fazendo com que o custo para o diagnóstico de um caso de IDP seja alto. Por outro lado, o diagnóstico precoce de IDP leva ao tratamento adequado, possibilidade de prevenção de sequelas ou complicações e redução de mortalidade. Algumas vezes é mais importante a exclusão diagnóstica de uma imunodeficiência combinada grave (SCID) do que se concentrar prolongadamente no diagnóstico definitivo da IDP, pois hoje o prognóstico de uma criança com SCID que recebe transplante de medula óssea até três meses de idade é de quase 90% de sobrevida, enquanto em idade mais tardia esse prognóstico cai para 50% ou menos. Por essa razão, considera-se o diagnóstico de SCID urgência médica.

A investigação laboratorial para IDP é muitas vezes empregada como avaliação *in vitro* da função imunológica do organismo, sem direção específica para o diagnóstico de determinada IDP, por exemplo, o estudo rotineiro da fagocitose e quimiotaxia de neutrófilos para avaliar casos de infecções de vias aéreas de repetição.

Diversas iniciativas já foram experimentadas, a fim de dirigir mais precisamente o pediatra na indicação da investigação laboratorial em uma criança com suscetibilidade aumentada às infecções:

- Ampla divulgação dos sinais e sintomas sugestivos de IDP para clínicos e pediatras (ver sinais de alerta de IDP no quadro XII-1).
- Emprego de um sistema de escore clínico dos sinais e sintomas mais sugestivos de IDP, porém não foi sensível o suficiente para detectar 45% das crianças com imunodeficiências comprovadas em laboratório.
- Correlação entre tipos de agentes infecciosos ou sítios de infecção e a função imune afetada.

Quadro XII-1 – Os 10 sinais de alerta para imunodeficiência primária na criança.

1. Duas ou mais pneumonias no último ano
2. Quatro ou mais otites novas no último ano
3. Estomatites de repetição ou moniliase oral por mais de dois meses
4. Abscessos de repetição ou ectima
5. Um episódio de infecção sistêmica grave (por exemplo, meningite, osteoartrite, sepse)
6. Infecções intestinais de repetição/diarreia crônica
7. Asma grave, doença do colágeno ou doença autoimune
8. Efeito adverso do BCG e/ou infecção por micobactéria
9. Fenótipo clínico sugestivo de síndrome associada à imunodeficiência
10. História familiar de imunodeficiência

Adaptado de Nudelman et al., 2004, apud Jeffrey Modell Foundation.

- Emprego de padrões de investigação laboratorial baseado nas manifestações clínicas iniciais de casuística regional de IDP que deram origem aos 10 sinais de alerta em nosso meio descritos no quadro XII-1.
- Emprego de investigação laboratorial para pacientes com antecedentes de complicações relacionadas à IDP através de busca ativa desses pacientes em arquivo eletrônico hospitalar.
- Emprego de padrões de investigação laboratorial para padrões de manifestações infecciosas, falta de ganho de peso, autoimunidade e síndromes epônimas.

A maior parte dos imunologistas guia-se pela aplicação da correlação entre tipos de agentes infecciosos ou sítios de infecção e a função imune afetada. A quadro XII-2 resume os agentes infecciosos mais frequentes e órgãos afetados para os principais tipos de IDP.

A partir da constatação de maior suscetibilidade às infecções por germes gram-positivos e encapsulados, em vias aéreas ou gastrointestinal, pode-se inferir que o sistema imune afetado seja humoral (deficiências predominantes de linfócitos B ou complemento) e, portanto, dirige-se a investigação para deficiências predominantes de anticorpos ou complemento. Já para crianças que adquirem infecções fúngicas, virais, por protozoários ou por bactérias intracelulares de repetição em vias aéreas, tecidos profundos, pele ou mucosas relacionam-se a defeitos da imunidade celular (isolada ou combinada) ou de fagócitos. Padrões clínicos mais detalhados foram formulados por De Vrie, 2006, porém ainda sem validação clínica da investigação laboratorial.

Em 1997, propusemos um sistema sequencial e racional de investigação laboratorial baseado nas manifestações clínicas iniciais de 96 crianças que foram diagnosticadas com IDP (Quadro XII-2 – por exemplo, otites de repetição, pneumonias de repetição, diarreia crônica etc.). A partir da frequência das IDP em cada um desses grupos, recomendamos a investigação laboratorial sequencial, começando pelo diagnóstico mais frequente: hipogamaglobulinemia para otites de repetição, seguida por neutropenias, deficiência de subclasses e imunodeficiência combinada. Assim, a proposta de investigação sequencial para uma criança com otites de repetição seria: determinação de imunoglobulinas séricas; se os valores estiverem dentro dos valores de referência para a faixa etária realiza-se a contagem de neutrófilos; se estes estiverem dentro dos valores de referência para a faixa etária realiza-se a determinação de subclasses de IgG, e assim por diante. A vantagem estaria na redução de custos e o método demanda que o patologista clínico gerencie as

Quadro XII-2 – Padrão de suscetibilidade das IDP para diferentes patógenos e órgãos afetados.

Patógenos	Deficiências predominantes de linfócitos T	Deficiências predominantes de linfócitos B	Deficiência de fagócitos	Deficiência de complemento
Bactérias	Micobactérias	Streptococcus, Staphylococcus, Haemophilus, Campylobacter	Staphylococcus, Pseudomonas, Serratia, Klebsiella	Neisseria, E. coli
Vírus	CMV, EBV, varicela, enterovírus	Enterovírus		
Fungos e parasitas	Candida; infecção oportunista, P. carinii	Giardia, Cryptosporidia	Candida; Nocardia, Aspergillus	
Órgãos afetados	Dificuldade para ganhar peso e crescer, diarreia crônica, candidíase mucocutânea extensa	Infecções sinusopulmonares de repetição, sintomas gastrointestinais crônicos, má absorção, artrite, meningoencefalite viral	Pele: dermatite, impetigo, celulite Linfonodos: adenite supurativa Cavidade oral: periodontite, úlceras. Órgãos internos: abscessos, osteomielite	Meningite, artrite, sepse, infecções sinusopulmonares de repetição

etapas da investigação. A maioria das amostras poderia ser obtida com uma ou duas coletas e as amostras estocadas para a investigação sequencial.

Em 2001 acrescentamos a determinação de anticorpos antipolissacarídeos pós-vacina pneumocócica e *Hemophilus influenzae* tipo b à sequência de investigação (cuja deficiência hoje pode ser considerada a IDP mais frequente nas crianças com otites de repetição). Mesmo com a introdução desse novo exame, a comparação de custos da investigação clássica de IDP com a investigação sequencial e racional mostrou uma economia de 77% em favor desta última.

CLASSIFICAÇÃO DAS IMUNODEFICIÊNCIAS PRIMÁRIAS

Recentemente uma nova classificação foi estabelecida pelo comitê de experientes profissionais para IDP da *International Union of Immunological Societies*, realizada em Jackson Hole (Wyoming, EUA) em 2007, onde se encontram as características clínicas, laboratoriais e genéticas resumidas das IDP. As principais categorias com alguns respectivos exemplos de IDP encontram-se a seguir:

Imunodeficiências de células T e B – imunodeficiência combinada grave, síndrome de hiperIgM ligada ao X, deficiência de CD40, deficiência de adenosina deaminase (ADA) ou purina nucleosídeo fosforilase (PNP) etc.

Deficiências predominantes de anticorpos – agamaglobulinemia ligada ao X, imunodeficiência comum variável, deficiência de anticorpo específica, hipogamaglobulinemia transitória da infância etc.

Outras síndromes de imunodeficiência bem definidas – síndrome de Wiskott-Aldrich, defeitos de reparação do DNA, anomalia de DiGeorge etc.

Doenças de desregulação imune – síndrome de Chédiak-Higashi, linfo-histiocitose hemofagocítica familial, síndrome linfoproliferativa ligada ao X, síndrome linfoproliferativa autoimune (ALPS, APECED e IPEX).

Defeitos congênitos de fagócitos (número, função ou ambos) – neutropenia congênita grave de Kostmann, neutropenia cíclica, deficiência de adesão leucocitária tipos I, II ou III, doença granulomatosa crônica, deficiência de IL-12p40, deficiência do receptor 1 de INF gama, deficiência de STAT1 etc.

Defeitos na imunidade inata – displasia ectodérmica anidrótica com imunodeficiência, deficiência da quinase quatro associada ao receptor de interleucina-1 (IRAK4), encefalite por *Herpes simplex* etc.

Doenças autoinflamatórias – febre familial do Mediterrâneo, síndrome periódica associada ao receptor de TNF, síndrome de hiper-IgD, doença inflamatória multissistêmica de início neonatal etc.

Deficiências de complemento – deficiências de C4, de C2, deficiência de fator H, de inibidor de C1, da protease 2, da serina associada à proteína ligante de manose (MASP2 etc.)

TESTES DE TRIAGEM PARA IMUNODEFICIÊNCIA

Seja qual for o critério utilizado para a tomada de decisão de uma investigação laboratorial em paciente suspeito de IDP, podemos considerar um conjunto de exames iniciais, de baixa complexidade e que poderiam melhor excluir do que apontar as imunodeficiências mais comuns:

- hemograma;
- determinação de imunoglobulinas séricas;
- testes cutâneos de hipersensibilidade tardia;
- teste do *nitroblue tetrazolium* (NBT);
- complemento hemolítico total (CH50);
- sorologia para o vírus da imunodeficiência adquirida (HIV).

O quadro XII-3 correlaciona resultados normais dos exames de triagem acima descritos com as IDP que seriam excluídas.

Quadro XII-3 – Resultados normais de testes de triagem (coluna A) que torna algumas condições improváveis (coluna B).

Coluna A	Coluna B
Hemograma	
Contagem de neutrófilos	Neutropenia congênita
	Deficiência de adesão leucocitária
Grânulos em neutrófilos	Síndrome de Chédiak-Higashi
Contagem de linfócitos	Maioria das deficiências de células T
Tamanho das plaquetas	Síndrome de Wiskott-Aldrich
Imunoglobulinas	
(IgG, IgA e IgM)	Agamaglobulinemia ligada ao X (após seis a nove meses)
	Imunodeficiência comum variável
	Deficiência de IgA
	Síndrome de hiper-IgM
IgE	Síndrome de hiper-IgE
Testes cutâneos de hipersensibilidade tardia	
	Deficiências graves de célula T (> 1 ano de idade)
NBT	Doença granulomatosa crônica
	Deficiência de glicose-6-fosfato desidrogenase
CH50	Deficiências da via clássica do complemento
HIV (ELISA/Western blot)	Infecção por HIV Pacheco e Shearer, 1994

TESTES PARA AVALIAR IMUNODEFICIÊNCIAS PREDOMINANTES DE ANTICORPOS

Em bordagem que envolve suspeita clínica mais específica para deficiência humoral podemos lançar mão de uma investigação laboratorial por etapas, que começa por excluir causas de perda de IgG até atingir os principais diagnósticos de IDP predominante de anticorpos, aplicando-se primeiro os testes para as deficiências de anticorpos mais frequentes.

PRIMEIRA ETAPA

Determinação de classes de imunoglobulinas séricas (IgG, IgA e IgM)

Os resultados devem ser interpretados comparando-se com os valores esperados para uma população da mesma faixa etária. Em nosso meio, referimo-nos aos valores estabelecidos por Fujimura et al. (1992) que determinaram valores até o segundo desvio-padrão. Convém lembrar que o nível de IgG no recém-nascido a termo se assemelha ao de adulto, decresce até três a seis meses de idade e com um ano de vida atinge 50% dos valores de adulto. Em crianças maiores e adolescentes, níveis de imunoglobulinas totais menores que 400mg/dL ou de IgG menor que 200mg/dL são compatíveis com o diagnóstico de agamaglobulinemia, imunodeficiência comum variável ou combinada. Em alguns lactentes, principalmente aqueles que tiveram idade gestacional menor que 32 semanas, os níveis de IgG podem estar abaixo desses valores sem caracterizar IDP; nesses casos, deve-se acompanhar trimestralmente a ascensão e a especificidade da IgG para excluir IDP. O diagnóstico de deficiência de IgA é feito quando a concentração sérica desta imunoglobulina for menor ou igual a 7mg/dL e não houver hipogamaglobulinemia ou défice celular; lactentes jovens com esses valores de IgA devem ser reavaliados periodicamente até que se confirme por volta dos quatro anos de idade estarem abaixo do percentil 2,5 para a idade, em nosso meio. Os métodos quantitativos mais comuns para a determinação de IgG total, IgM e IgA são nefelometria e imunodifusão radial (IDR), ambos com sensibilidade suficiente para as concentrações séricas relevantes. Em casos de IgA sérica baixa, as placas de imunodifusão radial deverão ser adequadas para concentrações baixas deste isotipo. Um método semiquantitativo para a determinação de gamaglobulinas é a eletroforese de proteínas que tem melhor aplicação em suspeita de gamopatias monoclonais, já que o padrão da curva revelada no gel pode apontar um pico monoclonal na fração gama das proteínas séricas; vale lembrar que adultos com gamopatia monoclonal podem ter níveis diminuídos de outros isotipos de imunoglobulinas pelos métodos quantitativos. A dosagem de IgG sérica por nefelometria é cerca de 6% maior que a dosagem da fração gama das proteínas séricas pela eletroforese de proteínas.

Determinação de albumina sérica

A presença de níveis dentro dos valores de referência pode auxiliar a excluir perda intestinal ou renal como causa de hipogamaglobulinemia.

Determinação de resposta para antígenos vacinais

A presença de anticorpos para tétano, difteria, hepatite B e *Hemophilus influenzae* indica uma resposta de IgG adequada para esses antígenos testados. A criança com hipogamaglobulinemia, sem perda de IgG, com IgA e IgM normais e com resposta adequada para diversos antígenos vacinais pode caracterizar a hipogamaglobulinemia transitória da infância. A ausência de resposta para os antígenos vacinais proteicos não é suficiente para configurar imunodeficiência primária, porém reforça uma suspeita que poderá ser confirmada em uma segunda etapa. Convém lembrar que pacientes com suspeita de imunodeficiência não devem ser desafiados com vacinas de micro-organismos vivos (pólio oral, sarampo, caxumba, rubéola e BCG).

SEGUNDA ETAPA

Determinação da resposta de anticorpos aos antígenos da vacina pneumocócica

Constitui um bom método diagnóstico para a avaliação da produção específica de anticorpos para antígenos polissacarídeos, além de proporcionar um aumento na proteção contra a infecção pneumocóccica. Níveis de anticorpos superiores a 1,3μg/mL ou aumento de quatro vezes na concentração de anticorpos contra três sorotipos ou mais, quatro a seis semanas após a vacina pneumocócica não conjugada em relação aos níveis pré-vacinais, são interpretados como resposta satisfatória e competente para a síntese ativa de anticorpos. Valores normais para as diversas faixas etárias encontram-se em um número muito limitado de trabalhos. O limitante para os testes de avaliação da função de anticorpos é a idade do paciente; em estudo realizado em nosso meio por Barros-Nunes, em 2000, encontrou-se resposta satisfatórias para os antígenos polissacarídeos da vacina pneumocócica não conjugada em 40% das crianças sadias de 6 a 14 meses de idade, 63% de 15 a 23 meses, em 37% dos 24 aos 47 meses, 60% dos 48 aos 71 meses e acima de 80% a partir dos 6 anos de idade. Pacientes com infecções respiratórias de repetição e com défice na produção de anticorpos para antígenos polissacarídeos podem ter níveis séricos de imunoglobulinas ou de subclasses de IgG normais, o que pode configurar o diagnóstico de deficiência seletiva de anticorpos ou mais recentemente denominada de resposta prejudicada a polissacarídeos.

Determinação de subclasses de IgG

Os valores normais das quatro subclasses de IgG para a população brasileira foram determinados por Fujimura et al. (1992). Deficiência de subclasse de IgG é diagnosticada quando o nível sérico do paciente se encontra abaixo do percentil 2,5 para a idade, com exceção da subclasse IgG_4. Para quantificar cada uma das quatro subclasses de IgG ou das duas subclasses de IgA pode ser usada imunodifusão radial ou ensaio imunoenzimático (ELISA). A quantificação mais acurada de IgG_4 é por ELISA ou radioimunoensaio (RIE), porém o significado clínico para valores abaixo do percentil 3 para a subclasse IgG_4 é incerto, já que falta sua relação com uma doença clínica definitiva; níveis indetectáveis de IgG_4 podem ocorrer em indivíduos normais. Uma maneira prática para memorizar o limite mínimo dessas subclasses é IgG_1 250mg/dL, IgG_2 50mg/dL e IgG_3 25mg/dL.

A deficiência da subclasse IgG_2 pode ser transitória tanto na recuperação de níveis séricos normais de IgG_2 como na produção de anticorpos antipolissacarídeos.

TERCEIRA ETAPA

Consiste em testes para o diagnóstico definitivo da imunodeficiência predominante de anticorpos ou para o estudo complementar de IDP.

Contagem de linfócitos B

Para os casos de agama ou hipogamaglobulinemia, faz-se a contagem de linfócitos B em sangue venoso por citometria de fluxo (CD19 ou CD20) ou por imunofluorescência. Caracteristicamente, pacientes com agamaglobulinemia ligada ao X apresentam diminuição importante de linfócitos B (abaixo de 2%), enquanto pacientes com imunodeficiência comum variável ou hipogamaglobulinemia transitória da infância geralmente têm número normal de linfócitos B (aproximadamente 10 a 20% do total de linfócitos circulantes) ou discretamente reduzidos (2 a 6%).

Exceto pelo estudo da produção de anticorpos, ainda não dispomos de um teste diagnóstico específico que possa diferenciar a hipogamaglobulinemia transitória da infância de uma hipogamaglobulinemia grave, mas a determinação da porcentagem de linfócitos B de memória ($IgD^+IgM^+CD27^+$) e linfócitos B de memória da classe de imunoglobulina mudada ($IgD^-IgM^-CD27^+$) pode estar aumentada em crianças com mais de dois anos de idade que evoluiriam com persistência da hipogamaglobulinemia.

Cerca de 15% dos pacientes com imunodeficiência comum variável (IDCV) têm mutações em um dos genes ICOS, TACI, MSH5 e CD19. Subpopulações de linfócitos B podem ser estudadas (*linfócito B de memória da classe de imunoglobulina mudada, linfócito B transicional e linfócitos CD21 dim*) e correlacionadas com doença granulomatosa, linfoadenopatia ou esplenomegalia; contagem baixa de *linfócito B de memória da classe de imunoglobulina mudada* parece correlacionar-se com bronquiectasias e alta proporção de *linfócitos CD21 dim* está relacionada com maior frequência de autoimunidade em pacientes com IDCV.

Uma nova IDP foi descrita, caracterizada por infecções bacterianas de repetição, níveis anormais de *linfócitos B transicionais (CD27-CD24brightCD38bright)*, falha na produção de anticorpos antipolissacarídeos, ausência de resposta de linfócitos B ao estímulo com CpG e sem alteração em TLR9.

Análise de mutação

No gene da quínase da tirosina Bruton *(Btk)* ou análise *da expressão do RNA mensageiro (northern blot em neutrófilos ou monócitos)* ou *análise da expressão da proteína de Btk*. Este último é o método preferencial para a avaliação inicial de agamaglobulinemia ligada ao cromossomo X (AGX), utilizando-se anticorpos monoclonais específicos para a proteína *Btk* em citometria de fluxo para monócitos ou plaquetas. De 10 a 20% dos pacientes com AGX têm expressão da proteína *Btk* normal, porém com mutações *missense* em *Btk*. A análise de mutação é útil para o diagnóstico pré-natal (em células do líquido amniótico ou linfócitos B de sangue do cordão fetal) e para determinar parentes portadores do gene mutante.

Análise de mutação no gene CD40L ou *análise do ligante de CD40* em linfócitos CD4 ativados e avaliados pela ligação com o receptor CD40 solúvel ou com o anticorpo monoclonal para o ligante de CD40. Ausência do ligante do CD40 é altamente sugestiva da forma ligada ao X da síndrome de hiper-IgM tipo 1; o diagnóstico definitivo é obtido com a *análise mutacional do gene de CD40L (TNFSF5)*. A forma autossômica recessiva da síndrome de hiper-IgM tipo 2 é confirmada pela *análise mutacional do gene da deaminase de citidina induzida por ativação (AID)*. A deficiência do antígeno CD40 em linfócitos B é responsável pela forma autossômica recessiva da síndrome de hiper-IgM tipo 3 e pode ser investigada pela *expressão da proteína CD40* na membrana de linfócitos B ou monócitos.

Outros exames

Resposta de anticorpos a neoantígenos (bacteriófago tetaX-174, hemocianina) para avaliar a resposta de pacientes imunes sob reposição de imunoglobulinas. *Radiografia simples do cavo*, em perfil, que mostra ausência da sombra adenoidiana em pacientes com AGX. *Biópsia de linfonodos*, raramente indicada para o diagnóstico de IDP, útil para excluir malignidade em imunodeficientes com linfoadenopatia. *Estudo de sobrevida de imunoglobulinas* para suspeita de estados catabólicos acelerados de IgG. *Estudos de anticorpos secretores* principalmente para IgA salivar, que atinge níveis normais por volta dos seis meses de vida; a deficiência de IgA secretora geralmente acompanha a deficiência seletiva de IgA sérica. *Síntese de imunoglobulinas in vitro* usada para avaliar a síntese e a cooperação com linfócitos T em suspeitas de imunodeficiências combinadas, porém indicada em circunstâncias muito especiais. Para a determinação de concentrações fisiológicas de *IgE* ou *IgD* utiliza-se ELISA ou RIE, sendo que a indicação da determinação de IgD é feita para casos suspeitos de síndrome de hiper-IgD (por exemplo, febre periódica em crianças). A determinação de IgE é aplicada em casos clínicos de alergia ou suspeita de síndrome de hiper-IgE. Descreve-se duas formas de síndrome de hiper-IgE: a do tipo I autossômica dominante ou esporádica (com as características de faciais, abscessos, pneumonias, eosinofilia etc.) e se correlaciona com mutações *no gene do fator de transcrição (STAT3)*, envolvida na transdução e regulação da sinalização de múltiplas citocinas e talvez com o baixo número de *linfócitos TH 17*; a do tipo II, bem menos comum, autossômica recessiva e com alterações confinadas ao sistema imune está associada à mutação na *tirosina quínase 2 (Tyk2)*.

A detecção dos alvos funcionais da proteína ATM por citometria de fluxo mostra que pacientes com ataxia-teleangiectasia apresentam *níveis de fosforilação da histona H2AX* significativamente menores que o normal dois dias após uma dose de 2Gy de irradiação, o que leva a quebras no DNA de dupla-hélice. Recenetemente, descreve-se a reversão genética espontânea na síndrome de Wiskott-Aldrich (*WAS*), isto é, por citometria de fluxo pode-se encontrar mosaico de células com proteína WAS positiva e negativa (*WASP+* e *WASP–*) em crianças anteriormente WASP–, o que pode ter implicações prognósticas para a terapia gênica.

TESTES PARA AVALIAR IMUNODEFICIÊNCIAS CELULARES

PRIMEIRA ETAPA

Contagem de linfócitos

Por meio do hemograma podemos avaliar a possibilidade de linfopenia que pode estar presente nas imunodeficiências celulares graves. O número absoluto de linfócitos deve ser comparado aos valores esperados para a respectiva idade em indivíduos sadios em nosso meio. Se não houver valores de referência local, podem-se utilizar valores utilizados por outros laboratórios e de características populacionais semelhantes. Contagem absoluta de linfócitos menor que 3.000/mm^3 em pacientes com menos de dois anos de idade pode ser indicativo de imunodeficiência celular.

Contagem de subpopulações de linfócitos

Para uma avaliação mais detalhada das subpopulações de linfócitos por meio de características fenotípicas utiliza-se a contagem dessas células por citometria de fluxo. Essa técnica é usada para determinar a proporção e o número absoluto de subpopulações de linfócitos e outras células de modo rápido e objetivo. Baseia-se na mensuração de fluorescência de anticorpos monoclonais marcados com diferentes fluorocromos e de modo simultâneo, em sangue total. Um painel básico de imunofenotipagem inclui anticorpos para CD3 (linfócitos T), CD4 (linfócitos helper), CD8 (linfócitos supressores/citotóxicos), CD19 ou CD20 (linfócitos B), CD16 e CD56 (linfócitos *natural killer*). Valores relativos de CD3 menores que 20% em pacientes com menos de dois anos de idade podem ser compatíveis com imunodeficiência celular.

Testes cutâneos de hipersensibilidade tardia (TCHT)

São testes *in vivo* em que se utilizam antígenos universais (proteínas de vírus ou bactérias vacinais ou de fungos) e com exposição prévia do indivíduo a esses antígenos. Resultados positivos correlacionam-se com a transformação blástica observada em cultura de linfócitos com o respectivo antígeno ou com a produção de citocinas. Consideram-se testes positivos quando o diâmetro da pápula for maior ou igual a 2mm, medida 48 a 72h após a aplicação de 0,1mL do antígeno por via intradérmica. Em crianças maiores de três anos de idade esperam-se resultados positivos em mais de 50% das vezes quando se utilizam antígenos de *Candida* ou tétano e a maioria dos indivíduos mostra pelo menos um TCHT positivo dentre três antígenos testados. Anergia é um diagnóstico de exclusão quando os TCHT são negativos após o emprego de múltiplos antígenos para se evitar falso-negativos. Testes negativos podem ocorrer em crianças saudáveis com menos de um ano de idade, pacientes em uso de imunossupressores, desnutridos ou com infecção grave, e indivíduos sem sensibilização prévia aos antígenos testados. Os antígenos mais comumente empregados e suas concentrações são:

Candida albicans – 1:100 peso/volume (p/v) inicialmente; se negativo, repetir com 1/10p/v.

Tricofitina – 1:30p/v.

Caxumba – 2CFU (unidades formadoras de colônias) de vírus mortos.

Toxoide tetânico – 0,15Lf (limite de floculação).

PPD RT23 (derivado proteico purificado); 2UT (unidades tuberculínicas).

O ideal é usar um controle negativo para cada paciente.

Radiografia simples de tórax posteroanterior e perfil para visualização de sombra tímica, em crianças sem uso de imunossupressores ou radiação. Usada para investigação de hipoplasia tímica que pode estar presente em imunodeficiências celulares e outras, como alguns casos de anomalia de DiGeorge. Pode ser substituída pela tomografia de tórax ou mediastino.

SEGUNDA ETAPA

A partir de resultados negativos em TCHT pode-se estudar a função dos linfócitos T in vitro, por meio de *ensaios de proliferação blástica ou cultura de linfócitos* estimulados com antígenos ou mitógenos. Células mononucleares de sangue periférico (que inclui linfócitos e monócitos) são cultivadas e marcadas com timidina radioativa e a captação, que é proporcional ao material genético sintetizado, correlaciona-se com a transformação blástica de linfócitos secundária ao estímulo antigênico. Valores de referência devem ser obtidos em cada laboratório e controles normais devem ser executados em paralelo para cada paciente avaliado. Os resultados são apresentados como índice de estimulação, que é a contagem por minuto (cpm) das culturas estimuladas dividida pelos cpm das culturas controles não estimuladas. O índice de estimulação de linfócitos normais estimulados com PHA (fito-hemaglutinina) deve ser de 20 a 100, enquanto para antígenos e para células alogênicas deve ser de 3 a 20. Se usarmos a contagem absoluta de cpm, considera-se resposta compatível com imunodeficiência celular grave a proliferação para mitógenos menor que 10% daquela obtida em linfócitos controle estimulados. Os mitógenos utilizados são: PHA, PWM (*pokeweed*) ou *ConA* (concanavalina A). A resposta a mitógenos não indica capacidade de responder a antígenos específicos, o que pode ser feito utilizando-se antígenos previamente expostos ao paciente. Os antígenos utilizados podem ser: PPD, *Candida*, caxumba, toxoide tetânico e outros. A falta de proliferação ao antígeno *Candida* em paciente com candidíase mucocutânea pode indicar um defeito na resposta de linfócitos T a esse antígeno. Fatores de inibição do soro do paciente podem levar a respostas proliferativas diminuídas; isto pode ser evitado usando-se linfócitos lavados do paciente com soro de indivíduo normal para o preparo das culturas.

TERCEIRA ETAPA

Tipagem HLA

Usada para detectar quimerismo que pode ocorrer em deficiências de linfócitos T graves quando células maternas se enxertam ainda *in utero* ou por transfusão de hemoderivados. A presença de mais de dois antígenos HLA em qualquer um lócus ou HLA ausente em ambos os pais indica enxerto de uma segunda população, materna ou de doador de sangue. Deficiência de moléculas do complexo maior de histocompatibilidade também pode ser diagnosticada por este método.

Análise cromossômica

Usada para o diagnóstico de algumas imunodeficiências como anomalia de DiGeorge e síndromes de quebra cromossômica. Em alguns casos, a suspeita de imunodeficiência celular advém do fato de não se conseguir a proliferação dos linfócitos com PHA para se obter as mitoses necessárias para o cariótipo.

Citometria de fluxo avançada

Usada para avaliar linfócitos não primados ou *naïve* (CD45RA) e linfócitos de memória (CD45RO), tanto CD4 quanto CD8. Mais de 90% dos linfócitos T do recém-nascido são *naïve* e no adulto esta proporção torna-se 50% dos linfócitos T *naïve* e 50% de linfócitos T memória. A citometria de fluxo também é usada para a detecção de citocinas intracelulares e aplicada para avaliar a resposta de linfócitos T-CD4 ou CD8 específicos para patógenos virais. Esse método tem a vantagem sobre o ELISPOT por não haver necessidade de depleção da subpopulação de linfócitos para determinar a origem da secreção da citocina.

QUARTA ETAPA

Testes para defeitos moleculares

Determinação enzimática (ADA, PNP) – para casos suspeitos de imunodeficiências combinadas autossômicas recessivas, nas quais defeitos enzimáticos levam ao acúmulo de metabólitos tóxicos (adenosina, inosina, deoxiadenosina e deoxinosina). A adenosina deaminase (ADA) e a purina nucleosideo fosforilase (PNP) são analisadas em hemácias hemolisadas; portadores heterozigotos apresentam 50% da atividade normal.

Recepção de sinal e transdução – usadas para avaliar a ativação de linfócitos T em casos de contagem normal de subpopulações de linfócitos, porém com resposta proliferativa reduzida; o estímulo para a ativação é feito com PMA (*phorbol myristate acetate*), ionóforos e anti--D3 e daí se determina a produção de IL-2, expressão do receptor de IL-2, cálcio intracelular, eventos bioquímicos e DNA ou RNA específicos para vários componentes como cadeia de CD3, IL-2 e tirosina quínase proteica (PTK).

Produção de citocinas (e receptores de citocinas) – após ativação de linfócitos T; aplicada para diferenciar estados TH1 e TH2 e para identificar indiretamente subpopulações de linfócitos T específicas para antígeno, baseada na produção intracelular de citocinas após exposição ao antígeno. O método emprega citometria de fluxo ou ensaio *imunospot* ligado à enzima (ELISPOT) e detecta geralmente interferon gama.

Testes genéticos como análise de mutações em genes conhecidos como determinantes de IDP

Espectrotipagem da diversidade de cadeias Vβ do receptor de linfócito T (TCR) por PCR – em indivíduos normais encontra-se a maioria das 24 famílias de Vβ de TCR em linfócitos T circulantes distribuídas de modo gaussiano; nos defeitos de desenvolvimento de linfócitos T existe uma distorção na espectrotipagem ocasionada pela oligoclonalidade de TCR, por exemplo síndrome de Omenn.

Quantificação de segmentos circulares derivados do rearranjo de linfócitos T ou TRECs (círculos de excisão de receptor de linfócito T) – usado para distinguir linfócitos T *naïve* de linfócitos T de memória, pois TRECs diminuem em frequência com a ativação antigênica e divisão celular. É útil para avaliar a função tímica após transplante de medula óssea e na síndrome de DiGeorge. A técnica empregada é PCR e os resultados, expressos em células TRECs positivas para cada 10^5 linfócitos T, devem ser comparados com os controles esperados para a idade. Recém-nascidos têm níveis mais elevados de TREC que adultos; pacientes com imunodeficiência celular, primária ou adquirida, apresentam diminuição de TREC dependente da intensidade da disfunção tímica. Essa técnica começou a ser agregada em alguns centros à triagem neonatal para a detecção de imunodeficiência combinada grave (SCID).

Linfócito T específico para o antígeno

Usando-se tetrâmeros de complexos de antígeno peptídeo ligado à molécula MHC e fluorocromo, pode-se determinar a frequência de células específicas por citometria de fluxo. Emprega-se para a detecção de linfócitos CD8 específicos para determinado vírus (por exemplo, HIV) e avaliação de resposta vacinal ou para detecção de linfócitos CD4 específicos relacionados à autoimunidade.

Ensaios de apoptose

A morte celular programada pode ser avaliada por meio do antígeno de superfície Fas (CD95), do ligante de Fas e das enzimas intracelulares ativadas no processo de apoptose, como caspases. A diminuição da expressão de CD95 é encontrada em pacientes com a síndrome linfoproliferativa autoimune (ALPS).

Ensaios de liberação de crômio radioativo (^{51}Cr)

Para avaliar a citotoxicidade por linfócitos T contra células autólogas infectadas com vírus ou por meio de *atividade de granzima B*.

Avaliação de linfócitos NK

Contagem de células por citometria de fluxo (*CD56* ou *CD16*, ou ambos em subpopulação de linfócitos CD3 negativos). Ensaio funcional de *liberação de crômio* usando como alvo uma linhagem de células marcadas com ^{51}Cr, como K-562 (linhagem de eritroleucemia); ensaio para avaliar *a sinalização de receptores Toll-like*.

Mutações no gene que codifica a proteína *forhead box (FOXP3)*, que está envolvida na função do linfócito regulador (*Treg*) e controla a autorreatividade de linfócitos T, estão descritas na síndrome de desregulação imune e poliendocrinopatia, ligada ao cromossomo X (IPEX). Nesses pacientes, além de eosinofilia e altos níveis de IgE e IgE específica para leite de vaca, os linfócitos T CD4 expressam baixos níveis intracelulares da proteína *FOXP3* e baixa atividade de *Treg*.

TESTES PARA AVALIAR DEFICIÊNCIA DE FAGÓCITOS

PRIMEIRA ETAPA

Contagem e morfologia de neutrófilos

Pacientes com valores absolutos menores que 1.500 neutrófilos por mm^3 estão associados com maior suscetibilidade às infecções. Pacientes com deficiência de adesão leucocitária apresentam, geralmente, o *pool* marginal de neutrófilos em circulação e isto resulta em neutrofilia (acima de 12.000 neutrófilos por mm^3) mesmo fora dos episódios infecciosos. Já a presença de vacúolos gigantes citoplasmáticos em fagócitos pode indicar o diagnóstico da síndrome de Chédiak-Higashi.

Teste do NBT (*nitroblue tetrazolium*)

Usado para a triagem de doença granulomatosa crônica (DGC). Nesses pacientes não se visualiza a redução daquele corante incolor que deveria aparecer azul-roxeado e fagocitado no interior de neutrófilos, por deficiência na geração de radicais de oxigênio. O teste de triagem de NBT mais simples é feito em lâmina, em que leucócitos aderem a uma superfície revestida com endotoxina e são incubados com NBT. A porcentagem de neutrófilos com grânulos escuros no citoplasma é contada por microscopia; em indivíduos normais, essa proporção deve ser maior que 90% e em pacientes com doença granulomatosa crônica é geralmente menor que 1%. Mulheres portadoras do gene para DGC ligada ao cromossomo X têm 50% de neutrófilos normais. Pode ser usado também o teste de NBT de forma quantitativa por leitura espectrofotométrica da diferença de densidade óptica entre a amostra não estimulada em relação àquela estimulada (valores de referência 0,233 ± 0,103 e para DGC de 0,034 a 0,045). Existem alguns casos de DGC na forma autossômica recessiva que produzem baixos níveis de oxidantes e certa redução de NBT. Por isto, recomenda-se que casos altamente suspeitos e com NBT reduzido sejam investigados com etapas mais avançadas.

Teste de oxidação da di-hidrorrodamina (DHR)

Usada em lugar do NBT, a 1,2,3-di-hidrorrodamina fagocitada por neutrófilos transforma-se em 1,2,3-rodamina, que é fluorescente, e pode ser avaliada em cada célula por citometria de fluxo. O método é mais sensível que o NBT e pode dar evidências da forma genética da DGC – em pacientes com DGC ligada ao X (gp91 phox) não há células capazes de reduzir DHR, enquanto na forma recessiva mais comum (p47 phox) poucas células são capazes de reduzir DHR; portadores do gene apresentam 50% de redução. Pacientes com a deficiência completa de mieloperoxidase podem ter um resultado falso-positivo de DGC por meio do método da DHR; em quadros clínicos questionáveis, convém determinar a atividade de mieloperoxidase.

SEGUNDA ETAPA

Avaliação da renovação de leucócitos

Leucogramas seriados – indicados para pacientes com neutropenia e com precursores mieloides presentes na medula óssea para identificar neutropenia cíclica. Nesses casos, sugere-se a realização de leucogramas em dias alternados (segundas, quartas e sextas-feiras) durante três semanas consecutivas a partir do último episódio infeccioso.

Mielograma – para a investigação de neutropenias congênitas, morfologia de precursores de neutrófilos, excluir outras doenças hematopoéticas e obter material para cultura de micro-organismos incomuns.

Expressão de moléculas de adesão em superfície celular – por citometria de fluxo para avaliar a expressão de β_2-integrinas (CD18, CD11a, b ou c) antes e após estimulação de fagócitos. Valores abaixo de 5% na expressão estão presentes na deficiência de adesão leucocitária (LAD). Esta avaliação geralmente é indicada quando houver neutrofilia persistente, como suspeita de LAD. Em alguns pacientes com LAD I pode ocorrer a reversão espontânea da expressão das integrinas. Recentemente, descreveu-se a LAD III que se apresenta com leucocitose e com defeito funcional de ativação das integrinas beta-1, beta-2 e beta-3, mas com expressão normal em plaquetas, neutrófilos e linfócitos; nesses pacientes, essas integrinas não modulam sua afinidade e avidez, levando à *sinalização interna anormal* e relacionada a mutações no gene Ca1DAG-GEFI.

Outro teste de avaliação da atividade da explosão oxidativa de leucócitos (quimioluminescência) – avalia a propriedade de neutrófilos de produzirem luz quimicamente durante o processo de oxidação pelos radicais de oxigênio livre em substratos de bactérias. Neutrófilos de pacientes com DGC não produzem quimiluminescência durante a fagocitose de bactérias; também é um método sensível e confiável para a detecção do estado portador. A leitura da reação é feita por espectofotometria com beta-cintilação ou quimioluminômetro. Em fagócitos de pacientes com LAD I pode-se obter uma resposta de quimioluminescência aumentada com estímulo por PMA e reduzida com o estímulo particulado (zimosano).

Ensaios metabólicos – a fagocitose e a ativação microbicida são acompanhadas de alterações metabólicas intracelulares e seus metabólitos podem ser medidos como: atividade de NADPH oxidase, ativação do *shunt* de hexose monofosfato, superóxido, oxigênio nativo e produção de peróxido de hidrogênio, que estão deficientes na DGC. A avaliação da atividade enzimática de mieloperoxidase está indicada quando há defeito microbicida e exclusão de DGC, como na deficiência de mieloperoxidase. Raramente a deficiência de glicose-6-fosfato desidrogenase de forma completa em neutrófilos pode levar a um defeito microbicida.

Ensaios bactericidas de leucócitos – o teste mais definitivo da função de neutrófilos é o ensaio quantitativo de morte bacteriana. Baseia-se na incubação de leucócitos com soro (fonte de opsoninas) e bactérias (p. ex.: *Staphylococcus aureus*). Em tempos determinados obtêm-se alíquotas da solução e após centrifugação faz-se a leitura de fagócitos com bactérias (fagocitose) e das bactérias viáveis tanto nos fagócitos quanto no sobrenadante (capacidade microbicida). Em nosso meio, Bellinati-Pires modificou a técnica usando fluorocromo (*acridine orange*) e lisostafina para eliminar bactérias aderidas ao neutrófilo, tornando-a mais sensível e ágil. Leucócitos de indivíduos sadios geralmente fagocitam e matam mais de 90% das bactérias em 120min. Leucócitos de pacientes com DGC geralmente mostram bactérias fagocitadas, porém conseguem matar menos de 50% delas (defeito microbicida intracelular).

Outros testes para avaliação da função de fagócitos

Quimiotaxia e migração ao acaso – pode ser usada a técnica da câmara de Boyden ou a técnica em placa de gel-agarose. Defeitos de migração geralmente se correlacionam com a incapacidade de formação de pus. Estas técnicas são empregadas em lugar da técnica *in vivo* da janela cutânea de Rebuck que envolvia a abrasão da pele.

Agregação, aderência e deformabilidade – são testes avançados e indicados para investigar defeitos de quimiotaxia ou migração.

Fagocitose – estuda a fagocitose e a opsonização; a maior parte das alterações nos ensaios de fagocitose é por defeito em opsonização que por alterações intrínsecas da fagocitose. Nos ensaios microbicidas, pode-se avaliar a fagocitose ou indiretamente concluir que está preservada se houver capacidade microbicida intracelular normal.

Avaliação do eixo interferon gama/IL-12 – defeitos na produção ou na resposta para essas citocinas aumentam seletivamente a suscetibilidade a infecções por micobactérias, salmonelas e alguns vírus. O teste de triagem para a função do receptor de interferon gama é a detecção de STAT1 ativada (fosforilada) após estimulação com interferon gama (deficiência do receptor 1 ou 2 de interferon gama, por exemplo). Pela citometria de fluxo pode ser detectada a superabundância do receptor 1 de interferon gama na superfície celular em pacientes com a forma autossômica dominante dessa deficiência. A falta de produção de interferon gama pelos linfócitos T e células NK pode ser encontrada nos pacientes com deficiência do receptor de IL-12.

Testes genéticos como *análise de mutações em genes* conhecidos como para os quatro tipos de DGC ou para genes de elastase 2 (*ELA 2*) estão associados com neutropenia congênita e neutropenia cíclica. Em pacientes da doença de Kostmann (neutropenia congênita grave autossômica recessiva) descreve-se aumento de apoptose de neutrófilos deficientes de *HAX1*.

A deficiência de *P14* (proteína adaptadora tardia de endossomo-lisossomo) foi recentemente descrita em pacientes com neutropenia congênita periférica, mas com maturação medular normal, albinismo parcial, baixa estatura, IgM sérica baixa e deficiência de linfócitos B (de memória classe mudada) e T citotóxicos.

A análise de mutações já é parte fundamental para o diagnóstico de muitas IDP e vários grupos já utilizam o perfil de expressão genética aliado a estudos de *microarray* para pesquisa de sinalizações intracelulares para o diagnóstico de novas IDP.

TESTES PARA AVALIAR DEFICIÊNCIA DE COMPLEMENTO

PRIMEIRA ETAPA

Testes de triagem

A determinação do complemento hemolítico total (*CH50*) é um método excelente para a avaliação das deficiências genéticas da via clássica do complemento e seus componentes terminais, com exceção da deficiência de C9. Nesses casos, o CH50 pode estar reduzido em 30 a 50%, mesmo na ausência de C9. A técnica de CH50 envolve a lise de hemácias de carneiro sensibilizadas com anticorpo pelo soro a ser testado; a diluição do soro que resultar em 50% de hemólise determina o CH50 e os valores normais devem ser determinados para cada laboratório. Reduções de até 50% nos componentes individuais do complemento podem não alterar o CH50. Como esses componentes perde a atividade rapidamente em temperatura ambiente, é importante conservar a amostra em gelo ou congelada.

C3 e C4

São quantificados por nefelometria ou por imunodifusão radial. A ausência ou mesmo a diminuição muito acentuada em um desses componentes pode indicar deficiência congênita, que leva a valores de CH50 bem reduzidos.

SEGUNDA ETAPA

Ensaios para componentes do complemento

Podem ser funcionais: quando se realiza o CH50 com soro controle sem o componente suspeito; adicionando-se o soro do paciente avalia-se a capacidade de normalização do CH50:

- Determinação quantitativa dos componentes por imunodifusão radial ou nefelometria usando antissoro para C1q, C1r, C1s, C2, C3, C4, C5, C6, C7, C8, fatores B, P e D. Os resultados devem ser interpretados comparando-se com os valores esperados para uma população da mesma faixa etária e se possível com características epidemiológicas semelhantes ao paciente.
- Imunoensaio e ensaio fucional para inativador de C1 estão indicados para a suspeita de edema angioneurótico hereditário.

Ensaio para a via alternativa do complemento

A atividade funcional da via alternativa pode ser avaliada pela hemólise de hemácias de coelhos independentes de anticorpos ou também chamada de AP50 e pode-se usar *kit* de difusão radial em ágar com hemácias de coelho.

A ativação da via clássica leva geralmente a valores bem baixos de C1, C4, C2, C3 e C5 e menos reduzidos de C6, C7, C8 e C9. A ativação da via alternativa está associada a níveis normais de C1, C2 e C4, mas baixos de C3.

Recentemente, descreve-se a síndrome hemolítica urêmica atípica (não diarreica) como uma nova IDP relacionada com *mutações de perda de função nas proteínas reguladoras da via alternativa (fatores H e I), proteínas e cofatores de membrana (MCP e CD46), mutações de ganho de função para o fator B e complemento C3*. Mutações nos genes das proteínas reguladoras também podem ser encontradas na degeneração macular da idade.

TESTES PARA DIAGNÓSTICO DE SÍNDROMES DE IMUNODEFICIÊNCIAS BEM DEFINIDAS

ATAXIA-TELEANGIECTASIA

- Avaliação de quebras cromossômicas (aumentadas) induzidas por radiação em cultura de células.
- Estudo da mutação de genes para ATM (mutado em ambos os alelos).

- Alfafetoproteína sérica (acima de pelo menos 2DP para a idade).
- IgA sérica (abaixo de pelo menos 2DP para a idade).

SÍNDROME DE DiGEORGE

- Calcemia (hipocalcemia por mais de três semanas e que necessita de terapia).
- Contagem de células CD3 (menor que $1.500/mm^3$).
- Hibridização *in situ* para o cromossomo 22q11.2 (deleção).

SÍNDROME DE WISKOTT-ALDRICH

- Avaliação de plaquetas (plaquetopenia abaixo de 70.000/mm^3 e volume plaquetário baixo – menor que 6,6fL).
- Determinação de resposta para antígenos vacinais polissacarídeos (resposta reduzida).

BIBLIOGRAFIA

Cunningham-Rundles C, Sidi P, Estrella L, Doucette J. Identifying undiagnosed primary immunodeficiency diseases in minority subjects by using computer sorting of diagnosis codes. J Allergy Clin Immunol. 2004,113(4):747-55.

Diagnostic Criteria for Primary Immunodeficiencies. European Society for Immunodeficiencies. http://www.esid.org/workingparty.php?party=3&sub=2&id=73

Nudelman V, Costa-Carvalho BT, Ejzenberg B, Roxo, P. A criança com infecção de repetição das vias aéreas superiores. In: Vilela MMS, Lotufo JP (eds.). Alergia, imunologia e pneumologia. São Paulo: Atheneu; 2004.

Nudelman V, Costa-Carvalho BT, Solé D, Naspitz CK, Carneiro-Sampaio MMS. Early clinical presentation of primary immunodeficiency: a route to warning signs and lab evaluation. FASEB J. 1998; 12(5):A921.

O'Gorman MRG. Recent developments related to the laboratory diagnosis of primary immunodeficiency diseases. Curr Opin Pediatr. 2008;20:688-97.

Woroniecka M, Ballow M. Office evaluation of children with recurrent infection. Pediatr Clin North Am. 2000;47(6):1211-24.

CAPÍTULO 3 — Triagem Neonatal

Eliane Aparecida Rosseto
Cecília Micheletti

O propósito da triagem neonatal ou teste do pezinho, como ficou conhecido, é facilitar a identificação precoce de doenças nas quais uma conduta clínica pode alterar sua história natural, evitando ou reduzindo a morbidade e mortalidade. A coleta da triagem é feita preferencialmente entre o 3º e 5º dias de vida ou 48h após a primeira oferta proteica. Não se orienta colher antes das primeiras 24h de vida. Além dos cuidados com o momento da coleta, devemos garantir a boa qualidade da coleta em papel-filtro. O mau preenchimento dos círculos do papel-filtro pode resultar em alterações na concentração dos analitos dosados. Resultados positivos da triagem neonatal requerem testes confirmatórios complementares na maioria dos casos, que pode ser nova dosagem do mesmo analito, em outro momento, ou de outros analitos.

ALTERAÇÕES ENDÓCRINAS

1. Hiperplasia adrenal congênita
2. Hipotireoidismo congênito

HIPERPLASIA ADRENAL CONGÊNITA

Forma clássica: 1:5.000 a 1:25.000; forma não clássica: 1 a 2% da população geral. Autores brasileiros: 1/10.600.

A triagem neonatal tem como objetivo fazer o diagnóstico da deficiência da 21-hidroxilase (21-OH), causa de mais de 90% dos casos da hiperplasia adrenal congênita (HAC), que pode ter graves consequências se não reconhecida e tratada de imediato, como as crises de perda de sal. A HAC é uma condição autossômica recessiva, composta por um grupo de doenças decorrentes de defeitos específicos nas enzimas do córtex adrenal necessárias para a biossíntese dos corticosteroides da adrenal.

A enzima 21-hidroxilase participa da síntese dos glicocorticoides e dos mineralocorticoides. A diminuição da atividade da 21-hidroxilase com decorrente diminuição da síntese de cortisol resulta em estimulação crônica do córtex adrenal pelo ACTH, levando à hiperplasia da glândula adrenal e à superprodução dos precursores do cortisol. Estes são desviados para a biossíntese dos andrógenos, causando os sinais de virilização característicos em indivíduos com esta deficiência enzimática. Assim, as manifestações podem ser causadas pela deficiência do cortisol e, em alguns casos, aldosterona, e pelo acúmulo de andrógenos.

A HAC pode ser classificada em duas formas clínicas: a clássica, subdividida em perdedora de sal e virilizante simples; e não clássica, subdividida em sintomática ou assintomática. A forma perdedora de sal apresenta produção androgênica aumentada e deficiência grave na produção de aldosterona, ocorrendo desidratação com hiponatremia e hiperpotassemia já nas primeiras semanas de vida, resultando em choque e óbito se não tratada. A forma virilizante simples apresenta graus variados de virilização pré-natal da genitália externa no sexo feminino e virilização pós-natal em ambos os sexos, com aumento do clitóris ou pênis, pubarca precoce e avanço da idade óssea com prejuízo na estatura final. A forma não clássica sintomática não apresenta virilização pré-natal e os sintomas são de início tardio, pubarca precoce, amenorreia primária ou secundária, hirsutismo, acne e infertilidade. A forma não clássica assintomática tem perfil hormonal semelhante ao da forma sintomática, porém sem manifestações clínicas, e seu diagnóstico é feito na investigação dos familiares. O tratamento evita a insuficiência adrenal aguda, pela reposição dos esteroides deficitários, e as consequências a longo prazo de virilização, maturação óssea avançada, puberdade precoce e baixa estatura.

Na triagem neonatal, a dosagem da 17α-hidroxiprogesterona (17-OHP) é o marcador deste defeito enzimático. Algumas dificuldades para o diagnóstico são: sensibilidade não ótima, com uma única dosagem, nas formas virilizantes simples, uma segunda dosagem melhoraria esta sensibilidade, mas também aumenta a detecção das formas não clássicas, que não é o objetivo primário da triagem. Falso-positivos podem acontecer, principalmente quando usado o método de radioimunoensaio direto e em muitos dos métodos imunológicos, sujeitos a reação cruzada com outros esteroides presentes no sangue do recém-nascido (RN), como a progesterona e os esteroides sulfatados. Outro método de dosagem, a espectrometria de massa em *tandem* (MS/MS), poderia ser utilizada para detecção da 17-OHP, contribuindo para uniformizar o ponto de corte dos diferentes ensaios, mas ainda são mais utilizados como método complementar. Alguns estudos apontam para a redução em 89% dos falso-positivos com o uso da MS/MS. Resultados acima dos valores de referência devem ser interpretados considerando o peso e a idade gestacional ao nascimento, pois os níveis de 17-OHP são mais elevados em prematuros e/ou RN de baixo peso, devido à imaturidade hepática para sua metabolização e/ou ao estresse por intercorrências agudas. Recomenda-se nova dosagem da (17-OHP) pelo menos após 10 dias de vida. Níveis transitoriamente aumentados, acima de 25ng/mL, retornam aos níveis basais em até 90 dias, pois, com a idade, a concentração sérica da 17-OHP diminui em RNs não afetados e aumenta nos com HAC. Nos casos clássicos, os resultados são nitidamente aumentados. Os resultados falso-positivos são frequentes em prematuros e/ou RN de baixo peso. Os falso-negativos podem ocorrer na forma não clássica. Em geral, quase todos os recém-nascidos que apresentam a forma perdedora de sal são diagnosticados na primeira amostra, 7% dos recém nascidos com HAC que não foram diagnosticados na triagem neonatal são por motivos variados: erro humano, tratamento com dexametasona pré-natal, ou valor de corte para 17-OHP muito alto.

A investigação do genótipo CYP21 pode ajudar nos casos duvidosos e no aconselhamento genético. O tratamento é feito com reposição diária de hidrocortisona em crianças ou dexametasona naqueles de mais idade para reparar a falta do cortisol. Na forma perdedora de sal, além da hidrocortisona, usa-se a fludrocortisona para corrigir a deficiência de aldosterona.

HIPOTIREOIDISMO CONGÊNITO

Um para 3.500 a 1:100.000, dependendo da causa e grupo étnico – menos prevalente em negros e mais prevalente em hispânicos. Um para 141 entre os com síndrome de Down e 2,3 vezes mais frequente em mulheres do que em homens.

A triagem para o hipotireoidismo congênito (HC) ganha muita importância porque é uma das causas mais frequentes de retardo mental, pode ser evitado se identificado precocemente e tratado, tem alta prevalência e em geral é assintomático ao nascimento, na maioria dos casos.

O HC é uma condição causada pela redução dos hormônios tireoidianos: tiroxina (T_4) e triiodotironina (T_3). As principais causas são: deficiência de iodo, hipoplasia, agenesia ou ectopia da glândula tireoidiana ou defeitos na biossíntese do hormônio tireoidiano. Em 85% dos casos, as causas são esporádicas, e em 15%, hereditárias. A maioria dos RNs não apresenta sintomatologia ao nascimento devido à passagem transplacentária da T_4 materna. O peso ao nascer é normal, mas o perímetro cefálico pode ser visto no percentil superior, dado o mixedema cerebral. Em RNs inicialmente assintomáticos, quando o hormônio materno desaparece nas primeiras semanas os sintomas clínicos começam a aparecer gradualmente: constipação, letargia, sonolência, engasgos, hipotonia, reflexos diminuídos. Em 5% das crianças com HC, nas mais afetadas ao nascimento podem-se reconhecer fontanela ampla, macroglossia, abdome distendido com hérnia umbilical, nariz em sela, cabelos escassos, pele fria e marmórea, engasgos frequentes, constipação, sendo a icterícia neonatal prolongada o sinal mais precoce. Se o diagnóstico não for feito até 2 a 3 meses de idade, pode-se manifestar perda do crescimento e se não tratada ocorrerá atraso no crescimento somático e no desenvolvimento neuromotor, com retardo mental em graus variados, espasticidades, falta de coordenação, tremores e movimentos involuntários, dificuldades da fala, perda auditiva sensorial e estrabismo.

Na criança normal, imediatamente após o parto, ocorre elevação abrupta do TSH, em possível resposta à menor temperatura exterior, porém nos prematuros esta resposta é menor e inversamente relacionada ao grau de prematuridade. Para afastar resultados falso-positivos, faz-se a solicitação da dosagem do TSH em nova amostra, resultados normais afastam o hipotireoidismo congênito. Na triagem neonatal realiza-se a dosagem do TSH (*thyroid stimulating hormone*) e/ou T_4 total. Os valores de ponto de corte devem ser padronizados em concordância com o método e a população em estudo. Podemos considerar valores de referência do TSH até 15mUI/L em sangue total ou até 7,5mUI/L em soro equivalente e T_4 até 6ng/mL. No hipotireoidismo primário, geralmente encontramos T_4 diminuída e TSH aumentado, mas T_4 normal e TSH aumentado podem ser observados em casos de glândula ectópica. T_4 diminuída com TSH normal são comuns em casos de estresse perinatal (devido ao aumento no consumo periférico de T_4) e prematuridade, mas também poderão ocorrer em condições como na síndrome da T_3 baixa e na deficiência da globulina ligadora da tiroxina (*thyroxine-binding globulin*, TBG, principal transportadora dos hormônios tireoidianos no sangue). Nesta condição, dosar TSH, T_4 total, T_4 livre e

TBG. Na presença de T_4 e de TSH muito baixos ou indetectáveis, deve-se suspeitar de hipotireoidismo secundário ou terciário. Recomenda-se que crianças prematuras ou que receberam dopamina repitam o teste em 7 ou 14 dias. O uso de drogas antitireoidianas pela mãe, soluções iodadas em berçário ou hipotireoidismo materno que poderá levar à passagem placentária de autoanticorpos bloqueadores da tireoide fetal podem ser causas de hipotireoidismo transitório.

FENILCETONÚRIA (PKU)

Portugal: 1/11.031; EUA 1/13.500 para a PKU e 1/48.000 para não PKU. Existe grande variação da incidência de PKU em grupos culturais e étnicos. Caucasianos e americanos nativos têm maior incidência do que os negros, hispânicos e asiáticos. No Brasil, estima-se incidência de 1/13.000.

A fenilcetonúria é raramente diagnosticada antes dos 6 meses, caso não seja triada no teste do pezinho, porque a principal manifestação sem tratamento é o retardo mental. Daí a importância do diagnóstico e tratamento precoces. É uma doença autossômica recessiva, resultado da deficiência da atividade da enzima hepática fenilalanina hidroxilase (PAH – *phenylalanine hydroxylase*), que impede a conversão da fenilalanina em tirosina, acumulando fenilalanina no sangue e tecidos.

No sistema de hidroxilação da fenilalanina em tirosina, participam a PAH e o cofator BH4 (tetra-hidrobiopterina). A principal causa de hiperfenilalaninemia é a deficiência da fenilalanina hidroxilase, constituindo 98% dos casos diagnosticados. Os defeitos de síntese e reciclagem de BH4 envolvem os restantes 2% dos casos, que devem ser considerados diagnóstico diferencial das hiperfenilalaninemias, dadas as diferenças de tratamento e prognóstico. A deficiência da PAH afeta ainda o metabolismo da tirosina e do triptofano e a formação de catecolaminas.

A hiperfenilalaninemia é um aumento anormal na concentração do aminoácido fenilalanina (phe) no sangue, que pode inicialmente ter pouco significado clínico, porém, quando a concentração é muito alta, existe acúmulo de fenilcetonas, classicamente a fenilcetonúria.

O nível de fenilalanina em crianças afetadas aumenta gradualmente após o nascimento, como um efeito da ingestão proteica da criança. Se não tratado, os sintomas clínicos mais comuns são: convulsões, hiperatividade, circunferência cefálica discretamente reduzida, ausência ou dificuldade na fala, eczema e odor característico na urina.

Os três métodos utilizados para triagem são: enzimático, fluorimétrico e espectrometria de massa, com as menores taxas de falso-positivo. Considerando valor de referência normal até 2,5mg/dL, podemos distribuir as hiperfenilalaninas por deficiência da PAH conforme abaixo.

Concentração de fenilalanina, em plasma:

- superior a 20mg/dL são moderadas ou graves (clássicas);
- 10 a 20mg/dL, leves;
- 2,5 a 10mg/dL, benignas.

O tratamento precoce da PKU está associado com melhora intelectual.

Portanto, crianças com resultado positivo na triagem devem ser beneficiadas com um teste confirmatório rápido pela dosagem da fenilalanina e da tirosina. Indivíduos diagnosticados com PKU precisam de seguimento até a completa maturação do sistema nervoso, com equipe multidisciplinar para condutas clínica e dietética especializada. Gestantes fenilcetonúricas devem ter rígida orientação dietética.

Níveis de fenilalanina discretamente aumentados podem ocorrer ainda em pacientes com tirosinemia clássica ou transitória, por bloqueio da via metabólica. Falso-positivos podem aparecer em recém-nascidos prematuros e/ou de baixo peso.

A triagem para fenilcetonúria, por meio da análise de metabólitos na urina, mostra-se inadequada para um programa de diagnóstico precoce, pois as alterações detectáveis na urina só surgem em fase posterior às que são detectáveis no sangue e muitas vezes já concomitantemente com os primeiros sinais de lesão no sistema nervoso.

Pteridinas no soro ou urina podem ser avaliadas para o diagnóstico de casos mais raros de deficiência de di-hidropteridina redutase ou defeito na síntese de tetra-hidropteridina. O diagnóstico molecular de identificação da mutação pode permitir o diagnóstico pré-natal para famílias com afetados e de portadores. Pode-se fazer também a genotipagem para correlação com a gravidade clínica e instituição de melhor terapêutica. Algumas mutações no gene da PAH podem resultar na PKU clássica e outras em hiperfenilalaninemia não PKU. A maioria dos indivíduos com PKU é heterozigota composta e terá mutações diferentes em cada cópia do gene da PAH. Existem mais de 400 mutações descritas e suas diferentes possibilidades de combinações contribuem com a variabilidade clínica encontrada na PKU.

ANEMIA FALCIFORME E OUTRAS HEMOGLOBINOPATIAS

Prevalência: 1/500 a 1/2.000, predomínio entre os de origem Africana e Mediterrânea, Indianos, América do Sul e Central. Estima-se que ocorre 1 em cada 346 RNs negros e 1 em cada 1.114 hispânicos.

A importância da investigação das hemoglobinopatias no teste do pezinho é a identificação de RNs com anemia falciforme, doença de alta prevalência e morbidade e mortalidade. A anemia falciforme é uma doença hereditária em que as hemácias perdem a forma bicôncava para assumir a forma de foice. Ela é caracterizada pela presença da hemoglobina "S" (Hb S, *Sickle* = foice) em homozigose (SS). Ocorre uma alteração da hemoglobina "A", normal do adulto (Hb A), com substituição do ácido glutâmico pela valina, na sexta posição da cadeia β, resultando em Hb S. Esta modificação estrutural faz com que a hemoglobina S (Hb S) apresente características físicas e químicas peculiares, com polimerização sob baixa tensão de oxigênio. As hemácias em foice apresentam adesão endotelial aumentada, com tempo médio de vida diminuído, levando a episódios intermitentes de oclusão vascular, falcização cíclica, causando isquemia tecidual principalmente em baço, fígado, medula óssea, olhos e coração.

Embora o recém-nascido seja geralmente assintomático pela presença protetora da hemoglobina fetal (Hb F), passam a apresentar sintomas nos primeiros meses de vida, quando ocorre a substituição progressiva da Hb F predominante ao nascimento, pela Hb S.

A presença da hemoglobina S em heterozigose é conhecida como traço falciforme ou portador assintomático que não desenvolve a doença. A Hb S também pode aparecer em associação com outras hemoglobinas variantes como Hb C, Hb D e outras, tornando-se duplos heterozigóticos para hemoglobinopatia. Um segundo tipo frequente de hemoglobina que pode ser identificada na triagem é a Hb C, que em homozigose (CC) leva à anemia hemolítica crônica moderada e esplenomegalia. O portador do traço de Hb C também não manifesta a doença.

Outras variantes da hemoglobina que podem ser detectadas pelos testes de triagem são C, D, E, J e G, as mais comuns.

Na avaliação dos resultados do teste do pezinho é importante considerarmos que o tipo e a proporção das hemoglobinas mudam ao longo do desenvolvimento, desde embrionário, período neonatal até se estabilizarem, após o sexto mês de vida. Na tabela XII-1, visualizamos a concentração e distribuição das hemoglobinas normais ao nascimento e após o sexto mês de vida.

Os métodos laboratoriais utilizados na investigação da triagem neonatal, atualmente, são focalização isoelétrica (IEF) – figura XII-2 e/ou cromatografia líquida de alta resolução (HPLC) – figura XII-3. Qualquer uma

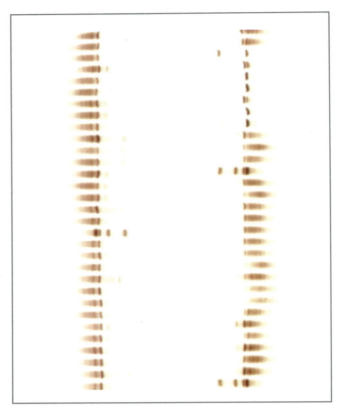

Figura XII-2 – Gel de focalização isoelétrica (gentilmente cedida pelo Dr. Eurico Camargo Neto).

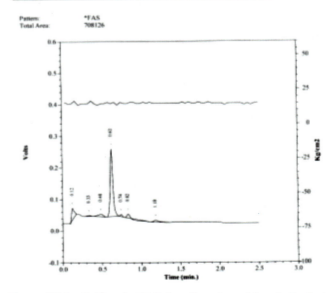

Figura XII-3 – Gráfico de HPLC. (gentilmente cedida pelo Dr. Eurico Camargo Neto).

Tabela XII-1 – Concentrações das hemoglobinas ao nascimento e após o sexto mês de vida em recém-nascidos normais.

Hemoglobinas	Ao nascimento (%)	Após o sexto mês de vida (%)
Hb A ($\alpha_2 \beta_2$)	0-20	96-98
Hb A2 ($\alpha_2 \delta_2$)	0-1	2,5-3,5
Hb F ($\alpha_2 \gamma_2$)	80-100	0,2-1,5

delas pode ser usada como método de triagem, dada a alta precisão, porém, na presença de um resultado positivo ou inconclusivo, deve-se repetir o teste pelo outro método, aumentando assim a sensibilidade e a especificidade. Com estes métodos de investigação isolados, identificamos com facilidade a presença de hemoglobinas variantes: S, C e D. Para a identificação de hemoglobina E e outras variantes, muitas vezes é necessário, além da confirmação pelos dois métodos (IEF e HPLC), realizar o estudo do sangue dos pais para a complementação e até mesmo métodos de biologia molecular. Atenção para a possibilidade de exclusão de paternidade na investigação do sangue dos pais.

Para a análise dos resultados, é importante que sejam consideradas implicações pré-analíticas como dados clínicos, herança genética, idade da criança na data da coleta e também condições de tempo de armazenamento da amostra, dada a possibilidade de desnaturação da hemoglobina. Outros interferentes dos testes são a prematuridade extrema e a transfusão sanguínea anterior à coleta; nesses casos, uma nova amostra deve ser solicitada. Para as transfusões, aguardar pelo menos três meses da data da última transfusão.

Todo RN com resultado positivo para a anemia falciforme requer encaminhamento médico. Colher nova amostra confirmatória após o sexto mês de vida e acompanhamento médico com orientações de medidas profiláticas e educativas são necessários.

FIBROSE CÍSTICA OU MUCOVISCIDOSE

Um para cada 2.500 caucasianos, 1:17.000 negros e 1:90.000 orientais.

A fibrose cística é uma doença autossômica recessiva causada por mutações no gene que codifica a proteína CFTR (*cystic fibrosis transmembrane conductance regulator*).

A perda da função da CFTR afeta o transporte transmembrana epitelial de cloro, promove uma oferta compensatória de sódio e consequente influxo de água através de tecidos epiteliais, hidratação inadequada das mucosas, obstruções de espaço luminal, ciclos recorrentes de processos infecciosos, inflamação e fibrose dos órgãos afetados.

As manifestações da fibrose cística (FC) são variáveis e podem iniciar desde os primeiros meses de vida ou após décadas. Os principais órgãos acometidos são pulmões, pâncreas, intestino, ductos biliares, ductos das glândulas sudoríparas e sistema reprodutivo. A tríade clássica consiste de doença pulmonar crônica, insuficiência pancreática e altos níveis de cloro e sódio no suor. A morbidade e a mortalidade são muito elevadas, com sobrevida média de 28 anos. A gravidade da doença varia com as mutações, porém para alguns alelos não existe uma simples relação previsível entre fenótipo e genótipo. Mais de 1.800 mutações na CFTR já foram identificadas, e a mais comum delas é a delta-F508. Acomete aproximadamente 70% dos alelos em pacientes caucasianos e, em homozigose, constitui o genótipo mais comum em aproximadamente 50% dos pacientes. Existe também um grupo de 15-20 mutações menos comuns que acomete 15% dos alelos nos caucasianos.

O marcador da fibrose cística na triagem neonatal é a tripsina sérica (tripsinogênio), dosado por ensaio imunorreativo, tripsina imunorreativa – IRT. O tripsinogênio é um dos principais componentes e marcadores da secreção e da função pancreáticas. Valores de IRT estão elevados na maioria dos RNs com FC. No entanto, IRT neonatal isolada, tem baixa especificidade e baixo valor preditivo positivo. A detecção de RNs sem FC (falso-positivo) é dependente do valor de corte do IRT, que na maioria dos programas está entre 95º e 99,5º percentis dos resultados. Os valores absolutos de IRT devem ser analisados com cautela, pois seus resultados diferem entre os métodos imunoquímicos, mas é possível compará-los usando múltiplos da mediana. A maioria dos programas adota um valor de corte, em que a taxa de recoleta fique entre 7 e 12/1.000 As principais causas de falso-positivos são: insuficiência renal, atresias intestinais, prematuros e/ou RNs de baixo peso, trissomias dos cromossomos 13 e 18; heterozigotos e estresse perinatal (25%).

Quando o programa de triagem neonatal orienta a segunda dosagem do IRT, faz-se a coleta após 16 e antes dos 30 dias de vida. Devido à diminuição dos níveis de IRT com o tempo, alguns programas adotam valores de corte menores para o segundo teste de IRT. A IRT em RNs com FC pode permanecer elevada até 6 semanas de vida, mas sua normalização ocorre dentro de prazo muito variável após o nascimento, em alguns casos com menos de 15 dias. Os valores de IRT diminuem em ambos, RNs com fibrose cística e saudáveis, porém costumam cair mais rápido em crianças saudáveis (falso-positivo) do que nas com fibrose. Não se recomenda a dosagem de IRT em crianças após 60 dias de vida.

Para melhorar a sensibilidade diagnóstica e o valor preditivo positivo da triagem para FC, a pesquisa das mutações foi incorporada em diferentes protocolos de triagem neonatal. Porém, o teste que permanece como padrão-ouro para o diagnóstico da FC é a dosagem do cloro no suor. Antes de a investigação para FC ser instituída em programas de triagem neonatal, a dosagem do cloro no suor era realizada somente na presença de sintomas clínicos ou história familial, após alguns meses de idade, exceto os RNs que apresentassem obstrução intestinal ou sibilância. Os médicos tinham que avaliar a acurácia dos resultados dos testes quando realizados precocemente, devido à preocupação com volumes de suor insuficientes ou concentração falsamente aumentada durante os primeiros dias a semanas de vida. Alguns protocolos de triagem passaram a indicar a dosagem do cloro como um teste diagnóstico final comum. Observou-se que entre duas a três semanas de vida é uma janela razoável para a primeira dosagem de cloro no suor e que após oito semanas mais de 90% apresentam a quantidade de suor adequada para as dosagens. Testes que estão dentro do range de normalidade poderiam ser aceitos como normais, pois existe tendência de queda nas primeiras semanas. Recomendam-se, no entanto, pelo menos duas dosagens negativas, na tentativa de excluir os falso-negativos no teste do suor. A dosagem de cloro no suor também é denominada teste da iontoforese quantitativa com pilocarpina. Seus resultados quando apresentam dosagens menores de 30mEq/L são considerados normais; entre 30 e 60mEq/L, duvidosos; e acima de 60mEq/L confirma-se o diagnóstico (preferencialmente em duas dosagens). Para estes dois últimos, orienta-se seguimento com especialista. Estudos com RN saudável (excluindo os portadores de mutação) entre 5 e 6 semanas de idade mostraram um valor médio de cloro no suor de 12,3mmol/L, com o 99,5º percentil de valores 30mmol/L. Em média, a dosagem de cloro é maior em RNs com duas mutações para FC dos que apresentam uma única mutação, e estes, maior dos que não têm mutações. Para os resultados limítrofes de cloro, observou-se aproximadamente 20% com a segunda mutação quando pesquisada a genotipagem expandida.

Outro teste em estudo é com a proteína associada à pancreatite (PAP) secretada e produzida pelo pâncreas sob condições de estresse e que pode ser medida em amostras de papel-filtro de RNs. Similar ao IRT, a dosagem da PAP isolada pode resultar em taxas de falso-positivos inaceitáveis. Ele tem sido sugerido como um segundo teste, sem nova coleta do papel-filtro e como uma alternativa à pesquisa de mutações. Atualmente não existem evidências suficientes para integrá-lo à triagem neonatal para FC.

Nos quadros XII-4 a XII-7 encontramos os principais perfis de triagem neonatal com seus benefícios e limitações.

Na investigação em população miscigenada, deve-se considerar a presença de genótipos mais heterogêneos e dificuldade na determinação dos *cutoffs* para IRT. IRT com altas dosagens e com pequena prevalência da FC foram observados em afro-americanos e no norte da África.

DEFICIÊNCIA DE GLICOSE-6-FOSFATO DESIDROGENASE (G-6-PD)

Os principais indivíduos afetados são da África (20% da população), Oriente Médio (4-30%) e sudeste asiático. No Brasil estima-se prevalência de 3 a 6,9%.

A G-6-PD é uma enzima fundamental para o metabolismo dos eritrócitos, sendo responsável por mecanismos de destoxificação da célula. A deficiência da G-6-PD pode cursar com anemia hemolítica desencadeada pelo estresse oxidativo e muitas vezes com icterícia neonatal prolongada. O quadro clínico pode ser variado, dependendo do grau do estresse oxidante, origem racial e variante genética. A importância da investigação da deficiência da G-6-PD no teste do pezinho é devido a sua alta prevalência. Acomete mais de 400 milhões de pessoas em todo o mundo, decorrentes de inúmeras mutações. No Brasil, é importante a mutação denominada A– (substituição do nucleotídeo G por A), muito frequente em afro-descendentes.

Quadro XII-4 – IRT/IRT.

Triagem	Indica segunda coleta	Indica teste de cloro no suor	Benefícios	Limitações
IRT	IRT Alterado na triagem ↓ Fazer novo IRT entre 10 e 28 dias de vida	IRT persiste alterado ↓ Dosar cloro no suor	Evita detecção de portadores das mutações	Necessita de segunda coleta

Quadro XII-5 – IRT/δF508/IRT.

Triagem	Indica segunda coleta	Indica teste de cloro no suor	Benefícios	Limitações
IRT	IRT Alterado ↓ Pesquisar mutação δF508	Presença de apenas um alelo mutante ↓ Dosar IRT em nova amostra	IRT persiste alterado ↓ Dosar cloro no suor	Redução de 92% no número de recoletas de IRT, comparado com o protocolo IRT/IRT e redução de 80% nas chamadas para cloro no suor	Não investiga presença de segundo alelo mutante

Quadro XII-6 – IRT/CFTR/cloro.

Triagem		Indica segunda coleta	Indica teste de cloro no suor	Benefícios	Limitações
IRT	IRT Alterado ↓ Pesquisa de 25 mutações do CFTR	–	Se houver 2 mutações está feito diagnóstico Presença de uma mutação ↓ Dosar cloro no suor Ausência de mutação, porém com IRT da triagem muito alto ↓ Dosar cloro no suor	Melhora sensibilidade diagnóstica	Detecta portadores saudáveis Pode limitar número de crianças chamadas para teste de cloro no suor

Quadro XII-7 – IRT/CFTR/IRT/cloro.

Triagem		Indica segunda coleta	Indica teste de cloro no suor	Benefícios	Limitações
IRT	IRT Alterado ↓ Pesquisa das 25 mutações do CFTR Na presença dos dois alelos: confirma FC IRT normal: portador saudável	Presença de um alelo mutante ↓ Dosar IRT em nova amostra entre 3 e 4 semanas de vida	Persistência de IRT alterado ↓ Dosar cloro no suor	Reduz número de recém-nascido indicado para teste do cloro no suor Reduz diagnósticos inconclusivos Aumenta sensibilidade diagnóstica para 99%	Detecta portadores saudáveis Pode limitar chamadas para cloro no suor

Quando encontrado resultado alterado no teste do pezinho, ele deve ser confirmado, preferencialmente em sangue total. A G-6-PD é sensível à temperatura, de modo que se deve considerar perda da atividade na interpretação dos resultados. É descrito que a G-6-PD começa perder atividade a partir de seis a sete dias da data da coleta da amostra. As amostras testadas após esse período podem apresentar resultados falsamente deficientes. A deficiência é vista em resultados até 2,5UI/g Hb ou parcial se entre 2,5 e 6,0UI/g Hb.

Para determinação das variantes, podem-se realizar testes genéticos com estudos familiares.

Associado ao diagnóstico, é importante orientação familiar para que haja cuidado com a exposição a agentes precipitantes de hemólise. No quadro XII-8 estão listadas as principais substâncias que devem ser evitadas em pacientes com G-6-PD.

ERROS INATOS DO METABOLISMO

Trata-se de um grupo de doenças geneticamente determinadas, levando à falha na atividade de enzimas ou defeitos no transporte de proteínas. Estas alterações no metabolismo levam a bloqueios em reações bioquímicas do organismo e resultam no acúmulo de substratos e/ou falta de algum produto. Isso pode levar a alterações do funcionamento normal do organismo e a quadros clínicos variáveis em cada pessoa. Alguns sintomas são mais comuns, como dificuldade de crescimento e desenvolvimento na infância, mas pode haver manifestação em adultos, inclusive com perda de funções. Essas doenças podem manifestar-se em qualquer idade, mas para a maioria dos portadores o início dos sinais e sintomas ocorre na infância.

Atualmente, são conhecidas mais de 550 doenças metabólicas hereditárias, individualmente raras, mas, quando em conjunto, a incidência é de 1 para cada 2.500 nascidos vivos.

Muitas dessas doenças têm tratamento. Quando diagnosticadas nos primeiros meses de vida e corretamente tratadas, podem ser evitadas graves consequências, como deficiência mental, convulsão, paralisias e até óbito, e proporcionar ao paciente melhor qualidade de vida.

O acúmulo dos substratos pode ser a chave para a triagem e diagnóstico dos erros inatos do metabolismo (EIM).

Quadro XII-8 – Principais substâncias que devem ser evitadas em pacientes com G-6-PD.

Analgésicos/antipiréticos		
Acetanilida	Ácido para-aminossalicílico	Metamizol
Acetaminofeno	Actazolina	Paracetamol
Acetofenatidina	Antipirina	Piramidona
Ácido acetilsalicílico	Fenacetina	Probenecida
Antimaláricos		
Cloroquina	Pentaquina	Quinacrina
Hidroxicloroquina	Pirimetamina	Quinina
Pamaquina	Primaquina	Quinocida
Drogas cardiovasculares		
Procainamida	Quinidina	
Sulfonas/sulfonamidas		
Dapsona	Sulfadiazina	Sulfapiridina
Diaminodifenilsulfona	Sulfametoxazol	Sulfassalazina
Salicilazossulfanilamida	Sulfametoxipiridazina	Sulfazoguanidina
Sulfacetamida	Sulfametoxipirimidina	Sulfissoxazol
Sulfacetina	Sulfanilamida	2-amino-5-sulfanilteiazol
Citotóxicos e bactericidas		
Acetilfenil-hidrazina	Estreptomicina	Nitrofurantoína
Ácido nalidíxico	Furaltadona	Nitrofurazona
Ácido para-aminobenzoico	Furazolidona	Niridazol
Cinoxacino	Furmetonol	Norfloxacino
Ciprofloxacino	Isoniazida	Ofloxacino
Cloranfenicol	Neoarsfenamina	Trimetoprima
Cotrimoxazol	Nifuroxazida	
Anti-histamínicos		
Astemizol	Clorfeniramina	Hidroxizina
Azatadina	Dexclorfeniramina	Loratadina
Bronfeniramina	Difenidramina	Mequitazina
Cetirizina	Dimetidina	Oxatomida
Ciproeptadina	Elastina	Terfenadina
Miscelânea		
Azul de metileno	Enalapril (maleato)	Naftaleno
Ácido úrico	Fenilbutazona	Niridazol
Alfametildona	Fenil-hidrazina	Pirídio
Aminopirina	Fenitoína	Prometazina
Azul de toluidina	Fitomenadiona	Provenesida
Benzol	Hidralazina	Tribenzamina
Captopril	Hidrocloreto de tolueno	Trinitrotolueno
Cloroguanidina	Levo-Dopa	Vitamina K (hidrossolúvel)
Desferioxamina	Menaftona	
Dimercaprol	Mestranol	

Metodologias diversas foram utilizadas para a triagem neonatal de EIM. Atualmente, o método considerado com amplo espectro, rapidez e precisão de resultados é a espectometria de massa em tandem (MS/MS), que quantifica aminoácidos e acilcarnitinas em gotas de sangue seco em papel-filtro.

DOENÇAS TRIADAS PELA ESPECTROMETRIA DE MASSA (MS/MS)

Aminoacidopatias
- Fenilcetonúria e outras hiperfenilalaninemias.
- Leucinose (doença da urina do xarope de bordo).
- Tirosinemias (incluindo a tirosinemia transitória do recém-nascido e a tirosinemia hereditária tipos I, II e III).
- Homocistinúria e outras hipermetioninemias.

Defeitos do ciclo da ureia
- Citrulinemia.
- Acidúria argininossuccínica.
- Argininemia.
- Hiperornitinemia, que inclui a síndrome da hiperamonemia, hiperornitinemia, homocitrulinúria (HHH) e a atrofia girata.

A confirmação diagnóstica nestes dois grupos de doenças será feita pela determinação das alterações do exame inicial em segunda amostra. O tratamento é específico para cada doença e baseado em dieta restrita nos aminoácidos envolvidos.

Especificamente na tirosinemia tipo I, há necessidade de realização de outro tipo de exame para a confirmação diagnóstica, que é a dosagem de succinilcetona, metabólito excretado em altas quantidades e que é um dos responsáveis pela toxicidade hepática e renal da doença. Em todos os outros tipos, a succinilcetona tem seus níveis normais tanto em urina como em sangue. Na tirosinemia transitória, não há alterações clínicas e os níveis da tirosina normalizam-se rapidamente, em alguns meses de vida.

Acidúrias orgânicas
- Deficiência de 2-metilbutiril-CoA desidrogenase (2-MBCD).
- Deficiência de beta-cetotiolase (BKT).
- Deficiência de 3-metilcrotonil-CoA carboxilase.
- Deficiência de 3-metilglutaril-CoA liase (HMG-CoA-liase).
- Deficiência de múltiplas CoA carboxilase (MCD).
- Deficiência de isobutiril-CoA desidrogenase (IBCD).
- Acidemia glutárica tipo I (GA-I).
- Acidemia isovalérica (IVA).
- Acidemia metilmalônica (MMA).
- Acidemia propiônica (PA).

A confirmação diagnóstica neste grupo de doenças será a realização de dosagem quantitativa de ácidos orgânicos na urina por meio de cromatografia gasosa. A terapia é específica em cada uma delas, mas passa por dieta com diminuição de aminoácidos envolvidos e suplementação com cofatores das reações bioquímicas.

Defeitos de beta-oxidação de ácidos graxos
- Deficiência de transportador de carnitina.
- Deficiência de carnitina palmitoiltransferase tipo II (CPT-II).
- Deficiência de carnitina/acilcarnitina translocase.
- Deficiência de 3-hidroxiacil-CoA desidrogenase de cadeia longa (LCHAD).
- Deficiência de acil-CoA desidrogenase de cadeia média (MCAD).
- Deficiência de múltiplas acil-CoA desidrogenase (MADD ou acidemia glutárica tipo II).
- Deficiência de acil-CoA desidrogenase de cadeia curta (SCAD).
- Deficiência da acil-CoA desidrogenase de cadeia muito longa (VLCAD).
- Deficiência da proteína trifuncional.

Neste grupo, os achados são diagnósticos, mas uma nova dosagem confirmatória quantitativa deve ser realizada, principalmente se a primeira foi apenas qualitativa.

DOENÇAS TRIADAS POR OUTRAS METODOLOGIAS

Galactosemia
Os testes de triagem detectam a presença de galactose e de galactose 1-fosfato por meio de métodos bacteriológicos, enzimático-colorimétricos e/ou fluorimétricos. A confirmação diagnóstica deve ser feita pela medida da atividade das enzimas envolvidas no metabolismo da galactose. A mais frequentemente alterada e de maior gravidade, a galactose-uridiltransferase (GALT), deve ser a primeira a ser dosada.

A diferenciação entre as formas é realizada de modo mais preciso com a pesquisa molecular das mutações.

As outras enzimas envolvidas no metabolismo da galactose e mais raramente responsáveis pelo aumento da galactose em exame de triagem são: a galactoquinase e a galactose-epimerase.

Deficiência da biotinidase
Utiliza-se método colorimétrico para dosagem da atividade da enzima. A confirmação diagnóstica é feita pela dosagem da atividade plasmática. A sintomatologia apresentada será de quadro cutâneo, acidose metabólica e crises convulsivas de difícil controle, evoluindo para retardo

mental, coma ou morte. O diagnóstico precoce e o início de terapia específica e simples, com a administração de biotina livre por via oral, evitam a sintomatologia.

POSSIBILIDADES FUTURAS

Triagem neonatal de doenças de depósito lisossômico (DDL)

Considerando a evolução atual com tratamento com terapia de reposição enzimática (TRE) para várias doenças de depósito lisossômico, discute-se a possibilidade de inclusão destas em programas de triagem neonatal, pois quanto mais precoce o início do tratamento melhores serão os resultados e o prognóstico do paciente em questão.

Exemplos de DDL tratáveis atualmente: doença de Gaucher, mucopolissacaridoses tipos I, II e VI, doença de Pompe e doença de Fabry.

O exame realizado em gotas de sangue secas em papel-filtro é a própria atividade da enzima envolvida em cada doença, conforme o quadro XII-9.

Quadro XII-9 – Doenças de depósitos lisossômicos.

Doença	Enzima
Gaucher	Beta-glicosidase
Mucopolissacaridose tipo I (MPS I)	L-Iduronidase
Mucopolissacaridose tipo II (MPS II)	Iduronato sulfatase
Mucopolissacaridose tipo VI (MPS VI)	Arilsulfatase B
Pompe	Maltase ácida
Fabry	Alfa-galactosidase

BIBLIOGRAFIA

Castellani C, Massie J. Emerging issues in cystic fibrosis newborn screening. Curr Opin Pulm Med. 2010;16:584-90.

Camargo Neto E. Teste do pezinho. In: Ferreira JP et al. Pediatria: diagnóstico e tratamento. Sociedade de Pediatria do Rio Grande do Sul; 2005.

Healthcare Practitioner Manual, 2006. Virginia Newborn Screening Services, Virginia Department of Health.

Hipotireoidismo congênito, Projeto diretrizes, Associação Médica Brasileira e Conselho Federal de Medicina Sociedade Brasileira de Endocrinologia e Metabologia, setembro de 2005.

Kaye CI. The Committee on Genetics. Newborn screening fact sheets. Pediatrics. 2006;118;e934-63.

Leão LL, Aguiar MJ. Newborn screening: what pediatricians should know. J Pediatr. 2008;84(Suppl):4.

LeGrys VA, McColley SA, Li Z, Farrell PM. The need for quality improvement in sweat testing infants after newborn screening for cystic fibrosis. J Pediatr. 2010;157:1035-7.

Manual de normas técnicas e rotinas operacionais do programa nacional de triagem neonatal. Ministério da Saúde, 2004.

Mello et al. Bases moleculares da HAC. Arq Bras Endocrinol Metab. 2002;46:4.

Parad RB, Comeau AM, Dorkin HL, Dovey M, Gerstle R, Martin T, O'sullivan BP. Sweat testing infants detected by cystic. Fibrosis newborn screening. J Pediatr. 2005;147:S69-S72.

Rock MJR, Hoffman G, Laessig RH, Kopish GJ, Litsheim TJ, Farrell PM. Newborn screening for cystic fibrosis in wisconsin: nine-year experience with routine trypsinogen/dna testing. J Pediatr, September 2005.

Simopoulos AP. Genetic screening: programs, principles, and research – thirty years later: reviewing the recommendations of the committee for the study of inborn errors of metabolism (SIEM). Public Health Genomics. 2009;12:105-11.

Souza CFM, Schwartz IV, Giugliani R. Triagem neonatal de distúrbios metabólicos. Ciência e Saúde Coletiva. 2002;7(1):129-37.

Vilarinho L, Queirós A, Leandro P, Almeida IT, Rivera I. Arquivos de medicina, Vol. 20, Nº 5/6.

Vilarinho L, Rocha H, Sousa C, Marcão A, Fonseca H, Bogas M, Osório RV. Four years of expanded newborn screening in Portugal with tandem mass spectrometry. J Inherit Metab Dis. 2010.

Zschocke J, Hoffmann GF. Vademecum metabolicum. 2nd ed. Milupa GmbH & Co; 2004.

SEÇÃO XIII
DIAGNÓSTICO EM NEUROLOGIA – ANÁLISE LABORATORIAL DAS SÍNDROMES LIQUÓRICAS

Coordenador: Carlos Augusto Senne Soares

Colaboradores: André Leite Gonçalves
Carlos Augusto Senne Soares
Gustavo Bruniera Peres Fernandes
Márcio Morais da Silva
Sandro Luiz de Andrade Matas

CAPÍTULO 1
Líquido Cefalorraquidiano

Carlos Augusto Senne Soares

INTRODUÇÃO

O líquido cefalorraquidiano (LCR) é de grande importância no diagnóstico das doenças que envolvem o sistema nervoso. Não há exame que o substitua nos quadros infecciosos, onde, com modernas técnicas laboratoriais, conseguimos isolar o agente causador, testar sua resistência a antibióticos, identificarmos o sorotipo e parte de sua sequência genética (reação em cadeia da polimerase – PCR). Em muitos protocolos de tratamento de tumores sistêmicos, a análise do LCR é o passo imprescindível no diagnóstico, no estadiamento tumoral e na terapêutica, pois a punção lombar também pode ser utilizada como via de administração de quimioterápicos em doses que jamais seriam alcançados no sistema nervoso central por via sistêmica. A punção do espaço subaracnóideo possibilita a administração de contrastes para exames neurorradiológicos e de material radioativo para cintilografia intracraniana na investigação de fístula liquórica e hidrocefalia de pressão normal.

A análise do LCR propicia contato direto com um humor produzido dentro do cérebro e está em permanente contato com o neuroeixo. Portanto, as doenças do sistema nervoso central estão sinalizadas no LCR, podendo fornecer informações de importantes marcadores de muitas doenças neurológicas, além de ser campo de pesquisas para novos marcadores (Fig. XIII-1).

ASPECTOS ANATÔMICOS E FUNCIONAIS

O sistema liquórico compreende dois espaços bem definidos, o ventricular e o subaracnóideo. O espaço ventricular é composto por dois ventrículos laterais, o terceiro e o quarto ventrículos. Os ventrículos cerebrais são revestidos por fina camada unicelular denominada epêndima, separando o parênquima cerebral do liquor.

Dentro dos ventrículos há plexos coroides que produzem em média de 0,32mL/min a 0,37mL/min de LCR em adultos. Isso corresponde à produção de 432 a 533mL em 24h, renovando por três vezes neste período o volume total de LCR que, em adultos, varia de 100 a 150mL. O espaço subaracnóideo é aquele compreendido entre as duas lâminas leptomeníngeas, pia-máter e aracnoide, anatomicamente dividido em dois compartimentos amplamente comunicáveis, o espaço subaracnóideo intracraniano e o raquiano, que mantêm íntimo contato com as estruturas cerebrais e medulares, respectivamente. A absorção do liquor ocorre, em quase sua totalidade, nas vilosidades aracnoides que invaginam para dentro dos seios venosos intracranianos, principalmente para o seio venoso sagital. Pequena proporção é reabsorvida nos espaços perivasculares.

A barreira hematoencefálica (BHE), representada em todo neuroeixo pelo endotélio capilar do parênquima encefalomedular e do plexo coroide, tem grande importância não só no controle da composição proteica, iônica e de outros elementos químicos, como também na proteção contra a invasão de agressores externos, isolando o sistema nervoso central do resto do organismo. Dela dependem as diferenças entre as concentrações de substâncias presentes no sangue e no LCR.

O LCR mantém a homeostase do sistema nervoso central, retirando produtos do catabolismo encefálico, estabilizando a temperatura e protegendo todo o neuroeixo contra traumatismo craniencefálico, pois distribui uniformemente as forças de impacto evitando a lesão direta das estruturas encefálicas.

A análise do LCR está indicada nas doenças que envolvem o sistema nervoso central. As principais indicações e contraindicações da punção do espaço subaracnóideo encontram-se no quadro XIII-1.

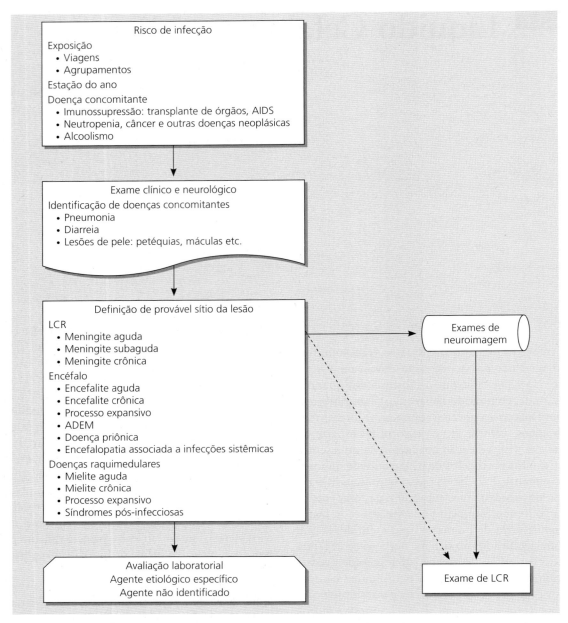

Figura XIII-1 – Avaliação inicial de pacientes com quadro sugestivo de infecção do sistema nervoso central. ADEM = encefalomielite difusa aguda.

COLETA DE AMOSTRAS DE LCR – TÉCNICAS DE PUNÇÃO (Figs. XIII-2 a XIII-6)

Conforme já salientado, de acordo com a recomendação da Academia Brasileira de Neurologia (2002), a via preferencial de coleta do LCR é por punção lombar (PL). A punção cisternal suboccipital deverá restringir-se aos casos de impossibilidade de coleta lombar, devendo ser realizada por profissional habilitado. A PL deverá ser, sempre que possível, em decúbito lateral. Tal recomendação fundamenta-se no fato da necessidade da medição da pressão liquórica que é a mesma da pressão intracraniana nesta posição. Como podemos observar na tabela XIII-1, a medida da pressão intracraniana (PIC) é importante tanto no diagnóstico como na evolução terapêutica de algumas doenças neurológicas, tais como pseudotumor (trombose venosa central, hipervitaminose etc.), neurocriptococose, entre outras. Em algumas situações, podemos realizar a PL na posição sentada, principalmente quando há dificuldade previsível (grande obesidade, importante escoliose toracolombar) ou mesmo quando o paciente se encontra muito agitado (crianças, deficiência intelectual etc.). A medição da pressão liquórica nessas situações é possível, mas pouco tem relação com

Quadro XIII-1 – Principais indicações de punção do espaço subaracnóideo.

Indicações diagnósticas	Meningites e encefalites	Agudas	Bacterianas
			Virais
		Subagudas	Tuberculose
			Sífilis
			Fúngicas
		Crônicas	Parasitas
			Fúngicas
			Granulomas
	Doenças vasculares cerebrais	HSA – com TC normal	
		Vasculites do SNC	
		Tromboses venosas (HIC)	
		Dissecções arteriais (HSA)	
	Doenças desmielinizantes	Esclerose múltipla	
		Neuromielite óptica (Devic)	
		ADEM	
	Doenças inflamatórias	Mielites, mielorradiculites	
		Guillain-Barré, polirradiculopatia inflamatória desmielinizante crônica (PIDIC)	
	Doenças neoplásicas	Primárias	
		Metastáticas	
		Linfomas e leucemias	
	Hipertensivas	Pseudotumor cerebral	
		Tromboses de seios venosos	
	Investigação de doenças sistêmicas	Febre de origem indeterminada AIDS Endocardite infecciosa Sepse	
	Investigação de doenças metabólicas	Adrenoleucodistrofias, encefalopatias infantis metabólicas etc.	
Indicações terapêuticas	Medicação intratecal	Quimioterapia antineoplásica	
		Antibióticos	
		Baclofem, imunoglobulinas etc.	
	Drenagem de LCR	Pseudotumor, HPN	
		Grande HSA ou hemorragias ventriculares (DVE)	
Contraindicações	HIC com	Rebaixamento da consciência Sinais e sintomas de hérnia cerebral Défices neurológicos localizatórios	
	Alteração da coagulação	Sepse com grave CIVD	
		Anticoagulação plena	
		Hemofilias graves	
		Plaquetopenias	
	Infecção no local da punção		
Contraindicações relativas	Plaquetopenia	**Recomendações** Verificar riscos: sepse, leucemias, linfomas Não puncionar com plaquetas abaixo de 50.000/mm^3 Nos extremos, puncionar após infusão de concentrado de plaquetas	
	Problemas de coagulação	**Recomendações** Verificar coagulograma completo; heparinização deverá ser suspensa 4h antes da punção e reiniciada 4h após a punção; a heparinização por enoxaparina deverá ser suspensa 24h antes da punção (dose plena) ou 12h se estiver sendo usada profilaticamente	

HSA = hemorragia subaracnóidea; HIC = hipertensão intracraniana; ADEM = encefalomielite difusa aguda; HPN = hidrocefalia de pressão normal; DVE = derivação ventricular externa; CIVD = coagulação intravascular disseminada.

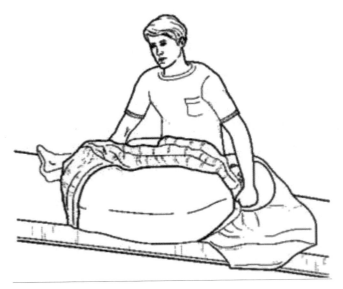

Figura XIII-2 – Punção lombar em decúbito lateral direito.

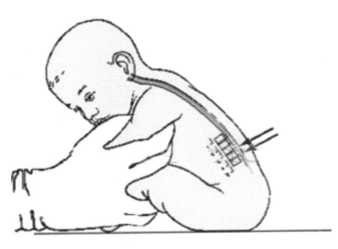

Figura XIII-5 – Punção lombar em posição sentada – criança.

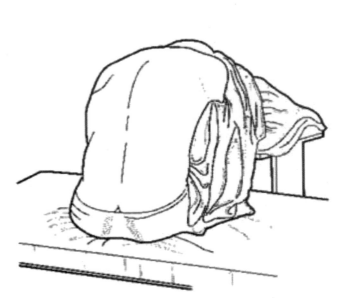

Figura XIII-3 – Punção lombar em posição sentada – adulto.

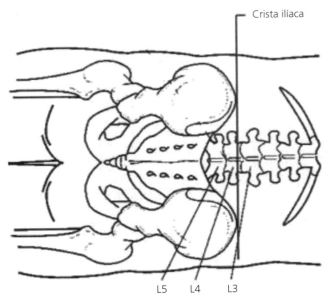

Figura XIII-6 – Punção lombar em posição sentada – adulto.

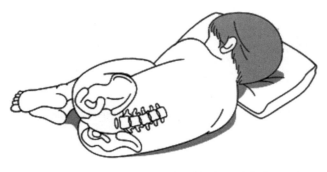

Figura XIII-4 – Punção lombar em decúbito lateral direito – criança.

a real pressão intracraniana porque há grande aumento relacionado à própria posição sentada, como também pela prensa abdominal que ocorre na imobilização.

Ainda em relação à técnica de punção, existe uma prova manométrica para se avaliar a existência de bloqueio do espaço subaracnóideo raquidiano chamado de prova de Queckenstedt-Stookey, ou prova de permeabilidade raquidiana. Nesta prova, com o manômetro conectado na agulha de punção, pressiona-se o abdome do paciente para avaliar se a agulha está bem localizada, pois a pressão eleva-se momentaneamente para voltar ao valor inicial. Em seguida, pressionam-se levemente as duas jugulares do paciente, tendo como resposta normal a elevação momentânea da pressão e regressão aos valores iniciais ao soltá-las, indicando permeabilidade normal. Esta prova manométrica está em desuso atualmente pela alta resolução que a ressonância magnética tem para doenças raquimedulares e pelo potencial risco de a massagem carotídea causar distúrbios hemodinâmicos (bradicardia), assim como possível descolamento de placas ateromatosas que aí possam estar presentes.

Normalmente, a pressão intracraniana situa-se entre 5 e 20cmH$_2$O, admitindo-se até 25cmH$_2$O para grandes obesos. Em decúbito lateral direito, com o tronco flexionado assumindo posição fetal, realiza-se antissepsia da região lombar com antisséptico em base alcoólica: álcool a 70%, clorexidina alcoólica a 0,5% ou PVPI alcoólico. A punção pode ser realizada no espaço L4-L5 ou L3-L4 com segurança, pois a medula espinhal termina normalmente ao nível da primeira vértebra lombar, raramente alcançando a segunda vértebra.

O liquor normal é límpido e incolor, assemelhando-se à água de rocha, e sua análise laboratorial revela contagem celular global entre 3 e 5 células por mm^3, sendo composta basicamente por linfócitos e monócitos. A taxa de proteínas varia conforme o nível de punção para a coleta, variando também com a faixa etária. Os valores normais dos parâmetros bioquímicos e citológicos, relacionados aos respectivos níveis de punção e faixa etária, encontram-se na tabela XIII-1.

Tabela XIII-1 – Parâmetros de normalidade do LCR (Fishman, 1992).

	Adultos	Recém-nascidos
Pressão em decúbito lateral	5 a 20cmH$_2$O (após 8 anos de idade)	1 a 1,4cmH$_2$O
Aspecto	Límpido e incolor	Límpido e xantocrômico
Células	3 a 5/mm^3	Até 15/mm^3
Hemácias	Zero/mm^3	Até 500/mm^3
Proteínas	Lombar: 20 a 45mg/dL	Até 150mg/dL
	Suboccipital: até 30mg/dL	–
Glicose	40 a 70mg/dL	30 a 60g/dL
Cloretos	670 a 740mg/dL	670 a 740mg/dL

Bibliografia – Ver final da Seção.

CAPÍTULO 2
Síndromes Inflamatórias

Gustavo Bruniera Peres Fernandes
Sandro Luiz de Andrade Matas

ESCLEROSE MÚLTIPLA

A esclerose múltipla (EM) é uma doença inflamatória de característica autoimune do sistema nervoso central que compromete o envoltório axonal mielínico. Este processo inflamatório, apesar de ser predominantemente parenquimatoso e da substância branca, traz alterações na composição do LCR relativo aos aspectos inflamatórios, citobioquímicos e imunobiológicos. Atualmente a análise do LCR é decisiva na fundamentação clínico-laboratorial neurorradiológica da doença com a pesquisa de bandas oligoclonais e comprovação laboratorial de imunoprodução intratecal. Concomitantemente, o exame do LCR permite o diagnóstico diferencial com outras doenças do sistema nervoso central que mimetizam EM. Habitualmente, a análise quimiocitológica do LCR não mostra anormalidades, pois 60% destas amostras têm número global de células normal (3 a 5 células/mm^3), proteínas com concentração normal (até 40mg/dL) e glicorraquia normal (até 70mg/dL). O diferencial do exame está no estudo qualitativo das proteínas com relação à proporção de gamaglobulinas e na avaliação quantitativa da síntese intratecal de IgG. Esta análise avalia a integridade da barreira hematoencefálica (BHE) e o quanto ela contribui na concentração de IgG se estiver lesada. A técnica mais utilizada para esta avaliação está representada pela fórmula abaixo, onde índice maior ou igual a 0,7 é indicativo de imunoprodução intratecal.

$$\text{Índice de IgE} = \frac{Q \frac{\text{IgG LCR}}{\text{IgG Soro}}}{Q \frac{\text{Alb LCR}}{\text{Alb Soro}}}$$

Outro método de avaliação é por meio da utilização do diagrama de Reiber e Felgenhauer, que é uma hipérbole representada pela equação abaixo e pelo gráfico, como podemos observar na figura XIII-7.

$$\text{IgG (log) (mg/mL)} = [Q_{IgG} - Q_{Lim}(IgG)] \cdot \text{IgG}_{\text{sérico}}$$

A pesquisa de bandas oligoclonais no LCR tem sido o principal marcador biológico para o diagnóstico de EM. Apesar de diversos trabalhos mostrarem níveis de sensibilidade e especificidade diferentes em várias regiões mundiais, existe consenso no aspecto da definição da doença quando as bandas estão presentes, excluindo-se outros quadros infecciosos e autoimunes concomitantes. A pesquisa é qualitativa e baseada na comparação da migração eletroforética das proteínas do LCR com as proteínas do soro em meio anfotérico, isto é, eletroforese por isofocalização (Fig. XIII-8).

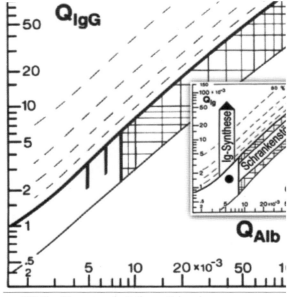

Figura XIII-7 – Diagrama de Reiber e Felgenhauer.

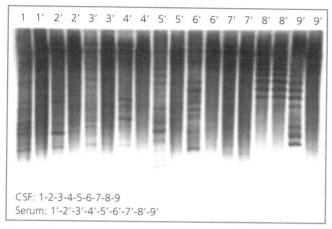

Figura XIII-8 – Pesquisa de bandas oligoclonais por isofocalização. Observar LCR nas colunas numeradas pareadas com soro nas colunas com número e apóstrofe.

NEUROMIELITE ÓPTICA

A neuromielite óptica (NMO), também conhecida por doença de Devic, é uma doença desmielinizante do SNC caracterizada por mielite de evolução aguda ou subaguda, acompanhada por processo desmielinizante de um ou ambos os nervos ópticos. A lesão medular estende-se por três ou mais segmentos medulares, sendo este comprometimento fundamental para o diagnóstico. A ressonância de encéfalo é caracteristicamente normal, o que diferencia dos quadros de esclerose múltipla com comprometimento medular e do nervo óptico. Os casos clássicos de NMO têm ausência de bandas oligoclonais em aproximadamente 90% e existe associação de anticorpos antiacquapurina 4 no sangue em 70% destes pacientes. Não há tratamento específico e a doença pode apresentar-se de modo monofásico ou polifásico, sendo este último mais grave, com evolução relativamente rápida para óbito por insuficiência respiratória. O exame de LCR não revela alteração significante, estando a relação citobioquímica normal na maioria das vezes.

POLIRRADICULOPATIA INFLAMATÓRIA DESMIELINIZANTE AGUDA (PIDA)

A síndrome de Guillain-Barré, conhecido epônimo da PIDA, é uma doença inflamatória do grupo das doenças autoimunes na qual o alvo é a raiz nervosa da medula espinhal. Ela é caracterizada por fraqueza progressiva das extremidades, com progressão contínua, apresentando, ao exame neurológico, diminuição ou mesmo perda dos reflexos profundos. Geralmente existe quadro infeccioso gastrointestinal ou respiratório precedendo o início dos sintomas em 10 a 15 dias em 60% dos pacientes. O *Campylobacter jejuni* é o agente mais frequentemente identificado quando a doença infecciosa é de origem gastrointestinal. Parece haver identificação dos epítopos dessa bactéria com os gangliosídeos dos nervos periféricos, sendo a principal razão desta manifestação pós-infecciosa. No entanto, vários outros agentes estão envolvidos na gênese do Guillain-Barré, entre eles, citomegalovírus, Epstein-Barr, HIV, hepatites A, B e C, *Mycoplasma pneumoniae* etc. Aproximadamente em 3 a 5% dos casos o processo inflamatório inicia-se pelos nervos cranianos, manifestando-se clinicamente por oftalmoplegia, paralisia facial periférica, ataxia e arreflexia. É uma variação grave, com elevada taxa de morbimortalidade.

O exame de LCR mostra elevação da taxa de proteínas a partir de poucos dias, atingindo pico máximo em quatro a seis semanas do início dos sintomas. Em geral, o número de células é normal, podendo ocorrer discreta pleocitose linfomonocitária, sendo nestes casos mais frequente em pacientes com AIDS. A eletroforese de proteínas pode mostrar aumento da fração gama, porém quando há níveis proteicos elevados esta avaliação fica prejudicada.

ENCEFALOMIELITE DIFUSA AGUDA

A encefalomielite difusa aguda (ADEM) é uma doença desmielinizante do SNC, caracteristicamente monofásica, precedida por infecção viral ou bacteriana. Ao redor de 70% dos casos as infecções são do trato respiratório ou gastrointestinal, porém sendo descritos casos após varicela, rubéola, caxumba, sarampo, tonsilite aguda, pós-vacinal e alguns casos sem história aparente de infecção prévia. Essa doença, também conhecida como encefalomielite pós-infecciosa, é relativamente rara, com 0,8 a 1 caso por 100.000 habitantes/ano, sem preferência por sexo, raça ou idade. A apresentação clínica é muito variável, iniciando de 7 a 10 dias após um quadro infeccioso sistêmico, caracterizado por rebaixamento da consciência, alterações encefálicas difusas acompanhadas por cefaleia e febre alta. O exame do LCR mostra processo inflamatório asséptico, composto por células linfomonocitárias, podendo ocorrer no início predomínio de polimorfonucleares. Existem relatos de contagem celular superior a 1.500 células/mm^3. À ressonância de encéfalo podemos observar lesões da substância branca em várias localizações, com acometimento do córtex e tálamo, além dos gânglios da base. As lesões têm aspecto de mesmo tempo de evolução, o que as diferencia da EM. O tratamento é com corticoterapia em doses imunossupressoras, sendo, portanto, fundamental a exclusão de doença infecciosa como causa do processo. Nos quadros de apresentação clássica, a evolução é benigna e dramática, com a introdução do esquema de corticoide, havendo regressão das lesões à ressonância magnética e das alterações do LCR.

Bibliografia – Ver final da Seção.

CAPÍTULO 3

Síndromes Infecciosas

André Leite Gonçalves
Sandro Luiz de Andrade Matas

MENINGITE BACTERIANA

No diagnóstico da meningite bacteriana os achados da análise do LCR são essenciais para o estabelecimento do diagnóstico, do agente etiológico e para a escolha do antibiótico correto. O quadro XIII-2 mostra os achados na meningite bacteriana comparada com outras categorias maiores de meningite. Em algumas situações, a coleta do LCR deve ser precedida de tomografia de crânio para que se evite o risco de hérnia cerebral pela punção. Os pacientes com histórico de crise convulsiva recente, imunocomprometidos, com sinais de suspeita de lesão expansiva (papiledema ou sinais neurológicos focais) ou com rebaixamento do nível de consciência devem ser submetidos ao exame de imagem antes da punção. Contudo, isso não deve retardar o início do tratamento; em caso de potencial demora na obtenção da neuroimagem, é recomendável que se obtenha hemocultura e se inicie a antibioticoterapia. Os agentes causadores da meningite bacteriana variam conforme a faixa etária. O *Streptococcus agalactie* e o *Streptococcus* do grupo B são mais comuns no período neonatal. O *Haemophilus influenzae* tipo b era o agente mais comum na faixa etária dos seis meses de vida aos cinco anos de idade, porém, após as campanhas de vacinação sistemáticas, esse agente passou a não ter importância significativa, fazendo com que a *N. meningitidis* passasse a ser o principal agente etiológico, seguido pelo *S. pneumoniae*. Na faixa etária que vai dos cinco aos 29 anos, a *N. meningitidis* ainda predomina e dos 30 anos ou mais a maior prevalência é do *S. pneumoniae*. Os bacilos gram-negativos (*Acinetobacter calcoaceticus*, *Escherichia coli*, *Klebsiella* sp., *Pseudomonas aeruginosa*, *Enterobacter* sp.) são agentes etiológicos de indivíduos idosos e pacientes neurocirúrgicos, etilistas, diabéticos ou com neoplasias.

A *Listeria monocytogenes* é o agente causal de meningite em indivíduos com comprometimento da imunidade celular, devendo ser lembrada como agente etiológico nos casos de meningite bacteriana em recém-nascidos e idosos. As alterações liquóricas na meningite bacteriana aguda são semelhantes, independente do agente causal. Os maiores determinantes dos achados do liquor são: o tempo da punção lombar (precoce ou tardia), a gravidade da infecção e a imunidade do paciente. No momento do diagnóstico, a hipercitose varia de 1.000 a 10.000 leucócitos/mm^3, com predomínio de polimorfonucleares (90 a 100%). Em casos raros, a contagem de leucócitos pode estar abaixo de 100 leucócitos/mm^3. Spanos, citado por Fischman, concluiu, após comparação entre meningite bacteriana e viral, que uma contagem maior que 2.000 leucócitos/mm^3 é um preditor confiável de etiologia bacteriana. A persistência de hipercitose no liquor não é um fator importante para prolongar o tratamento com antibióticos, pois uma persistência de 30 células/mm^3 ou mais é comumente encontrada em crianças adequadamente tratadas para meningite bacteriana. A hipercitose também não está relacionada com a duração da doença, antibioticoterapia anterior, complicações ou recidiva da doença. Na meningite bacteriana, a taxa de proteínas encontra-se entre 100 e 500mg/dL em cerca de 60% dos casos. A ocorrência de valores abaixo de 45mg/dL e acima de 1.000mg/dL é rara. Após a introdução de antibioticoterapia adequada, a taxa de proteínas normaliza-se rapidamente. A glicorraquia está geralmente diminuí-

Quadro XIII-2 – Vírus responsáveis por meningite, encefalite e mielite.

DNA Vírus	Herpesviridae	Herpes simples tipos 1 e 2 Vírus da varicela-zóster Citomegalovírus Vírus Epstein-Barr (herpes-vírus humano tipo 4) Herpes-vírus humano tipos 6 e 7	
	Adenovírus		
	Poxvírus	Varíola e *vaccinia*	
	Papovavírus		
RNA vírus	Mixovírus	Influenza e parainfluenza	
	Paramixovírus	Caxumba Rubéola	
	Rabdoviroses	Raiva	
	Arenavírus	Vírus da coriomeningite linfocítica	
	Picornavírus	Enterovírus	Poliovírus tipos 1, 2 e 3 Coxsackie A tipos 1 ao 24 Coxsackie B tipos 1 ao 6 Echovírus tipos 1 ao 34
		Rhinovírus	
	Retrovírus	Vírus da imunodeficiência humana (HIV) Vírus T-linfotrópico humano (HTLV) I e II	
	Togavírus	Rubéola Vírus da encefalite equina do leste Vírus da encefalite equina venezuelana Vírus da encefalite equina do oeste Vírus da dengue Vírus da encefalite de St. Louis Vírus da encefalite do Vale Murray Vírus da encefalite japonesa B Vírus da encefalite russa primavera-verão Vírus da febre amarela Vírus da encefalite californiana Vírus de Jamestown Canyon	
	Poliomavírus	Vírus JC	

da frequentemente abaixo de 40mg/dL e em cerca de 20% dos casos abaixo de 10mg/dL. Valores de glicose abaixo de 34mg/dL no LCR têm valor preditivo positivo para o diagnóstico de meningite bacteriana, porém deve-se dar atenção à razão entre os níveis de glicose no sangue e no LCR, lembrando que a glicorraquia representa dois terços da glicemia.

A análise da glicorraquia deve ser prontamente realizada após a coleta da amostra, pois os níveis de glicose podem diminuir no líquido purulento em temperatura estável por meio de processo de glicólise pelas células. As taxas de glicorraquia retornam à normalidade após a melhora clínica, diminuição do número de células e queda das taxas de proteína. O lactato no LCR está usualmente aumentado em cerca de duas a quatro vezes na meningite bacteriana, como reflexo do aumento na produção de ácido láctico pelo catabolismo cerebral. A realização do exame bacterioscópico direto, por coloração de Gram e Ziehl-Neelsen, assim como as culturas com meios aeróbios e anaeróbios são fundamentais no diagnóstico de meningite bacteriana. A sensibilidade e a especificidade do Gram e das culturas diminuem sensivelmente após administração de antibióticos. A bacterioscopia pela coloração de Gram pode revelar o agente em 60 a 90% dos casos e cultura em 70 a 85% dos casos. A pesquisa de antígenos pelo teste de aglutinação do látex pode identificar o agente em 50 a 90% dos casos. Os *kits* incluem antígenos das bactérias causadoras da meningite bacteriana incluindo *H. influenzae* tipo b; *N. meningitidis* subtipos A, B, C, Y e W 135; *S. pneumoniae* sorotipos 1 a 30; *Streptococcus* do grupo B; e *Escherichia coli* sorotipo K1. Pode ocorrer reação cruzada entre os vários antígenos bacterianos e a sensibilidade do teste pode ser limitada pela baixa concentração de bactérias no LCR de alguns pacientes. Apesar de a coleta do LCR ser o exame complementar mais importante para o diagnóstico, deve-se ressaltar a importância da hemocultura, pois o acometimento meníngeo ocorre, na maioria das vezes, por via hematogênica.

MENINGITE TUBERCULOSA

As alterações liquóricas na meningite tuberculosa dependem do estágio da doença. Há hipercitose moderada e geralmente não excede a 500 leucócitos/mm^3, apesar de serem relatados casos com mais de 4.000 leucócitos/mm^3, especialmente nas intensas aracnoidites. O exame citológico é composto em geral por linfócitos, monócitos e neutrófilos, com presença de plasmócitos. A taxa de proteína está usualmente elevada e valores acima de 500mg/dL podem estar associados a bloqueio espinhal (mal de Pott). Os níveis de glicose no LCR estão diminuídos, porém em menor grau que na meningite purulenta. Entre os processos inflamatórios do SNC é na meningotuberculose que a taxa de cloretos atinge seus valores mais baixos, sem, no entanto, representar característica patognomônica. A dosagem de adenosina deaminase no LCR pode ser útil no diagnóstico, pois está significativamente alta em pacientes com neurotuberculose em relação às outras meningites. O diagnóstico laboratorial da meningite tuberculosa baseia-se na identificação no LCR do bacilo álcool-ácido resistente no exame bacterioscópico direto, corado pelo método de Ziehl-Neelsen, da cultura específica ou por meio de técnicas de PCR.

A sensibilidade da bacterioscopia é reconhecidamente baixa e a cultura deve ser aguardada por até 60 dias. Por estas razões, em algumas situações são realizadas provas terapêuticas iniciando tratamento específico para tuberculose, acompanhando a evolução por meio do exame clínico e do exame do LCR.

NEUROSSÍFILIS

Apesar de secular, essa doença bacteriana causada pelo *Treponema pallidum* ainda causa profundos problemas neurológicos, principalmente pela utilização indiscriminada de antibióticos pela população leiga postergando o diagnóstico e, consequentemente, o tratamento corretos. A forma neurológica é a manifestação terciária da doença e os quadros neurológicos são típicos na maioria das vezes. Todos os casos de sífilis diagnosticados por sorologia, sem história de infecção primária, são passíveis de investigação liquórica. Nesses casos, quando há positividade das reações associadas à alteração do binômio citobioquímico, faz-se o diagnóstico de comprometimento neurológico pela sífilis, indicando a necessidade de tratamento específico. Na alteração liquórica, ocorre hipercitose linfomonocitária, com número de células abaixo de 50/mm^3, hiperproteinorraquia (entre 40 e 200mg/dL em geral), com níveis normais de glicose. Há aumento acentuado das gamaglobulinas, muitas vezes com distribuição oligoclonal.

As reações imunobiológicas podem ser de dois tipos:

- **Reações inespecíficas ou não treponêmicas** – a reação de fixação do complemento (reação de Wassermann) e a reação de VDRL (*Veneral Disease Research Laboratory*), que usa a técnica de floculação com antígenos de cardiolipina. São testes simples e com boa especificidade, mas com baixa sensibilidade (cerca de 70%), o que é problemático, sobretudo na fase neurológica da doença.

- **Reações específicas ou treponêmicas** – testes mais elaborados com alta sensibilidade e especificidade. Os mais usados são reação de imunofluorescência indireta (IFI) ou FTA-Abs (*Fluorescent treponemal Antibody Absortion*), hemaglutinação indireta (HAI). O FTA-Abs e a hemaglutinação passiva são mais usados pelo baixo custo, apresentando sensibilidade acima de 95% e especificidade próxima a 100%, com raros resultados falso-positivos.

A eletroforese de proteínas, assim como a dosagem de IgG total, corroboram o diagnóstico de neurossífilis quando se encontram alteradas, pois são indicativas de doença neurológica em atividade.

MENINGITE FÚNGICA

As doenças fúngicas que mais comumente acometem o SNC são criptococose, coccidioidomicose, parococcidioidomicose, candidíase e histoplasmose, embora a nocardiose, mucormicose, cladosporiose e tricosporonose também possam acometer o SNC, porém muito mais raramente. Devido à relevância clínica e importância, abordaremos neste tópico somente a infecção pelos criptococos.

A neurocriptococose é causada pelo *Cryptococcus neoformans*, um fungo saprófita dimórfico, que na natureza exibe a forma de levedura (reproduz-se por gemulação) ou compõe hifas (badiosporos com reprodução sexuada). Ao redor de 50% das vezes o depósito natural encontra-se nas fezes de aves, dentre elas a *Columba livia*, nome científico da pomba doméstica. Na neurocriptococose, as leveduras são esferas de 5 a 10µm de diâmetro, recobertas por uma cápsula de polissacarídeos, que é uma fonte de virulência do antígeno e serve como identificação pelos testes de antígenos criptocócicos. O *C. neoformans* pode ser subdividido nos sorotipos A, B, C, D e AD, os quais têm distribuição distinta quanto à sua biologia e ao tipo de hospedeiro que os alberga, classificados como *Cryptococcus neoformans* var. *neoformans* (sorotipos A e D) e *Cryptococcus neoformans* var. *gattii* (sorotipos B e C).

O quadro clínico é muito variável, manifestando-se desde meningite crônica nos pacientes imunocompetentes até quadros assintomáticos frequentemente encontrados em pacientes com AIDS com baixo índice de CD4. O diagnóstico faz-se por meio da análise do LCR, no qual podemos encontrar aumento da pressão liquórica, com leve a moderada hipercitose mononuclear (50 a 500 células/mm^3), raramente ultrapassando 800 células. Há hipoglicorraquia em geral entre 10 e 40mg/dL, mas valores normais podem ser encontrados nos estágios iniciais da doença. Os níveis de proteína estão usualmente aumentados, mas podem variar de normais a mais de 500mg/dL. O exame de tinta da China foi introduzido inicialmente no LCR para diferenciar células mononucleares das leveduras com halo em gemulação e tem grande potencial na detecção direta do fungo com sensibilidade de 70 a 90% em indivíduos com AIDS e inferior a 50% nos imunocompetentes. O método de aglutinação pelo látex apresenta sensibilidade superior a 90% e elevada especificidade. O *C. neoformans* cresce com facilidade em meio de Sabouraud, geralmente em menos de 30 dias. Culturas estéreis de três amostras consecutivas de LCR pelo período mínimo de um mês constituem critérios satisfatórios para a suspensão do tratamento, mesmo que esporadicamente o fungo seja encontrado ao exame micológico direto. O *clearance* liquórico do antígeno capsular é demorado, mantendo a reação do látex positiva mesmo com a resolução do quadro infeccioso. Um parâmetro adequado de resposta medicamentosa é a análise do índice de gemulação, por meio da tinta da China, que necessariamente deve cair com o tratamento específico.

MENINGITES VIRAIS E ENCEFALITES

São muitos os vírus relacionados às meningites e encefalites virais de acordo com a classificação no quadro XIII-2. Os achados no LCR são semelhantes em várias destas formas de infecção. Com modernas técnicas de identificação viral, etiologia específica tem sido encontrada em dois terços dos casos de meningite asséptica. Os enterovírus são a causa mais comum de meningite viral e próximo de um terço das encefalites graves é causado pelos vírus da família Herpesviridae.

A pressão pode estar normal ou aumentada, o número de células usualmente se encontra entre 10 e 1.000 leucócitos/mm^3, com predomínio de linfócitos, taxa de proteínas elevada entre 50 e 80mg/dL e glicorraquia caracteristicamente normal. Em casos de meningite por caxumba, o número de células pode chegar a mais de 3.000 células/mm^3, acompanhado de elevação da proteinorraquia.

MENINGOENCEFALITE HERPÉTICA (HSE)

Os herpes-vírus têm grande importância médica, são responsáveis pelo comprometimento do SNC na forma de meningites, encefalites, mielites, vasculites, ganglioneurite, necrose retiniana ou neurite óptica. A encefalite herpética é a causa mais comum de encefalite viral esporádica. Trata-se de condição de elevada mortalidade e morbidade quando não tratada. A análise do LCR evidencia elevada pressão, hipercitose linfomonocitária (em geral entre 100 e 200 células em média), hiperproteinorraquia e níveis normais de glicose. A presença de hemácias no LCR é possível, porém não apresenta valor peculiar para HSE. A detecção de anticorpos anti-HSV-1 no líquido cerebrospinal só é possível após a segunda semana da doença, tendo apenas valor como instrumento de seu diagnóstico retrospectivo. O emprego de PCR (*polimerase chain reaction*) na detecção do agente viral apresenta elevada sensibilidade (98%) e especificidade (94%), com valores preditivos positivos de 95% e negativos de 98%, sendo de grande utilidade até o 10º dia dos sintomas, sendo atualmente exame de referência no diagnóstico de meningoencefalite herpética. A partir de então, a positividade decai para 30% (entre os dias 11 e 20) e 19% (entre os dias 21 e 40). Resultados falso-positivos têm sido observados em amostras colhidas antes do período de 72h do início dos sintomas, tornando-se necessário novas coleta e análise após este período para confirmar a real negatividade do exame. A ressonância magnética de crânio e o eletroencefalograma auxiliam no diagnóstico e mostram achados característicos.

MENINGITE E ENCEFALITE POR CITOMEGALOVÍRUS

Em adultos, a infecção do SNC pelo citomegalovírus ocorre geralmente em contexto de imunossupressão, especialmente nos casos de AIDS. Nessa situação, o LCR exibe infiltrado linfomononuclear e hiperproteinorraquia com níveis normais de glicose. A pesquisa de anticorpos específicos pode revelar elevação nas imunoglobulinas IgG e IgM sem, no entanto, estar necessariamente relacionada à atividade da doença propriamente dita. O citomegalovírus é o agente mais comum das infecções congênitas e pode causar diversas manifestações clínicas no recém-nascido, desde síndromes petequiais até retardo mental e distúrbios neurológicos múltiplos. Aproximadamente 80% dos recém-nascidos são assintomáticos e não apresentam nenhum comprometimento durante o desenvolvimento. Em geral, a infecção faz-se por contaminação maternofetal intraútero ou mesmo no canal de parto. Quando há IgM positiva no sangue do cordão umbilical, há infecção congênita. Ao passo que a presença de IgG positiva pode ser passagem de anticorpos dessa classe pela barreira hematoplacentária. Quanto ao exame de LCR, a infecção do SNC pode mostrar hipercitose linfomonocitária, com presença de polimorfonucleares no início do processo, acompanhada de reação positiva para IgG e principalmente para IgM. O PCR para CMV no LCR é um método sensível e específico para este diagnóstico, servindo também para a determinação da carga viral por meio de PCR quantitativo (Quadro III-3).

NEURO-AIDS

Há muito o sistema nervoso central é reconhecidamente alvo do retrovírus da imunodeficiência humana – HIV. A síndrome de imunodeficiência adquirida foi identificada em 1981, seu agente isolado em 1984 e em 2002 a OMS estimou em 42 milhões o número de pessoas convivendo com o HIV no mundo.

O comprometimento encefálico faz-se por invasão direta pelo vírus, causando diversas manifestações neurológicas como meningite asséptica, complexo demencial, mielopatia vacuolar, polineuropatia desmielinizante etc. Pela profunda depressão da imunidade celular, o SNC é alvo de inúmeras infecções oportunistas, tais como fungos (*Cryptococcus* sp., *Hystoplasma* sp., *Aspergillus* etc.), bactérias (*Mycoplasma* sp., *Nocardia* sp., *Treponema pallidum* etc.), protozoários (*Toxoplasma gondii*, *Trypanosoma cruzi*), além de neoplasias, sendo o linfoma primário do SNC o mais frequente. Dependentes desta imunidade comprometida, as alterações no LCR podem ser leves a moderada ou, em algumas vezes, nenhuma, como frequentemente ocorre em neurocriptococose em que apenas a presença do fungo pode ocorrer sem alteração quimiocitológica. Portanto, quando há concomitância da soropositividade para o HIV ou mesmo AIDS, a rotina laboratorial mínima para o LCR deve incluir, além do já normalmente realizado, cultura para fungos em meio de Sabouraud, pesquisa de células neoplásicas, imunologia para sífilis e toxoplasmose. No quadro XIII-4 estão as principais causas de doenças neurológicas em pacientes com AIDS.

O LCR, mesmo na ausência de sintomas clínicos, pode revelar presença de hipercitose (em geral menor que 50 células/mm^3), hiperproteinorraquia com perfil eletroforético mostrando hipergamaglobulina e níveis normais de glicose; presença de bandas oligoclonais sem sinais de processo desmielinizantes e com análise neurorradiológica normal. O exame do LCR nos pacientes com HIV positivo com sintomas neurológicos é fundamental no diagnóstico infeccioso ou neoplásico (LNH), em que pode

Quadro XIII-3 – Resumo dos parâmetros citológicos, bioquímicos e aspecto físico do LCR lombar normal e nas principais infecções do SNC.

Diagnóstico	Aspecto/cor	Pressão (cmH$_2$O)	Leucócitos (por mm^3)	Proteína (mg/dL)	Glicose (mg/dL)
Normal	Límpido e incolor	5 a 20 5 a 25 (obesos)	0 a 5 (linfomonocitário)	10 a 45	40 a 70
Meningite bacteriana aguda	Turvo ou purulento	Usualmente aumentada	500 a 3.000, podendo ocorrer mais de 60.000 e menos de 100 (com predomínio de PMN)	100 a 500, podendo atingir mais de 1.000	5 a 40 na maioria dos casos (na ausência de hiperglicemia)
Meningite tuberculosa	Límpido e incolor a levemente turvo	Aumentada, porém pode estar baixa com bloqueio espinhal em estágios avançados	25 a 100, raramente com mais de 500 Predomínio linfocítico	100 a 200, podendo atingir valores maiores de bloqueio espinhal	Usualmente reduzida com valores menores que 45 em 75% dos casos
Meningite por fungos	Límpido e incolor a levemente turvo	Usualmente aumentada	De 0 a 800 em média, com predomínio linfocítico	Usualmente de 20 a 500 com média de 100	Reduzida na maioria dos casos
Encefalite viral	Opalescente ou levemente xantocrômico	Normal ou moderadamente elevada	Em média de 5 a 500, mas pode ser com mais de 1.000, particularmente linfomonocitário, mas no início pode ter mais de 80% de polimorfonucleares	Normal ou levemente elevada, menos de 100 em geral, mas pode haver grande aumento em casos graves	Normal mas reduzida em 1/4 dos casos e caxumba, herpes e CMV
Cisticercose	Límpido e incolor a opalescente	Geralmente aumentada, mas baixa quando há bloqueio espinhal	Aumento de células mono e PMN com 2 a 7% de eosinófilos em cerca de 50% dos casos	Usualmente de 50 a 200	Reduzida em 1/5 dos casos
Sífilis	Límpido e incolor	Normal	10 a 500 células/m^3 linfomonocitária com plasmócitos	Aumentada	Normal

PMN = polimorfonucleares; CMV = citomegalovírus.

Quadro XIII-4 – Doenças neurológicas em pacientes com AIDS.

Infecção primária	Encefalopatia pelo HIV
	Meningite asséptica
	Mielopatia vacuolar
Infecções virais (encefalites, mielites, vasculites)	CMV, *Herpes simplex* (1 e 2), varicela-zóster, papovavírus – JC vírus (LEMP)
Infecções não virais	*Toxoplasma* sp., *Cryptococcus* sp., *Candida* sp., *Aspergillus* sp., *Coccidioides* sp., *M. tuberculosis*, *M. avium-intracellulare*, *Nocardia* sp., *Histoplasma* sp. etc.
Neoplasias	Linfoma primário do SNC
	Linfoma infiltrativo do SNC
	Sarcoma de Kaposi
Doenças cerebrovasculares	Infarto, hemorragia, vasculites etc.

*LEMP – Leucoencefalopatia multifocal progressiva.

proporcionar isolamento do agente etiológico que está determinando esta disfunção. Todos os agentes listados no quadro XIII-5 apresentam marcadores identificáveis no LCR, seja por culturas, seja por reações imunológicas ou reação em cadeia da polimerase (PCR). Após o início do esquema HAART, em 1996, houve uma dramática redução na incidência das infecções oportunistas do SNC, porém a vigilância deve ser mantida e rotina mínima específica deve ser realizada.

MIELITE TRANSVERSA AGUDA

A mielite transversa aguda (MTA) de qualquer natureza é um evento raro, tem incidência mundial de um a quatro casos novos por milhão de pessoas por ano, afetando indivíduos de todas as idades, com picos bimodais entre 10 e 19 anos e entre 30 e 39 anos de idade, sem diferenças entre os sexos. Além disso, etiologia viral é descoberta apenas em um pequeno percentual das MTAs, contribuindo para a falta de dados epidemiológicos adequados. A paralisia flácida aguda (PFA) viral tipo poliomielite, a mais comum das mielites virais, apresenta incidência mundial estimada de quatro casos novos por 100.000 pessoas por ano.

Dentro das causas virais mais frequentemente diagnosticadas estão os vírus da família Herpesviridae: herpes simples 1, 2 e 6, varicela-zóster, citomegalovírus, Epstein-Barr. Os enterovírus são representados pelo Coxsackie vírus A e B, poliovírus e enterovírus sorotipos 70 e 71.

No LCR as manifestações infecciosas incluem processo inflamatório linfomonocitário, com discreta elevação proteica, sem anormalidades significativas da glicor-

Quadro XIII-5 – Tipo de manifestação neurológica conforme agentes infecciosos no SNC em pacientes com AIDS.

Tipo de infecção	Organismos	Lesão focal	Encefalite	Meningite
Protozoário	*Toxoplasma gondii*	X		
	T. cruzi	X	X	X
	Ameba	X		
	Pneumocystis carinii			
Viral	Citomegalovírus	X	X	X
	Herpes 1 e 2	X	X	X
	Varicela-zóster	X	X	
	Vírus JC (LEMP)	X		
	Epstein-Barr (LNH)			X
Bactéria	*M. tuberculosis*	X		X
	T. pallidum	X	X	X
	M. avium complex			X
	Listeria monocytogenes	X		X
	Salmonella sp.	X		X
	S. pneumoniae	X		X
	Nocardia sp.			
	Mista			
Fungos	*C. neoformans*	X		X
	Candida sp.	X		X
	Aspergillus sp.	X		X
	Histoplasma capsulatum	X		X
	Coccidioides immitis	X		X

raquia. As reações imunológicas podem ser úteis epidemiologicamente, pois a presença de IgG reagente é comum e não indica atividade da doença, e a presença de IgM pode não ser vislumbrada no início dos sintomas, surgindo entre a primeira e segunda semana de doença aguda e, em alguns casos, pode permanecer positiva por meses, não indicando fase aguda da doença. Perde-se, portanto, tempo precioso no diagnóstico correto atrasando possível terapia específica. Atualmente, existem técnicas biomoleculares de identificação das mais frequentes etiologias virais, entre elas a técnica de PCR que em pouco mais de 12h já é possível identificar o agente.

MENINGITE PARASITÁRIA

NEUROCISTICERCOSE

A neurocisticercose no Brasil é endêmica e atinge todos os estados da federação. Esta doença está intimamente relacionada à péssima condição de saneamento básico, assim como fiscalização sanitária inadequada, já que ainda existem inúmeros abatedores clandestinos no País. O hospedeiro definitivo é o homem que desenvolve a forma adulta do verme, a *Taenia solium*, eliminando pelas fezes proglotes maduros contendo ovos infectantes. O hospedeiro intermediário é o porco, que desenvolve a forma de cisticercose ao ingerir fezes contaminadas. O homem adquire cisticercose ocupando o lugar de hospedeiro intermediário, em geral alimentando-se de água ou alimentos contaminados. As manifestações neurológicas são variadas, sendo a forma epiléptica a mais frequentemente diagnosticada, seguida das formas meningíticas, hidrocefálicas, encefálicas etc. É frequente o diagnóstico incidental após a realização de tomografia de crânio por traumatismos craniencefálicos. O diagnóstico de neurocisticercose é fundamentado nos exames de neuroimagem, de LCR junto com a detecção de anticorpos. O LCR caracteriza-se por uma tríade que compreende hipercitose, eosinorraquia e positividade das reações imunológicas no LCR: ELISA, RIFI, HAI. A hipercitose no LCR ocorre com marcada reação celular, com presença de monócitos e linfócitos, podendo ocorrer polimorfonucleares neutrófilos e eosinófilos. O aparecimento de hipercitose relaciona-se ao processo de degeneração dos cisticercos, com a consequente exacerbação da resposta imunológica do hospedeiro. A pressão em geral está aumentada, particularmente nos casos de neurocisticercose racemosa, na qual é frequente encontrar meningite ou mesmo hidrocefalia comunicante ou obstrutiva. A ocorrência de hipotensão liquórica é descrita nos casos de bloqueio por cistos raquimedulares. A taxa de proteínas está aumentada e a glicorraquia pode estar diminuída eventualmente. O teste de ELISA tem apresentado melhor acurácia, com valores de sensibilidade de 87% e especificidade de 95%. As técnicas de imunofluorescência indireta (IFI) e hemaglutinação indireta (HAI) apresentam os respectivos valores de sensibilidade e especificidade de 89 e 97% para HAI e de 87 e 99% para RIFI. O Western blot apresenta melhor sensibilidade (98%) e especificidade (100%) no soro do que no LCR. O método de PCR parece ser promissor no diagnóstico dessa condição.

NEUROTOXOPLASMOSE

A pressão intracraniana pode estar elevada e há hipercitose mononuclear em geral entre 10 e 50 células/mm^3, podendo, apesar de raro, atingir até 1.000 células. A taxa de proteínas está levemente aumentada, porém valores acima de 800mg/dL podem ser observados, em geral associados ao processo expansivo (grandes granulomas). Diminuição nas taxas de glicose pode acompanhar a meningoencefalite por *Toxoplasma*, mas isto não ocorre nos casos de granulomas isolados ou múltiplos pelo *T. gondii*. Tem sido descrito aumento na gamaglobulina nesses pacientes. A presença de anticorpos contra *T. gondii* no LCR é observada em 60 a 80% dos casos, nas reações de imunofluorescência (RIFI) e ELISA. Recentes avanços em PCR *real time* para toxoplasmose têm ajudado na definição diagnóstica de alguns pacientes. A neurotoxoplasmose tem apresentado aumento significativo nos casos de AIDS. Nesses pacientes, a doença pode manifestar-se como encefalite ou na forma de granulomas isolados ou múltiplos. Atualmente, os exames neurorradiológicos têm exercido fundamental fator diagnóstico nos quadros de neurotoxoplasmose.

A punção diagnóstica está indicada em todos os recém-nascidos de mães com sorologia positiva diagnosticada no acompanhamento pré-natal.

NEUROESQUISTOSSOMOSE

A neuroesquistossomose ocorre principalmente em áreas endêmicas e o acometimento faz-se mais frequentemente na forma mielomeningorradiculítica, embora a forma mais descrita na literatura seja a granulomatosa raquidiana. Existem casos na literatura de que foram encontrados granulomas esquistossomóticos encefálicos, porém essa forma ectópica da doença é rara. O diagnóstico de neuroesquistossomose baseia-se nos antecedentes epidemiológicos do paciente, na manifestação neurológica, nos dados laboratoriais e de neuroimagem. O LCR apresenta hipercitose linfomononuclear, podendo ocorrer eosinorraquia, hiperproteinorraquia moderada, positividade nas provas imulógicas para *S. mansoni* (IF, ELISA, hemaglutinação, Western blot) e síntese intratecal de anticorpos específicos. O exame parasitológico de fezes, a biópsia retal, as provas sorológicas e os achados de neuroimagem auxiliam no diagnóstico.

Bibliografia – Ver final da Seção.

CAPÍTULO 4
Síndromes Hemorrágicas

Márcio Morais da Silva
Carlos Augusto Senne Soares

As síndromes hemorrágicas são representadas pelos acidentes vasculares encefálicos: hemorragia subaracnóidea (HAS) e acidente vascular hemorrágico encefálico (ACVH). Na suspeita dessas doenças, o exame de LCR confirmará o diagnóstico principalmente quando os exames de imagem não tiverem resolução suficiente, como ocorre nas hemorragias subaracnóideas de pouca monta. Há necessidade de se considerar a possibilidade de acidente de punção onde há contaminação do LCR coletado por sangue de vaso sanguíneo lacerado no ato da punção (punção traumática), o que pode causar confusão nos casos de AVCH ou HSA. A técnica para diferenciar acidente de punção com hemorragia propriamente dita consiste em realizar as provas dos três tubos:

Prova dos três tubos – o LCR permanece uniformemente hemorrágico nos três tubos de coleta, não havendo clareamento desse na sequência dos tubos, o que configuraria em acidente de punção.

Prova da sedimentação – após repouso relativo dos tubos de coleta com LCR, não há formação de coágulos ou fibrinas nos casos de HSA. A formação de coágulos indica acidente de punção.

Prova da centrifugação – em casos de HSA, após a centrifugação do LCR coletado, o sobrenadante fica límpido e xantocrômico ou eritrocrômico, o que não ocorre nos acidentes de punção. Deve-se atentar para o fato de que amostras de LCR de recém-nascidos são naturalmente xantocrômicas, assim como têm proteína elevada. Portanto, nos casos suspeitos de hemorragia cerebral em recém-nascidos, a técnica de punção deve ser realizada para não provocar acidente de punção, facilitando as interpretações dos resultados obtidos.

Como parte da investigação das hemorragias liquóricas, é importante a pesquisa de macrófagos na análise diferencial das células do LCR, em que predomina os polimorfonucleares. Após 24 a 36 de sangramento, começam a aparecer macrófagos com hemácias íntegras e a cabo de alguns dias começam a aparecer macrófagos com hemossiderina e cristais de hematoidina. Tais células podem ser encontradas no sedimento de LCR até seis meses após o sangramento. A proteína do LCR varia conforme a gravidade da hemorragia com valores entre 40 e 2.500mg/dL. Em geral, não há alteração significativa da glicose ou outros parâmetros bioquímicos do LCR.

Bibliografia – Ver final da Seção.

CAPÍTULO 5
Síndromes Neoplásicas

Carlos Augusto Senne Soares
Sandro Luiz de Andrade Matas

O sistema nervoso central pode ser acometido por doenças neoplásicas primárias, metastáticas e infiltrativas. Dentre as neoplasias do sistema nervoso central, existem mais de 90 tumores primários, além das infiltrações metastáticas de diversas origens. Dentro deste capítulo abordaremos as neoplasias primárias e metastáticas mais frequentemente observadas em amostras de LCR. Algo importante a ser lembrado é o fato de que o diagnóstico definitivo se faz por análise anatomopatológica do tumor primário, isto é, do tumor que deu origem à célula que observamos no esfregaço citológico do LCR, seja ele primário do SNC ou metastático. É impossível definirmos com exatidão o tipo de célula tumoral e sua origem apenas pela análise morfológica. Existem marcadores tumorais de algumas linhagens celulares que podem colaborar na identificação do tumor primário. Da mesma forma, a imunofenotipagem e a imunocitoquímica auxiliam neste diagnóstico. Após a introdução dos exames de imagens, a análise do LCR em tumores primários restringe-se àqueles nos quais há necessidade do diagnóstico de implante meníngeo metastático, como ocorre nos meduloblastomas, melanomas e carcinomas do plexo coroide. Portanto, de modo geral, a análise do LCR de pacientes com tumor primário ou metastático pode revelar aumento proteico, hipercitose inespecífica, hipercitose com presença de células neoplásicas e contagem citológica global normal com pesquisa positiva de células neoplásicas no esfregaço. Em todas as amostras de LCR em que há suspeita de tumor no SNC, a análise diferencial deve ser realizada para a pesquisa de células neoplásicas, assim como material deve ser reservado para possível pesquisa de marcadores tumorais.

TUMORES PRIMÁRIOS

EPENDIMOMA

Pela própria localização e por sua característica, este tumor frequentemente esfolia para o LCR, sendo observado em preparados citológicos feitos com corantes hematológicos. Algumas vezes, sua identificação morfológica pode ser confundida com células do plexo coroide ou mesmo com células ependimárias normais. Sua diferenciação faz-se pelas características anaplásicas, grandes variações de tamanho, muitas vezes não guardando relação com suas características histopatológicas. Por vezes, as células descamam em blocos, lembrando tecido epitelial, porém com presença de mitoses típicas e atípicas, alteração núcleo-citoplasmática, hipercromasia de citoplasma e presença de nucléolo.

MEDULOBLASTOMA

Tumor embrionário caracteristicamente de fossa posterior e em crianças tem como comportamento maligno a implantação metastática nas leptomeninges. Mesmo quando a cirurgia consegue extirpação completa do tumor, há necessidade de investigação de implante metastático meníngeo, por meio de exames de neuroimagem e por pesquisa de células neoplásicas no sedimento do LCR. As células possuem características próprias, sendo arredondadas, com formas variadas, núcleos com cromatina frouxa, presença de nucléolos e citoplasma basofílico. Raramente, encontram-se inclusões ou vacúolos citoplasmáticos. Muitas vezes, as células aparecem em grupamentos, lembrando tecidos e assumindo morfologia trapezoidal. O núcleo chama a atenção, pois frequentemente ocupa toda a célula.

GLIOBLASTOMA MULTIFORME

Tumor astrocítico maligno, classificado como tumor neuroepitelial, é um dos tumores primários mais facilmente identificado no preparado citológico nos casos de metástase meníngea. As células, quando presentes no preparado citológico, apresentam grandes polimorfismos tanto citoplasmático como nuclear, sendo difícil caracterizar um padrão de comportamento morfológico. Mesmo assim, podemos observar grande alteração núcleo-citoplasmática, hipercromasia de núcleo e citoplasma, formas nucleares bizarras, presença de mitoses atípicas e bizarras, tendência a aparecer em grupamentos celulares compactos, meganucléolos e nucléolos múltiplos. Algumas vezes, a membrana citoplasmática malformada apresenta projeções lembrando um frangeamento anormal. É comum a infiltração neoplásica ser acompanhada de células inflamatórias, assim como macrófagos com hemossiderina. Tal processo inflamatório decorre de necrose e hemorragia que frequentemente ocorrem nesse tipo de tumor.

TUMORES METASTÁTICOS

Os tumores sólidos que invadem o SNC podem manifestar-se de duas formas predominantes, a infiltrativa de meninge e as metástases parenquimatosas. Nesta última forma de apresentação, o LCR pode ser normal ou, dependendo do volume da metástase, apresentar elevação proteica como único sinal. Obviamente, sempre que há suspeita de processo expansivo intracraniano, a punção lombar deve ser sempre precedida de exame de imagem para assegurarmos que a punção não apresente risco de hérnia cerebral (transtentorial, transforaminal e de linha média), o que pode determinar sérias consequências, inclusive óbito do paciente.

TUMOR DE MAMA (Fig. XIII-9)

Aproximadamente em 20% dos casos de infiltração meníngea há hipercitose inespecífica, muitas vezes composta por polimorfonucleares e células linfomonocitárias. Quando há suspeita inequívoca dessa infiltração, por meio de exame de imagens, amostras repetidas deverão ser coletadas para análise cuidadosa, pois há aumento da positividade quando grandes amostras de LCR são analisadas. Em geral, quando presentes, as células não geram dúvidas quanto ao diagnóstico, pois apresentam formas bizarras, grande volume, figuras de mitoses atípicas, células bi ou trinucleadas, presença de grandes vacúolos, hipercromasia e malformações do citoplasma. É comum encontrar hipoglicorraquia acentuada nas infiltrações, sendo um bom indicador, apesar de inespecífico.

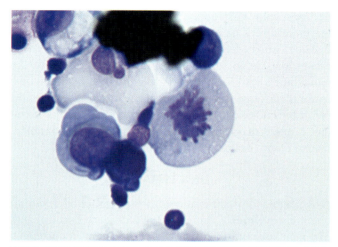
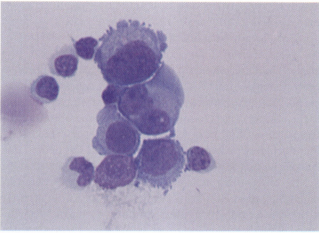

Figura XIII-9 – Paciente com carcinoma de mama apresentando infiltração do espaço subaracnóideo. Observar mitose atípica, células gigantes, formas celulares bizarras, citoplasma com hipercromasia e malformação da membrana celular.

CÂNCER DE PULMÃO

Do mesmo modo como ocorre na neoplasia de mama, a infiltração meníngea pode ser representada apenas por hipercitose inespecífica, associada a aumento do teor proteico do LCR. Dependendo da linhagem tumoral, as células encontradas no esfregaço podem apresentar características peculiares. Em adenocarcinomas, as células podem aparecer agrupadas, formando ácinos, algumas vezes há grandes vacúolos citoplasmáticos, e outras, características do tumor de mama. Em carcinoma espinocelular, a infiltração pode apresentar células agrupadas, lembrando tecido epitelial. Porém, em todas as apresentações citológicas, há acentuadas características neoplásicas.

LINFOMAS NÃO HODGKIN

Atualmente, todo paciente que apresenta linfoma não Hodgkin é submetido à punção liquórica para pesquisa de infiltração. Tal conduta se fundamenta na alta frequência de infiltração assintomática e na baixa penetração dos quimioterápicos na barreira hematoencefálica e hematoliquórica. Após essa análise, diferentes protocolos de quimioterapias serão seguidos, dependentes da presença ou não de infiltração. A análise morfológica mostra células que lembram a origem hemacitopoética, porém com grande pleomorfismo celular caracterizado por células multinucleadas, hipercromasia de citoplasma, núcleo com cromatina frouxa e presença de macronucléolos (Fig. XIII-10).

LEUCEMIAS

As leucemias linfocíticas agudas por linfócitos T são as que mais infiltram o espaço subaracnóideo. Esta infiltração vem tornando-se menos frequente em decorrência dos modernos protocolos de tratamento quimioterápico com drogas modernas e mais eficazes, porém alguns protocolos mantêm a quimioterapia intratecal preventiva. Em geral, a infiltração do sistema nervoso central, por alguns chamada de meningopatia leucêmica, manifesta-se por cefaleia constante, náuseas, vômitos e, ocasionalmente, por comprometimento de nervos cranianos. As alterações liquóricas fazem-se principalmente na análise diferencial, na qual podemos encontrar desde poucos elementos blásticos, com número total de células dentro dos valores normais, até verdadeiras meningites com mais de 1.000 células blastomatosas por mm³. Alterações bioquímicas são discretas, com pequena elevação da taxa de proteínas e também mínima diminuição da taxa de glicose. A análise de marcadores tumorais por citometria de fluxo é um importante recurso auxiliar no diagnóstico da infiltração.

As leucemias mieloides têm baixa taxa de infiltração no espaço subaracnóideo, sendo identificadas pela presença de blastos na análise citológica diferencial, cuja

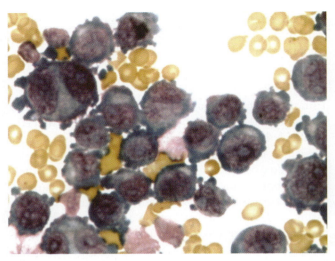

Figura XIII-10 – Paciente com linfoma não Hodgkin apresentando cefaleia intensa. Exame citológico do LCR colhido por punção lombar. Observar hipercromasia citoplasmática acompanhada de malformação da membrana; alteração da relação núcleo-citoplasmática, cromatina nuclear "frouxa", presença de macronucléolos e células binucleadas.

morfologia é muito característica, e também por citometria de fluxo. Os pacientes mais suscetíveis de ter infiltração são os que apresentam contagem de leucócitos superior a 50.000/mm³ associados à plaquetopenia acentuada. Nesses casos, as punções lombares diagnósticas devem ser realizadas sob sedação e por médicos experientes para evitar, tanto quanto possível, punções traumáticas, as quais possibilitariam implante de blastos no espaço subaracnóideo raquidiano provindos do sangue periférico, aumentando o risco de desenvolver neuroleucemias.

Bibliografia – Ver final da Seção.

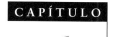

Síndromes Hipertensivas

Sandro Luiz de Andrade Matas
Gustavo Bruniera Peres Fernandes

HIPERTENSÃO INTRACRANIANA IDIOPÁTICA

Sinonímias – hipertensão intracraniana benigna, meningite serosa, *pseudotumor cerebri*.

É uma síndrome caracterizada por elevação persistente da pressão intracraniana, com quadro clínico correspondente, sem lesão neurológica focal determinante ou outra causa aparente.

Critérios para o diagnóstico de hipertensão intracraniana idiopática (Friedman e Jacobson, 2002):

1. Se houver sintomas, são relacionados à hipertensão intracraniana.
2. Aumento da pressão à coleta de LCR, com o paciente em decúbito lateral.
3. LCR com composição normal.
4. Nenhuma evidência de hidrocefalia, massa, lesão estrutural ou vascular na imagem de ressonância magnética (IRM) ou tomografia computadorizada (CT) de crânio nos pacientes típicos e IRM e venografia por ressonância magnética (RM) para todos os outros.
5. Nenhuma outra causa de hipertensão intracraniana identificada.

É uma doença que acomete preferencialmente mulheres obesas em idade fértil. A relação de mulheres para homens atinge a proporção de 9:1, tendo distribuição universal e incidência mundial diferenciada:

- 2,2 por 100.000 da população geral;
- 4,3 por 100.000 mulheres de todas as idades;
- 12 por 100.000 mulheres com idade entre 15 a 44 anos;
- 21,4 por 100.000 mulheres obesas com 15 a 44 anos de idade.

O sintoma predominante é a cefaleia, que varia quanto a seu aparecimento. Em algumas séries estudadas, 70 a 99% dos pacientes apresentaram cefaleia como sintoma principal, porém, em 10 a 30% dos casos esse sintoma está ausente.

Caracteristicamente, o exame do LCR só evidencia altos níveis pressóricos na medida da pressão inicial. A análise quimiocitológica não apresenta anormalidades, porém, em alguns casos, pode-se notar diminuição relativa das proteínas totais, talvez pelo aumento da taxa produção/absorção do LCR.

BIBLIOGRAFIA

Brasil. Ministério da Saúde. AIH/DATASUS, 2000.

Brito JCF, Nóbrega PV. Mielopatia: considerações clínicas e aspectos etiológicos. Arq Neuropsiquiatr. 2003;61:816-21.

Fishman RA. Cerebrospinal fluid in diseases of the nervous system. 2nd ed. Philadelphia: WB Saunders Company; 1992.

Francisco S, Reis Filho JB, Neves AC. Hemorragia subaracnóidea com tomografia de crânio sem sinais de sangramento. Arq Neuropsiquiatria. 1997;55(3A):413-9.

Guia de Vigilância Epidemiológica e Controle da Mielorradiculopatia Esquistossomótica. Ministério da Saúde, Secretaria de Vigilância em Saúde. Brasília: Ministério da Saúde, 2006. 28p (Série A. Normas e Manuais Técnicos). ISBN 85-334-1260-6

Louis DN, Ohgaki H, Wiestler OD, Cavenee WK, Burger PC, et al. The 2007 WHO Classification of Tumours of the Central Nervous System. Acta Neuropathol. 2007;114:97-109.

Nunez R, Munoz A, Nunez C, Gomez B. A micro ELISA for the diagnosis of cerebral cisticercosis. J Immunoassay. 1989;10:169-76.

Oliveira AM, Leite AD, Almeida Silva VE, Zago SCS, Carneiro LEP, Moliterno RA. Pesquisa de anticorpos IgG e IgM para citomegalovírus em parturientes e recém-natos do município de Presidente Prudente e região, Estado de São Paulo. Acta Scientiarum. 2002;24(3):737-41.

Revista da Sociedade Brasileira de Medicina Tropical 2000;34:283-90.

Scheld WM, Whitley RJ, Marra CM. Infections of the central nervous system. 3rd ed. Philadelphia: Lippincott Williams & Wilkins; 2004.

Sevigny J, Frontera J. Viral infections of the nervous system. In: Brust JCM. Current Diagnosis & Treatment in Neurology. 1st ed. USA: a McGraw-Hill; 2006. p. 456-8.

Transverse Myelitis Consortium Working Group. Proposed diagnostic criteria and nosology of acute transverse myelitis. Neurology. 2002;59:499-505.

Sevigny J, Frontera J. In: Brust JCM. Current neurology – diagnosis & treatment. Lange Medical Books/McGraw-Hill Medical Publishing Division; 2007.

SEÇÃO XIV — DIAGNÓSTICO EM OBSTETRÍCIA

Coordenador: Eduardo Cordioli

Colaboradores: Carolina Leite Drummond
Eduardo Cordioli
Rita de Cássia Sanchez

CAPÍTULO 1

Diagnóstico de Gravidez

Eduardo Cordioli

O diagnóstico da gravidez pode ser divido em clínico, laboratorial e ultrassonográfico.

DIAGNÓSTICO CLÍNICO

Atraso menstrual é o primeiro e mais importante sintoma clínico de gravidez, mas algumas situações fisiológicas ou patológicas podem atrapalhar na interpretação deste sintoma. Os exemplos de condições fisiológicas são: aleitamento e uso de anticoncepcional à base de progesterona contínua. Condições patológicas: endocrinopatias, anemias graves, além de medicamentos para doenças crônicas como antidepressivos que podem provocar amenorreia.

A data provável do parto corresponde a 280 dias após o primeiro dia da última menstruação. Pode-se calcular facilmente somando-se sete dias ao dia da última menstruação, menos três meses (ou menos dois quando se vira o mês na contagem de dias), mais um ano, quando o mês de nascimento for número menor que o mês de concepção. Esta é a famosa regra de Naegele.

Também outros sintomas clínicos são relevantes: náuseas, vômitos e sialorreia que têm início na quarta semana e duram até a 16ª semana, mastalgia bilateral, com sensação de aumento de volume das mamas, polaciúria (compressão vesical pelo útero em anteversoflexão aumentada e ação da progesterona), cólicas leves no hipogástrio, principalmente em primigestas. Fadiga, alterações da qualidade do sono e até do humor, com maior labilidade emocional são comuns.

A sensação de movimentação fetal começa entre a 16ª e 18ª semana em multíparas e 18ª e 20ª em primigestas. A ausculta fetal com Pinard pode ser feita a partir de 20 a 21 semanas, e com o Doppler, entre 10 a 12 semanas.

No exame físico, à inspeção pode-se perceber alterações cutâneas como hiperpigmentação da face (cloasma gravídico) e aumento da quantidade de pelos faciais (lanugem ou sinal de Halban). Há no decorrer da gravidez a hiperpigmentação da linha alba (que vira linha *nigra*), alterações na mama, como aumento do volume, hiperpigmentação de aréola primária e aparecimento da aréola secundária, visualização da rede venosa mamária aumentada. Notam-se, ainda, alterações em vagina e vulva com congestão venosa local e cor arroxeada de vestíbulo e da parede vaginal anterior.

À palpação pode-se notar o corpo uterino palpável extrapélvico entre a 10ª e 12ª semanas e expressão de colostro das mamas após a 10ª semana. Ao toque vaginal, observam-se o amolecimento do colo uterino que fica com consistência semelhante aos lábios (regra de Goodel) e maior flacidez do istmo.

DIAGNÓSTICO LABORATORIAL

É hoje o padrão-ouro para o diagnóstico de gestação inicial e sua positividade acontece antes mesmo de qualquer sintoma clínico ou imagem ultrassonográfica. O diagnóstico laboratorial baseia-se na dosagem da gonadotrofina coriônica, sendo um hormônio denunciador da presença de tecido trofoblástico.

A gonadotrofina coriônica é uma glicoproteína e, como tal, consiste de duas subunidades proteicas (alfa e beta) unidas a um núcleo glicídico. É sabido que compartilha a subunidade alfa com FSH, LH e TSH, sendo a subunidade beta a detentora da especificidade imunológica, por isso se solicita *beta-hCG*, sendo possível sua detecção a partir do 10º dia de fertilização, quatro dias antes do atraso menstrual. Sua positividade se dá a partir de resultado superior a 5mUI/mL.

O β-hCG aumenta sua concentração junto com o desenrolar da gestação até a nona e 12ª semana, quando transcorre o "fenômeno apical" de hCG, quando a taxa se eleva a 25.000 ou mesmo 288.000mUI/mL. Depois de 90 dias de amenorreia, estabelece-se uma amplitude menor da concentração de β-hCG. A descida do primeiro pico é correlacionada à elevação da progesterona placentária, e tal cruzamento traduz a normalidade neste momento crítico após a 12ª semana.

A gonadotrofina coriônica tem um metabolismo lento, persistindo titulável até cerca de 15 dias após a morte intrauterina do ovo, ou depois de um parto normal a termo, e esta particularidade assume grande importância clínica em certos casos de abortamento. Por vezes, uma gravidez sem prognóstico ainda oferece níveis tituláveis de beta-hCG. Podemos sugerir um limite inferior de 1.000mUI/mL como o mínimo compatível com gestação evolutiva depois da 6ª semana. Abaixo deste limiar há mau prognóstico e o abortamento inevitável é comum, decrescendo as taxas em determinações seriadas até zero (Fig. XIV-1).

Mais importante até que a dosagem absoluta de β-hCG é sua dosagem seriada, principalmente nos casos em que há suspeita da viabilidade embrionária em gestação inicial. Espera-se que a concentração aumente pelo menos 1,6 vez em 48 horas e duplique em 72 horas.

Níveis muito altos de β-hCG podem significar doença trofoblástica ou gemelaridade. É possível encontrarmos β-hCG positivo fora da gestação e até em homens em alguns casos de neoplasia.

DIAGNÓSTICO ULTRASSONOGRÁFICO

A avaliação da gestação inicial pela ultrassonografia ganhou determinada importância após o advento dos transdutores endovaginais. Com seu uso, passou-se de 7 semanas (limite anterior pelo exame pélvico) para 4 semanas de gestação a idade mais precoce em que se identifica com segurança o saco gestacional, que terá 5mm. No final da 5ª semana, quando o saco gestacional tem entre 8 e 10mm e a vesícula vitelina aparece e com 6 semanas com embrião medindo entre 2 e 3mm se identificam batimentos cardíacos. Quando o saco gestacional tiver diâmetro médio maior que 25mm, um embrião com atividade cardíaca deve ser visualizado.

Muito importante em gestações iniciais, principalmente antes da 5ª semana é que se saiba o nível de β-hCG antes do exame ultrassonográfico, pois só é possível identificar embrião com β-hCG > 1.000-2.000mUI/mL, sendo 2.400mUI/mL o nível máximo de β-hCG aceitável em que não se visualize um embrião dentro do útero. Pode-se suspeitar de gravidez ectópica ou abortamento inevitável em situações que haja β-hCG > 2.400mUI/mL e útero vazio.

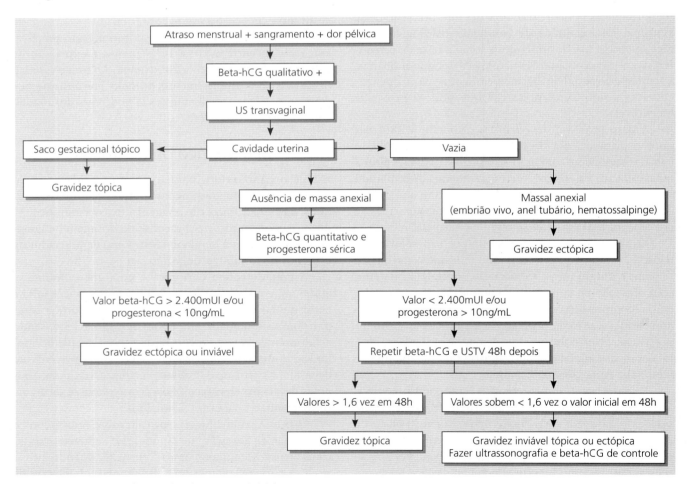

Figura XIV-1 – Roteiro diagnóstico de gestação inicial.

CAPÍTULO 2

Avaliação do Risco Fetal

Carolina Leite Drummond
Rita de Cássia Sanchez

HISTÓRICO

A avaliação do risco de o feto ser acometido por uma anomalia baseia-se em métodos de rastreamento que tem como objetivo selecionar o grupo de gestantes com maior risco de apresentar determinada doença em seu recém-nascido e a partir de então lhe oferecer testes diagnósticos mais precisos, como a análise do cariótipo fetal por meio de procedimentos invasivos, porém apresentando um risco de perda fetal daquela gestação.

Os testes de rastreamento levam em consideração informações relevantes como idade materna, seus antecedentes, avaliação ultrassonográfica fetal e avaliação de marcadores hormonais específicos da gestação encontrados no soro materno.

Na década de 1970, o método de escolha no rastreamento das anomalias fetais, principalmente anomalias cromossômicas, era baseado no fato de que quanto maior fosse a idade da mãe, maior seria o risco de desenvolver um feto com alguma anomalia. Algumas anomalias cromossômicas têm essa relação direta com a idade materna, dentre elas as trissomias dos cromossomos 13, 18 e 21, sendo esta última a mais frequentemente encontrada e também chamada de síndrome de Down. O rastreamento da síndrome de Down era realizado, então, oferecendo-se teste invasivo a todas as mães com idade avançada, geralmente com idade acima de 35 anos, porém esse método permitia a detecção somente de 30% dos casos. Como a grande maioria das gestações se encontra com a idade materna abaixo de 35 anos, nesta faixa de baixo risco é onde se encontra a maioria dos recém-nascidos com a síndrome de Down. Além disso, a idade materna não é fator determinante para o desenvolvimento de algumas anomalias cromossômicas, como, por exemplo, as alterações dos cromossomos sexuais e as triploidias.

Na década de 1980 foram introduzidos novos métodos de rastreamento que, juntamente com a idade, avaliavam-se hormônios maternos relacionados à gestação. Hormônios da circulação materna como a alfafetoproteína (AFP), estriol não conjugado (uE3) e fração livre e total da gonadotrofina coriônica possuíam concentrações distintas se o feto fosse normal ou possuísse alguma alteração cromossômica, podendo-se então diferenciar melhor o grupo de pacientes com risco aumentado para trissomias. Esse rastreamento pela dosagem de hormônios era realizado por volta da 16ª semana de gestação e permitia a detecção de aproximadamente 50 a 60% dos casos de trissomia do cromossomo 21.

Na década de 1990, com o avanço dos métodos ultrassonográficos, introduziu-se o rastreamento da síndrome de Down pela medida da translucência nucal no primeiro trimestre da gestação, combinando-se seu resultado com a idade materna. Esse novo método elevou as taxas de detecção para mais de 75% dos fetos acometidos.

Mais recentemente, dosagens de hormônios maternos avaliados no primeiro trimestre da gestação (fração livre do β-hCG e proteína plasmática A associada à gestação – PAPP-A) foram associadas à avaliação da translucência nucal juntamente com a idade e histórico maternos, permitindo a detecção de quase 90% dos fetos com síndrome de Down. Este novo método, bem estudado em centros de referência mundiais, foi recém-introduzido em nosso país, com o auxílio de um aparelho que dosa os hormônios maternos em menos de uma hora e que permite que o aconselhamento do casal possa ser realizado em visita única ao centro diagnóstico. Este método de rastreamento é mundialmente conhecido como OSCAR (*One Stop Clinic for Assessment of Risk*).

O rastreamento de anomalias cromossômicas pela combinação da idade materna, marcadores ultrassonográficos e perfil bioquímico hormonal, quando realizado no primeiro trimestre, possui taxas de detecção superiores aos métodos usados em combinação com as dosagens hormonais do segundo trimestre da gestação, além da vantagem de um diagnóstico precoce e um melhor preparo do casal em relação à evolução da gestação.

DOSAGEM HORMONAL

Vários hormônios e substâncias são produzidos a partir do feto e da placenta durante a gestação. Algumas dessas substâncias são usadas como marcadores e suas concentrações no soro das gestantes foram relacionadas às alterações cromossômicas no feto.

O primeiro a ser estudado foi a alfafetoproteína (AFP), molécula proteica produzida inicialmente pela vesícula vitelina e posteriormente pelo fígado e trato intestinal do feto, cuja função não é bem compreendida. Sua concentração aumenta gradativamente, atingindo um pico entre 10 e 13 semanas e depois reduz ao longo da gestação. Sua concentração no sangue materno foi o primeiro marcador utilizado com rastreamento devido ao fato de as gestantes com fetos com a trissomia do cromossomo 18 apresentarem índices baixos dessa substância em sua corrente sanguínea.

Ao contrário, quando a concentração sérica da AFP no sangue materno se encontra elevada, é observada forte relação com defeitos de integridade de estruturas fetais, tais como defeitos abertos do tubo neural e parede abdominal, higromas císticos e teratomas.

A AFP encontra-se geralmente reduzida em fetos com síndrome de Down, porém seu uso como rastreamento tem maior significado quando associado a outros marcadores bioquímicos, como o estriol e hCG sérico. A associação desses marcadores como rastreamento da trissomia do 21 associado à idade materna é também chamado teste triplo e possui índices de detecção que variam entre 50 e 60% para um índice de falso-positivo entre 3 e 4%. Devido ao fato de este teste poder ser realizado somente após a 15ª semana de gestação, ele vem sendo gradativamente menos utilizado e sendo substituído por métodos de rastreamento do primeiro trimestre da gestação.

Atualmente, dois marcadores possuem um papel relevante no cálculo do risco de anomalias cromossômicas, podendo ser dosados no primeiro trimestre da gestação entre 10 e 13 semanas.

O primeiro deles é a subunidade β livre da gonadotrofina coriônica (free β-hCG), hormônio produzido pelas células da placenta, que possui a função de manter o corpo lúteo no início da gestação. Sua concentração sérica aumenta rapidamente, atingindo um pico por volta de 10 a 12 semanas e depois reduz gradativamente até o final da gestação.

O segundo é a proteína plasmática A associada à gestação (PAPP-A), geralmente produzida pelas células do sincício e citotrofoblasto, cuja função não é bem estabelecida, podendo exercer um papel imunossupressor e anticoagulante. Sua concentração sérica possui uma curva ascendente durante toda a gestação.

Estas duas substâncias se comportam de maneira distinta de acordo com a doença em que o feto é acometido.

Em gestações acometidas pela trissomia do cromossomo 21, a fração livre do β-hCG possui níveis mais elevados e a PAPP-A e níveis mais baixos em relação a gestações com fetos normais.

Já as gestações acometidas pelas trissomias dos cromossomos 18 e 13, a fração livre do β-hCG e a PAPP-A possuem dosagens inferiores em relação a gestações com fetos normais.

Em gestações acometidas por fetos com anomalia dos cromossomos sexuais, a PAPP-A encontra-se baixa, e a fração livre do β-hCG, semelhante às gestações de fetos normais.

O comportamento desses marcadores em relação às diferentes anomalias cromossômicas pode ser observado na tabela XIV-1 fornecida pela fundação de medicina fetal.

Tabela XIV-1 – Comportamento da fração β-hCG livre e PAPP-A nas diferentes anomalias cromossômicas.

	β-hCG	PAPP-A
Trissomia do 21	↑	↓
Trissomia do 18	↓	↓
Trissomia do 13	↓	↓
Triploidia paternal	↑↑↑	↓
Triploidia maternal	↓↓	↓↓
Alterações dos cromossomos sexuais	↔	↓

Estudos recentes vêm relacionando níveis séricos extremamente baixos da PAPP-A e maior risco de a gestante desenvolver pré-eclâmpsia e fetos com baixo peso.

O nível sérico destes marcadores também varia de acordo com a idade gestacional e por isso tem importância maior ou menor no cálculo do risco, dependendo da idade gestacional em que forem colhidos. As diferenças dos valores do β-hCG e do PAPP-A em gestações acometidas pela síndrome de Down em relação às gestações com fetos normais são mais representativas quando colhidas por volta de 11 semanas do que por volta de 13 semanas de gestação.

A associação desses marcadores, à medida da translucência nucal e outros marcadores ultrassonográficos quando realizados entre 11 e 13 + 6 semanas e seis dias, promove forte impacto na detecção das anomalias cromossômicas, pois, quando integrados à idade materna, pode atingir uma taxa de detecção de até 90% para a trissomia do 21, considerando-se falso-positivo de 3%, bem como aproximadamente 95% das trissomias do 13 e 18 para uma taxa de falso-positivo ainda menor (0,1%).

A dosagem desses marcadores de maneira rápida em menos de uma hora é realizada pelo método Delfia Express (Finlândia), que permite dosagens automatizadas por novas técnicas laboratoriais chamadas em inglês (*random access immunoassay analyser using time-resolved-amplified-criptate-emission*).

O aparelho libera resultados em valores absolutos que serão convertidos em valores específicos, múltiplos da mediana (MoM), para o cálculo do risco de cromossomopatias, por meio do emprego de programas informatizados de rastreamento fornecidos pela Fundação de Medicina Fetal de Londres. (FMF) www.fetalmedicine.com.

CALCULANDO O RISCO

A avaliação do risco materno para cromossomopatias é realizado por meio de um *software* fornecido pela FMF que leva em consideração o risco da idade materna e sua história prévia nomeado como risco basal ou risco *a priori* (*background risk*), que será muliplicado por vários fatores, riscos relativos, resultantes da avaliação ultrassonográfica e bioquímica materna.

Na prática, toda a avaliação dura aproximadamente uma hora, incluindo-se a coleta de sangue materno, a realização do exame ultrassonográfico avaliando-se a medida da translucência nucal e a morfologia fetal. Ao final do exame ultrassonográfico, o resultado bioquímico já estará disponível para ser integrado no cálculo do risco final, juntamente com os dados da gestante, incluindo a idade materna e seus antecedentes.

ACONSELHAMENTO GESTACIONAL

O aconselhameto materno é normalmente realizado em centros especializados em medicina fetal com médicos capacitados e que receberam treinamento e certificação pela FMF.

O resultado final do risco de cromossomopatias separa as pacientes em um grupo de alto risco e um grupo de baixo risco. Estudos recentes definem um ponto de corte para risco elevado quando este estiver acima de 1 em 100.

Este valor é estatisticamente calculado para que a taxa de falso-positivo seja a menor possível, pois a confirmação diagnóstica somente poderá ser realizada por procedimento invasivo e este também possui um risco de aproximadamente 1 em 100 de perda fetal. Assim, o risco de abortamento pelo procedimento invasivo fica equiparado ao risco de a gestação ser acometida por uma anomalia cromossômica, priorizando-se a indicação médica do exame.

Na prática, quando a gestante apresentar risco elevado acima de 1 em 100, ela será informada que uma dentre estas gestante de grupo de risco apresentará um recém-nascido com síndrome de Down, enquanto as outras 99 apresentarão recém-nascidos normais e que o único método diagnóstico para confirmar o acometimento é por meio da análise do cariótipo fetal. Este pode ser realizado pela biópsia de vilo coriônico entre 11 e 14 semanas de gestação ou pela amniocentese posteriormente.

A decisão sobre a realização do procedimento invasivo será exclusivamente do casal e deve ser sempre individualizada. Quando o cariótipo fetal for normal, outros exames serão sugeridos para se afastar alterações morfológicas fetais, sendo as mais comuns as malformações cardíacas congênitas. Desse modo, uma avaliação ecocardiológica será oferecida inicialmente por volta de 16 a 17 semanas de gestação. Posteriormente, a morfologia fetal será avaliada na ultrassonografia do segundo trimestre da gestação.

É importante salientar que na maioria dos casos as gestações terão um desfecho normal e que a incidência de anomalias cromossômicas varia entre 2 e 3% das gestações.

Quando o risco calculado se encontrar entre 1/100 e 1/1.000, a paciente se enquadra em risco intermediário, no qual, alguns marcadores ultrassonográficos serão avaliados e adicionados ao risco inicial, reagrupando a paciente em um grupo acima ou abaixo de 1 em 100.

Já quando o risco calculado final for abaixo de um em 1.000, a paciente é considerada do grupo de baixo risco e será orientada que a probabilidade de seu bebê ser acometido por uma anomalia cromossômica é muito baixa e que não existe a indicação médica formal para a investigação invasiva de seu feto. Porém, nas pacientes consideradas de baixo risco para cromossomopatias não se exclui que exames subsequentes da morfologia fetal sejam realizados, pois se trata de um teste de rastreamento e não de diagnóstico.

A figura XIV-2 mostra como é realizado o aconselhamento gestacional e está descrito em estudo recente.

CONCLUSÃO

A maioria dos estudos randomizados vem demonstrando que a avaliação do risco fetal no primeiro trimestre da gestação (entre 11 e 13 + 6 semanas) por meio da combinação da idade materna e seus antecedentes associados a marcadores ultrassonográficos e bioquímicos (β-hCG livre e PAPP-A) possui elevada taxa de detecção de anomalias cromossômicas, podendo atingir por volta de 90% com baixos índices de falso-positivo.

A avaliação do risco fetal em uma só consulta vem sendo utilizada em centros especializados em medicina fetal mundialmente e em nosso país. É conhecida como OSCAR (*One Stop Clinc for Assessment of Risk*).

A avaliação bioquímica do segundo trimestre vem sendo substituída pela avaliação do primeiro trimestre,

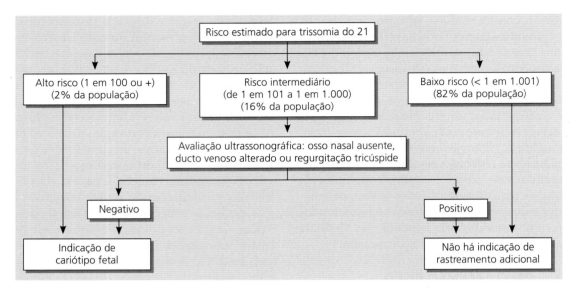

Figura XIV-2 – Organograma. Aconselhamento de acordo com o risco materno para trissomia do cromossomo 21.

devido ao maior índice de detecção de anomalias cromossômicas, além da vantagem de ser realizada mais precocemente.

O rastreamento de anomalias estruturais fetais, como os defeitos de tubo neural, pelo teste triplo, com níveis alterados de AFP no sangue materno é hoje minimizado pelo aumento da detecção dessas anomalias na avaliação ultrassonográfica fetal no primeiro trimestre, graças ao grande avanço da definição das imagens nos aparelhos de última geração.

BIBLIOGRAFIA

Bindra R, Heath V, Liao A, Spencer K, Nicolaides KH. One-stop clinc for assessment of risk for trisomy 21 at 11-14 weeks: a prospective study of 15030 pregnancies. Ultrasound Obstet Gynecol. 2002;20: 219-25.

Kagan KO, Wright D, Valencia C, Maiz N, Nicolaides KH. Screening for trisomies 21,18 and 13 by maternal age, fetal nuchal translucency, fetal heart rate, free beta-hCG and pregnancy-associated plasma protein-A. Hum Reprod. 2008;23(9):1968-75.

Merkatz IR, Nitowsky HM, Macri JN, Johnson WE. An association between low maternal serum alpha-fetoprotein and fetal chromosomal abnormalities. Am J Obstet Gynecol. 1984;148:886-94.

Nicolaides KH, Brizot ML, Snijders RJ. Fetal nuchal translucency: ultrasound screening for fetal trisomy in the first trimester of pregnancy. Br J Obstet Gynaecol. 1994;101(9):782-6.

Nicolaides KH, Spencer K, Avgidou K, Faiola S, Falcon O. Multicenter study of first trimester screening for trisomy 21 in 75821 prenancies: results and estimation of potential impact of individual risk-orientated two-stage first-trimester screening. Ultrasound Obstet Gynecol. 2005;25:221-6.

Spencer K, Cowans NJ, Nicolaides KH. Low levels of maternal serum PAPP-A in the first trimester and the risk of pre-eclampsia. Prenat Diagn. 2008;28(1):7-10.

Wald NJ, Cuckle HS, Densem JW, et al. Maternal serum screening for Down's syndrome in early pregnancy. Br Med J. 1988;297:883-7.

SEÇÃO XV
UTILIZAÇÃO DA BIOLOGIA MOLECULAR NA PRÁTICA CLÍNICA

Coordenadore: João Renato Rebello Pinho

Colaboradores: Elvira D. Rodrigues Pereira Velloso
Fernanda Teresa de Lima
João Renato Rebello Pinho
Roberta Sitnik
Rúbia Anita Ferraz Santana

CAPÍTULO 1
Conceitos Básicos da Biologia Molecular

Roberta Sitnik
João Renato Rebello Pinho

Os testes moleculares estão revolucionando a patologia clínica devido à sua habilidade de identificar precisamente diferentes doenças, monitorar terapias e melhorar os cuidados médicos. Basicamente, podem ser definidos como ensaios que envolvem de alguma forma a utilização de ácidos nucleicos (DNA ou RNA) como a molécula-alvo do método. Por permitir uma análise de genótipos e padrões de expressão, a patologia molecular pode fornecer novos pontos de vista para patologistas e clínicos, complementando as informações relacionadas à história do paciente, sintomatologia, resultados do laboratório clínico e achados histopatológicos.

O DNA, ou ácido desoxirribonucleico, é uma molécula em forma de dupla-hélice que contém todas as informações necessárias para construir, controlar e manter um organismo vivo, formando a base da herança genética em todos os organismos, exceto em alguns vírus, que contêm apenas RNA (ácido ribonucleico).

O código genético do DNA é formado por nucleotídeos enfileirados, cada um contendo uma base nitrogenada purina (adenina ou guanina) ou pirimidina (timina ou citosina). As bases são ligadas covalentemente a um açúcar (desoxirribose), que, por sua vez, é ligado a um grupo fosfato. Cada fita de DNA forma-se através de açúcares e grupos fosfatos alternados, ligados por pontes covalentes. As duas fitas da hélice são unidas por pontes de hidrogênio entre bases específicas (adenina com timina e guanina com citosina). A estrutura química do RNA é semelhante à do DNA, porém cada nucleotídeo do RNA possui uma ribose em vez de uma desoxirribose; e em vez da timina, a uracila é uma das pirimidinas do RNA. Além disso, em geral, o RNA é uma molécula de fita única.

O projeto genoma humano forneceu muitos dados para este novo campo na década de 1990. Com o mapeamento de mais de 30.000 genes humanos, foi possível estudar as bases genéticas de várias doenças. Desde então, o campo da patologia molecular evoluiu muito, introduzindo novos conceitos de testes de laboratório e melhorando intensamente a capacidade de determinar prognósticos e selecionar terapias adequadas.

Conforme o escopo da patologia molecular tem expandido, novas promessas e possibilidades estão surgindo em diferentes aplicações:

- alterações genéticas relacionadas a doenças podem ser determinadas rapidamente;
- os riscos individuais para o desenvolvimento de certos cânceres podem ser identificados;
- a hematopatologia molecular consegue identificar doenças e, assim, terapias específicas podem ser utilizadas com maior eficácia;
- agentes infecciosos podem ser identificados por meio de suas sequências de DNA ou RNA, bem como pode ser determinada sua resistência a antivirais ou antibióticos;
- muitos tumores podem ser classificados por seus perfis moleculares específicos;
- e, finalmente, a medicina personalizada, que vem melhorar a probabilidade de sucesso de um tratamento e minimizar os riscos de tratamentos desnecessários.

A seguir, estão descritas resumidamente as principais metodologias disponíveis nos laboratórios de Biologia Molecular e algumas das diferentes áreas de atuação da patologia molecular.

METODOLOGIAS

Existem muitas técnicas moleculares em uso atualmente nos laboratórios clínicos. Algumas, como a reação em cadeia da polimerase (PCR), já são bem conhecidas e utilizadas, enquanto outras ainda estão mais restritas ao campo da pesquisa, como os *Microarrays*. Neste capítulo, descrevemos as técnicas mais conhecidas. A escolha de um tipo de ensaio sobre outro depende de características da doença e da pergunta clínica que se quer responder, já que cada método fornece um tipo de informação diferente.

REAÇÃO EM CADEIA DA POLIMERASE E PCR EM TEMPO REAL

Uma das primeiras técnicas de biologia molecular utilizada em larga escala em laboratórios clínicos foi a reação em cadeia da polimerase (*polymerase chain reaction* – PCR). Esta técnica foi idealizada em meados de 1980 e utiliza DNA genômico ou RNA convertido em cDNA, permitindo que se amplifiquem milhões de vezes regiões específicas do DNA, por repetições cíclicas de processos que reproduzem o mecanismo que ocorre normalmente nas células durante a replicação do DNA. É a metodologia mais conhecida e disseminada nos laboratórios de Biologia Molecular por ser rápida, específica e sensível. A grande especificidade da reação é determinada pelo uso de oligonucleotídeos que se hibridizam com sequências conhecidas do alvo a ser amplificado, e a alta sensibilidade ocorre devido a repetitivos ciclos de duplicação da região selecionada. Estes produtos amplificados (amplícons) podem ser visualizados por eletroforese em gel de agarose ou poliacrilamida na PCR convencional, ou, mais recentemente, por fluorescência, nos caso da PCR em tempo real. Geralmente, a reação de PCR convencional fornece resultados qualitativos, enquanto a PCR em tempo real pode gerar resultados quantitativos. Além disso, o produto gerado pela PCR pode ser utilizado para outras análises posteriores, como, por exemplo, o sequenciamento ou análise por enzimas de restrição (RFLP). Existem também alguns *kits* comerciais que utilizam a PCR convencional em que a detecção específica do produto amplificado se faz por meio da hibridização com sondas de oligonucleotídeos biotiniladas, sendo o produto de PCR específico detectado pela metodologia de hibridização seguida de revelação colorimétrica. Estes *kits* podem ser utilizados tanto para a detecção como para a quantificação de ácidos nucleicos, mas, no momento, estão sendo substituídos por *kits* de PCR em tempo real (Fig. XV-1).

REAÇÃO DE AMPLIFICAÇÃO BASEADA EM SEQUÊNCIA (NASBA)

A reação de amplificação baseada em sequência (*nucleic acid sequence based amplification* – *NASBA*), diferentemente da reação de PCR citada anteriormente, utiliza o RNA como material para amplificação e simula *in vitro* o ciclo de replicação *in vivo*, acumulando como produto final milhões de cópias de RNA da sequência gênica de interesse. Este método também é *primer*-dependente e usado para a amplificação de ácidos nucleicos em uma única temperatura, envolvendo uma mistura de três enzimas. A detecção é realizada em tempo real por meio de medição da fluorescência dos produtos gerados. Os resultados podem ser qualitativos ou quantitativos. Tem sido utilizada principalmente para detecção de vírus RNA, como o HIV-1 e o enterovírus, mas também pode

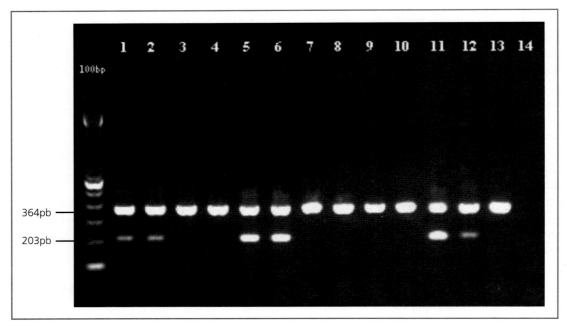

Figura XV-1 – Eletroforese em gel de agarose para a detecção da mutação V617F no gene JAK2. A banda superior de 364pb corresponde ao gene JAK2 normal (controle interno) e a presença de uma segunda banda de 203pb indica a presença da mutação V617F do gene JAK2. Na figura mostrada os indivíduos 1,2, 5, 6, 11 e 12 são mutados.

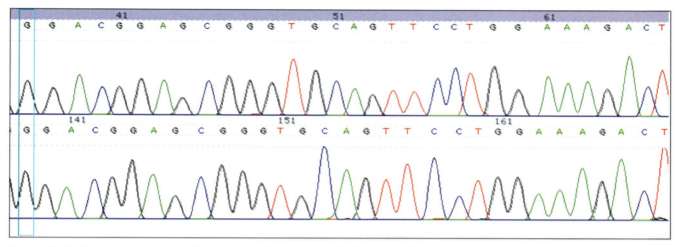

Figura XV-2 – Exemplo de eletroencefalograma gerado por sequenciador automático de DNA.

ser utilizada para a detecção de vírus DNA, como o *Herpes simplex*, desde que se faça um tratamento inicial com enzimas de restrição.

REAÇÃO DO DNA RAMIFICADO (bDNA)

A reação de bDNA ou DNA ramificado (*branched DNA*) gera uma amplificação do sinal da região genômica de interesse, por meio da hibridização com uma sequência de sondas. Nessa técnica, o ácido nucleico pesquisado é fixado em uma placa por uma sonda específica. A detecção é feita por quimioluminescência, após a hibridização do material fixado contra uma sonda de DNA ramificado, que contém diversos braços idênticos, utilizados para posterior hibridização da sonda marcada e obtenção de um sinal amplificado. É o único método que tem como princípio a amplificação do sinal (e não do alvo, como nas reações descritas acima) e não depende da ação de enzimas e, por isso, é considerado um método bastante preciso. Os resultados geralmente são quantitativos.

HIBRIDIZAÇÃO *IN SITU* POR FLUORESCÊNCIA (FISH)

A hibridização *in situ* por fluorescência (FISH) é utilizada para analisar sequências gênicas específicas diretamente em células metafásicas ou interfásicas. O teste utiliza sondas específicas que se ligam aos alvos e são marcadas com fluorescência.

SEQUENCIAMENTO DE DNA

O sequenciamento tradicional de DNA utiliza o método de terminação de cadeia por dideoxinucleotídeos (método de Sanger) para verificar a presença de mutações genéticas conhecidas, detectar mutações de resistência e genotipar diferentes vírus, como o HIV, HBV e HCV, bem como para tipificação HLA. Atualmente outros modelos de sequenciamento estão sendo inseridos nos laboratórios de diagnóstico, que possuem uma capacidade de análise bem maior do que o modelo tradicional (Fig. XV-2).

LUMINEX

O Luminex possui uma plataforma que utiliza microesferas em suspensão como um suporte sólido para sondas de oligonucleotídeos. O DNA amplificado previamente com *primers* específicos é biotinilado e hibridado com as microesferas e os dados são analisados com o sistema LABScan, um citômetro de fluxo que identifica a intensidade de fluorescência em cada microesfera. Tem sido amplamente utilizado para a tipificação de HLA, e outras aplicações nas áreas de doenças genéticas e autoimunidade estão em desenvolvimento.

ANÁLISE DE MICROSSATÉLITES

A análise de microssatélites por eletroforese capilar permite identificar o perfil genético dos indivíduos. Vários *loci* em diferentes cromossomos são analisados simultaneamente em sequenciadores de DNA utilizando fluorescências conhecidas. Tem grande aplicação na área de identificação de paternidade e forense, bem como na análise do quimerismo pós-transplante.

MICROARRAYS

O uso de *microarrays* tem permitido cada vez mais que se analisem diversas características moleculares simultaneamente. Os *arrays* são formados por suportes sólidos, como lâminas ou *chips*, onde estão milhares de sondas específicas para as regiões de interesse. Após hibridização

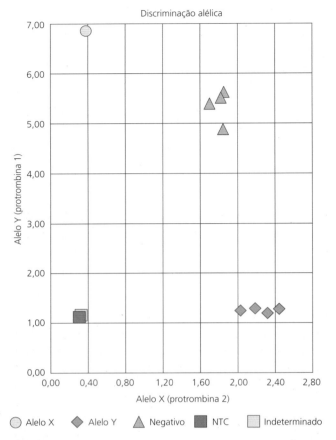

Figura XV-3 – Detecção da mutação G20210A no gene da protrombina pelo método de PCR em tempo real. Os indivíduos normais são identificados pelo losango cinza, os mutados homozigotos pelo círculo cinza-claro e os heterozigotos pelo triângulo cinza.

dos produtos amplificados nestes *arrays*, a leitura é realizada em um escâner e a análise é feita em *softwares* específicos. Possui a grande vantagem de conseguir analisar muitos genes ou regiões de interesse rapidamente.

CAPTURA HÍBRIDA

A captura híbrida é um teste de hibridização molecular, com amplificação do sinal dos híbridos formados, detectados por uma reação enzima-substrato e leitura por quimioluminescência. O material para análise passa por cinco procedimentos: desnaturação, hibridização, captura dos híbridos, reação dos híbridos com o conjugado e detecção dos híbridos por quimioluminescência. Reagindo com sonda gênica específica, o material para análise forma híbridos de RNA/DNA que são capturados por anticorpos que revestem as paredes de tubos ou microplacas. A seguir, os híbridos imobilizados reagem com anticorpos específicos conjugados à fosfatase alcalina, formando substrato estável que é posteriormente detectado por quimioluminescência ultrassensível. A principal utilização deste método em laboratórios de diagnóstico é na detecção do papilomavírus (HPV).

ÁREAS DO CONHECIMENTO

GENÉTICA

Esta área da patologia molecular permite que o diagnóstico e o monitoramento de várias doenças de origem genética sejam realizados utilizando testes de biologia molecular. Estes testes têm a capacidade de determinar se um indivíduo é portador, ou não, de uma mutação genética. É uma área que tem crescido muito rapidamente e os laboratórios têm expandido continuamente seus serviços de acordo com a demanda.

HEMATOPATOLOGIA

A hematologia molecular incorpora a análise de alterações genéticas adquiridas, gerando resultados altamente específicos e sensíveis. Doenças hematológicas como leucemias, linfomas, mielodisplasias e outras representam um desafio no seu diagnóstico e os testes moleculares têm tornado-se um grande aliado, não só para um diagnóstico preciso, mas também no monitoramento destas doenças.

A citogenética molecular (FISH), a análise do DNA e a citometria de fluxo vêm complementando a citogenética convencional para caracterizar cada uma dessas doenças. Os testes moleculares permitem a identificação de células malignas, a detecção de translocações e rearranjos gênicos, detecção de mutações como a do gene JAK-2, NPM1 e FLT3, entre outras (Fig. XV-4).

MICROBIOLOGIA

Os testes moleculares têm tornado-se o método de escolha para a identificação de patógenos, por permitir um diagnóstico mais rápido do que métodos de cultura convencionais e apresentar ótima sensibilidade e especificidade. Já existem diversos *kits* comerciais para diagnóstico no Brasil e, além destes, vários testes caseiros podem ser desenvolvidos.

Além da detecção de patógenos por PCR, o sequenciamento também tem sido bastante utilizado para a detecção de mutações de resistência, genotipagem e identificação de bactérias e fungos (Fig. XV-5).

HISTOCOMPATIBILIDADE

A área de histocompatibilidade também tem utilizado cada vez mais métodos moleculares para a tipificação de

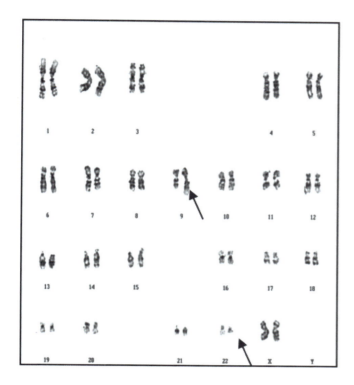
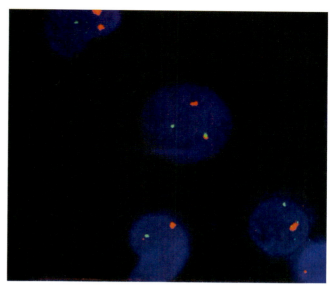
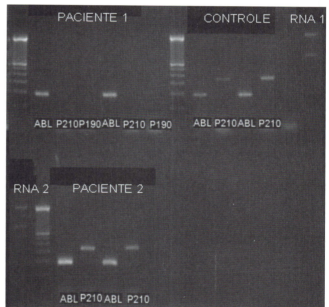

Figura XV-4 – Técnicas utilizadas para diagnóstico e seguimento de leucemia mieloide crônica: cariótipo com t(9;22)-cromossomo Philadelphia; FISH em interfase mostrando gene ABL em vermelho, BCR em verde e a fusão BCR/ABL em amarelo e PCR para a detecção do transcrito P210.

HLA classes I e II, como o sequenciamento de DNA e a plataforma Luminex. Além disso, o uso da análise de microssatélites para a detecção do quimerismo pós--transplante melhorou muito a sensibilidade deste teste, além de permitir uma análise semiquantitativa e em diferentes linhagens celulares (Fig. XV-6).

FARMACOGENÔMICA

A farmacogenômica é a mais nova área que tem sido incorporada pelas técnicas moleculares para permitir uma medicina individualizada aos pacientes. Já existe no Brasil um *kit* comercial que permite detectar mutações no citocromo CYP450 e identifica os diferentes genótipos dos genes CYP2D6 e CYP2C19. Esta informação permite que se individualizem as doses de medicamentos metabolizados por estes genes, reduzindo as reações adversas e melhorando a eficácia do tratamento. As aplicações deste teste abrangem drogas cardiológicas, neurológicas, psiquiátricas e oncológicas.

Em resumo, as aplicações para os métodos moleculares estão expandindo-se cada vez mais em todos estes diferentes campos. Nos capítulos a seguir, aplicações em algumas destas áreas estão mais detalhadas.

BIBLIOGRAFIA

Persing DH. Molecular microbiology. Diagnostic principles and practice. Washington: ASM Press; 2004.

Tsongalis GJ, Coleman WB. Molecular diagnostics – a training and study guide. Washington: AACC Press; 2002.

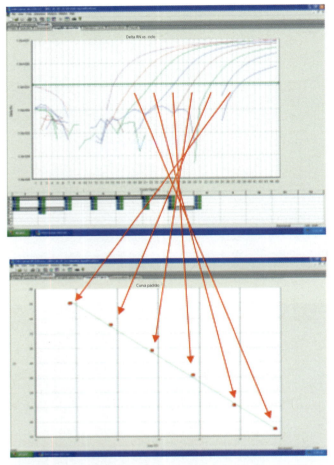

Figura XV-5 – Quantificação do vírus da hepatite B por PCR em tempo real. A figura mostra na parte superior a curva de amplificação com os controles e amostras e na parte inferior a construção da reta para o cálculo da carga viral.

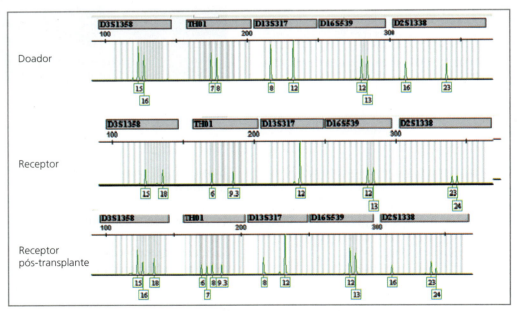

Figura XV-6 – Análise de microssatélites para a detecção do quimerismo pós-transplante. Neste caso os *loci* informativos foram: D3S1358, THO1, D13S317 e D2S1338. Na parte inferior da figura, temos um quimerismo de 50% de células do doador presente no receptor.

CAPÍTULO 2
Aplicações em Infectologia

Roberta Sitnik
Rúbia Anita Ferraz Santana
João Renato Rebello Pinho

Diversas doenças infecciosas têm tido seu diagnóstico e acompanhamento realizado por métodos de Biologia Molecular, sendo que as primeiras aplicações para testes diagnósticos em laboratórios utilizando a PCR em tempo real foram na detecção e quantificação de vírus. O uso da biologia molecular no diagnóstico destas doenças tem uma série de aplicações, sendo impossível fazer uma abordagem completa de suas aplicações. No item a seguir, serão abordadas algumas das mais frequentes aplicações da biologia molecular em diagnóstico das doenças infecciosas.

APLICAÇÕES EM VIROLOGIA

HEPATITES VIRAIS

As hepatites virais estão entre as doenças virais crônicas mais frequentes. As *hepatites A e E* são doenças de transmissão fecal-oral causadas por vírus RNA e que não evoluem para formas crônicas. Para essas infecções, o tratamento é apenas sintomático, aguardando-se a resolução espontânea da doença. O tratamento das hepatites virais é feito com o uso de interferon convencional ou peguilado e com inibidores de enzimas produzidas por estes vírus (em particular, a DNA polimerase do HBV). Para o HCV, além do tratamento convencional com interferon associado à ribavirina, existe uma série de inibidores da RNA polimerase e da protease do HCV em fase de ensaios clínicos. As principais aplicações da biologia molecular nesta área estão voltadas para as *hepatites B e C*.

Hepatite B

O diagnóstico da infecção pelo HBV se faz pela detecção do HBsAg e do anti-HBc. Só devem ser submetidos ao tratamento aqueles pacientes que apresentarem o DNA viral detectável e que cargas virais superiores a 10^4 ou 10^5UI/mL (ver *Carga Viral do HBV* a seguir).

A detecção do DNA viral do HBV é geralmente realizada por PCR e está especialmente indicada em duas situações. A primeira é a detecção da infecção viral oculta pelo HBV, que pode ser encontrada em casos com nenhum marcador sorológico positivo ou em casos positivos apenas para anti-HBc total. A segunda é para se confirmar a presença de casos com DNA detectável que apresentam o perfil sorológico HBsAg positivo e HBeAg negativo, que muitas vezes podem apresentar o DNA viral circulante (ver *Detecção de mutações no promotor basal do core e região pré-core*).

A determinação da carga viral do HBV é um exame fundamental antes do início do tratamento. Os pacientes HBeAg positivos devem sempre ser tratados quando apresentarem carga viral superior a 10^4UI/mL, enquanto os pacientes HBeAg negativos devem ser tratados quando apresentarem carga viral superior a 10^5UI/mL.

A realização deste exame é também indicada para o acompanhamento do tratamento e da resposta ao tratamento, devendo ser realizada em intervalos constantes (de 90 a 120 dias) ou quando o paciente apresentar elevação de ALT durante o tratamento e sempre ao final do tratamento.

A avaliação da resposta sustentada após o tratamento também deve ser realizada por avaliações periódicas após o tratamento, com frequência semelhante à realizada durante o tratamento.

O HBV está classificado em 8 genótipos diferentes, denominados pelas letras A a H. Alguns destes genótipos são ainda divididos em diferentes subgenótipos: A1 a A3, B1 a B6, C1 a C4, F1 a F4. Estes genótipos podem ser determinados pelo sequenciamento da região que codifica a DNA polimerase viral e o HBsAg,

A determinação dos genótipos e subgenótipos do HBV foi inicialmente criada para estudos epidemiológicos, mas existem evidências crescentes que a determinação dos genótipos e mesmo dos subgenótipos possui relevância clínica:

1. pacientes infectados com genótipo D têm maior probabilidade de resolverem sua hepatite na fase aguda do que aqueles infectados com genótipo A;
2. pacientes com infecção crônica pelos genótipos A e B apresentam melhor resposta ao tratamento do que aqueles infectados com os genótipos C e D;
3. a evolução para carcinoma hepatocelular é mais precoce nos pacientes portadores do genótipo C e subgenótipo B2 (ou Ba) do que naqueles portadores do subgenótipo B1 (ou Bj);
4. o genótipo F parece estar associado com pior evolução da hepatite crônica.

Pelo sequenciamento da mesma região que determina a resistência aos antivirais, verifica-se a presença ou ausência de mutações relacionadas com a resistência ao tratamento com antivirais, localizadas entre os domínios A e C da DNA polimerase viral. Estas mutações estão relacionadas com mutações de resistência a lamivudina, adefovir, entecavir, emtticitabina, tenofovir, telbivudina e fanciclovir. Essas mutações devem ser solicitadas sempre que houver suspeita de resistência ao tratamento adotado e eventualmente antes do início do tratamento.

A detecção de mutações no promotor basal do *core* e na região pré-*core* é realizada pelo sequenciamento de outra região do genoma viral, correspondente à região do promotor basal do *core* e da região pré-*core*. Mutações no promotor basal do *core* (A1762T e G1764A) e na região pré-*core* (G1896A e C1899A) estão relacionadas com casos HBsAg positivos, anti-HBe positivos e HBV-DNA positivos. Estas mutações foram associadas com maior resistência ao tratamento e evolução mais grave.

Hepatite C

O diagnóstico da infecção pelo HCV faz-se inicialmente pela aplicação do teste sorológico específico para a detecção de anticorpos anti-HCV. Para a confirmação desse resultado, é necessária a aplicação de mais um teste, seja o teste imunológico por *immunoblot*, seja a detecção do RNA viral por técnica sensível de detecção de ácidos nucleicos (PCR, TMA ou NASBA). A detecção do RNA viral é obrigatória antes de se indicar o tratamento de um paciente infectado pelo HCV. A detecção do HCV-RNA na 4ª semana de tratamento é também indicada para se avaliar o prognóstico do tratamento, pois os casos nos quais o RNA viral não é mais detectado neste tempo apresentam mais de 90% de chance de terem uma resposta favorável. Ademais, este exame é indicado para se avaliar a resposta ao final do tratamento, devendo ser realizado sempre ao final do tratamento (em geral, seis ou 12 meses, dependendo do genótipo viral) e para se avaliar a presença de resposta sustentada (realizado seis meses após a interrupção do tratamento).

A genotipagem do HCV é indicada nos casos em que o RNA viral é detectado para determinar o tipo e a duração do tratamento. Os casos infectados pelos genótipos 1 e 4 devem ser tratados com *interferon peguilado* associado à ribavirina pelo período de seis meses a um ano, dependendo da carga viral (*ver a seguir*). Os casos infectados com genótipos 3, 5 e 6 devem ser tratados pelo período de seis meses com *interferon convencional ou peguilado*, sempre associados com a ribavirina. No caso de retratamento da hepatite crônica C, deve sempre ser utilizado o *interferon peguilado*.

A quantificação do RNA do HCV (carga viral) é indicada para se avaliar a carga viral de um paciente infectado pelo HCV, especialmente em pacientes infectados com os genótipos 1 e 4. Nesses casos, quando a carga viral é maior que 850.000UI/mL, o tratamento deve ser prolongado por pelo menos um ano, enquanto nos casos com carga viral menor do que esta o tratamento pode ser realizado por um período de apenas 6 meses. Para os casos infectados por estes genótipos, a carga viral deve também ser determinada após 12 semanas de tratamento, pois, se a queda da carga viral neste período não for menor que dois *logs*, a probabilidade de o paciente responder ao tratamento é muito baixa, sendo recomendada a interrupção do tratamento.

Vírus da imunodeficiência humana (HIV)

A síndrome da imunodeficiência humana (AIDS) foi identificada no início da década de 1980, quando os médicos Joel Weisman e Michael Gottlieb da cidade de Los Angeles, na Califórnia, observaram manifestações clínicas peculiares em pacientes homossexuais masculinos. Estes apresentavam febre prolongada, fadiga extrema, emagrecimento e infecções oportunistas (candidíase, citomegalovirose, toxoplasmose e pneumonia por *Pneumocystis carinii*). Em 1982, ficou evidente que a nova doença não atingia apenas homossexuais e, em 1986, o *Comitê Internacional de Taxonomia dos Vírus* recomendou que fosse dado ao vírus da AIDS o nome de vírus da imunodeficiência humana – HIV.

A pandemia global do HIV compreende diferentes epidemias, cada uma com sua dinâmica própria e influenciada por diversos fatores, tais como momento de introdução, população envolvida e sua densidade, além de aspectos culturais e sociais. A epidemia está longe de ser controlada e, pelo contrário, o número de casos em países e em continentes pouco atingidos nas primeiras décadas apresentou importante aumento nos últimos anos.

Na América Latina, a epidemia surgiu no início da década de 1980, constituída pela heterogeneidade e diversidade entre os países. O modo de transmissão também variou de um país para outro, com epidemias associadas a diferentes padrões epidemiológicos. Inicialmente, houve uma classificação populacional dentro de grupos de risco, tais como hemofílicos, homossexuais e profissionais do sexo. Esta denominação foi utilizada para a instrumentalização tanto de pesquisas quanto de iniciativas de controle. A substituição deste conceito pelo de comportamento de risco foi mais adequada para enfrentar a nova epidemia, permitindo a ampliação do campo da pesquisa e das estratégias de prevenção e controle. Em 1981, foram detectados os primeiros casos de AIDS no Brasil, pelo Sistema de Vigilância Epidemiológica e, apenas em 1986, a AIDS foi considerada uma doença de notificação compulsória em todo o território nacional.

O HIV é classificado em dois tipos: HIV-1 e HIV-2. O HIV-1 possui prevalência maior do que o HIV-2, sugerindo que este último parece ser um vírus menos patogênico e com menor capacidade de transmissão. O HIV, assim como outros vírus RNA, tem como característica alta variabilidade genética. O processo de transcrição reversa é um dos mecanismos responsáveis pela geração dessa variabilidade, assim como a ocorrência de recombinações, durante o ciclo de replicação viral.

O processo de replicação nos retrovírus apresenta altas taxas de erro, que ocorrem principalmente como resultado da ação da transcriptase reversa, que incorpora erroneamente em torno de 10^{-4} bases em cada ciclo replicativo. Como o HIV possui 10^4 pares de base em seu genoma, pode-se dizer que ocorre uma substituição nucleotídica por genoma por ciclo replicativo, fazendo com que uma população de retrovírus contenha poucos ou nenhum genoma idêntico. Por este motivo, o HIV é considerado uma "quasispécie".

A variabilidade genética do HIV não ocorre uniformemente ao longo do genoma viral. O gene *env* é o mais variável, enquanto os genes *gag* e *pol* são relativamente mais conservados.

O HIV-1 é atualmente classificado em três grupos: o M (*major*), o O (*outlier*) e o N (*new*). O grupo "M" representa a maioria dos casos da infecção e está subdividido em subgrupos denominados de A-D, F-H, J e K, além das formas recombinantes. O grupo "O" representa uma minoria de casos encontrados na República dos Camarões e Gabão e é raramente encontrado em países como a França e EUA. O grupo N foi descoberto na República dos Camarões. Cada um destes vírus representa eventos separados de transmissão que ocorreram de outras espécies de primatas para a humana provavelmente algumas décadas atrás. O HIV-2 foi encontrado inicialmente em indivíduos na costa oeste da África. Nos Estados Unidos e na Europa, os casos encontrados em geral correspondem a pessoas oriundas daquelas regiões. Sua diversidade genética também foi caracterizada, sendo determinados cinco subtipos diferentes baseados em variações encontradas no gene *env*.

Ainda não é clara a importância clínica dos subtipos e começam a surgir evidências de que a resposta às terapias antirretrovirais pode estar associada ao subtipo viral. Em termos de diagnóstico, os testes de ELISA costumam apresentar alta sensibilidade para todos os subtipos do grupo M do HIV-1. O mesmo não pode ser dito para os testes de carga viral, que podem apresentar variações em sua sensibilidade de acordo com o subtipo.

Existe uma relação direta entre a quantidade de HIV detectada e rapidez com que a infecção progride. Níveis elevados de replicação do vírus e aumento da carga viral estão associados à deterioração acelerada do sistema imune. É importante ressaltar que faz parte da estratégia clínica moderna manter a carga viral o mais baixo possível, pelo maior período de tempo.

Os exames para detecção da carga viral do HIV são importantes para avaliar a progressão da doença, indicar o início da terapia ARV e determinar a eficácia dos antirretrovirais. Os níveis do RNA do HIV-1 e HIV-2 no plasma de indivíduos infectados podem ser detectados e quantificados por diferentes técnicas de biologia molecular, havendo *kits* comerciais disponíveis no mercado que usam PCR em tempo real, NASBA e bDNA. Esses ensaios diferem em algumas características, como foi discutido no capítulo anterior, mas, em geral, fornecem resultados comparáveis. Também é possível detectar o DNA pró-viral do HIV-1 e HIV-2.

O ciclo de replicação do HIV apresenta diversos eventos exclusivamente relacionados a componentes virais, que podem ser utilizados como alvos para intervenção quimioterápica. Uma eficácia clínica efetiva foi alcançada com a combinação de diferentes inibidores de transcriptase reversa (TR) e inibidores de protease. Entretanto, a euforia inicial com o avanço terapêutico foi rapidamente controlada diante da velocidade do aparecimento de cepas resistentes a diferentes combinações dos fármacos disponíveis. Os medicamentos usados atualmente podem ser classificados em três categorias: análogos de nucleosídeos inibidores de TR (NRTI), inibidores da TR não nucleosídeos (NNRTI) e inibidores de proteases (PI). Esses são usados em combinação de forma a incluir drogas capazes de inibir diferentes etapas da replicação viral, evitando, dessa forma, o aparecimento precoce de resistência.

Devido a isso, outra aplicação muito importante para o tratamento do HIV é o sequenciamento para a detecção de mutações de resistência aos antivirais, chamado comumente de genotipagem do HIV, bem como a fenotipagem do HIV, que possibilita a quantificação da perda de suscetibilidade, utilizando um banco de dados de milhares de amostras de pacientes com resultados pareados de fenotipagem e genotipagem. As principais mutações de resistência detectadas em *kits* comerciais estão localizadas nos genes da transcriptase reversa e da protease, alvos dos medicamentos mais utilizados. Existem diversos estudos relacionando as diferentes mutações e resistências e muitos algoritmos de interpretação estão disponíveis. Porém, como qualquer outro teste de laboratório, deve ser interpretado junto com todos os outros dados clínicos e laboratoriais do paciente. São testes especialmente indicados para pacientes que apresentam falha terapêutica e/ou para os quais esteja sendo necessária uma alteração do esquema antirretroviral. Até 50% dos pacientes infectados pelo HIV-1 continuam a apresentar falha ao tratamento antirretroviral combinado. Estas falhas podem ser devido à resistência viral às drogas ou a níveis subinibitórios das drogas.

Para obter novas drogas mais potentes, com melhores perfis farmacocinéticos, menores efeitos colaterais e com amplo espectro de atividade a diferentes vírus HIV resistentes, novas estratégias têm sido elaboradas. Essas estratégias baseiam-se na concepção de novos compostos capazes de inibir diferentes pontos da replicação viral dividindo-se em: inibidores de fusão (IsF), inibidores da proteína nucleocapsídica (NCp7) e inibidores da enzima integrase. Algumas mutações que conferem resistência a estas novas classes de drogas já estão sendo descritas e devem ser um novo campo no diagnóstico em pacientes infectados pelo HIV.

Enterovírus

Os enterovírus (EV) estão entre os vírus mais comuns que infectam humanos e consistem em mais de 70 sorotipos, incluindo Coxsackie vírus A e B, echovírus, poliovírus e enterovírus tipos 68-73. Estão associados a uma ampla gama de doenças, incluindo infecções respiratórias, gastrointestinais, miopericardite e do sistema nervoso central, como meningite asséptica e encefalite. A poliomielite ainda é uma ameaça em algumas partes do mundo e mais de 80% de todos os casos de meningite asséptica são decorrentes de infecções por EV. Tradicionalmente, o diagnóstico da infecção por EV é realizado pelo isolamento do vírus em cultura celular, levando cerca de seis a sete dias para um resultado, ou até 14 dias no caso de amostras negativas. As técnicas moleculares podem fornecer resultados em apenas um dia, detectam diversos sorotipos que dificilmente crescem em cultura e podem alterar significativamente o tratamento do paciente.

Vírus herpes simples 1 e 2

Os *vírus herpes simples* dos tipos 1 e 2 estão relacionados às diversas manifestações clínicas em pacientes normais ou imunocomprometidos, desde estomatite leve até doenças mais graves, como encefalite. A encefalite e o herpes neonatal podem ser fatais em até 70% dos casos, ou deixar sequelas graves se o diagnóstico não for feito rapidamente. Os métodos moleculares têm sido usados há vários anos para a detecção destes vírus por demonstrar maior sensibilidade e rapidez comparados com a cultura celular.

Varicela-zóster

O vírus da varicela-zóster (VZV) pode causar tanto varicela (infecção primária, catapora) como herpes-zóster (reativação da infecção, *shingles*). Tradicionalmente, o VZV vem sendo detectado por replicação do vírus em culturas celulares, o que pode demorar alguns dias. Com a realização de técnicas moleculares ou por técnicas de imunofluorescência, porém, a detecção deste vírus tornou-se bem mais rápida.

Citomegalovírus

A infecção pelo citomegalovírus (CMV) é uma das infecções oportunistas mais comuns após transplantes e nos estágios finais da infecção pelo HIV. É também causador de síndromes congênitas e de quadros semelhantes aos de mononucleose. A infecção do CMV pode ocorrer no sistema nervoso central (SNC) e apresentar quadros de encefalite. Atualmente, sua detecção e quantificação têm sido realizadas por PCR em tempo real, tanto em sangue, como em liquor, fornecendo um diagnóstico em poucas horas. A quantificação viral, principalmente no liquor, pode ter implicações no prognóstico, sendo útil para distinguir infecção real de presença inespecífica do vírus no SNC, especialmente em indivíduos imunocomprometidos. A detecção de mutações de resistência aos antivirais também vem sendo realizada pelo sequenciamento direto dos genes UL97 e polimerase e pode auxiliar na escolha do tratamento.

Vírus Epstein-Barr

Anticorpos contra o vírus Epstein-Barr (EBV) são detectados em mais de 95% dos indivíduos adultos. Este vírus é o agente etiológico da mononucleose infecciosa. Em pacientes transplantados e/ou imunossuprimidos, é o principal agente da *doença linfoproliferativa pós--transplante (PTLD)*. Este quadro pode ser encontrado em cerca de 5% dos pacientes transplantados de rim e fígado, quando deve ser reduzida a imunossupressão e introduzido tratamento antiviral específico. EBV também está envolvido em outras doenças oncológicas, como o carcinoma nasofaríngeo. A detecção do DNA viral por PCR em tempo real é um método sensível para o diagnóstico dessa infecção e para o monitoramento desses pacientes.

Dengue

O vírus da dengue é um vírus RNA de fita simples, polaridade positiva, pertencente ao gênero *Flavivirus* da família Flaviviridae e está dividido em quatro sorotipos (DEN 1, DEN 2, DEN 3 e DEN 4). Representa a mais comum doença causada por arbovírus em humanos, resultando em diversas manifestações clínicas, desde febre da dengue (DF), até quadros mais graves, como a febre da dengue hemorrágica (DHF) e síndrome do choque da dengue (DSS). A detecção do vírus da dengue durante os primeiros dias da fase aguda da doença é possível pelo isolamento do agente por meio de cultura de células, uma técnica disponível em poucos laboratórios, ou pela técnica de RT-PCR, quando os ensaios sorológicos para a detecção de anticorpos IgM e IgG são frequentemente negativos. A técnica de PCR em tempo real tem muitas vantagens em relação aos métodos convencionais de RT-PCR, incluindo resultados rápidos, menor possibilidade de contaminação e alta sensibilidade.

Poliomavírus

O vírus BK (BKV), da família Polyomaviridae, pode causar nefrite tubulointersticial e estenose de ureter em transplantados renais e cistite hemorrágica em transplantados de medula óssea. Embora a detecção por PCR do BKV DNA em urina de pacientes seja um teste sensível, um teste positivo não necessariamente reflete a etiologia dessa condição, pois infecções assintomáticas reativadas podem ocorrer em 10 a 45% dos transplantados renais. Ao contrário, PCR negativa é informativo, pois reduz ou elimina a probabilidade da presença deste vírus. No caso do PCR quantitativa, a nefropatia ativa por BKV está associada com 5×10^3 cópias/mL de plasma ou maior que 10^7 cópias/mL de urina. A cura da nefropatia está associada com diminuição da virúria, desaparecimento das inclusões virais e nível baixo mas persistente de DNA na biópsia. A carga viral em pacientes com virúria assintomática é em geral menor, com alguma interpolação com os casos de nefrite.

O vírus JC é a causa de leucoencefalopatia multifocal progressiva (PML), uma doença neurológica comum em pacientes imunossuprimidos. A detecção molecular do DNA do vírus em pacientes com AIDS e em outros pacientes intensamente imunocomprometidos pode indicar a doença. Os anticorpos no soro não são úteis em PML diagnosticado porque os anticorpos são comuns na população geral. O vírus JC pode também ser detectado na urina de 3% de mulheres grávidas, mas não está associado com a doença.

Papilomavírus

O papilomavírus humano (HPV) é um DNA-vírus não cultivável do grupo papovavírus. Atualmente são conhecidos mais de 70 tipos, 20 dos quais podem infectar o trato genital. Estão divididos em três grupos, de acordo com seu potencial de oncogenicidade. Os tipos de alto risco oncogênico, quando associados a outros cofatores, têm relação com o desenvolvimento das neoplasias intraepiteliais e do câncer invasor do colo uterino. Os tipos classificados como de alto risco são: 16, 18, 45 e 56, sendo o tipo 16 o mais comumente encontrado. O diagnóstico definitivo da infecção pelo HPV é feito pela identificação da presença do DNA viral por meio de testes moleculares, como a hibridização molecular (hibridização *in situ*, PCR, captura híbrida), PCR e mais recentemente inclusive por técnicas de *microarrays* que podem identificar e tipar o vírus em um único ensaio. O diagnóstico por colpocitologia nem sempre está correlacionado com a identificação do DNA do HPV.

Parvovírus

A infecção por eritrovírus (parvovírus) B19 pode ser assintomática ou produzir diferentes doenças, desde o eritema infeccioso em crianças (exantema, prurido, cefaleia, mialgia e calafrios, após oito dias de incubação) até artropatias, anemia grave e manifestações sistêmicas envolvendo o SNC, coração e fígado. Em gestantes, em cerca de 10% dos casos, esta infecção pode causar hidropsia fetal, anemia congênita, aborto ou morte prematura do feto. Em adultos, manifestações reumatológicas decorrentes da infecção podem persistir por semanas. O vírus é também associado a crises aplásticas transitórias em pacientes com anemias ferroprivas, HIV, anemia falciforme, esferocitose ou talassemia. A infecção pelo eritrovírus B19 pode ser particularmente grave em transplantados, manifestando-se em geral como anemia refratária, às vezes acompanhada de leucopenia, trombocitopenia, hepatite, miocardite, pneumonite e rejeição do transplante. A detecção do DNA geralmente precede e se sobrepõe à produção de IgM e IgG. Além disso, a detecção do DNA do B19 tem como aplicação o controle da transmissão do vírus em transfusões sanguíneas.

Vírus respiratórios

Infecções agudas do trato respiratório são causas importantes de morbidade e mortalidade de pacientes muito jovens, idosos e imunocomprometidos. Costumam aparecer principalmente no inverno e além de infecções comuns da faringe, olhos e orelhas, podem causar complicações sistêmicas graves associadas com doenças do trato respiratório inferior. Tradicionalmente, os vírus respiratórios são identificados pela inoculação em culturas celulares e pelo uso de anticorpos monoclonais, sendo que esta metodologia é dependente de diversas variáveis e costuma demorar em média de dois a três dias. Diversos trabalhos têm demonstrado aumento substancial na sensibilidade com a realização de testes moleculares, como a PCR convencional ou em tempo real. Alguns dos vírus frequentemente detectados por métodos de biologia molecular em laboratórios de diagnóstico são: vírus influenza, vírus sincicial respiratório (RSV), adenovírus e, mais recentemente, metapneumovírus. O metapneumovírus foi encontrado em 2001 em crianças e adultos com infecções agudas do trato respiratório. Está classificado entre as Paramyxoviridae, subfamília Pneumovírus, e filogeneticamente relacionado com o RSV.

BACTERIOLOGIA

Micobactérias

O diagnóstico tradicional de infecções por micobactérias faz-se pela detecção de bacilos álcool-ácido resistentes (BAAR) após coloração específica ou pela cultura em meios específicos. As micobactérias isoladas das culturas são identificadas por análise bioquímica, sondas de ácidos nucleicos ou pelo sequenciamento do gene do 16S rRNA ou do hsp65.

A cultura e a identificação é um processo demorado e trabalhoso, enquanto a detecção por baciloscopia em alguns casos tem baixa sensibilidade ou especificidade. Os métodos de biologia molecular têm o potencial de alterar significativamente a sensibilidade e o prazo necessário para detecção e permitem a identificação das espécies de micobactérias.

Chlamydia trachomatis

Chlamydia trachomatis é o mais comum organismo transmitido sexualmente, causando uma variedade de síndromes clínicas em mulheres (cervicite, uretrite, salpingite, doença inflamatória pélvica e gravidez ectópica). É também a causa mais frequente de infertilidade tanto em homens como em mulheres, que muitas vezes pode aparecer após infecções mal tratadas ou mal diagnosticadas. A técnica de PCR apresenta praticamente 100% de sensibilidade e especificidade na detecção deste patógeno. A sensibilidade desta metodologia em relação à pesquisa direta e mesmo em relação à cultura tornou os testes moleculares como o método de escolha proposto para a detecção deste patógeno.

Neisseria gonorrhoeae

Neisseria gonorrhoeae é causador de cervicite, uretrite, salpingite, doença inflamatória pélvica e gravidez ectópica. Nos homens, em geral causa infecções com clínica exuberante, mas entre as mulheres pode causar um quadro com pouca sintomatologia. Ao contrário da detecção de *Chlamydia trachomatis*, a detecção deste patógeno por cultura é um método extremamente sensível, sendo os testes de biologia molecular propostos para casos pouco sintomáticos, como, por exemplo, na investigação de causas de infertilidade, especialmente em mulheres.

Outras bactérias

Estudos recentes demonstraram as vantagens da PCR em tempo real para agentes bacterianos que tradicionalmente foram identificados por técnicas imunológicas diretas (testes antigênicos como estreptococos do grupo A em *swabs* de orofaringe, toxina de *Clostridium difficile* ou antígeno H7 de *Escherichia coli* O157 em fezes). Outros estudos recentes mostraram a grande utilidade dos testes de biologia molecular para organismos nos quais os métodos de cultura de rotina fornecem resultados muito demorados devido ao crescimento lento do patógeno na cultura ou nos quais os métodos são focados na identificação de um único patógeno a partir da amostra (por exemplo, estreptococos do grupo A em *swabs* de garganta ou estreptococos do grupo B em *swabs* vaginais ou anais).

O *SeptiFast* é um teste de amplificação de ácidos nucleicos, *in vitro*, para a detecção e identificação de DNA de bactérias e fungos que estão envolvidos com mais de 90% dos casos de sepse, permitindo um diagnóstico em poucas horas, antes dos resultados das hemoculturas. O teste é utilizado em conjunto com sinais clínicos, ensaios microbiológicos padrões e/ou outros marcadores laboratoriais, como auxílio no gerenciamento de pacientes com suspeita de sepse e outras infecções sanguíneas por bactérias e fungos.

Existe também considerável interesse na aplicação de técnicas de biologia molecular para a detecção de agentes bacterianos envolvidos com pneumonias adquiridas na comunidade, especialmente os agentes das pneumonias atípicas. Esses agentes (*Chlamydophila pneumoniae*, *Mycoplasma pneumoniae* e *Legionella* spp.) são de difícil isolamento, pois requerem meios especiais de cultivo.

Outra aplicação da biologia molecular é a identificação bacteriana, que é tradicionalmente realizada por métodos convencionais, baseando-se nas características fenotípicas, incluindo características morfológicas das colônias, da coloração de Gram e das reações bioquímicas. Esta identificação obteve grande progresso com os métodos automatizados, entretanto esses métodos de identificação ainda necessitam de testes complementares e requerem um tempo maior para a identificação de bactérias de crescimento lento. Com a descoberta da técnica de PCR e sequenciamento de DNA, o gene 16S rRNA mostrou ser extremamente conservado entre as espécies do mesmo gênero bacteriano e considerado a melhor escolha para a identificação bacteriana. Recentemente, o sistema comercial MicroSeq 500 16S rDNA (*Applied Biosystem*, CA, EUA) foi desenvolvido para avaliar a identificação de espécies bacterianas baseando-se na amplificação e na análise do sequenciamento dos primeiros 527pb do gene 16S rRNA encontrado em todas as bactérias, e através do *software* Microseq ID compara a sequência consenso com uma biblioteca para a identificação positiva e classificação taxonômica. Este sistema permite a tipagem bacteriana em cerca de 48h e a classificação de algumas espécies bacterianas que dificilmente podem ser caracterizadas por metodologias clássicas.

A detecção de agentes bacterianos associados com meningite (*Neisseria meningitidis*, *Streptococcus pneumoniae* e *Haemophilus influenzae*) por biologia molecular é semelhante à cultura e alguns laboratórios já utilizam também esta metodologia.

O agente etiológico da doença de Lyme é a bactéria espiroqueta *Borrelia burgdorferi*. O diagnóstico clínico é sugerido pelo quadro clínico compatível e evidências de exposição a carrapato em área em que tenha sido isolada a espiroqueta. O diagnóstico laboratorial é feito pela demonstração de anticorpos específicos IgG e IgM por ELISA, mas resultados positivos devem ser confirmados por *Western blot* ou pela amplificação e detecção específica de seu ácido nucleico.

FUNGOS

Dentre os fungos, o *Aspergillus* tem sido o principal alvo no desenvolvimento de ensaios moleculares, pois a diminuição do tempo para a detecção do *Aspergillus* spp. pode ajudar a diminuir as graves morbidade e mortalidade associadas a uma aspergilose invasiva. Existem pelo menos 167 espécies e variantes reconhecidas do *Aspergillus*, mas as mais frequentemente encontradas nos casos de aspergilose são: *Aspergillus fumigatus*, *Aspergillus flavus* e *Aspergillus niger*. Existem também alguns testes de PCR em tempo real voltados para a detecção de espécies de *Candida*, focados na detecção das espécies mais comumente encontradas. Estas espécies são a quarta maior causa de infecções sanguíneas nosocomiais e estão associadas a um grau de mortalidade de 40 a 50%. Dessa forma, o uso de ensaios moleculares para a detecção de candidemia, que sejam rápidos e confiáveis, são de grande interesse.

PARASITAS

Atualmente, existem metodologias moleculares para a detecção de diversos parasitas, como *Plasmodium* spp., *Babesia* spp., *Trypanosoma* spp., *Leishmania* spp., *Toxoplasma* spp., *Trichomonas* spp., *Cryptosporidium*, *Entamoeba*, e *Giardia* spp. Neste capítulo, vamos abordar apenas as aplicações em malária e toxoplasmose.

Plasmodium spp.

Dentre as aplicações da biologia molecular na área de parasitologia, o principal alvo tem sido o diagnóstico da malária. O diagnóstico convencional é baseado na visualização do parasita em exame microscópico e sua acurácia depende muito da experiência e preparo de que está analisando a lâmina, porém é um teste barato e rápido. Apesar de o custo das reações moleculares ser mais elevado, a subjetividade do teste é eliminada e pode ter grande utilidade para a detecção do *Plasmodium* e para uma determinação correta do diagnóstico e tratamento.

Toxoplasma spp.

O *Toxoplasma gondii* é um protozoário que infecta aproximadamente 50% da população mundial. Normalmente, a infecção é assintomática, mas pode tornar-se grave em alguns casos, como em crianças com infecção congênita, imunocomprometidos (portadores do HIV e transplantados) e em alguns pacientes pode levar ao comprometimento ocular. Nessas situações, recomenda-se a avaliação diagnóstica por técnica molecular. A toxoplasmose congênita pode ocorrer quando a mulher adquire a infecção, fase aguda, durante a gestação e a transmite ao feto, quando 90% dos casos são assintomáticos ou oligossintomáticos. Nos casos subclínicos, a demonstração da parasitemia no recém-nascido pode ser realizada por meio de PCR de sangue venoso. No caso de diagnóstico pré-natal, este pode ser realizado pela pesquisa do toxoplasma no líquido amniótico. A PCR tem mostrado maior sensibilidade (92 a 97,4%) e especificidade (100%) do que os outros métodos de diagnóstico. Com a introdução de diagnóstico sensível e precoce para a avaliação de gestantes, é possível iniciar terapêutica específica que previne a transmissão desta protozoose ou minimiza o desenvolvimento de lesões no feto.

BIBLIOGRAFIA

Espy MJ, Uhl JR, Sloan LM, et al. Real-Time PCR in Clinical Microbiology: Applications for Routine Laboratory Testing. Clin Microbiol Rev. 2006;19(1):165-256.

Focaccia R. Tratado de infectologia. 3ª ed. São Paulo: Atheneu; 2006.

Santos NOS, Romanos MTV, Wigg MD. eds. Introdução à virologia humana. Rio de Janeiro: Guanabara Koogan; 2002.

Silva LC. Hepatites agudas e crônicas. 3ª ed. São Paulo: Sarvier; 2003.

CAPÍTULO 3
Aplicações em Hematologia

Roberta Sitnik
Elvira D. Rodrigues Pereira Velloso
João Renato Rebello Pinho

Dentro da hematologia, diversos campos também têm sido beneficiados com a introdução dos métodos moleculares no diagnóstico, como a coagulação e a onco-hematologia. Na área de coagulação, são realizados exames por reação em cadeia da polimerase (PCR) em tempo real para a detecção de diversas mutações de ponto ou SNPs (*single nucleotide polymorphisms* ou polimorfismos de nucleotídeo único). A seguir descreveremos algumas destas aplicações para a detecção de SNPs relacionados a mutações genéticas, bem como outras aplicações na área de onco-hematologia.

FATOR V DE LEIDEN E PROTROMBINA

Um dos testes moleculares mais disseminados na área de coagulação em laboratórios de diagnóstico é a detecção do fator V de Leiden e da mutação G20210A no gene da protrombina. Estes testes detectam mutações que causam ganho de função de proteínas pró-coagulantes. O fator V de Leiden apresenta a mutação nucleotídica G1961A, que provoca a substituição de arginina por glutamina na posição 506, que é um dos três sítios de clivagem do fator V pela proteína C ativada (APC). Esta mutação faz com que o fator V de Leiden seja inativado em velocidade 10 vezes menor do que o fator V normal. Esta mutação é encontrada em 18% dos casos de tromboembolismo venoso (TEV) e em 50% dos casos de TEV com história familial. O risco de fenômenos tromboembólicos é de cinco a oito vezes maior em heterozigotos e de 50 a 80 vezes maior em homozigotos em relação à população sem mutações. A mutação G20210A no gene da protrombina é uma mutação pontual na região 3 não traduzida do gene da protrombina que provoca o aumento no reconhecimento do sinal de clivagem em 3 e aumento do processamento final da região 3, levando a acúmulo de RNA mensageiro. Este acúmulo de RNA leva ao aumento dos níveis de protrombina em 30% nos heterozigotos e 70% em homozigotos. Esta mutação é encontrada em 6% dos casos de TEV e em 18% dos casos de TEV com história familial. O risco de fenômenos tromboembólicos em portadores desta mutação é 2 a 3 vezes maior do que em não portadores. Existem diferentes abordagens para a detecção destas mutações, desde PCR convencional com posterior digestão com enzimas de restrição, PCR multiplex, PCR em tempo real e até sequenciamento.

METILENO TETRAIDROFOLATO REDUTASE (MTHFR)

Mutações no gene da metileno tetraidrofolato redutase (MTHFR) podem causar hiper-homocisteinemia. Níveis elevados de homocisteína associam-se com doença vascular arterial (risco relativo de dois a seis), assim como com trombose venosa (risco relativo de dois a quatro). A hiper-homocisteinemia pode ser tanto adquirida como hereditária. Entre as causas adquiridas mais comuns, temos: deficiências das vitaminas B_6, B_{12} ou ácido fólico, insuficiência renal crônica, transplante renal, hipotireoidismo e uso de medicamentos como carbamazepina, fenobarbital, fentoína, ácido valproico, ciclosporina, metotrexato, óxido nítrico e teofilina. As causas hereditárias mais comuns envolvem as enzimas do metabolismo da homocisteína, em particular, MTHFR, cistationina beta-sintase e metionina sintase. Mutações no gene MTHFR são as mais comuns e levam à produção de uma enzima com maior termolabilidade. Essa mutação está associada, quando presente em homozigose, com níveis discreta ou moderadamente elevados de homocisteína, particularmente relacionados a reservas diminuídas de ácido fólico. Cerca de 10% da população geral apresenta homozigose para mutação C677T do gene da MTHFR, sendo esta a causa genética mais comum de hiper-homocisteinemia. Deve-se sempre dosar a homocisteína na investigação de fatores genéticos associados à trombofilia. Caso se detecte hiper-homocisteinemia e se deseja esclarecer suas possíveis causas, a pesquisa de mutações nesse gene é indicada.

HEMOCROMATOSE

A hemocromatose hereditária é uma doença hereditária associada ao acúmulo de ferro. Existem quatro tipos de hemocromatose hereditária, que são causados por mutações em diferentes genes. A forma mais comum da hemocromatose hereditária é causada por mutações no gene HFE. Existem três mutações principais no gene HFE: as mutações C282Y, que tem papel bem definido na etiologia desta doença, H63D e S65C. A hemocromatose tipo I está associada com as mutações C282Y em homozigose e com os duplos heterozigotos de C282Y e H63D ou S65C. Padrões homozigotos ou heterozigotos apenas para as mutações H63D e S65C podem alterar o metabolismo de ferro, mas não está estabelecida definitivamente sua associação com a hemocromatose. Outras formas de hemocromatose foram também descritas, afetando os genes da hemojuvelina (HJV), do receptor 2 da transferrina e do gene da ferroportina (SLC40A1). Estas outras mutações são mais raras do que as mutações no gene HFE. As três mutações mais frequentes no gene HFE (C282Y, H63D e S65C) são detectadas pela análise de polimorfismos de nucleotídeos únicos (SNPs – *single nucleotide polymorphisms*) por PCR em tempo real ou por sequenciamento direto das regiões gênicas de interesse.

ONCO-HEMATOLOGIA

A detecção de anomalias genéticas específicas de células malignas permite não só a caracterização da hemopatia maligna, como também acompanhar a evolução da doença e a resposta à terapia. A doença residual mínima é definida como o nível mais baixo de doença detectável pelos métodos analíticos disponíveis. A sensibilidade destes tem aumentado através dos anos. As células malignas podem ser caracterizadas por métodos morfológicos, citoquímicos ou citogenéticos. Entretanto, essas técnicas envolvem o estudo de uma quantidade limitada de células, o que não possibilita o estudo de doença residual mínima. O advento da genética molecular, em especial com o desenvolvimento de técnicas de amplificação de ácidos nucleicos, permitiu um grande avanço, pois estas metodologias, em particular a reação em cadeia da polimerase acoplada a uma reação prévia de transcrição reversa (RT-PCR), permitem a detecção de uma célula maligna entre milhões de células normais. Rearranjos recorrentes e mais frequentemente observados nas doenças onco-hematológicas podem ser visualizados no quadro III-31 do capítulo "A Citogenética na prática hematológica".

LEUCEMIA MIELOIDE CRÔNICA (LMC)

O cromossomo Philadelphia (Ph) é uma anomalia cromossômica identificada em todos os casos de leucemia mieloide crônica (LMC), em cerca de 5% das LLA das crianças, 20% das LLAs de adulto e 1% das LMAs. Esta anomalia envolve a translocação do braço curto do cromossomo 9 para o braço curto do cromossomo 22, sendo denominada de t(9;22)(q34;q11). Esta translocação envolve no cromossomo 9 o gene ABL (Abelson proto-oncogene) e no cromossomo 22 o gene BCR (*breakpoint cluster region gene*), originando um gene quimérico BCR/ABL, que codifica uma proteína com atividade de tirosina quínase. A junção dos genes BCR e ABL ocorre sempre no mesmo ponto no gene ABL, mas pode ocorrer em três locais diferentes do gene BCR. Estas diferentes junções podem dar origem a dois tipos de proteínas: a p190, resultante da junção do éxon e1 do gene BCR com o a2 do gene ABL (transcrito e1a2) e a p210 resultante da junção do éxon a2 do gene ABL com os éxons b2 ou b3 do gene BCR (transcritos b2a2 e b3a2). Na maioria dos casos de LMC (95%), encontra-se a proteína p210. Já na LLA, em cerca de 70% dos casos, encontra-se a p190, e nos restantes 30%, a p210. A identificação e caracterização destas diferentes fusões gênicas podem ser detectadas pela PCR.

A quantificação dos transcritos BCR-ABL por PCR em tempo real (RQ-PCR) tem-se mostrado valiosa no acompanhamento do tratamento de portadores da fusão BCR/ABL, com boa correlação com a resposta ao tratamento, particularmente na monitorização da terapêutica com inibidores de tirosina quínase. O prognóstico do tratamento parece ser melhor nos pacientes que têm redução no nível de transcrição de BCR/ABL maior ou igual a 3 logs. Além disso, a detecção do transcrito um ano após o transplante de células-tronco hemopoéticas alogênico é indicadora de pior prognóstico. Utilizando-se esta metodologia, consegue-se virtualmente detectar 100% dos casos de doença residual mínima.

LEUCEMIA PROMIELOCÍTICA AGUDA (LPA) ENVOLVENDO FUSÃO PML/RARA E LMA COM VARIANTES DA TRANSLOCAÇÃO DO RARα

A leucemia promielocítica aguda (LPA) ou LMA-M3 é caracterizada pela presença da translocação t(15;17)(q22;q21). Esta translocação causa a fusão entre o gene da leucemia promielocítica (PML) no cromossomo 15 e o gene RARα (receptor do ácido transretinoico α) no cromossomo 17. Os pontos de quebra no *locus* RARα estão localizados em uma zona de 16kb do íntron 2. Da mesma forma, os pontos de quebra no *locus* PML localizam-se em três regiões do gene: íntron 3 (bcr3: 47% dos casos), éxon 6 (bcr2: 4% dos casos) e íntron 6 (bcr1: 49% dos casos). Como consequência da translocação, formam-se os genes quiméricos (PML/RARα e RARα/PML). A proteína de fusão PML-RARα funciona como um receptor retinoico aberrante com propriedades alteradas de ligação ao DNA e ao seu repressor. Ao contrário do RARα, a repressão pelo PML-RARα só se manifesta com doses farmacológicas de ácido *all-trans* retinoico (ATRA).

A fusão *PML/RARα* é detectada em mais de 95% dos casos morfologicamente definidos como LMA-M3, enquanto os remanescentes apresentam outros rearranjos que, em geral, envolvem *RARα* com outros genes, como o *zinc finger* da leucemia promielocítica (*PLZF*), nucleofosmina (*NPM*), aparato mitótico nuclear (*NUMA*) e *STAT5b*. A natureza da fusão é importante para a biologia e tratamento da doença, em particular para a sensibilidade ao ATRA, pois LMA com envolvimento de *PLZF* caracteriza-se por resistência a este medicamento.

O gene quimérico PML/RARα é transcrito e origina um RNAm que pode ser detectado por RT-PCR. Algumas considerações são relevantes na interpretação dos resultados da RT-PCR quando se utiliza o método convencional: uma avaliação precoce durante a fase de indução quimioterápica não prediz a evolução; a correlação entre a resposta e a evolução foi traçada com métodos menos sensíveis, com sensibilidade entre 10^{-3} e 10^{-4}, enquanto métodos mais sensíveis são menos informativos; e a presença persistente desse gene ao final do tratamento possui importante valor prognóstico, indicando recaída hematológica. O uso de PCR em tempo real quantitativo permite uma avaliação mais precisa e reprodutível dos transcritos, sugerindo-se monitorização trimestral após a quimioterapia de consolidação.

Leucemias agudas e mutações nos gene FLT3 e NPM1

Até há pouco tempo, a LMA com cariótipo normal apresentava prognóstico intermediário. Entretanto, novas mutações observadas nesses casos permitiram melhor caracterização genética e de prognóstico, salientando-se as mutações do FLT3, NPM1 e CEBPα. Também para as LMA que envolvem anormalidades do *core binding factor* (CBF) como a LMA com t(8;21) e inv(16), ao *status* mutacional do *c-Kit*, tem importante valor prognóstico.

FLT3 é um receptor da tirosina quínase com papel importante na sobrevivência da proliferação da célula-tronco. Apresenta mutações em cerca de um terço dos pacientes com leucemia mieloide aguda (LMA), seja por duplicações internas repetidas (*internal tandem duplications* – ITD) do domínio próximo à membrana, seja por mutações pontuais em geral no domínio quínase. Muitos estudos mostraram que os pacientes com LMA com mutações FLT3/ITD têm menores taxas de cura devido a recaídas. Uma mutação *missense* D835 (FLT3/KDM) dentro do domínio quínase foi também encontrada, bem como outras mutações pontuais, deleções e inserções próximas a esta. Diversos estudos mostraram que FLT3/ITD está associada à leucocitose e pior prognóstico, Embora o significado clínico de FLT3/KDM seja controverso, uma metanálise sugeriu seu efeito adverso na evolução também em pacientes com LLA. A triagem dessas mutações é recomendada para estratificar os pacientes em distintos grupos de risco.

O NPM é uma proteína de localização nucleolar que regula a via supressora de tumor ARF/p53. Pacientes com LMA e NPM citoplasmático possuem mutações no gene NPM1 que modificam a localização da proteína para o citoplasma em células transfectadas. Várias proteínas mutadas mostraram mutações em pelo menos um dos resíduos de triptofano nas posições 288 e 290 e compartilhavam os mesmos últimos cinco aminoácidos (VSLRK). Trabalhos recentes concluíram que o NPM citoplasmático é característico de um subgrupo de pacientes com LMA que possuem cariótipo normal, mutações no gene NPM e respondem à quimioterapia. A presença de mutações NPM1 tem um efeito benéfico no grau de remissão, principalmente devido a uma doença menos resistente, tanto em pacientes com quanto sem mutações no gene FLT3. São atualmente descritos três grupos de prognóstico entre os pacientes com LMA: bom para aqueles que possuem apenas mutações no gene NPM; intermediário naqueles sem mutação, nem no gene FLT3, nem no NMP1, ou com mutações nos dois genes; e ruim em pacientes com mutações apenas no gene FLT3.

O gene CEBPα (*CCAAT/enhancer-binding protein-α*) codifica um fator de transcrição envolvido no controle da proliferação e diferenciação dos precursores mieloides. As mutações podem ocorrer em todo o gene, mas geralmente são divididas em duas categorias: inserções e deleções fora de fase na região N-terminal; ou inserções e deleções em fase na região C-terminal. Mutações do NPM1 e CEBPα são observadas com frequência nas LMAs com cariótipo normal e, na ausência da mutação FLT3-ITD, são associadas a prognóstico favorável.

Essas mutações só podem ser detectadas por métodos moleculares como PCR e sequenciamento.

Neoplasias mieloproliferativas BCR/ABL negativas

A identificação da mutação JAK2V617F na policitemia vera (PV), trombocitose essencial (ET) e mielofibrose idiopática (IMF) representa um importante avanço na compreensão destas doenças mieloproliferativas (MPD).

Quase todos os pacientes com PV, 50 a 70% dos com ET e 30 a 50% daqueles com IMF são portadores desta mutação.

JAK2V617F é tirosina quínase com atividade constitutiva que ativa a via de sinalização JAK-STAT quando expressa em conjunto com o receptor da eritropoetina (EPOR), o receptor da trombopoetina (MPL), ou o receptor do fator estimulatório de colônias de granulócitos (GCSFR). A ativação da via de sinalização JAK-STAT por JAK2V617F em alguns mas não em todos os pacientes com ET e IMF levou à identificação do alelo constitutivamente ativo MPLW515L nesses casos.

Portanto, há justificativa molecular para agrupar PV, ET e MF em uma classe distinta de MPD, separada da leucemia mieloide crônica (LMC), síndrome mielodisplásica (SMD) e MPD atípicas. A mutação JAK2V617F não foi descrita em pacientes com mieloproliferação reativa, doenças linfoides ou tumores sólidos. Portanto, a presença de JAK2V617F sugere fortemente a presença de MPD e sua pesquisa deve ser considerada na avaliação da policitemia, trombocitose primária, leucocitose inexplicada, fibrose de medula óssea e trombose de veias abdominais.

Pequenas moléculas inibidoras da via de sinalização JAK-STAT estão sendo desenvolvidas e podem propiciar o tratamento molecular para esses pacientes.

Neoplasias mieloides e linfoides com eosinofilia e anormalidades do PDGFRA, PDGFRB E FGR1

As neoplasias mieloides e linfoides associadas com os rearranjos PDGFRA, PDGFRB e FGR1 constituem grupos raros de doenças; as duas primeiras associadas com mutação de células-tronco totipotentes. A eosinofilia é um achado frequente e caracteristicamente a detecção destes genes alterados com atividade aberrante de tirosina quínase torna possível o uso de terapêutica-alvo (imatinibe, PKC142). A mais comum neoplasia associada com rearranjo PDGFRA resulta de uma deleção críptica no 4q12, levando à fusão de FIP1L1-PDGFRA, detectável apenas por técnicas moleculares. As neoplasias com rearranjo PDGFRB (localizado no 5q33) e FGR1 (localizado no 8p11) resultam de vários rearranjos cromossômicos que podem ser detectados também em nível citogenético.

BIBLIOGRAFIA

Gewitz AM, Muchmore EA, Burns LJ (eds.). American Society of Hematology Education Program Book. San Francisco, California, USA; December 6-9, 2008.

Swerdlow SH, Campo E, Harris NL, et al. WHO Classification of Tumors of Haematopoietic and Lymphoid Tissues. Lyon, France: WHO Press; 2008.

CAPÍTULO 4
Genética Médica Aplicada – Clínica e Laboratório

Fernanda Teresa de Lima

NATUREZA E FREQUÊNCIA DAS DOENÇAS GENÉTICAS

Na determinação das características fenotípicas, os genes interagem uns com os outros e/ou com um ou mais fatores ambientais. As variações genéticas são as maiores responsáveis pela variação humana e podem ter diferentes tipos de impacto na vida humana, sendo nulas em um extremo e letais em outro. Assim, a frequência das doenças genéticas é de difícil avaliação, uma vez que o limite entre o normal e o doente é impreciso. De modo geral, as frequências das doenças genéticas são determinadas de acordo com o tipo, o que nem sempre é muito prático. Na tabela XV-1, pode-se ter uma ideia da distribuição destas frequências. Pode-se observar que, embora as doenças genéticas como entidades específicas sejam raras, ao serem agrupadas de acordo com sua etiologia, tomam um volume considerável.

DIAGNÓSTICO CLÍNICO

Os problemas genéticos mais frequentes incluem dismorfias e malformações congênitas, erros inatos do metabolismo, alterações da fertilidade, abortos de repetição, alteração do desenvolvimento intelectual e do crescimento e proporção corporal. No entanto, alterações genéticas podem ser encontradas em todas as especialidades, clínicas e cirúrgicas.

DISMORFOLOGIA

A dismorfologia é o ramo da genética que foca no estudo das variações da forma, as dismorfias. Em dismorfologia, alguns termos merecem ser definidos, dado seu uso muitas vezes impreciso. Malformação é uma anormalidade morfológica que tem como causa processos de desenvolvimento anormais. Deformações são alterações na forma devido a forças mecânicas que atuam durante o período de desenvolvimento. Disrupção é o resultado de um processo destrutivo que altera uma estrutura intrinsecamente normal. Displasia refere-se a uma desorganização das células dentro de tecidos ou de tecidos dentro de uma determinada estrutura. Uma sequência malformativa refere-se a um padrão de defeitos múltiplos que são devidos a uma malformação única primária. Uma síndrome malformativa refere-se a um padrão de características que surgem de vários erros na morfogênese, mas tendem a ser vistas agrupadas e geralmente apresentam etiologia específica. Associação é o termo usado para descrever a ocorrência de duas ou mais características agrupadas com mais frequência do que seria esperado pelo acaso, mas cuja causa comum é desconhecida. Anomalias maiores têm consequências médicas, sociais ou cosméticas importantes e não são devidas a variações normais na população. Anomalias menores não apresentam implicações significativas e são encontradas de maneira relativamente comum na população. A presença de duas ou mais anomalias menores sugere uma anomalia maior, que deve ser procurada ativamente. Na figura XV-1 apresenta-se 1 esquema para melhor entendimento destes conceitos e suas causas.

Tabela XV-1 – Tipos e frequências das doenças genéticas.

Tipo	Frequência durante a vida
Distúrbios cromossômicos[1]	3,8/1.000
Distúrbios monogênicos[2]	20/1.000
Distúrbios multifatoriais[3]	646,4/1.000
Distúrbios genéticos de células somáticas[4]	240/1.000

[1] Exclui portadores assintomáticos de translocações balanceadas.
[2] Exclui portadores de pré-mutações ou mutações pouco sintomáticas.
[3] Malformações congênitas são incluídas somente em parte, sendo com frequência mais confiável para doenças crônicas do adulto.
[4] Considera que todos os tumores representem mutações genéticas cumulativas e exclui síndromes monogênicas de predisposição ao câncer.

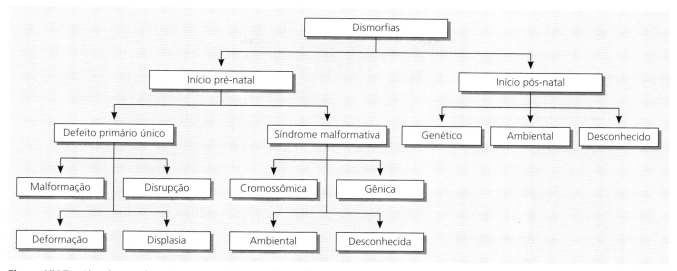

Figura XV-7 – Abordagem do paciente com alteração dismórfica.

Conceitos postos, é preciso saber o que se faz diante de um paciente com alteração dismórfica. À anamnese, deve-se ter particular atenção à história familial, para verificar relatos semelhantes, consanguinidade ou origens étnicas; à história obstétrica e perinatal, para verificar abortos ou natimortos prévios, intercorrências gestacionais ou neonatais, tentando-se determinar um início para a alteração; à investigação da saúde materna, uma vez que doenças maternas podem gerar anormalidades fetais; e ao uso de medicações no pré-natal, para excluir ação de teratógenos. O exame físico é constituído por um exame geral, atentando-se a postura, tônus, movimentação e comportamento e expressões faciais características; um exame antropométrico, em que várias medidas são realizadas para o estabelecimento da proporção corporal; e a um exame físico dismorfológico, na busca por anomalias maiores e menores, muitas vezes acompanhado por documentação fotográfica. Também é importante a análise do fenótipo familial, para comparação com o paciente. Muitas vezes são solicitados exames complementares, ditados pelo quadro clínico. Chegando-se a um diagnóstico sindrômico, é possível prosseguir com o aconselhamento genético e com um acompanhamento do paciente. Muitas vezes, não é possível a definição diagnóstica, assim a criança deve ser acompanhada e reavaliada periodicamente e terapias de apoio podem ser instituídas.

ALTERAÇÕES DO CRESCIMENTO E PROPORÇÃO CORPORAL

Pacientes com alterações genéticas podem apresentar desde baixa estatura, até excesso de crescimento.

Quando se estabelece que um paciente apresenta baixa estatura de causa genética e não apresenta simplesmente atraso constitucional, a causa exata deve ser delineada, se possível, para auxiliar no acompanhamento, prognóstico e aconselhamento genético. O primeiro passo é determinar se a baixa estatura é proporcionada ou desproporcionada. A baixa estatura desproporcionada, em geral, é relacionada a uma displasia esquelética e deve ser identificada por meio de medidas antropométricas apropriadas e avaliação radiológica completa do esqueleto. A baixa estatura proporcionada pode ser causada por alterações nutricionais, psicossociais, endócrinas, genéticas ou teratogênicas. Na figura XV-8 pode-se observar a classificação da baixa estatura.

O número de alterações que causam excesso de crescimento é muito mais restrito e a determinação patológica deve ser feita em relação a família e etnia. O excesso de crescimento pode ser localizado ou generalizado e de origem pré e pós-natal. A maior parte das alterações de início pré-natal persiste após o nascimento e, em alguns casos, existem associados deficiência intelectual, risco para desenvolvimento tumoral ou ambos. O risco para desenvolvimento tumoral inclui principalmente neoplasias embrionárias. A classificação dos distúrbios macrossômicos pode ser observada na figura XV-9.

ERROS INATOS DO METABOLISMO

Os erros inatos do metabolismo podem ser divididos em duas grandes categorias, a primeira consistindo de doenças que envolvem somente um sistema funcional, órgão ou sistema anatômico. A segunda categoria inclui doenças cujo defeito bioquímico afeta uma via metabólica comum a um número grande de órgãos, podendo ser dividida em três grupos. O primeiro grupo consiste nos erros inatos do metabolismo intermediário que podem levar a intoxicações agudas ou progressivas por acúmulo de compostos tóxicos, com expressão clínica após um

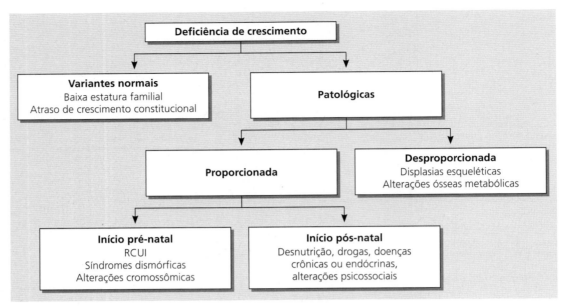

Figura XV-8 – Classificação da baixa estatura. RCUI = restrição do crescimento intrauterino.

período livre de sintomas e intermitente, esse grupo era anteriormente classificado como grupo dois, no entanto Saudubray et al., 2006, reclassificaram tal grupo como primeiro, uma vez que essas doenças devem ser as primeiras a serem afastadas, porque a maioria delas tem tratamento. O segundo grupo consiste de um defeito de produção de energia resultante de um erro do metabolismo intermediário no fígado, miocárdio, cérebro ou músculo. O terceiro grupo inclui doenças que alteram a síntese ou o catabolismo de doenças complexas, manifestando-se com sintomas permanentes, progressivos, independentes de eventos interferentes e não relacionados à ingestão alimentar. As circunstâncias diagnósticas clínicas podem ser divididas em sete categorias: apresentação no período neonatal; apresentações agudas intermitentes tardias; sintomas neurológicos progressivos; sintomas oculares; sintomas dermatológicos; sintomas hematológicos; e sintomas viscerais. É importante ressaltar que os erros inatos do metabolismo têm ficado mais conhecidos à medida que métodos diagnósticos modernos surjam, como a espectrometria de massas em tandem, facilitando o diagnóstico dessas doenças. Além disso, a terapia para essas doenças apresentou muitas evoluções. Muitas vezes, a terapia não tem intenção curativa, mas paliativa, tendo, no entanto, grande impacto na qualidade de vida desses pacientes, alterando o padrão e a evolução da doença, antes impreterivelmente letal.

ALTERAÇÕES DE FERTILIDADE

A infertilidade é usualmente definida como a ausência de gestação depois de um ano de relações sexuais sem métodos contraceptivos e afeta de 10 a 15% dos casais. Pode ser devido a fatores masculinos ou femininos. Entre as causas femininas, incluem-se fatores hipotalâmicos, hipofisários, ovarianos ou estrogênicos, muitos deles genéticos em sua origem. A infertilidade masculina está associada a aumento de anomalias cromossômicas e, entre suas causas mais frequentes, estão defeitos hormonais e síndromes monogênicas.

ABORTOS DE REPETIÇÃO

Abortos de repetição são definidos como perda espontânea de três ou mais gestações, e entre suas causas estão fatores maternos, genéticos (anormalidades cromossômicas e doenças monogênicas), autoimunes e agentes teratogênicos. É importante ressaltar que a causa mais frequente de aborto no primeiro trimestre é a presença de uma anormalidade cromossômica. Classicamente, preconiza-se o rastreamento de anomalias cromossômicas no material de aborto e em casais que já experimentaram três ou mais perdas cromossômicas.

ALTERAÇÕES DO DESENVOLVIMENTO INTELECTUAL

Alterações no desenvolvimento do sistema nervoso central resultam em alteração de sua função, que podem expressar-se como deficiência intelectual, paralisia cerebral, autismo, distúrbios e atraso do desenvolvimento. O reconhecimento de componentes e de causas genéticas para estas alterações têm um impacto clínico e familial importantes. Entre as causas de deficiência intelectual incluem-se genéticas, infecções e eventos perinatais. Quanto mais grave a deficiência intelectual, maior a porcentagem de causas genéticas.

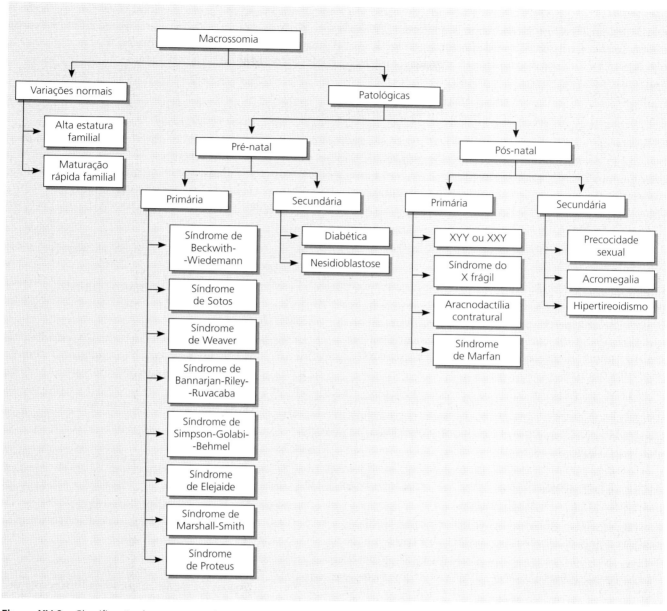

Figura XV-9 – Classificação das macrossomias.

A identificação de uma alteração no desenvolvimento intelectual inicia-se com a avaliação dos marcos do desenvolvimento, nas áreas motoras, visuais, sociais, adaptativas e de linguagem. A aquisição de habilidades motoras grosseiras em sequência normal não exclui deficiência intelectual, mas suas alterações podem iniciar alterações em outras áreas de neurodesenvolvimento. A deficiência intelectual correlaciona-se melhor com alterações na integração progressiva de todas as áreas. Um atraso global ou em todas as áreas do desenvolvimento, mesmo em idade precoce, sugere deficiência intelectual.

A avaliação genético-clínica de um paciente com deficiência intelectual inclui anamnese detalhada, com ênfase na história pré-natal e perigestacional, avaliação da história familial, exame físico e neurológico, com abordagem do neurodesenvolvimento. Ao exame físico, o perímetro cefálico e as proporções corporais devem ser obtidos, além de serem verificadas dismorfias menores e maiores, alterações dos anexos e esqueleto. Avaliações oftalmológica, auditiva e neurológica devem ser realizadas. Outras avaliações dependem da situação clínica.

O cariótipo deve ser realizado, uma vez que se encontram anomalias cromossômicas em aproximadamente 10 a 15% dos pacientes e, destes, cerca de um quarto não apresenta desvios fenotípicos. Em pacientes com assimetria ou anormalidades pigmentares, biópsia única ou múltipla de fibroblastos para cariotipagem deve ser realizada para excluir mosaicismo somático. Existem muitas técnicas adicionais que estão tornando-se disponíveis para auxiliar no diagnóstico da deficiência intelectual, entre elas *fluorescent in situ hibridization* (FISH) e *arrays* específicos, em especial para diagnosticar síndromes de microdeleção conhecidas, síndromes de genes contíguos e rearranjos subteloméricos, que parecem ser responsáveis por aproximadamente 6% dos casos de deficiência intelectual sem outras causas reconhecidas. A dissomia uniparental pode ser avaliada para alguns cromossomos e é causa de deficiência mental idiopática em menos de 5% dos casos, em alguns estudos. Cerca de 40% da deficiência intelectual ligada ao X é causada pela síndrome do cromossomo X frágil e existem vários escores que podem auxiliar na determinação de qual paciente deve ser submetido a esta investigação. A triagem bioquímica para erros inatos do metabolismo também deve ser realizada, especialmente em crianças com hipotonia neonatal, perda dos marcos do desenvolvimento ou episódios de descompensação metabólica, uma vez que permite a identificação de alterações que muitas vezes são tratáveis.

Exames de neuroimagem também são importantes, sendo a ressonância magnética de crânio superior à tomografia. Novas tecnologias que analisam constituintes químicos do cérebro parecem ter um papel crescente na abordagem desses pacientes.

ALTERAÇÕES GENÉTICAS EM ESPECIALIDADES MÉDICAS

Existem doenças genéticas em todas as especialidades médicas e podem ser identificadas por sua apresentação atípica, pré-natal ou neonatal, idade jovem de apresentação ou recorrência familiar. Muitas vezes é o próprio especialista que a reconhece e a diagnostica e os modos de abordagem variam de especialidade para especialidade. Em todas elas, no entanto, é adequado abordar o caráter genético, muitas vezes hereditário e familiar, da doença, e orientar o paciente a procurar aconselhamento genético adequado, para se familiarizar com os riscos de recorrência da doença.

Um destes exemplos são as doenças neurogenéticas, que muitas vezes têm início tardio, e são progressivas. Algumas têm uma característica peculiar, apresentando maior gravidade e precocidade ao serem transmitidas de geração a geração, fenômeno este chamado antecipação, devido ao aumento de repetições instáveis de nucleotídeos.

FARMACOGENÉTICA E FARMACOGENÔMICA

Farmacogenética refere-se à interação entre genes e drogas e concentra-se no estudo da variabilidade herdada na resposta a drogas. Farmacogenômica, por sua vez, refere-se ao estudo de como as drogas interagem com a expressão total do genoma, para influenciar vias e processos biológicos. Estudos de farmacogenética e farmacogenômica baseiam-se na avaliação da resposta a drogas e efeitos adversos em relação a polimorfismos em genes relacionados à metabolização da droga específica. É um campo muito amplo, que experimenta rápidos e impressionantes avanços. Existem já descobertas algumas doenças farmacogenéticas monogênicas bem caracterizadas, que têm efeitos diretos ou indiretos no metabolismo de determinadas drogas e sobre sua toxicidade e que podem ser rastreadas, norteando de modo particular a terapia do paciente. Vale lembrar que são doenças monogênicas e que podem ser transmitidas aos descendentes, e sua identificação deve motivar a indicação de aconselhamento genético.

DIAGNÓSTICO LABORATORIAL

TESTES CITOGENÉTICOS

A citogenética classicamente refere-se aos estudos dos cromossomos por microscopia. No entanto, o número de fenótipos cromossômicos aumentou consideravelmente nos últimos anos, com a incorporação de técnicas de genética molecular ao estudo citogenético.

Tradicionalmente, as indicações para a análise citogenética incluem:

- Confirmação ou exclusão de diagnóstico de síndromes cromossômicas conhecidas.
- Atraso neuropsicomotor ou deficiência intelectual inexplicados com ou sem dismorfias.
- Anormalidades da diferenciação e desenvolvimento sexual.
- Infertilidade.
- Abortos de repetição ou natimortos.
- Gestações em risco para aneuploidia por resultados de triagens pré-natais.
- Condições neoplásicas nas quais a indicação de alterações cromossômicas características têm implicações para diagnóstico, manejo e prognóstico.

Entre as aplicações das técnicas modernas de citogenética molecular, que incluem, entre outras, o FISH, estão a caracterização de cromossomos anormais, a identificação rápida de aneuploidias cromossômicas, a caracterização de marcadores cromossômicos e de pontos de quebra em translocações, microdeleções ou microinserções. A hibridização genômica comparativa, outra técnica de citogenética molecular, permite a identificação de amplificações e deleções de DNA, comparando amostras do DNA teste com um DNA controle.

Existe uma nomenclatura internacional normatizada que auxilia na interpretação dos resultados tanto de citogenética convencional como de citogenética molecular.

TESTES MOLECULARES

O século XXI foi cunhado como o século da medicina molecular graças aos grandes avanços tecnológicos que permitiram a exploração detalhada da molécula de DNA e a correlação de suas variações com a diversidade humana normal ou patológica. O número e a variação das técnicas moleculares disponíveis aumentam em ritmo acelerado, sendo difícil para o especialista manter-se atualizado, o que torna a comunicação entre clínica e laboratório essencial. As abordagens técnicas e as implicações psicossociais e éticas variam substancialmente, dependendo da razão para o teste.

As principais indicações para testes moleculares incluem:

- Testes diagnósticos em pacientes sintomáticos.
- Rastreamento de portadores.
- Testes preditivos.

Os testes diagnósticos em pacientes sintomáticos são muito semelhantes a qualquer outro teste em medicina, executados para confirmação diagnóstica ou auxílio no diagnóstico diferencial. Deve-se ressaltar, no entanto, que os testes moleculares são exclusivos para determinado gene, não detectando alterações em genes correlatos. Assim, o médico deve estar atento à possibilidade de heterogeneidade genética não alélica, onde a mesma doença pode ser causada por mutações em vários genes. Além disso, a detecção de uma mutação em um indivíduo normalmente levanta a possibilidade de que outros parentes estejam em risco e permite que a mesma mutação seja rastreada durante um exame pré-natal.

Os exames moleculares de rastreamento de portadores normalmente se referem ao rastreamento de mutações recessivas que se apresentam em heterozigose em indivíduos normais. É indicado em duas situações clínicas: quando o indivíduo está em risco por pertencer a uma família com história familial positiva para a doença em questão ou quando o indivíduo pertence a uma população de risco com alta frequência de uma determinada mutação. O objetivo principal é identificar casais portadores de mutação em heterozigose para aconselhamento genético e diagnóstico pré-natal. Muitos dos painéis de testes oferecidos incluem somente mutações mais frequentes e os indivíduos submetidos ao teste devem estar cientes das limitações do teste.

Os testes preditivos são os mais problemáticos, entre as aplicações moleculares, sendo aplicados a doenças de início tardio, geralmente autossômicas dominantes. Nunca são apropriados para ser utilizados como testes de rastreamento, devendo ser reservados para indivíduos com história familial importante da doença, com um risco *a priori* de 50% de ter herdado a mutação. Dependendo da penetrância da mutação em questão, os testes preditivos são subdivididos em pré-sintomáticos e de predisposição. Os testes pré-sintomáticos referem-se a doenças com penetrância completa, nas quais a detecção de uma mutação prediz absolutamente o desenvolvimento de sintomatologia. Os testes de predisposição referem-se a doenças com penetrância reduzida, nas quais a detecção de uma mutação confere aumento do risco de uma doença eventual comparado com o risco basal da população, mas não permite a identificação com exatidão de qual paciente desenvolverá com certeza a doença. Dadas as implicações dos resultados destes testes, médicas, psicossociais, emocionais e legais, tais testes devem ser acompanhados de aconselhamento genético pré e pós-teste molecular, assinatura de consentimento informado e serviços psicológicos de suporte.

As amostras coletadas podem ter várias origens, tomando-se como fonte qualquer célula que contenha DNA. As técnicas aplicadas dependem do objetivo do teste molecular: detecção de mutação conhecida, detecção de grandes rearranjos, detecção de expansão de repetição de trinucleotídeos, detecção de mutações heterogêneas ou desconhecidas ou mesmo detecção de genes desconhecidos. Vale lembrar que, em muitas doenças, a alteração genética subjacente pode ser extremamente variável, sendo necessária a realização de um conjunto de técnicas moleculares diferentes para um rastreamento efetivo de todas as alterações moleculares.

OUTROS TIPOS DE EXAMES EM DOENÇAS GENÉTICAS

As triagens neonatais são testes aplicados em larga escala, em recém-nascidos, geralmente assintomáticos, para detecção de doenças genéticas nas quais o tratamento precoce é fundamental para evitar danos irreversíveis. Como a maioria das doenças rastreadas tem grande heterogeneidade genética, alélica e não alélica, os testes bioquímicos são mais sensíveis e custo-efetivos que os moleculares, até o momento.

O diagnóstico pré-natal permite a detecção de doenças genéticas durante a vida intrauterina. É basicamente realizado por meio de testes citogenéticos, mas análises bioquímicas e moleculares também podem ser realizadas, dependendo da suspeita diagnóstica.

Além dos testes específicos, a genética utiliza-se de todo o arsenal propedêutico complementar disponível em Medicina para o diagnóstico de doenças.

Quando há suspeita de um erro inato do metabolismo, faz-se triagem dos casos com uma investigação inicial que deve incluir exame básico de urina, hemograma; além de exames bioquímicos como glicemia; gasometria venosa; dosagem de sódio, potássio, cloro (para cálculo de ânion *gap*) e cálcio; ácido úrico; função hepática completa; função renal; creatina quinase – CK, CK-MB; desidrogenase láctica; colesterol total e frações; amonemia;

ácido láctico em jejum e após sobrecarga de carboidratos; ácidos graxos livres; ácido pirúvico; e idealmente acetoacetato. Outros exames incluem triagem urinária qualitativa para erros inatos do metabolismo. À medida que o caso é realmente suspeito de erro inato do metabolismo, pode-se começar uma investigação mais precisa e direcionada para os grupos descritos anteriormente, com o auxílio de exames como: cromatografia de aminoácidos no sangue, cromatografia gasosa de ácidos orgânicos na urina, perfil de acilcarnitinas, além de dosagens enzimáticas específicas para determinadas doenças. A espectrometria de massas tem-se mostrado uma grande ferramenta para o diagnóstico de alguns erros inatos do metabolismo pela facilidade em tempo, em número de amostras e trabalho laboratorial, embora necessite de pessoal especializado em sua análise. Em casos especiais, pode-se solicitar exame do liquor, ecocardiograma, eletrocardiograma, neuroimagem, eletroencefalograma e biópsias, para complementação diagnóstica.

ACONSELHAMENTO GENÉTICO

O aconselhamento genético é um processo de comunicação que visa auxiliar os pacientes e suas famílias a entenderem e se adaptarem às múltiplas implicações das contribuições genéticas às diversas doenças, sejam elas médicas, psicossociais, emocionais, econômicas, legais ou éticas. No processo de aconselhamento genético existe uma etapa de coleta de informações, na qual o profissional se inteira do conhecimento sobre a doença, expectativas e ansiedades do paciente e sua família, além do diagnóstico específico e do processo através do qual este diagnóstico foi confirmado. A avaliação do diagnóstico é fundamental para que os riscos e explicações corretas sobre a doença sejam dados. A seguir, é realizada a avaliação do risco, baseada na história familial do paciente, que pode ser simples, quando se refere a doenças monogênicas bem caracterizadas, mas também pode ser empírica, baseada em cálculos bayesianos ou em outros modelos matemáticos. Nesta etapa, é fundamental a abordagem da percepção do risco pela família, pois esta será a principal determinante de seu curso de ação. Abordado o risco, é hora de fornecer informações para a família, incorporando uma abordagem psicológica, auxiliando na tomada de decisões, de modo não diretivo e fornecendo suporte contínuo a todos os seus integrantes.

CONSIDERAÇÕES ÉTICAS E LEGAIS

Os aspectos éticos cercam todos os campos da medicina, no entanto, dois fatores adicionais tornam a reflexão ética na prática da genética clínica particularmente complexa. O primeiro é o confronto de aspectos éticos entre pacientes como indivíduos e suas famílias. O segundo é o rápido crescimento do conhecimento genético e, simultaneamente, do desenvolvimento de tecnologias para aplicação desse conhecimento. Questões cruciais incluem a não diretividade do aconselhamento genético, os testes moleculares preditivos, a confidencialidade em relação a terceiros e demais familiares, a questão da aplicabilidade de testes moleculares em crianças, triagens populacionais, neonatais e pré-natais, detecção de portadores e testes genéticos desenvolvidos diretamente ao consumidor. A necessidade de consentimento informado para a maioria dos exames e a decisão do destino das amostras, controle e propriedade das amostras e mesmo sequências de DNA são questões de amplo debate. Existem várias implicações legais também envolvidas e, na maioria dos países, a lei não consegue acompanhar o desenvolvimento das novas metodologias. O uso da informação genética torna-se progressivamente mais importante na prática clínica de todas as especialidades e, junto com seu crescimento, acompanham-se potenciais usos errôneos e abusos que devem ser antecipados e prevenidos.

BIBLIOGRAFIA

Fernandes J, Saudubray J-M, Van Den Berghe G, Walter JH. Inborn metabolic diseases: diagnosis and treatment. 4th ed. USA: Springer; 2006.

Nussbaum RL, Mcinners RR, Willard HF. Thompson & Thompson Genética Médica. 7ª ed. Rio de Janeiro: Elsevier; 2008.

Rimoin DL Connor JM, Pyeritz, RE, Korf B. Emery and rimoins´s principles and practice of medical genetics. 5th ed. USA: Elsevier; 2007.

Scriver CR, Beaudet AL, Sly WS, et al. The metabolic and molecular bases of inherited disease. 8th ed. USA: McGraw-Hill; 2001.

CAPÍTULO 5
Diagnóstico Clínico e Laboratorial em Oncogenética

Fernanda Teresa de Lima

PREDISPOSIÇÃO HEREDITÁRIA AO CÂNCER

O câncer é uma doença genética que surge do acúmulo de mutações que promovem uma seleção clonal de células com vantagem proliferativa. O fenótipo resultante é resultado de interações gênicas complexas. A grande maioria dos genes de suscetibilidade ao câncer de baixa penetrância e modificadores de genes de alta penetrância ainda não foi descoberta. Atualmente, é claro que a tumorigênese é um processo de múltiplos passos, que refletem alterações genéticas subjacentes que progressivamente levam ao fenótipo maligno. Essas alterações genéticas manifestam-se como seis alterações essenciais na fisiologia ou funcionamento celular que coletivamente permitem o crescimento maligno: 1. autossuficiência em sinais de crescimento; 2. insensibilidade aos sinais inibitórios do crescimento; 3. evasão da apoptose; 4. potencial replicativo ilimitado; 5. angiogênese sustentada; e 6. invasão tecidual e metástase.

A maioria dos genes envolvidos no câncer conhecidos pode ser classificada em três grupos: os proto-oncogenes, os genes supressores de tumor e os genes de reparo do DNA.

PROTO-ONCOGENES

Os proto-oncogenes são reguladores positivos da proliferação e sobrevivência celulares. Os proto-oncogenes são ativados e transformam-se em oncogenes por três maneiras: mutações de ponto, amplificação gênica e rearranjos cromossômicos, que levam a ativação ou modificação da função do produto gênico, atuando de maneira positiva para promover a tumorigênese. Assim, os oncogenes transformados têm um padrão dominante de atuação. As mutações de ponto são geralmente do tipo troca de aminoácidos. A amplificação gênica resulta da replicação redundante de sequências de DNA que podem conter centenas de cópias de um mesmo gene ou genes codificadores de diferentes proteínas, aumentando o nível de transcrição dos genes amplificados, o que pode conferir uma vantagem proliferativa para a célula. Os rearranjos cromossômicos, resultados de translocações e menos frequentemente inversões cromossômicas, resultam na ativação de oncogenes por meio de dois mecanismos diferentes: a ativação transcricional de proto-oncogenes, resultado de rearranjos que posicionam um proto-oncogene sob o controle da região promotora de outros genes; e a geração de proteínas de fusão, resultado da fusão de dois genes diferentes proporcionada pelo rearranjo.

GENES SUPRESSORES DE TUMOR

Os genes supressores de tumor são reguladores negativos da proliferação e sobrevivência celulares, sujeitos a alterações tipo perda de função, geralmente por mutações de ponto que geram uma proteína truncada ou por deleções, apresentando um padrão recessivo ao causar alterações celulares (ou seja, é necessária a perda de dois alelos para a produção do fenótipo). Podem atuar como sinais inibitórios de crescimento ou mediação da via de apoptose.

GENES DE REPARO DO DNA

Os genes de reparo de DNA são responsáveis pela detecção e reparo de danos ao material genético. Podem ser considerados um subgrupo dos genes supressores de tumor por se assemelharem em alguns aspectos, tais como alterações tipo perda de função e padrão recessivo ao causarem seus efeitos deletérios na célula. No entanto, diferem por codificar proteínas associadas à manutenção da integridade do material genético, seja por reparo, seja por manutenção da estrutura cromossômica normal. Assim, o efeito principal da inativação de genes de reparo do DNA é a instabilidade genômica e o aumento da taxa mutacional em vários genes.

ONCOGENÉTICA CLÍNICA E TESTES PREDITIVOS

Estima-se que aproximadamente 5 a 10% do total de alguns cânceres comuns da vida adulta apresentem padrão mendeliano de recorrência familial, causados por mutações em genes de predisposição ao câncer com alta penetrância. Por outro lado, em muitos tumores comuns observa-se que aproximadamente 15 a 20% dos pacientes referem pelo menos um outro caso de câncer na família, seja do mesmo tipo, seja de tipo diferente. Essas famílias apresentam agregação maior de câncer, sem confirmar nenhum padrão sindrômico ou mendeliano de transmissão, sendo conhecido como câncer familial.

A história familial pode identificar indivíduos com risco de desenvolvimento de câncer baixo ou moderado ou ser o primeiro passo na identificação de uma predisposição herdada do câncer que confere alto risco para o desenvolvimento de tumores malignos durante toda a vida (*National Cancer Institute* – www.cancer.gov).

Segundo o *National Cancer Institute*, as características do câncer hereditário incluem no paciente:

- tumores múltiplos primários no mesmo órgão ou em órgãos diferentes;
- tumores bilaterais em órgãos pares;
- multifocalidade em um mesmo órgão;
- idade de início mais jovem que a usual;
- tumores com histologia rara;
- tumores ocorrendo no sexo não usualmente afetado;
- tumores associados com outros traços genéticos ou defeitos congênitos;
- tumores associados a uma lesão precursora herdada;
- tumores associados com outras doenças raras;
- tumores associados com lesões cutâneas sabidamente relacionadas a doenças de suscetibilidade ao câncer.

Também incluem na família do paciente:

- um parente de primeiro grau com o mesmo tumor ou um tumor relacionado e uma das características listadas acima;
- dois ou mais parentes de primeiro grau com tumores no mesmo local ou com tipos tumorais pertencentes a síndromes de câncer hereditário conhecidas;
- dois ou mais parentes de primeiro grau com tumores raros;
- três ou mais parentes em duas gerações com tumores no mesmo local ou locais etiologicamente relacionados.

Os testes moleculares para identificação do risco hereditário ao desenvolvimento de câncer são denominados testes preditivos e, dadas suas implicações, limitações e riscos, devem ser acompanhados de aconselhamento genético pré e pós-teste. No aconselhamento genético pré-teste, devem ser abordados: o diagnóstico, o propósito do teste, os possíveis resultados, os riscos, a transmissibilidade das alterações encontradas, as limitações do teste, as opções de conduta e a confidencialidade dos resultados. Durante esta consulta é solicitada a assinatura de um documento contendo o consentimento informado para a realização do teste. Na consulta de aconselhamento genético pós-teste, o resultado do teste é entregue e suas implicações são discutidas, além de serem abordadas estratégias de prevenção e manejo e oferecidos orientação e suporte ao paciente e sua família.

PREDISPOSIÇÃO HEREDITÁRIA AO CÂNCER DE MAMA

Entre as síndromes associadas à predisposição hereditária ao câncer de mama estão as síndromes do câncer de mama e ovário hereditários, de Li-Fraumeni, de Cowden, de Peutz-Jeghers e ataxia-telangiectasia.

SÍNDROME DO CÂNCER DE MAMA E OVÁRIO HEREDITÁRIOS

Cerca de 80 a 90% dos tumores de mama hereditários são devidos à síndrome de câncer de mama e ovário hereditários causados por mutações nos genes BRCA1 e BRCA2. Ambos os genes são supressores de tumor e atuam em vias de reparo do DNA, herdados de maneira autossômica dominante e com penetrância incompleta. As mutações ocorrem em qualquer local do gene e existem frequências altas de mutações particulares em determinadas etnias. Entre as características desta síndrome estão câncer de mama na pré-menopausa, câncer de mama bilateral ou câncer de mama em indivíduo do sexo masculino e câncer de ovário. Além disso, há alto risco para câncer de mama contralateral nas mulheres portadoras de mutação que já apresentaram um tumor de mama. As mutações deletérias em BRCA1 são associadas a tumores de útero, trompas, pâncreas, cólon, estômago e próstata, e as mutações em BRCA2 são associadas a tumores de estômago, vesícula, ductos biliares, pâncreas, próstata e câncer de mama no sexo masculino. Os critérios diagnósticos e as opções de manejo podem ser encontrados em www.nccn.org (NCCN – *Clinical Practice Guidelines in Oncology*), atualizados anualmente.

SÍNDROME DE LI-FRAUMENI

A síndrome de Li-Fraumeni é uma síndrome dominante, altamente penetrante, causada por mutações no gene TP53, que tem um papel crítico no controle do ciclo celular e apoptose. É caracterizada por uma variedade de tumores em idade precoce, que incluem neoplasias hematológicas, sarcomas, tumores de sistema nervoso central, tumores de mama e carcinomas adrenocorticais. Não é infrequente um afetado apresentar múltiplos tumores primários ou aparecerem tumores na infância. Os critérios diagnósticos e as opções de manejo podem ser encontrados em www.nccn.org (NCCN – *Clinical Practice Guidelines in Oncology*), atualizados anualmente.

SÍNDROME DE COWDEN

A síndrome de Cowden é causada por mutações dominantes no gene PTEN, um gene supressor de tumor. É caracterizada por alterações dermatológicas patognomônicas, tais como triquilemomas, queratoses acrais e pápulas papilomatosas. Os pacientes também apresentam múltiplos hamartomas intestinais, tumores malignos de mama, tireoide e endométrio, além de várias lesões benignas. O câncer de mama no sexo masculino também foi descrito nesta síndrome. Os critérios diagnósticos e as opções de manejo podem ser encontrados em www.nccn.org (NCCN – *Clinical Practice Guidelines in Oncology*), atualizados anualmente.

SÍNDROME DE PEUTZ-JEGHERS

A síndrome de Peutz-Jeghers é uma doença autossômica dominante causada por mutações no gene STK11, caracterizada por pólipos hamartomatosos do trato gastrointestinal, máculas pigmentadas na mucosa oral e predisposição a vários tipos de tumores, que incluem cólon, mama, estômago, pâncreas, intestino delgado, tireoide, pulmão, útero, além de tumores de cordão sexual ovariano e das células de Sertoli.

ATAXIA-TELANGIECTASIA

A ataxia-telangiectasia é uma doença autossômica recessiva caracterizada por ataxia cerebelar, alterações imunológicas, telangiectasias, radiossensibilidade e predisposição a neoplasias hematológicas, causadas por mutações no gene ATM, um gene envolvido na estabilidade do genoma. As mulheres heterozigotas têm risco de cinco a sete vezes maior para o desenvolvimento de tumores de mama e estima-se que a heterozigosidade para este gene seja responsável por cerca de 8% dos tumores de mama.

ALTERAÇÃO EM CHEK2

Uma deleção específica no gene CHEK2, a deleção 1.100C, foi associada a aumento de risco para o câncer de mama. Estima-se que esta alteração seja de baixa penetrância, mas responsável por um risco duas vezes maior de câncer de mama nas mulheres e 10 vezes maior nos homens.

Predisposição hereditária a tumores gastrointestinais

Entre as síndromes de predisposição hereditária ao câncer gastrointestinal estão o câncer de cólon hereditário não polipoide, a polipose adenomatosa familiar, o câncer gástrico difuso hereditário, o câncer pancreático hereditário, a síndrome de Cowden e a síndrome de Peutz-Jeghers, essas duas já apresentadas anteriormente.

CÂNCER DE CÓLON HEREDITÁRIO NÃO POLIPOIDE

Causado por mutações nos genes de reparo de erros de pareamento do DNA (*mismatch repair*), atualmente é conhecido como síndrome de Lynch. É caracterizado por uma constelação de tumores colônicos, de localização proximal, tumores de endométrio, estômago, ovário, intestino delgado, ureter e rim. Os tumores de intestino frequentemente apresentam instabilidade de microssatélites, causada pela mutação em um dos genes de reparo. Para seu diagnóstico são utilizados os critérios de Amsterdam, e os critérios de Bethesda foram criados para indicar indivíduos em risco (Quadro XV-1).

Quadro XV-1 – Critérios de Amsterdam e Bethesda revistos.

Critérios de Amsterdam II
Pelo menos três familiares com câncer colorretal ou um tumor associado à síndrome de Lynch (câncer de endométrio, intestino delgado, ureter e pelve renal)
Um dos membros deve ser parente de primeiro grau dos outros dois
Pelo menos duas gerações sucessivas devem ser afetadas
Pelo menos um tumor deve ser diagnosticado antes dos 50 anos de idade
Polipose adenomatosa familial deve ser excluída
Tumores devem ser confirmados por exame histopatológico

Critérios de Bethesda revistos
Tumores de pacientes devem ser testados para instabilidade de microssatélites nas seguintes situações:
1. Câncer colorretal diagnosticado em paciente com menos de 50 anos de idade
2. Presença de câncer colorretal sincrônico, metacrônico ou outro tumor relacionado, independente da idade*
3. Câncer colorretal com histologia específica** ou instabilidade de microssatélite alta*** diagnosticado em paciente com menos de 60 anos de idade
4. Câncer colorretal diagnosticado em um ou mais parentes de primeiro grau com um tumor relacionado, com um dos tumores sendo diagnosticado antes dos 50 anos de idade
5. Câncer colorretal diagnosticado em um paciente com dois ou mais parentes de primeiro e segundo graus com tumores relacionados, independente da idade

* Tumores relacionados incluem colorretal, endometrial, gástrico, ovariano, pancreático, ureteral, de pelve renal, trato biliar e cérebro (usualmente glioblastoma como na síndrome de Turcot), adenomas de células sebáceas e ceratoacantomas (como na síndrome de Muir-Torre) e carcinoma do intestino delgado.
** Histologia com presença de linfócitos infiltrantes, reação linfocítica tipo Crohn, diferenciação mucinosa ou em anel de sinete ou padrão de crescimento medular.
*** Instabilidade alta de microssatélites refere-se a alterações em dois ou mais dos cinco painéis de microssatélites recomendados pelo *National Cancer Institute*.

POLIPOSE ADENOMATOSA FAMILIAL

A polipose adenomatosa familial é causada por mutações no gene FAP, um gene supressor de tumor que apresenta correlação genótipo-fenótipo muito específica. A síndrome é caracterizada por centenas a milhares de pólipos gastrointestinais, que, se não removidos, têm 100% de malignização. Podem ocorrer também tumores desmoides, osteomas, câncer de tireoide, tumores hepatopancreáticos, além de hipertrofia do epitélio retiniano congênita. Uma forma atenuada é caracterizada por número menor de pólipos de localização preferencialmente colônica. Também foi descrita uma forma autossômica recessiva, causada por mutações no gene MYH.

CÂNCER GÁSTRICO DIFUSO HEREDITÁRIO

Causado por mutações no gene da *E-caderina*, apresenta penetrância incompleta e herança dominante e é caracterizado por carcinoma gástrico difuso com células em anel de sinete, podendo cursar também com tumores de cólon e de mama, especialmente do subtipo lobular.

CÂNCER PANCREÁTICO HEREDITÁRIO

Entre as síndromes que causam câncer pancreático hereditário estão o câncer de mama e ovário hereditários, o câncer de cólon hereditário não polipoide, a síndrome de Peutz-Jeghers, já discutidos anteriormente, além do melanoma familial, pancreatite hereditária e câncer de pâncreas com adenocarcinoma pancreático hereditário.

Neoplasias endócrinas múltiplas

Atualmente, consideram-se neoplasias endócrinas múltiplas as dos tipos 1 e 2, com seus subtipos 2A, 2B e carcinoma medular de tireoide familial, doença de von Hippel-Lindau, complexo de Carney e neurofibromatose tipo 1, esta também considerada uma doença neurocutânea.

Neoplasia endócrina múltipla tipo 1

Causada por mutações no gene MEN1, é uma doença caracterizada por tumores da hipófise, geralmente prolactinomas, tumores neuroendócrinos do pâncreas (principalmente gastrinomas e insulinomas) e adenomas de paratireoide, que podem apresentar-se como hiperparatireoidismo.

Neoplasia endócrina múltipla tipo 2

Grupo de síndromes tumorais de herança autossômica dominante, com alto grau de penetrância e expressividade extremamente variável, causada por mutações no proto-oncogene RET, que apresentam estrita correlação genótipo-fenótipo e que norteiam a terapêutica. Na MEN2A, o carcinoma medular de tireoide associa-se a hiperparatireoidismo e/ou feocromocitoma. Na MEN2B ocorre a associação do carcinoma medular de tireoide com o feocromocitoma e o paciente também apresenta características dismórficas, como hábito marfanoide, além de neuromas mucosos e ganglioneuromas intestinais. No carcinoma medular da tireoide familial, tem-se a recorrência deste tumor na família, sem as outras alterações endócrinas, comprovadas por exames subsidiários.

DOENÇA DE VON HIPPEL-LINDAU

A doença de von Hippel-Lindau é causada por mutações dominantes no gene VHL, que apresenta um papel importante na angiogênese. Entre as manifestações mais características da doença estão angioma de retina, hemangioblastomas de sistema nervoso central, carcinoma de células claras renais, lesões pancreáticas, feocromocitoma, cistoadenoma de epidídimo e tumores do saco endolinfático.

Síndromes neurocutâneas

Existem várias doenças neurocutâneas que predispõem a tumores específicos, em especial a tumores do sistema nervoso central, tais como as neurofibromatoses tipos 1 e 2, a esclerose tuberosa e a síndrome de Gorlin.

Outras doenças com predisposição hereditária ao câncer

Um número grande de doenças genéticas predispõe ao câncer. Existem algumas síndromes com instabilidade cromossômica ou envelhecimento precoce que predispõem a neoplasias específicas, particularmente na infância. Outro grupo de doenças são as chamadas síndromes macrossômicas, que cursam com excesso de crescimento corporal e podem apresentar vários tipos de neoplasias, na infância ou na idade adulta.

Muitas das síndromes citadas já apresentam protocolos estabelecidos que norteiam seu seguimento e permitem a adoção de medidas de prevenção primária ou rastreamento precoce de lesões pré-malignas ou malignas.

A identificação de um aumento de suscetibilidade ao desenvolvimento de câncer tem implicações importantes e pode levar a intervenções específicas voltadas para a redução de risco, além de permitir que o indivíduo planeje sua vida de maneira mais apropriada. No entanto, a mesma informação pode cercar-se de efeitos adversos, psicológicos ou sociais, que devem ser antecipados e trabalhados previamente com a família.

O impacto da avaliação do risco, e mesmo os testes moleculares que identificam este risco, associa-se a melhor prognóstico, uma vez que a informação fornecida permite ao médico uma abordagem individual que promova a saúde e otimize os resultados a longo prazo, identificando indivíduos em risco, antes do desenvolvimento do câncer, por meio de intervenção precoce que reduza o risco de desenvolvimento ou permita um diagnóstico em estágio precoce, quando as chances de tratamento efetivo são maiores. A mesma informação pode ser usada para modificar o manejo de um tumor inicial, clarificar os riscos para outros tumores primários ou predizer a resposta de um tumor a formas específicas de tratamento. A identificação e o aconselhamento genético oncológico destas famílias permitem uma explicação adequada sobre os riscos inerentes a cada condição, além de informações a respeito das opções de rastreamento e/ou manejo que são de extremo valor para a equipe que atende o paciente.

BIBLIOGRAFIA

Eeles RA, Easton DF, Ponder BA, Eng C. Genetic predisposition to cancer. 2nd ed. USA: Hodder Arnold Publication; 2004.

Ferreira C, Rocha JCC. Oncologia molecular. São Paulo: Atheneu; 2004.

Garber JE, Offit K. Hereditary cancer predisposition syndromes. J Clin Oncol. 2005;23(2):276-92.

Rimoin DL, Connor JM, Pyeritz RE, Korf B. Emery and Rimoins´s Principles and Practice of Medical Genetics. 5th ed. USA: Elsevier; 2007.

Thull DL, Vogel VG. Recognition and management of hereditary breast cancer syndromes. Oncologist. 2004;9:13-24.

Índice Remissivo

A

Abortos de repetição 500
Abscessos 278
Absorção enterocolônica da água 235
Abuso de álcool 399
Acantócitos 82
Acidente vascular cerebral 101, 146
Ácido
 - ascórbico 88
 - desoxirribonucleico 481
 - fólico 90
 - metilmalônico 93
 - periódico de Schiff 364
 - ribonucleico 481
 - vanilmandélico 65
 - zoledrônico 170
Acidúria argininossuccínica 447
Acidúrias orgânicas 447
Aconselhamento gestacional 477
ACTH 338
Actina 105
Adrenarca precoce 324
Afecções
 - com origem na musculatura esfincteriana 277
 - da pele 278
 - proctológicas 277
 - proctológicas decorrentes de doenças sistêmicas 279
 - proctológicas na AIDS 279
Aglutinação direta 376
AHAI por anticorpos frios 114
AHAI por anticorpos quentes 114

Alanina aminotransferase 250, 269
Albinismo oculocutâneo 83
Albumina 269, 411, 415, 424
 - sérica 431
Alemtuzumabe 118, 155
Alfa-talassemia 96
Algoritmo recomendado para o paciente com proteinúria 388
ALT 411
Alteração em CHEK2 507
Alterações
 - das plaquetas 426
 - genéticas 502
 - sensoriais 399
Aminoacidopatias 447
Aminotransferases 424
Amoxicilina 248
Análise
 - cromossômica 434
 - de mutações 435
 - por enzimas de restrição 482
Andosentron 238
Anéis de Cabot 82
Anel de Kayser-Fleischer 253
Anel esofágico 226
Anemia
 - de doença crônica 120
 - de Fanconi 136, 181, 183
 - falciforme 82, 99, 441
 - ferropriva 118, 120, 121
 - hemolítica autoimune 154, 172
 - hemolítica induzida por droga 112
 - hemolítica não esferocítica congênita 110

 - megaloblástica 88, 90
 - perniciosa 90
 - refratária 126
 - refratária com excesso de blastos 126
 - refratária com excesso de blastos em transformação 126
 - refratária com sideroblastos em anel 126
Anemias
 - carenciais 88
 - hemolíticas autoimunes 112, 115
 - megaloblásticas 81
Aneurisma de aorta abdominal 398
Anexina A1 156
Anfotericina B 369
Anisocitose 91
Anisopoiquilocitose 148
Anomalia de May-Heglin 85
Anquirina 105
Anticolinérgicos 239
Anticorpo
 - de Donath-Landsteiner 115
 - droga independente 116
 - droga-dependente 116
Anticorpos
 - antiplaquetas 175
 - específicos 367
Antifúngicos 369
Antígenos da vacina pneumocócica 431
Anti-inflamatórios não esteroides 245
Antropometria 331
 - índice de massa corporal 332
 - circunferência abdominal 332

- relação cintura-quadril 332
- bioimpedância corporal 333

APACHE II (*Acute Physiology and Chronic Health* 273

Aplasia granulocítica pura 84

Aplasia pura da série vermelha 154

Apoptose 79, 181, 435

Argininemia 447

Artrite reumatoide 158, 219

Artrites idiopáticas juvenis 221

Aspartato aminotransferase 250, 269

Aspergillus 71

Associação Brasileira de Normas Técnicas 26

AST 411

Atapulgita 239

Ataxia-teleangiectasia 158, 437, 507

Atraso constitucional de crescimento 317, 325

Atropina 239

Autoanticorpos 203

Automação
- em laboratório clínico 20
  -- *Cluster* ADVIA 2400 20
  -- sistemas de automação laboratorial 21
  -- sistemas de informação laboratorial 21
  -- tipos de automação 22
- laboratorial total 22
- pré-analítica 23

Automatizados 358
- *vitek system* 358
- *phoenix* 358
- *microscan* 359

Avaliação geriátrica ampla 403

Azatioprina 118, 158

B

Bacillus cereus 236, 238

Bactérias 158

Bacteriemia 68

Bacteriologia 358, 492

Bacterioscopia 358

Baixa estatura 319
- de Laron 322
- familiar ou genética 317
- idiopática 319
- psicossocial 319

Barreira hematoencefálica 451

Bartonella 71

Basofilias 83

Basofilopenia 84

Basófilos 79

Beta-oxidação de ácidos graxos 447

Beta-talassemia 96, 97
- maior 96

Bilirrubina 114, 251, 385

Biliverdina 103

Biologia molecular 374, 481

Biomarcador miocárdico específico 48

Biomarcadores 391
- em cardiologia 50
- inflamatórios 50
- para a identificação precoce de insuficiência renal aguda 391
- séricos 392
- urinários 392, 393

Biópsia hepática 134

Bioquímica 294

Biossensores 6

Bisfosfonatos 170

Bismuto coloidal 248

Bisturi de argônio 259

Bócio
- multinodular tóxico 311
- uninodular tóxico (adenoma tóxico) 311

Borrelia burgdorferi 493

Bortezomibe 167

Bromoprida 238

Brucella 71

Brucelose 71

Burst-forming unit magakaryocyte 79

Bussulfano 145

C

Cálcio 411

Cálculos biliares 105, 266

Campylobacter jejuni 236

Câncer 505
- colorretal 398
- de cavidade oral 398
- de colo de útero 398
- de cólon hereditário 507
- de mama 398, 506
- de pele 398
- de próstata 398
- de pulmão 467
- de tireoide 398
- gástrico difuso hereditário 508
- pancreático hereditário 508

Cancro mole 278

Candida 369

Candidíase esofágica 226

Caolim 239

Capacidade de difusão pulmonar 300

Cápsula endoscópica 258, 260

Captura híbrida 484

Carcinoide 241

Carcinoma
- hepático 133
- hepatocelular 133

Cardiomegalia 59, 103

Carmustina 168

Carvão 239

Cateterismo cardíaco 61

Causas de hirsutismo 326

Causas endócrinas de 319

Caxumba 433

CD 11b 392

Cefalotina 116

Celularidade 294

Células blásticas 84

Célula-tronco 75
- hematopoética 145

Certificações 38
- certificações/acreditações 38
- iSO 9000 38

Cetonas 385

Chediak-Higashi 83

Chlamydia 71
- *trachomatis* 492

Chlamydophila pneumoniae 492

Cianocobalamina 89, 415

Ciclo da ureia 447

Ciclo de Embden-Meyerhof 109, 111

Ciclofosfamida 118, 136, 155, 168

Ciclosporina A 118

5'-Nucleotidase 269

Cirrose
- biliar primária 266, 267
- hepática 133

Cisplatina 116

Cistatina C 381, 392

Citocinas 121, 434

Citogenética 181
- convencional 181
- em doenças onco-hematológicas 186
- molecular (FISH) 484
- na prática hematológica 181
- nas falências medulares 183

Citomegalovírus 242, 490

Citometria de fluxo 174
- avançada 434

Citopenia idiopática de significado indeterminado 128

Citopenia refratária com displasia unilinhagem 128

Citopenias periféricas 125

Citrulinemia 447

Claritromicina 169, 248

Classificação
- FAB 127
- fisiopatológica das diarreias 235

Clavulanato de potássio 116
Clinical Document Architecture 25
Clonidina 65
Clorambucil 118, 155
Cloranfenicol 136
Clorodesoxiadenosina 156
Cloroquina 136
Clostridium difficile 236
Clusters 23
Coccidioides immitis 362
Colangiocarcinoma 133
Colangiopancreatografia retrógrada endoscópica 268
Colangite 266
 - esclerosante primária 266, 267
Colecistite 103
 - aguda 266, 267
Coledocolitíase 266, 267
Colégio Americano de Patologistas 38
Cólera 238
Colerese 241
Colestase 266, 268
Colite de Crohn 236
Colite ulcerativa 158
Colony-forming unit-megakaryocyte 79
Congênito ou adquirido 319
Contagem de linfócitos B 432
Contagem dos eritrócitos 81
Controle da Qualidade Externo 6, 9
Coprocultura 243
Corpo esofágico 231
Corpúsculos de Döhle 82
Corpúsculos de Howell-Jolly 82
Cortisol 337
Coxiella burnetii 71
Creatinina 60, 381, 411, 415, 424
 - sérica 381
Creatinoquínase 48
Creatorreia 241
Crioglobulinemia 172, 219
Crise
 - aplásica 102
 - vaso-oclusiva dolorosa 101
Crises vaso-ocluvivas 101
Cristais de Charcot-Leyden 149
Critérios de Duke 68
Critérios de RANSON 273
Crithidia luciliae 206, 210
Cromalbin 243
Cromossomo Philadelphia 141
Cromossomopatias 477
Cryptococcus neoformans 71, 363, 368
Cryptosporidium 236, 242

Culpa do agente 16
Cultura em ágar 373
Curva de Frank-Starling 57

D

Dacriócitos 81, 148
Danos experimentados pela vítima 16
 - direito do consumidor e a responsabilidade civil 17
 - laboratório clínico e a responsabilidade civil 17
 - indenização 18
 - danos morais 18
Defeitos congênitos de fagócitos 430
Defeitos na imunidade inata 430
Deferasirox 135
Deficiência
 - da biotinidase 447
 - de adesão 82
 - de antitrombina 196
 - de complemento 437
 - de GH 320
 - de glicose-6-fosfato desidrogenase 110, 444
 - de piruvato quínase 110
 - de proteína C 196
 - de proteína S 196
 - intelectual ligada ao X 502
Deficiências
 - de complemento 430
 - predominantes de anticorpos 430
Delirium 408
Demência 399
 - por corpúsculos de Lewy 414
 - vascular 414
Demências 413
 - irreversíveis 414
 - potencialmente reversíveis 413
Dengue 490
Depressão 399, 414
 - geriátrica 405
Depuração
 - de creatinina 382
 - de creatinina e ureia 381
 - de ureia 383
Dermatite herpetiforme 158
Dermatomiosite 215
Desenvolvimento intelectual 500
Desferroxamina 135
Desidrogenase láctica 114
Desnutrição 317
DEXA (absorciometria) 333
Dexametasona 166
Diabetes
 - *insipidus* 320, 342
 - *mellitus* 133, 305, 398

 - *mellitus* gestacional 305
 - *mellitus* tipo 1 320
 - tipo 1 305
 - tipo 2 305
Diagnóstico 158
 - clínico 3
  -- anamnese 3
  -- exame clínico 3
Diarreia
 - aguda com sangue 236
 - aguda sem sangue e com sintomas sistêmicos 236
 - aguda sem sangue e sem sintomas sistêmicos 237
  -- exame físico 237
  -- diagnóstico complementar 237
  -- conduta terapêutica 238
 - crônica aquosa 242
 - crônica com sangue 239
 - exsudativa 235
Diarreias 234
 - agudas 236
 - crônicas 239
Diciclomina 239
Diepoxibutano 183
Diferenciação de hemólise imune e não imune 114
Difusão de gases nos pulmões 283
 - ventilação-perfusão 284
 - diferenças topográficas do fluxo sanguíneo e da ventilação 284
 - fluxo sanguíneo 284
 - ventilação 285
 - razão ventilação-perfusão 285
 - efeito da postura 285
 - efeito da idade 285
 - *shunt* fisiológico e mistura venosa 289
Digital Imaging and Communications in Medicine 25
Di-hidrorrodamina 436
Dímero-D 296
Disfagia
 - esofágica progressiva sem obstrução 229
 - intermitente sem obstrução mecânica 226
 - sem obstrução mecânica 226
Disfunção
 - diastólica 58
 - ventricular direita 58
 - ventricular esquerda 58
Disfunções tireóideas 399
Disgenesia reticular 83
Dislipidemia 398
Dismielopoese 83
Dismorfologia 498

Dispepsia funcional 247
Displasias esqueléticas 318
Dispneia aguda 297
Disqueratose congênita 84
Disquerina 84
Distúrbios
- adrenais 342
- da glândula tireoide 308
- do crescimento 315
-- baixa estatura 315
- do equilíbrio e risco de quedas 399
- do metabolismo da vitamina D 320
- gonadais 323
- hematológicos 426
- hematológicos e infecciosos 426
- hipotálamo-hipofisários 336
- imunológicos 318
- inespecíficos da motilidade esofágica 228
Doença
- cardiovascular 318
- celíaca 158, 318
- coronariana 398
- crônica 102
- da urina do xarope de bordo 447
- de Alzheimer 414
- de Castleman 158
- de Chagas 229, 375, 376
- de Crohn 158, 242, 248, 318
-- exame físico 242
- de Gilbert 266
- de Graves 308, 310
- de Hodgkin 83
- de Menetrier 235
- de Von Hippel-Lindau 508
- de Whipple 242
- de Wilson 252, 253
- falciforme 99
- mieloproliferativa 143
- mista do tecido conjuntivo 215
- muscular inflamatória autoimune 215
- renal 317
-- crônica 384
- renovascular 65
Doenças
- autoinflamatórias 430
- biliares 266
- congênitas 318
- crônicas 317
- da membrana eritrocitária 104
- da membrana eritrocitária e eritroenzimopatias 104
- de desregulação imune 430
- de imunodeficiência imunológica primária 175
- do aparelho digestório alto 247
- dos mastócitos 150

- esofágicas 225
-- deglutição perdida 225
-- disfagia 225
-- disfagia orofaringoesofágica 225
-- disfagia secundária com obstrução mecânica 226
-- dor retroesternal 225
-- esôfago 225
-- odinofagia 225
-- regurgitação 225
-- sialorreia 225
- fúngicas oportunísticas 362
- gastroduodenais 245
- gastrointestinais 318
- genéticas 498, 503
- hematológicas 318
- hepáticas 250
- infecciosas causadas por vírus 355
- inflamatórias intestinais 279
- linfoproliferativas crônicas 153
- mieloproliferativas crônicas 141
- pancreáticas 271
- plaquetárias 175
- primárias da via biliar 267
- respiratórias 318
- sexualmente transmissíveis 399
- triadas pela espectrometria de massa 447
- triadas por outras metodologias 447
Dosagem da proteína C-reativa 51
Dosagem da troponina 48
Doxorrubicina 166
Drepanócitos 81
Drogas indutoras de ginecomastia 328
Drogas induzindo anemia hemolítica imune 116

E

E. histolytica 236
Ectacitometria 109
Edema alveolar 59
Edema intersticial 59
Efeito gancho 340
Eficiência diagnóstica 12
- valor preditivo positivo 12
- valor preditivo negativo 12
Elastase neutrofílica 83
Eliptócitos 81
Eliptocitose 105
- hereditária 107
- hereditária comum 107
ELISA 206, 376, 464
Empachamento 247
Empiema pleural 294
Encefalinases 239

Encefalites 461
Encefalomielite difusa aguda 457
Encefalopatias tóxicas 413
Endarterites 67
Endocardite infecciosa 67
Endomitose 79
Ensaios imunoenzimáticos 204
Ensaios multiplex 207
Enterobius vermicularis 373
Enteroscopia
- com balões de silicone 261
- intraoperatória 259, 261
- por sonda 259
- tradicional 259
Enterovírus 490
Enzimas canaliculares 268
Enzimas hepáticas 415
- aminotransferases 269
Eosinofilias 82
Eosinopenia 84
Ependimoma 466
Equinocandinas 369
Equinócitos 82
Eritema infeccioso 102
Eritroblastos 78
Eritrócitos 78
Eritroenzimopatias 82, 109
Eritrofagocitose 78, 120
Eritrograma 81
Eritroleucemia 178
Eritromelalgia 146
Eritropoese 76, 78, 121
Eritropoetina 121, 170
Erro laboratorial 38
Erro no laboratório clínico 38
Erros inatos do metabolismo 445, 499
Escala de Jaeger 407
Escala optométrica de Snellen 407
Escherichia coli 359, 492
Esclerodermia 230
Esclerose múltipla 456
Esferócitos 81, 105
Esferocitose 105
Esfíncter inferior do esôfago 231
Esofagite por citomegalovírus 226
Esôfago de Barrett 232
Esôfago em "quebra-nozes" (*nutcracker esophagus*) 226
Espaço morto fisiológico 289
Espasmo difuso do esôfago 227
Especialistas técnicos 41
- gestores 41
- especialistas de áreas de conhecimento 41

Especificidade
 - analítica 11
 - diagnóstica 11
Espectrina 105
Espectrotipagem 435
Espirometria 300
Esplenectomia 105
Esplenomegalia 105
Esquisócitos 81
Estado hidroeletrolítico do recém-nascido 423
Estatina 54
Esteatose hepática 250
Estenose
 - cáustica 226
 - de carótidas 398
 - péptica 226
Esterase leucocitária 385
Esterases 142
Estímulo crônico da medula óssea 82
Estomatócitos 82
Estomatocitose 105
 - hereditária 109
Estudo da cinética de DNA celular 175
Etanercepte 158
Etoposido 136, 169
Exame de fezes 371
Exames
 - de imagem 162
 - endoscópicos 258
 - histológicos 162
 - laboratoriais 162
 - radiológicos 257
Excesso de ACTH (síndrome de Cushing) 338
Exsudativa 235

F

Falência miocárdica 56
Falso resultado de HIV 18
Farmacogenética 502
Farmacogenômica 485, 502
Fator
 - de necrose tumoral alfa 50
 -- e interleucinas 54
 - de von Willebrand 79
 - V de Leiden 196, 494
Fatores
 - de coagulação 424
 - reumatoides 219
Febre 102
 - de Pel-Ebstein 161
Fenilbutazona 136
Fenilcetonúria 100, 441, 447

Fenômeno de Jod-Basedow 312
Fenotípica 132
Fenótipo 132
 - Bombay 82
Feocromocitoma 65, 344
Ferritina 121
 - sérica 133
Ferro 120
 - sérico 61
Ferrodeficiência 91
Ferroportina 88, 132
Fertilidade 500
Feto 475
Fibrilação atrial 58
Fibrinogênio 50, 54
Fibroelastomas papilares 69
Fibronectina 67
Fibrose cística 443
Filariose 378
FISH 144
Fístulas perianais 278
Flatulência 247
Flaviviridae 491
Flebotomia 135
 - terapêutica 134
Fludarabina 155
Fluorocromo 174
Flutuação com sulfato de zinco 372
Folato 90
Folículo-estimulante 340
Fórmula de Cockcroft-Gault 383
Fórmula MDRD 383
Fosfatase ácida 79
Fosfatase alcalina 251, 269, 424
Fosfoenolpiruvato 111
Fósforo 424
Fração CK-MB 48
Função
 - hepática 424
 - renal 381
 - sintética do fígado 269
 - tireóidea 60
Fungiemia 68
Fungos 365, 493
 - filamentosos 366
Furazolidona 248
Futuro do laboratório clínico 40
 - tecnologia laboratorial 40

G

Galactosemia 447
Gamaglutamiltransferase 269
Gamaglutamiltranspeptidase 251
Gasometria
 - arterial 411

 - arterial sanguínea e trocas gasosas pulmonares 283
 - do recém-nascido 422
Gastrinoma 241
Gastrite
 - crônica 245
 - anti-inflamatórios não esteroides 245
Gene do fator de transcrição 433
Gene FLT3 e NPM1 496
Genes de reparo do DNA 505
Genes supressores de tumor 505
Genética 484
 - médica aplicada 498
Genótipo 132
Geriatria preventiva 397
Ginecomastia 327
 - fisiológica 327
 - patológica 328
Glicemia 415
 - capilar 411
Glicoforina A 114
Glicorraquia 459
Glicose 385
Glicuroniltransferase 251
Glioblastoma multiforme 467
Glucagon 65
Glucagonoma 241
Glutationa reduzida 110
Gomori 364
Gonadotrofina coriônica 474
Gonadotrofinas 323
Gonorreia 278
Gota 146
Gotlib 149
Granulócito 79
Granulocitopoese 78
Granulomatose de Wegener 217
Gravidez 473

H

H. influenzae 359
Haemophilus ducreyi 278
Haemophilus influenzae 430, 493
Hairy cell leukemia 155
Hanseníase 219
Haptoglobina 114
Hashitoxicose 312
HCV 158
Health Insurance Portability and Accountability Act 25
Helicobacter pylori 247
Hemácias 78
Hemaglutinação 204, 206
Hematologia 494
Hematopatologia 484

Hematopoese 75
- extramedular 96
Hematoquesia 241
Hematoxilina-eosina 364
Hemocromatose 130, 495
- hereditária 130, 131, 252, 495
Hemoglobina 78, 94, 385
Hemoglobinemia 113
Hemoglobinopatias 441
Hemoglobinúria 113
- paroxística a frio 112, 113, 115
- paroxística noturna 175
Hemograma 61
Hemojuvelina 121
Hemólise bifásica 115
Hemorragia
- digestiva de origem indeterminada 254
- digestiva de origem obscura 254
- digestiva oculta 254
Hemossiderina 91
Hemossiderose 131
Hemostasia primária 190
Hemostasia secundária 192
Hemosuccus pancreaticus 254
Hemotórax 294
Heparina 79
Hepatite
- autoimune 252
- B 252, 487
- C 488
Hepatites virais 250, 487
Hepatomegalia 154
Hepicidina 89, 96, 121, 132
Herpes 278
Herpesviridae 461, 463
Herpes-vírus 8 158
Herpesvirus hominis 278
HHV-8 158
Hibridização *in situ* fluorescente 183
Hibridização *in situ* por fluorescência 483
Hidrocefalia de pressão normal 414
Hidrocitose 105
- hereditária 109
Hidropsia fetal 96
Hidróxido de alumínio 239
Hidroxiureia 145
Hioscina 239
Hiperaldosteronismo primário 64, 344
Hiperbilirrubinemia 268, 424
- conjugada 268
- indireta 106, 114
Hipercalcemia 411

Hiperdiploidia1 40
Hiperfenilalaninemias 447
Hiperferritinemia 134
Hipergamaglobulinemia monoclonal 154
- prognóstico 154
- tratamento 155
Hiperglicemia 305
Hiper-homocisteinemia 53, 398
Hiperleucocitose 136
Hipermetioninemias 447
Hiperornitinemia 447
Hiperplasia adrenal congênita 439
Hiperplasia adrenal congênita forma não clássica 327
Hipersensibilidade tardia 433
Hipertecose ovariana 327
Hipertensão
- arterial 62, 398
- arterial pulmonar 297, 298
- arterial secundária 64
Hipertireoidismo 308
- apatético 309
Hiperviscosidade plasmática 172
Hipoaldosteronismo hiporreninêmico 343, 344
Hipocalcemia 411
Hipodiploidia 140
Hipogamaglobulinemia 158
Hipogonadismo hipogonadotrófico secundário 325
Hipostenúria 103
Hipotálamo-hipofisários e adrenais 336
Hipotireoidismo 100, 312
- congênito 440
- outras causas de 312
- primário 319
- subclínico 313
Hirsutismo e virilização (síndromes hiperandrogênicas) 326
Hirsutismo idiopático 327
Histalog 246
Histamina 79
Histiócitos 79
Histocompatibilidade 484
Histologia e citologia 158
Histoplasma 71
- *capsulatum* 71, 362
HIV 158
Holter 24 horas 61
Homocisteína 53, 93
Homocistinúria 447
Hormônio
- antidiurético 342
- corticotrófico 337

- de crescimento 339
- estimulante da tireoide 415
- folículo-estimulante 323
- tireotrófico 339
Hormônios luteinizantes 340
HTLV-I 158
Human Leukocyte Antigen 199
Hymenolepis nana 372

I

Iatrogênica 226
Icterícia 102, 268
- neonatal 110
Ilhota eritroblástica 78
Imatinibe 150
Immunobloting 114, 376
Immunoblots 204
Imunodeficiências
- celulares 433
- de células T e B 430
- primárias 428
Imunofenotipagem 174, 175
- de subpopulação linfocitária 174
- painel onco-hematológico 175
- para quantificação de células CD34(+) 175
- por citometria 174
Imunofluorescência indireta 204, 376
Imunoglobulinas séricas 431
Imuno-histoquímica na 87
Imunonefelometria hipersensível 51
Imunossupressão primária ou adquirida 158
Incidentalomas
- adrenais 343
- de adrenal 345
Índice
- de Lawton 405
- prognóstico internacional 127
Infarto do miocárdio 146
Infecção
- da corrente sanguínea 359
- do trato respiratório 360
- do trato urinário 361
- fúngica 366
- nosocomial 67
Infecções 158
- neonatais 427
Infectologia 487
Infliximabe 158
Insuficiência
- cardíaca 56
- pulmonar obstrutiva 299
- pulmonar restritiva 299
Interferon 169
Interleucina-10 50

Interleucina-18 392
Interleucina-6 50
International Organization for Standardization 25
Interpretação clínica do hemograma 81
Interpretação das provas laboratoriais 10
 - conceitos para 10
Intervalos de referência 31
 - exames de triagem 31
 - ritmo circadiano 32
 - ritmo ultradiano 32
 - ritmo infradiano 32
Investigação laboratorial das doenças hemorrágicas 189

K
Kato-Katz 373
Kernicterus 106, 110
Kidney injury molecular 392
Klinefelter 136

L
Laboratório clínico 35
 - qualidade no 35
Laboratório HLA 199
Laboratório para o clínico 1
Laparotomia exploradora 262
Legionella 71, 360
 - *pneumophila* 359
Leishmaniose visceral 376
Lenalidomida 166-168
Lesões de Janeway 69
Lesões neoplásicas do pâncreas 274
Leucemia
 - aguda 177
 - basofílica crônica 151
 - de células pilosas 155
   -- definição 155
   -- epidemiologia 155
   -- etiologia e patogênese 156
   -- diagnóstico clínico 156
   -- diagnóstico laboratorial 156
 - eosinofílica crônica 141, 148
 - linfocítica crônica 153
 - linfoide aguda 138, 178
   -- de linhagem B 179
   -- de linhagem T 180
 - mieloide aguda 136, 178
 - mieloide crônica 82, 141, 143, 495
 - mielomonocítica crônica 126
 - neutrofílica crônica 141, 150
 - promielocítica aguda 138, 495
Leucemias 468
 - agudas 79
 - agudas de linhagem incerta 180
 - agudas e mutações 496
 - agudas no adulto 136
 - linfocíticas 468
 - mieloides 468
Leucinose 447
Leucocitoses 82
Leucoeritroblastose 148
Leucograma 81, 82
Leucometria 78
Leucopenia 105
Leucopoese 78
Leveduras 365, 368
Levofloxacino 248
Liberação de crômio radioativo 435
Linfócito T específico 435
Linfócitos 433
Linfocitoses 83
Linfoma de Burkitt 138, 157, 158
 - etiopatogenia 157
 - genética 157
Linfoma de Hodgkin 161
 - introdução 161
 - célula de Reed-Sternberg 161
 - diagnóstico 161
 - sinais e sintomas 161
Linfoma de pequenos linfócitos 153
 - linfocitose 153
 - linfoadenopatia 153
 - epidemiologia 153
 - etiologia 153
 - patogênese 153
 - linfócito T 153
 - diagnóstico clínico 154
Linfomas não Hodgkin 157, 467
 - introdução 157
 - epidemiologia 157
Linfopenia 84
Líquido cefalorraquidiano 416, 451
Líquido pleural 293
Logical Observations Identifiers Names and Codes 26
Luminex 483
Lúpus eritematoso sistêmico 158, 203, 210

M
M. fortuitum 71
Macrocitose 81, 109
Macrófago 78, 79
Macroglobulinemia de Waldenström 172
Magnésio 60
Malária 377
Manchas de Roth 69
Manometria esofágica 231
Manuais 358

Marcadores
 - cardíacos diagnósticos 60
 - de colestase 424
 - tumorais 349
Mastocitose 150, 248
 - sistêmica 141, 142, 150, 151
Mecanismo de Frank-Starling 57
Medicina laboratorial 5, 10
 - laboratório de análises 10
 - novas tecnologias 5
 - prova laboratorial 10
Medicina laboratorial baseada em evidências 9
Médico patologista clínico 6
 - formação do 6
Medula óssea 86, 87
 - biópsia de 86
Meduloblastoma 466
Megacariocitopoese 79
Megacariócitos 79
Megacólon tóxico 237
Megaesôfago (acalasia) 229
Megateste 342
Melanodermia 133
Melfalano 136, 166-168
Membrana eritrocitária 104
Menarca precoce isolada 324
Meningite
 - bacteriana 458
 - e encefalite por citomegalovírus 461
 - fúngica 460
 - parasitária 464
 - tuberculosa 460
Meningites virais 461
Meningoencefalite herpética 461
Mesoteliócitos 294
Metaiodobenzilguanidina 65
Metaloenzimas 130
Metamielócitos 78
Metanefrina 65
Metaplasia mieloide 82
Metileno tetraidrofolato redutase 494
Metoclopramida 238
Método
 - da fita adesiva de celofane 373
 - de Gomori 143, 148
 - de Sanger 483
 - de Van de Kamer 243
 - de Willis 372
Métodos de Cultura 358
Metotrexato 158
Metoxipsoraleno 136
Metronidazol 248
Micobactérias 492
Micoses sistêmicas 368
Microalbuminúria 387

Microarrays 483
Microbiologia 484
Microcitose 81
Microssatélites 483
Mielite transversa aguda 463
Mieloblastos 78
Mielocatexia 83
Mielócitos 78
Mielofibrose 81, 82, 141
- primária 147
Mieloma múltiplo 163
- epidemiologia e etiologia 163
- fisiopatologia 163
- instabilidade genômica 163
- interleucina-6 164
- angiogênese 164
- aspectos imunofenotípicos da célula do mieloma 164
- aspectos clínicos 164
- dor óssea 164
- anemia 165
- doença renal 165
- doença neurológica 165
- radiculopatia 165
- polineuropatia periférica 165
- síndrome de POEMS 165
- infecção 165
- hipercalcemia 165
- hiperviscosidade 165
- síndrome da hiperviscosidade 165
- diagnóstico laboratorial 165
- anemia normocítica normocrômica 165
- diagnóstico por imagem 166
- critérios diagnósticos 166
- tratamento 166
Mieloperoxidase 79, 138, 142
Mioglobina 385
Mitomicina C 183
Modelos operacionais 41
- serviços de Apoio Diagnóstico 42
- informações eletrônicas 42
Monitoramento de neoplasias hematológicas 175
Monocitopenia 84
Monócitos 79
Monocitoses 83
Mononucleose 140
Mostarda nitrogenada 136
Motora 236
Mucicarmim 365
Mucosa 278
Mucoviscidose 443
Mutação da protrombina 20210 196
Mutações do gene HFE 134
Mycobacterium tuberculosis 360
Mycoplasma pneumoniae 492

N

Nanotecnologia 6
National Committee for Clinical Laboratory Standards 26
Nefelometria 204
Neisseria gonorrhoeae 492
Neisseria meningitidis 359, 493
Neonatologia 419
Neoplasia
- de células plasmáticas 176
- endócrina múltipla tipo 1 508
- endócrina múltipla tipo 2 508
- linfoide madura 175
Neoplasias 82, 266, 398
- endócrinas múltiplas 508
- mieloides e linfoides 497
- mieloproliferativas 141
- mieloproliferativas BCR/ABL negativas 496
Neuro-AIDS 462
Neurocisticercose 464
Neuroesquistossomose 464
Neurofibromatose 136
Neuromielite óptica 457
Neuropatias periféricas 149
Neurossífilis 460
Neurotoxoplasmose 464
Neutrofilia 78
Neutrofilias
- primárias 82
- secundárias 82
Neutropenia 427
- autoimune 84
- cíclica 83
- crônica benigna da infância 84
- imune 154
- isoimune 84
- refratária 128
Neutropenias
- adquiridas 84
- primárias 83
Neutrophil gelatinase-associated lipocalin 392
Nitritos 385
Nocardia 71
Nódulos de Osler 69
Nódulos tireóideos 313
Normetanefrina 65

O

Obesidade 398
- e síndrome metabólica 331
-- gordura corporal 331
Octreotídeo 263
Oftalmopatia 310

Oncogenética 505
- clínica 506
Onco-hematologia 495
Onicólise 308
Organização Nacional de Acreditação 38
Osmótica 235
Osteoporose 399
Outras síndromes de imunodeficiência bem definidas 430
Ovários hereditários 506
Oximetria 411

P

Pamidronato 170
Pâncreas
- *divisum* 271
- heterotópico 271
Pancreatite 272
- aguda 272
- crônica 274
Papilomavírus 278, 491
Paracoccidioides brasiliensis 362
Parasitas 493
Parasitoses 371
- intestinais 371
- sanguíneas 375
Parvovírus 491
Patau 136
Pectina 239
Pentagastrina 246
Peptídeo natriurético cerebral tipo B 50, 51, 60
Pesquisa
- de β1,3-glicana 367
- de anticorpos 356
- de antígenos específicos 366
- de galactomanana 366
- de macroprolactina 340
pH 385
pH-metria
- esofágica
-- com um canal 232
-- de 24 horas 232
-- multicanal 232
Piropoiquilocitose hereditária 107
Piruvato quínase 110
Plaquetopenia 105, 136
- refratária 128
Plaquetopenias 79
Plaquetose 79
Plasmodium spp. 493
Plataforma LuminexTM 207
Pneumologia 296
Point-of-care testing 6, 40

Poiquilocitose 91
Poliarterite microscópica 217
Policitemia 426
 - vera 82, 141, 145
Polimiosite 215
Polimorfismo dos genes HLA 199
Poliomavírus 491
Poliploidia 79
Polipoide 507
Polipose adenomatosa familial 508
Polirradiculopatia inflamatória desmielinizante aguda 457
Polivinil pirrolidona iodo 361
Polyomaviridae 491
Ponteado basófilo 82
Potássio 60, 411
Prednisona 168
Priapismo 102
Probióticos 239, 248
Programa de Acreditação de Laboratórios Clínicos 9, 38
Programa Nacional de Controle da Qualidade 38
Prolactina 340
Promielócitos 78
Proteassomo 166, 169
Proteína
 - C ativada 196
 - C-reativa 398
 - C-reativa ultrassensível 50
Proteinúria 386, 387
 - tubular 388
Proto-oncogenes 505
Protozoários intestinais 372
Protrombina 494
Provas de função pulmonar 299
Pseudo-hipoparatireoidismo 320
Pseudo-Pelger 125
Psoríase 158
Pubarca precoce 323
Puberdade
 - atrasada 325
 - precoce 323
 - precoce dependente de gonadotrofinas 324
 - precoce independente de gonadotrofinas 324
Punção seca 86
Púrpura
 - neonatal com hepatoesplenomegalia 85
 - neonatal sem hepatoesplenomegalia 85
Púrpuras trombocitopênicas hereditárias 85

Q

Qualidade analítica 36
 - coeficiente de variação 36
Qualidade pós-analítica 37
Qualidade pré-analítica 36
Quantitative Buffy Coat 377
Quilomícrons 37
Quilotórax 294
Quimiotaxia 436
Quimioterapia 166

R

Racecadotril 239
Raquitismo 320
Reação do DNA ramificado 483
Reação em cadeia da polimerase 71, 375, 481, 482
Reações sorológicas para sífilis 415
Refluxo 230
Relação de causalidade 16
Respiração periódica de Cheyne-Stokes 58
Responsabilidade civil 15
Responsabilidade civil e o laboratório clínico 15
Responsabilidade direta e indireta 15
Restrição de crescimento intrauterino 318
Reticulina argêntica 143
Reticulocitopenia 105
Reticulócitos 78, 113
Reticulocitose 109
Retocolite ulcerativa 236, 318
Rifabutina 248
Risco fetal 475
Rituximabe 118, 155

S

Saciedade precoce 247
Salmonella enteritidis 135
Salmonellas 236
Salmoneloses 238
Sangrias 135
Sarcoidose 219
Sarcoma granulocítico 136
Secretória 235
Sensibilidade analítica 11
Sensibilidade diagnóstica 11
Sepse 68
SeptiFast 492
Sequenciamento de DNA 483
Sequestro esplênico 102
Sex hormone binding globulin 308
Shigellas 236

Shigeloses 238
Sífilis 278
Síndrome
 - antifosfolipídeo 196
 - da aglutinina fria 112-114, 118
 - da apneia obstrutiva do sono 65
 - da dor epigástrica 247
 - de ataxia-teleangiectasia 136
 - de Bernard-Soulier 85, 175
 - de Bloom 136, 186
 - de Budd-Chiari 146
 - de Cowden 507
 - de Crigler-Najjar 251
 - de Cushing (endógena ou exógena) 320
 - de Cushing ACTH-independente 344
 - de Di Guglielmo 126
 - de DiGeorge 438
 - de Down 136, 318, 475, 477
 - de Fanconi 320
 - de Gilbert 114, 251
 - de hipereosinofilia 141, 142, 149
 - de Klinefelter 328
 - de Kostmann 83, 136
 - de Li-Fraumeni 506
 - de Loeffler 83
 - de Noonan 318
 - de Peutz-jeghers 507
 - de Plummer-Vinson 91
 - de Prader-Willi 318
 - de Richter 154
  -- diagnóstico laboratorial 154
 - de Russell-Silver 318
 - de Schnitzler 172
 - de secreção inapropriada de ADH 342
 - de Shwachman-Diamond-Oski 83
 - de Sjögren 158, 213, 219
 - de Turner 318
 - de Wiskott-Aldrich 85, 136, 158, 438
 - de Zollinger-Ellison 248
 - diarreica 235
 - do 5q– 128
 - do câncer de mama 506
 - do desconforto pós-prandial 247
 - do eutireóideo doente 313
 - do T3 baixo 313
 - dos ovários policísticos 326
 - linfoproliferativa autoimune 435
 - metabólica 334, 335
  -- síndrome metabólica segundo a AHA 334
  -- síndrome metabólica segundo IDF 334
 - torácica aguda 102
Síndromes
 - com resistência grave à insulina 327
  -- medicações 327

- coronarianas agudas 47
  -- quadro clínico 47
  -- diagnóstico complementar 47
- de imunodeficiências 437
- de instabilidade cromossômica 181
- demenciais 405
- falciformes 100
- hemorrágicas 465
- infecciosas 458
- inflamatórias 456
- mielodisplásicas 123, 178
- mieloproliferativas 82
- neoplásicas 466
- neurocutâneas 508
- vasculíticas 217

Síntese de imunoglobulinas *in vitro* 433
Sinvastatina 54
Sistema
- da qualidade no laboratório clínico 37
- fibrinolítico 193
- monocítico-macrofágico 79
- respiratório do recém-nascido 421

Sistemas de informação laboratorial 24
Sístole atrial 58
Sobrecarga de ferro 130, 133, 134
Sobrecarga secundária de ferro 130
Sódio 60, 411
Somatostatina 263
Sopro cardíaco 103
Sorologia 61, 356, 366
Spinning 41
Sporothrix schenckii 362
Staphylococcus aureus 236
Stem cell 75
Stoll e Hausheer 374
Streptococcus pneumoniae 359, 493
Streptococcus pyogenes 359
Strongyloides 373
Struma ovarii 308
Subpopulações de linfócitos 433
Sudan III 243
Suramim 116
Swab anal 373
Systematized Nomenclature of Medicine-Clinical Terms 26
- *point-of-care testing* (POCT) 28
- sistema de Informação Laboratorial 30
- testes laboratoriais remotos 28

T

TAD 113
Talassemia
- grave 97
- intermédia 96

Talassemias 81, 94
Talidomida 167
Task Targeted Automation 22
Tazobactam sódico 116
TDC 116
Tecido conjuntivo 278
Técnica
- de Baermann-Moraes 373
- de Harada-Mori 373
- de Rugai, Matos e Brizola 373
- de tamisação 373

Técnicas de 181
Tecnologias moleculares 159
Telarca precoce 323
Telepatologia 40
Telerradiologia 40
Telômeros 182
Tempo de protrombina 269
Tenipósido 136
Teorema de Bayes 12
- razão de probabilidade 13

Terminologia médica 26
Teste
- agudo da cortrosina 338
- com ácido sulfossalicílico 387
- da antiglobulina direta (TAD) 114
- da progesterona 341
- de antígeno específico para criptococose 366
- de antígeno específico para histoplasmose 366
- de Schilling 93
- de Shirmer 213
- de tolerância à glicose oral 340
- de tolerância à insulina 338
- direto de Coombs (TDC) 114
- do clomifeno 341
- do CRH 338
- do GnRH 341
- do NBT (*nitroblue tetrazolium*) 435
- do pezinho 100, 439
- pós-broncodilatador 299

Testes
- citogenéticos 502
- combinados 342
- de broncoprovocação 300
- de estímulo na avaliação da suspeita de deficiência de GH 339
- de função pulmonar 299
- de supressão na avaliação da suspeita de excesso de GH 340
- enzimáticos 48
- moleculares 503
- para defeitos moleculares 434

Tetraciclina 248
Tinidazol 248
Tipagem HLA 434

Tireoidite
- crônica autoimune 312
- de Hashimoto 158, 312, 313
- granulomatosa de células gigantes 311
- linfocítica subaguda
- pós-parto 312
- silenciosa ou tireoidite esporádica 311
- subaguda de De Quervain 311

Tireoidites 311
Tireotoxicose 308
Tireotoxicose induzida por amiodarona 312
Tirosinemias 447
Tiroxina livre 415
Topoisomerase II 123, 136
Torsades de pointes 60
Toxicidade do ferro 132
Toxoide tetânico 433
Toxoplasma gondii 493
Toxoplasma spp. 493
Transporte de CO_2 291
Transporte de oxigênio 290
Transporte sanguíneo de gases 290
Transtornos depressivos 405
Tratamento 156
Treponema pallidum 278
Triagem neonatal 439
- de doenças de depósito lisossômico 448

Triazólicos 369
Tricofitina 433
Tricoleucemia 155
Troca de Informação em Saúde Suplementar 25
Trombastenia de Glanzmann 175
Trombocitemia essencial 82, 141, 146
Trombocitopenia
- imune 154
- refratária 128

Trombocitopenias 84
Trombocitose 84, 148
Tromboembolismo
- pulmonar agudo 296-298
- venoso 195

Trombopoese 79
Trombopoetina 79
Trombose
- arterial 146
- mesentérica 146
- venosa profunda 146

Tropheryma whippelii 71, 242
Troponina 50, 53, 298
Troponinas T e I 48
Tuberculose 399

Tumor
- astrocítico maligno 467
- de mama 467

Tumores
- adrenais 327
- com hipersecreção hormonal 343
- esofágicos 226
- filiformes 69
- metastáticos 467
- ovarianos 327
- primários 466
- sólidos 467

Turbidimetria 204

U

Úlcera 248

Úlceras
- de Cameron 254
- perimaleolares 105

Unhas de Plummer 308
Ureia 60, 381, 411, 415, 424
- plasmática 383

Urina tipo I 411
Urinotórax 294
Urobilinogênio 385
Urocultura 411

V

Valina 99
Valvulite 68
Variantes do crescimento normal 317
Varicela-zóster 463, 490
Vasculites sistêmicas associadas aos anticitoplasma de neutrófilos 217
Vasoconstrição periférica 57
Veneral Disease Research Laboratory 36
Ventilação pulmonar 283
Vibrio vulnificus 135
Vincristina 166, 168
Vipoma 241
Virologia 487
Vírus
- da imunodeficiência humana 488
- Epstein-Barr 138, 158, 490
- herpes simples 1 e 2 490
- respiratórios 491

Vitamina
- B_{12} 89, 415
- D 320

Vitaminas na prevenção do acidente vascular cerebral isquêmico 54
Volumes pulmonares 300

W

WPSS 128

X

Xenodiagnóstico 375
Xerocitose 105
- hereditária 109

Xilose 243
Xilosemia 243
Xilosúria 243